TRAITÉ

DES TUMEURS

I

Corbeil. — Typ. et stér. de Crété.

TRAITÉ
DES TUMEURS

PAR
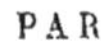

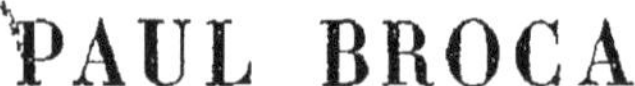

PAUL BROCA

CHIRURGIEN DE L'HOPITAL SAINT-ANTOINE

AGRÉGÉ LIBRE A LA FACULTÉ DE MÉDECINE DE PARIS

DÉPÔT LÉGAL ... No 1523 ... 65

TOME PREMIER

DES TUMEURS EN GÉNÉRAL

PARIS

P. ASSELIN, SUCCESSEUR DE BÉCHET JEUNE ET LABÉ

LIBRAIRE DE LA FACULTÉ DE MÉDECINE

Place de l'École de Médecine

1866

1865

INTRODUCTION

I

L'usage a consacré le titre que je donne à cet ouvrage. Le mot *tumeur*, dans son acception la plus vague et la plus générale, est synonyme de *tuméfaction*, et se rencontre à chaque pas dans la description des affections les plus diverses ; mais il a deux significations bien différentes, suivant qu'on s'en sert pour désigner simplement l'un des symptômes d'une maladie, ou pour caractériser jusqu'à un certain point cette maladie, pour indiquer qu'elle rentre dans une certaine case du cadre nosologique.

C'est dans ce dernier sens, beaucoup plus restreint que l'autre, quoique encore très-général, que le mot *tumeurs* figure en tête de mon livre. Je sais combien il est incertain, combien même il est défectueux, et je n'aurais pas osé m'en servir, si je n'avais pu invoquer, pour ma justification, l'exemple de mes devanciers. J'ai eu, comme eux, la main forcée par la difficulté de trouver un caractère anatomique, physiologique ou pathologique, qui fût commun à toutes les affections que je me propose de décrire, qui fût étranger à toutes les autres, et qui fût assez simple pour être exprimé en un petit nombre de mots.

Il y a, dans le vocabulaire moderne, quelques termes dont l'acception se rapproche plus ou moins de celle que je continue à donner au mot Tumeur. Tels sont les mots *néoplasme*, *pseudoplasme*, *production accidentelle*, et j'aurais pu, sans prendre la responsabilité d'une innovation, donner à l'un d'eux la préférence. Tous les trois, en effet, sont l'expression d'un phénomène qu'on peut considérer comme le caractère le plus général des tumeurs, savoir : la formation d'éléments nouveaux ajoutés à l'organisme. Ils ont en outre l'avantage de donner immédiatement à l'esprit un premier aperçu de la nature du travail morbide qui constitue l'essence de la lésion. Mais aucun d'eux ne m'a paru posséder un degré de précision suffisant pour faire disparaître le vague que je reproche moi-même au vieux mot que j'ai accepté. Le phénomène qu'ils désignent est, en physiologie pathologique, aussi peu caractéristique que l'est, en symptomatologie, celui de la tuméfaction. Il est bien peu de lésions, aiguës ou chroniques, où l'on ne puisse constater, soit à l'œil nu, soit au microscope, la présence d'éléments de formation nouvelle, et, dans l'atrophie elle-même, à mesure que les éléments normaux disparaissent, d'autres éléments s'organisent souvent pour les remplacer. Le mot *production accidentelle* et ses divers synonymes désignent aussi bien la cicatrice la plus simple et le cal le plus régulier, que les tumeurs proprement dites, aussi bien l'atrophie graisseuse des os ou des muscles, la polysarcie, l'induration inflammatoire, et même la suppuration, que les lipômes, les fibrômes et les cancers ; et, en prenant les choses au pied de la lettre, un *traité des productions accidentelles* devrait comprendre peut-être les trois quarts de la pathologie.

Si l'on retranchait pourtant du groupe immense et disparate des productions accidentelles celles qui sont purement réparatrices, celles qui tendent naturellement à se résoudre et qui n'ont qu'une assez courte durée, celles enfin qui sont assez diffuses, eu égard à leur masse, pour ne former aucune saillie appréciable, il resterait, après ces diverses éliminations, un groupe plus naturel qui ne différerait pas beaucoup de celui que j'étudie et qui pourrait être défini : *des productions accidentelles idiopathiques et permanentes qui se manifestent sous forme de tumeurs.* Si j'avais pu exprimer toutes ces idées en un seul mot, je n'aurais pas reculé devant un néologisme qui m'aurait permis de donner à mon livre un titre satisfaisant. Mais le grec lui-même, avec ses fécondes ressources, se prêterait difficilement à la construction de ce mot; et la Béotie est si près de l'Attique, que l'entreprise ne serait pas sans péril.

J'avais donc à choisir entre deux titres également défectueux, et si j'ai opté pour le plus usité, ce n'est point par pure fantaisie. Les affections que j'étudie dans cet ouvrage sont des *productions accidentelles* au point de vue de la physiologie pathologique, et des *tumeurs* au point de vue chirurgical. En les désignant sous ce dernier nom, j'ai voulu indiquer que mon livre est avant tout un livre de chirurgie; mais, dans les chapitres généraux que j'ai consacrés à la physiologie pathologique, j'ai trouvé avantage à me servir, de préférence, de l'autre dénomination, pour des motifs que comprendront, je l'espère, tous les lecteurs attentifs.

II

J'ai eu plus d'une fois, depuis quinze ans, l'occasion de prendre la plume pour exposer ou défendre les principales idées doctrinales dont je présente aujourd'hui l'ensemble au public. La cause que je sers est toujours la même; mais sur quelques points essentiels et sur un plus grand nombre de questions moins importantes, mes idées ont subi quelques modifications, — sans que j'aie senti diminuer ma confiance dans les principes généraux que j'avais d'abord adoptés. Je puis dire, au contraire, que, plus j'ai avancé dans la connaissance du sujet, plus je suis demeuré convaincu de l'excellence de ces principes, que des circonstances accidentelles ont pu faire mettre en suspicion dans le cas particulier des tumeurs, mais qui, partout ailleurs, en médecine comme en histoire naturelle, président sans contestation à la classification de toutes les parties du monde organisé.

C'est une chose aujourd'hui universellement admise que les corps ou les phénomènes doivent être distingués et classés d'après l'ensemble de leurs caractères, et non d'après un seul caractère ou d'après une seule série de caractères. Depuis que ce principe règne dans la science, la *méthode naturelle* a succédé aux *systèmes*.

Tous les caractères, cependant, n'ont pas le même degré d'importance, et ceux qui ont le plus de fixité ou de constance doivent passer avant les autres : c'est ce que les naturalistes appellent la *subordination des caractères.*

Lorsqu'on applique ces principes à la classification des maladies, on doit se demander avant tout quels sont, dans ce cas, les caractères de premier ordre, en d'autres termes, quels sont les caractères les plus constants des maladies. Je n'hésite pas à dire que ce sont les caractères tirés de l'étude des lésions.

Il y a, il est vrai, des maladies qui ne sont connues jusqu'ici que par leurs symptômes, et qui ne sont ou plutôt ne paraissent liées à aucune lésion d'organes. On ne renonce pas pour cela à les caractériser et à les classer. Mais tout le monde convient que cette partie de la nosologie est la plus incertaine. Privés des lumières que fournit ordinairement l'anatomie pathologique, les auteurs sont obligés d'emprunter les caractères différentiels de premier ordre, tantôt à l'étiologie, tantôt à l'étude de la marche ou de quelque symptôme prédominant, et ils sont les premiers à reconnaître que ce choix est souvent fort arbitraire. De sorte que, là où les lésions font défaut, la classification est chancelante. Mais il arrive quelquefois qu'une heureuse découverte permet enfin de rattacher à une lésion matérielle une de ces maladies jusqu'alors mal déterminées. Aussitôt l'anatomie pathologique reprend sa suprématie : c'est elle qui fournit les caractères de premier ordre, et toute incertitude disparaît aussitôt.

Mais les cas obscurs dont je viens de parler sont les moins communs. La plupart des maladies présentent à la fois des lésions et des symptômes, et, quoique ceux-ci soient quelquefois très-constants et très-caractéristiques, personne n'ignore que, d'une manière très-générale, ils sont moins fixes que celles-là. C'est donc l'étude des lésions qui fournit les caractères distinctifs de premier ordre, alors même que les désordres matériels sont l'effet et non la cause de la maladie. Il est clair, par exemple, que, dans les fièvres éruptives, les accidents de la peau et des muqueuses ne constituent pas l'essence du mal. La lésion ici n'est que la manifestation d'un état général qui l'a précédée et qui l'a enfantée. C'est elle pourtant qui sert à caractériser et à distinguer ces affections, parce qu'elle est plus fixe, plus constante que les troubles fonctionnels, tels que la fièvre, l'inappétence, l'insomnie, les douleurs lombaires, etc. Cet exemple montre mieux que tout autre ce que sont les caractères du premier ordre. Le nom sous lequel je les désigne n'implique nullement qu'ils soient les premiers en importance absolue, par rapport à la maladie elle-même ; il peut se faire qu'ils ne le soient pas, que leur primauté ne soit que relative et se révèle seulement lorsqu'on cherche à distinguer cette maladie de ses voisines.

Maintenant il est sans doute superflu d'ajouter que, dans un très-grand nombre de cas, en médecine comme en chirurgie, la lésion constitue toute la maladie, ou la partie la plus essentielle de la maladie, et alors les caractères tirés de l'anatomie pathologique sont des caractères de premier ordre dans le sens le plus étendu du mot, d'une manière absolue aussi bien que d'une manière relative.

Tous les caractères anatomiques, au surplus, n'ont pas la même valeur. On est souvent appelé à distinguer ceux qui dépendent de la nature du mal, de ceux qui dépendent de son siége ou de ses complications.

Il y a des lésions fondamentales communes à tous les cas de même espèce, et des lésions accidentelles qui varient suivant les cas particuliers, au gré d'une foule de conditions locales ou générales. Les lésions fondamentales fournissent seules des caractères de premier ordre ; c'est par elles qu'on établit les *espèces ;* les lésions accessoires ne constituent que des *variétés.*

Je ne veux pas aborder ici les questions générales qui ont donné lieu, depuis deux siècles, à tant de controverses et qui ont joué un si grand rôle dans les discussions récentes des organicistes et des vitalistes ; je ne cherche pas à déterminer les rapports de la lésion et de la maladie, ni ceux de l'anatomie pathologique et de la nosologie. Je ne m'occupe que de la question de classification, et je constate qu'en *nosotaxie* (si l'on veut me permettre ce mot) les caractères anatomiques, lorsqu'ils existent, occupent le premier rang, soit qu'ils indiquent la nature même du mal, soit qu'ils indiquent seulement des manifestations visibles et tangibles.

C'est donc un principe admis en médecine, même par ceux qui n'attachent qu'une importance secondaire à l'anatomie pathologique dans l'étude des maladies considérées en elles-mêmes ; c'est, dis-je, un principe admis en médecine, que des lésions de nature différente annoncent des maladies d'espèce différente. Il ne s'agit plus que de savoir si ce principe est applicable à la classification des tumeurs.

Celui qui, il y a vingt-cinq ans, aurait posé cette question, aurait excité quelque surprise. On lui aurait accordé que la structure de beaucoup de tumeurs était encore ignorée, que la délimitation de certains groupes était, par conséquent, incertaine; mais on aurait ajouté que, si l'anatomie pathologique n'avait pas encore dissipé ces obscurités, c'était parce qu'elle n'était pas arrivée à sa perfection, et que ce qu'elle avait fait dans le passé était un sûr garant de ce qu'elle pourrait faire dans l'avenir. On aurait ajouté encore que la base anatomique était depuis longtemps acceptée dans la classification des tumeurs; que toutes celles dont la structure était suffisamment déterminée formaient des espèces bien distinctes, que les tumeurs graisseuses, fibreuses, osseuses, tuberculeuses, érectiles, kystiques, étaient dans ce cas, et qu'il n'y avait pas de raison pour exclure les autres de la loi commune.

Voilà ce que les maîtres d'alors auraient pu répondre, si l'on eût cherché à récuser devant eux la compétence de l'anatomie pathologique dans la classification des tumeurs. Mais cette négation n'avait pas encore été émise, et les efforts persévérants de tous ceux qui, depuis le commencement de ce siècle, avaient tenté, le scalpel à la main, de débrouiller le groupe antique et confus des « cancers », montraient suffisamment quel était alors le principe admis dans la science. Il ne serait venu à l'idée de personne de penser et d'agir autrement, si les choses avaient suivi leur cours ordinaire, si les découvertes s'étaient succédé avec lenteur, et si les esprits, les recevant l'une après l'autre, à des intervalles suffisants, avaient eu le temps de s'habituer à ces changements progressifs.

Mais il n'en fut pas ainsi. Un moyen d'investigation jusqu'alors négligé par les médecins, le microscope, élargit subitement le champ de l'anatomie pathologique. Un grand nombre de faits nouveaux et d'un ordre inusité vinrent tout à coup, sans transition, envahir le sol classique, menaçant de bouleverser tout ensemble les classifications, les doctrines et jusqu'au langage. C'était trop à la fois. De même que les gens les plus hospitaliers résistent à une invasion, les hommes les plus dévoués au progrès se mettent en garde contre les innovations trop générales et trop rapides. Cette réserve n'est pas seulement légitime, c'est la sauvegarde de la science, qui serait livrée sans elle à toutes sortes de hasards. Il y eut donc, par la force même des choses, une résistance proportionnée à l'importance du débat.

Les novateurs, M. Lebert à leur tête, proposaient des divisions basées sur l'anatomie pathologique microscopique. Ils disaient aux chefs de la science : « Vous nous avez enseigné ce principe général que des lésions de nature différente correspondent à des maladies de nature différente. Or, nous constatons au microscope que des tumeurs, jusqu'ici confondues en un seul groupe, forment plusieurs groupes distincts. En séparant ceux-ci les uns des autres, nous ne faisons donc que continuer votre œuvre; la voie que nous suivons, c'est vous qui nous l'avez tracée. » L'argument était pressant, et, pour y répondre, il n'y avait que deux ressources : il fallait mettre en doute cette partie de l'anatomie qu'on étudie au microscope, et dire que les seuls caractères essentiels sont ceux qu'on voit à l'œil nu; — ou bien se résigner à un pénible sacrifice, et faire descendre l'anatomie pathologique tout entière du rang qu'on lui avait jusqu'alors assigné.

Le premier moyen ne pouvait avoir qu'un succès temporaire. La microscopie a sans doute ses incertitudes, et les éléments qu'elle étudie se prêtent souvent à des interprétations contradictoires; ainsi on se demande si certains globules sont creux ou pleins, s'ils sont entourés d'une membrane, ou si l'apparence membraniforme de leur couche la plus extérieure n'est pas due à un phénomène de réfraction ; on se demande quelle est la cause du double contour de certaines fibres, et pourquoi d'autres fibres présentent des stries transversales; on discute avec plus ou moins de succès sur les rapports qui peuvent exister entre la structure des éléments et les propriétés qu'ils possèdent ou qu'ils paraissent posséder; on discute bien plus encore sur leur origine, leur formation, leur évolution, leur nutrition et leur décadence. Toutes les sciences d'observation en sont là. Au delà de ce que nos sens peuvent constater, notre esprit se livre à des conjectures plus ou moins probables sur l'essence des phénomènes, sur leurs causes, sur leurs rapports. Plus que toute autre, l'étude des éléments microscopiques nous sollicite à entrer dans cette voie d'hypothèses, parce que ces éléments ne sont accessibles qu'à un seul de nos sens, parce que, ne pouvant les étudier que d'une seule manière, nous ne pouvons connaître qu'une partie de leurs caractères, et parce que notre curiosité, d'autant plus excitée que nous croyons être plus près de lever le dernier voile, ne se trouve pas satisfaite. La science des éléments microscopiques est donc tout émaillée d'hypothèses plus ou moins philosophiques, de théories plus ou moins transcendantes : objets de croyance pour les uns, de négation pour les autres, de doute pour plusieurs et de discussion pour tous. En entendant, pour la première fois, l'écho de ces débats sans nombre, les personnes étrangères à la microscopie purent croire un instant que tout était incertain ou illusoire dans cette science, et qu'on pouvait dès lors, sans examen, écarter de l'étude des maladies les notions fournies par l'histologie pathologique, qu'on pouvait le faire du moins jusqu'à ce que tous les micrographes fussent d'accord, — c'est-à-dire jusqu'à la fin des temps. Mais cette objection n'était pas viable, et lorsque les nouvelles doctrines eurent acquis assez de consistance pour que chacun se crût obligé de prendre au moins une connaissance superficielle du sujet, il fallut bien reconnaître qu'il y a dans l'histologie deux parties, l'une transcendante et conjecturale, l'autre purement descriptive, dont la certitude égale celle de l'anatomie ordinaire, qu'il n'y a pas moins de différence entre un tube nerveux et une fibre musculaire, entre un cul-de-sac glandulaire et un corpuscule osseux, qu'entre les nerfs et les muscles, les glandes et les os, d'où ces éléments proviennent, et qu'enfin les caractères microscopiques des tissus sont aussi fixes, souvent même plus fixes que les caractères visibles à l'œil nu.

Or, malgré les tentatives prématurées que plusieurs micrographes avaient pu faire pour édifier une théorie des tumeurs en rapport avec la théorie histologique et histogénique qui jouissait de leur confiance respective, et quoique M. Lebert se fût laissé aller comme les autres à ce courant, il était clair qu'au point de vue de la classification pure, abstraction faite de toute déduction nosologique, la distinction des tissus accidentels et de leurs éléments fondamentaux reposait sur l'histologie descriptive, c'est-à-dire sur la partie positive de l'histologie, sur celle qui, bien qu'encore incomplète, se confondait désormais avec l'anatomie proprement dite. Il se trouvait d'ailleurs que, dans beaucoup de cas, des caractères distinctifs, visibles à l'œil nu, coïncidaient avec les distinctions établies par le microscope. Lorsque la question fut ainsi posée, on comprit qu'on ne pouvait plus séparer deux choses aussi inséparables que l'anatomie pathologique de la forme, de la couleur ou de la consistance, et l'anatomie pathologique de la structure. Si l'une était bonne, l'autre ne pouvait être mauvaise. Si l'on acceptait la première comme base des classifications, il fallait accepter aussi la seconde, et, hors de là, il ne restait d'autre procédé logique que de les repousser toutes les deux à la fois.

Ce fut ainsi que des maîtres éminents, se sentant débordés par les conséquences d'un principe naguère adopté par eux, et par eux enseigné, furent conduits à douter de ce principe, à se demander s'il était général, s'il était applicable à la classification des tumeurs. Je constate ici le fait, sans vouloir critiquer personne ; je n'y vois que l'expression particulière des lois générales qui président au mouvement des idées dans l'humanité. Sous ce rapport, les révolutions de la science ne diffèrent en rien de celles de la politique. Aux époques où de grands changements s'accomplissent, tout homme est exposé à se voir dépassé par son propre parti, à se sentir entraîné au delà du but qu'il voulait atteindre, à trouver, au bout de la voie qu'il a longtemps suivie, des difficultés qu'il n'a pas prévues, et qu'il ne pouvait prévoir. Placé entre un principe qu'il croyait bon et des conséquences qui lui semblent mauvaises, contraint, par la logique des faits, d'admettre celles-ci ou de rejeter celui-là, il hésite, il se demande s'il n'a pas fait fausse route, s'il ne vaut pas mieux renoncer à un principe devenu trop subversif, ou s'il n'y a pas lieu du moins d'en restreindre l'application.

Voilà comment on a pu être conduit à mettre en doute la valeur de l'anatomie pathologique dans la classification des tumeurs. Mais lorsqu'on aborde cette étude avec un esprit libre d'idées préconçues, on ne peut trouver de raisons valables pour repousser *à priori*, dans ce cas particulier, un principe de classification reconnu applicable aux autres lésions. On en voit découler, il est vrai, des conséquences qui ne sont pas en harmonie avec certaines opinions courantes, avec certaines doctrines particulières, avec certaines interprétations plus ou moins arbitraires des faits cliniques. C'est ce qui a fait croire que ce principe était démenti par les résultats de l'observation ; car des interprétations auxquelles on est habitué sont aisément confondues avec les faits eux-mêmes. Mais il ne s'agit pas de décider si la classification *naturelle*, qui repose principalement sur la structure des tumeurs, est en contradiction avec les idées classiques ; il s'agit de chercher si ces idées sont justes, si elles sont l'exacte expression des faits, si elles ont une certitude suffisante pour que toute opinion contraire soit par cela même irrévocablement condamnée. Or, c'est là ce que jusqu'ici personne, à ma connaissance, n'a essayé de soutenir. On n'a pas prétendu que l'ancienne doctrine fût bonne, qu'elle eût ce degré de rigueur scientifique qui ne laisse persister aucun doute dans l'esprit. On a reconnu, au contraire, — il faudrait être aveugle pour le nier, — qu'elle est très-défectueuse, et le seul argument qu'on ait fait valoir en sa faveur a été que la nouvelle doctrine était plus défectueuse encore, qu'elle établissait des rapprochements faux et des distinctions illusoires, et qu'il n'y avait aucun parallélisme à établir entre la structure des tumeurs et leurs propriétés, c'est-à-dire entre leurs caractères anatomiques et leurs caractères cliniques.

Ces assertions ont trouvé de l'écho chez un grand nombre de praticiens, pour plusieurs raisons qu'il n'est pas inutile de signaler.

D'abord, parce que la doctrine moderne venait tout à coup singulièrement compliquer le problème du diagnostic, la discussion du pronostic et celle des indications. Ensuite, parce qu'apportant avec elle comme un langage nouveau, et exigeant l'emploi d'un instrument difficile à manier, elle imposait en quelque sorte aux chirurgiens la nécessité d'une éducation spéciale, aussi longue que fatigante. Dérangeant ainsi toutes les habitudes, elle ne pouvait compter sur l'accueil bienveillant qu'on accorde ordinairement aux vues nouvelles, dans une profession où les hommes de progrès sont en grande majorité. Il était donc inévitable qu'on se montrât sévère envers elle, et comme toute doctrine naissante a ses côtés faibles, surtout lorsqu'elle embrasse des faits expérimentaux très-divers, très-nombreux, et encore incomplétement connus, comme il était impossible qu'il ne se fût pas glissé quelques erreurs, grandes ou petites, dans un premier classement où, faute d'un nombre suffisant de faits, l'induction et l'analogie avaient plus d'une fois pris la place de l'observation, il arriva naturellement que ces imperfections firent plus d'impression sur les esprits que les importantes vérités révélées par le nouveau procédé d'investigation.

III

Quelle était la source de ces erreurs partielles? Je crois pouvoir le dire en quelques mots.

Avant le microscope, on avait essayé de classer les tumeurs d'après les caractères visibles à l'œil nu, c'est-à-dire d'après la nature apparente ou réelle de leur *tissu*, et cette tentative, bien des fois répétée, n'avait jamais été couronnée d'un plein succès.

Le microscope, en dévoilant la composition élémentaire des productions accidentelles, permit de les classer d'une manière plus précise et plus complète d'après la nature de leurs *éléments*.

Mais, je l'ai déjà dit, et je ne saurais trop le répéter : une classification basée sur l'étude d'un seul ordre de caractères est toujours *systématique;* elle ne devient *naturelle* que lorsqu'on tient compte à la fois de l'ensemble de tous les caractères.

La classification naturelle des tumeurs doit donc reposer à la fois sur la nature de leurs éléments, sur la nature de leur tissu, sur leur mode de formation, sur leur évolution, leurs causes, leur marche, leurs symptômes, leur terminaison. En d'autres termes, elle doit reposer sur la pathologie et sur la clinique, non moins que sur l'anatomie pathologique.

Convaincu de cette nécessité, M. Lebert transporta dans le domaine de la pathologie, et chercha à confirmer par l'observation clinique, les divisions et les distinctions établies par l'analyse microscopique.

Si l'on songe qu'il y a vingt ans, époque où il fit cette difficile entreprise, plusieurs espèces de tumeurs, aujourd'hui bien connues, n'avaient pas encore été découvertes, si l'on songe en outre qu'il faut souvent plusieurs années pour suivre sur un seul malade l'évolution d'une tumeur, que certaines récidives par exemple s'effectuent seulement au bout de dix ans et plus, si l'on songe enfin que l'induction la plus logique ne peut jamais suppléer aux lacunes de l'observation directe, on reconnaîtra que M. Lebert a dû nécessairement commettre quelques erreurs, et l'on pourra même s'étonner qu'il n'en ait pas commis un plus grand nombre.

Il partait de ce principe parfaitement positif, que deux tumeurs dont l'élément fondamental est différent, ne peuvent être le résultat du même travail pathologique, et qu'elles ne sont pas de même espèce.

En outre, ayant constaté que dans beaucoup de cas des différences de structure anatomique coïncidaient avec des différences de propriétés bien manifestes, il admit qu'il devait y avoir toujours une certaine corrélation entre les caractères cliniques et les caractères anatomiques. Ici encore je pense qu'il était dans le vrai, et j'espère le démontrer dans le cours de cet ouvrage.

Mais il crut pouvoir aller plus loin, et l'étude d'un certain nombre de cas fort bien observés le conduisit à admettre qu'il devait y avoir entre les diverses espèces de tumeurs des différences cliniques à peu près proportionnelles à la différence de leurs éléments; qu'en d'autres termes, l'étude anatomique d'une espèce de tumeur permettait non-seulement de la caractériser, mais encore d'en apprécier approximativement le degré de gravité.

Or, cette proposition ne peut être admise dans sa généralité. Bien que fondée sur beaucoup de faits réels, elle est démentie par un certain nombre d'observations tout aussi positives. C'est qu'en effet la gravité d'une tumeur ne dépend pas seulement de sa structure, de sorte qu'il ne peut pas y avoir de rapport rigoureux et constant entre ces deux choses. M. Lebert, je me hâte de le dire, n'a jamais pensé que ce rapport fût rigoureux; mais il a accordé trop de confiance aux inductions que l'on peut en tirer, et c'est la cause principale des erreurs d'appréciation qu'on lui a reprochées.

Il y avait donc, dans sa doctrine, des imperfections de détail qui ont donné prise à des objections sérieuses. Mais ces objections ne sont que partielles, comme les erreurs auxquelles elles s'adressent, et la doctrine elle-même se maintient dans ses parties les plus essentielles.

IV

Ce qui n'a pas peu contribué à entretenir les discussions auxquelles je viens de faire allusion, c'est l'idée inexacte que de part et d'autre on s'est faite de la valeur et de la signification des distinctions spécifiques. On a raisonné et discuté comme si les *espèces* de tumeurs constituaient ou devaient constituer autant de groupes séparés les uns des autres par des lignes de démarcation infranchissables. C'est là en effet le sens que la plupart des naturalistes attachent au mot *espèce*, et, en appliquant cette notion à la classification des tumeurs, on a accepté bien à tort, suivant moi, comme point de départ de la discussion, que deux sortes de tumeurs reliées les unes aux autres par une suite plus ou moins continue de formes intermédiaires, ou par une certaine liaison d'hérédité, pouvaient constituer des variétés d'une espèce, mais ne pouvaient en aucun cas constituer deux espèces distinctes.

C'est ainsi, par exemple, que l'existence de certaines tumeurs de la peau ou des muqueuses composées de cellules dont les formes indécises offrent quelques-uns des caractères des éléments cancéreux, tout en conservant quelques-uns des caractères des éléments épithéliaux, a été considérée comme une preuve de l'identité de l'épithéliôme et du cancer.

C'est ainsi encore que certains cas d'épithéliômes et de cancers, observés chez de très-proches parents, ont été invoqués à l'appui de la même opinion.

Ce n'est pas ici le lieu de discuter la valeur de ces exemples particuliers, qui ont été admis avec trop de facilité par les uns, repoussés peut-être par les autres avec trop de ténacité. Je les cite seulement pour faire comprendre ma pensée, et j'ajoute qu'à défaut de ceux-là on en trouverait aisément d'autres. Mais les faits de ce genre sont très-rares, eu égard au nombre immense de ceux qui rentrent nettement dans un groupe bien déterminé, et cela seul suffit pour montrer la nécessité de consacrer une description spéciale à chacun des groupes reconnus, sans s'inquiéter des cas intermédiaires qui établissent les transitions et les nuances.

Si l'on procédait autrement, on devrait presque renoncer à décrire non-seulement les tumeurs, mais encore la plus grande partie des choses de la nature. Toutes ces choses, en effet, se tiennent et s'enchaînent de si près, que les cas où les délimitations sont brusques et tranchées sont vraiment exceptionnels. Pour arriver à connaître ou à décrire deux groupes voisins, qu'on les nomme genres, espèces, ou variétés, on doit considérer d'abord des types abstraits, que l'on forme en réunissant les caractères de chaque groupe, et en prenant chacun de ces caractères à son degré moyen de développement. C'est ainsi qu'on établit les *divisions*. Après quoi l'on cherche les modifications que ces types peuvent présenter dans certains cas particuliers, par suite du développement excessif ou de l'amoindrissement exagéré de tels ou tels caractères ; de la sorte, l'étude des analogies succède à celle des différences, et c'est ainsi qu'on établit la *série*.

Eh bien, cette distribution sériaire, que les naturalistes ont reconnue dans les êtres qui composent le monde organisé, et qui est tout à fait indépendante des hypothèses relatives à l'origine des espèces, cette distribution sériaire, que les deux Geoffroy Saint-Hilaire ont constatée également dans les anomalies de l'organisation, elle se retrouve, tout aussi évidente, dans les éléments ou les tissus accidentels qui sont le résultat des troubles de nutrition ; c'est même là qu'elle est le plus manifeste, et certes, il n'y a pas lieu de s'en étonner ; car il est bien naturel que les productions normales aient plus de fixité, ou, si l'on veut, moins de variabilité dans les formes que les productions pathologiques.

Il faut donc s'attendre à trouver entre les divers groupes de productions accidentelles les liaisons plus étroites, les transitions plus suivies, les lignes de démarcation plus confuses, que celles que l'histoire naturelle nous a habitués à trouver entre les espèces les plus voisines.

Il s'agit maintenant de savoir si des groupes qui ne sont pas limités d'une manière plus rigoureuse méritent d'être considérés comme des *espèces*. Ainsi posée, la question n'est plus qu'une question de mots.

Rigoureusement parlant, il est impossible de transporter dans la pathologie le mot *espèce* avec le sens absolu que lui donnent la plupart des naturalistes. Mais puisque ce mot, à tort ou à raison, a été introduit depuis longtemps dans notre langage, nous pouvons continuer à nous en servir, — sans y attacher d'autre idée que celle de groupes assez distincts et séparés les uns des autres par des caractères assez importants pour qu'il soit possible et utile de les décrire isolément. Je ferai remarquer au surplus que, même en histoire naturelle, la notion classique de l'espèce a été vivement contestée, surtout dans ces dernières années, et que cependant les darwiniens les plus convaincus continuent et continueront à décrire et à distinguer les espèces animales ou végétales exactement de la même manière que le font leurs adversaires.

Je ne puis m'étendre plus longuement ici sur ce sujet. C'est dans le corps même de mon livre que le lecteur trouvera de plus amples détails sur la nature des liens morphologiques, anatomiques ou pathologiques qui fusionnent les espèces en série, et sur la nature des caractères distinctifs qui divisent cette série en espèces.

Je n'ai pas la prétention d'avoir introduit le premier dans cette étude la notion de la série et celle de l'espèce. L'une et l'autre, sous des noms divers, et souvent même à l'insu des observateurs, ont tour à tour dominé les esprits. La notion exagérée de la série a fait les unitaires ; la notion exagérée de l'espèce a fait les spécialisateurs, auxquels, pour le dire en passant, sont dus la plupart des progrès. De là sont nées deux doctrines opposées, et tant que j'ai cru qu'il fallait choisir entre elles, j'ai rencontré, de part et d'autre, des difficultés insolubles. Mais toutes ces difficultés se sont aplanies le jour où, sans obéir à aucune pensée d'éclectisme, j'ai reconnu que, dans l'étude des productions accidentelles, les deux notions de la série et de l'espèce, loin d'être exclusives l'une de l'autre, sont au contraire solidaires l'une de l'autre; que la première sans la seconde ne produit qu'une immense confusion, que la seconde sans la première engendre de fréquentes déceptions, et qu'il faut les combiner pour arriver à la réalité.

V.

La plus grande partie de cet ouvrage est rédigée depuis plusieurs années ; j'en ai publié en 1861 des fragments assez étendus dans un dictionnaire de chirurgie, édité à Londres, sous la direction de M. Costello (*The Cyclopedia of Practical Surgery*, London, 1861, gr. in-8, art. Tumors); et j'ajoute, pour expliquer le silence que j'ai gardé sur les publications les plus récentes, que le premier livre du présent volume est imprimé depuis deux ans. Si j'ai retardé jusqu'ici l'apparition de cet ouvrage, c'est parce que j'attendais la solution de plusieurs questions soulevées par de récentes découvertes. Certaines espèces ou variétés de tumeurs, étudiées dans ces dernières années, n'étaient connues encore que sous le rapport de l'anatomie pathologique ; c'était beaucoup, assurément, mais cela ne pouvait suffire. Il fallait que l'observation clinique eût fait connaître la marche et les propriétés de ces tumeurs, ce qui demandait beaucoup de temps; car il y a deux caractères de la plus haute importance, celui de la récidive et celui de la généralisation, dont l'étude exige quelquefois plusieurs années.

J'attendais donc, et j'aurais pu attendre longtemps encore, car toutes les lacunes sont loin d'être comblées, toutes les obscurités sont loin d'être dissipées, et, si la publication d'un *Traité des tumeurs* devait être ajournée jusqu'au moment où la science aura dit son dernier mot sur des questions que notre génération a vues naître, qui pourrait se flatter de vivre assez longtemps pour voir arriver ce jour inconnu ? Je ne me suis donc jamais bercé de l'espoir de pouvoir donner, ni maintenant, ni plus tard, une synthèse définitive. Si j'avais eu l'ambition d'écrire quelque chose qui eût chance de vivre quelque temps, ce n'est pas ce sujet que j'aurais choisi; et d'avance, je suis parfaitement résigné à voir mon livre accomplir sa courte destinée en moins de temps qu'il n'en a fallu pour le préparer ; mais j'espère du moins qu'avant de tomber dans l'oubli, il pourra contribuer au progrès, en facilitant aux élèves l'étude des faits et des doctrines, et en attirant l'attention des praticiens sur des problèmes complexes dont la solution ne peut être l'œuvre d'un seul.

PREMIÈRE PARTIE

DES TUMEURS EN GÉNÉRAL

LIVRE PREMIER

PATHOLOGIE

CHAPITRE PREMIER

HISTORIQUE GÉNÉRAL

Le mot *tumeur*, dans son acception la plus générale, désigne tout accroissement de volume, toute saillie anormale, toute production nouvelle, apparente ou cachée, extérieure ou intérieure. Rien n'est plus vague que ce mot qui se rencontre dans la description de la plupart des maladies chirurgicales et de beaucoup de maladies médicales. Pour pouvoir le faire entrer dans la composition des cadres nosologiques, on a donc été obligé d'en restreindre le sens.

Les anciens, tous ceux qui les ont suivis jusqu'à la Renaissance, et même beaucoup d'auteurs du dix-septième et du dix-huitième siècle, ont divisé les tumeurs en trois grands groupes : *Tumores secundum naturam*, *supra naturam*, *prœter naturam*. Ces mots étaient acceptés par tout le monde, mais on ne s'accordait guère sur la signification qu'il fallait leur donner. Je ne me propose point de raconter ici toutes ces divergences. Je me bornerai à dire que, suivant l'interprétation la plus commune, les tumeurs *secundum naturam* étaient celles qui se produisent physiologiquement, comme le développement de l'utérus et des mamelles, pendant la grossesse et l'allaitement; les tumeurs *supra naturam* étaient celles qui se produisent par le déplacement des parties naturelles, comme la saillie des os luxés ou fracturés. Toutes les autres tumeurs, étant produites par des parties non naturelles, par des tissus nouveaux ou par l'accumulation des humeurs, constituaient la grande classe des tumeurs contre nature, *præter naturam.*

Les tumeurs *præter naturam* devinrent ainsi l'une des cinq grandes divisions de la chirurgie. Le Pentateuque chirurgical (telle était l'expression consacrée) se composait de cinq livres : les plaies, les ulcères, les fractures, les luxations, et les tumeurs *præter naturam.* Tout ce qui ne rentrait pas dans les quatre premiers livres venait s'accumuler dans le dernier, qui formait à lui seul, sinon en étendue, du moins en importance, plus des trois quarts de la chirurgie. On y plaçait même la gangrène sèche, la gale et les maladies de la peau, qui ne pouvaient se loger ailleurs.

On ne peut imaginer rien de plus discordant, que ce dernier groupe où se heurtaient pêle-mêle les maladies les plus disparates. Pourtant les théories galéniques avaient fourni un caractère qui suffisait alors pour permettre un semblable rapprochement. Ce caractère commun était la similitude des causes. Toutes les tumeurs *præter naturam* étaient censées produites par l'accumulation de l'une des humeurs de l'économie, et voilà pourquoi on les appelait aussi *tumeurs humorales.* Elles étaient tantôt le résultat d'une *fluxion* et tantôt d'une *congestion.* La fluxion avait lieu lorsqu'une humeur naturelle était attirée et retenue dans le lieu affecté; la congestion avait lieu lorsque l'humeur s'engendrait sur place. Ce dernier mot, comme on voit, a été singulièrement détourné de son sens primitif. Il en a été de même du mot *abscessus*, en grec *apostema*, qui signifiait d'abord toute tumeur solide ou liquide formée par une humeur séparée des autres, et qui plus tard n'a désigné que les collections purulentes; toutefois, Marc-Aurèle Séverin, auteur du dix-septième siècle, a encore décrit sous le nom général d'abcès la plupart des tumeurs contre nature. Les humeurs admises par les galénistes étaient au nombre de quatre : le sang, la bile, la pituite et l'atrabile ou mélancholie; de là quatre sortes de tumeurs : les *phlegmons*, les *érysipèles*, les *œdèmes*, et les *squirrhes*. Plus tard, on y joignit une cinquième humeur, la ventosité, qui produisait les *emphysèmes* ou *pneumatoses* (*inflationes*). Puis il y avait des tumeurs mixtes formées du mélange de deux ou de plusieurs humeurs. Mais en voilà bien assez sur les tumeurs humorales et sur le cinquième livre du Pentateuque chirurgical (1).

Ce préambule m'a paru nécessaire, d'une part, pour initier au langage du temps passé les lecteurs qui auraient le désir de se livrer à des recherches historiques; d'autre part, et surtout, pour montrer l'origine d'une doctrine qui s'est perpétuée jusqu'à notre siècle et qui, sortie autrefois de l'imagination des galénistes, a survécu, avec de légères transformations, à la chute de leur système. La découverte de la circulation, celle des vaisseaux lymphatiques, celles des globules sanguins et des vaisseaux capillaires microscopiques, permirent d'acquérir enfin quelques notions sur les phénomènes de la nutrition. La théorie des quatre humeurs fut dès lors et à jamais renversée. Les hypothèses cartésiennes, qui lui succédèrent et qui régnèrent pendant plus d'un siècle et demi, jusqu'à l'époque de Hunter, ne valaient pas beaucoup mieux que le rêve des galénistes; mais du moins l'école de Boerhaave, qui fut la plus haute expression de la médecine cartésienne, sut briser le lien factice qui depuis si longtemps tenait rassemblés dans un même faisceau les inflammations à côté des hydropisies et les anévrysmes à côté des cancers. La classe des tumeurs contre nature fut démembrée. On en retrancha successivement les phlegmons, les érysipèles, les œdèmes, les emphysèmes, et après toutes ces éliminations, le mot *tumeur*, dont l'acception nosologique se restreignait de plus en plus, fut réservé

(1) Galien, *De tumoribus præter naturam*, dans ses *Opera omnia*, édit. Froben., Bâle, 1549, in-fol., t. III, col. 327-338, et spécialement § 10, col. 335, c. La doctrine de Galien se trouve reproduite çà et là dans plusieurs autres de ses ouvrages. — Tagault, *Institutiones chirurgicæ*. Paris, 1543, in-fol., lib. I, *De tumoribus præter naturam*. En tête de ce premier livre se trouve une classification analytique des tumeurs groupées suivant les *cinq* espèces d'humeurs; la cinquième espèce est l'humeur venteuse produisant les *inflationes;* Avicenne en avait déjà parlé, lib. IV, f. 3, tract. II, cap. I. — Ingrassias (Phil.), *De tumoribus præter naturam*. Naples, 1552, in-fol. Interminable et plate compilation en forme de commentaire sur quelques pages d'Avicenne. L'ouvrage devait se composer de 7 vol. in-fol. Le premier seul a paru, et ne fait pas regretter les autres. L'imprimeur s'appelle Cancer (il y a des noms prédestinés). — Fabrice d'Aquapendente, *Pentateuchus chirurgicus*. Francfort, 1592, in-8, lib. I, *De tumoribus præter naturam*. — Fallope, *De ulceribus et tumoribus præter naturam*. Venise, 1573, in-4°; reproduit dans ses *Opera omnia;* Francfort, 1584, in-fol., p. 696. — Thevenin, *Traité des tumeurs*, dans ses Œuvres complètes. Paris, 1669, in-4°, p. 177 (la 1re édit. est de 1658). — Tanequin Guillemet, *le Questionere des tumeurs contre nature*. Lyon, 1579, in-32 (rare et curieux). — Saporta, *De tumoribus præter naturam*. Lyon, 1626, in-12. — Deidier, *De tumoribus præter naturam*. Montpellier, 1711, in-8, trad. franç. Paris, 1738, in-12. — Anonyme (Astruc), *Traité des tumeurs et des ulcères*. Paris, 1759, 2 vol. in-12.

pour désigner les productions accidentelles surajoutées à l'organisme et caractérisées par la formation d'un tissu nouveau. C'est le sens qu'on lui donne encore aujourd'hui. La famille des tumeurs, ainsi constituée, correspondait à peu près à la vieille famille des squirrhes.

On vient de voir que, pour les anciens, les squirrhes étaient formés par l'accumulation de l'atrabile. Les novateurs du dix-septième siècle n'avaient pu retrouver cette humeur fabuleuse, et cela n'avait pas peu contribué à la chute du galénisme, mais ils avaient découvert la lymphe, qui ne tarda pas à réclamer sa place dans la théorie des tumeurs. Avec cette inconséquence qui, dans les époques de transition, porte l'esprit humain à conserver pour le temps présent les idées et les principes qu'il reproche le plus au temps passé, les solidistes cartésiens firent de l'humorisme sans le savoir; ils imaginèrent que la plupart des tumeurs étaient dues à l'extravasation de la lymphe, que leurs diverses formes, leurs diverses terminaisons résultaient des différents degrés de crudité ou de coction, d'acescence ou d'alkalescence, de densité, d'acrimonie, de dépravation et de fermentation de cette humeur capricieuse, et que ces phénomènes variaient suivant que la lymphe était naturellement plus ou moins épaisse, qu'elle était dans un état de *croupissement* (sic), c'est-à-dire d'immobilité plus ou moins complète, et que la partie affectée possédait une chaleur plus ou moins grande. On disait ces choses-là en plein dix-huitième siècle, en pleine *Académie de chirurgie*. Le long mémoire de Quesnay sur les *vices des humeurs*, qui ouvre les travaux de cette compagnie célèbre (t. I, 1743), celui de Dufouart, celui de Faget, publiés dans le même volume, donneront une idée de la confusion étrange qui s'était introduite dans cette partie de la science, confusion qui allait pendant longtemps égarer les observateurs, et qui devait, jusqu'à notre époque, gêner la marche du progrès.

Tandis que la théorie rattachait la plupart des tumeurs à une étiologie commune et établissait entre elles une parenté immédiate, les praticiens n'étaient pas peu surpris de trouver la diversité la plus grande à la place de l'unité qu'on leur annonçait. Sous le règne de l'atrabile, cette contradiction s'était déjà présentée, et pour y échapper on avait jeté les fondements d'une doctrine qui, en présence d'une nécessité plus pressante, allait bientôt se développer et se compléter. L'atrabile, en effet, était une chose trop vague pour être bien embarrassante; comme tout ce qui est inconnu, elle possédait une élasticité presque indéfinie et se pliait aisément à toutes les éventualités. La lymphe, au contraire, avait une existence réelle;

on l'avait vue, on l'avait même analysée autant que la chimie le permettait alors; les caractères qu'on lui attribuait étaient loin d'être exacts, mais ils étaient du moins formulés avec précision, et il fallait bien en tenir compte. Celui de ces caractères auquel on attachait le plus d'importance était la coagulabilité de la lymphe par la chaleur et la production d'une écume à la surface du liquide où l'on faisait bouillir les tissus imprégnés de lymphe. L'étude anatomique des tumeurs consistait donc à les faire bouillir, et comme toutes ou à peu près fournissaient plus ou moins d'écume, on en concluait qu'elles étaient d'origine lymphatique. Il n'en pouvait être autrement puisque l'écume provient de l'albumine et que ce principe immédiat existe partout où pénètre le sang. L'unité de nature des tumeurs était ainsi établie sur une preuve matérielle. Or, on ne pouvait méconnaître que certaines tumeurs sont tout à fait inoffensives et ne gênent que par leur volume, tandis que d'autres ont une marche plus inquiétante, tendent à s'accroître indéfiniment et à s'ulcérer, récidivent lorsqu'on les enlève et finissent le plus souvent par faire périr les malades. Depuis longtemps on caractérisait ces deux groupes en les désignant sous les noms de *tumeurs bénignes* et de *tumeurs malignes*, et cette différence était trop grande, trop enracinée dans le langage et dans la pratique pour qu'on pût songer à la négliger. C'est pourquoi on eut recours à l'hypothèse de la *dégénérescence*, c'est-à-dire de la transformation des tumeurs bénignes en tumeurs malignes par suite de la *dépravation* de la lymphe. Les écrivains antérieurs avaient déjà admis quelque chose de semblable, puisque pour eux le cancer était un squirrhe enflammé ou dégénéré, mais on n'avait pas encore généralisé cette doctrine, que les partisans de l'hypothèse de la lymphe appliquèrent à toutes les tumeurs, même aux écrouelles et même, chose à peine croyable, aux lipômes, aux kystes sébacés et aux autres tumeurs désignées vulgairement sous le nom de *loupes*. Telle a été l'origine de la doctrine de la dégénérescence. Cette doctrine n'a été qu'un compromis entre la théorie qui, d'une part, proclamait l'unité des tumeurs, et l'observation qui, d'une autre part, en reconnaissait la diversité. Tout le monde l'accepta parce qu'elle mettait tout le monde à l'aise; on ne s'inquiéta pas de savoir si elle était démontrée, ni même si elle était démontrable. Les galénistes l'avaient imaginée pour sauver le système de l'atrabile ; les cartésiens la complétèrent pour sauver le système de la lymphe; puis, lorsqu'une fois elle fut introduite dans les habitudes, elle surnagea après le naufrage de ces deux systèmes, et c'est ainsi qu'elle s'est perpétuée jusqu'à nos jours. L'histoire des sciences offre plus d'un exemple analogue; l'homme se débarrasse plus facilement d'une grande erreur que des erreurs secondaires qui en dépendent, et le but des recherches historiques bien dirigées est précisément de remonter au berceau des doctrines classiques pour distinguer celles qui sont entrées dans la science par la voie légitime de l'observation de celles qui s'y sont glissées à la suite d'un faux système.

Mais revenons aux tumeurs. Nous venons de montrer quelques-uns des égarements de la chirurgie du dix-huitième siècle ; mais nous devons ajouter que déjà, à cette époque, quelques esprits mieux inspirés avaient fait de timides tentatives pour substituer, en partie du moins, les résultats de l'observation à ceux du raisonnement. Ainsi, Littré avait montré à l'Académie des sciences, en 1704, une tumeur de la cuisse constituée exclusivement par du tissu adipeux, et quelques années plus tard, en 1709, il avait imposé aux tumeurs de ce genre le nom de *lipômes*, qui ne fit pas fortune alors, mais qui devait plus tard devenir classique (1). C'était un fait important que la découverte d'une espèce de tumeur formée par le développement anormal d'un tissu normal ; mais on n'en tint aucun compte, parce que cela était de nature à contrarier la doctrine régnante. Bientôt pourtant de nouvelles recherches anatomiques montrèrent que d'autres tumeurs peuvent se former, sans l'intervention des extravasations de lymphe, par le développement morbide des éléments préexistants. Ce fut surtout l'étude des tumeurs enkystées et des loupes qui conduisit à ce résultat. Les uns pensèrent, avec Astruc, que toutes ces tumeurs étaient le résultat de la dilatation d'un vaisseau lymphatique, distendu par de la lymphe accumulée. Louis rejeta cette hypothèse ; il supposa que les kystes se formaient en plein tissu cellulaire, et que leur membrane était le résultat de la condensation pure et simple de ce tissu refoulé. « Le kyste, dit-il, est formé de la substance préexis- « tante de la partie..... La membrane qui fait cette poche n'est pas « nouvellement formée, comme on pourrait le déduire de la théo- « rie de quelques auteurs sur cette maladie, etc. (2). » Girard enfin (1775), acceptant la théorie de Louis pour les kystes séreux, attribua les kystes sébacés à l'oblitération du conduit excréteur des glandes sébacées découvertes par Morgagni (3). Sue le jeune

(1) Littré, *Sur une tumeur graisseuse de la cuisse* dans *Académie des sciences*, 1704. *Histoire*. Observations anatomiques, n. 1. — *Sur le lipôme* dans *Académie des sciences*, 1709. *Histoire*. Observations anatomiques, n. 3.

(2) Louis, *Dict. de chirurgie*. Paris, 1772, in-12, t. I, p. 293, article ENKYSTÉ.

(3) Girard, *Lupiologie ou Traité des tumeurs connues sous le nom de loupes*. Londres et Paris, 1775, in-12, p. 37.

avait déjà, quatre ans auparavant, émis en deux lignes une opinion analogue et même plus générale (1), mais il n'avait pas précisé le siége et la nature des glandes qui peuvent devenir le point de départ des kystes. Toute la famille dès loupes fut ainsi retirée de la classe des tumeurs produites par la lymphe, et quoique les mots de tumeurs *homologues*, de tumeurs *homœomorphes* n'eussent pas encore été inventés, on reconnaissait définitivement que certaines tumeurs jusqu'alors réputées contre nature étaient de même nature que certains tissus normaux. La conséquence de cette découverte fut qu'on retira peu à peu les loupes de la catégorie des tumeurs capables de dégénérer, puisque la dégénérescence était un des attributs de la lymphe, et que les loupes avaient cessé d'être lymphatiques. On n'osa pas, il est vrai, arriver du premier coup à cette conclusion pratique. Louis annonça encore, en passant, que les loupes pouvaient dégénérer; mais Girard, sans repousser entièrement cette opinion, déclara que cela était rare, et Ravaton, l'année suivante (1776), ne parla plus du tout de la dégénérescence des loupes (2).

C'était un grand pas; on en fit un autre. Les tumeurs scrofuleuses, plus connues sous le nom d'écrouelles, furent à leur tour relevées de l'accusation de dégénérescence. La chose était assez difficile, car ces tumeurs, situées dans les ganglions lymphatiques, étaient attribuées à l'accumulation et au durcissement de la lymphe. Louis, toutefois, sut trouver un biais pour concilier l'observation qui repoussait la dégénérescence des écrouelles, avec la théorie qui rendait cette dégénérescence inévitable. Il se souvint qu'une vingtaine d'années auparavant, Dufouart, en faisant bouillir une tumeur, avait obtenu de la gelée. D'autres tumeurs, au contraire, avaient fourni de l'écume; et cela voulait dire qu'il y avait une *lymphe gélatineuse* et une *lymphe albumineuse*. Louis, utilisant cette chimie, affirma que les écrouelles étaient formées de lymphe gélatineuse, tandis que les squirrhes et autres tumeurs dégénérantes étaient formées de lymphe albumineuse. La phrase mérite d'être citée : « Les écrouelles, dit-il, sont « formées par la lymphe gélatineuse..... Elles ne dégénèrent pas en « cancer, ce qui prouve bien que leur matière est d'une autre nature « que celle qui forme les squirrhes. Les tumeurs de ce dernier genre « sont produites par la lymphe albumineuse, qui est susceptible « d'un *mouvement spontané* (fermentation) par lequel elle devient

(1) Sue le jeune, *Dictionnaire de santé*, t. III, p. 442, art. LOUPE. Paris, 1771, in-12.

(2) Ravaton, *Pratique moderne de la chirurgie* (en 4 vol.). Paris, 1776, in-12, t. I, p. 74.

« alcaline et très-corrosive (1). » Louis était le représentant le plus élevé de l'Académie de chirurgie : *Ab uno disce omnes !*

Quoi qu'il en soit, les écrouelles, comme les loupes, comme les lipômes, se trouvèrent séparées des tumeurs capables de dégénérer. Après cette triple élimination, les partisans de la doctrine classique se trouvèrent plus à leur aise. Toutes les autres tumeurs, réunies en un seul groupe, sous le nom de tumeurs charnues, se plièrent sans difficulté aux exigences de la théorie de la lymphe. La lymphe simplement extravasée et durcie donnait le *squirrhe ;* lorsqu'elle venait à s'altérer et à fermenter, le squirrhe se changeait en *cancer.* Certaines tumeurs restaient squirrheuses, c'est-à-dire bénignes ; d'autres devenaient malignes et se transformaient en cancers ; d'autres étaient malignes et cancéreuses dès le moment de leur apparition. Tout cela dépendait des caprices de la lymphe. Jamais doctrine ne fut plus commode pour le chirurgien. Point d'erreur de diagnostic possible ; point d'hésitation dans le traitement. Étant donnée une tumeur, il ne s'agissait que de l'enlever. Si elle était cancéreuse, c'était bien fait ; si elle ne l'était pas, c'était mieux encore, parce qu'elle aurait pu le devenir. Quant à l'anatomie pathologique, il n'en était pas question. A quoi bon s'inquiéter de classer des tumeurs semblables par leur origine aussi bien que par leur destination ? Mais que devenait la science ? un chaos. Rien de précis, rien de certain : partout la confusion et la contradiction. Stork croyait guérir les cancers par les préparations de ciguë ; Triller déclarait le cancer incurable, même par l'opération. James Hill, de Dumfries (qu'il ne faut pas confondre avec John Hill), affirmait que sur quatre-vingt-huit opérations de cancer, il n'avait eu que dix récidives, quoiqu'il eût suivi ses malades pendant plus de vingt ans ; Al. Monro, au contraire, avouait que sur une soixantaine d'opérés, il n'avait vu que quatre fois la seconde année s'écouler sans récidive (2). Il était permis de se demander si Stork et Hill avaient traité la même maladie que Triller et Monro.

(1) Louis, *Dict. de chirurgie*, article ÉCROUELLES. Paris, 1772, in-8, t. I, p. 250.

(2) Stork (Ant.), *Libellus quo demonstratur cicutam esse remedium valde utile in multis morbis qui hucusque curatu impossibiles dicebantur.* Vienne, 1760, in-8, lib. II, 1761, et Supplementum, 1761. — Triller (Dan.), *Opuscula medica.* Francfort, 1766, in-4°, vol. I, p. 46 : *Dissert. de cancri exstirpatione.* —Alex. Monro, *Histories of Collections of Bloody Lymph in Cancerous Breasts* dans *Essays and Observations of Edinburgh*, vol. V, art. 31, p. 421, 1742, in-8. — La statistique optimiste de James Hill a été publiée dans Benj. Bell, *On the Theory and Management of Ulcers.* Edinburgh, 1779, in-8, part. II, sect. VIII, p. 281. Elle est extraite de l'ouvrage de Hill, que je n'ai pu me procurer : *Cases in Surgery.* Edinburgh, 1772, in-8.

Qu'était-ce donc que le cancer? L'Académie de Lyon mit la question au concours, et le célèbre Peyrilhe, qui remporta le prix (1773), ne trouva que cette réponse décourageante : *Le cancer est aussi difficile à définir qu'à guérir* (1). Naïf aveu d'impuissance, plus humiliant encore pour la pathologie que pour la thérapeutique, car cela voulait dire, d'une part, que le cancer était incurable, d'autre part, que le cancer était inconnu.

Tel était l'état de la question des tumeurs vers la fin du dernier siècle. Le moment était venu où cette question devait changer de face. Le génie de John Hunter venait de secouer le joug du cartésianisme, et de ranger la chirurgie sous le drapeau de Bacon. L'observation, substituée au raisonnement pur, fit justice des théories de l'Académie de chirurgie. L'engorgement des vaisseaux par la lymphe épaissie, l'extravasation de ce liquide, son prétendu mouvement spontané, son croupissement, sa fermentation, tout cela disparut pour jamais. On reconnut enfin que tous les tissus de formation nouvelle commencent par la sécrétion d'une substance plastique, qui transsude à l'état liquide à travers les parois des vaisseaux sanguins, qui s'épanche dans les interstices organiques, se solidifie et devient aussitôt le siége d'un travail d'organisation. Cette substance qui joue, dans les productions accidentelles, le même rôle que le suc nutritif dans la nutrition normale, John Hunter lui donna le nom de *lymphe coagulable;* mais malgré la ressemblance des mots, il y avait un abîme entre la doctrine huntérienne et celle des cartésiens. Pour ceux-ci la lymphe qui produisait les tumeurs était le liquide naturel contenu dans les vaisseaux lymphatiques ; elle s'accumulait par obstruction ou par extravasation et non par sécrétion. C'était une substance inerte, un corps étranger, sans vie, obéissant aux lois de la physique et de la chimie pures. La lymphe coagulable de Hunter, au contraire, provenait des éléments du sang ; elle était sécrétée par l'action vitale des vaisseaux, elle s'organisait en obéissant aux lois de la vie. Pour étudier les productions accidentelles, il ne s'agissait plus de les faire bouillir, d'y chercher de la gélatine ou de l'albumine, des alcalis, des acides ou des sels, procédés applicables aux corps inorganisés ; il s'agissait d'en étudier les caractères anatomiques, et de les classer d'après leur structure, comme on étudie et comme on classe les tissus normaux.

(1) Peyrilhe, *Dissert. academica de cancro*. Paris, 1774, in-12, p. 5, § 5. « Ut cancrum curare, sic eum definire perarduum est. »

Il n'est donné à personne de trouver du premier coup la vérité tout entière. Hunter mêla donc à sa doctrine une hypothèse qu'on lui a reprochée peut-être avec trop de sévérité. Il supposa que le sang épanché dans les tissus, à la suite d'une contusion, par exemple, était capable de s'organiser comme la lymphe coagulable, et ce fut à cette cause qu'il rattacha l'origine de certaines productions accidentelles ; mais cette erreur, fort explicable du reste, ne portait que sur un point accessoire. Le point important et capital était d'avoir découvert que les tumeurs sont formées de tissus comparables aux tissus sains, sinon par leur structure, du moins par leur vitalité, qu'elles naissent par un travail d'organisation, qu'elles vivent et s'accroissent par un travail de nutrition, qu'elles sont en quelque sorte des organes nouveaux surajoutés à l'économie, et que leur composition anatomique est susceptible de varier comme celle des parties naturelles. Hunter ne se contenta pas de jeter les bases d'une doctrine qui devait conduire ses successeurs à appliquer l'anatomie pathologique à l'étude et à la classification des tumeurs. Sans faire de cette dernière question l'objet d'une étude particulière, il reconnut et annonça la diversité des affections confondues jusqu'alors sous le nom de cancer. « Les maladies qui sont communément rangées sous cette dénomination, disait-il en 1786, dans « ses *Leçons de chirurgie*, sont très-différentes par leur aspect, et « le sont aussi très-probablement sous le rapport de leur nature. « On ne devrait pas les désigner sous le même nom (1). »

Après une pareille profession de foi, il semble que l'infatigable Hunter aurait dû se mettre à l'œuvre et chercher les caractères distinctifs de ces tumeurs dont il annonçait la diversité. Il ne le fit pas cependant, et, de son vivant, ses élèves ne le firent pas non plus. C'est qu'en effet ce travail n'était pas encore possible : avant de classer les tissus pathologiques, d'en étudier la structure et les propriétés, il fallait, pour avoir un point de comparaison, connaître préalablement la structure et les propriétés des tissus sains ; avant de créer l'anatomie pathologique générale, il fallait connaître l'anatomie normale générale. Or, cette dernière science n'existait pas encore, mais le jour de sa naissance était proche.

L'Angleterre pleurait encore sur la tombe du grand Hunter, lorsqu'on vit surgir en France un de ces hommes extraordinaires qui portent, en quelque sorte, un monde dans leur cerveau et à qui il est donné de lancer subitement l'esprit humain dans de nouvelles

(1) Hunter, *Œuvres complètes*, trad. franç. Paris, 1843, in-8, t. I, p. 686.

carrières. La destinée de Bichat est peut-être sans analogue dans l'histoire. A l'âge de vingt-huit ans, étant à peine connu pour quelques opuscules de pratique chirurgicale qui sortaient à peine de la ligne commune, il renonça à ses premiers travaux, et entreprit tout à coup de régénérer toutes les sciences médicales. Deux ans et demi lui suffirent pour accomplir cette œuvre immense. Le *Traité des membranes* et les *Recherhes physiologiques* parurent en 1800. Les quatre volumes de l'*Anatomie générale* furent conçus, rédigés et publiés en 1801 ; le *Traité d'anatomie pathologique*, basé sur les principes de l'anatomie générale, devait paraître en 1802; les matériaux en étaient prêts, et Bichat les avait déjà fait connaître à ses élèves dans son cours d'anatomie pathologique, professé pendant l'hiver de 1802; mais le grand homme mourut le 22 juillet suivant, âgé de 30 ans et quelques mois, sans avoir eu le temps de formuler par écrit les principes qui devaient présider à l'étude et à la classification des lésions.

Ces principes heureusement avaient trouvé de l'écho dans la jeune génération qui venait de recueillir l'héritage de Bichat. Bayle, Dupuytren et Laënnec se mirent à l'œuvre avec ardeur pour compléter l'œuvre du maître. Les deux premiers, travaillant en commun, publièrent plusieurs mémoires sur les *productions fibreuses* et sur les *productions tuberculeuses* (1), et au mois de décembre 1804 Laënnec lut à la Société de la Faculté de médecine, sous le titre modeste de *Note sur l'anatomie pathologique*, un travail qui restera dans l'histoire comme le premier pas d'une science alors entièrement nouvelle, l'anatomie pathologique *générale*. Les lésions morbides et les productions accidentelles en particulier se trouvaient pour la première fois divisées et classées suivant leur nature anatomique, abstraction faite de leur siége; les tissus de formation nouvelle étaient comparés aux tissus normaux, et distingués comme eux d'après les principes de l'anatomie générale. Bichat n'était pas mort tout entier; on le sentait vivre encore dans le premier essai de son jeune disciple, qui bientôt devait s'immortaliser à son tour par la découverte de l'auscultation.

Dupuytren, déjà dominé par cette personnalité inquiète et jalouse qui est restée jusqu'au dernier jour le côté le plus saillant de son caractère, réclama amèrement pour lui la priorité de quel-

(1) Bayle, *Remarques sur les tubercules* dans le Journal de Boyer, Corvisart et Leroux, t. VI, p. 1 (1801), t. IX, p. 427 (1805), et t. X, p. 32 (1805). — *Remarques sur l'induration blanche des organes*, dans le même journal, t. IX, p. 285 (1805).— Articles CANCER et CORPS FIBREUX du *Dictionnaire des sciences médicales*.

ques-unes des idées exposées par Laënnec (1). Mais celui-ci, plus juste que son rival, avait répondu d'avance, en déclarant qu'il s'était inspiré de la pensée de Bichat. C'était dire que Dupuytren avait puisé à la même source que lui. Il y avait toutefois, dans la classification de Laënnec plusieurs vues nouvelles, qui ne venaient pas de Bichat, et que Dupuytren ne réclama pas non plus. Ces vues se rattachaient précisément à la question des productions accidentelles.

Laënnec divisait les tissus accidentels en deux grandes catégories : 1° ceux qui ont des analogues parmi les tissus naturels de l'économie animale ; 2° ceux qui n'ont pas d'analogues parmi les tissus normaux. Pour abréger le langage, on a depuis lors désigné ces deux grandes classes de tumeurs sous les noms de *tumeurs analogues* ou *homologues* et de *tumeurs hétérologues*.

Laënnec admettait, pour ainsi dire, autant d'espèces de tumeurs homologues qu'il y a de tissus normaux. Il les divisait en productions *osseuses*, *fibreuses*, *fibro-cartilagineuses*, *cartilagineuses*, *cellulaires* ou *adipeuses* et *cornées*. Il y ajoutait les *poils accidentels* qui se produisaient dans certains kystes, les *séreuses accidentelles* découvertes par Bichat, et donnant naissance à certaines tumeurs enkystées, les *muqueuses accidentelles* découvertes par Hunter dans les trajets fistuleux, l'*émail accidentel* qui se forme sur les surfaces articulaires dans certaines maladies, et les *synoviales accidentelles* qui se forment dans les pseudarthroses. Privé des lumières du microscope et obligé de s'en rapporter aux apparences grossières, Laënnec était excusable de prendre pour une séreuse la membrane lisse qui tapisse certains kystes, pour une muqueuse, la membrane tomenteuse qui revêt les trajets fistuleux, pour de l'émail la couche osseuse éburnée et polie qui remplace quelquefois les cartilages détruits, et pour une synoviale le tissu cellulaire condensé et brillant qui se produit autour des fausses articulations. Il était excusable aussi de confondre sous le nom commun d'*ossifications* les productions osseuses proprement dites et les dépôts de matière minérale qui s'effectuent dans les parois des artères ou dans l'épaisseur de cer-

(1) Laënnec, *Essai sur l'anatomie pathologique*, lu à l'École de médecine, le 6 nivôse an XIII, dans le Journal de Boyer, Corvisart et Leroux, an XIII, t. IX, p. 360; reproduit par l'auteur dans l'article ANATOMIE PATHOLOGIQUE du *Dictionnaire des sciences médicales*. Voir encore les articles CARTILAGES ACCIDENTELS, DÉGÉNÉRATION et ENCÉPHALOÏDE, du même Dictionnaire. Pour la polémique entre Dupuytren et Laënnec, voyez la *Bibliothèque médicale*, 2e année (1804-5), t. VIII, p. 97, p. 190 et p. 197.

taines tumeurs fibreuses. Ces erreurs et plusieurs autres ont été corrigées par les micrographes; mais ce ne sont que des détails particuliers, et le microscope a, du reste, confirmé l'ensemble de la doctrine de Laënnec sur les productions accidentelles homologues. On sait aujourd'hui qu'un travail pathologique peut faire développer accidentellement non-seulement des tissus élémentaires, mais encore des parties formées par l'agencement de plusieurs tissus et semblables à certains organes plus ou moins complexes (vaisseaux, nerfs, papilles de la peau, villosités des muqueuses, poils, glandes, etc.). Laënnec avait prévu ce résultat, qu'il avait annoncé dans la phrase suivante : « On peut dire que tous les tissus qui, « dans l'état sain, composent le corps humain, si l'on en excepte cependant le parenchyme de *quelques* viscères, peuvent être produits « par suite d'un état morbifique. »

La seconde classe des tissus accidentels, renfermant les productions hétérologues, se divisait, pour Laënnec, en quatre espèces, savoir : les *tubercules*, les *squirrhes*, l'*encéphaloïde* et la *mélanose*. Le tubercule vaguement indiqué par tous les auteurs depuis Hippocrate, formait depuis les travaux récents de Bayle (1802-1804), une espèce morbide dont les caractères distinctifs étaient nettement déterminés. Il n'en était pas de même des trois autres productions hétérologues admises par Laënnec. La mélanose n'avait pas encore été décrite, et l'auteur, qui en parlait pour la première fois, n'en avait lui-même qu'une connaissance très-imparfaite. Quant aux deux derniers tissus, le squirrhe et l'encéphaloïde, c'était tout ce qui restait de l'ancienne famille des cancers, qui, débarrassée enfin d'une foule de tumeurs homœomorphes que Laënnec en avait détachées, formait désormais un groupe naturel. Le mot *encéphaloïde* était nouveau et désignait les tumeurs cancéreuses molles qui, à leur période d'état, présentent un aspect analogue à celui de la substance cérébrale. Mais ce qui était nouveau surtout, c'était la séparation radicale établie par Laënnec entre cette forme et la forme squirrheuse. Jusqu'alors on avait cru que c'étaient deux états successifs de l'évolution d'une même tumeur, que le squirrhe était *bénin* jusqu'au jour où il dégénérait en cancer *malin*, et que les cancers mous n'étaient que des squirrhes plus dégénérés que les autres. Laënnec annonça, au contraire, que ces deux types restaient distincts depuis le premier jusqu'au dernier jour, qu'ils étaient caractérisés par des tissus différents, et qu'ils ne se transformaient jamais l'un dans l'autre. Il y avait là à la fois une erreur et un progrès.

Le progrès, c'était la négation de la doctrine classique de la dégénérescence; Laënnec se servait encore du mot de *dégénération*, mais il l'employait dans un sens plus restreint pour désigner le travail morbide à la suite duquel un tissu accidentel prend la place d'un tissu naturel. Il suffit même de lire son article DÉGÉNÉRATION publié quelques années plus tard dans le grand *Dictionnaire des sciences médicales* pour reconnaître que Laënnec n'avait conservé ce mot que par complaisance de langage, puisque pour lui la dégénération était la substitution d'un tissu pathologique à un tissu normal, et non une transformation de celui-ci en celui-là. Tel était le progrès accompli par Laënnec; il était considérable, et cependant il resta longtemps sans écho; aujourd'hui même il n'a pas encore pénétré dans tous les esprits.

Mais j'ai dit qu'à côté de ce progrès il y avait une erreur : c'était la distinction absolue établie, au nom de l'anatomie pathologique, entre le squirrhe et l'encéphaloïde, devenus pour Laënnec deux maladies différentes. Or, l'observation clinique et l'anatomie pathologique elle-même protestaient contre cette classification. D'une part, on trouvait fréquemment, sur le même cadavre, plusieurs tumeurs appartenant les unes au type du squirrhe, les autres au type de l'encéphaloïde, et de plus on rencontrait sans cesse des tumeurs indécises qui établissaient des nuances infinies entre ces deux types extrêmes. D'une autre part, la clinique constatait que le squirrhe et l'encéphaloïde, abstraction faite des caractères physiques de la tumeur qu'ils produisent, ont des symptômes analogues, ont la même tendance à la récidive, à la généralisation, amènent la même cachexie et aboutissent à la même terminaison.

Pour atténuer ces contradictions, on imagina de fusionner la doctrine de Laënnec avec la doctrine classique; on admit de nouveau l'unité de l'affection cancéreuse, mais on ajouta que cette affection était caractérisée tantôt par le tissu squirrheux, tantôt par le tissu encéphaloïde. Puis la mélanose à son tour réclama sa place dans le même groupe, de telle sorte qu'on vit une maladie unique correspondant à trois lésions de nature différente : nouvelle contradiction plus grave encore que les précédentes, puisqu'elle aboutissait nécessairement à nier toute relation entre la lésion et les symptômes. Sous peine de donner le coup de mort à l'anatomie pathologique, il fallait donc trouver un trait d'union entre les types si dissemblables du squirrhe, de l'encéphaloïde et de la mélanose. Mais la nature avait relégué ce caractère commun dans les éléments imperceptibles que le microscope seul pouvait révéler, et cet instrument n'avait pas encore été appliqué à l'étude des productions accidentelles, l'anxiété était donc grande dans tous les esprits, car on était obligé d'opter entre la clinique et l'anatomie pathologique. Dans de pareilles conditions, lorsque le doute et l'incertitude planent sur les principes fondamentaux de la science, le premier homme qui se présente avec une affirmation positive, est sûr d'être accueilli avec acclamation par la majorité. La science découragée se jeta donc aveuglément dans le système de Broussais, comme un pays déchiré par les factions se précipite sous le joug d'un dictateur. L'avénement de la doctrine dite physiologique n'avait pas d'autre raison d'être.

Le *Traité des phlegmasies chroniques* parut en 1808. La question des tumeurs n'y occupait que quelques pages, mais elle y était déjà complétement formulée, quoique l'auteur eût dédaigné de fournir le moindre argument à l'appui de ses assertions. C'est dans l'*Examen des doctrines médicales*, publié en 1821, qu'on trouvera sinon les preuves, du moins les raisonnements au moyen desquels Broussais croyait démontrer que toutes les tumeurs, tous les tissus accidentels sont de nature inflammatoire (1), que toutes les productions pathologiques, homologues ou hétérologues, depuis les kystes et les lipômes jusqu'aux tubercules et aux cancers, se confondent dans une même origine, et sont le résultat de l'irritation organique. Pauvres raisonnements en vérité, que je me garderai bien de reproduire et encore plus de réfuter! Pour montrer jusqu'où peut aller l'égarement d'un esprit fasciné par un système, je me bornerai à citer une seule phrase du chef de la doctrine physiologique : « Le « cancer, dit Broussais (2), n'est point une maladie particulière ni « primitive; s'il est permis d'en appeler à mon expérience, j'ajoute- « rai que, depuis que j'ai contracté l'habitude d'éteindre complé- « ment l'irritation dès son début, je n'observe plus ces dégéné- « rescences, si ce n'est chez les personnes qui ont négligé les « moyens de guérison dans le principe, ou qui se sont procuré des

(1) Broussais n'est certainement pas le premier auteur qui ait attribué le cancer à une cause inflammatoire, et qui ait proposé de le traiter par les saignées locales ou générales. Cette opinion avait été déjà soutenue par Henry Fearon (*Treatise on Cancers*, Londres, 1784). Elle avait été adoptée en partie par W. Nisbet dans son ouvrage intitulé: *An Inquiry into the History, Nature, Causes, and different Modes of Treatment of Scrofula and Cancer*. Londres, 1795, 1 vol. in-8. Voy. *The Medical and Chirurg. Review*, vol. II, p. 1 à 5, p. 419 et p. 425. Londres, 1795-1796. Ajoutons que James, dans son grand *Dictionnaire de médecine*, trad. franç., Paris, 1746. in-folio, avait dit que c'est l'inflammation qui transforme le squirrhe en cancer, Voy. article CARCINOME, t. II, col. 1624, et article SQUIRRHE, t. V, col. 1373.

(2) Broussais, *Examen des doctrines médicales*. Paris, 1821, in-8, t. II, p. 700.

« rechutes multipliées. » Celui qui parlait ainsi ne se doutait pas alors qu'il serait plus tard la réfutation vivante de son système et qu'une « dégénérescence » du rectum devait le conduire au tombeau !

En ramenant à une origine inflammatoire commune toutes les productions accidentelles, Broussais avait dissipé l'embarras qui résultait de quelques-unes des distinctions de l'anatomie pathologique. Les différences extérieures entre le squirrhe, l'encéphaloïde et la mélanose, n'empêchaient pas ces tissus d'être de la même nature, et on concevait dès lors qu'ils eussent les mêmes tendances, et qu'ils donnassent les mêmes effets. Mais à côté de ce léger avantage, surgissaient de toutes parts les difficultés et les contradictions qui avaient entraîné la chute du système cartésien. Le remède avait été pire que le mal, et la question des tumeurs se trouvait reculée de deux cents ans. L'hypothèse de l'irritation avait remplacé l'hypothèse de la lymphe, comme celle-ci avait remplacé l'hypothèse de l'atrabile ; du reste, le résultat était le même, puisque les productions accidentelles étaient ramenées à l'unité. Il y avait cette seule différence que les anciens, à la faveur du dogme de la dégénérescence, avaient groupé toutes les tumeurs autour du cancer, tandis que Broussais, poussant la logique jusqu'à l'extravagance, avait rayé le cancer de la liste des maladies. Que devenait avec tout cela l'anatomie pathologique? Broussais ne s'en inquiétait pas, et on ne sait guère aujourd'hui quel rang il lui assignait dans les connaissances médicales. Le fait est qu'elle lui paraissait fort bonne lorsqu'elle lui fournissait quelque argument à l'appui de son système, et fort mauvaise lorsqu'elle fournissait des arguments à ses adversaires. Ne nous en plaignons pas, car cette inconséquence eut l'immense avantage d'attirer sur ce terrain contesté les amis et les ennemis de la doctrine physiologique. Tous, avec l'ardeur passionnée de la lutte, cherchant des faits matériels pour s'en faire des armes, contrôlant mutuellement leurs observations contradictoires, fouillèrent et remuèrent profondément le sol de l'anatomie pathologique. En peu d'années cette science s'enrichit d'un grand nombre de découvertes ; elle se vulgarisa, se compléta, et conquit pour toujours une grande et légitime place dans les sciences médicales.

Le système de Broussais ne pouvait durer longtemps. Il avait surgi tout à coup ; il s'éteignit lentement. et on ne peut dire exactement l'époque où il disparut ; le vide se fit peu à peu autour de l'illustre unitaire, qui resta presque seul et qui survécut de plusieurs années à la chute de l'édifice qu'il avait élevé. La question des productions accidentelles était peut-être le point le plus vulnérable de la doctrine physiologique, et ce fut par là que les défections commencèrent. Pour sauver au moins les apparences, pour conserver l'étiologie inflammatoire en échappant à l'évidence du fait, on supposa d'abord qu'il y avait plusieurs sortes d'irritation, donnant lieu à des altérations locales différentes. C'était une retraite cachée derrière un jeu de mots, car reconnaître la diversité d'origine là où existait déjà la diversité des lésions, c'était abjurer le dogme unitaire, et replacer les tumeurs sous le sceptre de l'anatomie pathologique. Les élèves les plus dévoués de Broussais revinrent donc à la classification de Laënnec, que leur maître avait attaquée avec tant de passion; puis le mot *irritation* ne fit plus que de timides apparitions dans la description des tumeurs, et bientôt enfin il disparut tout à fait.

Nous venons de suivre le mouvement de la science en France, depuis Bichat jusque vers l'année 1825. Il est nécessaire maintenant de revenir sur nos pas, pour exposer les travaux exécutés en Angleterre, pendant cette période d'un quart de siècle, par les successeurs de John Hunter.

La question des tumeurs, qui avait eu le privilége de passionner les observateurs français et de figurer au premier rang dans les luttes de doctrine et dans les révolutions de la philosophie médicale, était loin d'avoir pris les mêmes proportions dans la Grande-Bretagne. Elle y était restée purement chirurgicale. On se souvient que J. Hunter avait annoncé la diversité et la multiplicité des maladies réputées cancéreuses, et demandé qu'on cessât de les comprendre sous une dénomination commune. Cet appel fut entendu et pendant les dernières années du dix-huitième siècle plusieurs chirurgiens entreprirent des recherches pour arriver à séparer certaines tumeurs de la classe des cancers. Je désignerai en particulier Pearson, Ev. Home, John Burn (de Glascow), Hey (de Leeds) et Abernethy. Il parut utile de donner à ces recherches une direction commune, et c'est pour cela que fut fondée à Londres *the Society for investigating the Nature and Cure of Cancer* (Société des recherches relatives à la nature et au traitement du cancer). Le *Committee* de cette Société, composé de Baillie, Sims, Willan, Home, Sharpe, Pearson, Abernethy et Denman, secrétaire, rédigea et publia en 1802 un programme de treize questions (*queries*), fort remarquables pour l'époque; malheureusement le public accueillit ce programme avec indifférence. Quatre ans après, le *Committee* crut devoir publier de nouveau ses questions en y joignant des explications et des développements plus précis, et en invitant spécialement les chirurgiens à s'attacher à l'anatomie pathologique des tumeurs (1). Mais cette fois encore son attente fut trompée, et cette institution, qui aurait pu rendre de si graads services à la science en concentrant les travaux de tout un pays, fut obligée de se dissoudre sans avoir atteint son but. Les recherches restèrent donc purement individuelles, et à cause de cela même elles furent plus d'une fois contradictoires. Pour procéder par ordre chronologique, nous mentionnerons d'abord celles de John Burns et de Hey de Leeds, qui ne furent pas les plus heureuses.

Il existe une variété de cancer encéphaloïde, dans laquelle les

(1) Le questionnaire de la *Société du cancer* a été reproduit textuellement d'après la 2e édition, dans le numéro de juillet 1806, de *Edinburgh Medical and Surgical Journal*, vol. II, p. 382. Il ne sera pas inutile de donner ici un extrait de ce document aujourd'hui à peu près oublié. En tête du questionnaire se trouve un préambule où il est dit que « le cancer est un sujet *complétement* inconnu. »

QUEST. I. *Quels sont les signes diagnostiques du cancer?* Ce qui est cancer pour un médecin n'est pas cancer pour un autre. Il est à désirer que nous ne soyons plus trompés à l'avenir par des mots ambigus. — II. *L'altération qui constitue le cancer évident est-elle précédée d'une autre altération différente, et si celle-ci existe, quelle en est la nature?* Ici le comité conseille d'étudier par tous les moyens possibles l'anatomie pathologique des tumeurs cancéreuses, à tous les degrés de leur développement. — III. *Le cancer est-il toujours une maladie primitive, ou, en d'autres termes, les autres maladies peuvent-elles dégénérer en cancer?* Si, *contre toute attente*, on répondait affirmativement à cette question, nous demanderions quelles sont les maladies qui peuvent dégénérer en cancer, et sous quelles influences locales ou constitutionnelles s'effectue cette dégénérescence? — IV. *Est-il prouvé que le cancer soit héréditaire?* — V. *Est-il prouvé qu'il soit contagieux?* — VI. *Y a-t-il quelque relation entre le cancer et les autres maladies?* L'explication montre qu'il s'agit surtout ici des relations supposées par quelques auteurs entre le cancer, la scrofule et la syphilis. Le comité demande ensuite s'il est prouvé que le cancer de la mamelle soit de même nature que celui de la langue et celui de l'utérus. — VII. *Y a-t-il une période, y a-t-il quelque circonstance où le cancer ne soit qu'une maladie locale? ou l'existence d'une tumeur cancéreuse ne décèle-t-elle pas une tendance à la production de tumeurs semblables dans les autres parties du corps?* — VIII. *Le climat et le milieu exercent-ils quelque influence sur la tendance au développement du cancer, sur son siége et sur sa forme?* — IX. *Y a-t-il un tempérament qui prédispose au cancer?* — X. *Les animaux sont-ils sujets au cancer?* Si la réponse est affirmative, on devra déterminer quelles sont les classes d'animaux sujettes au cancer, et étudier l'influence de la domesticité. Les trois dernières questions sont moins importantes. Dans les remarques qui suivent la treizième question, le comité ajoute : « C'est un fait curieux et digne d'une mention particulière qu'on ne connaît pas d'exemple de cancer développé à la jambe, ou ailleurs, chez les individus atteints d'un vieil ulcère de la jambe. »

J'appelle l'attention des praticiens sur cette dernière proposition qui mérite d'être examinée avec soin.

vaisseaux artériels se laissent désorganiser, se rompent, et donnent lieu à des hémorrhagies interstitielles comparables à des apoplexies. Le sang extravasé se creuse, dans la substance molle de la tumeur, des foyers irréguliers, inégaux, multiples; tantôt il s'y coagule, tantôt il y reste à l'état liquide, et alors, communiquant avec la cavité des artères, il peut imprimer à la tumeur des mouvements d'expansion isochrones aux battements du pouls, comme cela a lieu dans les anévrysmes. Ces tumeurs portent aujourd'hui le nom de *cancers hématodes* et sont considérées à juste titre comme une variété, une altération du cancer encéphaloïde (1), mais leur structure caverneuse ou spongieuse, le souffle et les battements qu'elles peuvent présenter, leur donnent parfois quelque ressemblance avec certaines tumeurs érectiles, et même avec certaines tumeurs variqueuses ou anévrysmales.

Cette ressemblance eut le fâcheux résultat d'introduire dans la science une confusion des plus graves, qui n'est même pas encore entièrement dissipée. Elle conduisit d'abord les chirurgiens anglais, puis ceux du continent, à créer sous le nom de *fungus hæmatodes* un groupe factice comprenant à la fois l'encéphaloïde hématode, qui est la plus terrible de toutes les tumeurs, et les tumeurs purement sanguines qui sont relativement très-inoffensives.

Les premières observations de Hey sont vraisemblablement antérieures à celles de John Burns, mais elles ne furent publiées que trois ans après. En 1800, dans ses *Dissertations on Inflammation*, John Burns décrivit, sous le nom de *Spongoïd Inflammation*, une production accidentelle qu'il crut devoir séparer du groupe des cancers, à cause de la différence de la structure extérieure, mais dont la gravité était égale, de son aveu, à celle des tumeurs les plus malignes. Cette affection est évidemment la même que celle dont Hey donna la description, sous le nom hybride de *fungus hæmatodes* dans ses *Practical Observations in Surgery*, qui parurent en 1803. Quoique le *Committee* de la Société du cancer, dans la seconde édition de son programme, publiée en 1806, eût rejeté cette distinction, on continua à admettre, avec Hey et J. Burns, que le *fungus hæmatodes* n'était pas un cancer. La monographie, très-estimable d'ailleurs, de M. Wardrop (*On Fungus Hæmatodes*, Edinburgh, 1809), fit définitivement prévaloir cette idée. Jusque-là le mal n'était pas grand, puisqu'on s'était borné à ériger une variété en espèce; mais le désordre

(1) Plusieurs autres espèces de tumeurs, telles que les fibroïdes, les myéloïdes, etc., peuvent également devenir le siége de l'altération de tissu qui donne lieu à l'*état hématode*.

s'accrut bientôt. D'une part, il fut facile de trouver tous les cas intermédiaires entre le fungus hématode le plus avancé, et l'encéphaloïde le plus pur. Cela aurait dû conduire à replacer le fungus hématode dans la classe des cancers; au lieu de cela, on en retira tous les encéphaloïdes, lesquels, hématodes ou non, furent pendant longtemps considérés comme constituant une espèce différente du cancer, et désignés sous la dénomination commune de *fungus hœmatodes*. D'une autre part, certaines ressemblances extérieures firent ranger dans la même catégorie les tumeurs érectiles, ou télangiectasies qui sont purement vasculaires et qui n'ont aucune analogie avec l'encéphaloïde. Bradley alla plus loin encore : et, dans cette classe des fungus hématodes, aussi envahissante dans la nosologie qu'elle l'est dans l'économie animale, il fit rentrer les kystes sanguins qui se forment sur le trajet des veines rompues ou dilatées, affection déjà décrite depuis longtemps par Else, dans le 3e vol. de *Medical Observations and Inquiries*. Bradley avait été élève de Hey à l'infirmerie de Leeds, et on put croire qu'il avait exprimé la pensée de son maître. Ainsi, tandis qu'on séparait l'encéphaloïde du cancer, on le rapprochait de plusieurs maladies avec lesquelles il n'a aucun point de contact. La conséquence de cette confusion fut des plus fâcheuses, car on fut conduit à aggraver singulièrement le pronostic des tumeurs sanguines, et à atténuer, par la même occasion, celui de l'encéphaloïde. Lorsque Young, en 1815, chercha à prouver que le fungus hématode est un cancer, on lui fit des objections tirées de l'innocuité de certaines tumeurs hématodes que nous appelons aujourd'hui tumeurs érectiles. Lorsque Maunoir, de Genève, en 1820, voulut débrouiller cette question confuse, il se heurta sur un obstacle analogue. Il détacha du groupe des fungus hématodes l'encéphaloïde simple qu'il nomma *fungus médullaire;* mais il y laissa l'encéphaloïde hématode confondu avec les tumeurs érectiles, et c'est depuis lors que les tumeurs pulsatiles du squelette ont été désignées sous le nom de *tumeurs érectiles* ou d'*anévrysmes des os* et traitées comme telles par la ligature de l'artère principale du membre. Par suite de cette erreur déplorable, plus de cent malades peut-être ont subi l'inutile et grave opération de la ligature, qui n'a pas empêché ceux qui ont survécu de subir ensuite, et souvent trop tard, l'amputation qu'il eût fallu pratiquer le plus tôt possible. J'en ai vu plusieurs exemples, jusque dans ces dernières années. Voilà comme les égarements de la pratique succèdent à la confusion du langage. Une autre erreur moins fâcheuse parce qu'elle a été moins générale, mais tout aussi curieuse que la précédente, s'introduisit dans la chirurgie par un mécanisme analogue. Travers avait traité en 1809 une tumeur fongueuse sanguine de l'orbite par la ligature de la carotide, et cette opération, bientôt répétée par MM. Dalrymphe et Wardrop, avait donné plusieurs succès remarquables. On fut donc conduit à croire que tous les fungus hématodes, y compris les encéphaloïdes, qui sont les plus graves de tous les cancers, pouvaient guérir par la ligature de l'artère au-dessus de la tumeur. A. Cooper et Lucas firent dans ce sens des tentatives qui, comme on le prévoit, furent infructueuses; A. Cooper fit connaître ces insuccès en 1818, dans son *Mémoire sur les Exostoses* (1). Cela n'empêcha pas Maunoir, en 1820, dans son *Mémoire sur le sarcocèle* (2), de préconiser la ligature de l'artère spermatique comme un moyen propre à procurer la résolution du cancer du testicule, et il y a quelques années à peine, à l'Hôtel-Dieu de Paris, Roux traitait encore le cancer de la langue par la ligature des deux artères linguales.

Telles furent les conséquences nombreuses de la première méprise commise par John Burns et par Hey sur le fungus hématode. Ce qui n'était d'abord qu'une erreur partielle, arriva peu à peu à produire une confusion plus générale, et embrouilla pendant longtemps toute la question des tumeurs. C'est cette cause, j'en suis convaincu, qui paralysa les efforts de l'anatomie pathologique dans la Grande-Bretagne, et qui empêcha les chirurgiens anglais de mettre à profit, de corriger et de compléter les recherches d'Abernethy.

John Abernethy a le mérite incontestable d'avoir *publié* la première classification anatomique des tumeurs. Il a même précédé Laënnec, puisque celui-ci ne communiqua son travail à la Société de la Faculté de médecine qu'à la fin de décembre 1804, et que celui d'Abernethy avait paru à Londres dans le courant de la même année. Il m'a semblé juste toutefois d'accorder la priorité à Laënnec parce que la polémique qu'il eut à soutenir contre Dupuytren démontra que depuis deux ans déjà il avait formulé sa doctrine dans ses cours. Au surplus cette question de priorité n'a aucune importance, car il est bien certain que Laënnec et Abernethy, vivant dans deux pays qui ne se parlaient alors qu'à coups de canon, travaillèrent isolément, à l'insu l'un de l'autre. La différence radicale qui existe entre leur classification le prouve suffisamment. Laënnec avait eu Bichat pour guide, et avait appliqué à l'étude des tumeurs les prin-

(1) A. Cooper, *Surgical Essays*. Lond., 1818, in-8, part. I, p. 184 et sq.

(2) Ch.-Th. Maunoir, *Nouvelle Méthode de traiter le sarcocèle sans extirper le testicule*. Genève, 1820, in-8.

cipes de l'anatomie générale. Mais cette science n'avait pas encore franchi les frontières de la France, et Abernethy s'engagea sans fil dans un labyrinthe où il se perdit plus d'une fois. Loin de lui en faire un reproche, nous devons au contraire le louer de sa hardiesse. La critique moderne n'a pas été équitable envers cet éminent chirurgien; on l'a accusé de légèreté parce qu'on a reconnu que ses descriptions manquaient de précision, et que ses divisions manquaient d'exactitude. Mais pour apprécier sainement les travaux d'un homme, il faut se transporter à l'époque où il écrivait, et dans le milieu où il vivait. Abernethy abordait la question la plus obscure et la plus embrouillée de la science, une question devant laquelle Hunter lui-même avait reculé, et qui avait paru trop forte pour une seule tête puisqu'une société spéciale s'était formée pour la résoudre. Seul, il osa répondre à l'appel de cette société, et il le fit avec une modestie et une réserve bien rares chez les classificateurs.

Son travail était intitulé : *Essai de classification des tumeurs d'après leur structure anatomique.* « En m'engageant dans cette entreprise nouvelle, » dit-il dans son introduction, « je vais probablement montrer l'insuffisance de mes lumières, et en adoptant un classement nouveau, mais peut-être « unjudicious, » en employant des termes nouveaux, mais peut-être impropres, je puis prêter le flanc à la critique et à la censure... mais j'espère qu'en éveillant l'attention et en provoquant les recherches d'un grand nombre de personnes, cette classification pourra à la longue se perfectionner de plus en plus, résultat qui ne pourrait jamais être atteint par les efforts d'un petit nombre d'individus (1). » Si l'*Essai* d'Abernethy ne fut pas plus heureux, s'il n'eut pas l'utilité qu'il était permis d'en attendre, la faute en est à ceux qui n'entendirent pas cet appel.

Pour mieux circonscrire son sujet, Abernethy donna au mot *tumeur* une acception limitée : « Je restreindrai, dit-il, la signification chirurgicale de ce mot aux gonflements dus à quelque production nouvelle qui ne faisait pas partie de la composition primitive du corps (2). » Les hypertrophies simples (*mere enlargements of natural parts*) se trouvent par conséquent exclues de cette définition.

L'ordre des tumeurs ainsi compris peut se diviser en plusieurs genres dont le premier est celui des *sarcômes*. C'est le seul qu'Abernethy ait méthodiquement coordonné et subdivisé. Il s'est pour ainsi dire borné à indiquer les autres, qui n'avaient pas pour lui le même

(1) Abernethy, *An Attempt to form a Classification of Tumours*. London, 1804, in-8, édit. de 1822, p. 4.

(2) *Loc. cit*, p. 5.

intérêt. Le second genre est celui des *tumeurs enkystées*, comprenant les loupes stéatômateuses, athérômateuses ou mélicériques, les kystes pileux, ceux qui sécrètent des cornes, ceux qui renferment un liquide transparent, et ceux qui renferment des corps blancs et flottants. Abernethy savait que ces derniers kystes se forment surtout dans les gaînes tendineuses. Le troisième genre est celui des *tumeurs osseuses*, où l'auteur, comme tous les anatomo-pathologistes de son temps, réunit à la fois les productions véritablement osseuses et les dépôts calcaires amorphes auxquels la microscopie moderne refuse la structure propre du tissu osseux. Enfin Abernethy annonce en terminant que certaines tumeurs sont formées d'une substance semblable aux cartilages; tels sont les corps libres qu'on trouve dans les articulations. Revenons maintenant au genre *sarcôme*.

Le mot *sarcôme* est un des plus anciens de la chirurgie, il remonte à l'antiquité grecque; mais il n'a jamais eu de signification précise. Pour les uns, ce mot était synonyme de cancer ou de carcinôme; pour les autres, il désignait seulement les tumeurs dont la couleur se rapprochait plus ou moins de celle de la chair musculaire. Abernethy l'appliqua comme terme générique à toutes les tumeurs ayant une consistance ferme et charnue : *having a firm and fleshy feel*. Cette définition, comme on voit, laissait beaucoup à désirer sous le rapport de la clarté, et il n'en pouvait être autrement, puisqu'elle devait s'appliquer à des tumeurs fort disparates.

Il y a huit espèces de sarcômes : 1° le *sarcôme commun vasculaire;* 2° le *sarcôme adipeux;* 3° le *sarcôme pancréatique;* 4° le *sarcôme cystique;* 5° le *sarcôme mammaire;* 6° le *sarcôme tuberculeux;* 7° le *sarcôme pulpeux* ou *médullaire;* 8° le *sarcôme carcinomateux*. Les descriptions de ces divers sarcômes ne sont ni assez claires ni assez détaillées pour permettre de comprendre toujours la pensée de l'auteur. Il est bien certain que la deúxième espèce correspond au lipôme, la septième à l'encéphaloïde, et la huitième au squirrhe; il est certain aussi que la quatrième espèce comprend les tumeurs formées par le développement d'un grand nombre de petits kystes dans un espace limité. Quant aux quatre autres espèces, elles sont beaucoup plus embarrassantes. On pourrait croire que le sarcôme tuberculeux désigne les tumeurs formées par ce qu'on appelle généralement la matière tuberculeuse ; mais, après avoir dit qu'il a surtout observé ces tumeurs dans les ganglions lymphatiques du cou, l'auteur ajoute : « Cette maladie paraît d'une nature très-maligne, » et il cite comme exemple les tumeurs multiples de la peau qu'il a trouvées sur le cadavre d'une femme morte de cancer ulcéré de l'utérus. Il confond par conséquent dans une seule espèce les tumeurs tuberculeuses proprement dites et les cancers multiples de la peau et du tissu cellulaire sous-cutané. Le sarcôme commun vasculaire est plus obscur encore. Ce sont toutes les tumeurs qui paraissent formées de la partie gélatineuse du sang, rendue plus ou moins vasculaire par le développement de vaisseaux nouveaux dans son intérieur. On ne voit guère ce que vient faire ici la gélatine. C'est l'écho de la vieille lymphe gélatineuse des chimiatres cartésiens. Du reste, on en est réduit aux suppositions sur la nature de ce sarcôme. Ainsi M. Walsh le fait rentrer dans la catégorie des encéphaloïdes (1), tandis que Samuel Cooper, citant une observation d'éléphantiasis du scrotum, dit que cette tumeur énorme, du poids de quarante-quatre livres et demie, était un sarcôme commun vasculaire (2). Quant à moi, il me paraît probable qu'Abernethy avait en vue les tumeurs qui donnent de la colle par l'ébullition, et je suis disposé à croire que cette espèce douteuse correspond à quelques-unes des variétés de nos fibrômes et de nos fibroïdes. Mais toutes les interprétations sont permises. Quant au sarcôme pancréatique, dont la structure ressemblerait à celle du pancréas normal, et au sarcôme mammaire, dont la structure ressemblerait à celle de la mamelle, ce sont des espèces entièrement énigmatiques que jusqu'ici personne n'a pu retrouver.

J'ai dû exposer avec quelques détails la classification d'Abernethy, à cause de son importance historique, et aussi parce que c'est à peu près la seule qui ait pris naissance en Angleterre dans la période qui nous occupe. Quoique imparfaite à beaucoup d'égards, elle a eu du moins l'avantage de graver profondément dans les esprits l'opinion de Hunter sur la multiplicité de nature des tumeurs confondues jusqu'alors sous le nom de cancer. Au lieu d'observer les productions accidentelles avec l'idée préconçue de les ramener à l'unité, les chirurgiens anglais cherchèrent, au contraire, à en établir la diversité. Ce fut ainsi que M. Lawrence en 1808 reconnut la bénignité d'une affection jusqu'alors confondue avec le cancer, et désignée depuis sous le nom de *fungus bénin du testicule*. Puis Ev. Home découvrit que le prétendu squirrhe de la prostate est une hypertrophie générale ou partielle de cette glande; et à son tour Astley Cooper retira successivement de la classe des tumeurs malignes les tumeurs cartilagineuses des os et de la mamelle, les tubercules testiculaires qu'il

(1) Article CANCER, *in the Cyclopedia of Practical Surgery, conducted by Costello*, vol. I, p. 592. Lond., 1842, gr. in-8.

(2) Sam. Cooper, *Dictionnaire de chirurgie pratique*, trad. franç. Paris, 1826, gr. in-8, t. II, p. 533, art. TUMEURS.

décrivit sous le nom de *testicule scrofuleux*, le testicule syphilitique qui, avant lui, était habituellement traité par la castration, et l'hypertrophie partielle de la mamelle (*tumeur mammaire chronique*) qu'on avait jusqu'alors confondue avec le squirrhe. Ces utiles découvertes n'avaient rien de général, puisqu'elles étaient relatives à la pathologie spéciale de certains organes ; mais c'étaient des matériaux précieux qui devaient rendre de grands services à ceux qui traiteraient plus tard les questions de doctrine.

Ainsi, tandis qu'en France les partisans de Broussais s'efforçaient de revenir avec une théorie nouvelle à l'antique système de l'unité des tumeurs, en Angleterre, au contraire, les successeurs de Hunter poursuivaient un but opposé et s'attachaient à établir des distinctions qui, pour être partielles, n'en étaient pas moins solides. Ce qui manquait à ces derniers, c'étaient des vues d'ensemble ; leur attention était presque exclusivement concentrée sur les faits particuliers. Les premiers péchaient par l'excès inverse et négligeaient les détails pour se livrer à une généralisation prématurée et systématique. La chute graduelle de l'édifice de Broussais permit aux observateurs français de se livrer à des recherches plus utiles. En 1826, M. Cruveilhier fonda à Paris la *Société anatomique*, et dans son discours d'inauguration signala la question des productions accidentelles, comme celle qui devait attirer le plus spécialement l'attention des jeunes gens groupés autour de lui. L'école de Paris, secouant peu à peu le joug de la doctrine physiologique, revenait aux idées et à la classification de Laënnec, et la contradiction que nous avons déjà signalée était redevenue plus pressante que jamais. Comment concilier, en effet, l'énorme différence qui existe entre le squirrhe et l'encéphaloïde, avec l'identité de la maladie qui produit ces deux lésions? Pour échapper à cette contradiction, et pour se mettre plus à leur aise, les chirurgiens se rattachèrent de nouveau à la vieille hypothèse de la dégénérescence des tumeurs, et se replongèrent dans le chaos du dix-huitième siècle. Mais les anatomo-pathologistes ne pouvaient admettre ces transformations de tissus, et ils s'efforcèrent d'expliquer autrement l'identité de nature du squirrhe et de l'encéphaloïde. Ce fut ainsi que M. Cruveilhier fut conduit à faire la découverte du *suc cancéreux*, la plus importante peut-être qui ait été faite dans l'étude des tumeurs avant la période micrographique.

Le suc cancéreux est un liquide lactescent, plus ou moins épais, plus ou moins opaque, répandu dans la plupart des tumeurs cancéreuses, et des tumeurs cancéreuses seulement. C'est une substance hétérologue infiltrée dans une trame cellulaire ou fibreuse, et susceptible d'en être extraite par le grattage ou par la pression. « Il ne nous paraît y avoir d'autre différence, dit M. Cruveilhier, entre le squirrhe ou cancer dur, et l'encéphaloïde ou cancer mou, que dans la quantité du suc lactescent qu'ils contiennent, dans la rapidité avec laquelle il est déposé. » Ce fut au mois de mars 1827 que M. Cruveilhier lut à la Société anatomique le travail d'où nous extrayons cette phrase remarquable. C'était un trait de lumière d'avoir reconnu que la nature des tumeurs dépend, non de leur forme extérieure et de leur structure grossière, mais en quelque sorte de leur composition moléculaire, non de leur *tissu*, mais de leurs *éléments*. Le squirrhe et l'encéphaloïde sont des *tissus* différents, quoiqu'ils renferment un *élément* commun, le suc cancéreux, qui établit leur identité nosologique. Cette découverte aurait pu conduire à de grands progrès; mais lorsqu'on voulut aller plus loin, on fut arrêté par deux obstacles qui parurent infranchissables. D'une part, on confondait alors avec l'encéphaloïde certaines tumeurs glandulaires ou fibro-plastiques qui ne renferment pas de suc; d'une autre part, on trouvait dans la mélanose cancéreuse un suc noir, au lieu du suc lactescent du cancer; tandis que le cancer colloïde ou gélatiniforme, récemment découvert par M. Cruveilhier, ne présentait aucun suc véritable. La signification du suc cancéreux ne put donc être exactement comprise. S'il eût été possible alors de pénétrer plus profondément dans la composition de ce suc et d'en étudier la structure microscopique, toutes les hésitations auraient disparu, et la science des tumeurs eût pris certainement un essor rapide. Mais le microscope n'avait pas encore été appliqué attentivement à ce genre d'études, et M. Cruveilhier lui-même méconnut l'importance de sa propre découverte, qui devait vingt ans plus tard recevoir de si utiles applications.

Toutefois, si l'on était encore loin de la vérité, on était du moins sur sa trace. On possédait, pour distinguer les tumeurs bénignes des tumeurs malignes, un caractère incertain sans doute, et quelquefois même trompeur, mais ce caractère, à tout prendre, était bien supérieur à ceux qu'on avait tirés jusqu'alors de la forme, de la consistance ou de la couleur des productions accidentelles. Il ne suffisait plus, pour déterminer le squirrhe, d'écouter si son tissu *criait sous le scalpel*, ni, pour reconnaître l'encéphaloïde, de constater que la tumeur était plus ou moins molle et friable; il fallait de plus qu'il fût possible d'extraire de leur substance le suc lactescent du cancer. Aussi vit-on dès cette époque la Société anatomique refuser le nom de cancer à un grand nombre de tumeurs qui lui étaient présentées comme des squirrhes ou des encéphaloïdes. Par exemple, dans son *Mémoire sur le sarcocèle,* publié en 1828, et renfermant le résumé de dix observations présentées à la Société par diverses personnes, M. Cruveilhier crut pouvoir affirmer que sur ces dix tumeurs du testicule, trois seulement étaient cancéreuses. La même année, MM. Lenoir et Hip. Royer-Collard lurent chacun un mémoire sur l'incertitude des caractères ordinairement assigné au cancer par les chirurgiens. Ceux-ci ne voyaient pas sans répugnance leurs opinions infirmées par l'anatomie pathologique, et les distinctions nouvelles qui se produisaient chaque jour compliquaient singulièrement le diagnostic des productions accidentelles, si facile autrefois, si difficile désormais. Ainsi naquirent les premiers dissentiments entre les cliniciens et les anatomo-pathologistes; ce n'était d'abord qu'une méfiance réciproque, mais bientôt ce fut une lutte véritable, qui prit des proportions croissantes, et qui souleva plus tard des orages académiques.

Seul, de tous les chirurgiens français, M. Velpeau comprit la nécessité de débrouiller le chaos des tumeurs, au risque de multiplier les difficultés du diagnostic. Sans repousser aussi catégoriquement que M. Cruveilhier le phénomène de la dégénérescence, il le considérait du moins comme tout à fait exceptionnel, et reconnaissait dès lors la possibilité de distinguer, dans la pratique, des productions accidentelles différentes par leur nature et par leur évolution. Il appliqua donc sa grande sagacité à la recherche des caractères cliniques propres à fournir les éléments du diagnostic. Mais il n'aborda pas cette question épineuse dans toute sa généralité; il ne s'attacha pas à donner une classification complète des tissus de formation nouvelle; il concentra toute son attention sur le diagnostic des tumeurs de certaines régions, et s'occupa surtout des tumeurs de la mamelle. Son article MAMELLE, écrit en 1838 pour le *Dictionnaire de médecine* en 30 volumes (t. XIX), prouve qu'il avait déjà fait dans cette voie des progrès rapides.

Cet article est loin d'être irréprochable; on y trouve plusieurs distinctions subtiles que l'observation ultérieure n'a pas confirmées, en particulier celle des *tumeurs butyreuses*, formées, suivant l'auteur, par l'accumulation et la concrétion de la partie caséeuse du lait. L'exemple cité par M. Velpeau à l'appui de sa description prouve que ses tumeurs butyreuses ne sont autre chose qu'une variété d'encéphaloïde. Mais une distinction plus importante et plus vraie est celle des *tumeurs fibrineuses de la mamelle.* L'auteur décrivit sous ce nom des tumeurs bénignes, déjà désignées par A. Cooper sous le nom de *tumeurs mammaires chroniques*, et sous le nom de *corps fibreux de la mamelle* par M. Cruveilhier, qui, n'y trouvant pas de suc, avait cru devoir les retirer de la catégorie des squirrhes. M. Velpeau croyait alors, suivant une théorie erronée, que ces tumeurs étaient formées par l'organisation de la fibrine du sang extravasé et coagulé; plus tard, lorsque le microscope eut donné raison à l'opinion d'A. Cooper, le chirurgien de la Charité adopta le nom de *tumeurs adénoïdes.* Mais ces changements de noms n'avaient qu'une importance secondaire. La théorie ici cédait le pas à la pratique. Le point essentiel était la confirmation éclatante donnée à la découverte clinique d'A. Cooper, par deux savants français parlant l'un au nom de l'anatomie pathologique, l'autre au nom de l'observation chirurgicale. L'accord de trois hommes éminents qui ne s'étaient pas concertés, aurait dû faire une vive impression sur l'esprit de leurs contemporains. Mais les tumeurs de la mamelle formaient, pour ainsi dire, la base de toute la doctrine du cancer, et on ne pouvait en retirer une seule pierre sans détruire l'équilibre de ce vieil édifice. La nouvelle espèce de tumeur du sein fut donc accueillie avec une incrédulité systématique, et lorsque, en 1844, M. Cruveilhier porta cette question devant l'Académie de médecine, il fut littéralement assailli par tous les chirurgiens de l'endroit. M. Velpeau lui-même n'osa lui prêter qu'un appui fort réservé et fort limité : si bien qu'après onze séances et vingt-deux discours prononcés par onze orateurs, M. Cruveilhier, qui avait pris six fois la parole, et qui avait supporté tout le poids de la discussion, ne put même pas obtenir de l'Académie la nomination d'une commission spéciale chargée d'étudier la question. Le triomphe de la vieille cause semblait donc assuré; mais il fut court, car l'ennemi était aux portes. L'ennemi, c'était le microscope qui, appliqué déjà depuis quelques années à l'étude anatomique des productions accidentelles, allait pour la première fois faire son entrée dans la chirurgie proprement dite, sous les auspices de M. Lebert. La discussion de l'Académie de médecine avait eu lieu en 1844; la *Physiologie pathologique* de M. Lebert parut à Paris au commencement de 1845.

Mais il est nécessaire maintenant de revenir sur nos pas pour raconter l'origine et les progrès des découvertes microscopiques qui occupent une si large place dans la science contemporaine, et qui, après avoir régénéré l'étude des tissus normaux, ont fait subir à l'anatomie des tissus accidentels une révolution rapide et profonde.

Le microscope composé, inventé par Z. Jansens, vers la fin du seizième siècle, rendit dans les siècles suivants de grands services à l'histoire naturelle, à l'anatomie et à la physiologie ; mais quoique Leeuwenhoek, Malpighi et Needham, eussent fait, à l'aide de cet instrument, des découvertes merveilleuses, l'étude du monde corpusculaire était restée le partage de quelques observateurs privilégiés, à cause des difficultés exceptionnelles qui résultaient de l'insuffisance des grossissements. La diffusion et la décomposition des rayons lumineux dénaturaient les images dès qu'on voulait se servir de lentilles un peu fortes. Ce fut en 1824 seulement que M. Selligues, appliquant au microscope les principes depuis longtemps connus de l'achromatisme, fit construire par M. Chevalier et présenta à l'Académie des sciences le premier microscope achromatique. Dès lors il devint possible d'augmenter considérablement le pouvoir amplifiant des lentilles, sans nuire à la précision des observations, et c'est de cette époque que datent les progrès de la micrographie.

Les recherches microscopiques sont minutieuses et fatigantes ; elles exigent une patience à toute épreuve, une persévérance prolongée, et les premiers observateurs auraient été bientôt découragés s'ils n'eussent été soutenus dans cette étude ingrate et difficile par l'appât puissant d'une brillante théorie. Cette théorie fut la *théorie cellulaire*, que j'exposerai tout à l'heure, et dont je ne trace ici que l'histoire. En voyant sous le microscope la plupart des tissus animaux ou végétaux, normaux ou pathologiques, soit pendant toute leur durée, soit dans leur période de formation, se décomposer en cellules élémentaires, on put croire un instant qu'on avait pénétré le mystère de l'organisation, le plus beau et le plus caché des secrets de la nature. C'était plus qu'il n'en fallait pour exciter les imaginations et pour attirer les esprits vers ce monde nouveau qui leur promettait tant de merveilles.

On croit généralement que la théorie cellulaire est une conception allemande ; c'est une complète erreur. Elle n'est née ni en 1838 ni même en 1837 ; elle n'est fille ni de Schwann ni de Schleiden. Elle est plus vieille de douze ans ; elle est française et appartient à M. Raspail.

Le microscope achromatique avait été présenté à l'Académie des sciences au mois d'août 1824. En octobre 1825, M. Raspail publia, dans les *Annales des sciences naturelles*, ses premiers travaux sur les cellules végétales. Bientôt, élargissant ses recherches, il étudia de front les tissus animaux et les tissus végétaux et put annoncer, en février 1827, dans le *Bulletin des sciences naturelles*, que toutes les parties organisées se forment aux dépens de vésicules élémentaires microscopiques. La même année, il donna, dans le *Répertoire d'anatomie et de physiologie*, de Breschet, son beau mémoire sur le tissu adipeux. C'est là qu'après avoir décrit les cellules adipeuses, expliqué comment de nouvelles cellules se développent dans l'intérieur des anciennes et comment ces cellules donnent naissance au tissu cellulaire et au tissu musculaire, c'est là, dis-je, qu'il s'écrie dans un moment d'enthousiasme : « Enfin, tout tissu, animal ou végétal, ne serait qu'une modification de cette structure; les vaisseaux se formeraient de la même manière dans l'un comme dans l'autre règne, en sorte qu'il ne me paraît pas éloigné le temps où, sans être taxé d'orgueil et de témérité, l'on pourra porter ce défi purement scientifique : *Donnez-moi une vésicule dans le sein de laquelle puissent s'élaborer à mon gré d'autres vésicules, et je vous rendrai le monde organisé* (1). »

Jamais la doctrine cellulaire n'a été formulée avec plus de précision et de hardiesse, et ceux qui, dix ans plus tard, prétendirent l'avoir inventée, ne surent pas revêtir leur pensée d'une forme aussi saisissante. Le seul homme qui pourrait à la rigueur disputer la priorité à M. Raspail est Hippolyte Royer-Collard, qui, dès 1826, communiqua à la Société anatomique des idées analogues, consignées dans le compte rendu de cette année par Lenoir. Mais le travail de Royer-Collard ne fut publié que dans le Bulletin du mois de juin 1828, et d'ailleurs on ne doit pas oublier que le premier mémoire de M. Raspail date de 1825.

La doctrine de Royer-Collard est plus complète que celle de son émule, puisqu'elle embrasse à la fois les tissus normaux et les tissus pathologiques. Avant d'arriver à leur période d'état, les tissus traversent des périodes transitoires, et depuis l'état vital le plus simple jusqu'à l'état de tissu définitif, il y a trois degrés successifs d'organisation : 1° l'*état organique amorphe*, qui, dans les productions normales, porte le nom de *succus formativus*, et dans les productions morbides le nom de *lymphe plastique;* c'est ce que les Allemands appellent aujourd'hui le *blastème;* 2° l'*état globuleux* succède au précédent; il est permanent chez les animaux inférieurs; il n'est que transitoire dans l'embryon des êtres dont l'organisation est plus éle-

(1) Raspail, *Recherches physiologiques sur les graisses et le tissu adipeux* dans *Répertoire d'anatomie et de physiologie* de Breschet, t. III, p. 174. Paris, 1827, in-4°. Les publications antérieures de Raspail, relatives surtout aux cellules végétales, se trouvent dans les *Annales des sciences naturelles*, octobre et novembre 1825, dans le *Bulletin des sciences naturelles et de géologie*, février 1827, n. 176, t. X, p. 251, et dans le 3e vol. des *Mémoires de la Société d'histoire naturelle,* 1er cahier.

vée; mais il se retrouve encore dans quelques tissus adultes et dans certaines productions pathologiques; 3° l'*état fibreux et laminaire*, enfin, est l'état définitif des tissus compliqués. « Les deux formes « fibreuse et laminaire, qui, par le fait, n'en font qu'une, résultent « de la combinaison et des modifications de la lymphe plastique et « des globules (1). » Ces lois sont applicables aux productions pathologiques, telles que le pus et le tubercule. Royer-Collard, dans ce premier travail, ne parle pas du cancer, mais, dans son *Mémoire sur les caractères du cancer*, publié deux mois plus tard dans le *Bulletin* d'août 1828, il compare le développement des tumeurs cancéreuses à celui de l'embryon, et explique les différences de leur structure extérieure par le degré d'organisation plus ou moins avancée de leurs éléments. « La forme vésiculaire est une des formes organiques primitives par lesquelles passe la production cancéreuse. La diversité des formes dépend de la diversité des époques auxquelles on étudie la maladie. Toutes les parties d'une masse cancéreuse ne se développant point en même temps, il arrive souvent que l'on rencontre en un seul cancer plusieurs degrés de la maladie (p. 192). »

Toute la doctrine de l'école allemande actuelle se trouve donc formulée, depuis plus de trente ans, dans les travaux de M. Raspail et d'Hippolyte Royer-Collard. Ces deux savants, toutefois, n'avaient posé que des principes généraux. Ils avaient indiqué l'origine des tissus, mais ils ne les avaient pas décrits; ils avaient créé l'*histogénèse* et négligé l'*histologie*. M. Raspail, il est vrai, publia plusieurs mémoires spéciaux sur diverses productions végétales et sur les tissus adipeux des animaux; mais il n'eut pas le temps de compléter son œuvre et d'étendre ses recherches à tous les tissus. La révolution de 1830 entraîna et égara cet esprit ardent dans le tourbillon de la politique, pendant que Royer-Collard, enlevé à la science par le même événement, usait sa belle intelligence dans les fonctions administratives.

Cette double défection arrêta subitement l'essor de l'histogénèse, On n'abandonna pas pour cela complétement les études microscopiques. On vit paraître, de temps en temps, quelques mémoires isolés sur plusieurs tissus normaux et même sur un petit nombre de productions accidentelles. En 1836, M. Gluge, pendant son séjour à Paris, entreprit l'étude des tumeurs encéphaloïdes; il communiqua ses recherches à l'Académie des sciences le 2 janvier 1837, et s'il

(1) *Bulletin de la Soc. anatomique,* année 1828, 2e édit., p. 141 et p. 192. Voir aussi le compte rendu de Lenoir dans le même *Recueil*, année 1826, 2e édit., p. 216.

n'a pas découvert les cellules cancéreuses, déjà indiquées par Royer-Collard, c'est lui du moins qui les a décrites pour la première fois (1). Mais ces travaux partiels manquaient d'ordre et d'ensemble ; les découvertes se succédaient avec lenteur et les descriptions n'avaient rien de précis, parce que la langue micrographique n'était pas encore formée. Pour activer ces difficiles recherches, il fallait les coordonner, les systématiser et les diriger vers un but commun. Ce fut l'œuvre de Schleiden, de Schwann et de Muller qui, reprenant et développant les idées de Raspail et de Royer-Collard, complétèrent et promulguèrent la théorie cellulaire. Schleiden, au commencement de 1838, décrivit l'origine, le développement et les transformations des cellules végétales et en fit le point de départ de la formation de tous les tissus végétaux (2). Schwann, quelques semaines après, soumit

(1) Gluge, *Recherches microscopiques sur le fluide contenu dans les cancers encéphaloïdes*, dans *Comptes rendus de l'Académie des sciences*, 1837, p. 20 (séance du 2 janvier).

(2) On lit partout que le premier travail de Schleiden sur les cellules végétales parut en 1837 ; mais j'ai lieu d'en douter, car, d'une part, dans son mémoire intitulé : *Beitrage zur Phytogenesis*, qui parut au plus tôt en février 1838 dans les *Archives* de Muller, p. 137, l'auteur ne fait aucune allusion à cette prétendue publication de l'année précédente, et il s'exprime comme s'il exposait ses idées pour la première fois ; d'une autre part, ceux qui ont indiqué la source du mémoire de 1837, lequel serait intitulé : *Ueber die Bildung der Pflanzenzelle*, ont prétendu qu'il avait paru dans les *Archives* de Muller, ce qui est tout à fait inexact. D'ailleurs, Muller, qui connaissait bien son journal, n'a parlé dans sa *Physiologie* que d'un seul travail de Schleiden, publié en 1838 ; c'est celui qui est cité plus haut, et qui est seul mentionné dans les ouvrages spéciaux de bibliographie. L'erreur vient probablement de ce que le troisième n° de janvier 1838 des *Neue Notizen* de Froriep, débute par un mémoire de Schwann, où il est question des recherches déjà publiées de Schleiden. Mais, en y regardant de plus près, on voit que l'auteur renvoie au mémoire publié dans le deuxième cahier des *Archives* de Muller pour 1838, et il en résulte que par une de ces irrégularités qui ne sont pas rares dans certaines publications périodiques, les numéros de janvier 1838 des *Froriep's Notizen* ne parurent qu'un ou deux mois plus tard. Ces explications ne sont pas sans utilité, parce que le rôle du noyau dans le développement des cellules avait été décrit par Valentin, pour les cellules pigmentaires, en 1836, et que la priorité de cette découverte paraît devoir lui être attribuée. Henle n'hésite pas à la lui accorder (*Anatomie générale*, trad. franç. Paris, 1843, t. I, p. 129). Schleiden, en sa qualité de botaniste, n'était pas tenu de connaître le travail de Valentin, mais il ne pouvait pas ignorer les recherches de Raspail, relatives, en partie, à la structure des végétaux, et il est vraiment curieux de voir par quel procédé ingénieux et sommaire, il s'est débarrassé de l'incontestable priorité de ce savant. « Je puis me passer, dit-il (*Müller's Archiv*, 1838, p. 138), d'une introduction historique, car, à ma connaissance, on n'a fait jusqu'ici aucune observation directe sur le développement des cellules des plantes. On sait depuis longtemps que les prétendues cellules primitives de Sprengel sont des grains solides d'amidon, et m'occuper du travail de Raspail ne me semble

à la même étude et à la même généralisation les cellules et les tissus des animaux (1). Enfin, Muller, la même année, dans son ouvrage sur la structure intime des tumeurs, fit rentrer les tissus pathologiques dans le cadre tracé par ses deux prédécesseurs (2). En moins d'une année, la théorie cellulaire avait atteint l'apogée de sa gloire ; elle régnait sans partage, comme l'avait prédit Raspail, sur tout le monde organisé.

La théorie cellulaire provoqua des recherches nombreuses et utiles, mais son influence sur la doctrine des tumeurs fut des plus fâcheuses. Tous les tissus accidentels se trouvant ramenés à la même origine que les tissus normaux, c'est-à-dire à une origine unique, il n'était plus possible de les diviser en tissus homologues et tissus hétérologues. « Sous le point de vue des éléments microscopiques et de la formation (*genesis*), dit Muller dans la partie générale de son ouvrage, la structure des tumeurs de bonne nature ne diffère pas du tout de celle du cancer. » D'après cela, l'anatomie pathologique devait être impuissante à classer les tumeurs, et c'est ce que l'auteur dit expressément à la page suivante. Il fallait bien les classer, cependant, et Muller, désespérant d'y arriver par l'étude anatomique, se retourna vers la chimie. Il fit bouillir des tumeurs, les traita par les réactifs ; les unes donnaient de la graisse (lipômes, kystes renfermant de la matière grasse); les autres donnaient de la gelée (enchondrômes, tumeurs ostéoïdes, tumeurs formées de tissu cellulaire ou de tissu fibreux) ; toutes les autres, depuis les tumeurs scrofuleuses jusqu'au cancer, donnaient de l'albumine, et il suffit de jeter un coup d'œil sur cette division pour reconnaître qu'elle est entièrement artificielle, entièrement contraire à l'anatomie et à la pathologie. Muller fut donc obligé de reléguer au second plan sa classification chimique et de s'adresser à un troisième ordre de caractères, tirés de ce qu'il appelait la nature physiologique des tumeurs, c'est-à-dire de leur marche clinique. Mais, de son propre aveu (p. 27), il n'était nullement clini-

pas compatible avec la dignité de la science. (Auf Raspail's Arbeit mich einzulassen, scheint mir mit der Würde der Wissenschaft unverträglich.) » Voilà une dignité utilement comprise ; mais le geai de la fable au moins n'insultait pas le paon.

(1) Th.-S. Schwann (de Berlin), *Ueber die Analogie in der Structur und dem Wachstume der Thiere und Pflanzen*, dans Froriep's *Neue Notizen aus dem Gebiete der Natur-und Heilkunde ;* trois notes publiées dans les numéros 91, 103 et 112 (janvier à avril 1838), t. V, p. 33 et 225, et t. VI, p. 22. — *Mikroskopische Untersuchungen über die Uebereinstimmung in der Structur der Thiere und Pflanzen*, Berlin, 1839, 1 vol. in-8.

(2) J. Müller, *Ueber den feineren Bau und die Formen der krankhaften Geschwülste*. Berlin, 1838, in-folio, 1re partie (la 2e partie n'a pas paru).

cien, et les opinions qu'il avait pu se faire en compulsant les auteurs ne l'avaient conduit qu'à la vieille distinction des tumeurs bénignes et des tumeurs malignes, avec l'idée complémentaire de la dégénérescence (p. 29, prop. VIII). Ce fut ainsi que, se basant tantôt sur la clinique, tantôt sur l'anatomie pathologique, tantôt sur la chimie, Muller finit par enfanter une classification hybride, qui a eu trop de célébrité pour qu'on puisse se dispenser de la reproduire. Je place entre parenthèses la synonymie, pour les espèces qu'il m'a été possible de reconnaître.

I. TUMEURS CANCÉREUSES OU MALIGNES. ....
- Carcinoma simplex (*squirrhe*).
- Carcinoma reticulare (?).
- Carcinoma alveolare (*colloïde*).
- Carcinoma melanodes (*mélanose*).
- Carcinoma medullare (*encéphaloïde*).
- Carcinoma fasciculatum seu hyalinum (?).

II. TUMEURS NON CANCÉREUSES QU'ON POURRAIT CONFONDRE AVEC LE CANCER.
- 1° Donnant de la chondrine (qui est une substance très-semblable à la gélatine) : Enchondroma (*chondrôme*).
- 2° Tumeurs donnant des matières grasses ....
  - Lipoma (*lipôme*).
  - Cystis adiposa (*kystes dermoïdes*).
  - Cholesteatoma (?).
- 3° Tumeurs renfermant des kystes multiples........
  - Cystoïdes (?).
  - Cystosarcoma
    - simplex (?).
    - proliferum (*kystes prolifères*).
    - phyllodes (?).
- 4° Tumeurs formées de tissu fibreux : Dermoïdes (*fibrôme*).

Quoique Muller n'ait pas découvert les tumeurs cartilagineuses, il en a donné une excellente description; il en a indiqué la structure anatomique et la composition chimique. C'est un service réel que la science a reçu de lui. Mais après lui avoir rendu cette justice, nous devons dire que sous les autres rapports l'intervention de ce physiologiste éminent dans la question des tumeurs a été fort malheureuse. Sa classe des tumeurs cancéreuses est entièrement arbitraire, puisqu'elle ne repose sur aucun caractère physique. Le *carcinoma fasciculatum*, exclusivement composé de fibrilles, sans aucune trace de cellules ni de noyaux, s'y trouve à côté des tumeurs qui renferment comme élément principal des cellules à noyau. L'auteur suppose que tous ces carcinômes sont des tumeurs malignes. Cette assertion aurait quelque valeur dans la bouche d'un homme qui aurait observé les malades; de la part d'un homme qui n'a examiné que des tumeurs, elle perd toute créance. Lorsqu'on cherche sur le tableau la place qu'il faut assigner aux adénômes ou aux adénoïdes, qui sont si communs et dont la bénignité est complète, on trouve que Muller a nécessairement dû les ranger parmi les cancers, car il n'y a aucune place pour eux dans les autres divisions. Il est impossible que Muller n'ait pas vu de tumeurs tuberculeuses. Où les a-t-il mises? On arrive par exclusion à reconnaître qu'il en a encore fait des cancers. En un mot, toutes les tumeurs qui ne sont ni fibreuses, ni cartilagineuses, ni graisseuses, ni kystiques, se trouvent indistinctement rejetées parmi les cancers, dans l'une ou l'autre des six espèces assez mal définies qui composent ce groupe incohérent. La plupart des distinctions péniblement établies depuis le commencement du siècle, sont ainsi effacées d'un seul trait de plume, et on retombe dans la confusion des époques antérieures à la naissance de l'anatomie pathologique. Si nous passons au second groupe, nous trouvons un désordre plus grand encore. Le lipôme est juxtaposé aux kystes qui renferment des matières grasses. Le cholestéatôme est une création presque puérile, une espèce entièrement factice, formée par la réunion des kystes qui renferment, au milieu de cellules épithéliales polyédriques, une quantité plus ou moins grande de cristaux de cholestérine. Mais le genre le plus inextricable est celui des cystoïdes et des cystosarcômes. Les caractères de ces deux espèces et de leurs variétés sont si mal définis, les descriptions sont si obscures et si vagues, qu'il est tout à fait impossible de s'y reconnaître.

A une tout autre époque, un travail aussi défectueux aurait été accueilli comme une de ces œuvres de faiblesse qui échappent quelquefois aux esprits les plus éminents : *Quandoque bonus dormitat Homerus.* Mais, dans le moment où toutes les têtes de l'Allemagne étaient tournées vers la théorie cellulaire, un livre qui soumettait à cette théorie tous les tissus pathologiques ne pouvait manquer d'obtenir un grand succès. La doctrine de Muller devint donc aussitôt classique dans les écoles allemandes, et elle l'est encore aujourd'hui, malgré les tentatives que quelques esprits indépendants ont faites pour lui résister. Plus occupés de chercher les causes premières que d'en étudier les effets, plus curieux de constater l'analogie des origines que la différence des résultats, négligeant l'analyse pour la synthèse, dédaignant l'observation clinique des tumeurs et les caractères grossiers que l'on constate à l'œil nu, pour concentrer toute leur attention sur l'étude exclusive des éléments microscopiques, les successeurs de Muller ont replongé la science des tumeurs dans ce système unitaire qui, depuis Galien jusqu'à nos jours, a été si souvent et si longtemps fatal au progrès. L'unité dans la cellule a pris la place de l'unité dans l'irritation, de l'unité dans la lymphe, de l'unité dans l'atrabile. Les mots sont changés; le résultat final est le même : toutes les tumeurs ont sinon la même structure, du moins la même nature, puisqu'elles ont la même origine; toutes naissent dans le même blastème et proviennent des mêmes cellules : leurs différences tiennent aux divers degrés d'évolution de ces cellules; elles peuvent passer d'un degré à un autre, et ces transformations de tissu, bien que désignées sous un autre nom, ne sont autre chose que ce que les anciens appelaient des transformations par dégénérescence.

Il y a cependant dans le système des Allemands modernes un point de vue entièrement nouveau. Pour les anciens, toutes les tumeurs étaient des produits contre nature, *prœter naturam*. Pour les micrographes unitaires, elles sont toutes formées, *secundum naturam*, par les éléments normaux de l'organisation; il n'y a pas de productions hétéromorphes, car les cellules pathologiques ne diffèrent en rien des cellules physiologiques. La théorie cellulaire enseigne que, dans le travail de nutrition dont tous les organes sont le siége, des cellules doivent se produire incessamment et normalement dans tous les tissus. Les cellules pathologiques ne sont autre chose que des déviations de ces cellules normales; les tumeurs sont dues à des aberrations de la *force métabolique* qui préside à l'organisation du blastème primordial. De même qu'il n'y a pas plusieurs espèces de cellules normales, il n'y a pas plusieurs espèces de cellules pathologiques. On peut continuer à établir, parmi les diverses tumeurs, des groupes basés sur quelques caractères extérieurs; mais ces distinctions sont accessoires et doivent plier devant les exigences de la théorie cellulaire.

Une fois engagée dans cette voie malheureuse, l'école allemande ne pouvait plus s'arrêter. Les productions tuberculeuses, qu'il était impossible de rapprocher du cancer, furent trouvées composées de globules microscopiques. On savait, en outre, depuis Senac, c'est-à-dire depuis plus d'un siècle, que le pus renferme une innombrable quantité de globules sphériques dont la nature cellulaire fut bientôt établie. Pus, tubercule, épithélium, cancer, tout cela vint se fondre dans la grande unité morphologique. Certes, on n'ignorait pas que ces divers éléments microscopiques diffèrent énormément les uns des autres par leur forme, leur volume, leurs propriétés chimiques; mais les esprits dominés par les systèmes ne s'arrêtent pas pour si peu. Entre une différence matérielle, positive, évidente et une analogie abstraite, transcendante, indémontrable, les partisans de la doctrine cellulaire n'hésitèrent pas. Plutôt que de modifier la théorie au contact des faits, ils s'efforcèrent, à grand renfort d'hypothèses, de plier les faits à la théorie. L'un prétendit que la cellule pathologique prenait telle ou telle forme, suivant que la force métabolique était influencée par tel ou tel état particulier du sang; ce fut la théorie des *crases*. L'autre supposa que le tubercule était une formation moins avancée que le cancer et en conclut même que ces deux produits pathologiques ne pouvaient exister simultanément dans l'économie. Un troisième invoqua l'influence des conditions mécaniques sur l'évolution de la cellule pathologique, celle-ci s'aplatissant, s'allongeant ou gardant sa forme sphérique, suivant que le tissu où elle était obligée de se développer lui opposait plus ou moins de résistance dans un sens ou dans un autre. Toutes ces hypothèses se détruisaient mutuellement, toutes étaient en contradiction avec les faits les plus vulgaires; mais quand on veut sauver une théorie, on n'y regarde pas de si près.

Tant d'excentricités ont préparé la chute de la doctrine cellulaire. Cette doctrine, acceptable à la rigueur pour les botanistes et déjà beaucoup plus difficile à concilier avec les faits de l'anatomie normale des animaux, était tout à fait en désaccord avec l'anatomie pathologique; mais elle jurait bien plus encore, si c'était possible, avec la pathologie et la clinique. Elle devait disparaître le jour où la microscopie cesserait d'être une spécialité isolée, où les micrographes se donneraient la peine d'observer les malades et où les cliniciens daigneraient se servir du microscope.

Ce fut M. Lebert qui, en 1845, ouvrit cette voie nouvelle, où le suivirent la plupart des jeunes chirurgiens de Paris. L'étude microscopique des tumeurs, faite sans idée préconçue, dévoila des différences notables de forme et de volume entre les diverses espèces de fibres, de globules et de cellules pathologiques; puis l'examen à l'œil nu permit de reconnaître que des différences extérieures coïncidaient avec celles que montrait le microscope. Ainsi, pour la première fois, les tumeurs se trouvèrent divisées méthodiquement en un certain nombre de groupes bien nettement définis. La clinique, interrogée à son tour, découvrit de notables différences sous le rapport des symptômes, de la marche, de la durée et surtout de la gravité, entre les tumeurs de ces différents groupes. La doctrine classique du cancer et la doctrine unitaire des Allemands firent place à une doctrine nouvelle *naturelle*, c'est-à-dire basée sur l'ensemble des caractères anatomiques, microscopiques et cliniques, et non plus, comme on l'avait fait jusqu'alors, sur un seul ordre de caractères. Certes, la nouvelle doctrine ne fut pas constituée du premier coup; elle se trompa plus d'une fois, et elle présente aujourd'hui encore bien des lacunes, bien des points sujets à contestation. Mais ces imperfections de détail pourront être corrigées par des recherches ultérieures, et on peut dire dès maintenant qu'un grand progrès est accompli.

La *Physiologie pathologique* de M. Lebert parut à Paris en 1845. Le second volume était entièrement consacré à l'étude des tumeurs. L'auteur divisait les productions accidentelles en deux grandes classes : les unes *homœomorphes*, formées d'éléments analogues aux éléments transitoires ou définitifs de l'organisme normal; les autres *hétéromorphes*, formées d'éléments sans analogues dans l'économie. C'était la négation formelle de la théorie cellulaire. Cette division, que nous acceptons, rappelle celle de Laennec, qui divisait les tissus accidentels en *homologues* et *hétérologues;* mais ces deux divisions sont loin de coïncider exactement, comme on a pu le croire. Laennec classait les *tissus,* M. Lebert classe les *éléments.* Pour que deux tissus soient semblables ou analogues, il ne suffit pas qu'ils soient formés des mêmes éléments; il faut encore que ces éléments y soient disposés de la même manière. Les mêmes fibres, agencées de diverses façons, serrées plus ou moins étroitement les unes contre les autres, disposées parallèlement, ou nattées régulièrement, ou entrecroisées sans ordre, donnent ici un tendon, là une aponévrose, plus loin le tissu cellulaire, ailleurs, et à l'état pathologique, ces plaques dures, épaisses et blanches qu'on trouve fréquemment sur la rate, et que tout le monde, avant le microscope, prenait pour des productions cartilagineuses. Ainsi, des tumeurs formées des mêmes *éléments* peuvent n'être pas formées du même *tissu.* Le même élément, la cellule épithéliale, donne les cors et les durillons, qui sont un tissu homologue, et l'épithéliôme, qui est un tissu hétérologue.

Cette dernière tumeur, quoique *hétérologue*, est cependant *homœomorphe.* Les tumeurs fibro-plastiques, beaucoup de tumeurs fibreuses, quelques tumeurs cartilagineuses sont exactement dans le même cas. Ainsi, quoique M. Vogel, dans son beau traité d'*Anatomie pathologique générale*, publié également en 1845, ait employé les mots homologue et hétérologue dans le sens que M. Lebert attribue aux mots homœomorphe et hétéromorphe, il me paraît fort utile de conserver à ces expressions, qui désignent des idées et des choses différentes, l'acception primitive qui leur a été donnée. Mais revenons à la classification de M. Lebert. Dans la classe des éléments hétéromorphes, cet auteur n'avait d'abord rangé que les éléments cancéreux; c'était sans doute un oubli, car dans son premier volume il avait décrit les globules de pus et ceux du tubercule comme des éléments sans analogues dans l'économie. Quant aux tumeurs homœomorphes il les divisa en espèces correspondant à la nature des éléments qui les composent. Il admit ainsi des tumeurs graisseuses, fibreuses, fibroplastiques, mélaniques, épithéliales, cartilagineuses, osseuses, glandulaires hypertrophiques, érectiles, fibrineuses et kystiques. Cette classification laissait quelque chose à désirer : il y avait quelques imperfections de détail et même quelques erreurs. Sous ce rapport, la division donnée la même année par M. Vogel était plus régulière, plus complète, plus conforme aux principes de l'anatomie générale. Mais ce qui constituait la partie la plus nouvelle et la plus remarquable de l'œuvre de M. Lebert, c'était l'étude clinique des tumeurs comparée à leur composition anatomique et microscopique. Pour M. Vogel, comme autrefois pour Laennec, les tumeurs homologues étaient bénignes, les tumeurs hétérologues étaient malignes. M. Lebert protesta contre cette division qui attribuait un caractère absolu aux phénomènes si importants d'ailleurs de la bénignité et de la malignité. « Nous verrons, dit-il, dans l'introduction de son second volume, que des tumeurs éminemment bénignes peuvent se ramollir et s'ulcérer, que des tumeurs graisseuses, enkystées, mélaniques peuvent être constitutionnelles, et parfois même héréditaires. » Malgré cette profession de foi, M. Lebert s'est laissé aller plus d'une fois à exagérer la bénignité relative des tumeurs homœomorphes. Il a subi à son insu l'influence d'une doctrine qui existait avant lui, contre laquelle il avait même réagi, et dont ses adversaires ont pourtant, faute d'y regarder d'assez près, fait peser sur lui la responsabilité. Je ne puis ici analyser toute son œuvre, ni exposer toutes les opinions qui, basées alors sur une observation encore trop restreinte, ont dû depuis subir, au contact de nouveaux faits, des modifications plus ou moins grandes. Si quelque chose a lieu de nous surprendre, c'est que M. Lebert ne se soit pas plus souvent trompé sur une question si confuse avant lui, si vaste et si compliquée. Je me bornerai à signaler, parmi les découvertes de ce savant, celle des tumeurs épithéliales, qu'il partage avec M. Isaac Mayor, et celle des tumeurs fibro-plastiques. Je mentionne aussi, non comme une découverte clinique, mais comme une découverte microscopique, la démonstration de la nature glandulaire des tumeurs mammaires chroniques d'A. Cooper, sur lesquelles venait de rouler la discussion si bruyante et si stérile de l'Académie de médecine.

L'apparition de l'ouvrage de M. Lebert fut le signal d'une division plus profonde et plus grave que jamais, entre les chirurgiens exclusifs, et ceux qui accordaient une importance légitime aux résultats de l'anatomie pathologique, devenue désormais inséparable des études microscopiques. Tant que la micrographie était restée à l'état de science spéculative, les chirurgiens l'avaient accueillie avec une curiosité bienveillante. Ils avaient même accepté avec satisfaction la théorie unitaire de Muller, qui paraissait confirmer leurs idées traditionnelles sur le cancer. Mais lorsque les applications pratiques se dressèrent devant eux, lorsqu'ils virent paraître des espèces nouvelles qu'il devenait nécessaire de distinguer au lit du malade, lorsqu'ils virent leurs diagnostics infirmés chaque jour par le témoignage du microscope; alors la résistance commença.

On voulut d'abord contester l'exactitude des observations microscopiques. On entendit des professeurs éminents (qui, à coup sûr, n'étaient pas des professeurs de physique), prétendre que le microscope était un instrument infidèle, et qu'avec un peu d'imagination on y voyait tout ce qu'on voulait y voir. Je fus même obligé de consacrer une partie de ma thèse inaugurale (1849) à la réfutation de ce singulier non-sens. Bientôt pourtant il fallut changer de langage. On voulut bien reconnaître que les observations microscopiques étaient exactes, mais on ajouta qu'elles étaient inutiles; que les tissus pathologiques étaient caractérisés par leur couleur, leur consistance, leur structure extérieure, en un mot par les caractères que constate l'étude faite à l'œil nu, et non point par les apparences moléculaires des atomes que montre le microscope. L'objection n'était pas entièrement sans valeur, car il est certain que la spécificité des formes s'arrête à un certain degré de petitesse, et qu'à côté des éléments anatomiques proprement dits on trouve, dans la plupart des tissus et des blastèmes, des granulations moléculaires beaucoup plus petites qui n'ont aucune fixité et aucune signification. On pouvait donc se demander, jusqu'à un certain point, si les noyaux et les cellules étaient situés en deçà ou au delà de la ligne de démarcation qui sépare l'organisation proprement dite, des ébauches plus inférieures où la matière organique n'a pas encore de formes caractéristiques.

Pour répondre à cette objection spécieuse, l'auteur de cet ouvrage s'attacha à démontrer que des différences anatomiques appréciables à l'œil nu, coïncident le plus souvent avec les différences élémentaires que révèle le microscope. Il consigna le résultat de ses recherches dans un long mémoire qui remporta en 1850 le prix d'anatomie pathologique, à l'Académie de médecine (1).

(1) Mémoires in-4 de l'Acad., t. XVI, p. 423 à 820.

Je dois m'accuser d'avoir plus d'une fois, dans ce travail, partagé les illusions de M. Lebert sur la bénignité de certaines tumeurs homœomorphes, mais il me sera peut-être permis d'ajouter que les caractères anatomiques distinctifs que j'ai décrits alors ont été démontrés exacts par l'observation ultérieure. Il m'est rarement arrivé de trouver, à l'examen microscopique des tumeurs, une structure différente de celle que j'avais cru reconnaître à l'œil nu; et je puis aujourd'hui répéter sans restriction ce que j'ai dit dans mon mémoire de 1850, p. 817 : « Le microscope, qui nous a rendu de si grands services dans cette étude, a presque cessé de nous être nécessaire : il nous a enseigné à nous servir de l'œil nu. »

En faisant rentrer les distinctions microscopiques dans la catégorie des faits de l'anatomie pathologique ordinaire, j'espérais aplanir les difficultés et faire cesser les malentendus. Cette espérance ne se réalisa pas. Les soupçons qui planaient sur le microscope, loin de se dissiper, ne firent que prendre des proportions plus générales; ne pouvant plus séparer la structure élémentaire de la structure visible à l'œil nu, on en vint, par une conséquence forcée et que pourtant je n'avais pas prévue, à nier la valeur de l'anatomie pathologique tout entière dans la classification des tumeurs. On vit alors des chirurgiens célèbres, des professeurs éminents déserter le drapeau de l'anatomie pathologique, sous lequel ils avaient combattu toute leur vie, et dans la mémorable discussion du cancer qui, en 1854, remplit entièrement treize séances à l'Académie de médecine, on entendit plusieurs orateurs nier l'existence d'une relation constante entre les lésions et les symptômes, pendant que M. Velpeau, rejetant au dernier rang une science qui avait jusqu'alors servi de base à ses travaux, déguisait habilement sa défection sous cette phrase aphoristique : « On ne part pas de l'anatomie pathologique; on y arrive ! »

L'expression était heureuse, mais l'idée était entièrement inexacte. L'anatomie pathologique ne doit être ni un point de départ, ni un but; c'est un des moyens que l'on emploie pour arriver à la connaissance des maladies; il ne doit passer ni avant ni après les autres; il doit marcher de front avec eux. C'est pour avoir méconnu cette vérité que les théoriciens et les praticiens ont vu pendant tant de siècles tous leurs efforts échouer devant la question des tumeurs. Pour réussir dans une étude si vaste et si compliquée, ce n'est pas trop de puiser à la fois à toutes les sources de nos connaissances, d'interroger simultanément les lésions et les symptômes, sans négliger les origines et les terminaisons naturelles ou provoquées par l'art. Toutes ces branches, qu'on désigne sous les noms d'étiologie, de symptomatologie, d'anatomie pathologique, de pronostic, de thérapeutique, ne sont que les rameaux d'un même tronc, et s'attacher exclusivement à un seul d'entre eux, en dédaignant les autres, c'est retomber dans les erreurs du passé, c'est s'exposer, comme Pénélope, à recommencer sa toile tous les matins. Lorsqu'on veut grouper les phénomènes si complexes de la nature autour d'une seule idée ou d'un seul ordre d'idées, on fait un système qui s'écroule tôt ou tard.

Si j'ai si longuement insisté sur l'histoire des tumeurs, ce n'est pas pour me donner le plaisir de faire une promenade au milieu des ruines. Il m'eût été facile d'exhumer des archives de la science bien des détails piquants, bien des idées singulières, bien des anecdotes curieuses, de les raconter sans commentaires et de rendre ainsi ma narration plus courte, plus complète et plus attrayante. Mais je suis de ceux qui pensent que l'histoire est faite pour instruire et non pour amuser. J'ai donc préféré suivre une autre voie et concentrer toute mon attention sur l'origine des idées et des systèmes, sur les obstacles qui ont arrêté nos devanciers, sur les erreurs de méthode qui les ont égarés. Le galénisme, le cartésianisme, le broussaisisme nous ont montré l'impuissance des hypothèses et du raisonnement substitué à l'observation ; l'exemple de Laennec et d'Abernethy nous a appris l'insuffisance des recherches anatomiques faites sans le secours du microscope ; celui de Muller et de ses élèves nous a fait voir où conduit l'anatomie pathologique pure qui ne s'appuie pas sur l'observation clinique ; enfin la stérilité des efforts des praticiens exclusifs, — obligés dans tous les temps, pour masquer leur ignorance, de se réfugier dans l'hypothèse de la dégénérescence, — nous a donné la mesure de ce que peut faire la clinique pure, quand elle ne s'éclaire pas au flambeau de l'anatomie pathologique. Que toutes ces leçons du passé nous profitent aujourd'hui ! Apprenons à ne jamais séparer l'étude des lésions de celle des symptômes. Évitons ces spécialisations qui ont été si nuisibles au progrès, et, pour suivre la méthode *naturelle*, qui classe les choses et les phénomènes non d'après un seul de leurs caractères, mais d'après l'ensemble de tous leurs caractères, faisons concourir vers un but commun tous les moyens d'observation dont nous pouvons disposer, la clinique aussi bien que l'anatomie pathologique, le scalpel aussi bien que le microscope, l'étude des malades aussi bien que l'étude des tumeurs.

Je n'ai abordé dans cette esquisse historique que les questions les plus générales. J'ai évité, autant que je l'ai pu, de multiplier les citations bibliographiques; j'ai donné seulement celles qui m'ont paru indispensables pour légitimer mes appréciations, et j'ai passé sous silence un grand nombre de monographies modernes de la plus haute importance dont j'aurai bien des fois l'occasion de parler dans le courant de cet ouvrage, soit dans les descriptions, soit dans les discussions, soit dans les considérations historiques qui précéderont l'étude de chaque espèce de tumeurs en particulier.

On conçoit que je ne puisse mentionner ici ces précieuses monographies, mais je dois indiquer, du moins, parmi les publications modernes, celles qui ont un caractère plus général et où le lecteur trouvera d'amples documents sur les questions de doctrine, de classification, de diagnostic anatomique ou clinique et sur les discussions qui se sont élevées, soit en France, soit à l'étranger, depuis que le microscope a été appliqué à l'étude des tumeurs.

LEBERT (H.). *Physiologie pathologique.* Paris, 1845. In-8, 2 vol., avec atlas. — *De la nature locale ou générale des tumeurs,* dans *Mémoires de la Société de biologie*, série 1, t. II, p. 145, année 1850. — *Traité des maladies cancéreuses et des affections curables confondues avec le cancer.* Paris, 1851. In-8.—*Traité d'anatomie pathologique générale et spéciale.* Paris, 1855-1857. Grand in-folio, avec planches, t. I, livraisons 4 à 10, p. 85 à 358 et pl. IX à L.

VOGEL. *Pathologische Anatomie.* Leipzig, 1845. In-8. — *Traité d'anatomie pathologique générale*, traduit par Jourdan et formant le t. IX de l'*Encyclopédie anatomique.* Paris, 1847. In-8. — *Icones histologicæ pathologicæ.* Leipzig, 1843. In-4.

HANNOVER (Adolphe). *Huad er cancer?* Copenhague, 1843. In-8. Thèse de concours.—*Das Epithelioma, eine eigenthümliche Geschwulst.* Leipzig, 1852. In-8.

BENNETT (Hug.). *On Cancerous and Cancroïd Growths.* Edinburgh, 1849. In-8.

VIRCHOW (Rud.). *Die endogene Zellenbildung beim Krebs*, dans *Archiv für pathologische Anatomie.* 1849, bd. III, s. 221. — *Ueber Kankroïde und Papillargeschwülste*, dans *Verhandlungen der Gesellschaft in Würzburg.* 1851, bd. I, s. 106.—*Cellular Pathologie in ihrer Begründung auf physiologische und pathologische Gewebelehre.* Berlin, 1859. In-8. Cet ouvrage a été traduit en français par Paul Picard sous le titre de *Pathologie cellulaire.* Paris, 1851. In-8.

BROCA (Paul). *Quelques propositions sur les tumeurs dites cancéreuses,* dans *Thèse inaugurale*. Paris, 1849. In-8. — *Anatomie pathologique du cancer*, dans *Mémoires de l'Académie de médecine*. Paris, 1852. In-4, t. XVI, p. 453 à 820. — Dix-sept articles publiés dans le *Moniteur des hôpitaux* du 4 octobre 1854 au 14 mars 1855, à l'occasion de la discussion de l'Académie de médecine sur le cancer. — *Du cancer et des pseudo-cancers*. Paris, 1856. In-8. Extrait du *Nouveau Dictionnaire de médecine et de chirurgie vétérinaires*, t. III.

Gluge. *Atlas der patholog. Anatomie*. Iena, 1850. In-fol.

Paget (James). *Lectures on Tumours*. London, 1851. In-8.

Robin (Charles). Articles Tumeurs, Hypergénèse, Hétéroplasme, Cellules, etc., du *Dictionnaire de médecine de Nysten*. Onzième édition. Paris, 1858. Grand in-8.

Verneuil. *Quelques propositions sur les fibrômes, avec des remarques sur la nomenclature des tumeurs*, dans *Mémoires de la Société de biologie*. 2e série, t. II, p. 183, année 1855. — *Note sur la structure du molluscum, avec quelques remarques sur les productions homœomorphes*. Même recueil (*Mém.*), série 2, t. I, p. 177, année 1854. — *Études sur les tumeurs de la peau*, dans *Archives générales de médecine*. Série 5, t. III, page 555 ; t. IV, p. 447 et 693 (1854). — *Le microscope et le cancer devant l'Académie de médecine*. Onze articles dans la *Gazette hebdomadaire*, t. I et II, d'octobre 1854 à janvier 1855.

Fuhrer (de Berlin). *Umrisse und Bemerkungen zur pathologischen Anatomie der Geschwülste*. Huit articles publiés dans le *Deutsche Klinik* du 3 avril au 12 juin 1852 (nos 14 à 24).

Schuh. *Pathologie und Therapie der Pseudoplasmen*. Wien, 1854. In-8.

E. Wagner (de Leipzig). *Ueber die Bedeutung der Bindgewebekörperchen für die Entwickelung und insbesondere für das Wachstum der krebsigen Geschwülste*, dans *Archiv für physiologische Heilkunde* (de Wunderlich). 2e série, t. I, p. 153. Stuttgard, 1857. In-8.

Follin. *De l'utilité du microscope dans le diagnostic des tumeurs*, dans *Archives générales de médecine*. Novembre 1854, série 5, t. IV, p. 601. — *Du cancer, du cancroïde épithélial et du tissu fibroplastique au point de vue de la clinique et de la micrographie pathologique*, dans *Archives générales de médecine*. Décembre 1854. Même volume, p. 729. — *Des productions organisées de formation morbide, tumeurs, pseudoplasmes*, article de 200 pages compactes formant le ch. II du t. I du *Traité de pathologie externe*, de M. Follin. Paris, 1861. Grand in-8. Je ne saurais trop recommander la lecture de ce chapitre remarquable, véritable traité des Tumeurs, où la plus saine érudition s'allie à la critique la plus judicieuse.

CHAPITRE II

ORIGINE ET FORMATION DES PRODUCTIONS ACCIDENTELLES

§ 1. — Théorie cellulaire.

Avant de classer et de décrire les productions accidentelles, il est nécessaire d'étudier les lois qui président à leur formation et à leur évolution. Nous ne pouvons le faire sans rencontrer à chaque pas la *théorie cellulaire*, qui a exercé une si grande influence sur la direction des travaux modernes, et qui a laissé dans les idées et dans le langage une empreinte si profonde. Nous serons donc obligé d'exposer cette théorie et d'en discuter la valeur. Nous aurons ensuite à nous occuper de la théorie dite *du développement continu*, à laquelle M. Virchow a attaché son nom, et qui n'est, du reste, autre chose que la théorie cellulaire revue, corrigée et augmentée.

Il existe un certain nombre de productions accidentelles qui ne possèdent aucune organisation appréciable et qui ne paraissent pas obéir aux lois de la vie. Ce sont de simples dépôts d'une substance plus ou moins solide, dont les matériaux se séparent du sang par suite d'une sécrétion pathologique. Nous n'avons pas à nous occuper de l'origine de ces productions *amorphes*, dont l'étude appartient à la chimie plutôt qu'à l'anatomie et qui doivent être considérées dans l'économie comme de véritables corps étrangers.

Les productions accidentelles organisées commencent, comme les précédentes, par la sécrétion d'une substance amorphe provenant du sang et exhalée à travers les parois des vaisseaux. Mais cet état amorphe n'est que transitoire et fait bientôt place, en vertu d'un travail vital, à des éléments organisés divers de forme et de nature, possédant à un degré plus ou moins élevé quelques-uns des attributs de la vitalité et le plus souvent même participant directement à la vie commune.

La substance amorphe qui précède l'organisation porte le nom de *blastème* (du mot grec βλαστὸς, bourgeon), parce que c'est en quelque sorte le sol sur lequel les éléments organisés doivent germer. Les partisans de la théorie cellulaire la désignent sous le nom de *cystoblastème* (de κύστις, vessie ou cellule, et βλαστὸς), parce qu'ils supposent que la première organisation du blastème revêt toujours la forme de cellules.

Ce ne sont pas seulement les productions accidentelles qui se forment aux dépens d'un blastème préexistant. Toutes les productions normales, végétales ou animales, chez l'embryon comme chez l'adulte, dans l'accroissement comme dans la nutrition, passent par l'état amorphe avant de subir le premier travail d'organisation.

Le blastème est quelquefois une substance suffisamment solide, suffisamment abondante et suffisamment opaque, pour qu'on puisse la voir, soit à l'œil nu, soit au microscope ; mais souvent la matière du blastème est liquide, transparente, invisible, intangible, et on ne l'admet que par une pure conception de l'esprit. Toutefois, rien ne venant de rien, et toute organisation devant avoir un commencement, on est obligé d'accepter cette proposition générale, que *toute production organisée se forme aux dépens d'un blastème.*

Ici, au surplus, il n'y a rien de nouveau que le nom. Ce qu'on appelle aujourd'hui le blastème ou les blastèmes n'est autre chose que ce qu'on appelait auparavant le suc ou les sucs nutritifs. C'est la matière première sans laquelle on ne peut concevoir ni l'accroissement ni la nutrition.

Cette proposition, insignifiante à force d'être générale, n'a guère plus de portée que le vieil axiome *ex nihilo nihil*, et il a fallu une foi bien robuste ou une imagination bien puissante pour en faire sortir la théorie de l'*unité de l'organisation.* Ce blastème inconnu, tantôt solide et tantôt liquide, tantôt visible et tantôt invisible, tantôt normal et tantôt pathologique, on a supposé qu'il était toujours et partout le même, et que les transformations innombrables de cet insaisissable Protée étaient sous la dépendance d'une force unique, la *force métabolique ;* comme si une seule force, appliquée à une seule substance, pouvait en tirer l'étonnante diversité des éléments, des tissus et des organes. C'était agir comme ces physiologistes qui prétendent expliquer tous les actes fonctionnels au moyen d'une seule force, la force vitale. Simplicité séduisante, mais illusoire, car l'unité n'existe pas dans la nature ; la variété est partout, dans les effets comme dans les causes, et elle est grande surtout dans les phénomènes où interviennent les lois complexes de la vie. Ç'a été une profonde aberration de croire qu'avec ce grand mot creux, la force métabolique, on allait du premier coup pénétrer tous les mystères de l'organisation. Mais continuons l'exposé de la théorie cellulaire et des hypothèses contradictoires qui l'accompagnent.

L'état amorphe fait place à l'état globulaire ; des *cellules à noyaux* se forment dans le blastème. C'est le premier degré de toute organisation.

La *cellule à noyau* est un corps microscopique dont la forme, susceptible de varier plus tard, est dans l'origine assez régulièrement arrondie (*fig.* 1). C'est une petite sphère creuse composée : 1° d'une membrane transparente, amorphe, mince, soluble dans l'acide acétique, qu'on appelle la *paroi de la cellule* (*a*) ; 2° d'un liquide plus ou moins transparent, quelquefois légèrement grenu, qu'on nomme le *contenu de la cellule* (*b*); 3° d'un corps moins transparent, d'apparence granuleuse, désigné sous le nom de *noyau*, flottant, suivant les uns, dans la cavité de la cellule, contenu, suivant les autres, dans l'épaisseur de la paroi, où il occupe une situation fixe (*c*); la composition

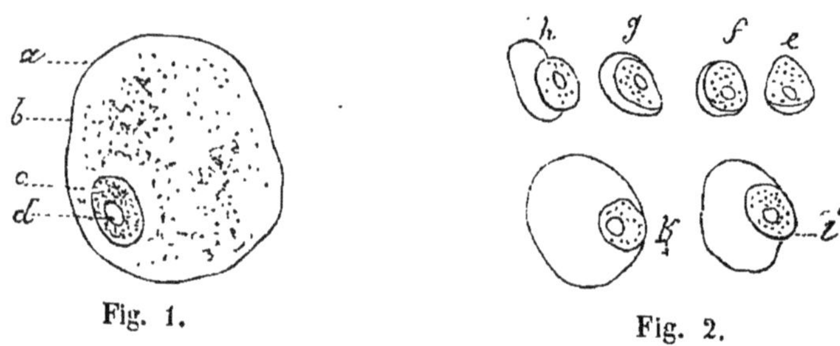

Fig. 1. Fig. 2.

chimique du noyau diffère de celle du reste de la cellule; il est insoluble dans l'acide acétique ; il devient même plus opaque et plus apparent sous l'action de ce réactif; 4° sur ce noyau enfin existe une tache centrale nommée *nucléole* (*d*), et ici encore les théoriciens ne sont pas d'accord : les uns, considérant le noyau comme une masse solide, pensent que le nucléole est la partie centrale autour de laquelle le reste de la substance du noyau s'est accumulé; les autres, croyant le noyau vésiculeux, c'est-à-dire composé d'une paroi et d'un contenu liquide, pensent que le nucléole est dans le noyau ce que le noyau lui-même est dans la cellule.

La diversité de ces points de départ a fait naître dans l'école unitaire deux principales sectes, dont l'une proclame la *préexistence des cellules*, et l'autre la *préexistence des noyaux*.

La première secte suppose que la cellule est formée la première, sous forme de vésicule creuse; qu'elle s'accroît sans cesse par endosmose en absorbant la partie liquide du blastème ambiant, qu'un dépôt de granules s'effectue dans son intérieur, comme une sorte de précipité, pour constituer le noyau, et que les nucléoles sont ou des lacunes ou de simples taches du noyau.

La seconde secte, qui est la première par ordre d'ancienneté, puisque Schleiden lui-même en est le fondateur (1), admet que le noyau paraît avant la cellule (*fig.* 2, *e*) ; qu'une mince couche albumineuse se dépose à sa surface ; que cette couche, destinée à former la paroi de la cellule, est une membrane capable d'absorber par endosmose le liquide du blastème environnant ; qu'elle adhère au noyau, mais par un côté seulement ; que le liquide, introduit par endosmose, la soulève partiellement, en donnant lieu à un relief comparable à celui d'un verre de montre (*f*) ; que, l'absorption continuant, la cavité s'emplit, s'accroît de plus en plus (*g*, *h*, *i*), et qu'enfin le noyau, dont le volume n'a pas changé, ne semble plus qu'un petit corps arrondi contenu dans l'épaisseur de la paroi cellulaire. De là le nom de *cystoblaste* qu'on a donné au noyau et qui signifie *germe de cellule.*

Le noyau est donc l'élément générateur de la cellule ; mais ce noyau lui-même d'où vient-il, et comment s'est-il formé ? D'une manière bien simple : avant lui existait dans le blastème un corpuscule plus petit autour duquel le noyau s'est développé, comme la cellule à son tour s'est développée autour du noyau. Ce corpuscule, c'est le nucléole qu'on a dès lors nommé *noyau de noyau* ou *corpuscule de noyau.*

Enfin, — jusqu'où ne va pas l'esprit de système ? — on a supposé que ce nucléole infime, ce corpuscule si petit qu'on l'aperçoit difficilement sous des grossissements de 250 diamètres, n'était à son tour qu'une vésicule close, développée probablement autour de

(1) La découverte du noyau appartient à Rob. Brown, qui l'a observé en 1833, d'abord sur les cellules de l'épiderme des plantes de la famille des orchidées, puis dans le pollen, l'ovule et les stigmates des orchidées et de plusieurs autres plantes mono ou dicotylédonées. (Rob. Brown, *Organs and Mode of Fecundation of Orchideæ and Asclepiadeæ* dans *Linn. Transactions*, 1833.) Cet auteur a appelé le noyau *Areola*, ou *Nucleus*. M. Schleiden l'a appelé *Cytoblaste* et en a fait le point de départ de la formation de la cellule. M. Valentin a revendiqué la découverte du rôle du noyau dans le développement de la cellule, et il a cité à l'appui de sa réclamation plusieurs passages de son *Repertorium für Anat. und Physiologie*, années 1836 et 1837, et de son *Handbuch der Entwickelungsgeschichte des Menschen*, Berlin, 1835, in-8. Le seul passage qui m'ait paru explicite est celui qui est relatif à la formation des cellules pigmentaires, et qui se trouve à la page 194 de ce dernier ouvrage. Il en résulte manifestement pour moi que M. Valentin a indiqué la formation des cellules pigmentaires autour du noyau par un dépôt de granulations périphériques. Mais il est certain que M. Schleiden a expliqué beaucoup plus nettement ce phénomène, et *qu'il l'a le premier généralisé.*

quelque granule problématique. De là à l'inclusion illimitée, à l'emboîtement indéfini des cellules, il n'y a qu'un pas, et ce pas, quelques-uns l'ont osé franchir.

Faisons ici une courte halte pour dire que tout l'échafaudage de la théorie cellulaire repose sur cette idée que toutes les cellules primitives ont une structure uniforme, qu'elles sont creuses, qu'elles renferment un seul noyau, et celui-ci un seul nucléole. Or, cette base est entièrement hypothétique ou plutôt entièrement fausse. On a généralisé avec une légèreté inconcevable les observations faites par Schleiden sur certains tissus végétaux; mais ce qui est à la rigueur acceptable pour les botanistes n'est qu'une immense illusion pour ceux qui étudient les tissus plus compliqués du règne animal et surtout pour ceux qui examinent les productions accidentelles. Beaucoup de noyaux possèdent plusieurs nucléoles; donc on ne peut pas dire que le noyau soit toujours une masse développée autour d'un nucléole central. Il y a d'autres noyaux où l'on ne découvre aucune apparence de nucléole. — En second lieu, on trouve souvent plusieurs noyaux dans une seule cellule : ainsi s'écroule la théorie de la préexistence des noyaux, renversée d'ailleurs par cet autre fait qu'il y a des cellules entièrement privées de noyaux; mais ces dernières cellules sont beaucoup moins communes que les autres. En outre, on trouve presque constamment, en dehors des cellules à noyaux, des *noyaux libres* disséminés dans le blastème; certaines productions accidentelles sont même exclusivement composées de ces noyaux libres. La théorie générale de la préexistence des cellules est donc aussi fausse que les autres. Enfin, s'il est démontré, par le mouvement brownien des granulations moléculaires intérieures, que certaines cellules sont creuses, il est impossible, dans la plupart des autres, de distinguer une paroi et un contenu, et quelquefois même on acquiert la certitude, par suite de l'action des réactifs chimiques, qu'il n'existe dans les cellules aucune cavité. En présence de ces effets si opposés, de ces phénomènes si contradictoires, on est bien obligé de reconnaître que les éléments globulaires désignés sous le nom de cellules sont divers par leur nature aussi bien que par leur origine et par leur destination : ce sont tantôt des cellules à noyaux, tantôt des cellules sans noyaux ou des noyaux sans cellules; ici, des cellules à noyaux multiples; là, des noyaux à nucléoles multiples; puis nous trouvons des nucléoles plus grands que certains noyaux, des noyaux plus grands que certaines cellules; nous voyons un même élément, le noyau, par exemple, parvenu à son entier accroissement, varier depuis $\frac{1}{250}$ jusqu'à $\frac{1}{50}$ de millimètre de diamètre, c'est-à-dire depuis 1 jusqu'à 5; ce qui établit entre les *volumes*, qui sont proportionnels aux cubes des *diamètres*, des différences comprises entre 1 et 125. Les variations de volume des cellules sont tout aussi énormes; mais on peut, à la rigueur, dans certains cas, les considérer comme résultant de l'accroissement plus ou moins grand de la cellule, tandis que le noyau une fois formé ne s'accroît plus d'une manière notable, de telle sorte que les différences de volume qu'il présente sont réellement originelles. Mais quelque étendues que soient les limites de ces variations des éléments globulaires, elles ne donnent qu'une idée incomplète de la multiplicité des formes primitives de l'organisation, car, ainsi que je le prouverai tout à l'heure, certains tissus, normaux ou pathologiques, prennent directement naissance dans les blastèmes sans passer par l'état globulaire. Quel désenchantement ! La théorie cellulaire nous avait promis de ramener toute organisation à l'unité chimérique qu'ont rêvée de tout temps de prétendus philosophes. La monade organique était enfin trouvée : c'était la cellule à noyau. Eh bien ! le premier coup d'œil que nous jetons sur cette cellule nous la montre multiple dans ses formes, dans sa structure et dans ses origines. La monade fuit devant le microscope, et ceux qui la poursuivent encore sont obligés d'aller la chercher dans le blastème, c'est-à-dire dans la matière amorphe et inconnue qui précède les premières ébauches organiques !

Nous venons de saper la théorie cellulaire dans sa base, en démontrant que les cellules primitives ne peuvent pas être ramenées à l'unité. En voilà bien assez sur l'origine des cellules, parlons maintenant de leur destination.

Dans certains tissus, normaux ou pathologiques, l'état globulaire est permanent et définitif; les cellules subissent diverses modifications, mais elles conservent leur individualité, leur existence distincte. Dans d'autres tissus, au contraire, l'état cellulaire n'est que transitoire et fait place à une organisation toute différente. Par quel mécanisme s'opère ce dernier changement ? Les cellules primitives se transforment-elles par métamorphose, ou sont-elles simplement détruites et remplacées par des éléments nouveaux? Nous répondrons tout à l'heure à ces questions; mais voici d'abord la réponse de la théorie cellulaire :

Toutes les parties organisées sont le résultat des transformations des cellules primitives.

Celles-ci, en s'allongeant, en se rétrécissant, en se plaçant bout à bout et en se soudant d'une manière régulière, donnent naissance à toutes les fibres normales ou pathologiques. Il y a des *fibres de cel-*

lules, formées par l'évolution de la cellule proprement dite, et des *fibres de noyaux*, formées exclusivement aux dépens des noyaux, la paroi cellulaire ayant préalablement reçu une autre destination.

D'autres fois les cellules, s'assemblant d'une façon plus singulière, confondent leurs parois deux à deux dans les points où elles se touchent, puis elles se mettent en communication réciproque par la déhiscence de leurs parois contiguës, et ainsi se forment les cavités intérieures du corps, les vaisseaux, les conduits excréteurs, etc.

Ou bien les cellules s'aplatissent jusqu'à ce que, par la rencontre de leurs parois opposées, chacune d'elles soit pour ainsi dire changée en écaille, puis elles se soudent bord à bord et produisent des membranes hyalines, comme la capsule du cristallin, la membrane de Demours, etc.

En se laissant distendre outre mesure par des matières grasses, elles se changent en vésicules adipeuses.

En se laissant imprégner de sels calcaires, elles deviennent des corpuscules osseux.

Ou enfin en conservant plus ou moins leurs caractères de cellules distinctes, elles constituent l'épiderme, l'épithélium des muqueuses, des séreuses, des vaisseaux, les corpuscules des cartilages, les couches globulaires des membranes de l'œil, etc.

En un mot tous les éléments, tous les tissus, tous les organes sont dus à l'agencement ou aux transformations diverses des cellules primitives.

Il y a plus : dans le travail de l'accroissement, et dans le travail de recomposition organique qui caractérise le dernier temps de la nutrition, les éléments nouveaux qui se forment incessamment, sont le résultat de l'organisation d'un blastème interstitiel, exhalé par les vaisseaux, et cette organisation, comme celle du blastème embryonnaire, est constituée par la production et l'évolution des cellules à noyaux. Il y a donc, dans l'économie, à toutes les époques de la vie, formation continuelle d'éléments cellulaires. Les productions accidentelles et les hypertrophies sont dues à l'exagération ou à la déviation de ce travail naturel. Elles ont par conséquent une origine commune, puisqu'elles dépendent des excès ou des écarts de la force métabolique. Les cellules pathologiques ne sont que des cellules normales détournées de leur destination ; tantôt elles subissent une évolution qui les transforme en tissu conjonctif, en tissu fibreux, en tissu adipeux, cartilagineux, osseux, etc. D'autres fois, comme dans le cancer, elles restent à l'état de cellules, et forment des masses qui ne présentent soit à l'œil nu, soit au microscope, aucune ressemblance avec les tissus normaux proprement dits; mais elles n'en sont pas moins homœomorphes pour cela; elles ont leurs analogues dans les périodes embryonnaires, et dans l'état transitoire des tissus qui s'accroissent ou qui se nourrissent. C'est une forme passagère devenue permanente. Dans l'ensemble, c'est un excès de formation; dans les détails, c'est un arrêt de développement.

Telle est la théorie cellulaire. Je passe à dessein sous silence les hypothèses contradictoires dont on l'a surchargée, et les tiraillements intestins qui se sont produits parmi les unitaires. Bien peu l'admettent aujourd'hui dans toute sa pureté ; presque tous ont fait des concessions sur les points les plus excentriques, et ont admis des exceptions, celui-ci pour le tissu conjonctif, celui-là pour les membranes amorphes de l'œil, un autre pour la formation des vaisseaux et des cavités, un quatrième pour les phénomènes de la nutrition et de l'accroissement,— sans s'apercevoir qu'il suffit d'une seule exception pour anéantir un système basé sur l'unité. Je pourrais donc me dispenser de réfuter une doctrine dont les propres partisans ont abjuré le principe fondamental. Mais à côté de la théorie, il y a les faits, et le moment est venu de les examiner, en laissant de côté le développement des végétaux qui n'a aucun rapport avec notre sujet.

Il est parfaitement vrai que, dans la période initiale du développement de l'œuf, dans la période que j'appellerai préembryonnaire, parce qu'elle précède l'apparition de l'embryon, la matière du blastoderme est presque entièrement composée de cellules à noyaux, remarquables par leur uniformité et leur régularité (*voy. fig.* 3). Il est parfaitement vrai encore que l'embryon se dessine promptement au centre de ce blastoderme, et que tous ses jeunes organes, tous ses tissus naissants se forment dans un lieu exclusivement occupé naguère par les cellules blastodermiques. Mais les éléments de l'embryon résultent-ils des transformations morphologiques de ces cellules préexistantes dont l'uniformité n'est pas contestable? Les unitaires l'ont cru, et c'est une de leurs plus graves erreurs.

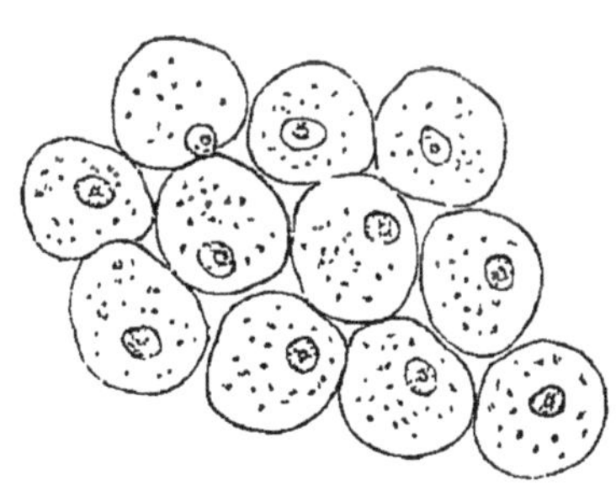

Fig. 3. — Cellules blastodermiques préembryonnaires de l'œuf de poule, après 18 heures d'incubation. (130 diam.)

L'embryon le plus jeune qu'on puisse examiner est effectivement formé d'un amas de cellules; mais celles-ci sont beaucoup plus petites et déjà beaucoup moins uniformes que les cellules blastodermiques, et elles contrastent d'une manière frappante avec ces dernières, qu'on retrouve encore en pleine prospérité dans le reste du blastoderme. Or, nous savons qu'une cellule peut s'accroître, et qu'elle peut se déformer, mais il n'est pas admissible qu'en quelques heures — car il ne faut pour cela que quelques heures dans l'œuf de la poule, — il n'est pas admissible, dis-je, qu'en quelques heures tout un champ de cellules subisse dans toutes ses parties une contraction universelle, ayant pour résultat de diminuer chaque cellule dans toutes ses dimensions, en faisant subir une diminution proportionnelle aux noyaux et aux nucléoles; une semblable transformation serait d'ailleurs contraire aux lois de la théorie cellulaire. Puis, lorsqu'on étudie des œufs plus avancés de quelques jours, on voit que la plupart des cellules blastodermiques préembryonnaires s'effacent et disparaissent par une sorte de dissolution, à mesure que les feuillets se séparent et que les membranes se développent. De tout cela il est permis de conclure que les cellules embryonnaires sont de formation nouvelle; qu'elles succèdent aux cellules préembryonnaires, qu'elles les remplacent, mais qu'elles n'en proviennent pas. Les cellules préembryonnaires ne prennent aucune part directe et personnelle à la formation des cellules embryonnaires. Elles disparaissent sans laisser de traces, comme on voit plus tard disparaître le jaune. Quel est leur rôle dans le développement de l'œuf? Cette question n'est qu'accessoire pour nous. Il est probable qu'elles font subir à la matière organique une élaboration préparatoire comparable à celle que la digestion fait subir aux matières alimentaires destinées à la nutrition. C'est dans la substance amorphe qui résulte de leur dissolution, que naissent les éléments de l'embryon proprement dit; mais on ne peut pas dire qu'elles aient jamais fait partie de l'organisme de l'animal; elles ont fait seulement partie de l'œuf comme le vitellus, l'albumen, les chalazes, le disque proligère, la vésicule germinative, etc., etc. Si j'insiste sur cette particularité, c'est parce que certaines productions accidentelles cancéreuses renferment des cellules dont on n'a pu trouver les analogues dans l'évolution embryonnaire, et qu'on a cependant considérées comme homœomorphes parce qu'on les a comparées aux grandes cellules blastodermiques. Je ne pense pas que ce rapprochement soit exact, mais quand même il le serait, cela n'empêcherait pas les cellules cancéreuses d'être hétéromorphes, c'est-à-dire d'être différentes de celles qui prennent part à la formation des tissus naturels.

Arrivons maintenant aux cellules embryonnaires qui sont beaucoup plus petites, et nous allons voir, à l'uniformité précédente, succéder une diversité qui se prononcera de plus en plus, à mesure que la structure de l'embryon se compliquera par l'addition successive de nouveaux tissus et de nouveaux organes. La substance de l'embryon le plus jeune n'est jamais homogène ; les éléments microscopiques, examinés dans les diverses régions, diffèrent de forme, de volume et souvent même de nature, et, pour certains d'entre eux, les différences sont tellement tranchées qu'on peut, à l'aspect de ces premières ébauches, deviner les tissus qui en seraient sortis plus tard si le développement eût continué à s'effectuer. Je ne pourrais démontrer cette proposition sans écrire tout un traité d'histogénie et d'embryogénie. Mais je ne puis me dispenser d'indiquer quelques particularités qui se rattachent directement à notre sujet. Or, s'il est vrai que beaucoup d'éléments embryonnaires primitifs revêtent la forme de *cellules à noyaux*, il est également vrai que d'autres tissus se développent sans le concours de cellules, au moyen de *noyaux libres* qui n'ont jamais passé et qui ne passeront jamais par l'état cellulaire. Quand même il n'y aurait que cette seule différence, cela suffirait pour détruire tout ce qu'on a pu dire sur l'unité d'organisation. Mais, chose bien autrement grave, car elle donne le coup de mort à la théorie cellulaire, il y a des tissus qui se forment sans jamais passer ni par l'état cellulaire, ni par l'état nucléaire. De ce nombre sont les membranes anhistes de l'œil et la gangue solide au sein de laquelle sont logés les corpuscules de l'os et ceux des cartilages. Ces parties sont dues à la condensation de la matière amorphe du blastème ; elles sont parfaitement vivantes, puisqu'elles peuvent devenir le siége d'altérations pathologiques (1). Toutefois, comme elles ne sont composées ni de cellules, ni de noyaux, ni de fibres, et qu'on n'y découvre sous le microscope aucun élément anatomique, on a pu être tenté de leur contester le nom de parties organisées.

Mais la même objection n'est pas applicable à certains tissus parfaitement caractérisés où l'on voit des fibres se produire directement et primitivement, sans avoir passé par l'état globulaire. Une partie du *tissu conjonctif* (2) de l'embryon se forme de la manière

(1) Pour les altérations pathologiques de la gangue des cartilages, voyez le mémoire de M. P. Redfern, *On Anormal Nutrition in Articular Cartilages*, dans *Monthly Journal of Medical Science*, Edinburgh, 1849, in-8. Mes recherches sur le même sujet dans le *Bull. de la Soc. anat.*, 1851, t. XXVI, p. 163-176 et 180-187. Voyez aussi le compte-rendu de M. Leudet, p. 438-452 du même volume. Pour les altérations de la capsule du cristallin, voyez mon *Mémoire sur la cataracte capsulaire*, dans le *Bull. de la Soc. anat.*, t. XXVIII, 1853, p. 423.

(2) J'adopte l'expression moderne de *tissu conjonctif*, de préférence à celle de

suivante : c'est d'abord une masse de consistance assez molle, dans laquelle on distingue deux parties : 1° des globules, qui sont de nature nucléaire ; 2° une *substance interglobulaire*, sorte de gangue solide, transparente et grenue, au sein de laquelle les noyaux sont dispersés (*fig.* 4). Dans cette substance interglobulaire on voit, en certains points, paraître de petites lignes extrêmement fines ; ce sont des fibres de tissu conjonctif qui se forment ainsi indépendamment des noyaux, soit par une simple fissuration de la substance interglobulaire, comme l'admettent M. Virchow et plusieurs autres auteurs allemands, soit par organisation directe du blastème en fibres, comme cela me paraît plus probable ; ce détail, au surplus, est de peu d'importance. Les tissus fibreux accidentels qui se forment à l'état pathologique dans l'épaisseur des cartilages articulaires, et dont j'ai donné la description en 1851 dans les *Bulletins de la Société anatomique*, se développent par ce mécanisme, et je suis parfaitement convaincu que beaucoup de productions fibreuses ou fibrillaires, soit dans les tumeurs, soit dans les cicatrices, soit dans les fausses membranes et les adhérences des séreuses, arrivent directement de l'état amorphe à l'état fibrillaire, sans passer par l'état globulaire. Cela est de la dernière évidence pour quiconque se donne la peine d'étudier l'organisation des fausses membranes de la plèvre et du péritoine. Pour rattacher à la question des tumeurs les détails relatifs à ce premier mode de développement du tissu conjonctif, j'ajouterai que certaines tumeurs, voisines de celles que M. Hughes Bennett désigne sous le nom de *fibro-nucléaires*, revêtent dans toute leur étendue, comme état pathologique définitif, une structure tout à fait semblable à l'état normal transitoire qui est représenté sur la figure 4. J'en ai vu plusieurs exemples.

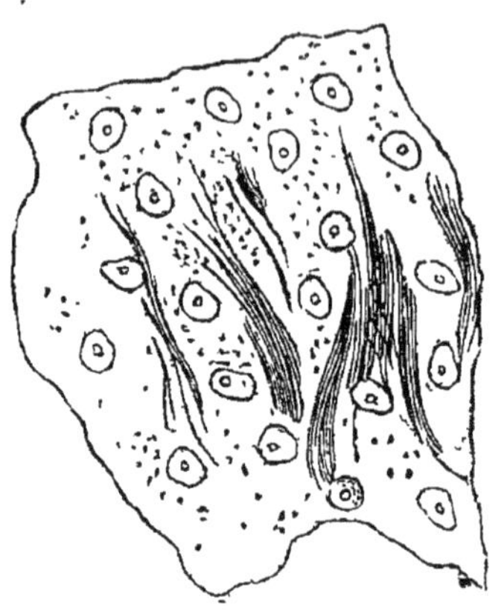

Fig. 4. — Formation du tissu conjonctif dans la substance interglobulaire.

Mais le tissu conjonctif ou fibreux, normal ou pathologique, se forme encore par un autre mécanisme, dont la connaissance est d'une haute importance pour les chirurgiens. Des globules particu-

tissu cellulaire qui est antérieure à la découverte des cellules microscopiques, et qui ne pourrait être conservée dans la langue actuelle sans donner lieu à des confusions incessantes.

liers se développent dans le blastème, puis ils s'allongent, se soudent bout à bout, et se transforment en fibres.

Ces éléments transitoires, intermédiaires entre l'état amorphe et l'état de fibres parfaites, ont été désignés par M. Lebert sous le nom d'*éléments fibro-plastiques*. Le premier degré est l'état nucléaire, caractérisé par des noyaux plutôt elliptiques que sphériques, avec un seul nucléole punctiforme (*voy. fig.* 5, *a*). Ces noyaux s'allongent bientôt (*b*) et enfin, terminés en pointe, comme des fuseaux, ils passent à l'état de *corps fusiformes* (*c*). Ceux-ci continuent à s'allonger et à se rétrécir, s'effilent à leurs extrémités, et revêtent la forme qu'on désigne sous le nom de *fibres fibro-plastiques* (*d*). Leur disposition régulière et serrée, leur parallélisme parfait, donnent déjà à l'ensemble de ces éléments une apparence presque fibreuse. Placés bout à bout, ils ne tardent pas à se souder par les points qui se correspondent et donnent ainsi un *tissu fibroïde* dans lequel toutefois on reconnaît encore çà et là quelques fibres fibro-plastiques distinctes. Enfin celles-ci s'effacent à leur tour et le tissu fibreux ou conjonctif est définitivement formé. Les diverses phases de l'évolution de ce tissu peuvent quelquefois s'observer sur le même embryon, dans les différentes parties du même organe. On peut les rencontrer aussi dans les productions accidentelles qui renferment du tissu conjonctif ou du tissu fibreux. Enfin, les éléments transitoires que nous venons de décrire deviennent définitifs dans certaines tumeurs qui en sont exclusivement composées, et que M. Lebert a désignées pour ce motif sous le nom de *tumeurs fibro-plastiques*.

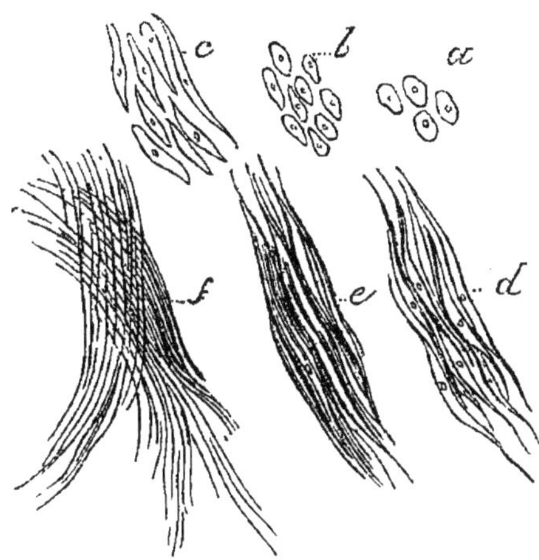

Fig. 5. — Formation du tissu conjonctif, par évolution des éléments fibro-plastiques.

On s'étonne peut-être de voir que le tissu conjonctif et le tissu fibreux (qui ne sont qu'un même tissu plus ou moins condensé) puissent l'un et l'autre se développer suivant deux mécanismes entièrement différents : le premier, dans lequel le blastème s'organise immédiatement en fibres; le second, dans lequel la fibre ne se montre que comme le dernier résultat d'une évolution compliquée. Cela est en désaccord non-seulement avec la théorie des unitaires, mais encore avec l'idée instinctive qu'on se fait de la simplicité des lois de la matière. Comment comprendre en effet que le même résultat puisse être produit par des causes et des mécanismes différents? Je reconnais qu'un pareil phénomène est difficile à concevoir, mais il n'est pas sans exemple dans la nature. Ne savons-nous pas que certains végétaux se reproduisent à la fois par des germes et par des boutures, et que certains animaux inférieurs peuvent se multiplier par ovulation, ou par germination? Je pourrais opposer également au phénomène de la gemmation par des parents, celui de la génération spontanée; mais ce phénomène est nié par beaucoup d'observateurs éminents; il n'en est pas moins vrai que le premier être de chaque espèce, quoique semblable à ses descendants, est né autrement qu'eux, et n'a pas traversé les mêmes phases embryonnaires. La nature nous enseigne, par conséquent, que l'identité des résultats organiques n'implique pas l'identité du travail d'organisation.

Ce n'est pas un fait à expliquer; c'est un fait à admettre, parce qu'il est évident. Qui osera dire, après cela, que ce qui est possible pour un organisme tout entier, ne soit pas possible pour les parties qui le composent? Cessons donc de nous étonner que les fibres du tissu conjonctif ou du tissu fibreux puissent se former de deux manières différentes. L'histoire du travail d'ossification aurait dû déjà nous habituer à cette idée, car le tissu osseux peut se former de quatre manières très-distinctes : 1° Par *ossification directe* du tissu conjonctif sans aucune intervention d'éléments cartilagineux. 2° Par l'intervention d'*éléments cartilagineux* très-passagers, qui ne revêtent pas la forme de tissu cartilagineux. C'est l'ossification *par envahissement.* 3° Par l'ossification d'une masse préexistante de tissu cartilagineux. C'est l'ossification *par substitution.* 4° Par une sorte de végétation de la masse cartilagineuse épiphysaire, qui passe successivement de l'état de tissu cartilagineux à l'état de tissu chondroïde, puis à l'état de tissu spongoïde, avant d'arriver à l'état osseux. C'est ce que j'ai décrit sous le nom d'*ossification par évolution.* Qu'on ramène, si l'on veut, à l'unité les trois derniers modes d'ossification où des éléments cartilagineux précèdent directement ou indirectement les éléments osseux, et il restera encore deux espèces bien différentes d'ossification, caractérisées respectivement par l'intervention ou par la non-intervention des éléments transitoires du cartilage.

Enfin, dans le phénomène de la nutrition des tissus adultes, la plupart des parties du corps se reforment molécule à molécule, sans qu'on puisse, soit à l'œil nu, soit au microscope, saisir dans cet incessant travail d'organisation les périodes transitoires qu'on observe dans le développement embryonnaire. Les noyaux et les cellules sont étrangers à la nutrition et à l'accroissement du tissu élastique, du tissu des cordons nerveux, du tissu fibreux, du tissu musculaire, et même à l'hypertrophie si fréquente de ces deux derniers tissus. Si l'on a dit le contraire, ce n'est pas pour l'avoir observé, mais parce qu'il fallait l'admettre sous peine de renoncer au dogme de l'unité et à la théorie cellulaire.

Nous avons dû repousser énergiquement cette théorie trompeuse, mais nous ne méconnaîtrons pas les services qu'elle a rendus à la science, en provoquant d'immenses recherches et en soutenant le courage des micrographes dans l'étude fatigante, minutieuse et interminable, qu'ils avaient entreprise. Elle a été comme le mirage qui rend l'espérance au voyageur égaré dans les sables, et de même que les alchimistes, en poursuivant le *grand œuvre*, ont créé la chimie, de même les micrographes, en cherchant l'unité, ont créé l'histologie. Ne soyons donc pas trop sévères envers la théorie cellulaire, sans elle peut-être l'histologie ne serait pas encore devenue une science. Aujourd'hui, le rêve s'est évanoui, mais il reste une riche moisson de faits.

§ 2. — Théorie du développement continu (théorie de M. Virchow.)

Après les quelques années d'enivrement qui avaient suivi la promulgation de la théorie histogénique de Schleiden, Schwann et Muller, on commençait à ouvrir les yeux, et, en présence des observations sans nombre qui établissaient non-seulement au point de vue de l'histologie, mais encore au point de vue de l'histogénie pure, la diversité primordiale des éléments organiques, la théorie cellulaire s'écroulait de toutes parts, lorsque M. Virchow entreprit de restaurer la doctrine unitaire en fusionnant une idée de M. Remak avec une idée de M. Reichert.

M. Virchow a beaucoup de talent. Il manie avec habileté une langue qu'il sait à volonté rendre claire ou obscure, suivant les exigences de l'idée qu'il expose. Travailleur passionné, doué d'une imagination pleine de ressources, il excelle à trouver des rapports nouveaux, à forcer les rapprochements entrevus par ses prédécesseurs, à remanier, par d'ingénieuses interprétations, les faits qu'on pourrait lui opposer, à éclairer l'inconnu par l'inconnu, et à simplifier toutes choses par des généralisations transcendantes. Puis il a la foi, qui décuple les forces d'un homme, et qui rayonne autour de lui, sur tous ceux qui l'approchent. Il croit à l'unité d'organisation, à l'unité absolue; c'est pour lui un dogme, un principe d'ordre supérieur qui renferme la solution de tous les problèmes, et c'est merveille de voir avec quelle fécondité d'invention il découvre entre les choses les plus dissemblables des points de similitude, avec quelle force d'induction il en conclut que ces choses sont analogues, avec quelle puissance d'abstraction il transforme cette analogie en identité.

Il serait injuste de lui opposer aujourd'hui les opinions contradictoires qu'il a pu émettre à l'époque où sa théorie était encore en voie d'enfantement. Il n'est donné à personne d'arriver subitement à la conception d'un idéal, de se soustraire tout à coup à l'influence du milieu ambiant; le novateur le plus intrépide a des ressouvenirs involontaires qui, pendant quelque temps du moins, viennent s'imposer à son esprit et rompre l'harmonie de ses méditations. Mais cette période d'hésitation est passée maintenant pour M. Virchow. Sa théorie est complète; son monument est achevé.

J'ai eu plusieurs fois l'occasion, dans mes publications précédentes, de mentionner et même de discuter le point fondamental de sa doctrine: mais je n'avais pas cru devoir exposer méthodiquement cette doctrine, dont les éléments, épars dans divers écrits de l'auteur, n'avaient pas encore été coordonnés par lui avec une précision suffisante. Il y avait d'ailleurs des idées qui me paraissaient si... hardies, que je craignais d'avoir mal compris le sens de certains passages. Aujourd'hui, ayant sous les yeux la traduction française de la *Pathologie cellulaire* de M. Virchow, *deux fois revue par l'auteur* (1), j'ai dû me rendre à l'évidence et me réconcilier avec mon maître d'allemand. Ce qui me semblait obscur n'est pas devenu plus clair, et ce qui m'étonnait continue à m'étonner encore, mais je suis rassuré du moins sur l'exactitude de l'interprétation littérale, et, s'il arrivait que je n'eusse pas toujours parfaitement compris la pensée de M. Virchow, ce serait de ma part une erreur tout à fait involontaire.

M. Remak, en 1852, étudiant le mode de formation des cellules par génération *endogène*, avait cru reconnaître que toute cellule naissait dans une cellule mère, que les cellules blastodermiques elles-mêmes, dites cellules primaires, résultaient de la segmentation du vitellus, que cette segmentation était due à la division de l'ovule en cellules, et que l'ovule enfin n'était qu'une cellule mère développée

(1) Rudolf Virchow, *Cellular Pathologie in ihrer Begründung auf physiologische und pathologische Gewebelehre*. Berlin, 1859, in-8, trad. franç. par Paul Picard, Paris, 1861, in-8 (*la Pathologie cellulaire basée sur l'étude physiologique et pathologique des tissus*).

dans une cellule ovarique. M. Remak ajoutait, en terminant son mémoire, que, selon toute probabilité, la loi du développement endogène, aux dépens de cellules préexistantes, régissait aussi la formation des néoplasmes. « Je hasarde, disait-il, la conjecture que les tissus pathologiques ne se forment pas plus que les tissus normaux dans un blastème extracellulaire, mais qu'ils sont les descendants ou les produits (*Abkömmlinge oder Erzeugnisse*) des tissus normaux (1). » Cette doctrine de M. Remak pouvait se résumer en une formule ainsi conçue : *Omnis cellula in cellulâ.*

M. Virchow adopta la théorie précédente; toutefois, admettant, outre la génération endogène, la génération *scissipare,* bien connue avant lui, et la génération *par bourgeonnement* (génération surculaire de Henle), il modifia la formule en disant : *Omnis cellula è cellulâ.*

Normale ou pathologique, la cellule se comporte comme un individu. Elle naît d'une cellule préexistante, comme un animal naît de ses parents. De même que tout être descend en droite ligne d'un être primordial perpétué par la génération, de même toute cellule descend de mère en fille, par une généalogie ininterrompue, de l'une de celles qui existaient déjà au sixième jour de la création. « Il n'y a pas de création nouvelle; elle n'existe pas plus pour les organismes complets que pour les éléments particuliers (2). » M. Virchow avait déjà dit ailleurs : « De même que la physiologie, l'histogénie pathologique doit combattre la théorie de la génération spontanée; il n'y a pas de principes divers pour le développement des tissus normaux et morbides (3). »

Je ne suis ici que simple narrateur. Je n'ai pas à examiner le problème des générations spontanées. Il y a encore des esprits difficiles qui, mettant de côté la question de sentiment, attendent, avant de se prononcer, qu'on ait trouvé le germe d'un grand nombre d'êtres dont l'origine est jusqu'ici tout à fait inconnue. Il y en a d'autres qui, se reportant aux époques successives où d'innombrables espèces animales ou végétales naissaient ou disparaissaient au gré des conditions changeantes de la planète, se demandent par quel *veto* de la destinée la matière organique aurait été privée depuis hier des pro-

(1) R. Remak, *Ueber extracellulare Entstehung thierischer Zellen, und über Vermehrung derselben durch Theilung*, dans *Müller's Archiv,* Berlin, 1852, in-8, p. 47-57.

(2) *Pathol. cellulaire,* p. 23.

(3) Lettre au rédacteur de la *Gazette hebdomadaire,* dans le numéro de ce journal du 16 février 1855, t. II, p. 125. M. Virchow n'a pas la primeur de ce raisonnement par analogie; M. Remak avait dit, à la page 49 de son mémoire sus-mentionné : « Le développement extracellulaire des cellules animales me paraît tout aussi invraisemblable que la génération équivoque des organismes. »

priétés plastiques dont elle a joui pendant des millions d'années; pour ceux-là la génération spontanée, loin d'être, comme quelqu'un l'a dit, un scandale physiologique, est en harmonie parfaite avec les lois qui ont, depuis l'origine des êtres, présidé au développement de la vie sur le globe; certaine dans le passé, elle est probable dans le présent, et elle le sera jusqu'à ce que *tous* les phénomènes qu'on lui attribue aient été rattachés par des preuves directes et sans réplique à un mode de génération qui lui a évidemment succédé, et qui ne fait que conserver ce qu'elle a produit.

Quoi qu'il en soit, cette question est encore en litige, et l'histoire de la physiologie dans ces dernières années montre suffisamment qu'elle n'est pas de celles qu'on peut trancher par une simple affirmation. Mais admettons que M. Virchow ait eu pour se prononcer des raisons décisives. Admettons que son raisonnement par analogie, au lieu de reposer sur une base encore douteuse, repose sur un principe tout à fait certain. Il n'y a pas de génération spontanée pour les individus. Qu'est-ce à dire? Une cellule est-elle un individu? M. Virchow le pense. « Chaque animal, dit-il, représente une somme d'unités vitales qui portent chacune les caractères complets de la vie. Ce n'est pas dans un point limité d'une organisation supérieure, dans le cerveau de l'homme, par exemple, que l'on peut trouver le caractère de l'unité de la vie; on le trouve bien plutôt dans l'arrangement régulier, constant, de l'élément distinct (*sic*). On voit donc que l'organisme élevé, que l'individu, résulte toujours d'une espèce d'organisation sociale, de la réunion de plusieurs éléments mis en commun : c'est une masse d'*existences individuelles* dépendantes les unes des autres, mais cette dépendance est d'une nature telle que chaque élément a son activité propre, et même lorsque d'autres parties impriment à l'élément une impulsion, une excitation quelconque, la fonction n'en émane pas moins de l'élément lui-même, et *ne lui en est pas moins personnelle* (1). »

Ailleurs, étudiant le rôle respectif de la cellule et du noyau, il s'exprime ainsi : « Le noyau (2) sert peu à la fonction, à l'action spécifique de l'élément; il contribue beaucoup plus au maintien et à la multiplication des éléments vivants (3). La fonction spécifique, qu'on pourrait, en se plaçant à un point de vue plus restreint, désigner sous le nom de *fonction animale*, se manifeste d'une manière très-

(1) *Pathologie cellulaire*, p. 12.
(2) *Pathologie cellulaire*, p. 9.
(3) M. Virchow se plaint toutefois, p. 5, qu'on a « exagéré l'action du noyau dans le développement de l'élément cellulaire. »

nette dans les *cellules* musculaire, nerveuse, glandulaire; leurs propriétés de contraction, de sensation, de sécrétion, semblent n'avoir aucun rapport direct avec le *noyau;* mais ce dernier maintient l'existence d'un élément qui reste *intact au milieu de la fonction* (1), qui ne se détruit pas et *conserve son autonomie.* »

En lisant ces passages, je me suis souvenu, malgré moi, de la vieille doctrine du macrocosme et du microcosme, si hardiment émise par Hohenheim, dit Paracelse, et si ingénieusement développée par ses successeurs. Le macrocosme, c'était l'univers; les astres étaient des êtres raisonnables, avec leurs amours et leurs haines, leurs vices et leurs vertus. Le microcosme, c'était l'ensemble des êtres partiels qui composaient un être macrocosmique. L'homme, type du microcosme, était l'image fidèle, la représentation en petit de l'organisation du macrocosme. Le globe terrestre avait, comme le corps humain, ses solides et ses liquides, son cœur qui était l'océan, ses pulsations qui étaient les marées, sa circulation par les fleuves et les courants marins, son squelette de rochers, ses chairs de terre, sa chevelure de forêts, et sa veine cave, qui était le grand tunnel central, percé de l'un à l'autre pôle par l'imagination de Kircher (2); il avait même ses maladies, car l'éclair était un éblouissement, et le tremblement de terre une attaque d'épilepsie; et les êtres du microcosme étaient les unités vitales de la terre, comme la terre et les astres étaient les unités vitales du macrocosme; et Paracelse en concluait que tout était vivant dans l'univers, qu'il n'y avait pas de matière morte, qu'il ne pouvait pas y avoir de génération spontanée et que toute chose provenait d'une semence préexistante (3). On voit que l'homme était dans le macrocosme, ce qu'est aujourd'hui dans le microcosme la cellule élémentaire, et si les disciples de Paracelse avaient connu les éléments histologiques, on les aurait vus passer de la cellule à l'animal, comme ils passaient de l'animal à la planète, de la planète à l'univers. Merveilleuse conception métaphysique où toute chose a son *paradigme* (4) dans une chose plus grande, et son

(1) Nous avons relaté ce membre de phrase en consultant l'*errata* de l'édition française, p. 29.

(2) Voyez surtout Sachs de Lewenheimb, *Oceanus macro-microcosmicus, seu dissertatio epistolica de analogo motu aquarum ex et ad oceanum, sanguinis ex et ad cor*. Breslau, 1664, in-8.

(3) En fait, Paracelse croyait, et croyait plus que de raison, à la génération spontanée; mais en théorie, il admettait que les êtres nés ainsi avaient pour *mère* la matière organique et pour *père* le soleil ou la lune.

(4) Le paradigme de Paracelse est le modèle, l'idéal, d'après lequel toutes choses ont été créées; c'est l'archétype de l'unité universelle.

image dans une chose plus petite, où un seul principe, une seule loi régit tout ce qui existe, depuis l'atome impalpable jusqu'à l'insondable nébuleuse ! Mais la science n'est pas la métaphysique. Elle demande autre chose que des impressions ou des aspirations ; il lui faut des preuves, et les choses indémontrables ne rentrent pas dans son domaine. Une imagination poétique peut trouver quelque analogie entre le mode d'existence d'un être vivant et celui d'une planète, comme lui formée de matière, offrant comme lui une structure déterminée, ayant comme lui ses évolutions et ses âges. Une autre rêverie peut révéler d'autres analogies entre le mode d'existence de cet être et celui des éléments anatomiques qui le composent, et qui, comme lui, ont leur croissance et leur déclin. Mais il n'en résulte pas qu'une planète soit un être, ni qu'une cellule soit un être. Il n'en résulte pas que le mode d'existence d'un astre, ou celui d'un élément histologique, soit pareil à celui d'un individu, que ces trois modes d'existence, ou seulement deux d'entre eux, soient régis par les mêmes principes, et lorsque M. Virchow, partant de ce principe qu'il n'y a pas de génération spontanée pour les individus, en conclut qu'il n'y en a pas davantage pour les cellules, il me rappelle Paracelse qui, par une induction semblable, allait chercher dans l'étude des astres une preuve transcendante contre cette même génération spontanée.

Reprenons maintenant l'exposé de la théorie de M. Wirchow et voyons comment cet auteur s'y est pris pour concilier avec les faits pathologiques le principe de M. Remak que toute cellule vient d'une cellule.

Tout en reconnaissant que les cellules peuvent se multiplier par *prolifération* (le mot est de M. Virchow, mais la chose avait été indiquée et décrite par ses prédécesseurs), les partisans de la théorie cellulaire admettaient que la plupart des cellules se formaient par l'organisation d'un blastème. Ce blastème n'avait de nouveau que le nom ; c'était le suc nourricier des anciens, c'était la lymphe plastique, la lymphe coagulable, admise par tout le monde depuis Hunter ; c'était toute substance organisable apportée par les vaisseaux et déposée par exsudation dans les tissus ou à leur surface. Schwann et Muller, en s'efforçant de démontrer que tout blastème qui s'organise passe d'abord par l'état cellulaire, avaient cru ramener à l'unité tous les phénomènes de plasticité normale ou pathologique. Il restait, toutefois, aux anti-unitaires la ressource de dire que les cellules qui naissent dans le blastème présentent, suivant les tissus et suivant les maladies, des formes et des dimensions très-variables, que les résultats de leur évolution ultérieure sont plus variables encore, que ces différences, manifestées dès l'origine, aggravées plus tard, dépendent de la différence des conditions au milieu desquelles se forment les cellules, qu'en d'autres termes la diversité des propriétés des cellules prouve la diversité des propriétés du blastème, c'est-à-dire la multiplicité des blastèmes. Cette objection capitale contre le système des unitaires sera amplement développée plus loin. Elle est pressante ; mais M. Virchow a tranché la difficulté en niant l'existence même des blastèmes.

Ce n'est évidemment qu'un jeu de mots, car il n'a jamais commis l'absurdité, que quelques lecteurs superficiels lui prêtent aujourd'hui, de prétendre que l'accroissement normal, la nutrition, l'hypertrophie, l'organisation et le développement des productions accidentelles puissent s'effectuer aux dépens des tissus préexistants, sans l'arrivée et le concours d'une substance nouvelle. Un os pèse aujourd'hui 100 grammes; plus tard il pèsera 500 grammes; il aura donc gagné 400 grammes de matière pondérable qui, n'ayant pu s'engendrer de rien, aura nécessairement été apportée par la circulation. Ce que M. Virchow a nié, ce n'est donc pas l'existence de la matière du blastème, mais la *théorie de l'évolution du blastème*, à laquelle il a substitué la *théorie de la prolifération* des éléments organisés. Suivant lui, les éléments nouveaux ne naissent jamais de toutes pièces dans une substance amorphe ; ils sont engendrés, *proliférés* par des cellules normales préexistantes. Il conteste à la substance du blastème les propriétés actives qu'on lui accorde généralement; il transporte cette activité dans les cellules déjà formées, qui sont autant « d'unités vitales portant chacune en elle-même les caractères complets de la vie, » mais la matière même du blastème est aussi indispensable à cette théorie qu'à celle qu'elle a la prétention de remplacer, et quoique l'auteur combatte sans cesse (par un autre jeu de mots) ce qu'il appelle la *théorie de l'exsudation*, il n'en est pas moins évident que la substance organisable ou, si l'on veut, assimilable, à l'aide de laquelle ses cellules se nourrissent et se multiplient, est apportée par le sang, qu'elle ne peut se fixer quelque part qu'en sortant des vaisseaux, qu'elle ne peut en sortir que par *exsudation.*

Il faut avouer aussi que c'est un peu la faute de M. Virchow si on lui a prêté, relativement au blastème et à l'exsudation, des opinions contraires au plus simple bon sens. Nulle part il n'a donné les explications qu'on vient de lire. Il n'a écrit le mot blastème, le mot exsudation que pour réfuter ce qu'en ont dit ses prédécesseurs ; il ne s'en est pas servi dans l'exposé de ses propres idées; il ne s'est pas préoccupé de la matière première, de la substance amorphe qui sert d'aliment à ses cellules et sans laquelle elles ne pourraient ni croître ni se reproduire. Ne parlant pas du blastème, ne le désignant même pas par une périphrase, il a pu croire qu'il en avait fini avec des difficultés qu'il n'avait seulement pas abordées. Il s'agit pourtant de se prononcer sur la question de savoir si des tumeurs dont la composition chimique est très-différente, un lipôme, un chondrôme, un ostéôme, peuvent se former aux dépens des mêmes sels, des mêmes principes immédiats ? Poser ainsi la question, n'est-ce pas la résoudre ? Il y a tel point de l'économie qui ne renferme à l'état normal ni graisse, ni cartilage, ni os, et où peuvent pourtant naître et croître, suivant les cas, des productions accidentelles de tissu adipeux, de tissu cartilagineux, de tissu osseux. Les matériaux respectifs aux dépens desquels ces tissus pathologiques se forment et se nourrissent, ou, si l'on veut éviter cette longue périphrase, leurs blastèmes doivent renfermer l'un des substances grasses, l'autre de la chondrine, le troisième des sels calcaires. Ils sont donc différents les uns des autres, comme ils le sont du blastème normal du tissu où la production accidentelle a pris naissance. On voit qu'en dernière analyse la théorie de M. Virchow n'échappe pas à l'objection qui saperait dans sa base le système unitaire de Schwann et de Muller, quand même tout ce que ces auteurs ont dit de l'évolution ultérieure des cellules et de leur rôle universel dans le développement de toute chose organisée serait parfaitement démontré. Toutefois, il faut reconnaître qu'en éliminant les blastèmes, M. Virchow a rendu cette objection moins directe, moins saisissante, qu'il s'est placé dans une position où elle ne peut l'atteindre que par ricochet.

Mais il reste exposé à toutes les autres objections auxquelles la théorie cellulaire donne prise, car il n'y a en réalité qu'un seul point de différence entre sa théorie et celle de M. Schwann. Celui-ci pensait que le noyau se formait autour du nucléole, la cellule autour du noyau ; M. Virchow fait naître autrement la cellule ; mais à partir du moment où la cellule existe, les deux théories ne diffèrent plus que par des détails accessoires. Par exemple, M. Schwann avait démontré d'une certaine manière l'identité de la cellule animale et de la cellule végétale. M. Virchow, trouvant cette démonstration défectueuse, en a donné une autre qu'il croit meilleure, bien qu'elle soit subtile dans le fond et obscure dans la forme. Mais ce qui n'est pas obscur, c'est la conclusion. « C'est en partant de ce principe, dit-il (1), c'est en

(1) *Loc. cit.*, p. 7.

dépouillant la cellule de tout ce qui lui est ajouté par un développement ultérieur que l'on obtient un élément simple, partout conforme, toujours analogue, qui se retrouve dans les organismes vivants avec une constance remarquable. Cette constance nous permet précisément d'affirmer de la manière la plus positive que la cellule est bien cet élément caractérisant tout ce qui a vie, sans la préexistence duquel aucune forme vivante ne peut exister et auquel sont liées la marche et la conservation de la vie. C'est seulement depuis que l'idée de la cellule a été aussi nettement limitée (et malgré les reproches d'obstination et de pédantisme qui m'ont été faits (1), je me flatte d'avoir toujours défendu cette opinion), c'est depuis lors, dis-je, que l'on est arrivé à une forme simple, que nous retrouvons partout, et qui, malgré quelques différences de volume et de forme extérieure, est toujours la même dans ses composants essentiels. »

La théorie de M. Virchow, dite du *développement continu*, n'est donc en fait que la théorie cellulaire, avec ceci de plus qu'elle ne laisse pas même la ressource d'invoquer la multiplicité des blastèmes et qu'elle affirme, par conséquent, d'une manière encore plus absolue le dogme de l'unité. Dès lors, toute notre argumentation contre la théorie cellulaire s'applique à plus forte raison à la théorie du développement continu (voyez plus haut pages 52 à 58). Je me bornerai à rappeler ici qu'il y a des éléments anatomiques qui se forment directement dans le blastème, aux dépens de ce blastème, sans avoir jamais passé par l'état de cellules, et que ce phénomène, facile à constater dans beaucoup de cas très-divers, est tout particulièrement évident lorsqu'il se forme du tissu conjonctif ou fibreux, soit dans les fausses membranes des séreuses, soit dans la gangue des cartilages. M. Kölliker n'a pas été peu embarrassé lorsqu'il a voulu interpréter ces faits : « Si l'on doit regarder comme un fait certain, dit-il, que le tissu conjonctif physiologique se fait par des cellules, il n'est pas dit pour cela qu'*une substance tout à fait analogue au tissu conjonctif, sous le rapport chimique et morphologique,* ne puisse être produite aussi d'une manière différente. Nous savons que la substance

(1) C'est uniquement pour ne pas tronquer la citation que j'ai reproduit cette parenthèse, car j'ignore où, quand et comment M. Virchow a été en butte aux reproches dont il parle. Il m'est au contraire resté de mes lectures cette impression que M. Virchow est un chef d'école heureux s'il en fut jamais, en ce sens qu'il a été bien plus souvent encensé que critiqué; il faut bien qu'il en ait été ainsi, et que l'opinion publique exprimée par la presse lui ait toujours paru favorable pour qu'il se soit cru autorisé à dire, p. 57 : « Jusqu'à présent, et ceci vient victorieusement à mon aide, *j'ai toujours eu raison dans toutes les discussions* sur la bénignité ou la malignité des tumeurs. »

fondamentale des cartilages, lorsqu'elle se convertit en fibres, devient très-semblable au tissu conjonctif; que les exsudations fibrineuses peuvent se transformer en une substance fibrillaire qu'il est difficile, *peut-être impossible* de distinguer du véritable tissu conjonctif (1). » Le tour de phrase est heureux. Il se forme souvent, sans l'intervention des cellules, des éléments fibrillaires qui composent un tissu qu'on ne peut pas distinguer du tissu conjonctif; mais qui sait? Il y a peut-être quelque différence entre ce tissu conjonctif, né sans cellules, et le tissu conjonctif qui a obéi à la théorie cellulaire? Eh bien, soit, réalisons d'un trait de plume l'espérance de M. Kölliker; accordons que la chimie et la microscopie nous trompent; faisons deux tissus différents de ces tissus identiques; admettons que le second soit seul légitime, qu'il ait seul droit au nom de tissu conjonctif. En résultera-t-il que l'autre, le faux tissu conjonctif, ne soit pas un tissu? On peut lui ôter son nom, il lui reste toujours ses fibres, et celles-ci, nées dans une substance amorphe, sans cellules, sans noyaux, sans nucléoles, sans germes d'aucune sorte, prouvent à la fois qu'il y a une génération spontanée pour les éléments anatomiques et que la cellule n'est pas l'élément générateur de tous les tissus.

Le seul unitaire qui ait compris toute la gravité de cet argument est M. Reichert. Les grands dangers inspirent les grands sacrifices, et pour sauver un principe on peut bien déshériter un tissu, surtout quand ce tissu s'appelle le *tissu conjonctif*, et quand, d'ailleurs, on a soi-même sur la *substance conjonctive* des idées particulières (qui seront exposées plus loin). M. Reichert a donc tout simplement déclaré qu'il n'y avait ni fibres ni fibrilles dans le tissu conjonctif. Voilà un homme logique, qui comprend les nécessités d'une situation et qui ne craint pas de les attaquer en face en prenant le taureau par les cornes. Si M. Virchow, qui a incorporé dans son système la théorie de la substance conjonctive de M. Reichert, avait osé aller jusqu'au bout et nier, lui aussi, les fibres et les fibrilles du tissu conjonctif, il eût été presque impossible d'entrer dans une citadelle si bien défendue. Mais sa foi en l'unité, — toute chose a ses limites, — n'a pu aller jusqu'à lui faire méconnaître l'existence de ces éléments, leur nature fibrillaire, leur origine non cellulaire. Il a donc, de ses propres mains, introduit dans la place le cheval de bois si fatal à Ilion.

Déjà, en 1851, dans ses deux mémoires sur l'*Identité des corpuscules des os, des cartilages et du tissu conjonctif*, et sur la *Structure*

(1) Kölliker. *Éléments d'histologie humaine,* traduction française par MM. Béclard et Sée, deux fois revue par l'auteur. Paris, 1856, grand in-8, p. 85.

du tissu de substance conjonctive (1), M. Virchow avait établi que les fibres du tissu conjonctif proviennent de la division fibrillaire de la substance intercellulaire d'abord muqueuse et gélatineuse; il a reproduit cette opinion dans sa lettre du 7 février 1855, adressée au rédacteur de la *Gazette hebdomadaire* (2). Enfin il l'a maintenue dans sa *Pathologie cellulaire*, et on doit lui en savoir gré, car il eût pu aisément la passer sous silence. Il est vrai qu'il a évité de la mettre en évidence, mais il n'était pas obligé de le faire, nul n'étant tenu de se suicider. Voici les deux passages qui s'y rapportent. L'auteur vient d'examiner les opinions contradictoires de MM. Schwann, Henle et Reichert sur la formation du tissu conjonctif. « Contre Schwann, dit-il, j'ai fait voir que la division des cellules en fibrilles ne s'effectue pas; ce que nous représente le tissu conjonctif répond à l'*ancienne substance intermédiaire uniforme* (3). » Et un peu plus loin : « Dans la plupart des cas, la *substance intercellulaire* forme la plus grande partie du tissu conjonctif (4). » Or, la *substance intermédiaire uniforme*, la *substance intercellulaire*, c'est la matière non encore organisée qui, à la fois, unit et sépare les cellules embryonnaires. C'est sous un autre nom ce qu'on appelle le blastème. Blastème ou non, cette matière amorphe forme des fibres qui ne procèdent pas de cellules et qui naissent par un mécanisme tout spécial représenté plus haut sur notre figure 4 (voyez page 55). Ce fait d'observation est supérieur à tous les raisonnements, à toutes les hypothèses histogéniques. J'ignore si M. Virchow a trouvé le moyen de le concilier avec son système, mais cette conciliation me paraît bien difficile.

Au surplus, il ne faut désespérer de rien, car M. Virchow a fait une chose non moins difficile en appliquant à la pathologie sa théorie du développement continu. Il s'agissait de prouver que toute cellule cancéreuse, fibro-plastique, tuberculeuse, purulente ou autre, procède directement, ou par une série non interrompue de générations, de l'une des cellules normales de l'organisme.

Pour que toutes les productions accidentelles puissent être rapportées à l'évolution et à la multiplication de germes cellulaires préexistants, il faut de toute nécessité que ces germes existent normalement partout où peuvent naître des éléments pathologiques. Or, si

(1) *Verhandlungen der Physikalisch-Medicinischen Gesellschaft in Würtzburg*, Bd. II, s. 150, 314. Erlangen, 185?, in-8 (séances des 15 mars et 1er novembre 1851).

(2) *Gazette hebdomadaire*, 16 février 1855, t. II, p. 125.

(3) *Pathologie cellulaire*, p. 38.

(4) *Idem*, p. 38-39.

l'on excepte les poils, les ongles et quelques organules de fort minime importance, toutes les parties du corps, tous les tissus, tous les organes, peuvent devenir le siége de productions anormales organisées. Il faut donc supposer en premier lieu qu'il y a partout des cellules ou des germes de cellules non-seulement chez l'embryon, mais encore chez l'adulte. Il faut supposer, en outre, qu'il y a un élément cellulaire commun à tous les tissus où peut se former une même espèce de production accidentelle.

Si l'on ne faisait pas cette dernière supposition, il serait tout à fait impossible d'expliquer par la théorie du développement continu la formation de certaines tumeurs qui naissent dans les organes les plus divers et qui présentent, quel que soit leur siége, une structure identique. On conçoit que sous l'influence d'un trouble de nutrition, une cellule *a* puisse *proliférer* des cellules pathologiques construites sur un type tout à fait différent de celui de leur mère. Mais ce qu'on conçoit difficilement, c'est qu'une cellule *b*, entièrement différente de la cellule *a*, engendrant comme elle une lignée monstrueuse, puisse procréer des cellules pathologiques construites identiquement sur le même type que les cellules pathologiques nées de la cellule *a*.

Il y a certainement moins de différence morphologique entre un singe et un homme qu'entre une cellule hépatique et un corpuscule osseux. Si l'on apprenait qu'une femme et une femelle de singe ont donné le jour à deux petits monstres qui ne présentent aucun des caractères de leurs espèces respectives, on serait déjà surpris; mais si l'on apprenait que ces deux petits monstres sont absolument semblables entre eux, comme deux frères jumeaux, on serait bien plus surpris encore. L'identité des deux espèces de cellules pathologiques issues des cellules *a* et *b* sous l'influence d'une maladie serait tout aussi embarrassante que celle des deux monstres en question.

Il faut donc supposer, je le répète, qu'il y a un élément cellulaire commun à tous les tissus où peuvent se former des éléments pathologiques de même espèce.

Et comme tous les tissus vasculaires peuvent donner naissance à des cellules de pus, à des cellules cancéreuses, à des cellules fibroplastiques, etc., il faut qu'il y ait dans l'économie un élément germinatif à peu près universel, répandu dans les muscles, dans les viscères, dans les os, dans la peau, dans les nerfs, etc.

M. Virchow a parfaitement compris cette nécessité, et c'est alors qu'il a ingénieusement combiné l'idée du développement continu empruntée à M. Remak, avec l'hypothèse de M. Reichert sur la substance conjonctive.

On voudra bien m'excuser d'exposer en abrégé cette hypothèse. Elle joue un si grand rôle dans la doctrine des tumeurs qui fleurit aujourd'hui en Allemagne, que je ne puis me dispenser d'en parler, et elle est si peu connue en France, que je suis obligé, pour être compris, d'en donner au moins une esquisse.

Certains tissus, comme l'épiderme, se composent exclusivement de cellules simplement juxtaposées. D'autres tissus, comme le cartilage, renferment, outre les cellules qui les caractérisent, une *substance intercellulaire* qui à la fois sépare et unit les cellules, qui les cimente, et qui, dans le cas particulier du cartilage, porte le nom de *gangue* ou de *substance fondamentale du cartilage*.

La substance intercellulaire, qui, dans le cartilage et dans plusieurs autres tissus, a pour fonction de relier entre eux les éléments cellulaires ou d'origine cellulaire, est désignée aujourd'hui en Allemagne sous le nom de *substance conjonctive* (*Bindesubstanz*), et d'après cela les tissus qui renferment cette substance s'appellent les *tissus de substance conjonctive* (*Gewebe der Bindesubstanz*).

Il ne faut pas confondre les mots *tissu conjonctif* et *tissu de substance conjonctive*. Le tissu conjonctif proprement dit, l'ancien tissu cellulaire de Bichat, n'est qu'un des tissus très-divers qui forment le groupe des tissus de substance conjonctive. Le tissu cartilagineux, le tissu osseux, le tissu élastique, le tissu muqueux ou gélatineux de l'embryon, le tissu du corps vitré, sont rangés aussi parmi les tissus de substance conjonctive. On voit que la substance conjonctive présente tous les degrés de consistance, depuis la gelée presque liquide du corps vitré, jusqu'à la dure gangue des os.

Le caractère général de cette substance est d'être une sorte de ciment amorphe, une *substance de soutien*, sans organisation véritable, sans cellules bien entendu, mais aussi sans fibres; de telle sorte que le tissu conjonctif proprement dit, dans lequel on n'aperçoit que des fibres et des éléments cellulaires ou d'origine cellulaire dont nous parlerons tout à l'heure, ne peut trouver place dans le groupe auquel il a donné son nom qu'à la faveur d'une interprétation tout à fait transcendante.

M. Schwann avait dit que toutes les fibres du tissu conjonctif résultaient uniformément de la fissuration des cellules du blastème, préalablement allongées et amincies; chaque cellule se résolvait ainsi d'abord en un pinceau, puis en un faisceau de fibrilles. Mais M. Henle découvrit que le tissu conjonctif renferme deux espèces de fibres : les unes, incomparablement plus nombreuses, sont solubles dans l'acide acétique; les autres résistent à l'action de cet acide, et offrent d'ailleurs une disposition particulière. M. Henle, donnant à celles-là le nom de *fibres de cellules*, donna à celles-ci le nom de *fibres de noyaux*. Il pensait que, tandis que la substance même des *cellules* du blastème se résolvait en fibres solubles dans l'acide acétique, les *noyaux* subissaient une évolution particulière et toute différente, s'allongeaient et se soudaient bout à bout pour donner les *fibres de noyaux*. Il y avait donc deux éléments dans le tissu conjonctif, fibrillaires l'un et l'autre, et provenant tous deux des noyaux ou cellules du blastème. Jusqu'alors on n'y connaissait pas autre chose.

M. Reichert, qui en 1845 constitua pour la première fois le groupe des tissus de substance conjonctive, se trouva donc tout d'abord en présence d'une exception des plus embarrassantes. Il était clair, en effet, que le tissu conjonctif devait être le prototype des tissus de substance conjonctive; et il se trouvait par malheur que la substance intercellulaire de ce tissu conjonctif, sa substance fondamentale, qu'il fallait assimiler à la gangue du cartilage, qu'il fallait ranger parmi les substances amorphes, se composait exclusivement de fibres parfaitement caractérisées, innombrables, formant des faisceaux, des écheveaux, des lacis entre-croisés que tout le monde sait reconnaître après une seule leçon de microscopie.

M. Reichert ne recula pas pour si peu; et j'ai dit plus haut qu'il nia résolûment... l'existence des fibres du tissu conjonctif. Ces fibres qu'on croyait voir n'étaient que des apparences; c'étaient des stries de hasard, produites pendant la préparation par le plissement de la substance conjonctive amorphe et homogène. M. Kölliker (1) a cru devoir réfuter cette opinion, qui a fait quelques ravages en Allemagne. Quant à moi, je ne réfute pas, j'expose.

L'unité, ou si l'on veut, la fraternité du tissu conjonctif (cellulaire de Bichat) et des autres tissus de substance conjonctive une fois établie par l'analogie transcendante qu'on vient de voir, il ne restait plus qu'une petite difficulté : en privant le tissu conjonctif de ses fibres propres par une opération mentale, on avait bien réussi à y trouver une substance conjonctive amorphe qu'on pouvait dès lors comparer à la gangue amorphe des autres tissus de substance conjonctive; mais la substance conjonctive amorphe n'est que la moitié d'un tissu de substance conjonctive; l'autre moitié, ce sont les cellules ou les éléments d'origine cellulaire que cimente et conjoint la substance conjonctive. Il ne suffisait donc pas d'avoir trouvé dans le

(1) Kölliker, *Éléments d'histologie humaine*, trad. franç. par Béclard et Sée, Paris, 1856, gr. in-8, p. 82.

tissu conjonctif l'*équivalent* de la gangue du cartilage; il fallait y trouver maintenant l'*équivalent* des cellules du cartilage.

Il y avait bien les *fibres de noyau*, déjà nommées, décrites par M. Henle; mais d'une part ces fibres n'étaient pas constantes, elles ne se trouvaient que dans certaines régions; il y avait des masses de tissu conjonctif où l'on n'en voyait aucune trace; puis ces fibres, suivant M. Henle, venaient de noyaux, non de cellules. C'était des cellules qu'il fallait. L'édifice de M. Reichert était donc sans équilibre. Mais il fut consolidé, en 1851, par MM. Virchow et Donders. Ces deux habiles micrographes annoncèrent presque en même temps que les fibres dites *de noyau* du tissu conjonctif provenaient de cellules embryonnaires complètes, et non de simples noyaux; qu'en outre on trouvait souvent dans le tissu conjonctif de l'adulte des cellules fusiformes ou étoilées, c'est-à-dire présentant deux ou plusieurs prolongement filiformes. Ces *corpuscules du tissu conjonctif* (*Bindgewebekörperchen*), existant pendant toute la vie, furent considérés comme les *équivalents* des cellules du cartilage, des corpuscules osseux, et généralement des éléments cellulaires de tous les tissus de substance conjonctive. M. Virchow put donc intituler son mémoire : *De l'identité des corpuscules de l'os, du cartilage et du tissu conjonctif, etc.* (1). Il y avait bien quelques légers points de dissidence entre M. Reichert et lui, mais c'étaient des détails accessoires, et en réalité M. Virchow ne faisait que se ranger sous la bannière de M. Reichert. Il l'a d'ailleurs reconnu depuis lors, dans sa dernière publication. « Actuellement, dit-il, nous partageons l'idée émise par Reichert, et nous considérons le corps humain comme composé d'une masse plus ou moins continue de tissus appartenant à la substance conjonctive, au milieu desquels on trouve en certains points des tissus différents comme les muscles et les nerfs. D'après mes recherches, c'est au sein de cette charpente plus ou moins continue que se développe la néoplasie, d'après les lois qui régissent le développement de l'embryon (2). »

Cette substance conjonctive se retrouve partout, soit sous la forme de tissu conjonctif, soit sous la forme d'un de ses *équivalents*. Les éléments corpusculaires qu'elle renferme existent donc dans tous les organes où des productions accidentelles peuvent se développer. Ces éléments s'appellent tantôt corpuscules de tissu conjonctif, tantôt

(1) Virchow. *Die Identität von Knochen, Knorpel- und Bindgewebekörperchen, sowie über Schleimgewebe*, dans *Verhandl. der physic. medicin. Gesellschaft in Würzburg*, 1852, bd. II, s. 150.

(2) *Pathologie cellulaire*, p. 335.

corpuscules de cartilage, tantôt corpuscules osseux; il faut même avouer qu'ils ne se ressemblent guère; toutefois ils sont déclarés identiques par M. Virchow. Et c'est à cet élément presque universel, unique sous ses diverses formes, que M. Virchow attribue la formation des productions accidentelles (1).

C'est ainsi que cet auteur ingénieux a complété son système du développement continu. Il n'a pu réussir toutefois à ramener à une origine unique toutes les *néoplasies* (c'est le nom qu'il donne aux néoplasmes); car le tissu conjonctif, malgré son ubiquité, n'existe que dans l'épaisseur des tissus; les surfaces tégumentaires sont tapissées d'une couche de cellules épithéliales qui n'ont aucune analogie avec les corpuscules du tissu conjonctif, et la nature épithéliale des cellules qui constituent les cors, les durillons, les cornes, la gaîne des verrues et des végétations et les épithéliômes, est tellement évidente, qu'il est absolument nécessaire de considérer ces cellules comme des dérivés de l'épithélium, et absolument impossible de les considérer comme des dérivés du tissu conjonctif. M. Virchow a donc été conduit à attribuer une double origine aux productions accidentelles : celles qui naissent dans l'épaisseur des tissus procèdent des cellules du tissu conjonctif qui est le *tissu germinatif par excellence du corps humain;* celles qui naissent sur les surfaces tégumentaires procèdent des cellules de l'épithélium (2). Voici donc que, par la force même des choses, l'unité cherchée aboutit à une dualité inattendue.

A part ce léger détail, le système se maintient assez bien en équilibre lorsqu'on ne considère que les tumeurs solides comme les cancers, les lipômes, les chondrômes, etc., d'une part, et d'une autre part les productions déjà nommées des membranes tégumentaires. Car ces dernières productions renferment des éléments épithéliaux entièrement différents de ceux qu'on trouve dans les tumeurs plus profondes. Différence d'origine, différence de nature, cela est tout simple.

Mais il y a un élément pathologique organisé qui est parfaitement semblable à lui-même, et qui peut naître indistinctement soit à la surface du derme, soit dans l'épaisseur des organes : c'est le pus. Les globules purulents d'une phlyctène, d'une pustule reposant sur un derme non ulcéré, sont exactement semblables à ceux d'un abcès profond. Les premiers pourtant sont fils des cellules épithéliales, tandis que les autres sont fils des cellules du tissu conjonctif. M. Vir-

(1) Voyez surtout p. 334.
(2) Voyez surtout, p. 334 et 371.

chow, obligé d'assigner une double origine à un même produit, a décrit successivement ce qu'il appelle *les deux modes de formation du pus* (p. 374-381), et comme il fallait pourtant trouver entre ces deux choses identiques au moins un caractère commun, il a exprimé comme il suit la nature du pus : « *le pus n'est pas un liquide dissolvant, c'est une substance dissoute, c'est-à-dire un tissu transformé* (1). Une partie devient molle, elle se dissout en suppurant; mais ce n'est pas le pus qui cause ce ramollissement : au contraire, le pus en est le résultat, il est produit par la prolifération du tissu » (p. 375). L'idée que le pus n'est pas un liquide dissolvant ne figure pas seulement dans ce passage à titre d'antithèse, car l'auteur y revient à plusieurs reprises, ce qui n'était vraiment pas nécessaire, la question étant jugée depuis longtemps. Pourtant, page 374, parlant de la suppuration des os, il dit : « Le pus est pour nous un tissu jeune, qui, par suite du développement rapide de ses cellules, finit peu à peu par *dissoudre la substance intercellulaire la plus solide* (1). » Si cette rédaction paraît en contradiction avec la précédente, ce n'est qu'un détail tout à fait secondaire; il suffira que l'auteur, dans une prochaine édition, ajoute ou retranche quelques mots pour rétablir l'harmonie. Mais la contradiction de fait qui existe entre la double origine des globules purulents et leur uniformité me semble difficile à concilier avec les idées unitaires (2).

(1) Ce passage est en italique dans le texte.

(2) A propos de pus et de contradiction, M. Virchow nous permettra de répondre à un reproche tout gratuit qu'il a adressé aux *micrographes de l'Ouest*. Le point de notre horizon où le soleil se lève étant dirigé vers l'Allemagne, les observateurs de l'École de Paris doivent se croire compris dans cette désignation, si même ce n'est pas exclusivement à eux qu'elle s'adresse. M. Virchow, ayant bien voulu reconnaître p. 51 que « les défenseurs de la doctrine des éléments spécifiques vivent encore, » ne s'étonnera pas qu'avant de mourir ils aient lu la page 52 de son dernier ouvrage. Il n'a fallu rien moins que l'inflexible témoignage de la géographie pour que les micrographes occidentaux se soient reconnus dans cette page, où on les met en contradiction avec eux-mêmes en leur prêtant une opinion qu'ils ont toujours combattue, savoir que le tubercule est « un produit brut » et que le pus n'est pas « un produit spécifique. » M. Virchow trouve qu'ils n'ont pas été « logiques avec eux-mêmes, attendu qu'il n'y a pas plus de raison pour admettre la spécificité du cancer que pour accorder la spécificité du pus. » En premier lieu, je ne vois pas ce que vient faire ici la logique. Le pus, le tubercule et le cancer sont trois choses différentes. Ceux qui trouvent que le cancer est hétéromorphe (ou spécifique), c'est-à-dire que ses cellules sont *sui generis*, ne sont nullement tenus de trouver que le pus et le tubercule soient hétéromorphes aussi. Il n'y a entre ces trois produits aucune solidarité, à moins qu'on n'admette comme certains histosophes orientaux que le cancer soit du pus progressif et le tubercule du pus régressif. En second lieu, je me demande comment M. Virchow a pu s'imaginer que nous avions commis cette prétendue in-

En résumé :

1° Toute production organique normale ou pathologique procède de cellules ;

2° Toute cellule provient d'une autre cellule par voie de prolifération, aucune substance amorphe n'ayant la propriété de s'organiser : *omnis cellula è cellulâ ;*

3° Chez l'adulte comme chez l'embryon, il y a dans tous les tissus des cellules ou des germes de cellules qui à l'état normal président à l'accroissement et à la nutrition des tissus, et qui à l'état pathologique engendrent par prolifération les éléments de toutes les productions accidentelles ;

4° Le tissu conjonctif (ou ses équivalents), étant répandu dans toutes les parties du corps, est l'élément germinatif par excellence. Le tissu conjonctif proprement dit, en quelque point qu'on le considère, renferme toujours un certain nombre de corpuscules, dernier vestige des cellules embryonnaires, et ces corpuscules sont l'élément générateur de la plupart des productions accidentelles ;

5° Toutefois certaines productions accidentelles proviennent de la prolifération des cellules épithéliales ;

6° Il n'y a pas d'éléments hétéromorphes, puisque tous les éléments pathologiques descendent en droite ligne des cellules normales. Quelque dissemblables qu'ils puissent être, quelque hétéromorphes qu'ils puissent paraître, ils ne sont jamais spécifiques, étant tous issus des cellules embryonnaires, et étant par conséquent tous de même espèce.

Telle est la doctrine de M. Virchow ; j'y ai insisté trop longtemps peut-être, mais les idées sur lesquelles elle repose sont si différentes de celles qui ont cours en France, que quelques mots d'exposition n'eussent pas suffi pour les rendre intelligibles, et j'ai cru devoir répondre au vœu de plusieurs personnes qui, ayant lu sans succès la *Pathologie cellulaire,* m'ont prié de leur faire comprendre l'enchaînement des opinions de l'auteur. J'ai essayé de le faire pour ce qui concerne l'origine des productions accidentelles ; j'ai dû passer sous silence la plupart des applications d'un système qui embrasse la pathologie tout entière ; mais si je ne me suis pas trompé moi-même (je n'ose pas en répondre), j'en ai dit assez pour que ceux qui m'au-

conséquence, et comment un homme aussi savant que lui peut ignorer que M. Lebert et toute l'école de Paris admettent la spécificité des globules de pus. Celle des corpuscules de tubercules a été mise en doute depuis quelques années par quelques personnes, mais la grande majorité continue, à tort ou à raison, à considérer ces corpuscules comme des éléments organisés et hétéromorphes, c'est-à-dire spécifiques.

ront lu puissent ensuite saisir sans difficulté la pensée de M. Virchow en relisant son ouvrage.

Quoique je n'aie pu me dispenser de faire en passant quelques réflexions critiques, je me suis bien gardé et je me garderai bien d'entreprendre la réfutation d'un système aussi vaste et aussi compliqué. Je laisserai donc en repos la théorie des tissus de substance conjonctive; je ne chercherai pas si le tissu osseux, le tissu cartilagineux et le tissu conjonctif peuvent être ramenés à l'identité; je ne m'arrêterai pas davantage à prouver que les corpuscules du tissu conjonctif ne font pas partie essentielle de ce tissu, où on en trouve tantôt beaucoup, tantôt peu, tantôt pas du tout (1). De tout cela, le lecteur jugera à sa guise, et je me contenterai, pour ma part, de faire deux remarques :

En premier lieu, toutes les théories et toutes les hypothèses histologiques, si habilement rassemblées par M. Virchow, ont pour but de montrer qu'il n'y a pas contradiction entre le principe *omnis cellula è cellulâ* et la formation des éléments pathologiques. Cette contradiction serait absolue et flagrante, s'il n'y avait pas partout des cellules ou des germes de cellules. M. Virchow croit avoir établi l'ubiquité de ces germes. Supposons qu'il y ait réussi : qu'en résulterait-il? Une seule chose, savoir : que l'origine qu'il assigne sans exception à toutes les productions accidentelles ne serait pas *anatomiquement impossible*. Mais pour prouver qu'une chose existe, il ne suffit pas de démontrer qu'elle n'est pas impossible. Celui qui affirmerait, a dit Nicole, que les grains de sable de la mer sont en nombre impair dirait une chose possible, il aurait même une chance sur deux d'avoir raison, mais il ne trouverait personne pour le croire. Certes, le fait annoncé par M. Virchow est loin d'être aussi indémontrable que celui dont parle Nicole, mais si M. Virchow croit l'avoir démontré en disant qu'il n'est pas impossible et en ajoutant par hypothèse que toute cellule doit venir d'une cellule, il reste en dehors de la science positive.

(1) M. Kölliker, dont la bienveillance pour M. Virchow est bien connue, considère comme rare la persistance des noyaux des cellules formatrices dans le tissu conjonctif adulte. En parlant du développement de ce tissu, il décrit d'abord la formation des fibrilles qui proviennent, suivant lui, des transformations des cellules formatrices, et il ajoute : « Dans cette métamorphose, les noyaux des cellules *disparaissent généralement* ou du moins ne se transforment jamais en fibres de noyaux *dans les cas rares où ils persistent*, comme cela se voit *quelquefois*, dans le tissu conjonctif *aréolaire.* » (Kölliker, *Éléments d'histologie humaine*, traduction fr. Paris, 1856, in-8, p. 84.) Ainsi l'existence des corpuscules du tissu conjonctif, loin d'être constante, est un fait rare; elle ne s'observe que dans le tissu conjonctif *aréolaire*, et seulement *quelquefois*.

En second lieu, je ferai remarquer que la théorie de M. Virchow est loin, bien loin, d'avoir en pathologie la portée qu'il lui attribue. C'est une théorie étrangère à nos classifications et à nos études nosologiques, comme la théorie cellulaire est étrangère à la classification des tissus adultes, comme les théories de Lamarck et de Darwin sur l'origine, le développement et la transmutation des espèces sont étrangères à la classification des animaux. L'homme cesserait-il d'être distinct du singe, le singe du chien, le mammifère du reptile, le vertébré de l'invertébré, si l'on démontrait (par impossible) que tous ces êtres ont eu au commencement des temps une commune origine? Et le muscle cesserait-il d'être distinct de l'os, du nerf, de la glande, du tissu conjonctif, etc., si l'unité primordiale de tous ces tissus normaux était prouvée sans réplique? M. Virchow peut donc disserter tout à son aise sur les germes des éléments pathologiques, le cancer n'en sera pas moins différent du pus, le fibrôme du chondrôme, l'épithéliôme du tubercule, etc. Et si toutes ces productions accidentelles, dont les éléments sont parfaitement distincts les uns des autres, sont dues à la prolifération pathologique d'un même élément cellulaire, il faut de toute nécessité que cet élément normal ait été le siége de maladies différentes, pour que sa postérité morbide ait eu des destinées si diverses. Autre est la maladie qui, d'un corpuscule du tissu conjonctif, fait naître des cellules de cartilage, autre celle qui en fait naître des cellules de pus ou des cellules de cancer. M. Virchow n'y a pas songé lorsqu'il s'est imaginé que sa théorie histogénique était de nature à effacer ou seulement à atténuer les distinctions établies par l'anatomie pathologique; elle les aggrave, au contraire, car elle ne laisse même pas la ressource de supposer que certaines tumeurs diverses par leur structure, comme les épithéliômes, les fibroïdes et les cancers, puissent être sous la dépendance d'une même maladie, c'est-à-dire d'une même cause, dont les effets varieraient suivant la nature des tissus ou des organes affectés.

C'est donc un phénomène bien remarquable que l'empressement avec lequel les adversaires des classifications modernes sont allés emprunter des arguments au système unitaire de M. Virchow. Lorsqu'on leur dit que l'antique classe des cancers renferme des tumeurs très-diverses, caractérisées par des éléments microscopiques parfaitement distincts, ils répondent que cette distinction est illusoire, attendu que M. Virchow, grand maître en micrographie, a démontré, au contraire, de par le microscope, l'identité de toutes ces tumeurs. Eh! il a démontré bien autre chose. Il ne s'est pas borné à proclamer l'unité du cancer, de l'épithéliôme et du fibroïde; il a de la même manière, ni plus ni moins, en vertu des mêmes théories, au nom du même principe, établi la même parenté entre toutes les productions accidentelles, depuis le lipôme jusqu'au tubercule, depuis le pus jusqu'au cancer! Faute de connaître sa doctrine, faute de savoir où gît l'unité qu'il proclame, faute de savoir que cette unité est purement *histogénique* et nullement *histologique*, que c'est une unité transcendante comme celle de l'os, du muscle et du nerf, on lui a fait dire qu'il n'y avait pas de différence de forme entre les éléments cancéreux, les éléments épithéliaux et les éléments fibro-plastiques, et on a invoqué son autorité dans une question particulière d'anatomie pathologique et de chirurgie, sans regarder au delà de cette question, sans étudier le chemin où l'on s'engageait, sans voir qu'il aboutissait à un abîme de confusion universelle. C'est pour mettre les chirurgiens en garde contre ce paradoxe, que j'ai cru devoir expliquer ici le sens et la portée du système de M. Virchow, laissant à chacun le soin de l'apprécier à sa guise, et rappelant seulement que le point essentiel de l'étude des éléments pathologiques n'est pas de savoir d'où ils viennent, mais ce qu'ils sont.

§ 3. — Éléments pathologiques homœomorphes et hétéromorphes.

Les lois qui régissent l'organisation de la matière sont générales; toute substance organisable, quelle qu'en soit l'origine, leur obéit, et ce qui varie ce ne sont pas ces lois, mais les conditions au milieu desquelles elles agissent. Nous pouvons donc nous attendre à retrouver, dans les productions anormales, des phénomènes analogues à ceux qui se passent dans le développement considéré à l'état physiologique.

On a vu que les conditions du développement normal sont déjà trop complexes, chez les animaux supérieurs, pour qu'on puisse rattacher l'évolution et la nutrition de tous les tissus à une loi unique, régissant un élément primordial, unique aussi. Or, les conditions du développement pathologique sont bien plus complexes encore. Aux lois générales et multiples de l'organisation viennent se joindre ici des influences particulières, plus multiples encore, qui varient suivant la nature des tissus malades, suivant celle des causes morbifiques, locales ou générales, et suivant l'idiosyncrasie de l'individu.

Tandis que, d'une part, l'action des lois normales tend à donner à la matière plastique une organisation semblable à celle que cette matière devrait revêtir à l'état normal dans le même lieu, d'une autre part, les influences pathologiques tendent avec plus ou moins d'énergie à donner une autre direction à l'organisation des éléments nouveaux.

C'est de l'action de cette double série d'influences que découle, comme une sorte de résultante, la constitution des productions accidentelles. Suivant que l'une ou l'autre l'emporte, les éléments qui s'organisent se rapprochent plus ou moins, s'écartent plus ou moins de la forme des éléments normaux.

Dans l'ordre décroissant de leur similitude avec les formations régulières, les éléments des productions accidentelles peuvent se diviser en plusieurs groupes :

Il en est qui sont tout à fait *identiques* avec l'un des éléments normaux, et qui, développés en un point où cet élément existe légitimement, sont dus à une simple exagération de la nutrition locale, sans déviation proprement dite.

Il en est d'autres qui sont encore identiques avec l'un des éléments normaux, ou qui du moins n'en diffèrent par aucun caractère appréciable, mais qui, développés en un point où cet élément ne devrait pas exister, révèlent l'existence d'un trouble nutritif plus grave que le précédent.

D'autres fois la déviation est plus profonde ; l'élément pathologique n'est absolument identique avec aucun des éléments normaux, mais il est *semblable* à l'un d'eux ; il s'en rapproche par des caractères trop évidents pour qu'on puisse les méconnaître.

D'autres fois enfin, et c'est ici, au point de vue morphologique, le plus grave de tous les écarts, les éléments pathologiques de la production accidentelle ne ressemblent à aucun élément normal en particulier.

Dans les trois premiers cas, les éléments pathologiques sont dits *homœomorphes*, ce qui veut dire *forme semblable*, semblable à celle d'un élément normal.

Dans le dernier cas, ces éléments, possédant des formes, des caractères anatomiques qu'on ne retrouve ni dans les tissus sains de l'adulte, ni dans ceux de l'embryon, sont dits *hétéromorphes*, ce qui veut dire *forme différente*.

Les productions homœomorphes sont désignées anatomiquement d'après le nom de l'élément auquel leurs éléments ressemblent. Les éléments hétéromorphes ne pouvant donner lieu à de pareils rapprochements, sont désignés d'après les noms respectifs que portaient déjà avant le microscope les productions accidentelles qui les renferment.

Dans le premier cas, la tumeur emprunte son nom à son élément fondamental. Dans le second cas, c'est au contraire l'élément qui emprunte son nom à la production accidentelle.

Ainsi les cellules du cancer ont reçu le nom de *cellules cancéreuses;* celles du pus, le nom de *globules purulents*, et les éléments des tubercules ont été nommés *corpuscules tuberculeux.* Il y a sans doute dans quelques tumeurs spéciales d'autres éléments pathologiques, dont les formes s'écartent assez des formes normales pour qu'on puisse les considérer comme hétéromorphes. De ce nombre sont probablement les *corps oviformes* qui se rencontrent dans certaines tumeurs pseudadéniques. Mais le cancer, le tubercule et le pus sont les seules productions accidentelles générales dont l'élément fondamental soit manifestement hétéromorphe. Les productions homœomorphes sont beaucoup plus nombreuses, car la plupart des éléments normaux ont leurs analogues dans le tissu des néoplasmes.

Il est impossible de ne pas être frappé tout d'abord de l'importance d'une distinction qui paraît établir deux groupes aussi tranchés dans la nombreuse classe des productions accidentelles. Avant de connaître l'existence des *éléments* microscopiques, on avait accepté une autre distinction analogue, mais non pareille, entre les *tumeurs homologues* dont le *tissu* ressemble à un tissu normal, et les *tumeurs hétérologues*, dont le tissu est sans analogue dans l'économie. Ce n'est pas ici le lieu de chercher en quoi ces deux bases de classification se ressemblent, en quoi elles diffèrent; j'y reviendrai dans le chapitre suivant. Mais je crois devoir rappeler que Laënnec et ceux qui, après lui, ont classé les tumeurs d'après leur homologie ou leur hétérologie, ont admis, comme une chose toute naturelle, que la production d'un tissu homologue était l'indice d'un trouble moins grave que celle d'un tissu hétérologue, qu'elle supposait une perturbation moins profonde des phénomènes nutritifs, qu'elle dépendait d'une cause moins fâcheuse.

Appliquant aux éléments anatomiques cette idée déjà classique, M. Lebert a établi entre l'homœomorphisme et l'hétéromorphisme un parallèle semblable à celui que Laënnec avait établi entre l'homologie et l'hétérologie. Ce n'est donc pas lui, mais ses prédécesseurs qu'il faut louer ou blâmer d'avoir émis un principe dont il n'a pas été le promoteur.

Ce principe est vrai d'une manière générale, soit qu'on l'applique aux tissus, comme l'a fait Laënnec, soit qu'on l'applique aux éléments, comme l'a fait M. Lebert; la suite de cet ouvrage le démontrera, je l'espère. Mais ce principe n'est pas absolu, parce que la structure d'une production accidentelle n'est pas l'expression pure et simple d'une action unique, comme le serait, par exemple, la propriété spécifique d'un blastème particulier, parce qu'elle résulte de la combinaison de plusieurs influences locales ou générales, normales ou pathologiques.

On peut néanmoins le formuler en disant que, *toutes choses égales d'ailleurs*, l'intensité du trouble nutritif qui donne lieu à une production accidentelle est d'autant plus grande et révèle un état d'autant plus fâcheux, que la structure de cette production accidentelle s'écarte davantage de celle des parties qui composent un organisme normal.

Nous ne parlons ici qu'au point de vue anatomique. Au point de vue clinique, que nous examinerons ultérieurement, d'autres conditions très-diverses viennent compliquer l'étude du pronostic. Néanmoins, telle est l'importance du fait énoncé dans la formule précédente, qu'on trouve encore une relation assez générale entre la gravité des tumeurs et la situation qu'on peut leur assigner dans la série anatomique.

Le mot *série* suppose l'existence d'une succession ininterrompue de formes très-rapprochées les unes des autres, conduisant, par des gradations ou des dégradations insensibles, du type le plus voisin de l'état normal au type qui en est le plus éloigné. Mais il semble que la série soit interrompue là où l'homœomorphisme fait place à l'hétéromorphisme. Il était naturel de le croire, M. Lebert l'a pensé et je l'ai longtemps admis moi-même. Or, tandis que l'histologie pathologique paraissait creuser une sorte d'abîme entre les tumeurs homœomorphes et les tumeurs hétéromorphes, l'observation clinique, au contraire, montrait que cet abîme n'existe pas ou plutôt qu'entre les productions homœomorphes et les productions hétéromorphes, la différence pathologique est beaucoup moindre que la différence anatomique.

On a donc été conduit à se demander si celle-ci était aussi grande que paraissaient l'indiquer les mots homœo et hétéromorphe. On a cherché à rétablir dans l'ordre anatomique la gradation qu'indique la pathologie, et comme les deux mots en question expriment deux idées tout à fait opposées, qui semblent inconciliables, on s'est efforcé de démontrer que les éléments dits hétéromorphes sont réellement homœomorphes, ce qui revient à nier l'existence même de l'hétéromorphisme.

Je ne parle pas seulement ici des sectateurs de la théorie cellulaire, qui bien évidemment n'ont jamais pu songer à admettre l'existence d'un seul élément hétéromorphe, je parle aussi de plusieurs observateurs qui ne subissent pas la pression de cette théorie et dont le témoignage, par conséquent, ne saurait être suspect de partialité.

Désirant, si c'était possible, rattacher à des formations homœomorphes les éléments des tumeurs réputées hétéromorphes, ces observateurs se sont proposé de découvrir dans l'organisme normal, soit avant, soit après la naissance, les éléments, transitoires ou définitifs, qui ressemblent le plus ou, si l'on veut, qui diffèrent le moins de tel ou tel élément hétéromorphe. C'est ainsi, par exemple, que l'un a cru trouver le type des cellules cancéreuses dans les médullocelles ou cellules de la moelle des os, l'autre dans les cellules épithéliales presque globuleuses de certaines glandes ou de la muqueuse de l'uretère et du bassinet, un troisième dans les cellules du cartilage embryonnaire, un quatrième dans les cellules blastodermiques des premières heures, celles que j'ai appelées les cellules pré-embryonnaires (voyez plus haut, page 52). J'ai déjà exposé l'opinion particulière de M. Virchow, qui fait naître presque toutes les cellules pathologiques, cancéreuses ou autres, des corpuscules du tissu conjonctif. Or, il suffit d'énumérer ces hypothèses contradictoires et d'ajouter qu'elles émanent, les unes et les autres, de micrographes très-habiles, pour faire comprendre toute l'incertitude de ce genre de recherches, et toute la différence qui existe entre cet homœomorphisme par *interprétation* et l'homœomorphisme par *observation* qui frappe l'œil le moins exercé. Est-ce que les cellules de l'épithéliôme, du chondrôme, est-ce que les fibres du fibrôme, est-ce que les culs-de-sac glandulaires de l'adénôme ont donné lieu à de pareilles divergences? Ici, l'analogie est évidente, incontestable, elle s'impose à tous les esprits parce qu'elle s'impose d'abord à tous les yeux. Là, au contraire, elle est problématique, elle passe par l'esprit avant d'arriver à l'œil.

Si maintenant nous nous plaçons au point de vue des adversaires de l'hétéromorphisme, nous serons autorisé à diviser les éléments des productions accidentelles en deux catégories : ceux qui sont très-homœomorphes, c'est-à-dire très-semblables à des éléments normaux, et ceux qui sont beaucoup moins homœomorphes, qui n'ont avec les éléments normaux qu'une ressemblance éloignée et incertaine. La question réduite à ces termes n'est plus qu'une discussion de mots. Si l'on renonce à l'opposition des adjectifs homœomorphe et hétéromorphe, il faudra les remplacer par d'autres adjectifs exprimant des degrés inégaux de similitude, comme le seraient, par exemple, les mots *homousios* et *homoiousios*, de théologique mémoire. Mais à quoi bon ces subtilités? Le mot hétéromorphe est l'expression exacte d'un fait parfaitement simple; il a pu servir de point de départ à une théorie contestable sans être inséparable de cette théorie. Il veut dire *forme différente*, rien de plus. Il ne signifie pas différence essentielle, nature opposée, contradiction absolue; il n'implique pas l'idée d'un monde à part, soustrait aux lois ordinaires. Il ne désigne que la *forme* et non l'essence; il laisse même toute liberté à celui qui cherche à saisir quelque analogie entre cette forme et d'autres formes plus régulières, car une différence, une dissemblance n'exclut pas l'existence de certains caractères communs.

Je continuerai donc à me servir de l'épithète d'*hétéromorphe* sans préjuger en rien de l'origine des éléments que désigne ce mot; si j'y renonçais, si je disais, par exemple, que les éléments du cancer sont homœomorphes, je serais tenu de dire catégoriquement à quels éléments normaux ils ressemblent ou ils sont censés ressembler, je serais obligé d'opter entre l'une des cinq ou six hypothèses qui ont été faites jusqu'ici, à moins de faire à mon tour une nouvelle hypothèse, et je ne me sens aucun goût pour ce choix hasardé.

Je dois expliquer maintenant quelle est à mes yeux la portée de la distinction des éléments homœomorphes et des éléments hétéromorphes. Qu'on veuille bien se souvenir de ce que j'ai dit plus haut relativement à la dégradation sériaire des éléments pathologiques et à la gravité croissante de l'écart de nutrition qui leur donne naissance. Un blastème anormal ou, si l'on veut, une substance organisable est exhalée en un point de l'économie sous l'influence d'une cause morbide plus ou moins énergique. Des éléments nouveaux vont se former dans ce blastème; ils différeront d'autant plus de ceux qui se forment ordinairement dans le même lieu, que la nutrition sera plus gravement troublée, et cette différence croissante rendra de moins en moins évidente la ressemblance de ces éléments avec les éléments normaux. En étudiant dans une série de cas cette dégradation morphologique, on parcourt d'abord toute l'échelle des éléments homœomorphes, depuis ceux qui sont identiques avec les éléments normaux jusqu'à ceux qui ne leur ressemblent plus que comme une caricature ressemble à un portrait photographique. Puis il arrive un degré où la déformation est plus grave, où l'anomalie devient une monstruosité, où l'élément est tellement défiguré qu'on ne sait plus quel nom lui donner et qu'il faut faire des inductions, des hypothèses pour le rattacher à quoi que ce soit. C'est là que commence l'hétéromorphisme, et la succession sériaire est tellement peu interrompue à ce niveau, qu'on pourrait comprendre à la rigueur, au point de vue de l'histogénie pure, que tous les termes de la série fussent sous la dépendance d'une même cause morbide agissant avec des degrés croissants d'intensité. Je m'empresse, d'ailleurs, d'ajouter que je repousse cette interprétation, qui obtiendrait sans doute le suffrage des unitaires, mais qui me semble démentie à la fois par l'anatomie pathologique et par la pathologie.

§ 4. — De la réalité des blastèmes.

Les éléments normaux ou pathologiques se forment au sein et aux dépens d'une substance amorphe qui porte le nom de blastème. Cette substance émane du sang, dont elle se sépare en traversant, par *exsudation*, les parois des dernières ramifications vasculaires. Elle commence donc par être liquide, mais plus tard elle passe à l'état solide. Ce changement d'état peut s'effectuer de deux manières : tantôt il est le résultat d'une coagulation pure et simple qui précède le moment de l'organisation proprement dite, et tantôt il marche de front avec l'organisation elle-même.

Pendant la période, courte ou longue, qui précède cette solidification, la substance du blastème s'infiltre par imbibition dans les espaces intervasculaires; si le lieu où elle a été séparée du sang est très-rapproché de la face libre d'une membrane, elle peut transsuder à travers cette membrane et se répandre en couche à sa surface; si elle est sécrétée au contact d'un tissu privé de vaisseaux, elle peut s'imbiber dans l'épaisseur de ce tissu. C'est par ce dernier mécanisme que les organes non vasculaires reçoivent le blastème normal indispensable à leur accroissement et à leur nutrition; et les éléments pathologiques qui se forment quelquefois dans ces organes prouvent que les blastèmes anormaux peuvent y pénétrer aussi par la même voie.

Avant de disserter sur les blastèmes, il est bon d'en démontrer l'existence, et cela est devenu nécessaire depuis que M. Virchow a nié la doctrine de l'exsudation. *A priori*, comme on l'a vu plus haut (pages 46 et 64), aucune théorie ne peut se passer de l'intervention d'une substance additionnelle, fournie par le sang, et aussi indispensable à la prolifération des éléments qu'à tout autre mode de développement, car rien ne peut venir de rien. Mais à cette preuve par l'absurde on peut, dans beaucoup de cas, joindre une démonstration directe et évidente.

Ce sont surtout les blastèmes coagulables qui se prêtent à l'observation, parce que, devenant solides et perdant ordinairement leur transparence avant de commencer à s'organiser, ils sont déjà visibles et tangibles, quoiqu'ils ne renferment encore aucun élément figuré. Telles sont les fausses membranes des séreuses; il y a toujours une période assez longue pendant laquelle on n'y découvre ni fibres, ni cellules, ni noyaux, et les fibres qui s'y développent ensuite naissent manifestement au sein de leur substance, puisqu'elles ne présentent dans l'origine aucune continuité avec les éléments de la séreuse adjacente. La lymphe dite coagulable de l'inflammation et des plaies récentes se comporte de la même manière, et, quoique l'indépendance primitive des éléments qui s'y forment soit moins évidente que dans le premier cas, il est impossible de méconnaître que cette lymphe est un blastème, c'est-à-dire une substance amorphe organisable qui diffère certainement très-peu, qui peut-être même ne diffère que par son siége de celle qui constitue les fausses membranes des séreuses.

Le blastème des tubercules est également une substance coagulable, et il est facile à étudier avant la période dite de ramollissement. C'est la gangue interglobulaire solide et amorphe qui cimente les corpuscules tuberculeux. J'ai trouvé plusieurs fois, à la surface de l'arachnoïde, chez des enfants morts de méningite tuberculeuse, de petites saillies miliaires, grises et transparentes, légèrement acuminées qui, sous le microscope, paraissaient tout à fait amorphes, et qui n'étaient manifestement que le premier degré de la formation tuberculeuse, car autour d'elles on trouvait d'autres granulations un peu plus grosses, où la même substance amorphe renfermait déjà une certaine quantité de corpuscules de tubercules. Dans les granulations grises demi-transparentes du poumon, les corpuscules sont relativement peu nombreux; ils sont plus abondants dans les granulations jaunes; enfin, dans les tubercules devenus caséeux, la substance interglobulaire diminue de plus en plus à mesure que le nombre des corpuscules augmente; c'est ce qui a fait croire à M. Mandl que les corpuscules n'étaient pas des éléments anatomiques, mais des fragments amorphes résultant de la segmentation de la substance interglobulaire. Ce n'est pas ici le lieu de réfuter cette hypothèse; elle n'est que l'interprétation d'un fait parfaitement exact, savoir que les corpuscules du tubercule se forment aux dépens de la substance interglobulaire et que celle-ci est un blastème visible et tangible.

Certains blastèmes non coagulables peuvent être aussi observés directement. Telle est la substance amorphe, transparente et filante qui constitue ce que M. Cruveilhier a décrit sous le nom d'*adhérences glutineuses des séreuses*. Cette substance, exhalée principalement dans la plèvre sous l'influence d'une inflammation légère, ne fait qu'agglutiner, comme une sorte de colle visqueuse, les deux surfaces séreuses qui se touchent; mais plus tard des fibres de tissu conjonctif s'y développent, et l'agglutination se change en adhérences. La pleurodynie donne souvent lieu à l'exsudation de ce suc glutineux que j'ai également eu l'occasion d'observer plusieurs fois sur la plèvre costale, au niveau du sein ou de l'aisselle, chez des femmes opérées du cancer de la mamelle avec ganglions axillaires (1). Un blastème aussi transparent et aussi peu abondant, exsudé dans l'épaisseur des tissus, serait difficile à observer; mais à la surface d'une séreuse, on peut l'isoler de manière à le porter sous le microscope et à constater qu'il y a une époque où cette substance organisable est tout à fait amorphe.

Les blastèmes non coagulables et interstitiels, aux dépens desquels senourrissent et s'accroissent les tumeurs proprement dites, sont loin d'avoir le même degré d'évidence. On constate bien qu'il y a dans le tissu de ces tumeurs, outre les éléments figurés, une substance liquide plus ou moins abondante, un suc presque toujours transparent, imbibé dans toute l'étendue de ce tissu; mais ce suc ne renferme pas seulement la matière plastique du blastème, il renferme en outre, comme le suc nourricier des tissus normaux, les produits de la décomposition organique qui accompagne le travail de la nutrition. Ici, par conséquent, on ne peut pas isoler le blastème; mais si l'on considère, d'une part, que la réalité de l'exsudation et de l'organisation des blastèmes est démontrée par de nombreux exemples; d'une autre part, que l'accroissement d'une tumeur exige nécessairement le concours d'une substance organique additionnelle, et que les vaisseaux, dont les parois sont imperforées, ne peuvent fournir cette substance que par exsudation; si l'on songe enfin que la théorie de l'exsudation n'a été mise en doute que parce que M. Virchow l'a jugée incompatible avec son aphorisme préconçu : *Omnis cellula è cellulâ*, — on est suffisamment autorisé à conserver cette théorie de l'exsudation qui, émise longtemps avant le microscope, et confirmée par le microscope dans un grand nombre de cas, n'est en opposition avec aucun fait connu, et est seule compatible avec l'état actuel de nos connaissances en anatomie et en physiologie.

(1) Voyez mon mémoire *sur la pleurésie secondaire consécutive aux inflammations du sein et de l'aisselle*, dans les *Archives générales de médecine*, 1850, t. IV, p. 416.

Peu importe, au surplus, que la substance des blastèmes serve à la fois, ce qui est incontestable, à la formation d'éléments nouveaux et à la nutrition des éléments déjà formés ; peu importe que ceux-ci lui empruntent les matériaux sans lesquels ils ne pourraient ni croître ni proliférer; ce que nous avons à dire des blastèmes est en grande partie indépendant de la nature essentielle du travail d'organisation. Nous allons, sans chercher à déterminer la nature de ce travail, étudier quelques-unes des influences auxquelles il est soumis. De même qu'entre la volonté de l'architecte et le palais qu'il va construire, il y a les matériaux de l'édifice ; de même, entre la cause morbide qui trouble la nutrition, et la production accidentelle organisée qui en est le résultat, il y a la matière additionnelle aux dépens de laquelle se forment les éléments nouveaux ; il ne s'agit plus que de savoir si les propriétés de cette matière figurent au nombre des influences qui en régissent l'évolution. Ce qui va suivre a pour but de montrer que cette question doit être résolue par l'affirmative.

§ 5. — La loi d'analogie de formation et les propriétés des blastèmes.

Les éléments qui prennent naissance dans un blastème quelconque s'organisent primitivement, soit en globules, soit en fibres. Les globules sont tantôt des cellules avec ou sans noyaux, tantôt des noyaux libres, tantôt enfin des corpuscules d'une forme moins nettement accusée, et dont la nature nucléaire ou cellulaire est plus ou moins contestable. Cet état globuleux peut être transitoire ou permanent, comme dans les tissus normaux d'espèces correspondantes, et on voit même des éléments globuleux qui, à l'état normal, ne sont que transitoires, devenir permanents dans certaines tumeurs par une sorte d'arrêt de développement. Cet arrêt de développement des éléments s'observe surtout dans le groupe des *fibroïdes nucléaires*, qui fait partie de la famille des fibroïdes ou tumeurs fibro-plastiques. D'autres fois les éléments globulaires du blastème pathologique présentent la même évolution que dans le développement embryonnaire. Enfin, comme certains tissus normaux, certains tissus accidentels se forment sans l'intervention de l'état globulaire ; le blastème s'organise directement en fibres sans passer par l'état de noyaux ou de cellules. C'est ce que prouve l'étude de l'organisation des fausses membranes des séreuses, et l'examen d'un grand nombre de tumeurs fibreuses, dans lesquelles on ne découvre que des fibres, quoique ces tumeurs aient pris jusqu'au dernier jour un accroissement rapide. La diversité des phénomènes histologiques, déjà si grande lorsqu'on se borne à étudier le développement des tissus normaux, devient bien plus grande encore lorsqu'on entre dans le champ si varié des productions accidentelles *homœomorphes*.

Quant aux productions *hétéromorphes*, c'est-à-dire formées d'éléments dont on ne trouve pas les analogues dans les formes normales, définitives ou passagères, des éléments de l'organisme, elles sont composées, en tout ou en partie, de cellules à noyaux ou de noyaux libres, qui n'ont aucune tendance à passer de l'état globulaire à l'état fibrillaire. Les globules hétéromorphes peuvent s'accroître, s'altérer, ou disparaître par dissolution; mais il est *fort probable* qu'ils ne forment jamais en s'agençant et en se transformant un tissu proprement dit. Cela est certain pour les globules de pus et pour les globules de tubercules. On trouve, il est vrai, quelquefois, dans les masses tuberculeuses à l'état de crudité, des filaments de tissu conjonctif, mais ce sont les débris, non encore détruits, des tissus envahis par l'infiltration du produit hétéromorphe. On ne peut pas expliquer de la même manière l'existence du réseau de tissu conjonctif ou de tissu fibreux, quelquefois fort serré, qui constitue pour ainsi dire le squelette des tumeurs cancéreuses, et dans les mailles duquel sont emprisonnés les éléments globulaires du cancer; mais il me paraît très-vraisemblable que ces tissus homœomorphes mêlés aux éléments hétéromorphes sont des formations distinctes, auxquelles les noyaux et les cellules propres du cancer ne prennent aucune part. Cette question, au surplus, est de peu d'importance, et je ne pourrais légitimer mon assertion sans entrer dans des détails descriptifs spéciaux sur la structure des tumeurs cancéreuses, détails qui seraient déplacés dans ce chapitre général.

Les productions hétéromorphes, dues à une aberration très-profonde des fonctions plastiques, échappent par cela même, en grande partie, aux lois ordinaires de la nutrition, et sont peu ou point modifiées par les influences locales. Le pus, considéré dans ses globules, est, ainsi que le tubercule, le même dans tous les organes. Le cancer, plus vivace et plus animalisé, si j'ose ainsi m'exprimer, paraît quelquefois subir des modifications en rapport avec le siége qu'il occupe. C'est ainsi que le cancer du périoste est souvent accompagné d'abondantes productions osseuses, disposées soit en plaques, soit en masses irrégulières, soit en aiguilles longues et minces, qui plongent au loin dans la substance de la tumeur. C'est ainsi encore que le cancer mélanique, caractérisé par des dépôts de pigment surajoutés aux globules hétéromorphes, s'observe de préférence dans les organes qui, comme l'œil et la peau, sont naturellement aptes à sécréter du pigment. Mais cette préférence n'est pas exclusive, car la plupart, peut-être la totalité des parties vasculaires du corps, peuvent devenir le siége de cancers mélaniques.

L'influence locale des tissus normaux environnants a plus de prise sur les productions homœomorphes ; il y a souvent analogie de structure entre ces productions et les parties au sein desquelles elles se développent. C'est ainsi que les tumeurs graisseuses se forment le plus souvent au milieu du tissu adipeux, les tumeurs osseuses ou cartilagineuses au sein ou à la surface du tissu osseux, les tumeurs de structure glandulaire au voisinage ou dans l'épaisseur des glandes, etc. Ces faits, depuis longtemps connus, ingénieusement rapprochés des phénomènes de la nutrition normale, de l'accroissement des tissus, de leur régénération et de leur hypertrophie, ont conduit M. Julius Vogel à formuler la *loi d'analogie de formation* (1), loi déjà entrevue par Meckel, et devenue trop importante pour que nous puissions nous dispenser de l'examiner sommairement.

La nutrition est un travail simultané de destruction et de recomposition qui, pendant toute la vie, renouvelle incessamment et graduellement la substance des tissus, sans en altérer la structure. Les éléments nouveaux qui prennent chaque jour la place des éléments détruits, se forment aux dépens d'une matière organique amorphe, émanée du sang par voie d'exhalation, désignée autrefois sous le nom de *suc nutritif*, et aujourd'hui sous le nom de *blastème*. M. Vogel, cherchant à se rendre compte de la permanence de la structure, malgré le changement continuel de la substance, pense qu'il faut choisir entre les deux suppositions suivantes : Ou bien l'organisme produit un blastème particulier pour la nutrition de chaque tissu, et la nature des éléments qui y prennent naissance dépend des propriétés spéciales inhérentes à ce blastème ; — ou bien il n'y a qu'un seul blastème nutritif, commun à toutes les parties du corps et ayant la propriété imitative de s'organiser en éléments semblables à ceux des tissus respectifs au sein desquels il est épanché. Dans la première hypothèse, le travail de la nutrition serait aussi compliqué, aussi mystérieux que celui de la première formation ; dans la deuxième hypothèse, au contraire, ce travail serait d'une simplicité absolue, car il suffirait pour l'expliquer d'admettre un phénomène général, la sécrétion du blastème nutritif, et une loi générale, *la loi d'analogie de formation*. C'est à cette dernière théorie que M. Vogel a attaché son nom.

(1) Vogel, *Anatomie pathologique générale*, chap. IV, art. I B, § 3, trad. franç. Paris, 1847, in-8, p. 103.

Pour le dire tout de suite, j'accepte la loi d'analogie de formation comme une des plus belles et des plus générales de l'organisme, et celui qui l'a découverte est l'auteur d'un grand progrès. Je ferai cependant quelques réserves sur la théorie de M. Vogel. Je suis moins convaincu que lui de l'uniformité du blastème nutritif. Si tous les tissus avaient la même composition chimique, si seulement ils n'étaient formés que de substances isomériques, ou même si tous renfermaient les mêmes corps simples combinés en différentes proportions, l'unité de composition du blastème nutritif, sans être démontrée ni démontrable, ne rencontrerait, du moins pour ce qui concerne la nutrition normale, aucune objection insurmontable. Mais il n'en est pas ainsi. Certains tissus, tels que les os et les dents, renferment des corps simples, métaux ou métalloïdes, qui ne se trouvent pas dans les autres : or, l'évolution d'un blastème, quelque active qu'on la suppose, peut tout au plus modifier les combinaisons des corps ; mais elle ne peut opérer ni transmutation ni création de matière. Par exemple, le phosphate de chaux, qui fait partie intégrante du tissu osseux, ne peut se former dans le blastème, à moins que celui-ci ne renferme du calcium sous une combinaison quelconque. Il faut donc que le blastème qui nourrit chaque tissu contienne, en plus ou moins grande quantité, tous les corps simples qui entrent dans la composition chimique de ce tissu ; et s'il n'y avait qu'un seul blastème, il faudrait qu'il renfermât tous les métalloïdes et tous les métaux qui prennent part à la composition de tous les tissus de l'économie. Ce serait une complication bien grande. Pour ma part, j'aime mieux croire que la nature a accordé à chaque tissu la propriété d'attirer le blastème nutritif qui lui convient. J'aime mieux admettre dans les blastèmes des différences de *qualité* en rapport avec la fonction qui leur est dévolue. M. Vogel reconnaît lui-même, ainsi que je le dirai tout à l'heure, que ces différences de *qualité* existent dans les blastèmes pathologiques hétéromorphes. Il faut bien admettre aussi qu'elles existent dans les blastèmes primordiaux de l'embryon, puisque dans ces formations initiales aucun tissu préexistant ne sert de modèle à l'organisation des éléments.

Les belles expériences de M. Ollier sur la transplantation du périoste fournissent un argument décisif en faveur de la multiplicité des blastèmes. Le périoste ne pourvoit pas seulement à sa propre nutrition, ses vaisseaux sont la source principale (mais non exclusive, quoi qu'on en ait dit) du blastème ossifique qui fait les frais de l'accroissement des os en épaisseur, et de toutes les ossifications extérieures, dites périostales. Cette propriété a été dévolue au périoste ;

il la tient de son organisation, il ne la doit pas au voisinage de l'os, il la conserve lorsqu'on le sépare de l'os. M. Ollier a détaché des lambeaux de périoste; il les a transplantés au milieu des parties molles, loin du squelette, tantôt sur le même animal, tantôt sur un autre animal, et, dans les cas où la greffe a réussi, il a vu le blastème sécrété par le périoste s'organiser en tissu osseux, malgré la loi d'analogie de formation. Rien ne prouve mieux la spécificité des blastèmes (1).

Je pense donc qu'il y a autant de blastèmes que de tissus, mais je ne prétends pas pour cela que ces blastèmes diffèrent entre eux autant que les tissus qu'ils doivent produire ou nourrir. La chimie organique nous apprend que des substances isomériques peuvent avoir des propriétés très-différentes; les qualités de la matière organique ne dépendent pas uniquement de sa composition atomique, et j'admets volontiers que la plupart des blastèmes, quoique divers par leurs propriétés, peuvent être, quant à leur substance, presque entièrement semblables entre eux.

Cette restriction ne m'empêche pas d'accepter la loi d'analogie de formation. Chaque blastème possède une tendance particulière à s'organiser d'une certaine façon. Cela est vrai pour les blastèmes embryonnaires, comme pour ceux de la nutrition; et cela est vrai encore pour les blastèmes pathologiques. Mais cette tendance inhérente à chacun d'eux n'est pas la seule cause capable d'influer sur la nature des éléments anatomiques qui y prennent naissance. Une large part d'influence est accordée à l'action de voisinage des tissus au contact desquels le blastème s'est épanché. C'est-à-dire que la matière qui s'organise est sollicitée par deux influences essentiellement différentes : l'une, intérieure, intrinsèque, formant le caractère particulier, la *tendance propre* de chaque blastème; l'autre, extérieure, extrinsèque, émanée des parties environnantes : c'est la *loi d'analogie de formation.*

Dans la période initiale des formations embryonnaires la première de ces deux influences agit seule sur la substance des blastèmes. Mais dès que les premiers tissus sont formés, la seconde influence

(1) Ollier, *Recherches expérimentales sur la production artificielle des os au moyen de la transplantation du périoste*, dans le *Journal de la Physiologie de l'homme et des animaux,* 1859, t. II, p. 1 à 30, 169-186 et 468-472. Voyez surtout dans le troisième article les curieuses expériences dans lesquelles M. Ollier a obtenu la formation de grains osseux dans le tissu cellulaire sous-cutané en dispersant dans ce tissu non le périoste lui-même, mais le *blastème* sous-périostique, obtenu en râclant la face profonde du périoste.

vient s'ajouter à la précédente, et la matière nutritive se trouve dès lors, jusqu'à la fin de la vie, soumise à deux ordres d'influences qui à l'état normal agissent dans le même sens, mais qui, à l'état pathologique, peuvent se contrarier ou se combattre.

La sécrétion d'un blastème en harmonie avec les tissus au sein desquels il s'épanche est la première condition d'une nutrition régulière; mais cette condition ne suffit pas : il faut encore que la quantité de blastème produite soit en rapport avec la déperdition incessante de substance qui précède la réparation nutritive. Si cette quantité est trop faible, il y a atrophie; si elle est trop considérable, il y a hypertrophie. Je ne parle ici que de l'hypertrophie simple, qui augmente le volume des organes sans en changer la structure, qui augmente le nombre de leurs éléments sans en changer la disposition et les proportions respectives, sans même en altérer les propriétés. Il est à peine permis de ranger cette hypertrophie simple au nombre des productions accidentelles. C'est une nutrition exagérée, sans autre modification, et, comme la nutrition régulière, elle est due au concours simultané, à l'association des deux agents principaux du travail d'organisation : la tendance propre d'un blastème approprié, et la loi d'analogie de formation.

Mais sous l'influence d'un état pathologique, un tissu peut sécréter un blastème non approprié, c'est-à-dire n'ayant par lui-même aucune disposition à s'organiser en éléments semblables à ceux de ce tissu. Dès lors il n'y a plus parallélisme entre la tendance propre du blastème et la loi d'analogie de formation; une lutte s'établit entre ces deux influences opposées, et, selon que l'une ou l'autre l'emporte, le produit accidentel possède ou ne possède pas la structure du tissu adjacent. Ainsi, par exemple, la lymphe plastique de l'inflammation a naturellement de la tendance à s'organiser en tissu conjonctif ou en tissu fibreux; c'est ce que prouve l'étude des fausses membranes qui, déposées sur une surface libre, et n'ayant avec les tissus voisins que des rapports peu intimes, échappent à l'action de la loi d'analogie. Le blastème inflammatoire interstitiel déposé au sein des parenchymes possède la même tendance, et, malgré le contact des tissus les plus divers, les produits de l'inflammation chronique des parties molles s'organisent ordinairement en tissu conjonctif ou en tissu fibreux : la tendance propre du blastème l'emporte alors sur la loi d'analogie de formation. Mais lorsque le blastème inflammatoire s'épanche au contact des os, la loi d'analogie triomphe à son tour, et c'est ainsi que les produits de l'ostéite et de la périostite s'organisent presque constamment en tissu osseux. Ce premier exemple prouve déjà que tous les tissus ne possèdent pas au même degré la propriété de s'assimiler les blastèmes; le tissu osseux et le tissu conjonctif sont sous ce rapport beaucoup plus favorisés que les autres, qui le sont d'ailleurs inégalement, ainsi que le montre l'étude des cicatrices et des régénérations.

La lymphe plastique des plaies, que je désignerai volontiers sous le nom de blastème traumatique et qui diffère à plusieurs égards du blastème inflammatoire, a, comme ce dernier, de la tendance à s'organiser en tissu conjonctif ou fibreux. C'est effectivement ce tissu qui, sous l'une ou l'autre de ses formes, constitue la plupart des cicatrices. Mais quelques cicatrices ont une structure particulière en rapport avec celle des parties qui sont le siége de la solution de continuité ou de la perte de substance. Les cicatrices des ulcères intestinaux peuvent se recouvrir de villosités et se creuser de cavités glandulaires; la muqueuse utérine, expulsée à chaque accouchement, se régénère chaque fois avec ses innombrables glandes; des tubes nerveux se forment quelquefois, mais non toujours, dans les cicatrices des nerfs coupés ou même excisés dans une certaine étendue; enfin les solutions de continuité des os se réparent au moyen d'une cicatrice osseuse, et tous ceux qui ont étudié la nécrose connaissent les régénérations surprenantes qui peuvent remplacer entièrement un os détruit. Dans tous ces cas, la loi d'analogie de formation l'emporte sur la tendance à l'organisation fibreuse qui appartient au blastème traumatique; mais cette dernière tendance, quoique surmontée, n'en existe pas moins, et elle reprend le dessus toutes les fois que, par une cause quelconque, l'action de la loi d'analogie de formation se trouve entravée. En effet, à l'exception de la régénération de la muqueuse utérine, qui est physiologique et non accidentelle, toutes les autres régénérations dont je viens de parler peuvent faire défaut, et alors la substance réparatrice est simplement fibreuse. Les fractures qui ne se consolident pas se réunissent par un cal fibreux; la cicatrice des nerfs est le plus souvent fibreuse; la régénération de la membrane muqueuse intestinale est exceptionnelle; le plus souvent les pertes de substance de cette muqueuse sont comblées, comme celles de la peau, par le tissu ordinaire des cicatrices. Enfin, certains tissus, comme le tissu musculaire rouge et le tissu cartilagineux paraissent ne jamais se régénérer. Leurs plaies et leurs pertes de substances sont réparées exclusivement par du tissu fibreux, chose bien connue pour les muscles, et pour les cartilages de l'oreille et du nez, et démontrée aujourd'hui pour tous les cartilages, même pour les cartilages articulaires. Les pièces que j'ai présentées à la Société anatomique en mars 1851, et les expériences publiées au mois de septembre suivant par M. Redfern dans le *Monthly Journal* d'Édimbourg, ne laissent à cet égard aucun doute (1).

Donc, tous les tissus n'exercent pas sur le blastème traumatique la même influence assimilatrice, tous ne possèdent pas au même degré la propriété exprimée par la loi d'analogie de formation. Cette propriété, très-développée dans le tissu osseux, l'est beaucoup moins dans les muscles rouges et dans les cartilages; les cordons nerveux la possèdent à un degré intermédiaire, etc. Ainsi, tandis que, dans les solutions de continuité des os, la lymphe plastique, même celle qui vient de la moelle (2), s'ossifie presque constamment, sa tendance à l'organisation fibreuse étant surmontée par la loi d'analogie, dans les solutions de continuité des muscles au contraire, la propriété spécifique du blastème l'emporte sur l'influence du milieu. Dans les plaies des nerfs, ces deux tendances opposées sont à peu près égales; c'est tantôt l'une, tantôt l'autre qui l'emporte, et la cicatrice suivant les cas est exclusivement fibreuse ou mélangée de tubes nerveux. Enfin, la plus parfaite et la plus constante des régénérations est celle qui répare les plaies du tissu conjonctif et du tissu fibreux, parce qu'alors la tendance propre du blastème et la loi d'analogie de formation agissent dans le même sens, comme cela a lieu dans la nutrition régulière. A la suite de la ténotomie, malgré un écartement de plusieurs centimètres, il se forme, entre les deux bouts du tendon, une substance fibreuse intermédiaire, tellement semblable à la substance normale, sous le rapport de la structure comme sous le rapport de la forme, qu'il est quelquefois difficile, au bout de quelques années, de retrouver à l'autopsie les traces de l'opération.

Ces exemples nous ont écarté un instant de la question des tumeurs proprement dites, mais ils ne nous en ont pas éloigné. Toutes les productions accidentelles, en effet, sont soumises aux deux influences distinctes que je viens d'indiquer, et pour démontrer la réalité de ces deux ordres d'influence j'ai dû commencer par les faits les plus simples et les plus connus.

(1) *Bull. de la Soc. anat.*, mars et juin 1851, t. XXVI, p. 126 et 182. Voyez aussi les expériences confirmatives de M. Redfern, publiées dans le numéro de septembre de la même année du *Monthly Journal* d'Édimbourg, p. 201.

(2) On a prétendu que le bouchon osseux qui remplit le canal médullaire au niveau des fractures ou des moignons d'amputation, était formé aux dépens d'un blastème émané du périoste. J'ai réfuté cette erreur dans un travail que j'ai lu à la Société anatomique le 24 juin 1859. (*Bull. de la Soc. anat.*, 2e série, t. IV, page 148-159.)

J'ai parlé jusqu'ici des blastèmes normaux qui font les frais de la nutrition, de l'accroissement et de l'hypertrophie ; puis, parmi les blastèmes pathologiques, j'en ai étudié deux dont l'origine est parfaitement connue, et dont on connaît tout aussi bien la nature et les propriétés. La lymphe plastique inflammatoire et la lymphe plastique des plaies sont sécrétées l'une et l'autre sous l'influence d'une cause locale évidente ; leur évolution, toujours homœomorphe, est assez régulière pour que, dans la plupart des cas particuliers, on puisse la prévoir à l'avance ; on peut même à volonté provoquer la sécrétion de ces blastèmes et tirer parti de leurs propriétés pour remplir d'importantes indications thérapeutiques. Mais il est d'autres blastèmes pathologiques, naissant sous l'influence de causes locales ou générales beaucoup plus obscures et souvent même tout à fait inconnues. Ce sont ceux qui produisent les *pseudoplasmes*, c'est-à-dire les tumeurs proprement dites.

Lorsqu'on compare ces *pseudoplasmes*, aux *simples néoplasmes* d'origine traumatique ou inflammatoire, on trouve entre eux, dès le premier coup d'œil, une différence considérable. Ceux-ci, sauf des cas tout à fait exceptionnels, n'ont aucune tendance à s'accroître ; loin de là, car les néoplasmes d'origine inflammatoire sont plutôt disposés à se laisser résorber ; beaucoup diminuent de volume, beaucoup même disparaissent à la longue plus ou moins complétement. Quant aux tissus cicatriciels, ils sont permanents ; mais la plupart d'entre eux, avant d'arriver à l'état stationnaire, subissent un affaissement ou une rétraction plus ou moins prononcée, après quoi, définitivement associés à l'organisme, ils vivent à la manière des tissus normaux et se nourrissent au moyen de blastèmes qui n'ont plus rien de pathologique. Les pseudoplasmes, au contraire, tendent presque toujours à s'accroître, au moins pendant les premiers temps, et beaucoup d'entre eux s'accroissent d'une manière continue et indéfinie. Cette tendance ne peut s'expliquer que par la nature spéciale de leurs blastèmes. Elle ne dépend ni de la structure anatomique de la production accidentelle, ni de celle des parties environnantes, puisque le même tissu pathologique, le tissu fibreux par exemple, développé dans le même organe, se comporte tout autrement lorsqu'il est dû à une cause simplement traumatique ou inflammatoire. C'est ainsi qu'une tumeur fibreuse développée dans un muscle peut prendre un accroissement sans limites, tandis que le tissu fibreux des cicatrices musculaires s'affaisse, se rétracte et reste ensuite stationnaire. La cause de cette différence ne résidant ni dans le tissu nouveau, ni dans le milieu où il se développe, doit être cherchée plus haut, c'est-à-dire dans le blastème, dont la composition ou plutôt les propriétés varient suivant les conditions morbides, locales ou générales, qui déterminent la formation des diverses productions accidentelles.

Les blastèmes pathologiques des pseudoplasmes possèdent chacun une tendance propre à s'organiser d'une certaine manière; mais cette tendance n'est pas toujours également prononcée. Lorsqu'elle est à son maximum, elle l'emporte sur toute autre influence et le blastème échappe en tout ou en partie à la loi d'analogie de formation.

M. Vogel a reconnu lui-même qu'il en est ainsi dans le développement des *pseudoplasmes hétéromorphes*. Quel que soit le tissu où ils se développent, les éléments globulaires du cancer, noyaux ou cellules, conservent leur identité et leur caractère hétéromorphe. Lorsque les propriétés spécifiques du blastème cancéreux sont très-prononcées, la production accidentelle se compose presque exclusivement d'éléments globulaires hétéromorphes. Les faibles traînées du tissu conjonctif qu'on y rencontre peuvent même souvent être considérées comme appartenant à l'organe envahi par le cancer. La tumeur a peu de consistance; elle revêt la forme encéphaloïde, qui nous montre le cancer à l'état de pureté. Lorsque le blastème cancéreux possède des propriétés moins énergiques, il obéit en partie à la loi d'analogie de formation; la tumeur se compose alors d'un mélange d'éléments homœomorphes et d'éléments hétéromorphes, et ceux-ci sont analogues à ceux des tissus voisins. Ce phénomène se produit surtout lorsque le blastème cancéreux s'épanche au contact du tissu conjonctif (ou fibreux) et du tissu osseux, parce que ces deux tissus sont ceux qui possèdent la plus grande puissance assimilatrice; c'est ainsi qu'on trouve fréquemment, dans le cancer des os et du périoste, des productions osseuses très-abondantes, disposées en forme d'aiguilles ou de madrépores, et plongées au sein de la substance cancéreuse proprement dite. Le cancer des organes riches en tissu conjonctif (ou fibreux) comme la mamelle, renferme souvent un squelette fibreux plus ou moins dense; c'est ce qui constitue la forme squirrheuse, moins pure et ordinairement moins grave que la forme encéphaloïde. Ces exemples prouvent que le blastème peut être en partie et même en grande partie détourné de sa destination hétéromorphe par l'influence de la loi d'analogie. Peut-il en être détourné en totalité ? Y a-t-il des tumeurs d'origine cancéreuse, sans élément cancéreux proprement dit? Il a été un temps où j'aurais répondu résolûment à cette question par la négative. Aujourd'hui je serai plus réservé, car j'ai vu plusieurs fois des tumeurs homœomorphes qui paraissaient s'être développées sous l'influence de la diathèse cancéreuse. Le premier fait que j'ai observé m'avait paru pouvoir être expliqué par une pure coïncidence. Mais, depuis lors, plusieurs faits semblables se sont présentés à moi, et, sans oser rien affirmer, je suis disposé à les interpréter aujourd'hui d'une autre manière. On me pardonnera d'insister sur ce point fort important de l'histoire des productions accidentelles.

M. Daubeuf présenta, en août 1850, à la Société anatomique, le fémur d'une jeune femme qui avait succombé à une affection cancéreuse (1). Trois cancers encéphaloïdes volumineux des mieux caractérisés, parcourus par des lamelles et des filaments osseux, occupaient le sacrum et les deux os iliaques. Une quatrième tumeur dure, plate, épaisse de 1 centim., longue de 6, large de 3, s'était développée entre le périoste et le corps du fémur du côté gauche. Cette tumeur ne paraissait pas cancéreuse et ressemblait plutôt à une exostose récente ; quoique adhérente à l'os, elle put en être séparée sans grand effort ; il devint évident qu'elle était d'origine périostale, et cependant elle était très-nettement circonscrite. Elle ne présentait donc ni les caractères des exostoses périostales, ni ceux des exostoses parenchymateuses. Je crus d'abord qu'il s'agissait d'une production cancéreuse ; toutefois, ayant emporté la tumeur pour l'examiner, je la trouvai formée d'un tissu spongieux serré, dont les mailles étroites emprisonnaient une substance fibroïde de couleur rosée que je pris, au premier abord, pour du cancer. Mais je ne pus y découvrir au microscope aucune trace d'éléments cancéreux. L'arrivée des vacances ne me permit pas de communiquer à la Société le résultat de cette observation, et je restai convaincu qu'il s'agissait d'une espèce particulière d'exostose périostale développée par hasard sur un sujet cancéreux.

Un an après, j'eus l'occasion d'étudier, avec M. Follin, les os des membres postérieurs d'un chien qui avait succombé à des cancers multiples des viscères. Ces os n'étaient pas cancéreux, mais ils étaient le siége de plusieurs exostoses périostales qui me présentèrent les mêmes caractères que la précédente. Depuis lors, j'ai recueilli chez l'homme deux nouveaux faits semblables à celui de M. Daubeuf. Les tumeurs osseuses sous-périostales occupaient une fois la diaphyse du fémur, une autre fois la fosse iliaque interne, et dans les deux cas il y avait, dans le reste de l'économie, des cancers multiples bien caractérisés. Je ne possède que ces quatre faits ; il y

(1) *Bull. de la Soc. anat.*, t. XXV, p. 258, 1850.

en a d'autres sans doute; mais, somme toute, la chose est fort rare eu égard à la fréquence excessive du cancer, et il serait permis de n'y voir qu'une coïncidence, s'il n'y avait des faits intermédiaires qui autorisent une autre interprétation. On trouve, en effet, quelquefois, chez des individus atteints, en outre, de tumeurs primitives ou consécutives bien manifestement cancéreuses, des tumeurs sous-périostales presque entièrement osseuses, mais renfermant pourtant çà et là de rares éléments cancéreux. Une partie des faits qui ont servi de base à la description du cancer dit *ostéoïde* rentrent dans cette catégorie. La présence d'un petit nombre de globules hétéromorphes démontre la nature cancéreuse de la production accidentelle, et cependant la structure de la tumeur prouve que la plus grande partie du blastème a obéi à la loi d'analogie de formation. La prédominance des parties homœomorphes sur les parties hétéromorphes est quelquefois tellement considérable, que celles-ci ne se retrouvent que difficilement, soit à l'œil nu, soit au microscope. Il faut donc admettre que le blastème cancéreux n'a pas toujours la même énergie et que sa tendance hétéromorphe, ordinairement supérieure à toutes les autres influences, peut, par exception, devenir assez faible pour être presque entièrement vaincue par la loi d'analogie. De là à admettre la possibilité d'une organisation complétement homœomorphe, il n'y a qu'un pas, et les quatre faits que je viens de rapporter me paraissent pouvoir s'expliquer ainsi plutôt que par une simple coïncidence.

Je ne donne cette interprétation qu'avec la plus grande réserve, et je sais tout le parti que les unitaires en tireront. Ils nieront la spécificité du blastème cancéreux et de tous les autres blastèmes; ils diront que le blastème est un, et que les formes qu'il revêt en s'organisant dépendent exclusivement du milieu où il est exhalé. Mais comme, dans l'immense majorité des cas de cancer, cette organisation est hétéromorphe, comme la substance propre de l'encéphaloïde, examinée à l'œil nu et au microscope, est la même dans le foie, dans les os, dans le tissu cellulaire, dans les ganglions, dans la mamelle, dans l'utérus, etc., c'est-à-dire dans les organes et les tissus les plus dissemblables; comme enfin l'influence du siége est ordinairement à peu près nulle, que les cas où elle se fait sentir d'une manière notable sont les moins communs et que ceux où elle devient prépondérante sont excessivement rares, il est impossible de méconnaître la propriété spécifique dévolue au blastème cancéreux, propriété située en dehors des lois normales, qui ne cessent pas pour cela d'agir sur la matière organique dans la limite de leur force. La lutte qui s'établit ainsi entre la tendance homœomorphe et la tendance hétéromorphe explique en partie les grandes différences de structure des tumeurs cancéreuses et les nuances infinies qui relient l'encéphaloïde pur aux cancers mitigés par la présence du tissu fibreux ou du tissu osseux. On conçoit de la même manière que la prédominance de la loi d'analogie ait pour résultat de diminuer indéfiniment la proportion des éléments hétéromorphes, et qu'enfin, dans les cas exceptionnels où le blastème cancéreux est complétement maîtrisé par l'influence du milieu, cette proportion puisse descendre jusqu'à zéro.

Il est digne de remarque que ce dernier résultat, c'est-à-dire l'organisation d'un blastème cancéreux en éléments homœomorphes, paraît se produire exclusivement dans le voisinage des tissus qui possèdent au plus haut degré la propriété de s'assimiler les autres blastèmes. Les faits que j'ai cités jusqu'ici sont relatifs à des tumeurs développées au contact du tissu osseux, et l'on sait combien est grande ici l'influence de la loi d'analogie de formation. Je n'ai pas besoin de rappeler les phénomènes plastiques de l'ostéite et de la périostite, ni ceux de la formation du cal, ni l'exemple si frappant des régénérations osseuses. Il est un autre tissu, répandu en proportions variables dans la plupart des organes, qui possède la propriété d'exercer sur les blastèmes une action assimilitatrice presque aussi grande que celle du tissu osseux. Je veux parler du tissu conjonctif (ou fibreux) ; j'ai déjà dit que la forme squirrheuse paraît due à l'action de voisinage que ce tissu fait subir au blastème cancéreux. A un degré plus élevé, la même action produit ce qu'on appelle le cancer *ligneux en plaque* ou *en cuirasse ;* dans cette forme, qui se montre surtout dans le tissu conjonctif sous-cutané de la paroi thoracique, les éléments spécifiques du cancer, noyaux ou cellules, sont en très-petit nombre. Le blastème presque tout entier s'organise en tissu fibreux, et on trouve même par places des parties assez étendues où le produit accidentel est exclusivement fibreux. Dans plusieurs cas de cancer de l'estomac ou de la mamelle, M. Paget (1) a trouvé les ovaires remplacés par des masses fibreuses. Après avoir décrit la disposition des fibres de ces tumeurs, il ajoute : « Au milieu de ces fibres, j'ai trouvé seulement un petit nombre de cellules cancéreuses imparfaites, avec un plus grand nombre de noyaux petits et allongés. On peut raisonnablement supposer que le même blastème qui, dans un autre organe, aurait donné des cellules cancéreuses,

(1) Paget, *Lectures on Tumours*, London, 1851, in-8, p. 322.

puisse donner du tissu fibreux dans un organe comme l'ovaire, qui a une aptitude si spéciale au développement physiologique ou morbide. » Ce que M. Paget attribue à l'*aptitude spéciale* des ovaires me paraît devoir être attribué simplement à l'influence assimilatrice du stroma fibreux de ces organes, c'est-à-dire à la loi d'analogie de formation. L'action de cette loi peut-elle aller, lorsque la tendance propre du blastème cancéreux est peu prononcée, jusqu'à donner l'organisation *fibreuse* à la totalité de la production accidentelle sans aucun mélange d'éléments hétéromorphes? Cela me paraît possible, mais je ne possède aucun fait qui me permette de l'affirmer.

En revanche, j'ai vu un cancer encéphaloïde des mieux caractérisés développé dans le tissu conjonctif sous-cutané, au devant du tibia, enlevé, puis récidivé sur place, et traité enfin par l'amputation de la cuisse, récidiver, très-peu de temps après, dans le voile du palais et présenter ensuite en ce point la marche locale la plus maligne. La tumeur du voile du palais fut à son tour enlevée deux fois; elle récidiva toujours très-promptement et s'accrut avec une rapidité incroyable; finalement, le malade mourut avec tous les signes de la cachexie cancéreuse. C'était un malade de la ville; l'autopsie ne put pas être faite; j'ignore, par conséquent, s'il existait des cancers internes. Mais, grâce à l'obligeance du chirurgien, M. Max. Mounier, j'ai pu examiner toutes les tumeurs enlevées, et je les conserve même encore dans l'alcool. La nature cancéreuse de la maladie a été mise en évidence, à l'œil nu comme au microscope, par l'étude des tumeurs de la jambe, et cependant les tumeurs du voile du palais avaient une structure entièrement différente. Elles ne renfermaient aucune trace de suc lactescent; elles ressemblaient plutôt aux tumeurs glandulaires hypertrophiques (adénômes polyglandulaires), qui ne sont pas rares dans cette région; je n'en pouvais croire mes yeux, mais le microscope me démontra que ce n'était pas une vaine apparence. Le tissu accidentel était exclusivement constitué par d'innombrables culs-de-sac glandulaires, et, tandis que les tumeurs de cette nature sont ordinairement d'une bénignité complète, celle-là, développée sous l'influence de la maladie cancéreuse, s'était comportée avec autant de malignité que l'encéphaloïde le plus grave. Comment expliquer ce fait? Supposera-t-on que les tumeurs de la jambe et celles du voile palatin se soient développées en vertu de deux maladies différentes et que le hasard seul les ait fait paraître chez le même individu à peu près dans le même temps? Mais les symptômes locaux ou généraux, la succession des récidives, les caractères cliniques des tumeurs, la marche de la maladie considérée dans son ensemble, tout annonce que le malade, depuis le commencement jusqu'à la fin, a été en proie à la même diathèse. Ç'a été l'opinion de tous les chirurgiens qui l'ont vu. Il faut donc admettre que le blastème sécrété sous l'influence de la diathèse cancéreuse a pu, dans le voile du palais, se laisser détourner de sa destination hétéromorphe pour s'organiser en un tissu glandulaire semblable à celui qui forme, à l'état normal, une épaisse couche entre la muqueuse et les muscles, et il est permis d'attribuer ce résultat à l'influence de la loi d'analogie de formation.

Ce sont les faits de ces ordres qui ont été invoqués par les unitaires pour prouver l'unité des blastèmes pathologiques : il faut bien qu'une doctrine repose sur un appui quelconque. On n'aurait jamais songé à chercher l'unité s'il n'y avait dans les productions pathologiques, comme dans les productions normales, comme dans toutes les choses de la nature organisée, des faits intermédiaires établissant le passage d'un groupe à un autre; mais ces faits exceptionnels ne doivent pas faire oublier les autres. Sur mille tumeurs développées sous l'influence de la maladie cancéreuse, il y en a une peut-être dont le blastème obéit entièrement, comme les blastèmes normaux, à la loi d'analogie de formation; mais les neuf cent quatre-vingt-dix-neuf autres cas, où le produit accidentel renferme des éléments hétéromorphes, prouvent suffisamment que le blastème cancéreux possède des propriétés spéciales, qu'il est, par conséquent, d'une nature particulière.

Parlons maintenant du développement des pseudoplasmes homœomorphes. Nous allons voir, comme dans les cas qui précèdent, la matière organique du blastème dominée tour à tour ou à la fois par les deux ordres d'influences que nous avons déjà reconnues : d'une part, la tendance propre du blastème qui est disposé à s'organiser d'une certaine manière; d'une autre part, la loi d'analogie de formation qui tend à reproduire, dans le tissu accidentel, la structure du tissu adjacent.

Lorsqu'une tumeur fibreuse ou fibroïde se développe dans le tissu spongieux des os, dans le foie, dans le cerveau, organes qui renferment peu ou point de tissu conjonctif (1) ; lorsque des éléments fibreux se forment dans la gangue des cartilages articulaires; lorsque des productions cartilagineuses ou osseuses occupent le testicule,

(1) Sur l'absence de tissu conjonctif dans la substance glandulaire *propre* du foie, voyez mes recherches sur la structure du foie dans le *Bull. de la Soc. anat.*, 1855, p. 479, et dans l'*Atlas d'anatomie descriptive*, par Bonamy et Broca, t. III, planche 30 *bis*.

la mamelle ou les ganglions lymphatiques; lorsque des culs-de-sac glandulaires ou des kystes pileux se produisent à une distance notable de tout organe glandulaire ou pileux, — par exemple, entre l'aponévrose épicrânienne et le péricrâne ou entre le muscle digastrique et le corps du maxillaire inférieur, comme j'en ai vu un cas sur un cheval; — en un mot, lorsqu'il n'y a aucune analogie de structure entre le tissu accidentel et les parties adjacentes, on est bien obligé d'admettre que le blastème pathologique s'est organisé malgré la loi d'analogie et en vertu de sa tendance propre, et on est obligé, en outre, d'admettre que chaque espèce de tissu accidentel se forme aux dépens d'un blastème particulier. La différence des effets dénonce ici la différence des causes. Pour qu'une tumeur cartilagineuse naisse dans l'épaisseur de la mamelle, il faut de toute nécessité que le blastème porte en lui la propriété de s'organiser en éléments de cartilages. Autre est la propriété du blastème qui donne naissance aux éléments fibreux ou fibroplastiques dans des organes qui ne renferment, à l'état normal, aucun élément de cette nature; — autre, le blastème qui s'organise en cavités glandulaires ou en follicules pileux dans des régions où l'anatomie ne connaît ni poils ni glande, etc. On ne peut donc s'empêcher de reconnaître la multiplicité des blastèmes pathologiques à tendance homœomorphe. Sont-ils semblables aux blastèmes normaux qui forment ou nourrissent les tissus analogues à ceux de ces pseudoplasmes? Cela paraît assez probable. On sait que beaucoup de lipômes ont une structure tout à fait semblable à celle de la graisse normale et que le tissu de certains chondrômes ressemble d'une manière frappante à celui des masses cartilagineuses épiphysaires. En dehors de ces deux exemples, il est rare qu'il y ait identité parfaite de structure entre un tissu accidentel homœomorphe et le tissu normal qui lui correspond; les éléments anatomiques présentent souvent de légères différences de forme et plus souvent encore de grandes différences de disposition, de telle sorte que l'analogie de texture pourrait être méconnue si on se bornait à constater les caractères visibles à l'œil nu. Mais ces différences, grandes ou petites, se comprennent très-bien lorsqu'on songe que la tendance propre des blastèmes normaux est toujours aidée par la loi d'analogie de formation, tandis que celle des blastèmes pathologiques est, au contraire, dans beaucoup de cas, contrariée par l'action de cette loi. Il n'y a donc pas de raison suffisante pour nier la ressemblance des blastèmes pathologiques homœomorphes et des blastèmes normaux correspondants.

J'admets, comme on voit, la ressemblance respective des blastèmes normaux et des blastèmes pathologiques homœomorphes. Mais ressemblance ne veut pas dire identité. Deux blastèmes peuvent posséder la même tendance sans la posséder au même degré, et les tissus qui y naissent, quoique formés d'éléments semblables ou analogues, peuvent beaucoup différer entre eux par leur nature et par leurs propriétés. Ainsi, par exemple, je pense que les tumeurs fibreuses et les tumeurs fibroplastiques proviennent d'un blastème semblable au blastème normal du tissu fibreux, et cependant ces deux pseudoplasmes, quoique reliés l'un à l'autre par une multitude de nuances intermédiaires, ont des caractères anatomiques et chimiques notablement différents. De même, les tumeurs cartilagineuses, ostéo-cartilagineuses et osseuses forment un seul groupe au point de vue anatomique, car l'état cartilagineux peut être considéré comme un commencement d'ossification, et il est difficile de ne pas croire à la similitude de leurs blastèmes. Mais ces blastèmes ne sont pas identiques; s'ils l'étaient, ils s'organiseraient toujours de la même manière dans les mêmes conditions; on ne verrait pas dans la même partie du même os naître spontanément, tantôt une tumeur osseuse et tantôt une tumeur cartilagineuse. De même encore, je ne puis croire que ce soit un seul et unique blastème qui produise à la fois les cellules de l'épiderme normal, celles des cors, des oignons, des durillons, des cornes, des kystes sébacés, et celles des épithéliômes. Il faut que les blastèmes de ces diverses productions épithéliales se ressemblent, puisqu'ils tendent à s'organiser en éléments de même ordre; mais il faut aussi qu'il y ait entre eux des différences, puisque les résultats définitifs sont si divers.

Ainsi, non-seulement toutes les productions accidentelles ne dérivent pas d'un blastème unique, non-seulement les blastèmes pathologiques homœomorphes se divisent en un certain nombre de groupes ayant pour type l'un des blastèmes normaux, mais il y a dans chacun de ces groupes des variétés qui s'éloignent plus ou moins du blastème normal correspondant.

§ 6. — Influence de la région.

On vient de voir que les éléments des productions homœomorphes sont semblables tantôt à ceux du tissu ou de l'organe affecté, tantôt à ceux d'un tissu ou d'un organe plus ou moins éloigné. Je désignerai par abréviation sous les noms de *similaires* et de *dissimilaires* ces deux catégories de productions homœomorphes.

Le trouble de nutrition qui donne lieu à la formation des productions dissimilaires a été désigné par M. Lebert sous le nom d'*hétérotopie*, qui indique une erreur de lieu. Avec une théorie différente, M. Virchow a employé le même mot pour caractériser le même phénomène. Ce mot est excellent et mérite d'être conservé.

L'hétérotopie est le meilleur argument qu'on puisse invoquer en faveur de la multiplicité des blastèmes. C'est le triomphe des propriétés du blastème sur la loi d'analogie de formation. Les exemples que j'ai déjà cités prouvent que l'hétérotopie est loin d'être rare ; et l'on va voir qu'elle est plus commune qu'on ne pourrait être au premier abord tenté de le croire. Beaucoup de productions accidentelles, en effet, ont une structure analogue à celle des éléments normaux de la région affectée, sans être pour cela similaires. Elles ressemblent, non au tissu où elles sont nées, mais au tissu de quelque organe *voisin*. Je chercherai tout à l'heure en quoi consiste cette *action de voisinage*, qu'il ne faut pas confondre avec l'*action de contact* de la loi d'analogie. Faute d'avoir établi cette distinction, on a considérablement augmenté le nombre des pseudoplasmes similaires, et on a attribué à la loi d'analogie beaucoup de résultats auxquels elle est tout à fait étrangère.

Examinons d'abord les principaux pseudoplasmes réputés similaires; nous montrerons ensuite que, malgré les apparences, plusieurs d'entre eux sont réellement dissimilaires. Presque toutes les tumeurs osseuses ou cartilagineuses ont leur siége dans les os, ou à leur surface, ou dans leur voisinage plus ou moins immédiat ; presque toutes les productions accidentelles de tissu glandulaire ont leur point de départ soit dans le tissu même des glandes, soit dans leur atmosphère celluleuse ; presque toutes, je devrais peut-être dire toutes les tumeurs à structure épithéliale débutent sur les membranes naturellement tapissées d'épithélium ; les tumeurs papillaires se forment seulement là où l'on trouve des papilles à l'état normal; les kystes se développent presque toujours dans des cavités préexistantes, normales ou accidentelles ; les tumeurs si communes qu'on désigne sous le nom de corps fibreux de l'utérus, possèdent une structure analogue à celle du tissu propre de la matrice (tissu conjonctif et fibres musculaires de la vie organique); les tumeurs dites *myéloïdes*, composées de *plaques à noyaux multiples*, élément normal du suc médullaire des os chez le fœtus et les jeunes enfants, ont pour siége à peu près exclusif le tissu osseux. Ajoutons que les lipômes se développent presque sans exception dans les couches de tissu conjonctif où la graisse tend naturellement à se déposer ; que les tumeurs érectiles se montrent de préférence dans les parties riches en vaisseaux capillaires, et que les tumeurs fibreuses ou fibro-plastiques, quoique pouvant se former dans presque tous les organes, ont une prédilection marquée pour ceux qui renferment dans leur trame beaucoup de tissu conjonctif ou de tissu fibreux.

On voit, d'après cela, que la plupart des productions homœomorphes sont formées d'éléments semblables à ceux de quelque tissu voisin. Lorsqu'on cherche la cause de cette analogie de structure, on est conduit au premier abord à invoquer la loi d'analogie de formation, et l'origine de tous les pseudoplasmes que je viens d'énumérer paraît ainsi d'une grande simplicité. Il semble suffisant d'admettre qu'un blastème quelconque soit exhalé et subisse, en s'organisant, l'influence assimilatrice des parties environnantes. On est même disposé à croire que les propriétés particulières de ce blastème ne jouent aucun rôle dans cette organisation, soit qu'elles soient tout à fait nulles, soit qu'elles soient trop faibles pour lutter contre la loi d'analogie ; enfin, ceux qui aiment la simplicité supposent volontiers que toutes les productions réputées similaires naissent d'un seul et même blastème, celui-ci n'ayant d'autre propriété que celle d'imiter la structure des tissus voisins. Mais, lorsqu'on y regarde de plus près, on trouve que la formation de ces pseudoplasmes est beaucoup moins simple, beaucoup moins uniforme qu'on ne l'a supposé jusqu'ici.

Il faut avant tout se garder d'attribuer à la loi d'analogie certains résultats qui dépendent bien plutôt des propriétés particulières des blastèmes. L'influence assimilatrice ne peut être exercée sur un blastème que par les tissus avec lesquels il est en contact immédiat. Lorsque des cellules épithéliales se produisent *dans l'épaisseur* du derme, pour constituer les tumeurs connues sous le nom d'*épithéliôme*, est-ce parce que le blastème a obéi à la loi d'analogie? Nullement, car l'action de cette loi aurait donné au blastème l'organisation des fibres du derme avec lesquelles il est en contact, au lieu de lui donner l'organisation de l'épiderme, qui est situé bien près de là sans doute, mais qui est moins proche que les éléments du derme. C'est donc en vertu de sa tendance propre que le blastème, malgré le contact du tissu fibreux, s'organise en éléments épithéliaux, et ce qui le prouve, c'est que quelquefois ce blastème, absorbé par les vaisseaux lymphatiques et entraîné jusqu'aux ganglions, continue à produire des cellules épithéliales qui s'accumulent dans ces ganglions et y forment des tumeurs secondaires dont la composition élémentaire n'a aucune analogie avec celle des parties environnantes.

Mais, si ce n'est pas la loi d'analogie qui impose à l'épithéliôme sa structure, comment se fait-il donc que cette espèce de tumeur débute toujours (ou au moins presque toujours) dans l'épaisseur de l'une des membranes dont la surface, à l'état normal, sécrète incessamment de l'épithélium? Pourquoi le blastème à tendance épithéliale n'est-il jamais sécrété primitivement dans les autres tissus? A cela je pourrais répondre d'abord que quelques auteurs ont parlé de tumeurs épithéliales qui auraient débuté dans des organes qui, comme les os, ne renferment à l'état sain aucune trace d'épithélium. Mais leurs observations ne m'ont pas paru concluantes, et, n'ayant jamais vu rien de semblable par moi-même, je ne puis jusqu'ici considérer la chose comme démontrée, bien qu'elle me paraisse parfaitement possible. Quoi qu'il en soit, la prédilection sinon exclusive, du moins à peu près exclusive, de l'épithéliôme pour les membranes à épithélium est un fait parfaitement avéré et que personne, je pense, ne niera. Lorsqu'on cherche l'explication de ce phénomène, en le comparant à d'autres phénomènes de même ordre, on est conduit à reconnaître que la sécrétion des blastèmes pathologiques est, dans une certaine mesure, soumise à une influence que j'appellerai l'*influence de la région*.

C'est l'influence de la région qui, dans la première ébauche embryonnaire, distribue les différents blastèmes dans les points respectifs où le plan de l'organisme appelle la formation des divers tissus et des divers organes; c'est elle qui tend à maintenir ce plan ou à le rétablir lorsqu'il est dérangé; c'est elle qui, chez certains animaux inférieurs, tels que les polypes d'eau douce, fait régénérer intégralement les parties amputées et fait pousser, par exemple, une tête sur le segment caudal, une queue sur le segment céphalique d'un corps coupé en travers; c'est elle qui, chez certains animaux plus élevés dans l'échelle et pourvus de circulation, comme les salamandres, fait affluer dans le moignon de la queue amputée les blastèmes spéciaux capables de reproduire une queue nouvelle, qui fait repousser encore, à la place de la patte excisée, une autre patte complète avec ses os, ses articulations et ses muscles, qui fait même, au dire de Dugès, former un œil nouveau à la place d'un extirpé (1). Plusieurs autres reptiles possèdent, comme la salamandre, la pro-

(1) Dugès, *Traité de physiologie comparée*, Montpellier, 1839, in-8, t. III, p. 185-195. Voyez surtout la page 189 de ce chapitre important intitulé : *De la reproduction partielle.* Les anciens connaissaient la reproduction de la queue des lézards, et la régénération de la tête des lombrics. Les expériences de Spallauzani relatives à la reproduction de la tête des limaçons ont montré que cette tête repousse toutes les fois que l'amputation est pratiquée au-dessus du ganglion œsophagien.

priété de régénérer certains organes très-complexes, et de recouvrer ainsi, sous le rapport de la forme et sous celui de la fonction, le type primitif de leur corps, après de graves mutilations. Les faits de ce genre sont tellement embarrassants qu'on conçoit, sans la partager, la tendance de certains esprits à placer dans chaque organisme indépendant un principe conservateur et intelligent, une sorte d'archée ou d'architecte, qu'on a désigné tour à tour sous les noms d'*âme végétative* ou de *nature médicatrice.* Ce n'est qu'un rêve d'une autre époque, conçu dans les temps d'ignorance où les sciences essayaient à peine leurs premiers pas. La matière, aujourd'hui, n'a plus de ces fantaisies ; elle obéit en esclave à des lois, connues ou inconnues, mais aveugles et immuables, lois qu'on reconnaît à leurs effets, dont on ignore à jamais l'essence, et dont il est stérile et oiseux de chercher la cause première. Partout où des conditions déterminées donnent lieu à un phénomène constant, la loi est évidente, encore bien qu'elle ne soit pas toujours facile à formuler.

C'est surtout dans le monde organisé que la multiplicité et la complexité des lois rend difficile la détermination de la part qui revient à chacune d'elles. Tantôt on est tenté d'attribuer à plusieurs lois différentes des effets distincts que des rapprochements ultérieurs permettront de rapporter à une seule ; d'autres fois, au contraire, on croit ne voir qu'une seule loi là où plus tard une étude plus approfondie en fera reconnaître plusieurs.

La régularité des phénomènes du développement, de l'accroissement et de la nutrition, révèle l'existence d'une loi qui, chez tous les êtres organisés, préside à la répartition des sucs nourriciers, c'est-à-dire des blastèmes, qui les distribue dans leurs régions respectives, et il est infiniment probable que c'est la même loi qui préside à la régénération des parties détruites. Dans les organismes simples, comme l'embryon naissant et les animaux inférieurs, cette loi fonctionne avec une précision, une régularité et une puissance remarquables ; mais dans les êtres plus compliqués, doués de tissus plus parfaits, plus nombreux et plus distincts, les effets en sont masqués ou atténués par l'action prédominante des autres lois de la vie supérieure. — La loi de répartition des blastèmes ne suffirait plus à assurer le mécanisme de la nutrition d'organes complexes où sont rassemblés, mêlés et presque confondus plusieurs tissus d'espèces très-différentes ; elle est donc subordonnée à la loi d'analogie de formation qui permet à chaque tissu de s'assimiler le blastème le plus voisin. La régularité de la nutrition se trouve ainsi assurée, mais en même temps, et par cela même, la régénération des parties détruites ou enlevées devient plus difficile et plus restreinte. Jamais, chez les animaux supérieurs, les organes très-complexes ne se reproduisent. La régénération ne s'observe plus que dans un certain nombre de tissus ou d'organes peu compliqués, et même alors, la loi d'analogie de formation masque le plus souvent les effets de la loi de répartition des blastèmes. Celle-ci est reléguée au second rang; elle ne se manifeste plus que comme une *tendance* en vertu de laquelle les diverses *régions* du corps sont disposées à produire ou à attirer certains blastèmes. Cette tendance ne révèle isolément son influence d'une manière distincte que lorsqu'une cause quelconque, extérieure ou intérieure, dérange accidentellement l'équilibre de la nutrition; c'est elle que j'ai désignée sous le nom d'*influence de la région.*

Prouvons par des exemples que cette analyse n'est pas une subtilité et que l'influence de la région est tout à fait distincte de la loi d'analogie. Cela est évident pour les êtres inférieurs qui possèdent la propriété de régénérer leurs membres amputés. Mais nous parlons maintenant des animaux supérieurs, et spécialement de l'homme.

Beaucoup d'observations ont prouvé qu'après l'ablation du cristallin un nouveau cristallin se reproduit souvent. Les éléments de ce nouveau cristallin s'organisent en vertu de la tendance propre du blastème et non en vertu de la loi d'analogie, puisque l'organe primitif a été complétement enlevé. Mais on objectera peut-être que l'ablation n'était pas tout à fait complète, qu'il restait dans la capsule cristalline quelques débris de l'ancien cristallin et que ces débris ont servi de modèle à l'organisation régénératrice. Cela est peu probable; mais, pour échapper à l'objection, nous prendrons d'autres exemples. On a vu une côte se régénérer aux dépens d'un blastème sécrété par les muscles ou le tissu cellulaire environnant, après l'ablation d'un segment long de 6 centimètres, comprenant à la fois l'os et le *périoste;* l'écartement des fragments était maintenu par la résistance des côtes voisines. Dans cette expérience, faite par Medici sur un jeune mouton, le périoste avait été enlevé à dessein. C'étaient donc les parties molles environnantes qui avaient sécrété la lymphe plastique, et celle-ci, malgré la tendance habituelle des blastèmes traumatiques à s'organiser en tissu fibreux, s'organisa en tissu osseux en vertu d'une tendance particulière qu'il est difficile de ne pas attribuer à l'influence de la région (1). Toutefois, l'existence d'une

(1) M. Flourens a vu chez les oiseaux les os du crâne se régénérer après l'ablation du péricrâne et de la dure-mère. Il suppose que ces deux membranes se sont d'abord reproduites, et qu'elles ont ensuite engendré l'os nouveau. Cette supposition est

surface osseuse coupée en travers aux deux extrémités du foyer laisse à la rigueur la ressource de supposer que la production osseuse a, pour ainsi dire, bourgeonné sur chaque fragment, qu'elle a fini par s'étendre de proche en proche, en vertu de la loi d'analogie, et par déterminer ainsi l'ossification de la totalité du blastème. Mais cette ressource fait défaut dans les cas analogues à celui qui suit et que j'ai observé à l'Hôtel-Dieu, dans le service de Blandin. Ce chirurgien réséqua pour une carie le tiers moyen du radius, enlevant à la fois l'os et le périoste. Le malade guérit et mourut quelques années après d'une autre maladie. Une longue corde fibreuse, épaisse de plusieurs millimètres, s'était formée à la place de l'os enlevé et unissait les deux fragments, dont l'écartement avait été maintenu par la résistance du cubitus. A la partie moyenne de cette corde, on trouvait deux ou trois points d'ossification gros comme de petits haricots et n'ayant absolument aucune connexion avec le squelette. Quelle était la cause de cette ossification du blastème réparateur? Était-ce la loi d'analogie? Non, puisque les parties du tissu de formation nouvelle qui étaient en continuité avec les os n'étaient pas ossifiées, tandis que l'ossification s'était produite précisément dans les points les plus éloignés des deux extrémités osseuses. Les points d'ossification, entourés de toute part de tissus fibreux, conjonctif ou musculaire, s'étaient donc formés malgré la loi d'analogie et en vertu d'une propriété spéciale de cette partie du blastème. D'où venait cette propriété? Dépendait-elle de la cause traumatique? Mais les blastèmes traumatiques ordinaires ne tendent pas à s'ossifier, si ce n'est au contact du tissu osseux. Dépendait-elle de la nature des tissus qui entouraient le foyer de l'opération? Mais le périoste avait été réséqué en même temps que l'os et les autres parties molles n'ont aucune tendance naturelle à produire du tissu osseux. En vertu de quelle influence le tissu conjonctif ou les muscles avaient-ils donc pu verser dans le centre du foyer un blastème ossifique? On ne peut méconnaître ici l'*influence de la région*. Les cas de ce genre sont d'ailleurs loin d'être rares, car il est fréquent de trouver des points osseux isolés au centre du cal fibreux qui réunit les deux fragments des fractures, lorsque la consolidation est empêchée par un trop grand écartement.

On pourrait encore objecter, toutefois, que, dans les cas qui précèdent, il y a aux deux extrémités du foyer une surface osseuse avivée qui a pu fournir un peu de blastème ossifique. Il serait bien

toute gratuite. Mais, alors même qu'elle serait exacte, le fait n'en conserverait pas moins toute sa signification. (*Archives générales de médecine*, 18:9, t. XXI, p. 306.)

singulier, il est vrai, que celui-ci, au lieu de se mêler à la lymphe plastique fournie par les parties molles, se fût concentré et organisé exclusivement sous forme d'îlots sans connexion avec le squelette. Cette explication aurait donc à son tour besoin d'être expliquée. Mais voici un autre exemple que j'emprunte encore à la pathologie du système osseux et qui met en évidence l'influence de la région. C'est celui des corps étrangers spontanés des articulations, lesquels se forment surtout dans cette variété très-fréquente d'arthrite chronique que M. Deville a bien étudiée sous le nom d'*arthrite sèche* et que j'ai longuement décrite en 1850 dans le compte rendu de la Société anatomique (1). Dans cette affection, tous les tissus qui entourent l'articulation, et notamment le tissu conjonctif sous-synovial, tendent à sécréter des blastèmes qui s'organisent soit en cartilage, soit en os. Ces productions accidentelles n'ont aucune connexion avec le squelette. Ce sont des masses plus ou moins arrondies, mobiles dans le tissu conjonctif; souvent elles soulèvent la membrane synoviale, font dans la cavité articulaire une saillie d'abord sessile, puis pédiculée, et finissent enfin par devenir tout à fait libres par suite de la rupture de leur pédicule. Telle est l'origine ordinaire des corps étrangers spontanés des articulations. Je demande maintenant pourquoi ces corps s'ossifient malgré la loi d'analogie de formation. Ce ne peut être qu'en vertu de la tendance propre du blastème : celui-ci ne vient pas des os, car il n'y a aucune voie de communication entre le siége du corps étranger et la surface de l'os le plus voisin; c'est donc le tissu conjonctif qui a sécrété un blastème à tendance cartilagineuse ou osseuse, comme si ce blastème, destiné à la nutrition du squelette, s'était trompé de chemin, et une pareille erreur est une véritable hétérotopie. Mais il y a ceci de remarquable que ces petites tumeurs osseuses ou cartilagineuses, qui se forment quelquefois par vingtaines et autour de plusieurs articulations chez les individus atteints de rhumatisme chronique, sont toujours situées dans les régions articulaires, à proximité du tissu osseux et du tissu cartilagineux normal. Des corps étrangers se forment par un mécanisme analogue dans la tunique vaginale, dans le péritoine, dans les bourses synoviales, tendineuses ou musculaires, normales ou accidentelles; mais leur structure n'est ni cartilagineuse ni osseuse. A quoi tient cette différence? à l'influence de la région. Cela est si vrai que lorsqu'une synoviale accidentelle se forme au contact des os, elle devient apte à produire des corps étrangers

(1) *Bull. de la Soc. anat.*, 1850, t. XXV, p. 435 à 455.

osseux. John Hunter a trouvé de ces corps étrangers dans une pseudarthrose de l'humérus. — J'en ai vu moi-même plusieurs dans une bourse muqueuse, anormalement développée, qui reposait directement sur le périoste de l'ischion (1). L'os était du reste sain, ainsi que son périoste. La bourse muqueuse seule était altérée; elle était le siége d'une inflammation chronique et l'ossification du blastème ne pouvait être attribuée qu'à la proximité de l'os, c'est-à-dire à l'influence de la région.

C'est à la même influence qu'on doit rapporter le développement assez fréquent, dans les ligaments larges et dans le tissu conjonctif périutérin, de tumeurs tout à fait semblables à celles qui portent le nom de corps fibreux de l'utérus et qui, malgré cette dénomination, renferment dans leur structure, outre du tissu fibreux, du tissu musculaire de la vie organique (*fibres-cellules* de Kolliker). Cette ressemblance a fait supposer que les corps fibreux périutérins se formaient primitivement dans l'utérus et s'en échappaient ensuite pour s'égarer dans le tissu cellulaire; il en est quelquefois ainsi, mais j'ai pu m'assurer plusieurs fois que ces tumeurs s'étaient réellement formées sur place; j'en ai vu dont le volume dépassait à peine celui d'un pois et qui étaient situées dans les ligaments larges, à plusieurs centimètres de l'utérus, et, quoiqu'il fût évident qu'elles ne venaient pas de ce dernier organe, elles renfermaient des fibres-cellules semblables à celles de l'utérus en état de gestation.

L'influence de la région se fait sentir aussi sur les productions accidentelles de tissu glandulaire. On trouve souvent, dans l'atmosphère celluleuse qui entoure la mamelle, des tumeurs de structure glandulaire qui sont tout à fait isolées de la glande elle-même. Si l'on admettait, avec M. Velpeau, que cet isolement fût primitif, l'influence de la région deviendrait évidente ; mais la chose étant très-contestable, je prendrai d'autres exemples. La peau est souvent le siége d'une variété de tumeur glandulaire constituée par le développement anormal d'un grand nombre de glandes sébacées ou de glandes sudoripares. Je les décrirai plus loin sous le nom d'*adénomes multiglandulaires*. Lorsque ces tumeurs sont limitées à la peau, il est permis de croire qu'elles sont dues à l'ampliation des glandes normales ; mais lorsqu'elles se propagent aux parties profondes, lorsqu'on trouve dans le tissu cellulaire sous-cutané, dans le tissu cellulaire sous-aponévrotique, des cavités glandulaires parfaitement isolées et sans conduits excréteurs, on ne peut méconnaître l'exis-

(1) *Bull. de la Soc. anat.*, 1851, t. XXVI, p. 133.

tence d'un travail pathologique qui a créé un grand nombre de petites glandes nouvelles. Je conserve un doigt qui a été amputé par M. Huguier et que j'ai présenté à la Société de chirurgie. Sur cette pièce, des glandes innombrables, analogues aux glandes sudoripares et grosses comme des têtes d'épingle, sont dispersées non-seulement sous la peau, mais encore sous l'aponévrose et sous le tendon extenseur, et même en quelques points jusque sous le périoste de la deuxième phalange. Du reste, l'aponévrose et le périoste ne sont nullement détruits; ils sont, au contraire, épaissis et forment des plans résistants qui divisent la tumeur en trois couches, l'une sous-cutanée, l'autre sous-aponévrotique, et la troisième sous-périostale. Il n'y a donc aucune continuité entre les glandes superficielles et les glandes profondes; celles-ci, n'ayant pu se former en vertu de la loi d'analogie, doivent certainement leur organisation aux propriétés du blastème; et quelle cause, si ce n'est l'influence de la région, aurait pu faire sécréter ce blastème à tendance glandulaire dans des tissus qui n'ont avec les glandes aucune analogie de structure (1)?

Les kystes sébacés, si communs dans la région du cuir chevelu, paraissent formés par la dilatation d'une glande sébacée dont le goulot est oblitéré. J'admets, pour ma part, ce mécanisme, qui est facile à démontrer dans quelques cas et qui est probable dans beaucoup d'autres. Mais il y a des cas où la formation d'organes nouveaux est incontestable : c'est lorsque la paroi du kyste donne implantation à plusieurs poils provenant chacun d'un follicule pileux distinct. S'il n'y avait qu'un seul poil, on pourrait croire que c'est celui qui est naturellement associé à la glande dilatée. Mais il y en a quelquefois une dizaine, une vingtaine et même davantage. Alors, quelle que soit l'origine du kyste lui-même, il faut de toute nécessité que des follicules pileux se soient formés dans sa paroi. Ces organes de formation nouvelle n'ont aucune continuité avec ceux dont ils imitent la structure, et si le blastème s'est organisé de lui-même en follicules pileux, c'est parce qu'il a été sécrété dans une région très-riche en organes semblables.

Je pourrais citer d'autres exemples; mais ceux qui précèdent suffisent amplement pour démontrer l'influence de la région sur la nature et les propriétés des blastèmes pathologiques homœomorphes. On dirait (je ne donne pas ceci comme une explication, mais seulement comme un moyen de rendre ma pensée plus claire), on dirait

(1) Cette pièce sera décrite et figurée dans la deuxième partie de cet ouvrage, art. POLYADÉNÔME.

que les productions dissimilaires sont le résultat d'une déviation des blastèmes normaux, lesquels, au lieu de se rendre vers leurs tissus respectifs, s'écartent de leur destination et s'égarent dans les parties environnantes. Si l'hétérotopie est le résultat de cette erreur de lieu, on conçoit que les tissus accidentels dissimilaires, quoique pouvant se produire partout, aient une prédilection marquée pour les régions où des tissus de même structure existent à l'état normal. Je répète que ceci n'est pas une explication ; ce n'est pas même une supposition ; ce n'est qu'une image destinée à faire comprendre ce que j'appelle l'influence de la région. Je n'exagère pas la part de cette influence, mais je crois avoir prouvé qu'elle existe réellement et qu'elle est la cause de beaucoup de phénomènes qu'on attribue, bien à tort, à la loi d'analogie de formation. Je regrette d'être obligé de restreindre ainsi considérablement les applications de cette loi, si simple et si séduisante, et de compliquer la doctrine des tumeurs en multipliant les faits de l'hétérotopie et en faisant intervenir une nouvelle influence dont il m'est impossible d'expliquer l'action. Mais on n'explique pas davantage l'action de la loi d'analogie, et d'une manière générale, on n'explique aucune des lois de la nature ; on les reconnaît à leurs effets, et lorsque ces effets manquent de constance, on doit en conclure, non que la nature a des caprices, mais que d'autres lois ou d'autres influences ont agi sur la matière.

§ 7. — Remarques supplémentaires et conclusion sur les blastèmes.

Dans tous les faits d'hétérotopie que je viens d'examiner, la loi d'analogie de formation est dominée par la tendance propre du blastème. Lorsque, au contraire, l'action de cette loi devient prépondérante, le pseudoplasme est similaire, c'est-à-dire qu'il se compose d'éléments anatomiques analogues à ceux du tissu affecté. Toutefois, malgré cette analogie de *structure élémentaire*, la *texture* des pseudoplasmes similaires peut différer beaucoup de celle de l'organe où ils ont pris naissance et même de celle de tous les tissus normaux. Les tissus, en effet, ne sont pas caractérisés seulement par la *nature* de leurs éléments, mais encore par leur *arrangement*, par leur disposition relative, et cela est évident surtout pour les tissus compliqués formés par l'agencement régulier de plusieurs ordres d'éléments anatomiques. Toutes les glandes à conduit excréteur, à l'exception du foie qui ne possède pas de stroma cellulo-fibreux, ont la même *structure élémentaire*, et cependant elles diffèrent notablement entre elles par leur *texture*. Le tissu de la parotide ne ressemble ni à celui de la sous-maxillaire ni à celui de la mamelle. Ce sont les mêmes éléments, mais en proportions diverses et diversement disposés. Cet exemple permet de comprendre pourquoi certains pseudoplasmes similaires peuvent n'avoir ni le même aspect ni la même texture que les tissus au sein desquels ils se sont formés ; et, d'une manière plus générale, pourquoi des productions accidentelles, quoique composées d'*éléments* semblables à certains éléments normaux, peuvent cependant ne ressembler à aucun *tissu* normal et être, par conséquent, à la fois *homœomorphes* et *hétérologues*. J'ai déjà expliqué le sens et la portée de ces deux mots, qui n'impliquent point contradiction puisqu'ils expriment des idées d'ordre différent.

Il y a une autre circonstance qui donne quelquefois aux pseudoplasmes similaires une apparence dissimilaire. C'est lorsque leurs éléments sont au nombre de ceux qui, dans les formations normales, passent par un état transitoire avant d'atteindre leur structure définitive. Tel est l'état cartilagineux par rapport à l'état osseux. Une tumeur cartilagineuse développée sous le périoste ou dans l'épaisseur du tissu spongieux devra être considérée comme similaire, puisque dans les premiers âges de la vie et jusqu'à la fin de la croissance, une partie du squelette reste à l'état cartilagineux ; le blastème de ces chondrômes, au lieu de subir une évolution complète et d'arriver à l'ossification proprement dite, s'arrête au milieu de son développement et revêt une structure qui diffère notablement, à l'œil nu comme au microscope, de celle du tissu environnant. Les pseudoplasmes fibroplastiques fournissent un autre exemple comparable au précédent. On a déjà vu que les éléments fibroplastiques sont aux tissus conjonctif et fibreux ce que l'état cartilagineux est à l'état osseux : une forme transitoire précédant l'organisation définitive. Une tumeur fibroplastique qui naît au milieu du tissu conjonctif ou du tissu fibreux est donc un pseudoplasme similaire au même titre qu'un chondrôme développé dans un os ; mais c'est un tissu incomplétement formé et paraissant dissimilaire, quoique pouvant s'être organisé sous l'influence de la loi d'analogie.

L'étude des productions hétéromorphes et celle des productions homœomorphes dissimilaires nous a montré combien est erronée la doctrine de ceux qui n'admettent qu'un seul blastème pathologique. Pourrons-nous du moins accepter l'unité du blastème pour les pseudoplasmes similaires ? Pourrons-nous expliquer leur formation au moyen d'un blastème unique entraîné par la loi d'analogie ? Nous sommes encore obligés de répondre que non.

La loi d'analogie, c'est-à-dire la propriété d'assimilation organique, étant toujours la même dans le même tissu, si le blastème primordial était le même aussi, les pseudoplasmes similaires auraient toujours dans le même siége une structure et une texture identiques. Il n'en est rien. On vient de voir que les tumeurs similaires du squelette sont tantôt osseuses, tantôt cartilagineuses. Cette différence ne peut tenir qu'à la différence des blastèmes. Le tissu fibreux accidentel similaire se développe tantôt par l'organisation directe du blastème en fibres, tantôt par l'intermédiaire de l'état fibroplastique, et dans ce dernier cas l'état fibroplastique est tantôt transitoire, tantôt permanent. Ces diverses éventualités peuvent s'observer dans des pseudoplasmes occupant exactement le même siége ; elles sont, par conséquent, indépendantes de la loi d'analogie et ne peuvent dépendre que de la différence des blastèmes. Les adénômes et les autres espèces de tumeurs hypertrophiques de la glande mammaire présentent, avec une composition élémentaire constante, les textures les plus variées en rapport avec les proportions relatives du stroma et des culs-de-sac glandulaires ; leurs formes extrêmes diffèrent tellement par leurs caractères extérieurs, que le microscope seul, en pénétrant dans leur structure élémentaire, a pu permettre d'établir entre elles un rapprochement. Si deux tumeurs similaires, développées dans la même partie de la même glande, peuvent revêtir des formes si dissemblables, à tel point que les unes soient homologues et les autres hétérologues, la cause de ces variations ne peut être cherchée que dans les blastèmes. Je ne crois pas devoir multiplier davantage les exemples pour prouver que l'unité des blastèmes est entièrement chimérique, même dans les cas où l'action prédominante de la loi d'analogie, en donnant aux pseudoplasmes une organisation similaire, réduit au minimum l'influence des propriétés de leurs blastèmes. Nous sommes donc conduit, après cette longue analyse, à émettre la proposition suivante : *Il y a autant de blastèmes pathologiques différents qu'il y a d'espèces de productions accidentelles soit homœomorphes, soit hétéromorphes.*

C'est bien à regret et en quelque sorte malgré moi que je me suis lancé dans des considérations si étendues sur les blastèmes, c'est-à-dire sur un sujet qui, dans beaucoup de cas, ne rentre pas directement dans le domaine de l'observation. Mais c'est précisément parce que le blastème échappe souvent à l'observation que les unitaires en ont fait le principal fondement de leur doctrine. J'ai dû les suivre sur ce terrain théorique, procéder comme eux par voie de raisonnement et démontrer qu'il est impossible d'interpréter les faits dans le sens de leur système.

CHAPITRE III

CLASSIFICATION DES TUMEURS.

Après avoir parlé de l'origine et de la formation des productions accidentelles, nous devrions peut-être sans interruption nous occuper de leur évolution ultérieure, des diverses phases de leur développement et de leur terminaison. Mais nous avons hâte de les soumettre à une classification méthodique ; c'est même par là que nous aurions voulu pouvoir commencer. Cela n'était pas possible, parce qu'il fallait d'abord, au milieu des contestations et des incertitudes de la science et lorsque de nouveaux moyens d'investigation en ont si rapidement élargi le domaine, faire connaître et discuter les principes fondamentaux de l'histologie pathologique.

Nous n'avons fait qu'ébaucher cette étude difficile et abstraite, mais nous en savons assez maintenant pour pouvoir abandonner les voies de la discussion et pour entrer dans celles de l'exposition didactique. Le moment est venu, par conséquent, de nous occuper de notre classification.

Je reviendrai d'abord sur une distinction que j'ai déjà indiquée, mais dont je n'ai pas fait ressortir toute l'importance. Je veux parler de la double division des productions accidentelles en *homologues* et *hétérologues*, d'après l'examen à l'œil nu ; en *homœomorphes* et *hétéromorphes*, d'après l'examen microscopique. On s'est laissé aller à croire que ces deux divisions n'en faisaient qu'une, qu'elles exprimaient la même idée, tandis qu'elles expriment deux idées bien différentes. Il en est résulté des confusions fâcheuses qui ont nui jusqu'ici à la plupart des classifications modernes et qui ont retenti jusque dans le domaine de la pratique.

On connaît la différence que les anatomistes établissent entre l'*élément* et le *tissu*. L'élément est une particule organique d'une forme déterminée et d'une petitesse microscopique. Le tissu est constitué par l'agencement et la réunion de ces particules élémentaires. La nature d'un tissu dépend de la nature de ses éléments et ne s'apprécie qu'au microscope ; sa texture dépend de leur disposition, de leur direction, de leur laxité, de leur tassement, et peu presque toujours être reconnue à l'œil nu. Il en résulte que deux tissus composés des mêmes éléments microscopiques peuvent être très-différents par leur texture et leur aspect. Par exemple, c'est la même fibre élémentaire qui forme le tissu fibreux des ligaments, des tendons, des aponévroses, le tissu conjonctif lé plus lâche, le derme de la peau, celui des muqueuses et celui des séreuses. L'identité des éléments n'implique donc pas l'identité des tissus. C'est ainsi que, dans l'industrie, le même fil sert à composer des trames tout à fait différentes. Mais la diversité des éléments entraîne nécessairement la diversité des tissus, de telle sorte que, lorsque deux tissus sont entièrement semblables, on peut en conclure que leurs éléments sont identiques.

Cela posé, on n'a pas oublié que les tumeurs *hétéromorphes* sont composées d'éléments sans analogues dans l'économie ; elles ne peuvent donc ressembler à aucun tissu normal, et, pour exprimer ce fait d'anatomie pathologique, nous dirons que les tumeurs hétéromorphes sont en même temps *hétérologues.*

Les tumeurs homœomorphes, au contraire, sont composées d'éléments microscopiques analogues à ceux qui font partie de l'organisme normal. Mais il n'en résulte pas que leur tissu soit nécessairement semblable à un tissu normal. Cette similitude n'existe que dans certains cas, et la tumeur alors est *homologue;* dans les autres cas, *la production accidentelle, quoique homœomorphe, est en même temps hétérologue.*

Ainsi : 1° toutes les tumeurs hétéromorphes sont hétérologues. Ex. : les cancers ;

2° Toutes les tumeurs homologues sont homœomorphes. Ex. : le lipôme.

3° Enfin il existe une troisième catégorie de tumeurs à la fois homœomorphes et hétérologues. Tel est, par exemple, l'épithéliôme.

On peut donc diviser les productions accidentelles de la manière suivante :

1° Tumeurs hétéromorphes.

2° Tumeurs homœomorphes { *a*, hétérologues. / *b*, homologues.

Montrons maintenant la légitimité de cette division en faisant appel à la fois aux considérations théoriques et à l'observation clinique.

Les tumeurs hétéromorphes, formées d'éléments microscopiques que l'économie ne produit pas à l'état normal, doivent naissance à une perturbation très-grave des phénomènes de la nutrition. Les blastèmes au sein desquels elles se développent possèdent une tendance particulière, hétéroplastique, entièrement différente de celles qui se manifestent dans les blastèmes normaux, et une propriété aussi exclusive, tout à fait indépendante de la nature des tissus de la région affectée, dirige naturellement l'esprit vers l'idée d'une cause générale répandue dans l'ensemble de l'organisme. L'observation clinique, parfaitement d'accord avec la donnée théorique, a, en effet, démontré, bien longtemps avant l'intervention du microscope, que les affections cancéreuses et tuberculeuses sont des maladies diathésiques. On est surtout obligé d'admettre qu'elles sont primitivement générales dans les cas, malheureusement si fréquents, où elles se transmettent par hérédité.

Les tumeurs homœomorphes peuvent aussi se développer sous l'influence de causes diathésiques, mais la nature de leurs éléments ne fait pas nécessairement naître l'idée d'une diathèse. Ces éléments, étant semblables à ceux qui font partie de l'économie normale, peuvent se former sans que pour cela l'équilibre général de la nutrition soit dérangé, puisque les blastèmes au sein desquels ils prennent naissance sont doués de propriétés plus ou moins semblables à celles des blastèmes de la nutrition régulière. Mais cette ressemblance est rarement poussée jusqu'à l'identité, et ceux qui ont cru que les blastèmes pathologiques à tendance homœomorphe n'étaient que des blastèmes physiologiques, devenus anormaux seulement par leur siége et par leur quantité, ont commis une grave méprise. Les blastèmes, échappant souvent à l'observation directe et à l'analyse chimique, ne peuvent être classés et jugés que d'après les résultats de leur organisation. Or, il est assez rare qu'un tissu homœomorphe soit tout à fait semblable au tissu normal correspondant ; le plus souvent, il s'en écarte notablement, et quelquefois il ne lui ressemble pas du tout. Ainsi il y a un certain nombre de tumeurs homœomorphes qui sont homologues ; mais la plupart sont hétérologues, et elles le sont d'autant plus qu'elles sont plus éloignées de ressembler à un tissu normal. Que nous indique maintenant la théorie? Deux choses : d'une part, que plus un tissu homœomorphe est hétérologue, plus le blastème où il est né diffère des blastèmes normaux ; d'une autre part, que plus cette dernière différence est grande, plus le trouble nutritif qui a donné naissance à la sécrétion du blastème pathologique est considérable. En se plaçant au point de vue purement anatomique, on peut donc mesurer *approximativement*, d'après un simple examen fait à l'œil nu, la gravité de la cause qui a présidé à la formation et au développement d'une tumeur homœomorphe en mesurant la distance qui sépare son tissu du tissu normal correspondant. Je dis, approximativement : parce que cette évaluation n'a rien de rigoureux, les blastèmes n'étant pas régis seulement par leurs propriétés et obéissant, en outre, à d'autres influences que j'ai déjà fait connaître. Quoi qu'il en soit, la théorie nous conduit à penser que les productions homœomorphes homologues, considérées dans leurs rapports avec l'ensemble de l'organisme, sont l'indice d'une perturbation moins grave et moins profonde que les productions homœomorphes hétérologues.

Cette donnée est pleinement confirmée par l'examen des faits cliniques. La bénignité habituelle des tumeurs homologues contraste avec la gravité habituelle des tumeurs hétérologues. Le lipôme, formé d'un tissu adipeux qui ne diffère en rien du tissu adipeux normal, est cité comme le prototype des tumeurs inoffensives. Il peut gêner par sa présence et devenir quelquefois le siége de phénomènes plus graves, mais ces phénomènes sont tout à fait accidentels et ne font point partie de l'évolution de la tumeur. Les hypertrophies simples, les tumeurs osseuses proprement dites, les tumeurs cartilagineuses *pures* sont également remarquables par leur innocuité habituelle. On sait que le tissu de ces tumeurs est presque toujours parfaitement homologue. Les tumeurs fibreuses sont moins souvent homologues. Quelquefois, sans doute, leur tissu présente un aspect qui rappelle d'une manière frappante celui du tissu fibreux normal, et, quoique la direction et la disposition des fibres ne soient jamais aussi régulières, la ressemblance, cependant, est assez évidente pour que chacun puisse, au premier coup d'œil, la constater sans hésitation. Mais quelquefois aussi les fibres, moins serrées, moins opaques, disposées sans aucun ordre, infiltrées d'un suc séreux ou gélatiniforme, constituent un tissu dont l'apparence diffère tellement de celui du tissu fibreux normal que l'analogie, réduite seulement aux éléments, ne peut être constatée que par le secours du microscope. Entre ces deux types extrêmes des tumeurs fibreuses, il y a nécessairement beaucoup de nuances intermédiaires. Eh bien, je n'hésite pas à dire que le pronostic des tumeurs fibreuses hétérologues est plus fâcheux que celui des autres fibrômes. Si je m'en rapporte à mon expérience et aux observations que j'ai recueillies dans les auteurs, les *malignant fibrous tumours* sont plus souvent hétérologues qu'homologues, tandis que le contraire a lieu pour les fibrômes bénins. Il est bien entendu que cette distinction n'est pa absolue. Je ne la donne que comme un élément dont on doit tenir compte lorsqu'on cherche à établir le pronostic ultérieur après l'ablation des fibrômes.

Les fibroïdes ou tumeurs fibroplastiques nous fournissent un exemple plus caractérisé. Ces tumeurs sont toujours hétérologues. Les éléments fibroplastiques sont homœomorphes, mais, quoiqu'on en trouve dans beaucoup d'organes chez l'adulte, ils n'y forment point de tissu particulier, et on peut dire qu'après la naissance il n'y a plus de tissu fibroplastique normal. Il y a, il est vrai, un tissu fibroplastique embryonnaire; mais c'est une forme passagère, une phase d'évolution qui ne peut se manifester chez l'adulte sans une grave perversion des fonctions nutritives. J'ai vu plusieurs fibroïdes dont l'apparence rappelait tout à fait celle de ce tissu fibroplastique embryonnaire, et on pouvait dire, en intervertissant le temps, qu'elles étaient jusqu'à un certain point homologues (voyez page 55, fig. 4). N'ayant pas pu suivre les malades d'où provenaient ces tumeurs, je ne puis dire si la marche ultérieure de la maladie a été bénigne ou maligne. Mais ces cas sont exceptionnels. La plupart des fibroïdes, examinés à l'œil nu, ne ressemblent à aucun tissu normal, définitif ou transitoire, et on peut sans hésiter ranger ces tumeurs dans la catégorie des homœomorphes hétérologues. Or, c'est une chose aujourd'hui bien connue que les tumeurs fibroplastiques pures ont une haute gravité. Beaucoup, sans doute, guérissent par l'opération, mais un plus grand nombre encore se comportent avec une malignité locale ou générale désespérante.

Citons encore quelques exemples pour confirmer notre opinion sur la signification de l'hétérologie. Les culs-de-sac glandulaires sont, comme on sait, les éléments anatomiques des glandes; ce sont, il est vrai, des éléments complexes, puisqu'ils se composent d'une membrane d'enveloppe et d'un contenu épithélial; mais, quoique réductibles en éléments plus simples, ils jouent, par rapport au tissu de la glande, le rôle que jouent les éléments simples par rapport aux tissus moins compliqués. La production accidentelle des culs-de-sac ou éléments glandulaires s'observe dans des conditions très-différentes. Elle est la compagne inévitable de l'*hypertrophie simple* des glandes; en outre, dans la plupart des *adénômes*, le nombre de ces culs-de-sac est considérablement augmenté. Mais, de plus, on trouve quelquefois jusque dans des régions qui ne renferment normalement aucun organe glandulaire, des productions accidentelles constituées par des culs-de-sac comparables à ceux des glandes. Je ferai plus loin connaître ces tumeurs dont la découverte est peu ancienne, et je les décrirai sous le nom det umeurs *pseudoglandulaires* ou *pseudadénique*, pour parler plus correctement. Or, les *hypertrophies glandulaires* sont tout à fait semblables au tissu normal de la glande malade ; elles sont parfaitement homologues. Les *adénômes*, susceptibles de subir avec le temps des changements de structure qui en modifient beaucoup l'aspect, possèdent néanmoins, soit pendant toute leur évolution, soit dans leur première période, l'apparence du tissu glandulaire ; on n'avait pas attendu le microscope pour soupçonner cette analogie, qui n'avait pas échappé à A. Cooper. Les *tumeurs pseudadéniques*, au contraire, ne ressemblent à aucun tissu normal, et il a fallu le secours du microscope pour en découvrir la nature glandulaire. En un mot, elles sont hétérologues, tandis que les tumeurs adéniques sont homologues, et l'observation clinique montre entre ces deux ordres de tumeurs une différence de gravité bien remarquable. Les tumeurs glandulaires jouissent d'une bénignité telle qu'on peut les considérer comme constituant un accident purement local ; mais les *pseudadénômes* se comportent tout autrement ; ils s'accroissent, s'ulcèrent et récidivent presque autant que les cancers avec lesquels on les a confondus jusqu'à ces dernières années.

L'importance de la texture homologue ou hétérologue devient claire surtout dans les productions accidentelles d'épithélium. Les cellules épithéliales anormales constituent trois sortes de tumeurs : 1° Les *tumeurs épidermiques proprement dites* possèdent à la fois la structure élémentaire, la texture et l'aspect de l'épiderme normal. Ce sont les cors, les durillons, les callosités, les couches épidermiques imbriquées qui forment la plus grande partie de la tumeur de l'oignon, etc. Toutes ces productions sont à la fois homœomorphes et homologues, et elles sont tellement bénignes que les hommes de l'art daignent rarement s'en occuper. 2° Les *épithéliômes* de la peau ou des muqueuses sont, comme les tumeurs précédentes, constitués par la production anormale d'éléments épithéliaux ; mais leur tissu est complétement hétérologue et leur gravité est assez grande pour que beaucoup d'auteurs, malgré les renseignements fournis par le microscope, continuent à les ranger encore parmi les cancers. 3° Entre ces deux catégories extrêmes, nous trouvons les productions cornées ou *cornes accidentelles*, exclusivement composées d'épithélium, comme les cors et les durillons ; le tissu de ces tumeurs n'est certainement pas homologue, mais on ne peut pas dire qu'il soit tout à fait hétérologue ; il l'est incomparablement moins que celui des épithéliômes, et ce qui le prouve, c'est que beaucoup d'auteurs, avant le microscope, avaient placé ces cornes au nombre des excroissances épidermiques. Les cornes constituent donc, sous le point de vue qui nous occupe, un groupe intermédiaire entre les épithéliômes hétérologues et les productions épidermiques homologues. La clinique confirme pleinement cette donnée. Les cornes sont en général inoffensives et ne constituent alors qu'un accident entièrement local; mais elles affectent quelquefois une marche assez inquiétante pour que les anciens les aient rangées parmi les tumeurs qui peuvent dégénérer en cancer. Ainsi, voici trois catégories de productions accidentelles épithéliales, semblables par leurs éléments quoique fort dissemblables par leur tissu. Les unes, parfaitement homologues, sont parfaitement inoffensives; les autres, tout à fait hétérologues, ont la plus haute gravité; les autres, enfin, situées sur la limite de l'homologie et de l'hétérologie, forment comme le trait d'union entre les deux autres groupes sous le rapport de la structure et du pronostic. Aucun exemple ne fait mieux ressortir la signification de la structure homologue et de la structure hétérologue des tumeurs homœomorphes.

Je ne veux point dire par là qu'il y ait un rapport constant et absolu entre la structure des tumeurs et leur gravité. L'étude des cas particuliers donnerait de nombreux démentis à cette assertion imprudente. Il est bien entendu que beaucoup de tumeurs ordinairement inoffensives peuvent, par exception, affecter une marche aussi maligne que celle des cancers. Mais en pathologie, surtout dans les questions de pronostic, il faut considérer plutôt les groupes que les individualités. Il y a plusieurs exemples de tumeurs cartilagineuses parfaitement homologues, ayant cependant récidivé après l'ablation la plus complète et s'étant même généralisées dans l'organisme. Cela n'empêche pas de dire que le chondrôme est une des tumeurs les plus innocentes, parce qu'effectivement il ne constitue qu'un accident local dans l'immense majorité des cas. A côté des exigences de la science, il faut tenir compte de celles de la pratique, et il faut que nos classifications, sous peine d'être un simple jeu de curiosité, puissent être de quelque utilité pour les cliniciens. Or, le chirurgien qui, au mépris de l'anatomie pathologique, ferait du chondrôme un cancer se tromperait peut-être dix-neuf fois sur vingt; celui qui, d'après la structure à la fois homœomorphe et homologue du chondrôme, déclarerait que cette tumeur est absolument inoffensive, serait beaucoup plus près de la vérité, mais il se tromperait encore de temps en temps. S'il fallait choisir entre ces deux situations, celle-ci paraîtrait bien préférable à l'autre, et voilà pourquoi l'anatomie pathologique doit tenir le premier rang dans la classification ; mais il faut bien qu'on sache que ses arrêts ne sont pas sans appel, que ses pronostics ne sont que des probabilités et qu'elle doit toujours être contrôlée par l'observation clinique.

Je crois avoir démontré qu'il est utile de diviser les productions accidentelles homœomorphes en deux groupes, dont l'un renferme les tumeurs homologues et l'autre les tumeurs hétérologues. Mais, quoique bien convaincu de l'utilité et de la légitimité de cette division, je ne la donne pas comme parfaitement rigoureuse. La nature, comme pour se jouer de nos classifications, procède par séries, par nuances graduelles. Les divisions que nous établissons entre les choses qu'elle a créées sont toujours artificielles, et l'exemple de l'ornithorhynque prouve que nous ne savons même pas où finit le mammifère et où commence l'oiseau. Il y a donc quelque chose d'arbitraire et d'incertain dans notre distinction des tumeurs homologues et des tumeurs hétérologues. Les tumeurs fibreuses, comme on l'a vu, sont tantôt homologues et tantôt hétérologues ; elles forment cependant un groupe naturel et que nous n'avons pas le droit de segmenter. Quelle place devrons-nous donner à ce groupe dans notre tableau? Nous choisirons celle qui nous paraîtra la plus conforme à l'ordre naturel. Au lieu de nous renfermer strictement dans la donnée anatomique, nous ferons appel à la clinique. Celle-ci nous répondra que les tumeurs fibreuses, d'après leurs symptômes et leur marche habituelle, ont plus de rapport avec les tumeurs homologues qu'avec les tumeurs hétérologues; ce renseignement lèvera notre incertitude et nous classerons les fibrômes parmi les productions accidentelles homologues. Mais nous n'oublierons pas qu'ils sont situés sur la limite de cette circonscription, qu'ils enjambent un peu sur la circonscription voisine et qu'ils sont même en continuité de série avec les fibroïdes ou tumeurs fibroplastiques qui sont franchement hétérologues. C'est pour avoir méconnu cette loi des séries que beaucoup d'auteurs, cherchant des caractères absolus et n'en trouvant pas, ont renoncé à classer les tumeurs par l'anatomie pathologique. Mais les caractères cliniques vers lesquels ils se sont retournés sont incomparablement plus incertains et plus trompeurs que les caractères anatomiques, lorsqu'il s'agit de poser les bases d'une classification.

Soit qu'on considère les causes locales ou générales des tumeurs, ou leurs symptômes propres, ou leur mode d'accroissement, ou leur tendance à l'ulcération et aux hémorrhagies, ou leur tendance à se propager aux tissus adjacents, à envahir les ganglions, à récidiver lorsqu'on les enlève, à se multiplier dans l'économie, à déterminer une infection générale, à se transmettre par hérédité, etc., on arrive bientôt à reconnaître qu'aucun de ces phénomènes physiologiques ne peut servir à établir entre les diverses espèces de tumeurs des distinctions vraiment scientifiques. C'est en vain qu'on forme pour la description de chaque tumeur un tableau factice en réunissant un certain nombre de ces phénomènes. Si chacun d'eux est trompeur, espérera-t-on, avec un faisceau d'erreurs, faire une vérité? Supposons, par exemple, qu'on veuille faire, pour caractériser le cancer, une de ces définitions descriptives et complexes renfermant le résumé des principales phases cliniques de cette affection. On ne manquera certainement pas d'y faire rentrer l'engorgement des ganglions du voisinage, l'ulcération, la production des tumeurs viscérales secondaires, etc. Eh bien, chacun de ces prétendus caractères peut manquer dans l'évolution même du cancer et se présenter, au contraire, dans l'évolution de tumeurs non cancéreuses. La clinique seule est donc incapable de mettre de l'ordre dans la classe des productions accidentelles. Quant à l'idée qui est venue à quelques modernes de n'établir qu'une grande division dichotomique basée sur la clinique, en livrant les subdivisions à l'anatomie pathologique, c'est une idée hybride, usée depuis longtemps et qui a assez égaré les anciens pour que nous ayons le droit de nous en méfier.

Cette grande division dichotomique serait celle des *tumeurs bénignes* et des *tumeurs malignes*. Les tumeurs bénignes étant celles qui ne sont pas malignes, il nous suffira d'indiquer le sens de ce dernier adjectif.

Il importe peu de savoir d'où vient le mot de *malignité*, qui a survécu aux superstitions du moyen âge; il n'est pas nécessaire de passer en revue les diverses acceptions qu'on lui a données de siècle en siècle. Je pourrais montrer comment le mot latin *malus*, appliqué comme épithète descriptive aux maladies les plus graves, s'est changé en *malignus* lorsque les croyances populaires, envahissant les régions de la science, attribuèrent les grands cataclysmes de l'économie à l'influence de l'esprit malin. Aujourd'hui on donne le nom de *tumeurs malignes* à celles qui affectent une marche clinique menaçante et qui possèdent quelques-unes des propriétés suivantes :

1° La propriété de s'accroître indéfiniment, en se propageant aux tissus voisins; 2° de s'ulcérer lorsqu'elles arrivent au contact des membranes tégumentaires et de donner lieu à des ulcères qui ne peuvent guérir sans opération ; 3° la propriété de déterminer, dans les ganglions lymphatiques correspondants des engorgements de même nature que la tumeur primitive; 4° celle de récidiver après une ablation incomplète et même après une ablation complète; 5° celle de se *généraliser*, c'est-à-dire de déterminer une infection générale à la suite de laquelle des tumeurs semblables à la première se développent dans divers points de l'économie, et notamment dans les organes internes. En d'autres termes, une tumeur maligne est celle qui devient nuisible autrement que par son volume ou par les troubles fonctionnels qu'elle fait naître dans la région malade.

Cela posé, il y a différents degrés de malignité, car certaines tumeurs possèdent seulement quelques-uns des caractères précédents. Les plus malignes sont celles qui les réunissent tous. La malignité n'est donc pas une chose absolue et invariable, c'est une chose relative et changeante. Telle tumeur qui, comparée au fibrôme, paraît maligne, paraît bénigne au contraire lorsqu'on la compare au cancer. Réunir en un seul groupe comme quelques-uns voudraient encore le faire, toutes les tumeurs qui présentent quelques-uns des caractères de la malignité, c'est donc additionner des unités d'espèces différentes et faire à plaisir des confusions. Mais cette doctrine soulève une objection bien plus grave, car pour beaucoup de tumeurs le caractère de la malignité est éventuel et même exceptionnel. Par exemple le chondrôme a été décrit par beaucoup d'auteurs comme une tumeur entièrement bénigne. Mais depuis quelques années on a recueilli cinq ou six observations de chondrômes à marche excessivement maligne. Il en est de même des fibrômes, dont la bénignité est presque proverbiale, et qui peuvent cependant, par exception, s'ulcérer, récidiver, se généraliser, comme le feraient les cancers les plus graves. Placera-t-on maintenant les chondrômes et les fibrômes dans la classe des tumeurs malignes? Ce serait faire une règle avec des exceptions. Les placera-t-on dans la classe des tumeurs bénignes? Ce serait aller contre des faits incontestables. Il ne reste donc qu'une ressource, c'est de laisser de côté, dans les classifications, un caractère aussi incertain et aussi décevant que celui de la malignité et de grouper les tumeurs en se basant sur les caractères anatomiques, qui, étant l'expression d'un fait, et non d'une théorie, ne peuvent jamais devenir trompeurs.

Est-ce à dire qu'il ne faille tenir aucun compte de la malignité? Bien loin de là. L'étude de la malignité fournit au contraire des éléments fort précieux pour la comparaison et la distinction des diverses espèces de productions accidentelles. N'est-il pas utile de savoir que les tumeurs d'une certaine espèce sont très-malignes, que d'autres le sont à un moindre degré? Que les unes le sont toujours, d'autres souvent, d'autres seulement dans des cas exceptionnels ? Quand on songe que ces différences de malignité coïncident avec des différences de structure, et que grâce à cela il est devenu possible de faire reposer les probabilités du pronostic sur une base scientifique, on est obligé d'avouer que la classification anatomique des tumeurs est non-seulement la plus positive, mais encore la plus pratique.

Nous désignerons donc les productions accidentelles d'après la nature des éléments qu'elles renferment, et notre tâche serait très-facile si chaque tumeur ne se composait que d'un seul ordre d'éléments. Mais les tumeurs pures de tout mélange sont beaucoup moins communes que les autres. La plupart des productions accidentelles sont formées par la réunion de plusieurs éléments, soit que ces éléments s'y trouvent en proportions à peu près égales, soit que l'un d'entre eux prédomine beaucoup sur les autres. Par exemple les éléments fibreux, les éléments fibroplastiques se rencontrent ou peuvent se rencontrer dans la plupart des tumeurs. Les dépôts de pigment peuvent colorer tantôt des tumeurs cancéreuses, tantôt des tumeurs d'une nature toute différente. Des kystes peuvent se former accidentellement dans les cancers, dans les adénômes, dans les fibrômes, etc., et dans d'autres cas la présence d'un ou plusieurs kystes constitue toute la tumeur. Or, il est impossible de songer à donner à chaque pseudoplasme un nom exprimant la nature de tous les éléments anatomiques qu'il renferme. Il s'agit donc, dans ces cas complexes, qui sont de beaucoup les plus fréquents, de découvrir, au milieu de plusieurs éléments combinés, l'élément fondamental, ou *autogène*, qui doit donner son nom à la tumeur et en déterminer l'espèce, les éléments accessoires ou *adventices* méritant tout au plus de fournir des épithètes pour désigner les variétés.

En général, l'élément autogène est celui qui prédomine sur les autres par sa quantité, et s'il en était toujours ainsi, l'anatomiste ne pourrait hésiter que dans les cas où deux ou plusieurs éléments sont mélangés à parties à peu près égales. Mais l'élément autogène est quelquefois moins abondant que les éléments adventices ; et par exemple, dans certains cancers squirrheux, les noyaux et les cellules, élément *autogène*, sont beaucoup moins nombreux que les fibres de tissu fibreux, qui ne sont que l'élément *adventice*. Si l'on ne consultait que l'anatomie, on serait conduit à considérer les fibres comme l'élément autogène, les globules comme l'élément adventice, et à ranger beaucoup de cancers fibreux dans la catégorie des fibrômes.

L'anatomie doit donc s'incliner ici devant la physiologie pathologique. L'observation clinique démontre que les squirrhes les plus fibreux se comportent comme des cancers et non comme des fibrômes. Par conséquent, les globules cancéreux, malgré leur infériorité numérique, sont l'élément autogène de ces tumeurs, et on peut dire d'une manière générale que *l'élément autogène est celui dont les propriétés prédominent dans la production accidentelle.*

Cette distinction des éléments autogènes et des éléments adventices est assez importante pour que nous jugions utile de la présenter sous un autre point de vue. Une tumeur à proprement parler n'est jamais idiopathique. Elle est le résultat d'un travail morbide dont la cause peut être générale ou locale, et dont le premier acte est la sécrétion d'un blastème pathologique doué d'une tendance particulière. C'est la nature de ce blastème, et de la tendance dont il est animé, qui constitue la nature du travail morbide et qui détermine par conséquent la nature des tumeurs. Mais nous avons déjà dit que l'organisation des blastèmes pathologiques ne dépend pas seulement de leur tendance propre; plusieurs influences connues, la loi d'analogie, par exemple, et vraisemblablement aussi d'autres influences inconnues jusqu'ici, peuvent détourner une partie du blastème de sa destination primitive. Nous n'avons pas besoin de reproduire à l'appui de cette propriété les faits et les exemples que nous avons rassemblés dans le précédent chapitre. Cela posé, les *éléments autogènes sont ceux qui se forment en vertu de la tendance propre du blastème;* les éléments adventices sont ceux qui se forment là où cette tendance est surmontée par les influences dont nous venons de parler. Les premiers ont une signification précise; c'est en eux que s'incarne, en quelque sorte, l'individualité de la maladie, ou, pour parler plus scientifiquement, ils en constituent la lésion propre; ils sont le résultat constant, direct et naturel du travail morbide particulier qui la caractérise. Les éléments adventices, au contraire, sont le résultat variable des circonstances éventuelles qui en modifient l'évolution. C'est pourquoi, dans la classification des tumeurs, la distinction des *espèces* repose sur la nature des éléments autogènes, tandis que les éléments adventices servent seulement à établir les *variétés.*

Il ne faut pas croire toutefois que les éléments adventices n'aient aucune signification. Les cancers encéphaloïdes, squirrheux, colloïde, mélanique, qui ne diffèrent anatomiquement que par leurs éléments adventices, présentent, sous le rapport de leur marche clinique, des différences notables, quoique restreintes. La présence des éléments adventices a une double importance. Au point de vue pratique, elle peut modifier considérablement la consistance de la tumeur, sa vascularité, sa marche, sa tendance à l'accroissement, à la propagation, à l'ulcération, aux hémorrhagies, etc., et on peut dire qu'elle tient jusqu'à un certain point sous sa dépendance un grand nombre de phénomènes locaux. Le parallèle clinique du squirrhe et de l'encéphaloïde pourrait à la rigueur se déduire de cette seule proposition : que l'encéphaloïde est presque exclusivement composé d'éléments cancéreux, tandis que le squirrhe renferme une grande quantité de tissu fibreux adventice. Si nous nous plaçons maintenant au point de vue étiologique et théorique, nous sommes conduits à penser qu'un blastème qui se laisse en partie détourner de sa destination morphologique par les influences étrangères, est doué d'une activité propre moins puissante, d'une tendance moins prononcée, que celui qui, surmontant toutes ces influences, s'organise entièrement en éléments autogènes ; et comme c'est d'après les propriétés des blastèmes que nous jugeons des causes morbides qui les enfantent, nous sommes disposés à croire qu'il y a un rapport direct entre le degré de pureté d'une tumeur, et le degré de spécificité de sa cause locale ou générale. Nous disons *spécificité* et non *intensité*, parce que ces deux choses, quoique marchant habituellement de front, ne sont pas corrélatives; la première se rapporte à la *qualité* du blastème, et la seconde à sa *quantité;* celle-ci détermine le volume total de la tumeur et son accroissement dans un temps donné; celle-là détermine seulement la proportion relative des éléments autogènes et des éléments adventices. Il est bien entendu que nous ne comparons ici que des tumeurs de même espèce, dues à des causes de même nature, semblables par leur élément autogène et ne différant les unes des autres que par leurs éléments adventices. Par exemple, le squirrhe, renfermant beaucoup d'éléments adventices, est l'expression d'une cause moins spécifique et, dans l'espèce, d'une diathèse moins franchement cancéreuse que l'encéphaloïde, où les éléments adventices n'existent qu'en proportion insignifiante, et ce qui confirme cette opinion, c'est que, chez le même sujet, les cancers secondaires, qui se forment à une époque où l'état général est plus gravement troublé, revêtent presque toujours la structure particulière de l'encéphaloïde.

Pour résumer notre exposé sur les éléments autogènes ou adventices, nous dirons qu'*en principe, les éléments autogènes sont ceux qui se forment en vertu de la tendance propre du blastème, et qu'en fait, ce sont ceux dont les propriétés prédominent dans la production accidentelle.* Mais de même que dans un pays où deux races d'hommes sont en présence, la prépondérance politique n'appartient pas toujours à la race la plus nombreuse; de même, dans une tumeur où plusieurs éléments sont mélangés, la prépondérance physiologique n'appartient pas toujours à l'élément le plus abondant. Dès lors, l'étude anatomique d'une tumeur complexe ne suffirait pas pour en découvrir les éléments autogènes, si l'observateur était privé des lumières de l'expérience clinique. C'est en comparant la marche et les symptômes du squirrhe et de l'encéphaloïde, qu'on a découvert cliniquement que ces deux tumeurs d'aspect si différent sont deux variétés d'une même espèce morbide. Le microscope, intervenant à son tour, a découvert dans ces deux productions accidentelles un élément commun, presque pur dans l'encéphaloïde, et mêlé, dans le squirrhe, à une énorme quantité d'éléments fibreux. Ces deux ordres de faits ont permis de reconnaître que les propriétés communes au squirrhe et à l'encéphaloïde sont liées à la présence de l'élément qui leur est commun, et c'est ainsi que les éléments globulaires, quoique inférieurs en nombre aux éléments fibreux, sont devenus, aux yeux des micrographes cliniciens, les éléments autogènes du squirrhe.

On comprend dès lors que les classifications, quoique basées principalement sur l'observation anatomique, ne peuvent se passer du contrôle incessant de l'expérience clinique. Sans ce contrôle, on serait exposé à méconnaître fréquemment l'élément autogène, à le considérer comme accessoire, à lui attribuer des propriétés qu'il ne possède pas, ou à lui refuser celles qu'il possède. Il est donc indispensable, lorsqu'on se trouve pour la première fois en présence d'un tissu accidentel non encore décrit, d'attendre, avant de le classer et de le caractériser, le témoignage de la clinique. Je citerai à ce propos une erreur célèbre, et je le ferai avec d'autant plus d'impartialité que j'y ai moi-même adhéré pendant quelque temps. Les éléments fibro-plastiques figurent, comme élément accessoire, quelquefois même en grande abondance, dans des productions accidentelles fort diverses, dont plusieurs sont remarquables par leur bénignité. M. Lebert, qui décrivit le premier ces éléments, dans leurs rapports nombreux avec le développement normal et avec l'organisation des blastèmes pathologiques, fut porté à croire qu'ils n'avaient pas de propriétés nuisibles. Plus tard, rencontrant des tumeurs qui en étaient exclusivement composées, il attribua à ces *sarcômes* fibro-plastiques une bénignité malheureusement illusoire, car bientôt l'observation prouva que les tumeurs fibro-plastiques sont au nombre des productions accidentelles les plus redoutables, soit par leurs effets locaux, soit par leurs rapports avec l'état général de l'organisme. Autant les éléments fibro-plastiques sont inoffensifs lorsqu'ils sont adventices, autant ils deviennent dangereux lorsqu'ils sont autogènes. Les premiers peuvent se développer dans la plupart des tumeurs; leur présence indique seulement qu'une partie de blastème pathologique a été détournée de sa destination spéciale par une cause locale quelconque, et s'est dirigée vers l'organisation fibreuse, dont l'état fibro-plastique est alors le premier degré. Les éléments fibro-plastiques autogènes, au contraire, sont l'indice d'une maladie particulière que quelques auteurs ont désignée sous le nom de *fibro-plastie*, et la clinique seule pouvait découvrir si cette maladie est grave ou légère.

Il est arrivé pour les tumeurs fibreuses quelque chose d'analogue à ce que nous venons d'indiquer pour les tumeurs fibro-plastiques. Les éléments fibreux adventices qui se forment dans la plupart des productions accidentelles n'ont par eux-mêmes aucune signification spéciale; ils peuvent modifier les caractères et même la marche de la tumeur, mais ils n'en modifient pas la nature, et les squirrhes les plus fibreux, quoique en général moins rapides dans leur évolution que les encéphaloïdes purs, n'en sont pas moins des cancers. La loi d'analogie de formation fait naître des éléments fibreux dans une foule de blastèmes qui n'en conservent pas moins leur individualité pathologique. Mais cette neutralité des éléments fibreux n'existe plus dans les tumeurs où ils jouent le rôle d'éléments autogènes; et certes l'anatomie, privée du secours de la pathologie, n'eût jamais permis de prévoir que certains fibrômes peuvent revêtir les caractères de la malignité la plus redoutable.

Après ces remarques sur le rôle respectif de nos deux principaux moyens d'investigation, nous serons autorisé à prendre l'anatomie pathologique, surveillée par la clinique, pour base de notre classification des tumeurs. Nous ferons reposer nos grandes divisions sur les caractères de l'homœomorphisme et de l'hétéromorphisme, de l'homologie et de l'hétérologie ; pour établir nos genres et nos espèces, nous nous attacherons à l'étude des éléments autogènes, et nous les classerons comme l'histologie normale classe les éléments des tissus normaux. Les éléments adventices, enfin, nous serviront à distinguer les variétés.

Au surplus, quand nous employons ici les expressions de genre, d'espèce et de variété, nous ne leur donnons pas le sens précis qu'on leur accorde en histoire naturelle, attendu que les productions accidentelles n'ont pas le même degré de fixité que les êtres normaux. Voilà pourquoi nous avons désigné l'élément caractéristique de chaque tumeur sous le nom d'élément autogène, et non point sous le nom d'*élément spécifique.* Cette dernière dénomination ne convient, parmi les tumeurs solides, qu'aux éléments hétéromorphes du cancer et du tubercule, parce que, n'ayant point d'analogues dans l'organisme normal, ils forment réellement des espèces distinctes, et que, d'ailleurs, ils sont la manifestation anatomique de deux diathèses qu'on ne peut refuser de considérer comme des espèces morbides (1).

Quoique nous nous soyons efforcé d'appliquer à la classification des productions accidentelles les principes de la méthode naturelle, c'est-à-dire d'établir nos principaux groupes en tenant compte à la fois de plusieurs ordres de caractères, on ne doit pas s'attendre à trouver ici une relation constante entre la marche clinique d'une tumeur et la situation qu'elle occupe sur notre tableau, ni une affinité rigoureuse entre les espèces qui s'y trouvent rapprochées, ni même une subordination parfaite entre les caractères généraux assignés à chaque groupe, et les caractères particuliers de toutes les espèces qui y sont réunies. Le nombre des maladies ou des troubles de nutrition qui produisent les tumeurs, étant très-supérieur au nombre des éléments anatomiques homœomorphes ou hétéromorphes qui existent dans la nature, il arrive bien souvent que le même élément se forme dans des conditions fort différentes. Une même tendance à l'organisation fibreuse pure existe dans la lymphe plastique d'origine inflammatoire ou traumatique, et dans le blastème sécrété sous l'influence de la cause morbide inconnue qui préside à la formation des fibrômes proprement dits. Il y a une différence considérable entre ces deux ordres de causes qui donnent pourtant naissance au même élément histologique, et cette différence se confirme et s'aggrave lorsqu'on compare les propriétés des deux ordres de production fibreuse qu'elles enfantent. Les fibrômes tendent naturellement à s'accroître; ils peuvent rester stationnaires, mais ils ne rétrogradent pas, leur tissu n'étant disposé ni à se rétracter ni à se résoudre ; les tissus fibreux inodulaires et inflammatoires sont doués, au contraire, d'une rétractilité remarquable, et, loin de manifester de la tendance à l'accroissement, ils manifestent plutôt la tendance opposée, par ce double motif qu'une partie de leurs éléments disparaît fréquemment par résorption, et que les autres se rétractent et

(1) Les globules de pus aussi sont hétéromorphes et spécifiques, et le pus constitue bien certainement une espèce à part parmi les produits morbides. Mais le pus une fois formé est un corps étranger dont l'étude clinique ne doit pas trouver place dans un traité des tumeurs.

se resserrent. Voilà donc deux espèces de productions accidentelles, très-voisines quant à leur structure élémentaire, et très-éloignées quant à leurs propriétés. Ce serait une objection grave contre une classification anatomique qui reposerait exclusivement sur la distinction des éléments microscopiques; mais la nôtre est basée à la fois sur l'étude des *éléments* et sur celle des *tissus*, sur la structure intime et sur la structure visible à l'œil nu. Or, le tissu des fibrômes diffère notablement de celui des productions fibreuses d'origine inflammatoire ou inodulaire. Celui-ci ressemble bien plus que l'autre au tissu fibreux normal, et est aussi homologue que puisse l'être un tissu accidentel, tandis que les fibrômes, quoique rangés par nous au nombre des tumeurs homologues, sont situés tout près de la limite où l'homologie fait place à l'hétérologie; ils se rattachent même, par des transitions insensibles, aux tumeurs fibro-plastiques ou fibroïdes qui sont franchement hétérologues. La comparaison des deux principales espèces de productions fibreuses accidentelles vient donc à l'appui des principes de notre classification.

On pourra peut-être s'étonner de trouver dans le groupe des tumeurs homologues certaines tumeurs dont le tissu n'offre presque aucune ressemblance extérieure avec les tissus normaux. Il arrive en effet souvent qu'une tumeur, en s'accroissant, subit des modifications de consistance, de couleur, de vascularité, qui lui enlèvent presque entièrement son apparence primitive, et si l'espèce à laquelle elle appartient n'était représentée que par de semblables échantillons, on n'hésiterait pas à la ranger dans le groupe des productions hétérologues. Pour éviter de se laisser tromper par ces accidents de structure, il faut étudier l'évolution de chaque espèce de tumeur et établir les divisions d'après les caractères que la production accidentelle présente dans les premières périodes de son développement.

Une autre difficulté résulte de la complexité de certaines tumeurs appartenant au groupe des *hypertrophies partielles*. Nous réunissons sous ce nom un très-grand nombre de productions accidentelles formées par le développement anormal d'une partie seulement des éléments ou des tissus qui composent un organe complexe. Dans l'hypertrophie simple, qu'on appelle encore hypertrophie générale ou hypertrophie régulière, toutes les parties de l'organe se développent d'une manière uniforme ou à peu près uniforme, et la structure anatomique, examinée soit à l'œil nu, soit au microscope, est à peine modifiée. Dans l'hypertrophie partielle, au contraire, une ou plusieurs des parties constituantes se développent, les autres conservant leur volume normal, ou subissant même un certain degré d'atrophie. Par exemple, on sait que la mamelle se compose d'un stroma cellulo-fibreux et de culs-de-sac glandulaires. Ces deux éléments, enchevêtrés pour ainsi dire les uns au milieu des autres, peuvent s'hypertrophier également et simultanément, soit d'une manière physiologique, comme dans la gestation, soit d'une manière pathologique, comme dans l'affection décrite par Hey et Fingeruth ; l'aspect d'une mamelle ainsi développée est franchement glandulaire. Cette hypertrophie générale peut occuper les deux mamelles, ou une seule, ou même un seul lobe d'une seule mamelle, car l'épithète de *générale* n'indique pas que *tout l'organe* est hypertrophié ; elle veut dire seulement que l'excès de nutrition porte indistinctement sur *tous les éléments* de la partie hypertrophiée. De même, le mot hypertrophie *partielle* n'implique pas nécessairement l'idée d'une altération limitée à une partie des lobes de la mamelle ; il signifie que, dans les lobes ou les lobules envahis, l'hypertrophie a atteint principalement l'un des deux éléments constituants de la glande, soit le tissu fibreux, soit les culs-de-sac glandulaires. On conçoit que les tumeurs formées par ces deux variétés d'hypertrophie partielle doivent présenter un aspect bien différent de celui du tissu glandulaire normal. Les hypertrophies de la peau fournissent un exemple plus frappant encore. Dans l'hypertrophie générale de cet organe, qui accompagne l'éléphantiasis des Arabes, toutes les parties se développent à la fois d'une manière à peu près uniforme, et la peau examinée soit à sa surface, soit sur des coupes, ressemble beaucoup à une peau normale vue à la loupe. Mais lorsque l'hypertrophie ne porte que sur les glandes sébacées, ou sur les glandes sudoripares, ou sur les papilles du derme, ce qui constitue autant d'espèces d'hypertrophie partielle de la peau, la structure de la région malade est bouleversée au point de devenir quelquefois méconnaissable. Les verrues brunes, dures et à demi cornées, si communes sur la peau des mains, ne ressemblent guère au tissu normal de la peau, et on serait tenté de les ranger parmi les productions hétérologues, si l'étude de leur développement et de leur structure ne démontrait qu'elles sont dues à l'hypertrophie des papilles du derme et de leurs gaînes épithéliales. J'en dirai autant des végétations en chou-fleur de certaines muqueuses pourvues de papilles. Dans les divers exemples que je viens de citer, et que je pourrais multiplier aisément, l'homologie des tissus pathologiques ne se constate bien que lorsque l'hypertrophie partielle est rapprochée de son début. Plus tard, l'exubérance toujours croissante de l'une des parties constituantes de l'organe, souvent accompagnée de l'atrophie des autres, et la combinaison de ces diverses parties dans des proportions qui n'existent nulle part à l'état normal, peuvent masquer l'homologie primitive et donner au tissu de la tumeur une apparence plus ou moins hétérologue. Au surplus, ce n'est pas impunément que ces productions primitivement homologues subissent de pareilles modifications de texture qui les rendent hétérologues. L'hétérologie, même consécutive, doit toujours inspirer quelque inquiétude au chirurgien, et on verra, par exemple, dans le chapitre de l'épithéliôme, que les hypertrophies partielles de la peau, dont nous venons de parler, deviennent fréquemment, par suite de l'altération croissante de leur tissu, le point de départ d'affections extrêmement graves.

Nous croyons devoir répondre d'avance à une objection qui ne pourra manquer de naître dans l'esprit de ceux qui jetteront, pour la première fois, les yeux sur notre classification. Il est clair, en effet, que nous avons séparé les unes des autres, pour les répartir dans des groupes très-différents, certaines tumeurs fort analogues pourtant par la nature de leurs éléments microscopiques. C'est ainsi que les tumeurs osseuses ou *ostéômes* sont séparées des *hypérostoses* ou hypertrophies des os. Les trois espèces de tumeurs épithéliales sont plus éloignées encore. Les tumeurs qui renferment des culs-de-sac glandulaires se présentent à la fois dans le groupe des hypertrophies simples, dans celui des hypertrophies partielles, et enfin dans la classe des tumeurs hétérologues, etc. Ne serait-il pas plus commode, au point de vue de la description anatomique, et même au point de vue du diagnostic, de réunir toutes ces tumeurs glandulaires en un seul groupe? Ne serait-ce pas le meilleur moyen d'éviter les répétitions et les confusions? Sans aucun doute; et c'est pourquoi, dans les chapitres où nous étudierons les tumeurs en particulier, nous n'hésiterons pas à rapprocher les unes des autres certaines productions accidentelles qui sont fort éloignées sur notre tableau. Nous y trouverons l'avantage de faire ressortir plus aisément leurs analogies et leurs dissemblances. C'est ainsi qu'on trouve commode et utile pour le lecteur de décrire les luxations spontanées et les luxations congéniales immédiatement après les luxations traumatiques, quoique ces trois espèces de lésions articulaires constituent des affections essentiellement différentes, et occupent des situations très-éloignées dans les cadres nosologiques. De même, les trois groupes de tumeurs qui renferment des éléments glandulaires pourront avec avantage être rapprochés dans nos descriptions, quoiqu'on ne puisse les confondre en un seul groupe sans violer les divisions naturelles de l'anatomie pathologique bien entendue, divisions qui sont aussi celles de la clinique. Si l'on a pu méconnaître ce parallélisme, si l'on a pu croire qu'il n'y avait point de corrélation entre la nature des lésions qui caractérisent les productions accidentelles et la nature des maladies dont ces lésions sont l'expression matérielle, c'est parce que jusqu'ici, dans la classification des tumeurs, on a pris pour base un seul ordre de caractères. Il est bien certain que les *caractères appréciables à l'œil nu* sont insuffisants, et on a vu dans notre chapitre historique combien ont été impuissants les efforts de ceux qui ont été privés du secours des lentilles grossissantes; mais les *caractères appréciables au microscope* sont tout aussi trompeurs lorsqu'on leur accorde une préférence exclusive, car ils conduiraient à réunir dans la même espèce toutes les productions accidentelles qui se composent des mêmes éléments, comme les cors, les cornes et les épithéliômes, — les hypertrophies glandulaires, les adénômes et les pseudadénômes, — les hypérostoses, les ostéômes et les ossifications réparatrices, — les productions fibreuses, traumatiques ou inflammatoires, et les fibrômes proprement dits, etc., etc. Je le répète, le nombre des espèces de productions accidentelles homœomorphes est bien supérieur au nombre des espèces d'éléments anatomiques qui existent dans l'économie; cela seul suffirait déjà pour faire rejeter toute classification basée uniquement sur la considération des éléments ; mais, de plus, l'expérience a démontré qu'il y a souvent, au point de vue nosologique, tout un abîme entre deux productions accidentelles, semblables d'ailleurs par la nature de leurs éléments. Si l'examen à l'œil nu et l'examen microscopique sont incapables, séparément, de fournir les bases d'une classification légitime, faut-il donc renoncer à faire intervenir l'anatomie pathologique dans la classification des tumeurs? Ce serait oublier la fable de l'aveugle et du paralytique. Convaincu pour ma part que tous les moyens d'étude doivent marcher de front, que l'anatomie pathologique n'est trompeuse que lorsqu'elle est systématique, que deux maladies différentes par leur nature doivent l'être aussi par leurs lésions, j'ai examiné à l'œil nu les tumeurs que rapprochait l'examen microscopique, au microscope les tumeurs que rapprochait l'examen à l'œil nu, et, tenant compte à la fois des deux ordres de caractères, de l'*élément* et du *tissu*, je n'ai pas tardé à reconnaître qu'on pouvait toujours établir une distinction anatomique entre deux tumeurs d'espèces réellement différentes. Dès lors, ne craignant pas de substituer une complexité qui existe dans la nature à la simplicité factice des classifications de mes devanciers, j'ai sans hésitation dispersé dans des groupes distincts, quelquefois même dans des groupes éloignés, des productions accidentelles qu'on avait réunies jusqu'ici par un rapprochement forcé. Je crois avoir ainsi rapproché, plus qu'on ne l'avait fait jusqu'ici, des groupes naturels, et si le lecteur veut bien jeter un coup d'œil d'ensemble sur le tableau qui va suivre, il reconnaîtra, je l'espère, qu'il y a une affinité pathologique assez satisfaisante entre les espèces groupées dans chacune des grandes divisions anatomiques (Voy. p. 140).

Je ne me flatte pas que cette classification soit appelée à survivre définitivement ; j'en abandonne volontiers les détails secondaires, et même j'en signalerai bientôt les imperfections. Mais j'ose espérer que les principes sur lesquels elle repose seront reconnus exacts, et qu'il sera possible plus tard de les appliquer avec plus de rigueur que je ne l'ai fait moi-même. Désirant, autant que possible, ne pas trop multiplier les divisions et les subdivisions, dans l'intérêt même de la clarté, j'ai volontiers respecté l'unité de certaines espèces évidemment multiples ; mais je ne l'ai fait que pour celles dont l'histoire est étrangère aux grandes questions de doctrine. C'est ainsi que les kystes, dont je n'ai fait, suivant l'usage reçu, qu'une seule espèce, constituent certainement dans la nature deux espèces bien distinctes. Il y a d'abord les kystes de formation *entièrement nouvelle*, dus à un travail morbide qui paraît produire de toutes pièces une membrane circonscrivant une cavité close ; il y a ensuite les kystes qui résultent de la dilatation d'une cavité naturelle préexistante, et dont les parois peuvent être considérées comme formées par l'*hypertrophie d'une membrane naturelle.* Il aurait donc fallu, à la rigueur, ranger ceux-ci dans la classe des hypertrophies partielles, et ceux-là dans la catégorie des productions homœomorphes de formation nouvelle. Mais ces deux espèces de kystes, quoique différentes par leur nature et par leur origine, sont tellement semblables, sous le point de vue de la pratique, qu'il y aurait inconvénient à les séparer, et d'ailleurs il y a encore beaucoup de kystes dont l'étiologie est incertaine ; de telle sorte que le moment où il serait possible d'effectuer rigoureusement cette séparation, si on le jugeait nécessaire, n'est pas encore venu. Même remarque pour les tumeurs érectiles, puisque les unes sont dues à la dilatation des vaisseaux normaux et les autres à la formation de vaisseaux nouveaux et de cavités nouvelles en communication avec ces vaisseaux. Même remarque encore pour les *hystérômes* ou tumeurs constituées par un tissu analogue à celui de l'utérus, c'est-à-dire par des fibres de tissu fibreux, mêlées aux cellules-fibres de Kölliker, qui forment l'élément contractile de l'utérus et des muscles involontaires. Certains hystérômes sont en continuité directe avec le tissu propre de la matrice, et peu vent dès lors être considérés comme des hypertrophies partielles ; mais beaucoup d'autres sont complétement énucléables, et d'autres enfin sont décidément de formation nouvelle, puisqu'ils sont situés en dehors de l'utérus et ne présentent aucune continuité avec cet organe. J'ajoute que j'ai vu une de ces tumeurs *chez l'homme*, entre la portion membraneuse de l'urèthre et la face antérieure du rectum. J'ai jugé opportun de ne pas segmenter le groupe des hystérômes, de même que j'ai conservé l'unité des kystes et celle des tumeurs érectiles. On remarquera d'ailleurs que ces trois espèces de productions accidentelles occupent sur mon tableau une situation très-voisine de celle qu'elles occuperaient, si on les rangeait parmi les hypertrophies partielles, de telle sorte que si on prenait le parti de dichotomiser l'une ou l'autre de ces espèces, les deux espèces nouvelles qui résulteraient de cette bifurcation se trouveraient encore très-rapprochées. Je n'ai donc pas à craindre d'avoir porté préjudice aux divisions naturelles.

Puisque je viens de parler des hystérômes, des tumeurs érectiles et des kystes, je crois devoir expliquer pourquoi ces trois espèces de tumeurs forment sur mon tableau un groupe particulier. Ce qu'il y a de commun entre elles, c'est qu'elles ne sont pas constituées par la répétition pure et simple d'un élément anatomique unique, mais par la combinaison de *plusieurs éléments* régulièrement disposés en un tissu homologue. On vient de voir qu'elles peuvent les unes et les autres être dues tantôt à un simple travail d'hypertrophie, tantôt à une néoplasie véritable. Ces tumeurs à éléments composés trouvent donc naturellement leur place après les hypertrophies, et avant les néoplasmes à éléments simples qui terminent le grand groupe de productions homœomorphes et homologues. J'ai cru devoir comprendre également dans le groupe des tumeurs homologues à éléments composés, celles qui sont constituées à la fois par l'hypertrophie et par l'hypergénèse des tissus, transitoires ou définitifs, des dents et des bulbes dentaires. La place que je leur assigne dans la série est justifiée à la fois par l'étude anatomique et par l'observation clinique.

Je n'ai pas dû donner place dans la classification à certains groupes de tumeurs qui figurent dans le langage des praticiens sous des noms collectifs, mais qui, en réalité, ne constituent pas des espèces. Ainsi les *névrômes* ou tumeurs des nerfs sont tantôt fibreux, tantôt fibro-plastiques, et quelquefois même cancéreux ; leurs symptômes, leur marche, leur gravité, varient avec la nature du mal. Je ne proscris pas ce mot qui est commode dans la pratique, comme le mot *ostéocèle* qui désigne toutes les tumeurs des os, comme le mot *polype* qui désigne toutes les tumeurs cancéreuses, fibreuses, fibro-plastiques, glandulaires, hypertrophiques, etc., susceptibles de faire saillie et de se pédiculiser dans une cavité muqueuse. Dans l'étude des productions accidentelles considérées suivant les régions, ces mots, qui indiquent le siége ou la forme des tumeurs, peuvent être fort commodes et méritent d'être conservés ; mais ils n'ont pu trouver place dans notre tableau, parce que ce n'est ni le siége ni la forme des lésions, mais leur nature qu'on doit considérer dans les classifications.

J'ai déjà eu l'occasion de dire dans ma préface que l'étude des *productions accidentelles*, en prenant ce mot dans son acception rigoureuse, embrasserait la plus grande partie du champ de l'anatomie pathologique et de la pathologie, et j'ai ajouté que je ne voulais traiter que d'une certaine catégorie de productions accidentelles, de celles qu'on est convenu de désigner sous le nom de *tumeurs*. Néanmoins, lorsqu'on étudie l'origine et la formation des éléments pathologiques, il est impossible de séparer l'étude des tumeurs proprement dites, de celle des autres productions accidentelles, parce que les principes qui président au développement de ces éléments sont d'autant plus faciles à analyser qu'on considère des cas plus simples, et parce que, dans les questions obscures, on doit, toutes les fois qu'on le peut, multiplier les termes de comparaison. Il m'a donc paru qu'il y avait avantage à grouper dans un même tableau, sinon la totalité (qui pourrait s'en flatter?), du moins la plupart des productions accidentelles. Dans ce cadre, dont les divisions reposent principalement sur l'anatomie pathologique, j'ai fait figurer indistinctement, sous des titres qui malheureusement ne sont pas irréprochables, et les tumeurs que je me propose de décrire, et les productions accidentelles dont la description serait déplacée dans cet ouvrage. Le groupe des tumeurs tel qu'il est établi par l'usage est tant soit peu arbitraire ; on est convenu d'y admettre certains néoplasmes et d'en exclure d'autres néoplasmes qui ne diffèrent de ceux-là que par des caractères tout à fait accessoires. Ainsi la même altération, suivant qu'elle est diffuse ou circonscrite, rentre ou ne rentre pas dans ce groupe factice, approprié aux besoins de la chirurgie pratique, et non aux besoins de la pathologie générale. Entre la périostose diffuse, qui n'est pas une tumeur, et la périostose circonscrite qui constitue une exostose, et qui est rangée parmi les tumeurs, parce qu'elle est quelquefois opérable, il n'y a aucune différence essentielle, etc. On passe, par des transitions insensibles, de la cicatrice simple à la kéloïde, aux boules fibreuses des nerfs amputés et aux tumeurs verruqueuses. On peut bien, par un triage de convention, choisir dans l'immense champ des productions accidentelles celles qu'on juge opportun de réunir en un faisceau pour la commodité de la pratique. J'ai obéi à cet usage, qui a bien son utilité, mais je n'ai pas cru pour cela devoir exclure de ma classification les autres espèces ou variétés de productions accidentelles ; j'ai tenu, au contraire, à les y faire figurer, parce que j'y ai trouvé l'avantage de pouvoir indiquer, au moins approximativement, la position de chaque espèce de tumeur dans la série des néoplasmes.

Mais, après avoir dressé un tableau où les lésions, groupées suivant les principes de la méthode naturelle, d'après l'ensemble de leurs caractères, forment une série à la fois anatomique et pathologique, une série peu près complète, avec ses traits d'union multiples, et, si j'ose dire ainsi, avec ses anastomoses, comme on en trouve dans toutes les séries de la nature — après avoir montré par là qu'il y a une correspondance bien réelle, quoique non absolue, entre la structure des tumeurs et leur marche clinique, entre la gravité de la lésion, c'est-à-dire à l'écart de nutrition qui l'a produite, et la gravité de la maladie, — en un mot, après avoir essayé de satisfaire aux exigences de la science pure, je n'ai pas hésité à faire, pour simplifier mon exposition, pour éviter les répétitions, des groupes basés sur des analogies moins générales, sur des affinités partielles, mais permettant d'étudier de front et de comparer des espèces qui ont un ou plusieurs caractères communs. J'ai ainsi réuni, sans les confondre, les ostéômes, les ostéochondrômes et les chondrômes, — les hypertrophies simples des glandes, les adénômes, les polyadénômes et les pseudadénômes, — les fibrômes et les fibroïdes, — les hypertrophies épidermiques, les cornes et les épithéliômes, — formant autant de séries partielles où il est intéressant de suivre, dans leur gravité croissante, les diverses lésions qui renferment des éléments semblables, mais diversement disposés ou diversement développés. J'ajoute maintenant que, désirant m'appesantir surtout sur les espèces de tumeurs qui ont donné lieu dans ces derniers temps à des discussions de doctrine, j'ai abrégé la description des autres, renvoyant pour plus de détails aux traités classiques, que cet ouvrage n'a pas la prétention de remplacer.

CLASSIFICATION DES PRODUCTIONS ACCIDENTELLES

1re CLASSE. — **Productions homœomorphes.**

Divisées en { HOMOLOGUES, 1re sous-classe. / HÉTÉROLOGUES, 2e sous-classe.

1re SOUS-CLASSE. — **Productions homœomorphes et homologues.**

Divisées en deux ordres. {
- **A.** Productions accidentelles formées par le développement hypertrophique des organes ou de leurs éléments.
- **B.** Productions accidentelles de formation nouvelle.

A. PRODUCTIONS ACCIDENTELLES FORMÉES PAR LE DÉVELOPPEMENT HYPERTROPHIQUE DES ORGANES OU DE LEURS ÉLÉMENTS.

1° *Hypertrophie portant à la fois et d'une manière à peu près uniforme sur tous les éléments de l'organe :* HYPERTROPHIE SIMPLE, OU GÉNÉRALE OU RÉGULIÈRE.

HYPERTROPHIE SIMPLE.
- **a.** *Diffuse*...... Hypertrophie des glandes, des ganglions lymphatiques, des muscles, du cœur, des muqueuses, de la peau et du tissu cellulaire sous-cutané (*éléphantiasis*), des os (*hypérostose*), de certains organes tels que le clitoris, les petites lèvres, la langue, etc , etc.
- **b.** *Circonscrite*.. Des muscles (fort rare), des tendons (*nodus*), de l'épiderme (*cors, durillons*), de la peau et du tissu cellulaire sous-cutané (*tumeurs éléphantiasiques pediculées*), des muqueuses et du tissu cellulaire sous-muqueux (*polypes muqueux, condylômes, hypertrophie du pylore*, etc.).

2° *Hypertrophie portant inégalement sur les divers éléments d'un organe complexe, l'un de ces éléments se développant souvent aux dépens des autres* : HYPERTROPHIE PARTIELLE OU IRRÉGULIÈRE.

HYPERTROPHIES PARTIELLES.
- **a.** *De la peau*...
  - Occupant surtout les papilles (*verrues*);
  - Occupant surtout certaines parties du derme (*poireaux*);
  - Occupant surtout les glandes sebacées ou sudoripares. Voyez GLANDES.
- **b.** *Des muqueuses*
  - Occupant surtout les papilles (*végétations en chou-fleur* des organes génitaux externes, du col utérin, du sinus maxillaire, etc., *granulation* de la conjonctive ?);
  - Occupant surtout les glandes et les follicules muqueux. Voyez GLANDES.
- **c.** *Des glandes*.. (ADÉNÔMES.)
  - **a.** Hypertrophie irrégulière occupant une partie ou la totalité des lobes d'une glande acineuse (*adénôme uniglandulaire* ou *tumeur adénoïde*) de Velpeau.
  - **b.** Hypertrophie occupant à la fois un grand nombre de petites glandes comprises dans la même région. Passage à l'hétérologie (*adénômes multiglandulaires*, polyadenômes ou *cancroïdes glandulaires* des glandes sebacées, sudoripares, utérines, labiales, rectales, etc.).

B. PRODUCTIONS ACCIDENTELLES HOMŒOMORPHES ET HOMOLOGUES DE FORMATION NOUVELLE.

Pouvant se diviser en deux groupes, suivant que leurs éléments autogènes sont COMPOSÉS OU SIMPLES.

A. ÉLÉMENTS COMPOSÉS.

a. Tumeurs formées principalement de vaisseaux ou de cavités sanguines dont les parois sont semblables aux parois des vaisseaux	TUMEURS ÉRECTILES...	*Artérielles.* / *Veineuses.*
b. Tumeurs formées d'un tissu analogue à celui de l'utérus, c'est à-dire de tissu fibreux et de cellules fibro-musculaires........	HYSTÉRÔMES.	Corps fibreux de l'utérus et des régions voisines.
c. Tumeurs formées par une ou plusieurs membranes homœomorphes et homologues, qui circonscrivent une ou plusieurs cavites........	KYSTES......	1° Kystes développés dans des cavites preexistantes (*kystes progènes*). 2° Kystes de formation entièr. nouv. (*kystes néogènes*).
d. Tumeurs formées des tissus transitoires ou définitifs des dents........	ODONTÔMES..	

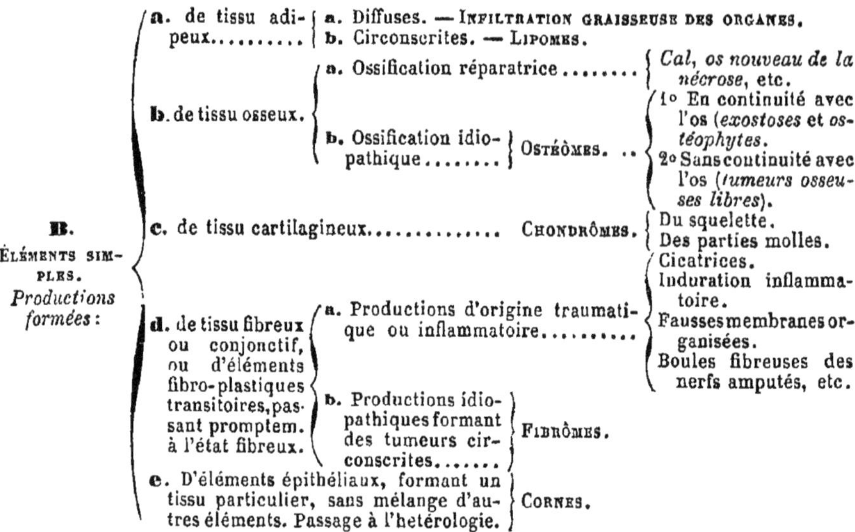

B. ÉLÉMENTS SIMPLES. *Productions formées* :

- **a.** de tissu adipeux.........
  - a. Diffuses. — INFILTRATION GRAISSEUSE DES ORGANES.
  - b. Circonscrites. — LIPOMES.
- **b.** de tissu osseux.
  - a. Ossification réparatrice........ *Cal, os nouveau de la nécrose*, etc.
  - b. Ossification idiopathique........ OSTÉOMES. ..
    - 1° En continuité avec l'os (*exostoses* et *ostéophytes*.
    - 2° Sans continuité avec l'os (*tumeurs osseuses libres*).
- **c.** de tissu cartilagineux............. CHONDRÔMES.
  - Du squelette.
  - Des parties molles.
- **d.** de tissu fibreux ou conjonctif, ou d'éléments fibro-plastiques transitoires, passant promptem. à l'état fibreux.
  - a. Productions d'origine traumatique ou inflammatoire..........
    - Cicatrices.
    - Induration inflammatoire.
    - Faussesmembranes organisées.
    - Boules fibreuses des nerfs amputés, etc.
  - b. Productions idiopathiques formant des tumeurs circonscrites....... FIBRÔMES.
- **e.** D'éléments épithéliaux, formant un tissu particulier, sans mélange d'autres éléments. Passage à l'hetérologie. CORNES.

2e SOUS-CLASSE. — **Productions homœomorphes et hétérologues.**

1° Éléments fibreux et éléments fibro-plastiques combinés en proportions à peu près égales....................
- *Kéloïdes.*
- *Tumeurs verruqueuses des cicatrices.*
- — *Tubercules anatomiques.*
- Certains *fongus de la dure-mère.*

2° Éléments fibro-plastiques autogènes et permanents... FIBROÏDES ...
- *nucléaires.*
- *fibrillaires.*

3° Éléments épithéliaux autogènes...................... ÉPITHÉLIÔME.
- de la peau.
- des muqueuses.

4° Plaques à noyaux multiples ou myéloplaxes formant l'élément autogène.............................. MYÉLOÏDES.

5° Éléments pigmentaires autogènes.................. MÉLANOSE SIMPLE (rare chez l'homme, commune chez le cheval).

6° Éléments de formation entièrement nouvelle imitant la forme des culs-de-sac glandulaires, mais formant un tissu hétérologue.............................. PSEUDADÉNÔMES (ou *Hétéradénômes*).

2e CLASSE. — **Productions hétéromorphes** (TOUTES SONT HÉTÉROLOGUES).

A. PRODUCTIONS ACCIDENTELLES FAISANT PARTIE DE L'ÉCONOMIE.

1° *Tumeurs possédant une organisation élevée, et une vascularité propre plus ou moins grande, renfermant des éléments spécifiques dits* ÉLÉMENTS CANCÉREUX, *purs ou mêlés à des éléments adventices* : CANCERS.

2° *Tumeurs d'une organisation beaucoup moins élevée, privées de vaisseaux propres et renfermant des éléments spécifiques dits* ÉLÉMENTS TUBERCULEUX : TUBERCULES.

B. PRODUCTION ACCIDENTELLE HÉTÉROMORPHE NE FAISANT PAS PARTIE DE L'ÉCONOMIE. PUS.

3e CLASSE. — **Productions amorphes.**

DÉPOTS........
- de matière gélatiniforme.............................. *Colloïde simple.*
- de corpuscules très-petits qu'on ne peut rattacher ni aux noyaux ni aux cellules.......................... *Gommes syphilitiques.*
- de fibrine coagulée, sans aucune tendance à l'organisation fibreuse ou fibro-plastique..................... *Caillots actifs des artères ou des anévrysmes.*
- de granulations graisseuses, de cristaux de cholestérine, de cristaux divers, de sels calcaires et autres sels inorganiques.................................. *Dépôts crétacés, athéromateux, calcaires, tophacés*, etc.

4e CLASSE. — **Animaux parasites enkystés.**

HYDATIDES.

CHAPITRE IV

ÉTIOLOGIE DES PRODUCTIONS ACCIDENTELLES.

Les causes des tumeurs sont tellement nombreuses, tellement variables, qu'on ne peut songer à les énumérer complétement dans une étude générale. L'inflammation, les contusions, les actions locales de toute sorte, figurent dans l'étiologie de beaucoup de productions accidentelles; d'autres fois la cause est toute spéciale; d'autres fois enfin, et c'est peut-être le cas le plus commun, elle reste tout à fait inconnue : on dit alors que le développement de la tumeur a été *spontané*, qu'elle est *idiopathique*, et, quoique le sens de ces mots ne soit pas bien rigoureux, nous aurons plus d'une fois l'occasion de nous en servir.

A proprement parler, il n'y a pas de tumeur, il n'y a pas de maladie, il n'y a pas de phénomène *idiopathique;* ce mot, exprimant l'idée d'une chose qui existe par elle-même, serait un non-sens si on le prenait au pied de la lettre. Il signifie donc simplement qu'un état pathologique n'est sous l'influence d'aucune cause *connue*.

Les influences étiologiques qui président au développement des tumeurs sont tantôt locales, tantôt générales, tantôt à la fois locales et générales. Dans ce dernier cas, la cause générale est prédisposante, la cause locale est déterminante. En théorie, la réalité de ces divers éléments étiologiques sera admise sans difficulté; mais dans la pratique il est souvent difficile, quelquefois impossible de savoir auquel de ces ordres de causes se rattache la formation d'une tumeur particulière. Lorsque chez un individu déjà tuberculeux une nouvelle tumeur tuberculeuse se développe dans un organe quelconque, lorsque, chez un individu déjà atteint de cancer, d'autres cancers se produisent sur d'autres points de l'économie, on n'hésite pas à reconnaître que toutes les tumeurs de même nature qui existent sur le même malade sont dues à la même cause, et que celle-ci, dont les effets se font sentir à la fois sur un grand nombre de points, est une cause générale. Les exostoses multiples, les lipômes multiples, les chondrômes multiples, les fibrômes multiples, etc., sont également l'indice d'une disposition étiologique généralisée dans toute l'économie, ou du moins dans un grand nombre de régions du corps. Ces diverses tumeurs, à cause de leur multiplicité, ne peuvent être considérées comme le résultat d'un trouble de nutrition purement local; on est donc obligé de les attribuer à une prédisposition répandue dans l'organisme; nous désignerons cette prédisposition sous le nom de *diathèse*. Nous y reviendrons tout à l'heure.

La multiplicité des tumeurs est donc l'indice d'une cause plus ou moins générale, mais il n'en résulte nullement que les tumeurs uniques soient par cela même dues à des causes purement locales. Le cancer, qui est le prototype des tumeurs diathésiques, débute presque toujours par le développement d'une seule tumeur. Celle-ci peut rester unique pendant plusieurs années, et même jusqu'à la mort du malade. Elle n'est pourtant pas purement locale, car si on l'enlève complétement par une opération, elle récidive au bout d'un temps variable, et quelquefois dans une région très-éloignée du premier siége du mal. Enfin, lors même qu'une influence locale bien déterminée, comme une contusion ou une action mécanique, a précédé et provoqué le développement de la tumeur, on n'a pas une certitude complète que les causes générales soient tout à fait étrangères à l'étiologie du mal, puisqu'on a vu des cancers (et ce ne sont pas les moins graves) se développer à la suite d'un accident tout à fait local. Ces faits, dont le vulgaire exagère singulièrement la fréquence, existent réellement, quoiqu'ils soient exceptionnels. Le plus souvent les coups ne sont que la cause occasionnelle qui, en éveillant de la douleur, attire l'attention des malades sur le point frappé, et leur dévoile l'existence d'une petite tumeur jusqu'alors indolente et inaperçue. Mais dans un petit nombre de cas, une tumeur cancéreuse peut réellement se former à la suite d'une contusion. En voici un exemple que j'ai pu étudier avec MM. Follin et Velpeau. M. R..., ancien notaire, dans une chute d'un lieu élevé, se fit une contusion sous le talon. Il survint aussitôt un gonflement douloureux, et M. Follin, appelé le même jour, trouva une collection de sang sous l'épiderme et une ecchymose assez étendue dans l'épaisseur du derme. Au bout de quelques jours de repos, la douleur et le gonflement disparurent, mais il resta sous le talon, au niveau de la contusion, un peu d'induration. Celle-ci, au lieu de disparaître, s'accrut d'abord lentement, puis elle prit une teinte noirâtre; enfin, moins de six mois après l'accident, elle présenta tous les caractères d'un encéphaloïde mélanique. M. Follin en pratiqua l'ablation d'une manière complète. La tumeur fut examinée au microscope; elle était manifestement cancéreuse. La cicatrisation se fit sans accident, et M. R... marchait déjà depuis plusieurs mois, lorsqu'une nouvelle tumeur parut dans la région inguinale. En quelques semaines, cette tumeur atteignit le volume d'un œuf. Ce fut alors que M. Follin m'appela en consultation avec M. Velpeau. L'extirpation de la tumeur inguinale réclamée avec instances par le malade nous parut parfaitement praticable. M. Follin exécuta devant nous cette opération grave et délicate. Aucun vaisseau important ne fut lésé, et la plaie marcha bien pendant quelque temps; toutefois, avant même qu'elle fût cicatrisée, de nouvelles tumeurs se formèrent dans le ventre, se développèrent avec une rapidité effrayante et firent succomber l'opéré. L'autopsie ne fut pas faite, mais la tumeur inguinale, examinée au microscope le jour de l'opération, par M. Follin et moi, se trouva composée de cellules cancéreuses remplies de granulations pigmentaires. Elle était complétement noire, comme la tumeur primitive du talon.

Voilà donc un cas où un cancer mélanique des plus graves et des mieux caractérisés s'est développé manifestement à la suite d'une contusion. En voici un autre qu'on peut rapprocher du précédent. Les bouquetières ambulantes des rues de Paris transportent leurs fleurs sur un éventaire, sorte de grande corbeille plate et horizontale, suspendue à leurs épaules par deux bretelles, et reposant sur le pubis. Une de ces femmes fit une chute en avant; le bord antérieur de l'éventaire porta sur le sol, et le bord postérieur produisit sur le pubis une contusion violente. La malade entra à la Charité, dans le service de Gerdy, et j'eus l'occasion de l'y voir plusieurs fois. Un foyer sanguin, fluctuant, dont la résorption fut assez lente, existait immédiatement au-dessus du pubis. La malade, parfaitement guérie, quitta l'hôpital au bout de vingt jours, et reprit sa profession. La pression continuelle de l'éventaire ne tarda pas à devenir douloureuse. Un jour la malade se présenta à la consultation de la Charité; il y avait un engorgement diffus, avec une coloration noirâtre, au niveau de l'ancienne contusion, et Gerdy l'engagea fortement à ne plus porter l'éventaire. Elle ne tint pas compte de cet avis; la tumeur s'accrut, atteignit bientôt le volume d'un œuf de poule; une opération devint nécessaire et fut pratiquée par M. Jarjavay à l'hôpital des Cliniques, au mois de juin 1850. J'examinai la tumeur au microscope : c'était un encéphaloïde mélanique. La malade guérit rapidement, mais elle fut admise à la Charité, en février 1851, pour des récidives multiples qui ne furent pas opérées; enfin elle succomba dans les premiers jours de juillet 1851. Je fis moi-même l'autopsie. Il y avait plusieurs centaines de tumeurs cancéreuses dans l'épaisseur de la peau et dans la cavité abdominale. Toutes celles de la peau, toutes celles du foie étaient noires. Parmi les autres, il y en avait de noires, de blanches, de brunes, de tachetées. Toutes renfermaient des cellules cancéreuses, et celles qui étaient noires renfermaient en outre des granulations pigmentaires. Cet exemple prouverait, s'il en était besoin, que la mélanose cancéreuse n'est qu'une variété de cancer encéphaloïde. Mais ce n'est pas pour cela que je le rapporte ici ; c'est pour montrer que de véritables cancers peuvent se développer à la suite de causes traumatiques, et que, malgré cette étiologie locale, ils ne sont ni moins graves que les autres, ni moins sujets à la récidive et à la généralisation.

Pour rendre compte des cas de ce genre, on est obligé d'admettre qu'une disposition préalable existait dans l'économie avant l'accident local qui a déterminé la formation de la tumeur. La diathèse planait, en quelque sorte, sur l'organisme; elle ne s'était pas encore manifestée, mais tôt ou tard sans doute elle se serait localisée spontanément dans un organe quelconque; la cause locale, en provoquant sur un point déterminé un travail morbide, en y faisant sécréter un blastème, a attiré sur ce point l'action de la diathèse. La sécrétion du blastème traumatique a été bientôt suivie de celle d'un blastème cancéreux, et c'est ainsi que la tumeur s'est développée sous la double influence d'une cause locale et d'une cause générale.

Quelle que soit la valeur de cette interprétation, il est certain que les deux ordres de causes, locales et générales, peuvent s'associer et présider au développement de la même tumeur. A côté des cas que je viens de citer et où cette double intervention est évidente, il en est d'autres où les deux ordres d'influences sont également probables ou également douteuses, et lorsqu'une tumeur unique se forme spontanément au milieu de la santé la plus florissante, dans un lieu qui n'a jamais souffert aucune lésion appréciable, l'observateur est obligé d'attendre l'événement pour savoir si elle constitue à elle seule toute la maladie, ou si elle n'est que la manifestation d'une cause diathésique.

Expliquons-nous maintenant sur les diathèses qui président au développement des tumeurs. Ce sont presque toujours des êtres de raison, car elles ne se révèlent par aucun symptôme propre avant l'apparition de la tumeur; on ne les admet que pour les besoins de la théorie, parce qu'il est impossible d'expliquer autrement la marche des phénomènes qu'on leur attribue, et le nom qu'on leur donne prouve bien, effectivement, qu'on les considère plutôt comme des prédispositions que comme des maladies (διατίθημι, je dispose). Il y a toutefois des cas où l'existence d'une maladie constitutionnelle proprement dite est mise en évidence par un ensemble de symptômes. Ainsi l'apparition des exostoses syphilitiques est précédée de toute la série des accidents qui forment le cortége habituel de la vérole.

Les diathèses qui nous occupent peuvent se diviser en deux groupes bien distincts. Les unes sont *générales;* elles tendent à se localiser dans les organes les plus divers, et on est porté à croire qu'elles résident dans le sang. Parmi les enfants d'un père tuberculeux, l'un deviendra tuberculeux par le poumon, l'autre par les ganglions mésentériques, un troisième par l'épididyme, un quatrième par la colonne vertébrale, un dernier par plusieurs organes à la fois. Le cancer héréditaire peut changer de siége à chaque génération; le cancer extirpé peut récidiver presque partout; et lorsqu'on compare les nombreux organes qui sont menacés par l'une ou l'autre de ces diathèses, on est obligé de reconnaître qu'il n'y a rien de commun entre eux que la circulation.

Il y a une seconde espèce de diathèses qui ne se manifestent que dans un certain nombre d'organes semblables par leur structure, et qui respectent tous les *systèmes anatomiques*, à l'exception d'un seul. On a pu compter sur le même malade plusieurs centaines de lipômes, mais toutes ces tumeurs s'étaient formées dans le tissu cellulo-adipeux, et presque toutes étaient situées sous la peau ou dans son épaisseur. On a vu plusieurs centaines et même plusieurs milliers de tumeurs fibreuses se former dans les nerfs du même individu; de pareils résultats dépendent bien certainement d'une cause diathésique ; mais en lisant le détail des autopsies faites par MM. Smith et Houel (1), on reconnaîtra que toutes les tumeurs avaient leur siége dans les troncs ou dans les filets nerveux, qu'aucune d'elles ne s'était formée dans les autres systèmes de l'économie : par conséquent la diathèse n'était pas générale, puisqu'elle était exclusivement limitée au tissu des nerfs. Les verrues multiples qui sont si communes, les cornes multiples, dont on trouve dans la science des exemples si curieux, sont également l'indice d'une disposition morbide répandue dans tout le tégument externe. De même les chondrômes multiples *primitifs* (je ne parle pas de ceux qui se généralisent consécutivement dans les viscères, et qui sont très-exceptionnels) ont leur siége

(1) Rob. Smith., *On the Pathology, Diagnosis and Treatment of Neuroma*, Dublin, 1849, in-fol., p. 13-19. — Houel, *Mém. sur le névrôme* dans *Mémoires de la Soc. de chirurgie,* t. III, p. 261, Paris, 1853, in-4.

dans le squelette, et principalement dans les os de la main et du pied, et ces tumeurs parfaitement isolées, parfaitement indépendantes les unes des autres, se forment manifestement à la faveur d'une prédisposition propre au système osseux. Je pourrais multiplier davantage les exemples, mais ceux qui précèdent suffisent pour démontrer l'existence de toute une classe de diathèses qu'on peut appeler les *diathèses partielles* ou *diathèses des systèmes*. En quoi consistent-elles? Faut-il les attribuer à un état général de l'économie et en placer le siége dans le sang? S'il en était ainsi, il n'y aurait pas de raison pour que des tumeurs multiples, et quelquefois innombrables, épargnassent tous les systèmes anatomiques, à l'exception d'un seul. Et notez que le système atteint par la maladie n'est pas toujours celui qui y est naturellement le plus exposé. Certaines productions accidentelles ont des siéges de prédilection et des siéges exceptionnels. Sur cent individus atteints de fibrômes, il n'y en a peut-être pas dix chez lesquels les fibrômes occupent les troncs ou les filets nerveux. Le système des nerfs n'est donc pas naturellement plus exposé que les autres systèmes au développement des tumeurs fibreuses; il l'est beaucoup moins, par exemple, que le tissu osseux, et pourtant, comme je l'ai déjà dit, il n'y avait de fibrôme ni dans les os, ni dans les muscles, ni dans le tissu cellulaire, ni dans les parenchymes, dans les cas où tous les nerfs du corps renfermaient d'innombrables tumeurs fibreuses. Si la cause de ces tumeurs (dont le nombre dépassait deux mille chez le malade de M. Smith) était une cause générale répandue dans le sang, quelques-unes sans doute auraient pu se produire dans les nerfs, mais la plupart d'entre elles auraient dû nécessairement se développer dans les autres tissus. La diathèse n'était donc pas dans le sang; elle consistait en un état particulier du tissu des nerfs; ceux-ci étaient disposés à devenir le siége du trouble de nutrition qui produit les fibrômes, comme les artères de certains individus sont disposées à devenir, même avant la vieillesse, le siége de dépôts athéromateux. Au surplus, ce n'est pas seulement dans l'étiologie des productions accidentelles qu'on observe ces *diathèses des systèmes* anatomiques. Les anévrysmes multiples, quoi qu'on en ait dit, ne sont pas toujours le résultat de l'altération athéromateuse des artères; ils se produisent souvent chez des sujets dont les parois artérielles sont simplement affaiblies; les varices dites constitutionnelles, ainsi nommées parce qu'on ne peut les attribuer à aucune cause locale, et aussi parce qu'elles sont fréquemment héréditaires, dépendent de même d'un état particulier des veines, dont les parois sont plus faibles qu'elles ne le sont à l'état normal. Certaines affections chroniques de la peau, occupant toute la surface du corps sans aucune altération de l'état général, pouvant même se transmettre par hérédité comme la variété d'ichthyose observée dans la célèbre « famille porc-épic » (*porcupine family*) ne sont autre chose que des diathèses du système cutané. Ces diathèses des systèmes donnent la clef de beaucoup de maladies qui sont locales, suivant les uns, générales, suivant les autres, et qui, en réalité, ne sont ni locales ni générales. S'il fallait toutefois choisir entre les deux interprétations opposées, nous dirions que ces maladies ont plus d'affinité avec les affections locales qu'avec les affections générales, parce que, quoique pouvant se manifester dans un grand nombre de régions à la fois, elles ne portent atteinte qu'à un seul système de tissus, respectant tous les autres et surtout ne paraissant avoir aucun rapport avec l'ensemble de la constitution.

En résumé, les causes des productions accidentelles peuvent se diviser en trois groupes, savoir : 1° Les *causes tout à fait locales*, qui n'agissent que sur un seul point et ne produisent qu'une seule tumeur, de telle sorte que le malade n'a pas plus de chance d'avoir dans un autre point une seconde tumeur *indépendante de la première*, que si celle-ci n'existait pas. 2° Les *diathèses partielles*, limitées à un seul système anatomique et constituant pour tout ce système une prédisposition commune, de telle sorte que le malade est exposé à avoir à la fois ou successivement plusieurs tumeurs semblables par leur nature et analogues par leurs siéges. 3° Les *diathèses générales*, répandues dans toute l'économie, résidant probablement dans les liquides et pouvant se localiser successivement ou à la fois dans plusieurs organes très-dissemblables, ce qui d'ailleurs n'empêche pas les conditions anatomiques, physiologiques ou pathologiques d'exercer quelquefois une certaine influence sur le siége de ces diverses localisations.

Y a-t-il quelque relation entre chacun de ces trois ordres de causes et la nature des tumeurs qui en dépendent? Oui, mais cette relation n'est pas constante; elle ne l'est du moins que pour un petit nombre d'espèces de productions accidentelles, et il en résulte que l'élément étiologique ne peut servir de base aux classifications. Les cancers sont probablement toujours dus à une diathèse générale, et cette proposition sera justifiée dans le chapitre où nous traiterons de la récidive. Les tubercules sont presque dans le même cas; mais déjà pourtant chez quelques malades la tuberculisation s'effectue sous l'influence de causes purement locales, et ces faits, méconnus par beaucoup de médecins éminents, qui ont concentré toute leur attention sur la tuberculisation des organes internes, ne peuvent être contestés par les chirurgiens qui ont étudié à fond l'histoire des tubercules des os, ou même des tubercules des testicules. Somme toute, les productions accidentelles hétéromorphes pourraient, sans grande erreur, être considérées comme les manifestations de causes diathésiques générales. D'un autre côté, certaines tumeurs homœomorphes, comme les lipômes, ne se développent jamais sous l'influence d'une diathèse générale; mais on commettrait une grave méprise si l'on croyait que toutes les tumeurs homœomorphes fussent dans le même cas que les lipômes, et on se tromperait tout autant si l'on croyait que la même espèce de tumeurs fût toujours due au même ordre de causes. Ainsi, certains lipômes se développent incontestablement à la suite des pressions continuelles qu'une profession particulière détermine dans des points déterminés. C'est une cause purement *locale*. D'autres lipômes se forment en grand nombre sur le même individu, sous l'influence d'une *diathèse partielle*, limitée au tissu cellulo-adipeux sous-cutané. De même il y a des fibrômes uniques de cause entièrement locale, et des fibrômes multiples qui résultent d'une diathèse partielle des nerfs ou de tout autre système anatomique; mais de plus il y a d'autres fibrômes, uniques ou multiples, qui sont dus à une *diathèse générale*, au même titre que les tumeurs cancéreuses, car si on les enlève, ils récidivent comme elles, quelquefois même dans des régions éloignées et dans des tissus très-divers. On en peut dire autant des fibroïdes, probablement aussi des épithéliômes et même des chondrômes, car il y a dans la science un petit nombre de faits qui prouvent que les chondrômes peuvent dépendre exceptionnellement d'une diathèse générale. Il n'y a donc pas de relation constante entre la nature des tumeurs et celle de leurs causes; néanmoins, on peut faire à cet égard les remarques suivantes : 1° Les tumeurs homœomorphes et homologues ont *ordinairement* des causes purement locales; mais elles dépendent *quelquefois* d'une diathèse partielle, et quelques-unes d'entre elles peuvent même, *par exception*, se rattacher à une diathèse générale. 2° Les tumeurs homœomorphes et hétérologues ont une étiologie plus variable encore; quelques-unes sous ce rapport se rapprochent des précédentes, mais, pour certaines d'entre elles, la proportion des cas dus à une diathèse générale s'accroît notablement. 3° Enfin les tumeurs hétéromorphes sont *presque toujours* le résultat d'une diathèse générale, favorisée ou non par l'intervention d'une cause locale.

De l'hérédité. — Parlons maintenant de la question de l'hérédité.

Une diathèse générale peut être héréditaire ou acquise. On peut s'attendre par conséquent à voir les tumeurs dues à cet ordre de causes, et spécialement les tumeurs hétéromorphes, se transmettre plus ou moins souvent par hérédité. Il serait superflu, je pense, de le démontrer pour les productions tuberculeuses ; le nombre des cas d'hérédité est tellement grand que mon beau-père Lugol considérait les autres cas comme exceptionnels ; il avait raison, je pense, pour les tubercules internes, et les notes très-étendues que j'ai trouvées dans ses papiers m'ont paru tout à fait concluantes ; mais les tubercules chirurgicaux s'observent assez souvent chez des individus qui n'ont aucun antécédent d'hérédité. Les cancers se propagent beaucoup moins souvent par la génération, et quelques auteurs, parmi lesquels je citerai Amussat, ont même affirmé qu'ils ne se transmettaient jamais par cette voie. On trouve dans la science un grand nombre d'observations de cancer paraissant héréditaire ; personne n'a songé à récuser l'authenticité de ces faits, et Amussat lui-même en a rencontré quelques-uns dans sa pratique ; mais, le cancer étant une affection très-fréquente, le calcul des probabilités démontre qu'il peut y avoir, par pure coïncidence, plus d'un cancéreux dans une seule famille, sans que pour cela il y ait lieu d'en accuser l'hérédité. Et M. Walshe a judicieusement fait remarquer (1) que, pour transformer cette relation de coïncidence en relation de causalité, il faut autre chose que des impressions et des observations isolées. Il pense que, d'après les faits connus, l'hérédité du cancer est probable, mais qu'avant de la considérer comme démontrée, il faut attendre des statistiques régulières et suffisamment étendues. Or, la difficulté de ce genre de statistique est telle qu'elle équivaut presque à une impossibilité. Il ne suffirait pas, en effet, de compter combien de cancéreux sur cent ont eu des cancéreux dans leur famille. Il faudrait démontrer que ce chiffre est supérieur à celui qu'on pourrait attendre d'une coïncidence pure et simple. Pour cela, il faudrait pendant de longues années faire sur toute une population et sur chacune des familles de cette population des relevés et des calculs semblables à ceux que je citerai tout à l'heure, et que des conditions particulières m'ont permis de faire dans une famille qui compte trois générations de *médecins éclairés*. Je n'hésite pas à dire que de semblables statistiques ne pourront jamais être faites d'une manière rigoureuse, et qu'on ne calculera jamais exactement la proportion des cas où le

(1) *The Cyclopedia of Practical Surgery*. Lond. 1861, in-8, vol. I, p. 630, art. CANCER.

cancer se transmet réellement par hérédité. Mais on peut sans cela démontrer la réalité de l'influence héréditaire, et l'exemple suivant, que je crois devoir rapporter avec quelques détails, ne laissera, je pense, place à aucun doute. J'en possède la relation écrite, en 1858, de la main même du docteur X... On me permettra de remplacer les véritables initiales par des lettres de convention.

1re GÉNÉRATION. — Madame Z. meurt d'un *cancer du sein* en 1788, vers l'âge de 60 ans. Elle avait perdu plusieurs enfants en bas âge. Elle laissait quatre filles qui ont été mariées toutes les quatre, et que j'appellerai mesdames A, B, C, et D.

2e GÉNÉRATION. — Les quatre filles de madame Z. :

1° Madame A, morte d'un *cancer du foie*, en 1820, à 62 ans; née en 1758;
2° Madame B, morte d'un *cancer du foie*, en 1805, à 43 ans; née en 1762;
3° Madame C, morte d'un *cancer du sein*, en 1814, à 51 ans; née en 1763;
4° Madame D, morte d'un *cancer du sein*, en 1827, à 54 ans; née en 1773.

3e GÉNÉRATION.

A. Madame A a eu trois filles qui vivent encore, et qui sont âgées de 68, 72, et 78 ans. Elles ne sont pas mariées;

B. Madame B a eu cinq filles et deux fils :

1er fils, mort non cancéreux vers l'âge de 28 ans, sans enfants;
2e fils, mort d'un *cancer de l'estomac* à l'âge de 64 ans, sans enfants;
1re fille, morte d'un *cancer du sein* après opération et récidive, à 35 ans.
2e fille, morte d'un *cancer du sein* sans opération..................
3e fille, morte d'un *cancer du sein* sans opération..................
4e fille, morte d'un *cancer du foie*...
} Elles sont mortes toutes les quatre entre 35 et 45 ans, en moyenne à 40 ans, et n'ont pas laissé d'enfant.
5e fille, mariée, sans enfants, morte vers 60 ans, en 1858.

C. Madame C. a eu cinq filles et deux fils :

1er fils, mort à l'armée, sans enfants;
2e fils, âgé aujourd'hui de 72 ans et bien portant.................... } a eu un fils mort paraplégique à 18 ans, et une fille unique âgée aujourd'hui de 24 ans, non mariée;
1re fille, morte d'un *cancer du sein* en 1817, à 37 ans. Laissant deux fils et trois filles.................... }
1er fils, a aujourd'hui 58 ans. Est bien portant. Il a trois fils bien portants dont l'aîné a 30 ans;
2e fils, mort jeune aux colonies, sans enfants;
1re fille, morte en couches de 27 à 30 ans;
2e fille. Morte d'un *cancer du sein* en 1854, à 49 ans. Elle a laissé deux filles, dont l'aînée a 22 ans aujourd'hui. Elles sont bien portantes toutes deux;
3e fille, morte phthisique à 41 ans.

2e fille, morte en 1822, à 40 ans, d'un *cancer du sein*.................. } a laissé un fils unique qui est bien portant aujourd'hui;

3e fille, morte en 1837 d'un *cancer utérin*, à 47 ans. Non mariée;

4e fille, morte en 1848 d'un *cancer du sein*, à 55 ans..... .... } a laissé deux fils aujourd'hui bien portants ;

5e fille, morte en 1856 d'un *cancer du foie* (ou de l'abdomen), à 61 ans. Non mariée.

D. Madame D., quatrième et dernière fille de madame Z., a eu un seul fils qui vit encore, qui a près de 70 ans et se porte bien.

Telle est la généalogie de cette nombreuse famille, et de pareils faits pourraient se passer de commentaires. Seize cas de mort par le cancer dans une seule famille, de 1788 à 1856, en moins de soixante-dix ans, constituent certainement une preuve suffisante de l'hérédité de cette terrible maladie. Contrairement à l'opinion acceptée par quelques auteurs, ces cancers héréditaires n'ont point sévi sur les jeunes sujets. Le plus précoce s'est montré après l'âge de trente ans. En laissant donc de côté tous les individus qui sont morts avant trente ans et ceux qui sont encore au-dessous de cet âge, nous trouvons que, parmi les descendants de madame Z., 26 ont dépassé l'âge de trente ans et atteint, par conséquent, la période de la vie où le cancer a l'habitude de se manifester, et que, sur ce nombre de 26, il y a eu 15 cancéreux !

Or, quoiqu'il soit difficile d'apprécier rigoureusement le degré de fréquence du cancer, quoique cette fréquence ne soit pas la même dans les populations rurales et dans les populations urbaines, on sait que la mortalité par le cancer ne s'élève pas, en France, au delà de 10 à 12 pour 1,000 de la mortalité générale ; mais si l'on ne tient compte que des décès survenus après l'âge de trente ans, le nombre des décès par cancer atteint un chiffre d'environ 30 p. 1,000 ou 3 p. 100. Par conséquent, en portant cette proportion à 4 p. 100, nous serons certain de dépasser largement les limites de la réalité. D'après cela, sur 26 individus âgés de plus de trente ans et pris au hasard, il ne devrait pas y avoir, en moyenne, plus d'*un* cancéreux; et s'il y en a eu 15 sur les 26 descendants de madame Z., c'est la preuve que l'influence de l'hérédité a multiplié par 15 les chances naturelles du cancer. Mais ce qui rend le résultat plus frappant encore, c'est que tous ces cancers, à l'exception d'un seul, ont eu lieu sur des femmes. Le nombre total des femmes est, il est vrai, beaucoup plus grand que celui des hommes, puisque sur les 26 personnes en question, nous ne trouvons que 7 individus du sexe masculin. Il y a donc eu 1 homme cancéreux sur 7, et ce chiffre n'a rien d'extraordinaire. Mais il y a eu 14 cas de cancer chez les 19 filles ou petites-filles de madame Z, qui ont dépassé l'âge adulte, proportion effrayante qui dépasse tout ce qu'on connaissait jusqu'ici.

J'ai cru devoir citer avec quelques détails cette triste série d'observations pour démontrer d'*une manière définitive* que le cancer peut réellement se transmettre par hérédité. Mais je m'empresse d'ajouter qu'il n'existe dans la science aucune série analogue; il est infiniment rare qu'il y ait dans la même famille plus de trois ou quatre cas de cancer en trois générations, et, chose plus rassurante encore, le nombre des cancers qui se développent sous l'influence héréditaire ne paraît pas dépasser 1 sur 7. C'est ce qui résulte des relevés de M. Lebert, qui, sur 102 observations complètes, n'a trouvé que 14 fois des antécédents de c ncer dans les familles. C'est un peu moins de 1 fois sur 7 (1). Cette statistique est trop peu étendue pour être considérée comme décisive; toutefois, elle prouve que la transmission héréditaire est réellement exceptionnelle, et il faut bien que la chose soit rare, puisque des auteurs recommandables ont cru pouvoir la mettre en doute.

Une chose bien remarquable dans les observations relatives à l'hérédité du cancer, c'est la santé parfaite dont jouissent pendant de longues années la plupart des personnes qui apportent en naissant le germe de cette maladie. On a vu dans l'histoire de la famille Z. qu'aucun cancer héréditaire ne s'est montré avant l'âge de trente ans. Trois fois la vie des individus atteints a dépassé la soixantaine, et dans trois autres cas elle s'est étendue entre cinquante et soixante ans; la diathèse transmise par la génération a donc, pour ainsi dire, sommeillé pendant environ un demi-siècle avant de produire ses effets. Ce qui est plus remarquable encore peut-être, c'est que les quatre filles de madame Z., mortes cancéreuses toutes les quatre, étaient nées au moins quinze ans et l'une d'elles trente ans avant l'époque où le cancer enleva leur mère. J'ai été consulté, il y a quelques années, par une dame de soixante-deux ans, qui mourut quelques mois après d'un cancer de l'utérus, et dont la fille aînée était morte d'un cancer du sein deux ans auparavant. Singulière disposition de l'économie que cet état inconnu qui peut se transmettre par hérédité trente ans et plus avant de s'être révélé par le moindre symptôme !

Malgré cette difficulté, on conçoit que des productions accidentelles, dues, comme le tubercule et le cancer, à des *diathèses générales*, puissent se transmettre par la voie de la génération. C'est un phénomène impossible à expliquer, sans doute, mais conforme du

(1) Lebert, *Traité pratique des maladies cancéreuses*. Paris, 1851, in-8, p. 134.

moins à l'ensemble de nos connaissances sur l'hérédité des maladies en général. Ces diathèses peuvent être comparées jusqu'à un certain point aux états que, dans l'ordre des faits physiologiques, on désigne sous les noms de *tempéraments*, de *constitutions*, de *crases* ou de tel autre nom qu'on voudra. On hérite souvent de ces dispositions de l'économie et, le cas échéant, des aptitudes ou des immunités pathologiques attachées à chacune d'elles. De même, l'homme en qui sont réunies les conditions inconnues qui l'exposent à devenir plus tard cancéreux, peut transmettre à sa postérité cet ensemble de conditions avant même qu'elles aient donné lieu chez lui à la moindre manifestation. Bien plus, ayant reçu la diathèse d'un de ses ascendants, il peut échapper lui-même pendant une longue vie aux conséquences de cet état héréditaire, et voir sévir sur ses enfants le mal qui l'a épargné. Les faits de ce genre sont bien connus de tous ceux qui ont quelque peu étudié l'hérédité en général, l'hérédité normale aussi bien que l'hérédité pathologique. Ils constituent ce qu'on appelle l'*atavisme* (*atavi*, aïeux), et jouent un rôle important dans l'étude du croisement des races et des espèces animales ou végétales.

L'hérédité des *diathèses partielles*, en vertu desquelles un certain système anatomique est disposé à devenir le siége d'un grand nombre de productions accidentelles d'une certaine espèce, s'explique ou plutôt s'interprète de la même manière. La constitution propre d'un individu est la résultante des dispositions particulières de ses tissus et de ses organes, de ses appareils et de ses systèmes anatomiques, de ses solides et de ses liquides. Chacune de ces dispositions peut passer des parents aux enfants. Les ressemblances extérieures, la couleur de la peau, des yeux et des cheveux, la force musculaire, la solidité des ligaments et de la charpente osseuse, toutes ces choses qui dépendent de la constitution primordiale de tel ou tel organe, de tel ou tel système, sont ou peuvent être héréditaires. Si l'on hérite des qualités spéciales d'un certain système anatomique, il est naturel qu'on puisse hériter aussi de ce que ce système présente de défectueux.

C'est ainsi, par exemple, qu'on voit se transmettre par la génération la débilité des parois veineuses qui constitue la prédisposition aux varices. Les verrues multiples, les loupes multiples du cuir chevelu, dues à des diathèses partielles, s'observent assez souvent chez plusieurs personnes de la même famille. J'ai déjà parlé de l'hérédité singulière qu'on a constatée dans la célèbre « famille porc-épic »; les fibrômes multiples des nerfs (névrômes) ont été observés sur les deux frères Saulich (1). Dans un cas étudié par M. Paget, un homme de quarante ans, son fils âgé de six ans et quatre cousins germains du père, étaient atteints d'ostéômes épiphysaires multiples et symétriques. Des faits semblables ont été mentionnés par M. Stanley (2). Je ne connais pas d'exemple de lipômes multiples héréditaires, mais si l'on me citait un fait de ce genre, je n'en serais nullement étonné.

Dans les cas que nous venons d'examiner, nous avons pu rattacher l'hérédité des diathèses générales ou des diathèses partielles à des transmissions de certaines dispositions primordiales de l'organisme. Ce qui se perpétue dans les familles, ce n'est pas une maladie ou un état morbide, mais une aptitude, une tendance pathologique de l'économie tout entière ou de certains systèmes anatomiques en particulier. Mais si notre interprétation est exacte, il en résulte nécessairement que ce qui est possible pour un système d'organes doit être possible aussi pour un organe considéré isolément. Les différences individuelles ne portent pas seulement sur la forme extérieure du corps, sur l'état des os, des muscles, des veines, des artères, etc.; elles portent tout autant sur l'état de chaque organe en particulier, sur les qualités et les défauts originels qui dépendent de sa structure plus ou moins parfaite. Ainsi on a un bon ou un mauvais estomac, de bonnes ou de mauvaises dents, un cerveau excellent, passable ou défectueux, etc. Ces *dispositions organiques* se reflètent en quelque sorte sur toute la vie d'un homme, sur ses fonctions aussi bien que sur ses maladies, et il n'est pas douteux qu'elles sont souvent héréditaires. Je connais de près une famille nombreuse où chaque année, et quelquefois plusieurs fois par an, tous les enfants sont atteints d'amygdalite; c'est leur seule maladie, et sous tous les autres rapports, leur constitution est irréprochable. Les faits de ce genre ne sont pas rares. L'hérédité de la cataracte est comparable à la précédente; au moment de la naissance, le cristallin est parfaitement transparent et parfaitement normal; seulement cet organe est disposé à devenir le siége du trouble de nutrition qui lui fait perdre sa transparence, et ce n'est quelquefois qu'au bout de soixante ans et plus que cette disposition héréditaire se manifeste. L'hérédité de la folie, de l'épilepsie, de l'apoplexie et d'un grand nombre d'autres organopathies qui surviennent à un âge plus ou moins avancé, s'explique

(1) Lebert, *Rapport sur le névrôme*, dans *Mém. de la Soc. de chirurgie*, t. III, p. 285, Paris, 1853, in-4.

(2) Paget, *Lect. on Tumours*, Lond., 1853, in-8, p. 244. — Stanley, *Treatise on Diseases of Bones*, Lond., 1849, in-8°, p. 152.

de la même manière. Il serait superflu de multiplier les exemples pour montrer que les aptitudes, les tendances pathologiques des organes peuvent se transmettre par voie d'hérédité. On conçoit dès lors que certaines tumeurs dues à un trouble de nutrition spontané, mais entièrement local, puissent se développer dans le même organe, chez plusieurs personnes de la même famille, à la faveur d'une disposition innée et héréditaire de cet organe. Les adénômes de la mamelle sont dans ce cas : c'est ce que prouve le fait suivant, que je cite à cause de sa rareté.

J'ai été consulté en 1854, à Sainte-Foy, par une dame de cinquante-cinq ans, atteinte, depuis l'âge de vingt-six ans, d'adénôme de la mamelle gauche. La tumeur existait donc depuis vingt-neuf ans; pendant ce long laps de temps, elle avait fait des progrès lents, mais continus, et avait fini par acquérir le volume d'une tête d'adulte, sans que la santé générale eût subi aucune atteinte. Elle était pédiculée et on eût pu sans le moindre danger en faire l'extirpation; mais la malade, aveuglée par une religion mal entendue, et voulant respecter, disait-elle, la volonté de Dieu, refusa de se soumettre à l'opération, qui était cependant urgente, car la peau, dans la partie la plus déclive de la tumeur, commençait à s'ulcérer, et il était évident qu'une suppuration très-abondante ne tarderait pas à s'établir. Il n'y avait, d'ailleurs, aucun engorgement ganglionnaire, aucun trouble de l'économie, l'affection était évidemment entièrement locale, et il était certain qu'il s'agissait simplement d'une hypertrophie partielle de la mamelle. Mon père, qui exerce la médecine dans cette localité depuis plus de quarante ans, me raconta alors qu'il y avait eu déjà, à sa connaissance, dans la même famille, trois autres cas analogues. La sœur aînée de cette dame l'a consulté plusieurs fois pour une tumeur tout à fait indolente et inoffensive qui lui est survenue à l'âge de vingt-cinq ans et qui, après avoir atteint en peu de mois le volume d'une grosse noix, est restée depuis lors complétement stationnaire. La sœur cadette, qui n'a pas été mariée, a eu aussi, il y a une vingtaine d'années, une tumeur du sein qui n'a jamais été douloureuse et qui, après avoir persisté pendant deux ou trois ans, est peu à peu entrée en résolution, ne laissant aujourd'hui aucune trace. Enfin, madame X., la mère de ces trois dames, morte il y a une quinzaine d'années dans un âge avancé, a gardé depuis sa première grossesse jusqu'à sa mort une tumeur du sein qui n'a jamais dépassé le volume d'un œuf de poule, qui n'a jamais déterminé aucun accident et qui est toujours restée parfaitement locale. Il est bon de noter que madame X. n'avait eu que trois enfants, trois filles, qui, toutes les trois, ont été, comme elle et vers le même âge, atteintes de la même affection. J'ai appris depuis que la tumeur pour laquelle j'ai été consulté en 1854 a continué à faire des progrès, qu'une suppuration abondante et intarissable s'est établie et que la malade, épuisée, a fini par succomber, sans avoir été atteinte d'engorgements ganglionnaires et sans avoir présenté aucun des caractères de la cachexie cancéreuse.

L'adénôme de la mamelle est un mal local s'il en fut jamais; il n'est lié à aucune cause constitutionnelle; il n'exerce sur l'ensemble de l'économie aucune action spéciale; c'est une lésion de la glande mammaire et rien de plus. L'exemple qui précède prouve cependant, et prouve, je crois, sans réplique, qu'il peut se développer sous l'influence d'une cause héréditaire. Ce fait, au premier abord, paraît singulier; toutefois, j'ai essayé de montrer qu'il est possible de le faire rentrer dans la nombreuse catégorie des phénomènes d'hérédité dus à la transmission de la constitution anatomique et des tendances pathologiques d'un organe.

Voici maintenant un fait plus embarrassant pour la théorie. Il se forme quelquefois des fibrômes dans le lobule de l'oreille, chez les individus qui ont les oreilles percées. Ces tumeurs, quoique susceptibles de récidiver, sont inoffensives; dépendant d'une cause toute mécanique, de l'irritation que provoquent la présence et le poids de l'anneau, elles ne constituent qu'un accident purement local; tout le monde le reconnaît. Ces tumeurs, cependant, peuvent se développer sous une influence héréditaire. J'ai présenté, au mois d'août 1855, à la Société de chirurgie (1), un fibrôme plus gros qu'un œuf de poule, provenant de l'oreille gauche d'une femme de trente-deux ans. Cette tumeur avait déjà deux fois récidivé sur place et venait d'être enlevée pour la troisième fois. Le lobule de l'oreille *droite* était le siége d'un autre fibrôme gros comme une petite noix et tout à fait stationnaire. A l'âge de vingt-deux ans, cette femme se fit percer les oreilles; quelques jours après, on vit paraître de chaque côté, autour des boucles, une petite induration; on eût bien fait de supprimer aussitôt les boucles, on n'en fit rien; ce ne fut qu'au bout de plusieurs mois que la malade consentit à renoncer à cet ornement, digne des sauvages que nous méprisons. Malgré la suppression des boucles, les tumeurs continuèrent à s'accroître, et l'une d'elles, comme on l'a déjà vu, nécessita trois opérations. Or, la malade avait une tante âgée de soixante ans et atteinte exactement de la même affection, déve-

(1) *Bulletin de la Société de chirurgie*, 1854, t. V, p. 93.

loppée des deux côtés, dans le même point, par suite de la même cause, avec cette seule différence que, chez la tante, les fibrômes s'étaient formés seulement à l'âge de trente ans, quoique les oreilles fussent percées depuis l'enfance, tandis que chez la nièce le début des tumeurs avait suivi de près le percement des oreilles, pratiqué dans l'âge adulte. Il existait donc chez ces deux proches parentes une disposition locale et héréditaire qui par elle-même ne suffisait pas pour donner naissance à des tumeurs, et qui n'attendait pour se manifester que l'intervention d'une cause traumatique.

Ainsi l'hérédité peut jouer un rôle, même dans la production des tumeur des plus locales, de celles qui sont la conséquence d'un accident purement mécanique, et on voit dès lors combien il serait irrationnel de ranger l'hérédité au nombre des caractères propres à une espèce particulière de tumeur. Le phénomène de l'hérédité n'est lié essentiellement ni à la nature des productions accidentelles, ni à la nature de leurs causes. Certaines tumeurs ont plus de tendance que d'autres à devenir héréditaires; celles qui dépendent d'une diathèse générale tiennent sous ce rapport le premier rang, mais il faut bien savoir qu'aucune tumeur n'est nécessairement héréditaire, que toutes peuvent le devenir, qu'elles soient locales ou générales, qu'elles soient, comme on dit, bénignes ou malignes. Ceux qui, dans les discussions modernes sur la distinction des tumeurs, ont invoqué comme un argument le caractère de l'hérédité, ont donc commis une grave erreur. Par exemple, depuis que M. Paget a cité un exemple de chondrôme paraissant héréditaire (1), on a vu quelques personnes soutenir que le chondrôme n'est qu'un cancer cartilagineux. De même, on s'est basé sur quelques faits, d'ailleurs discutables, pour dire que l'épithéliôme, pouvant se transmettre par hérédité, était un véritable cancer. Je m'étonne que les mêmes raisonneurs n'aient pas songé à dire que le tubercule aussi était un cancer, car le tubercule est bien certainement la plus héréditaire de toutes les productions accidentelles.

Lorsqu'on étudie les questions d'hérédité, qu'il s'agisse de l'hérédité en général ou de celle des tumeurs en particulier, on doit se défendre d'un scepticisme exagéré aussi bien que d'une crédulité trop grande. *Periculum est credere et non credere.* Il y a des faits qui sont probants par eux-mêmes. Un exemple comme celui de la fa-

(1) Paget, *Lectures on Tumours*, Lond. 1853, in-8, p. 207, voy. aussi p. 186. Il s'agit d'un homme qui fut opéré d'un volumineux chondrôme du radius par M. Martineau, et dont le fils eut ensuite un chondrôme de l'os iliaque. Les deux pièces sont déposées dans le musée de Norfolk and Norwick Hospital.

mille Z. prouve l'hérédité du cancer avec une évidence qu'il serait insensé de nier. De même, l'exemple des trois filles de madame X..., atteintes comme leur mère d'adénômes de la mamelle, constitue une démonstration parfaitement suffisante, car il n'y a certainement pas un millionième de chance pour que le hasard pur ou si l'on veut la simple coïncidence, fasse développer cette affection sur les trois filles d'une femme qui en a elle-même été atteinte. Mais il ne faut pas, comme le vulgaire ignorant, et comme bien des gens éclairés qui ne savent pas résister aux apparences, admettre une influence héréditaire par cela seul qu'une maladie aura atteint deux personnes de la même famille. Toute observation de ce genre doit être soumise à une sorte de calcul de probabilité, dans lequel on tient compte du degré de fréquence de la maladie en question. Ce calcul ne peut jamais être rigoureux, dans l'état actuel de nos connaissances en statistique, parce qu'on ne sait pas quelle est, pour chaque maladie en particulier, la chance moyenne que chaque individu apporte en naissant; mais on sait du moins à peu près quelles sont les affections rares et les affections fréquentes. Or, la règle générale est que, plus une maladie est commune, plus il faut de faits pour prouver qu'elle est héréditaire. Quoique presque toutes les femmes portent des boucles d'oreilles, les fibrômes du lobule de l'oreille sont si rares que beaucoup de chirurgiens n'en ont jamais vu d'exemple, et deux cas de ce genre observés dans la même famille accusent plus fortement l'influence héréditaire, que ne le ferait l'observation de trente, et même de cinquante familles où le cancer, par exemple, aurait sévi deux fois. Je rappelle ces principes pour qu'on ne se laisse pas aller trop aisément à mettre sur le compte de l'hérédité des effets de pure coïncidence, et pour qu'on sache bien qu'il ne suffit pas d'avoir observé deux tumeurs de même espèce sur deux personnes consanguines, pour être autorisé, *par cela seul*, à accuser l'influence héréditaire.

Mais combien faudra-t-il être plus réservé encore, avant d'attribuer à l'hérédité la production de tumeurs d'espèce différente! Il me semble que M. Paget s'est écarté de cette réserve lorsqu'il a admis que le cancer se transmettait héréditairement sous forme d'épithéliôme, et réciproquement, et lorsqu'il en a conclu que l'épithéliôme n'était qu'une variété de cancer. Voici comment cet auteur a raisonné : Sur 77 malades atteints d'affections qui n'étaient ni épithéliales, ni cancéreuses, il n'en a trouvé que 4 qui eussent dans leur famille des antécédents de cancer, tandis que sur 160 cas de cancer, il en a trouvé 8 où il y avait eu, à la fois, dans la même famille, un cas d'épithéliôme et un ou plusieurs cas de cancer non épithélial (1). Remarquons que 8 cas sur 160 donnent une proportion d'un vingtième; il annonce que ce chiffre, exprimant la connexion *héréditaire* du cancer et de l'épithéliôme, *contraste* avec le chiffre de 4 cas sur 77, qui exprime la coïncidence *non héréditaire* du cancer avec les tumeurs non cancéreuses. Je ne saisis pas trop la signification de ce contraste. La première condition exigée dans une comparaison de ce genre est de mettre en parallèle des rapports de même nature. Puisque l'auteur prenait pour terme de comparaison le degré de fréquence du cancer dans les familles des individus atteints de tumeurs non cancéreuses, il aurait dû comparer à ce relevé un relevé semblable indiquant le degré de fréquence du cancer dans les familles des individus atteints d'épithéliôme, et s'il eût trouvé dans ce dernier cas une proportion notablement supérieure à celle de 4 sur 77, il eût été autorisé à mettre le surplus à la charge de l'hérédité. On aurait toujours eu le droit de soumettre ses observations à l'analyse et à la critique, mais du moins son argumentation aurait été rigoureuse. Au lieu de cela il prend 160 malades atteints les uns de cancer proprement dit, les autres d'épithéliôme; il les confond tous en une même série, il ne nous dit pas combien il y avait dans ce nombre total de malades à épithéliôme, ni combien de ceux-là ont raconté qu'ils avaient eu des parents cancéreux. Il nous dit seulement combien de fois les deux affections ont coexisté dans la même famille. Cet élément d'appréciation diffère entièrement de l'autre. Il n'y a là matière ni à comparaison, ni à contraste.

Mais, en laissant de côté ce raisonnement par contraste, le relevé des 160 cas d'épithéliôme ou de cancer a par lui-même une valeur qu'il s'agit d'examiner. Sur 160 familles où sévissaient ces deux affections, il y en a eu 8 où elles ont coïncidé; ce qui revient à dire, en réduisant le rapport à des termes plus simples, que sur 20 individus atteints de l'une de ces deux maladies, il y en a un qui compte dans sa famille un exemple de l'autre maladie. Cette proportion, dit M. Paget, est « trop forte pour être attribuée au hasard. » Pour ma part quand je songe à la grande fréquence des deux affections, je trouve que le chiffre de la coïncidence est vraiment très-petit, qu'il est plus petit qu'on ne pourrait l'attendre des probabilités ordinaires, et j'ai lieu de croire que si tous les malades de M. Paget avaient été bien interrogés, ce n'est pas une fois sur vingt, mais une fois sur dix peut-être qu'on aurait dû trouver la coïncidence en ques-

(1) Paget, *Lectures on Tumours*, London, 1853, in-8, p. 460-462.

tion. Sur dix malades atteints de fracture de la jambe, on en trouvera au moins un qui pourra citer un cas de cancer dans sa famille. Il en sera de même des malades atteints d'épthéliôme, parce qu'il n'y a pas de raison pour que le cancer soit plus rare chez leurs frères, sœurs, parents, aïeux, oncles, tantes et cousins, qu'il ne l'est dans les autres familles.

Maintenant, il ne sera pas sans intérêt de jeter un coup d'œil sur le tableau des huit cas de coïncidence rassemblés par M. Paget, et reproduits, d'après lui, dans plusieurs publications récentes, avec une complaisance singulière. M. Paget annonce en note (p. 461) qu'il n'a observé que 116 des 160 malades qui ont fourni ces 8 observations d'hérédité; il y a donc dans le tableau général, qu'il n'a pas publié en détail, 44 cas empruntés à d'autres auteurs. Quels sont ces auteurs? On ne le dit pas. Or, lorsqu'il s'agit d'une question de ce genre, de la comparaison de deux maladies distinguées depuis rès-peu de temps, et caractérisées par des éléments que révèle le microscope, le nom de l'observateur est une garantie qu'on a le droit d'exiger. Mais il y a plus, M. Paget, dans une autre note (p. 460), avoue implicitement que la plupart des cancers épithéliaux mentionnés dans le texte, n'ont pas été examinés au microscope, qu'ils n'ont été ni décrits, ni étudiés, qu'ils ont été simplement désignés sous le nom de *cancer*, et qu'il a pris sur lui d'en faire des cancers *épithéliaux* parce qu'ils avaient leur siége à la lèvre. Cet aveu suffit pour ôter toute valeur au tableau et aux conclusions que l'auteur en a tirées, car le cancer véritable, le cancer à noyaux et à cellules cancéreuses, peut attaquer la lèvre comme tous les autres organes; nous en avons, M. Lebert et moi, vu et publié des exemples, et il a pu s'en présenter plusieurs dans les 160 familles d'individus cancéreux dont parle M. Paget. Je n'en sais rien, mais M. Paget ne le sait pas mieux que moi.

Cette critique m'a paru nécessaire pour réduire à sa juste valeur un relevé jusqu'ici unique, reproduit et invoqué un grand nombre de fois par ceux qui, cherchant à fusionner le cancer et l'épithéliôme en une même maladie, ont été satisfaits de dire que cette affection passait quelquefois de l'une à l'autre forme, en se transmettant pas voie d'hérédité. Avant de conclure quoi que ce soit, on fera bien, je pense, d'attendre que cette proposition soit établie sur d'autres bases plus solides.

A cela près, je n'ai aucune raison théorique pour nier la possibilité du fait que M. Paget croit avoir démontré. Les pathologistes qui ont étudié à un point de vue un peu général les phénomènes de l'hérédité, savent qu'on hérite tantôt directement d'une maladie déterminée, tantôt seulement d'une disposition favorable au développement de certaines affections qui ne sont pas identiques avec l'affection du père ou de tout autre ascendant, mais qui sont de la même famille pathologique. C'est ce qui a fait dire, en une formule qui n'est pas irréprochable, que *les maladies peuvent se transformer en se transmettant par voie d'hérédité.* Démontrer une connexion héréditaire entre deux maladies, ce n'est donc pas démontrer l'identité de ces deux maladies. Ainsi la scrofule et les tubercules sont si souvent réunis dans la même famille, on voit si souvent, d'une mère parfaitement saine et d'un père simplement scrofuleux, naître des enfants tuberculeux, ou *vice versâ*, que beaucoup de médecins distingués ont cru à l'identité de ces deux affections. Il est bien certain pourtant qu'elles sont parfaitement distinctes ; seulement les causes qui prédisposent à l'une, et celles qui prédisposent à l'autre, ont entre elles quelque chose de commun. C'est de la même manière que les diverses espèces d'affections cérébrales et de névroses, la folie, l'épilepsie, l'idiotie, la paralysie générale ou partielle, la démence et l'hystérie, la surexcitation nerveuse, la simple excentricité intellectuelle, etc., se succèdent et se combinent par voie d'hérédité. Les descendants des épileptiques n'ont pas seulement la chance d'être épileptiques comme leurs parents; on trouve en outre parmi eux plus de fous, de déments, d'aliénés de toutes sortes, d'idiots, d'hystériques, d'originaux, etc., que parmi des individus nés dans des familles parfaitement saines. Et ainsi de toutes les affections qui dépendent d'une déviation quelconque du système nerveux central. Je renvoie, pour plus de renseignement, au livre remarquable de M. Moreau (de Tours) (1).

Ce qu'il y a de commun entre les troubles si divers du système nerveux, c'est que les uns et les autres tendent à se montrer de préférence chez les personnes dont l'organisation cérébrale n'est pas, si l'on peut dire ainsi, parfaitement équilibrée. On hérite de cette tendance, qui se manifeste à des degrés divers, et sous des formes diverses, qui souvent même ne se manifeste qu'après avoir franchi une ou plusieurs générations. Mais l'existence d'une certaine parenté étiologique, d'une certaine prédisposition commune à plusieurs affections de la même famille pathologique, ne prouve pas que ces affections soient de même espèce, qu'elles soient des degrés, des variétés, ou, si mieux on l'aime, des formes, d'une même affec-

(1) J. Moreau (de Tours), *la Psychologie morbide*, Paris, 1859, in-8.

tion, car sans cela il faudrait confondre les diverses espèces d'aliénation mentale avec l'épilepsie, avec l'idiotie, avec l'hystérie, avec le génie lui-même, soit dit sans scandaliser les personnes qui ont lu sans réflexion et sans esprit philosophique le livre de M. Moreau (de Tours).

Cela posé, on ne peut méconnaître que les diverses espèces de tumeurs, quelque différentes qu'elles puissent être d'ailleurs, forment dans la pathologie une famille naturelle, un groupe caractérisé par une aberration de nutrition qui fait naître et grandir en certains points de l'économie des tissus anormaux, permanents, surajoutés à l'organisme. On conçoit dès lors que certaines espèces de ce groupe pourraient avoir, dans leurs causes prédisposantes, quelque chose de commun, sans cesser pour cela d'être parfaitement distinctes. Si l'on ne consultait que les analogies et les probabilités théoriques, on serait donc conduit à admettre comme une chose possible, que le fils d'un cancéreux pût, par voie de transformation héréditaire, être disposé à être atteint de chondrômes, de fibrômes, d'épithéliômes, etc., et qu'il y fût d'autant plus disposé qu'on considérerait une espèce de tumeur moins éloignée du cancer. Mais l'existence d'une possibilité ou même d'une probabilité théorique, ne doit pas nous faire accepter sans examen les faits qui paraissent favorables à cette idée préconçue; nous devons les peser et les critiquer avec la même rigueur que s'ils contrariaient nos vues. J'ai déjà montré l'insuffisance des observations d'où M. Paget a cru pouvoir conclure que le cancer, par voie d'hérédité, se transformait quelquefois en épithéliôme, et réciproquement. Le même auteur a cité l'observation d'une femme de 45 ans, dont la mère était morte cancéreuse, et qui était depuis huit ans atteinte de deux chondrômes indolents et stationnaires (1); puis l'observation d'un garçon qui avait un chondrôme de la parotide, et dont la grand'mère était morte d'un cancer du sein (2). A ces deux faits j'en puis ajouter un troisième; je vois de temps en temps une femme de trente-deux ans atteinte depuis dix ans d'une tumeur probablement ostéo-cartilagineuse de l'extrémité inférieure du radius; cette tumeur, plus grosse que la plus grosse orange, fait des progrès lents mais continus, elle est sphérique, extrêmement dure, donne lieu à des douleurs très-vives, et la malade est décidée à se soumettre à l'amputation de l'avant-bras. Plusieurs de mes collègues des hôpitaux ont vu cette tumeur, et tous s'accor-

(1) Paget, *On Tumours*, p. 187-188.
(2) *Loc. cit.*, p. 461.

dent à déclarer qu'elle n'est nullement cancéreuse. Or, le père de la malade est mort il y a quelques semaines à l'hôpital de la Charité, dans le service de M. Velpeau, d'un cancer de la mâchoire inférieure. Voilà donc trois cas où il semble que le cancer se soit transmis héréditairement en se transformant en chondrôme. Mais s'agit-il d'une hérédité véritable ou d'une simple coïncidence? C'est une question au moins douteuse, et je n'oserais pas la résoudre dans le sens de l'affirmative, quand même on me citerait encore une demi-douzaine d'observations semblables ; car, s'il faut un grand nombre de faits pour établir l'hérédité d'une affection aussi commune que le cancer, il en faut bien plus encore pour en démontrer la transmission héréditaire par métamorphose.

Je n'ai cru devoir parler dans ce chapitre étiologique que des causes qui se prêtent à des réflexions générales et de celles dont l'étude se rattache aux questions de doctrine. J'ai passé sous silence une foule d'éléments étiologiques tels que l'influence du sexe, de l'âge, du genre de vie, des races et des climats, parce que ces diverses influences varient pour chaque espèce de tumeur, et ne peuvent dès lors trouver place dans les généralités.

CHAPITRE V

DÉBUT ET ÉVOLUTION DES PRODUCTIONS ACCIDENTELLES

(QUESTION DE LA DÉGÉNÉRESCENCE).

Nous avons déjà dit que toutes les productions accidentelles naissaient au sein d'un blastème exhalé des vaisseaux sous l'influence d'un trouble de nutrition. Tantôt ce blastème se concentre en un lieu bien déterminé, en écartant et refoulant les tissus normaux du voisinage, tantôt il s'épanche par infiltration dans les interstices de ces tissus, se mêlant à leurs fibres et à leurs autres éléments. Dans le premier cas, la production accidentelle a des limites plus ou moins nettement dessinées, et on dit qu'elle est *circonscrite;* dans le second cas, elle se perd insensiblement dans les parties environnantes, et on dit qu'elle est *diffuse.* Certaines tumeurs sont toujours circonscrites à leur début, et restent telles pendant toute leur évolution; d'autres sont, dès leur origine, tantôt circonscrites et tantôt diffuses, sans que cela implique une différence de nature; d'autres, enfin, peuvent passer de l'état circonscrit à l'état diffus, par un mécanisme que nous décrirons plus loin en parlant de la *propagation* des productions accidentelles. Le changement inverse, c'est-à-dire le passage de l'état diffus à l'état circonscrit, ne s'observe que dans des cas exceptionnels, et, même alors, c'est plutôt une apparence qu'une réalité, car ce phénomène se manifeste seulement lorsqu'une tumeur diffuse développée au sein d'un organe entouré, comme l'œil ou le testicule, d'une capsule fibreuse très-résistante, envahit, en se propageant, la totalité de cet organe sans en détruire l'enveloppe membraneuse. Cette circonscription consécutive est le résultat du siége spécial de la tumeur, et non de son évolution naturelle. On peut donc dire que, en réalité, une tumeur diffuse ne tend jamais à devenir circonscrite.

La doctrine qui attribue l'origine de toute production accidentelle à la formation d'éléments nouveaux, est acceptée aujourd'hui, à l'unanimité, par tous les hommes qui possèdent la plus légère notion d'histologie. Mais il y a eu longtemps dans les écoles une opinion qui n'a pas encore disparu et qu'on a admise comme une espèce de dogme. On a dit qu'un grand nombre de tumeurs étaient dues à la *transformation* des tissus naturels en tissus accidentels. On a cru que les éléments normaux d'un organe pouvaient, de toutes pièces, se métamorphoser en d'autres éléments. De là, le nom de *dégénérescence* qui a été appliqué aux productions cancéreuses, et à une foule d'autres productions qu'on confond souvent avec le cancer. Comme corollaire de cette opinion, on a admis, sans preuve, que les tumeurs pouvaient, en se développant, changer de nature, c'est-à-dire que les tissus pathologiques pouvaient, comme les tissus normaux, se transformer en d'autres tissus encore plus pathologiques, et qu'ainsi la plupart des productions accidentelles étaient menacées de *dégénérer* en cancer. La question de la dégénérescence se décompose donc en deux questions distinctes : 1° un tissu normal peut-il se métamorphoser en un tissu pathologique? 2° un tissu pathologique peut-il se métamorphoser en un autre tissu pathologique?

PREMIÈRE QUESTION. — *De la prétendue formation des tissus accidentels par dégénérescence des tissus normaux.* — Lorsqu'une tumeur bien nettement circonscrite n'est pas le résultat de l'hypertrophie générale ou partielle des éléments normaux de la région qu'elle occupe, on s'accorde généralement à la considérer comme une production entièrement nouvelle. C'est seulement lorsque le tissu accidentel se présente à l'état diffus, et lorsqu'il paraît se continuer insensiblement avec les tissus environnants, qu'on peut être tenté de croire qu'il est le résultat de la dégénérescence de ces derniers. Partout où une tumeur, *en se propageant*, envahit les tissus voisins, les détruit et les remplace, la première idée qui se présente à l'esprit est de supposer que ces derniers tissus ont été transformés en tissus pathologiques. C'est ainsi qu'on a dit que le cancer avait la propriété de s'*assimiler* les parties adjacentes, de les *transformer en sa propre substance*. Il y a des cas où l'illusion est plus facile encore. Lorsqu'on examine par exemple un muscle qui a subi l'altération graisseuse, et qu'on voit des stries parallèles de tissu adipeux présenter exactement le volume, la situation et la disposition que présentent normalement les fibres musculaires, il semble évident que chacune de ces dernières fibres s'est transformée en fibre graisseuse. De même, dans les cas (beaucoup plus rares d'ailleurs qu'on ne l'a cru), où les muscles deviennent fibreux, on trouve que chaque fibre musculaire est remplacée par une fibre de tissu fibreux, et la transformation de tissu paraît encore évidente. De là, les noms de dégénérescences ou de transformations cancéreuse, graisseuse, fibreuse, etc., qui sont devenus usuels. Enfin, à l'appui de la doctrine que ces expressions consacrent, on invoque encore les changements qui s'opèrent dans les tissus de l'embryon pendant les périodes intra-utérines, et la transformation du tissu cartilagineux en tissu osseux, qui s'effectue jusque vers l'âge adulte dans un grand nombre de points du squelette.

Mais on remarquera d'abord qu'il n'y a aucune parité à établir entre les phénomènes de l'évolution normale d'un tissu en voie de formation, et ceux qui se passent dans ce tissu après son entier développement. Les tissus, comme les individus, traversent, avant d'arriver à leur état définitif, diverses phases qui se succèdent pour chacun d'eux dans un ordre déterminé. C'est ainsi que les batraciens sont d'abord œuf, puis embryon, puis têtard, avant de devenir des animaux parfaits. Si l'on partait de là pour dire qu'après tant de transformations successives, une grenouille peut se transformer en serpent, on raisonnerait exactement comme ceux qui disent que puisqu'un os a été d'abord un simple amas de cellules, puis une masse cartilagineuse avant de passer à l'état osseux, il peut bien, par une nouvelle transformation, passer à l'état cancéreux ou à l'état fibreux. Laissons donc de côté l'argument tiré de l'évolution normale des tissus, et, après avoir écarté cette fausse analogie, nous pouvons dire que *jamais un tissu normal complétement formé ne se transforme en un autre tissu.*

Les transformations apparentes qui s'observent si souvent dans les maladies sont des *substitutions* et non des transformations de tissus. Le tissu primitif disparaît par destruction, par décomposition, ou par atrophie, et est remplacé par un autre tissu. Deux cas peuvent se présenter, suivant que l'atrophie du premier tissu est *primitive* ou *consécutive.*

La prétendue dégénérescence graisseuse des muscles paralysés rentre dans le premier cas. Les fibres musculaires devenues immobiles, s'atrophient, et les espaces interfibrillaires, insensiblement élargis, deviennent le siége d'un dépôt de graisse. Or, dans un organe composé, comme un muscle, de fibres parallèles, les espaces interfibrillaires sont très-étroits, très-allongés, et parallèles à la direction des fibres. La graisse qui s'accumule dans ces lacunes forme donc des traînées d'apparence fibrillaire, interposées entre les fibres atrophiées du muscle, et, lorsque ces dernières ont disparu, l'organe, devenu complétement graisseux, paraît formé de fibres adipeuses entièrement semblables en forme, en volume, en direction et en disposition aux fibres musculaires du tissu primitif. Voilà pourquoi on est tenté de croire que la fibre musculaire s'est transformée en fibre adipeuse, tandis qu'en réalité celle-ci s'est produite en dehors de celle-là; il suffit pour s'en assurer d'examiner un muscle où l'état graisseux soit encore peu avancé; on aperçoit alors, entre les tractus adipeux longitudinaux, les fibres musculaires plus ou moins décolorées, plus ou moins atrophiées, mais bien reconnaissables encore. On peut comparer cette prétendue transformation graisseuse des muscles au phénomène de la fossilisation des végétaux : des matières minérales se déposent d'abord dans les lacunes interfibrillaires du bois; plus tard, la décomposition organique détruit molécule à molécule les fibres ligneuses ainsi emprisonnées, et il ne reste plus qu'une masse inorganique d'apparence fibreuse, qui représente exactement le simulacre inverse de l'organisation primitive.

La soi-disant transformation fibreuse des muscles est également le résultat d'une atrophie de la substance propre des fibres musculaires. On sait que ces dernières sont séparées les unes des autres par des traînées du tissu conjonctif, et que chacune d'elles, en outre, est entourée d'une gaîne celluleuse microscopique qui porte le nom de *sarcolema*. Lorsque les fibres musculaires s'atrophient et que les vides laissés par la diminution graduelle de leur volume ne sont pas comblés par des dépôts de graisse, il arrive quelquefois que les tractus de tissu conjonctif et le sarcolema s'hypertrophient, se condensent et passent à l'état fibreux; cette modification n'est pas une transformation, puisque le tissu conjonctif et le tissu fibreux sont formés des mêmes éléments anatomiques et ne diffèrent que par la condensation de leurs fibres. Les muscles qui ont subi cette altération, paraissent fibreux et le sont réellement; mais les éléments fibreux dont ils se composent ne proviennent pas d'une métamorphose des fibres musculaires; la partie charnue ne s'est pas transformée, elle a disparu plus ou moins complétement, et on peut le plus souvent étudier sous le microscope, dans les diverses parties d'un même muscle, les diverses phases ou plutôt les divers degrés de cette altération.

La substitution d'un tissu pathologique à un tissu normal peut avoir lieu par un second mécanisme. Ici, la disparition du tissu normal est consécutive. Un blastème pathologique, infiltré dans les interstices d'un organe, s'organise et donne naissance à des éléments accidentels qui enveloppent de toutes parts les éléments naturels, les compriment en tous sens, les dissocient, les atrophient, les étouffent et peuvent même les anéantir. Pour constater ces phénomènes, il ne faut pas examiner l'organe au moment où l'altération est devenue complète; il faut l'étudier au début de l'affection, lorsque les éléments normaux sont encore reconnaissables au milieu des éléments pathologiques. C'est de cette manière que les cancers et plusieurs autres espèces de productions accidentelles se substituent aux tissus de la région envahie; lorsqu'on examine attentivement une de ces tumeurs en voie de propagation, et qu'on place sous le microscope des tranches pratiquées dans les points où le tissu morbide se continue avec les tissus environnants, on assiste à toutes les phases de ce travail de substitution. Nous donnerons sur ces phénomènes de plus amples renseignements lorsque nous étudierons la *propagation* des productions accidentelles.

Nous venons de montrer que la prétendue formation des tumeurs par dégénérescence des tissus normaux en tissus pathologiques est un phénomène illusoire. Un tissu parvenu à son état définitif peut s'hypertrophier outre mesure, il peut être altéré profondément par une affection locale, diminuer de volume, s'atrophier, disparaître, être remplacé par de nouveaux éléments d'une nature différente; mais jamais il ne peut se métamorphoser en un autre tissu, de même qu'un animal adulte ne peut se transformer en un autre animal. On peut se demander toutefois si cette loi de la *permanence des tissus* s'applique aussi aux tissus pathologiques. Ceci nous amène à examiner la seconde question relative aux dégénérescences.

DEUXIÈME QUESTION. — *De la prétendue dégénérescence des tumeurs par la transformation d'un tissu accidentel en un autre tissu accidentel.* — Il arrive très-souvent qu'une tumeur longtemps indolente, inoffensive et stationnaire, revêt à un moment donné une marche plus inquiétante, devient douloureuse, change de consistance, s'accroît, s'ulcère, et menace de mettre fin aux jours du malade. En comparant l'une à l'autre ces deux périodes successives, sous le point de vue de l'observation clinique, on est frappé de la bénignité de la première, et de la malignité de la seconde; de là est venue cette idée, presque aussi ancienne que la chirurgie, que la tumeur était d'abord de nature bénigne, et qu'elle a, plus tard, dégénéré en tumeur maligne. Puis, comme corollaire de cette doctrine, on a longtemps donné le précepte d'enlever indistinctement toutes les tumeurs opérables, les unes parce qu'elles étaient déjà malignes, les autres parce qu'elles étaient exposées à le devenir.

Nous nous sommes déjà expliqué assez amplement sur les caractères de la bénignité et de la malignité, et nous n'avons pas besoin d'y revenir. Nous avons montré que ces caractères n'ont rien d'absolu, que des productions accidentelles de même nature, de même structure anatomique, sont tantôt bénignes et tantôt malignes, et nous pouvons ajouter que les tumeurs les plus malignes, comme les cancers, par exemple, présentent ordinairement, à leur début, une période de bénignité dont la durée est quelquefois assez longue. Si le mot *dégénérescence*, appliqué aux tumeurs, était pris dans un sens purement clinique, s'il indiquait seulement le changement qui survient dans la marche de la maladie, s'il était synonyme d'*aggravation*, il ne vaudrait pas la peine de s'en préoccuper. Mais ce mot, dans la pensée de ceux qui l'emploient, exprime un changement de nature, une transformation des éléments anatomiques; il veut dire qu'un tissu de *bonne* nature a dégénéré en un tissu de *mauvaise* nature, et nous avons à examiner successivement cette doctrine sous les deux points de vue de la physiologie pathologique et de l'observation clinique.

Sous le premier point de vue, la doctrine est tout à fait insoutenable. Elle est née avant que la physiologie pathologique, science toute moderne, eût balbutié son premier mot, avant qu'on connût la structure, le développement et même l'existence des éléments anatomiques. Si l'on eût su que les fibrômes sont composés de fibres, et que les cancers sont composés d'éléments globulaires, dix ou vingt fois plus larges et plus épais que ces fibres, on n'eût jamais supposé que les éléments d'une tumeur fibreuse fussent capables de se transformer en éléments de cancer, et la transformation des éléments d'un lipôme, d'une tumeur érectile, d'un chondrôme, etc., en éléments cancéreux eût paru tout aussi impossible. Personne aujourd'hui, je pense, n'admet ces métamorphoses, qui sont tout à fait incompatibles avec ce qu'on sait sur le développement des éléments anatomiques. Lorsque la marche d'une tumeur présente à un moment donné des modifications assez tranchées pour faire naître l'idée d'un changement de nature, on peut discuter pour savoir si ce changement est réel ou s'il est purement illusoire, mais on s'accorde du moins à reconnaître qu'il n'est jamais, qu'il ne peut jamais être le résultat d'une transformation de tissu. Le blastème exhalé par les vaisseaux s'épanche dans les interstices du tissu préexistant et s'organise en éléments nouveaux, qui d'abord se mêlent aux éléments primitifs de la tumeur, et qui plus tard peuvent les détruire en prenant leur place. C'est un travail de substitution tout à fait semblable à celui qui fait développer une production accidentelle au sein d'un tissu naturel, et, par exemple, il ne pourrait y avoir aucune différence histogénésique entre un cancer qui naîtrait dans la trame d'un lipôme, et celui qui débute dans le tissu adipeux normal.

Nous pouvons donc nier hardiment la *théorie* de la dégénérescence des tumeurs par transformation de tissu; la seule théorie conciliable avec l'état de nos connaissances est celle de la substitution partielle ou totale d'un nouveau tissu à celui qui composait primitivement la production accidentelle. Mais à côté de la *théorie*, c'est-à-dire de l'interprétation, il y a les *faits* eux-mêmes, et nous avons à analyser maintenant ceux qui ont donné lieu à la discussion précédente.

Il est incontestable que certaines tumeurs peuvent accidentellement changer de nature. Cette proposition ne peut reposer sur une démonstration anatomique directe, puisqu'il n'a jamais été donné à personne d'examiner la même tumeur à deux époques de son existence. Si on l'enlève aujourd'hui et qu'on la trouve composée de tels ou tels éléments, on se prive, par là même, de la possibilité de savoir ce que ces éléments seraient devenus plus tard, et il est tout aussi impossible de comparer leur état actuel à leur état passé. Toutefois, il y a des cas où les caractères cliniques d'une tumeur sont assez évidents pour qu'on puisse établir un diagnostic positif, sans le secours de l'examen microscopique. Par exemple, beaucoup d'individus portent sur diverses parties du visage une ou plusieurs petites excroissances constituées par l'hypertrophie de certains éléments du derme. Ces excroissances, où prédominent tantôt les papilles dermiques, tantôt les glandes cutanées, tantôt le tissu conjonctif ou les vaisseaux, tantôt l'épiderme ou le pigment, restent ordinairement stationnaires pendant toute la vie, n'exerçant aucune action nuisible sur les parties adjacentes, ne provoquant ni gêne, ni douleur, ni accident d'aucune sorte, et aussi inoffensives que si elles faisaient partie du plan normal de l'économie. Pourtant il arrive quelquefois que l'une d'elles, après un *statu quo* de vingt, trente, cinquante ans et même davantage, devient un jour le point de départ d'un épithéliôme, pendant que les autres, lorsqu'il y en a plusieurs, conservent leur état primitif. On peut alors acquérir la certitude que la production accidentelle a subi un changement de nature, car d'une part on trouve aujourd'hui, en l'étudiant au microscope après l'avoir enlevée, qu'elle présente tous les caractères de l'épithéliôme, et d'une autre part on ne saurait douter qu'elle n'ait commencé par être une simple excroissance hypertrophique de la peau, tout à fait semblable dans l'origine et pendant longtemps à celles qui existent encore chez le même individu, et dont la position superficielle rend le diagnostic évident. J'ai vu chez une femme de soixante-cinq ans un nævus congénial de la lèvre inférieure devenir le siége d'un épithéliôme. Je fus obligé de pratiquer l'ablation d'une partie de cette lèvre, et en examinant la pièce je trouvai que l'altération épithéliale s'était étendue en surface au delà des limites de la tumeur érectile, dont les parties profondes n'étaient pas encore envahies. Il n'est aucun praticien qui n'ait vu des exemples analogues.

On peut donc admettre comme démontré que diverses tumeurs non épithéliales de la peau sont exposées à devenir épithéliales, et cela est assez commun pour qu'on soit autorisé à les ranger au nombre des causes locales de l'épithéliôme. Mais il est bien entendu que ce changement de nature est le résultat d'un travail morbide qui se comporte, dans le tissu de l'excroissance cutanée, comme il pourrait le faire dans le tissu normal de la peau, en y produisant des éléments nouveaux, qui prennent la place des anciens après les avoir écartés ou détruits.

L'épithéliôme n'est pas la seule espèce de tumeur qui ait quelque tendance à se manifester dans une production accidentelle déjà existante. Les kéloïdes, tumeurs singulières, en partie fibreuses, en parties fibro-plastiques, qui se développent quelquefois spontanément sur le devant de la poitrine, naissent le plus ordinairement dans le tissu fibreux des cicatrices. Les tumeurs verruqueuses des cicatrices, qu'il ne faut pas confondre avec les kéloïdes, sont tantôt des fibrômes, et tantôt des fibroïdes purement fibro-plastiques; dans ce dernier cas, le tissu fibreux de la cicatrice devient le point de départ d'une tumeur constituée par un tissu accidentel différent du premier. On remarquera, il est vrai, que la parenté qui existe entre les éléments fibreux et les éléments fibro-plastiques, diminue un peu la valeur de ces deux derniers exemples, mais celui de l'épithéliôme ne laisse aucun doute sur la possibilité du changement de nature que les anciens désignaient, et que quelques modernes désignent encore sous le nom de dégénérescence.

On ne peut donc pas dire que la doctrine des dégénérescences, envisagée au point de vue clinique, ne repose sur aucune base. Elle n'en est pas moins devenue une des doctrines les plus fausses de la chirurgie, par suite des illusions sans nombre auxquelles elle a donné lieu. La plupart des productions accidentelles subissent en se développant une série de modifications qui constituent leur évolution naturelle, ou qui résultent de certains accidents de structure. L'accroissement de la vascularité, la complication d'un état inflammatoire, aigu ou chronique, les hémorrhagies interstitielles, l'adjonction d'éléments accessoires plus ou moins abondants, et même certaines altérations des éléments autogènes, peuvent déterminer dans la masse morbide des changements considérables de couleur et de consistance, tantôt uniformes, tantôt irrégulièrement répartis dans les divers points d'une même tumeur; mais la nature de cette tumeur, c'est-à-dire la nature de ses éléments autogènes, n'est point changée pour cela. Un fibrôme ramolli est toujours un fibrôme, un lipôme enflammé est toujours un lipôme, un cancer hématode est toujours un cancer. Ces faits n'ont donc aucun rapport avec la question qui nous occupe, et ç'a été la plus grande erreur des partisans de la dégénérescence de croire que les tumeurs perdaient leur identité en parcourant les phases successives de leur évolution. Ce faux principe une fois admis et généralisé, ils en ont conclu que la plupart des tumeurs, même les plus bénignes, avaient de la tendance à dégénérer en cancer; à l'appui de cette assertion effrayante ils ont invoqué ce fait incontestable qu'il y a, à l'origine de la plupart des cancers, une période plus ou moins longue de bénignité, où la tumeur, petite, dure, indolente, circonscrite, quelquefois stationnaire pendant plusieurs mois, n'exerce aucune influence fâcheuse ni sur les tissus voisins, ni sur l'ensemble de l'économie. Une tumeur qui devient maligne après avoir été bénigne, qui en même temps change de consistance et d'aspect, et qui, finalement, présente tous les caractères du cancer, n'a-t-elle pas changé de nature? Et si la plupart des cancers se développent dans des tumeurs qui d'abord n'étaient pas cancéreuses, n'est-ce pas la preuve que les tumeurs non cancéreuses sont disposées à dégénérer en cancer? Enfin en faut-il davantage pour formuler le précepte d'opérer indistinctement toutes les tumeurs? Telle est la doctrine, et on va voir qu'elle ne peut supporter l'examen.

A l'autopsie des individus qui succombent aux progrès de la maladie cancéreuse, on trouve très-fréquemment un grand nombre de tumeurs disséminées dans divers organes. Les unes, très-rapprochées de leur début, sont encore toutes petites, les autres, plus avancées, ont des dimensions considérables, et leur consistance ne varie pas moins que leur volume. Or, l'examen microscopique découvre les mêmes éléments autogènes dans toutes ces tumeurs, dans les plus récentes comme dans les plus anciennes, dans les plus dures comme dans les plus molles, dans les plus petites comme dans les plus grosses, et on s'assure ainsi que les tumeurs cancéreuses sont cancéreuses dès leur origine, que leurs éléments propres restent les mêmes dans toute la durée de leur évolution.

On objecte peut-être que, dans le cas qui précède, les malades ayant succombé dans la période de malignité, toutes leurs tumeurs doivent être de nature maligne, que, dans ces conditions, les plus petites, c'est-à-dire les plus récentes, sont précisément celles dont la structure doit être le plus cancéreuse, et qu'il ne suffit pas d'y trouver les noyaux et les cellules spécifiques, pour prouver que les mêmes éléments existent déjà dans la tumeur petite, dure et indolente qui correspond à la période de bénignité du cancer *primitif.* A cela je répondrai qu'on enlève fréquemment des cancers primitifs rapprochés de leur début et qu'on y trouve, malgré leur petitesse, leur dureté et leur jeunesse, les mêmes éléments autogènes que dans les cancers les plus avancés dans leur évolution. La période dite de bénignité et la période dite de malignité des tumeurs cancéreuses ne diffèrent donc que par la marche de ces dernières et non par leur nature. Ce qu'on a appelé leur dégénérescence n'est autre chose que le passage d'une phase de leur évolution à une autre phase, et, malgré la diversité de leurs symptômes, elles ne sont pas moins cancéreuses à leur début qu'à leur terminaison.

Le prétendu changement de nature qui existerait, suivant les partisans de la dégénérescence, à l'origine de la plupart des cancers est donc tout à fait illusoire. Les faits qu'on a invoqués pour prouver que ce phénomène est très-fréquent et très-ordinaire sont reconnus inexacts, mais il n'en résulte pas que le cancer ne puisse *jamais* se manifester dans une tumeur primitivement homœomorphe. Il n'y a pas de raison pour qu'un tissu accidentel pourvu de vaisseaux et participant à la vie commune, soit exempt de maladies qui peuvent, comme le cancer, affecter tous les tissus vasculaires. Non-seulement l'esprit conçoit qu'une tumeur homœomorphe puisse devenir cancéreuse, mais encore il paraît probable que cela doit avoir lieu quelquefois. Un individu atteint de lipôme n'est pas à l'abri de la diathèse cancéreuse, et si celle-ci vient à se manifester chez lui, on ne voit pas pourquoi le tissu du lipôme échapperait seul aux chances qui menacent tous les autres tissus. Voilà ce que nous dit la théorie, mais elle nous fait pressentir en même temps que l'apparition du cancer dans une tumeur homœomorphe ne peut être qu'une coïncidence *très-exceptionnelle.* Il ne s'agit plus en effet, comme dans le cas déjà cité de l'épithéliôme et des excroissances cutanées, il ne s'agit plus, dis-je, d'un mal local provoqué par une cause locale. L'excroissance cutanée est une lésion qui prédispose à l'épithéliôme, en ce sens qu'elle donne prise aux causes ordinaires de cette affection. Mais le cancer est une diathèse générale, et l'existence préalable d'un lipôme ne peut ni en provoquer, ni en empêcher l'apparition, ne peut ni en gêner, ni en faciliter le développement. Il ne peut y avoir entre ces deux affections aucune connexion, aucune relation étiologique, et si elles se manifestent successivement chez le même individu, cela ne peut dépendre que d'une coïncidence pure et simple.

Quant aux tumeurs non cancéreuses qui sont, comme le cancer, l'expression d'une diathèse générale, elles sont si loin de constituer une prédisposition au cancer qu'on a pu les croire incompatibles avec ce dernier. On a dit à tort, suivant moi, que ces diverses diathèses, cancéreuses ou non cancéreuses, s'excluaient mutuellement, qu'il n'en pouvait exister plus d'une à la fois dans le même organisme. C'est, je pense, une grande exagération, et, par exemple, malgré tout ce qu'ont pu dire les fauteurs de ces lois d'antagonisme, j'ai démontré ailleurs que les individus tuberculeux sont aussi exposés que les autres à devenir cancéreux et qu'ils ne le sont pas davantage (1). L'existence d'une tumeur diathésique et non cancéreuse ne met donc pas à l'abri de la diathèse cancéreuse, mais quand celle-ci se montre chez un individu déjà en proie à une autre diathèse, c'est le résultat d'une coïncidence et non d'une relation de cause à effet. Enfin, parmi les individus chez lesquels cette coïncidence se produit, la diathèse cancéreuse a toute chance de se localiser ailleurs que dans la tumeur préexistante, et ici encore, comme dans le cas où la tumeur primitive est purement locale, l'apparition du cancer dans un tissu accidentel non cancéreux ne peut être considérée que comme une éventualité tout à fait exceptionnelle.

Cette éventualité, acceptable en théorie, se réalise-t-elle quelquefois dans la pratique? Il y a un très-petit nombre de cas où cela paraît fort probable, mais ces faits ne sont pas rigoureusement démonstratifs et sont loin d'avoir, par exemple, la valeur de ceux qui nous ont montré l'épithéliôme succédant à des tumeurs cutanées non épithéliales. Celles-ci sont directement accessibles à la vue et au toucher, le diagnostic en est évident, et lorsque ensuite elles deviennent le siége d'un épithéliôme, il est certain qu'elles ont changé de nature; le changement s'effectue même souvent sous l'œil du chirurgien, qui en suit les progrès de jour en jour, et qui, enfin, examinant, après l'ablation, la tumeur modifiée, constate au microscope qu'elle est vraiment devenue épithéliale. Si le cancer, le vrai cancer (qui est d'ailleurs rare à la peau), débutait quelquefois sur les excroissances cutanées, le changement de nature de ces dernières serait aussi bien établi que dans le cas précédent; mais je ne sache pas qu'un pareil début ait jamais été observé. La plupart des cancers

(1) Voy. *Mém. sur l'anatomie pathologique du cancer*, couronné par l'Acad. de médecine en 1850, dans *Mém. Acad. de méd.* Paris, 1851, in-4, t. XVI, p. 691-694.

naissent dans la profondeur des tissus, et le diagnostic des tumeurs auxquelles ils pourraient succéder est rarement dégagé de toute chance d'erreur. L'adénôme de la mamelle est certainement une des tumeurs que les cliniciens instruits et exercés reconnaissent avec le plus de sûreté. Ils ne s'y trompent peut-être pas une fois sur vingt. Pourtant ils s'y trompent encore de temps en temps, et je puis dire, sans nommer personne, que j'ai trouvé, à l'œil nu et au microscope, les caractères de l'encéphaloïde dans plusieurs tumeurs que des chirurgiens éminents avaient considérées, avant l'opération, comme des adénômes. — Supposons maintenant qu'au lieu d'enlever ces prétendus adénômes, les chirurgiens eussent temporisé, comme il est permis le plus souvent de le faire en pareil cas, et comme, pour ma part, je le fais presque toujours : que serait-il arrivé? Les tumeurs, qui étaient cancéreuses, n'auraient pas tardé à revêtir la marche et tous les caractères cliniques du cancer le plus évident. En comparant ce nouveau diagnostic avec le premier, on aurait été obligé d'admettre ou bien qu'on s'était trompé d'abord, ou bien que la tumeur avait changé de nature, et il y avait bien quelque chance pour que cette seconde version prévalût dans l'esprit des intéressés. On peut dire hardiment que la plupart des cas où l'on a cru qu'une tumeur bénigne avait dégénéré en cancer ne sont autre chose que des erreurs de diagnostic inavouées. A mesure que les ressources du diagnostic se sont étendues, les observations de ce genre sont devenues de plus en plus rares dans la pratique des chirurgiens éclairés, et c'est à peine si, de loin en loin, dans les ouvrages modernes on en trouve quelques-unes, pour la plupart discutables. M. Paget, qui a étudié ce sujet avec beaucoup de sagacité (1), n'admet comme valables que certaines observations relatives à des kystes de l'ovaire devenus cancéreux, et je me demande même si en cela il ne s'est pas montré trop indulgent. Les faits qu'il accepte et qui, suivant lui, ne sont pas rares, ne sont pas assez détaillés pour être accessibles à une critique rigoureuse, mais en comparant le texte de la page 554, avec celui des pages 80 et 518, je suis porté à croire que la conclusion de l'auteur repose principalement sur les autopsies où l'on trouve dans un même ovaire des kystes multiples et de la matière colloïde. Il y a ici plusieurs causes d'erreur à éviter. La matière que renferment certains kystes multiples de l'ovaire ressemble, à s'y méprendre, à la substance de certains cancers colloïdes; mais, dans tous les cas que j'ai soumis à l'examen microscopique, j'ai vainement cherché dans

(1) *Lectures on Tumours*, Lond., 1853, in-8, p. 553-556.

cette matière les éléments cancéreux, et j'ai dû la considérer comme un simple produit de sécrétion. Je ne suppose pas que M. Paget se soit contenté d'examiner à l'œil nu cette matière suspecte; peut-être, ayant rencontré une ou deux fois les éléments spécifiques du vrai cancer colloïde dans des ovaires kystiques, s'est-il laissé aller ensuite à accepter comme valables d'autres cas où l'examen microscopique n'avait pas été fait. Il faut qu'il en soit ainsi pour qu'il ait cru « peu rare » une chose assurément fort exceptionnelle. Supposons maintenant qu'on ait à interpréter un cas où la coexistence de kystes multiples et d'un vrai cancer, colloïde ou non, soit incontestablement établie par l'examen microscopique. Avant d'admettre que les kystes ovariques soient devenus cancéreux, on devra se demander d'abord si ce n'est pas le cancer qui a existé le premier, et qui est devenu kystique ultérieurement. La formation de cavités kystiques multiples dans une tumeur cancéreuse n'est pas très-rare, et j'en ai indiqué ailleurs le mécanisme (1). Puis, on devra se souvenir que la maladie kystique occupe bien rarement la totalité de l'ovaire. Chaque kyste est le résultat de la dilatation d'une vésicule de Graaf, et il est douteux qu'il y ait jamais, même dans les cas les plus extrêmes, autant de kystes qu'il y a de vésicules dans un ovaire normal. On peut donc se demander encore si c'est dans la partie malade de l'ovaire ou dans la partie respectée par la maladie primitive que le cancer a débuté. Enfin, si la disposition anatomique est telle que l'interprétation acceptée par M. Paget paraisse hors de contestation, il reste encore à tenir compte de cette circonstance que le stroma de l'ovaire, c'est-à-dire le tissu conjonctif et les vaisseaux de la glande, persiste dans les parois des kystes, que ce stroma, par conséquent, n'est pas de formation nouvelle, qu'il diffère notablement à cet égard des néoplasmes proprement dits, et qu'il pourrait devenir cancéreux sans qu'on fût en droit d'en rien déduire pour les véritables productions accidentelles. C'est ce que M. Paget a, d'ailleurs, reconnu dans la phrase suivante : « Mais le cas de la maladie kystique de l'ovaire est « si spécial sous tous les rapports que nous ne pouvons en déduire « aucune règle applicable aux autres tumeurs. »

Quoi qu'il en soit, l'exemple des kystes de l'ovaire est au moins discutable, et si nous le laissons de côté, nous ne trouvons plus dans la science qu'un très-petit nombre d'observations tendant à établir, sinon comme une chose absolument démontrée, du moins comme une chose très-probable, le développement consécutif du cancer

(1) *Bulletin de la Société anatomique*, 1852, p. 95.

dans une tumeur préexistante. J'ai eu l'occasion d'observer moi-même un de ces faits à l'Hôtel-Dieu de Paris, et c'est même le plus concluant de tous ceux qui sont venus à ma connaissance. On me permettra donc de le rapporter ici sommairement. Le professeur Roux enleva, en 1850, une tumeur parotidienne qui datait de plus de trente ans, et qui, après être restée stationnaire et indolente pendant vingt-neuf ans sous le volume d'une petite noix, s'était accrue depuis un an avec rapidité, avait acquis la grosseur du poing, et était devenue douloureuse. Cette tumeur était bosselée, et paraissait formée d'un certain nombre de lobes très-distincts, de consistance inégale, les uns assez fermes, les autres déjà ramollis. Elle soulevait fortement la peau, qui était exactement appliquée sur elle, mais qui n'était pas adhérente, et qui ne montrait encore aucune tendance à s'ulcérer. Roux avait diagnostiqué un cancer, et n'hésitait pas à admettre que cette tumeur maligne était le résultat de la dégénérescence d'une tumeur longtemps bénigne. Assistant à sa visite, je ne lui cachai pas que cette opinion me paraissait fort peu probable, et que j'étais porté à considérer la tumeur comme formée seulement de ganglions hypertrophiés. L'opération fut faite séance tenante, et en fendant la tumeur, pour l'examiner à l'œil nu, je fus obligé de reconnaître que si les lobes les plus durs présentaient l'apparence de l'hypertrophie ganglionnaire, ceux qui étaient ramollis étaient manifestement cancéreux. J'emportai la tumeur pour l'étudier au microscope; j'y trouvai les éléments spécifiques du cancer parfaitement caractérisés. Mon ami Lebert assista à cet examen, et se rendit comme moi à l'évidence. Il était certain que la tumeur était cancéreuse. Or, quoique le cancer puisse rester longtemps inoffensif, et quoiqu'on ne puisse assigner aucune limite à la durée de cette période de bénignité, il est bien peu probable qu'une tumeur capable de rester complétement stationnaire pendant vingt-neuf ans ait été cancéreuse dès son début, et on est vraiment autorisé à admettre, dans les cas aussi tranchés que celui-là, que le cancer s'est développé tardivement dans une tumeur primitivement homœomorphe.

J'ai déjà eu l'occasion de dire que la plupart des exemples qui ont été invoqués à l'appui de la dégénérescence des tumeurs homœomorphes en tumeurs cancéreuses, sont relatifs à des productions accidentelles qui, à cause de leur siége et de leurs caractères physiques, sont susceptibles de donner lieu à des erreurs de diagnostic. Il est digne de remarque que les tumeurs homœomorphes *dont le diagnostic est facile et évident*, sont en même temps celles qui, de tout temps, ont passé pour être les moins sujettes à la dégénérescence.

Ainsi, quoique le lipôme n'ait pas toujours été à l'abri des soupçons de certains cliniciens, on trouverait difficilement un auteur moderne qui ait cherché à démontrer autrement que par le raisonnement la possibilité de la dégénérescence du lipôme. C'est parce que le lipôme est, en général, sous-cutané, parce qu'on le diagnostique presque toujours avec une entière certitude, parce qu'il faut un concours bien rare de circonstances pour qu'on puisse commettre l'erreur de prendre un cancer pour un lipôme, et parce qu'on n'invoque guère aujourd'hui la dégénérescence que pour sauver l'honneur d'un premier diagnostic, démenti par la marche ultérieure du mal.

On conçoit ainsi l'indulgence des cliniciens pour les tumeurs graisseuses. J'ai dépouillé un grand nombre de journaux et d'ouvrages spéciaux, sans y trouver une seule observation de « lipôme dégénéré en cancer ». Ces deux affections sont pourtant bien communes l'une et l'autre, et quand on songe au nombre considérable d'individus qui ne font pas opérer leurs lipômes, qui les gardent indéfiniment, quand on songe que ces individus sont sujets au cancer ni plus ni moins que les autres, on est peut-être en droit de s'étonner qu'il n'y ait pas dans la science au moins quelques faits de cancer primitivement développé dans une tumeur graisseuse.

J'avais dit, en 1850, dans mon *Mémoire sur l'anatomie pathologique du cancer* (1) : « Une tumeur actuellement homœomorphe n'a pas « plus de chance de devenir cancéreuse que n'importe quelle partie « du corps de l'individu qui en est atteint. » Je voulais, par là, dire deux choses : 1° que l'existence d'une tumeur non cancéreuse n'est pas une prédisposition au cancer; 2° que lorsqu'un individu, déjà atteint d'une tumeur non cancéreuse, devient cancéreux, le tissu de la première tumeur ne possède, à l'égard de la localisation de la diathèse cancéreuse, ni aptitude, ni immunité, qu'il a, ni plus ni moins, sa part des chances communes aux autres parties du corps. Aujourd'hui, après de plus amples recherches, j'en suis venu à me demander si cette appréciation n'était pas trop modérée, et s'il est bien vrai que *tout* tissu accidentel homœomorphe soit aussi exposé que les tissus normaux à devenir cancéreux. Il faudrait sans doute distinguer des catégories, car il est probable que, sous ce rapport, les tissus accidentels doivent, suivant leurs espèces, présenter comme les tissus normaux des aptitudes inégales. Mais je suis disposé à croire que les tumeurs graisseuses, par exemple, deviennent moins souvent qu'à leur tour le siége de la localisation primitive du cancer. Les faits m'ont

(1) *Mémoires de l'Académie impériale de médecine*, t. XVI, p. 515.

paru favorables à cette opinion depuis que mon attention a été attirée sur ce point par la phrase suivante de l'ouvrage de M. Paget : « On « ne peut pas nier, dit cet auteur, que le cancer peut se développer « dans des tumeurs primitivement bénignes, mais je suis tout à fait « certain que ce n'est qu'une éventualité de la plus grande rareté « (*of greatest rarity*) ; ma propre expérience (par hasard peut-être), « a été telle, qu'il paraît en résulter que les tumeurs bénignes sont « moins sujettes au cancer que les tissus auxquels elles ressem-« blent (1). »

Mais s'il est vrai que la diathèse du cancer, se manifestant ultérieurement chez un individu déjà atteint d'une tumeur non cancéreuse, épargne presque toujours le tissu accidentel et se localise de préférence dans les tissus normaux, cette immunité ne peut être considérée comme absolue, et lorsque, par suite de l'évolution de la maladie cancéreuse, on voit survenir cette infection générale qui fait naître quelquefois par centaines et par milliers, dans toutes les parties de l'économie, des cancers dits *par infection*, il serait bien surprenant que le tissu de la première tumeur échappât constamment à l'influence qui menace tous les autres tissus vasculaires du corps. Dans ces conditions, on a vu quelquefois une tumeur homœomorphe devenir le siége de dépôts cancéreux secondaires. J'en connais, pour ma part, deux exemples. M. Bernutz a trouvé plusieurs points cancéreux dans une petite tumeur graisseuse sous-péritonéale chez un individu mort avec des cancers multiples, à la suite d'un cancer du pylore (2); et nous avons constaté, M. Verneuil et moi, qu'il existait des éléments cancéreux dans un petit polyadénôme de la main, chez un homme mort dans le dernier degré de l'infection et de la cachexie cancéreuse. Cette dernière observation, qui a pu être diversement interprétée, sera rapportée plus au long dans la deuxième partie de cet ouvrage (3).

Tout le monde comprendra la différence qui existe entre ces dépôts cancéreux secondaires, par infection, et la localisation *primitive* du cancer dans une tumeur non cancéreuse.

(1) Paget. *On Tumours*, Lond. 1853, in-8, p. 555.

(2) Bernutz. *Des tumeurs graisseuses de l'abdomen*. Th. inaug. Paris, 1816, in-4. p. 56.

(3) Voir le chapitre POLYADÉNOME.

CHAPITRE VI

ACCROISSEMENT ET MARCHE DES PRODUCTIONS ACCIDENTELLES

La plupart des productions accidentelles tendent à s'accroître au moins pendant les premiers temps de leur existence. Le blastème pathologique au sein duquel elles naissent ne s'exhale pas tout à coup, en une seule fois, mais d'une manière graduelle. Les éléments nouveaux ne se forment pas simultanément, mais les uns après les autres, et la tumeur qu'ils constituent augmente ainsi peu à peu.

Cette règle souffre pourtant de nombreuses exceptions. Il arrive assez souvent qu'un blastème d'origine traumatique ou inflammatoire s'épanche d'emblée, c'est-à-dire en quelques heures ou en quelques jours, dans toute l'étendue qu'occupera bientôt le tissu accidentel. Aucun nouveau blastème ne vient ensuite s'ajouter à celui qui est déjà exhalé et les éléments du néoplasme se forment tous à peu près à la fois. C'est ainsi que s'organisent le cal, les fausses membranes, la substance plastique qui unit les deux bouts d'un tendon divisé par la méthode sous-cutanée, etc. L'induration fibreuse qui survit à l'inflammation de certains organes reconnaît une origine analogue. Ces diverses productions accidentelles n'ont point de tendance à s'accroître, plusieurs même tendent plutôt à diminuer de volume, les unes par voie de résorption, les autres par suite de la rétraction de leur tissu. Aussi arrive-t-il rarement qu'elles soient rangées par les chirurgiens dans la classe des tumeurs. Il y a donc presque toujours, à l'origine des tumeurs proprement dites, une période pendant laquelle elles s'accroissent avec plus ou moins de lenteur, avec plus ou moins de rapidité. Pour beaucoup de tumeurs cette période est sans limites et l'accroissement est pour ainsi dire indéfini. D'autres fois la production accidentelle, après avoir acquis un certain volume, reste à jamais stationnaire, et les deux temps de la nutrition s'y font exactement équilibre comme dans un organe normal. Enfin, il n'est pas rare qu'une tumeur, après avoir persisté quelque temps sans changement de volume, diminue spontanément ou à la faveur d'un traitement convenable, et le travail de résolution peut même aboutir à la résorption complète du tissu accidentel.

Ces diversités de marche ne sont pas sans liaison avec la nature des tumeurs. Il y a des tumeurs qui ne se résorbent jamais ou presque jamais : tels sont les cancers, les épithéliômes, les fibroïdes, les chondrômes, etc. D'autres, comme les exostoses, les hypertrophies ganglionnaires et même les adénômes, peuvent souvent se résorber en totalité ou en partie. Il en est qui restent toujours assez petites, comme les tubercules, les kéloïdes simples, beaucoup d'hypertrophies partielles de la peau, etc., tandis que les chondrômes, les cancers encéphaloïdes, les hystérômes, les goîtres, les hypertrophies générales des mamelles, les éléphantiasis, les lipômes même, peuvent s'accroître sans limites et acquérir des dimensions excessives. Il faut se garder de croire néanmoins que le volume et la croissance des tumeurs soient propres à fournir des données certaines sur leur nature. Ces caractères doivent sans doute être pris en considération dans le diagnostic, mais ils n'ont qu'une valeur restreinte, et ce qui le prouve, c'est que la même espèce de tumeurs, suivant les cas particuliers, affecte des marches très-différentes. Certains cancers désignés par les cliniciens sous le nom de *cancers aigus*, s'accroissent d'une manière rapide et continue, et peuvent en quelques semaines acquérir un volume énorme; d'autres cancers restent stationnaires sous un très-petit volume pendant plusieurs années, et déterminent la cachexie et la mort sans dépasser des dimensions très-médiocres; d'autres enfin peuvent décroître pendant quelque temps, et faire naître l'espoir d'une guérison spontanée, espoir toujours déçu, car tôt ou tard la résorption s'arrête pour faire place à un accroissement nouveau. On voit, d'après ce seul exemple, auquel il serait facile d'en joindre beaucoup d'autres, combien serait incertain un diagnostic basé uniquement sur les caractères du volume ou de l'accroissement des productions accidentelles.

Les tumeurs peuvent s'accroître, décroître ou rester stationnaires: nous aurons à étudier ces trois phénomènes sous le point de vue de la physiologie pathologique.

L'état stationnaire, tantôt passager, tantôt définitif, est comparable à celui d'un tissu normal où s'effectue la nutrition normale. Certains éléments sont dissous et absorbés, d'autres se forment aux dépens d'un blastème exhalé des vaisseaux; il y a équilibre entre ces deux effets inverses et la structure de la production accidentelle se maintient sans changement. Il n'est pas impossible toutefois qu'une tumeur, sans changer de volume, subisse des modifications de structure. Cela s'observe principalement, mais non exclusivement, dans celles qui, comme les tubercules et les gommes syphilitiques, sont dépourvues de vaisseaux propres et ne jouissent que d'une vitalité obscure, entretenue d'une manière insuffisante par l'imbibition des sucs nourriciers du voisinage. Les tumeurs de cette catégorie ne s'accroissent pas comme les autres par l'expansion de leur substance, mais seulement par l'addition de nouveaux éléments juxtaposés à leur surface. Elles sont ordinairement assez petites, et passent très-fréquemment de l'état de *crudité* à l'état de *ramollissement* sans aucun changement de volume. Nous dirons dans le prochain chapitre, comment s'effectue ce ramollissement, et en quoi il modifie la structure des productions accidentelles non vasculaires. Quant aux productions vasculaires, elles peuvent aussi se ramollir sans s'accroître, mais cela est beaucoup moins ordinaire.

Le phénomène de l'accroissement des tumeurs vasculaires peut être comparé à l'hypertrophie des tissus normaux. L'épaisseur des parois d'un cœur hypertrophié est souvent doublée ou triplée quoique le volume des fibres musculaires soit peu ou point modifié, et on en conclut avec certitude que le nombre de ces fibres s'est notablement accru. De même, l'accroissement d'une tumeur est dû à la multiplication de ses éléments, bien plus qu'à leur ampliation. Cette ampliation ne s'observe jamais dans les tumeurs composées de fibres. Les fibres du plus gros fibrôme sont tout aussi déliées que celles d'un fibrôme naissant. Dans les cancers, les épithéliômes, les chondrômes, les adénômes, et dans les autres productions accidentelles qui renferment des cellules, le volume de celles-ci n'est nullement en rapport avec le volume de la tumeur ; le plus souvent, leurs dimensions sont à peu près les mêmes dans des tumeurs de même nature, dont le volume varie de 1 à 10, de 1 à 100, et même davantage ; et s'il arrive quelquefois de trouver ces cellules un peu plus grandes dans une tumeur ancienne qu'elles ne le sont habituellement dans les tumeurs plus récentes, il est bien plus fréquent d'observer précisément le contraire. C'est ainsi que dans les encéphaloïdes qui ont pris en peu de temps un accroissement considérable, les cellules sont en général beaucoup plus petites que dans les encéphaloïdes à l'état de crudité. Souvent même, la masse morbide est entièrement composée de noyaux, comme si la substance du blastème manquait de temps ou d'espace pour s'organiser en cellules. On peut dire par conséquent que l'accroissement des tumeurs est dû presque exclusivement à la multiplication de leurs éléments microscopiques. C'est là du moins le mécanisme le plus ordinaire. Des hémorrhagies intérieures, sous forme de foyers circonscrits, ou sous forme d'apoplexies, des kystes accidentellement développés au sein du tissu pathologique, peuvent, par un autre mécanisme, déterminer l'accroissement des tumeurs; mais ce n'est qu'un accroissement apparent, qui ne modifie en rien la masse du tissu accidentel proprement dit.

Ce qui fait croître une tumeur, c'est d'abord la persistance de la cause, locale ou générale, qui a présidé à son apparition. Le même trouble nutritif qui avait produit le premier blastème, où s'étaient formés les premiers éléments, continue à produire ce même blastème, où des éléments de même nature continuent à se former. Mais ce n'est malheureusement pas le seul mobile de l'accroissement de toutes les tumeurs. Il en est qui paraissent porter en elles-mêmes une propriété d'accroissement *idiopathique*, indépendante de toute influence étiologique, qui font des progrès, par cela seul qu'elles existent, et malgré la suppression de la cause qui les a fait naître. Celles qui, comme les cancers, sont évidemment diathésiques, ne doivent pas être prises ici pour exemple, parce qu'on pourrait, à la rigueur, être tenté d'attribuer purement et simplement leur accroissement indéfini à la persistance indéfinie de leur cause; ce serait, à mon sens, une interprétation beaucoup trop exclusive; il ne serait pas impossible de prouver qu'une masse cancéreuse, une fois constituée, tend à se développer ensuite par elle-même; mais il vaut mieux choisir des cas plus simples. Il y a un grand nombre de tumeurs dont la cause est passagère, et dont l'accroissement est pourtant continu. Certaines tumeurs d'origine traumatique, dues par exemple à une contusion, peuvent grossir pendant plusieurs années; d'autres, dues à des irritations purement locales, continuent à se développer longtemps après la suppression de toute action irritante. Ainsi j'ai vu, sur le dos d'un ancien portefaix, plusieurs lipômes qui s'étaient formés dans les points soumis à la pression des fardeaux, et qui avaient continué à s'accroître, depuis que cet homme avait renoncé à sa profession. Les *noli me tangere* du visage, qui, dans l'origine, ne sont que de petites excroissances cutanées, de petits boutons inoffensifs, sont, comme on sait, exposés à donner naissance à l'épithéliôme, sous l'influence d'écorchures répétées, de cautérisations intempestives, ou de toute autre cause irritante; l'épithéliôme une fois formé, c'est en vain qu'on protége la partie contre toute irritation nouvelle; le mal s'aggrave et s'accroît sans limites, quoique sa cause n'existe plus, etc., etc.

Les productions accidentelles peuvent donc s'accroître de deux manières : 1° par la persistance de leur cause; 2° par une propriété particulière de leur tissu. Ces deux causes d'accroissement s'allient de la manière la plus fâcheuse dans le cancer et dans plusieurs autres espèces de tumeurs plus ou moins diathésiques.

La propriété d'accroissement *per se,* qu'on appelle encore, dans un langage moins exact, le *pouvoir d'accroissement,* paraît inséparable de certaines productions accidentelles; mais elle ne dépend pas toujours exclusivement de la nature de leurs éléments, car souvent deux tumeurs de même nature se comportent très-diversement sous ce rapport. L'une reste stationnaire sous un petit volume; l'autre s'accroît indéfiniment. Ainsi, quoique les lipômes, les chondrômes, les adénômes de la mamelle s'arrêtent ordinairement à un volume peu considérable, on les voit quelquefois acquérir des dimensions monstrueuses. La propriété d'accroissement *per se* n'est donc pas inhérente au tissu de ces tumeurs. D'où viennent donc les variétés que nous venons de signaler? Dépendent-elles de la constitution particulière de l'individu? C'est fort probable dans beaucoup de cas; mais il y en a d'autres qui ne se prêtent pas à cette explication. Lorsqu'on trouve sur le même malade plusieurs tumeurs de même nature, plusieurs lipômes par exemple, que toutes ces tumeurs sont petites et stationnaires, à l'exception d'une seule qui est énorme et qui s'accroît continuellement, on ne peut attribuer ce résultat ni à la nature du tissu pathologique, ni à l'idiosyncrasie individuelle. Il y a donc là une inconnue qui nous échappe.

L'accroissement idiopathique des tumeurs est réglé par la loi d'analogie de formation, comme l'accroissement des tissus normaux; la présence des éléments pathologiques déjà formés provoque l'exhalation du blastème, qui s'organise, à leur contact, en éléments de même nature.

L'action de la loi d'analogie devient évidente dans les cas où une tumeur depuis longtemps stationnaire s'accroît rapidement sous l'influence d'une cause irritante. Les congestions, les inflammations, les engorgements divers qui produisent dans les tissus normaux une tuméfaction passagère, produisent souvent dans les tissus accidentels un accroissement définitif. La lymphe plastique, ou blastème inflammatoire, au lieu de se comporter alors comme elle le fait d'habitude, s'organise en éléments analogues à ceux qui existaient déjà dans la tumeur.

L'accroissement des tumeurs ne s'effectue pas toujours uniformément dans toutes les parties de leur substance, parce que le blastème pathologique où naissent les éléments nouveaux ne s'épanche pas partout avec la même facilité. On ne saurait méconnaître ici l'influence des résistances mécaniques. Le blastème exhalé est obligé de se faire place, et il doit pour cela refouler les parties adjacentes. Dans les couches superficielles de la tumeur, il ne rencontre d'autre obstacle que la résistance des tissus environnants, muscles, tissu cellulaire, aponévroses, peau, etc. Dans les couches profondes, il doit vaincre, outre cette résistance extérieure, celle des couches superficielles de la tumeur; car celles-ci ne peuvent être refoulées de dedans en dehors, sans refouler à leur tour les parties circonvoisines. L'exhalation et l'organisation du blastème trouvent donc des conditions plus favorables à la périphérie de la tumeur qu'à sa partie centrale. La différence est considérable dans les productions accidentelles dont la trame est très-serrée; elle est moindre quand la trame est molle; mais elle est rarement tout à fait nulle. On doit donc s'attendre à voir un grand nombre de tumeurs s'accroître principalement par leurs couches superficielles; et c'est ce qu'on vérifie chaque jour au lit du malade.

Il y a une autre circonstance qui concourt sans doute à produire le même résultat. Toutes les parties d'une même tumeur ne sont pas toujours également vasculaires, et ce sont ordinairement les couches superficielles qui possèdent les vaisseaux les plus volumineux et les plus abondants; quelquefois même les vaisseaux ne pénètrent pas jusqu'au centre. Or, il est naturel que les phénomènes de nutrition et d'organisation soient proportionnels à la vascularité.

Il est superflu de dire que les tumeurs peuvent changer de forme en s'accroissant. Elles se prolongent surtout dans les directions où elles rencontrent le moins de résistance. On les voit souvent s'étaler sous un muscle ou sous une aponévrose, contourner un os, se mouler sur un tendon, se recouvrir de bosselures, prendre une forme lobulée suivant la disposition des parties où elles se trouvent placées. Celles que limite une enveloppe fibreuse ne peuvent s'accroître qu'en la dilatant, et lorsque cette membrane, dont la résistance est rarement uniforme, vient à céder sur un point, la masse morbide y trouve une expansion plus facile, et s'y développe en formant un mamelon plus ou moins saillant.

Ce n'est pas seulement la forme des tumeurs qui peut changer pendant leur accroissement, mais encore leur structure. Beaucoup de productions accidentelles renferment, outre leurs éléments autogènes, des éléments adventices en proportion variable, et on conçoit très-bien que les proportions de ces deux ordres d'éléments puissent varier. On conçoit même qu'une tumeur à peu près pure dans l'origine, puisse admettre ultérieurement dans son tissu, au milieu de ses éléments autogènes, autrefois sans mélange, des éléments adventices de diverse nature; mais ce phénomène, qui ne paraît pas extrêmement rare, est beaucoup moins fréquent que le phénomène inverse. On remarque souvent en effet, surtout dans les tumeurs qui s'accroissent rapidement, que les éléments autogènes deviennent de plus en plus prédominants, et il en résulte des modifications de structure et de consistance que nous étudierons dans le chapitre du *ramollissement*.

La structure des productions accidentelles peut se modifier encore d'une autre manière. Certains éléments parcourent diverses phases en s'organisant, et lorsqu'ils existent dans une tumeur, ils peuvent, suivant les conditions au milieu desquelles ils se développent, acquérir l'organisation la plus avancée, ou s'arrêter avant de l'avoir atteinte. Ainsi l'état osseux est plus avancé que l'état cartilagineux, l'état fibreux que l'état fibro-plastique; les fibres fibro-plastiques sont une forme plus avancée que les noyaux et les cellules fibro-plastiques; les cellules cancéreuses sont une forme plus avancée que les noyaux cancéreux, etc. En comparant dans une même tumeur les parties récemment et rapidement formées, avec les parties de formation plus ancienne et plus lente, ou encore, en comparant une série de tumeurs petites et à peu près stationnaires, avec une série de tumeurs de même nature, mais plus volumineuses et à marche plus rapide, on constate souvent des différences de structure en rapport avec les notions précédentes, c'est-à-dire que, dans les parties où l'organisation du blastème se fait très-vite, les éléments n'arrivent pas au dernier stade de leur développement. De même lorsqu'une tumeur, après s'être accrue avec activité pendant quelque temps, suit une marche plus lente ou devient stationnaire, les éléments imparfaits qu'elle renfermait peuvent achever leur évolution. Ajoutons enfin que ce n'est pas seulement la rapidité ou la lenteur de l'accroissement qui peut influer sur le développement plus ou moins complet des éléments; diverses conditions mécaniques ou vitales, locales ou générales, peuvent exercer des influences analogues; on comprend ainsi les changements de structure qui accompagnent l'accroissement de certaines tumeurs. Par exemple, les ostéo-chondrômes deviennent, en s'accroissant, plus ou moins osseux, plus ou moins cartilagineux; quelques chondrômes, purs dans l'origine, s'ossifient partiellement plus tard; beaucoup de fibrômes deviennent en partie fibro-plastiques; beaucoup de tumeurs, composées de cellules à noyaux, deviennent presque exclusivement nucléaires, tandis que l'épithéliôme nucléaire de certains adénômes peut avec le temps passer à l'état d'épithéliôme cellulaire. Je n'ai pas besoin de rappeler que ces changements de structure ne sont pas des changements de nature, puisqu'ils dépendent seulement de l'évolution plus ou moins complète des éléments des tumeurs.

Certaines productions accidentelles peuvent, au lieu de s'accroître, diminuer et même disparaître entièrement. Cette résolution partielle ou totale peut être spontanée, ou provoquée par la thérapeutique. De tous les moyens capables de la produire, la compression, lorsqu'elle est possible et méthodiquement faite, est certainement le plus efficace, et c'est aussi celui dont on comprend le mieux le mode d'action. Mais elle ne réussit que sur certaines tumeurs; et ce n'est pas ici le lieu de déterminer les cas où elle doit être appliquée.

La *résolution* des tumeurs est comparable à l'atrophie des tissus physiologiques. On sait que la nutrition consiste en un double travail de décomposition et de recomposition des éléments anatomiques. Ces deux phénomènes opposés, qui marchent de front, se font équilibre à l'état normal. Dans les tumeurs qui s'accroissent, le second l'emporte sur le premier. C'est l'inverse qui a lieu dans les tumeurs en voie de résolution. Le nombre des éléments qui se forment est inférieur au nombre de ceux qui disparaissent; et si cela continue assez longtemps, la production accidentelle est entièrement absorbée.

Nous ne chercherons pas à pénétrer plus avant dans l'explication du travail de résolution des productions accidentelles. Il y a bien la théorie de la *métamorphose rétrograde* des éléments pathologiques; mais elle est tout à fait hypothétique, et n'est d'ailleurs applicable qu'aux tumeurs composées de cellules. Les cellules de certaines productions accidentelles peuvent subir diverses altérations, et, en particulier, devenir le siége de dépôts granuleux ou graisseux, lesquels, au surplus, n'existent pas seulement dans l'intérieur des cellules, et existent en même temps en dehors de leurs parois, dans la substance plus ou moins liquide qui les entoure, dans les interstices qui les séparent. Les granulations moléculaires et les granulations graisseuses contenues dans l'intérieur des cellules ne sont donc pas le résultat d'une maladie de ces dernières; leur présence est due à l'état particulier des sucs qui affluent dans la tumeur, qui s'imbibent en partie dans l'intérieur des cellules, et qui ont la propriété de laisser précipiter, partout où ils pénètrent, des dépôts granuleux.

Or, ce sont ces cellules ainsi modifiées, et notamment celles qui renferment des granulations graisseuses, qu'on a considérées comme des *cellules rétrogrades.* On a cru que c'était là le procédé employé par la nature pour détruire les éléments pathologiques, que cette infiltration des cellules produisait leur dissolution, et que telle était la cause de la résolution des tumeurs. Puis, comme ces altérations des cellules s'observent fréquemment dans le cancer, il a fallu en conclure que le cancer pouvait se résoudre spontanément; et cette conclusion logique de la théorie en est la meilleure réfutation. On observe, au contraire, que les cancers où abondent les prétendues cellules rétrogrades sont au nombre des plus graves. Cette altération est fréquente dans l'encéphaloïde, où elle occupe rarement toute l'étendue de la tumeur, et où elle se révèle sur les coupes par des marbrures jaunâtres, désignées par M. Lebert sous le nom d'*état phymatoïde* ou de *xanthose.* Les cancers du testicule y sont particulièrement exposés, et on sait à quoi s'en tenir sur la guérison spontanée de ces formidables tumeurs.

Je cite cet exemple en opposition à la théorie des métamorphoses rétrogrades; mais je suis certes bien loin de prétendre que l'infiltration granulo-graisseuse des éléments des tumeurs soit toujours l'indice d'une aggravation. Cet état se manifeste très-souvent dans les tissus normaux en voie d'atrophie, et on l'observe également quelquefois dans les tumeurs en voie de résolution. Il est probable que, dans beaucoup de cas, les granulations moléculaires résultent de la décomposition des éléments anatomiques, ceux-ci, avant de se dissoudre, se résolvant en une sorte de poussière organique. On observe en outre que des dépôts de granulations graisseuses prennent souvent la place des éléments déjà résorbés. Ces deux phénomènes marchent de front, et sont faciles à étudier dans l'atrophie du tissu musculaire; mais ils sont l'effet, et non la cause de cette atrophie; et de même, lorsqu'ils se manifestent dans une tumeur en voie de résolution, ils sont l'effet et non la cause de cette résolution.

CHAPITRE VII

DU RAMOLLISSEMENT DES TUMEURS

Dans les diverses phases de croissance et de décroissance des tumeurs, et même dans leur état stationnaire, on assiste souvent à des changements de consistance qui peuvent être considérables.

Quelques tumeurs durcissent en vieillissant; d'autres conservent à peu près la même consistance pendant toute leur durée; d'autres, enfin, se ramollissent. Ces diverses modifications peuvent se manifester dans une partie ou dans la totalité de leur étendue; on voit même quelquefois la consistance s'accroître en certains points, et diminuer en d'autres points de la même tumeur.

L'augmentation de consistance peut être due à la simple condensation des éléments de la production accidentelle, et alors le volume de la tumeur subit une diminution proportionnelle; beaucoup de productions osseuses, telles que la tumeur du cal, les périostoses simples, l'os nouveau de la nécrose après l'extraction du séquestre, certaines exostoses syphilitiques, etc., durcissent en même temps qu'elles s'affaissent; les productions fibreuses inodulaires, douées, comme on le sait, d'une grande force de rétraction, forment des brides dont la dureté augmente à mesure qu'elles se raccourcissent. Cette condensation peut d'ailleurs s'accompagner de la résorption d'une partie du tissu accidentel, comme aussi elle peut résulter de l'organisation d'éléments nouveaux qui se pressent dans les interstices de ce tissu. Les tumeurs osseuses en offrent des exemples fréquents.

En dehors de ces conditions, qui sont propres à certaines espèces de tumeurs, l'induration des productions accidentelles est assez rare. Elle tient, soit à des dépôts calcaires, soit à la formation toujours croissante d'éléments fibreux *adventices,* à l'ossification d'une partie du blastème, etc.; mais ce sont des accidents de structure exceptionnels, ou plutôt éventuels, qui ne font pas partie de l'évolution régulière des tumeurs, qui par conséquent n'ont rien de caractéristique, et qui n'ont même aucune signification clinique précise.

Le ramollissement, au contraire, est un phénomène extrêmement fréquent. Il peut se manifester dans un grand nombre de productions accidentelles, extrêmement diverses, et ne peut par conséquent pas être considéré comme l'un des caractères pathognomoniques du cancer.

Il y a des productions accidentelles qui tendent naturellement à se ramollir, à tel point que le ramollissement peut être décrit comme une phase de leur évolution. Tels sont, en première ligne, les tubercules et les cancers, à l'exception de certaines variétés de squirrhes, où le tissu fibreux adventice est infiniment plus abondant que les éléments globulaires autogènes. Les épithéliômes, les fibroïdes nucléaires se ramollissent presque aussi souvent que les cancers. Il y a d'autres tumeurs qui, dans les cas ordinaires, conservent pendant toute leur durée une consistance à peu près uniforme, mais qui cependant se ramollissent quelquefois, plus tôt ou plus tard, et on remarque, en général, que ce ramollissement éventuel survient de préférence dans les tumeurs qui acquièrent un grand volume. De ce nombre sont les myéloïdes, les chondrômes, les fibrômes, les fibroïdes fibrillaires, les hystérômes et les adénômes.

Nous devrons, à l'occasion de ces diverses tumeurs, considérer en particulier les effets du ramollissement dont elles peuvent devenir le siége. Ici nous nous bornerons à choisir quelques exemples pour chercher à déterminer les causes très-diverses qui président au ramollissement des tumeurs.

Établissons d'abord une distinction importante, pour échapper à une confusion qui a exercé une influence fâcheuse sur l'étude de ce phénomène. Il y a un ramollissement *réel* et un ramollissement *apparent*, qui marchent souvent de front, qu'on prend alors aisément l'un pour l'autre, mais qui n'en sont pas moins essentiellement différents.

On n'a pas oublié que beaucoup de tumeurs s'accroissent principalement par leurs couches superficielles. Quand cet accroissement est rapide, il arrive fréquemment que les parties de formation nouvelle sont beaucoup plus molles que les parties plus anciennement formées. Certaines tumeurs, dont le centre est encore assez ferme, se recouvrent ainsi de bosselures tellement molles, qu'elles paraissent fluctuantes. On trouve alors une tumeur volumineuse et molle, là où était, quelque temps auparavant, une tumeur plus petite et plus dure. C'est ce qui constitue le *ramollissement apparent*. Ce n'est point un ramollissement véritable, puisque les parties qui en sont le siége n'ont jamais été plus dures qu'elles ne le sont aujourd'hui.

Le *ramollissement réel* est d'une tout autre nature. Il se manifeste surtout dans les parties les plus anciennement formées; au lieu d'occuper la périphérie des tumeurs, il en occupe presque toujours les couches centrales. Il est dû, non à la formation d'un tissu nouveau, mais à l'altération d'un tissu qui perd à un moment donné sa consistance primitive.

Dans les tumeurs où ce phénomène est assez fréquent pour être considéré comme faisant partie de leur évolution naturelle, on désigne sous le nom de période de *crudité* celle qui précède l'époque du ramollissement.

Ce ne sont pas seulement les tissus pathologiques qui peuvent se ramollir : on sait que plusieurs tissus normaux, et notamment la substance de certains viscères, sont exposés à subir des altérations analogues. Cela permet déjà de soupçonner que le ramollissement n'est pas toujours dû aux mêmes influences. Nous n'avons à nous occuper ici que de celui des productions accidentelles, et pour montrer combien sont diverses les causes qui y président, nous examinerons d'abord les deux mécanismes essentiellement différents qui font passer le tubercule, et le cancer encéphaloïde, de l'état de crudité à l'état de ramollissement.

Le tubercule *cru,* dont nous n'avons pas à décrire ici la formation, ne renferme ni fibres ni vaisseaux. Les seuls éléments organisés qui rentrent dans sa structure sont des corpuscules spéciaux, plus petits que les globules du pus, situés au sein d'une substance amorphe qui les cimente, comme le mortier cimente les pierres d'une muraille. C'est à la cohésion de cette substance que le tubercule cru doit sa dureté. Dans le tubercule ramolli, les corpuscules organisés deviennent libres comme les globules du sang, de la lymphe ou du pus; la substance qui les unissait s'est dissoute; la couleur et la consistance se sont modifiées; mais les éléments anatomiques sont restés les mêmes. Plus tard, ces éléments s'altèrent à leur tour comme par une sorte de dissolution imparfaite; ils se réduisent en débris informes qui n'ont plus rien de caractéristique. C'est ce qu'on appelle la *fonte tuberculeuse.* Je passe sous silence l'inflammation suppurative qui survient presque toujours dans les parois du foyer, et qui le transforme en abcès tuberculeux; je passe également sous silence les autres modes de terminaison du tubercule : je ne veux parler que de son ramollissement.

Quelle est la cause de ce dernier ? C'est la décomposition et la dissolution de la substance amorphe interglobulaire qui, n'étant ni vasculaire, ni vascularisable, ne possède qu'une obscure vitalité, et rentre tôt ou tard sous l'empire des lois physiques. On lui a même contesté cette vitalité obscure; on a dit que le tubercule n'était qu'un produit de sécrétion tout à fait inerte; on est allé jusqu'à dire, dans ces derniers temps, que les corpuscules tuberculeux n'étaient pas des éléments organisés.

Ce sont autant d'erreurs provenant de cette idée préconçue, qu'il n'y a pas de vie sans vaisseaux. La vie a ses degrés comme l'organisation. Les manifestations de la vie supérieure ne s'observent que dans les tissus vasculaires; mais entre cette vie parfaite et l'inertie absolue de la matière, il y a, dans la série des tissus comme dans la série des êtres, divers degrés de vitalité. Le tubercule occupe sans doute la situation la plus inférieure dans cette échelle de la vie; il est bien au-dessous des cartilages articulaires qui, privés de vaisseaux comme lui, ne se nourrissent que par imbibition, aux dépens des sucs formés par les vaisseaux adjacents, et qui se composent comme lui d'éléments globulaires cimentés par une substance amorphe. Ceux qui nient la vitalité des cartilages, doivent nier, à plus forte raison, celle du tubercule cru. Mais si le tubercule ne vivait pas du tout, il devrait, dès le premier jour, se comporter comme un corps étranger, et se putréfier presque aussitôt. Au lieu de cela, il se maintient longtemps à la période de crudité; et certes ce ne sont pas les conditions de la putréfaction qui lui manquent dans le poumon, où abondent la chaleur, l'humidité et l'oxygène. Toutefois, cette vie imparfaite a un terme inévitable; la substance amorphe qui cimente les globules ne paraît pas se renouveler par un travail de nutrition. Dès lors elle n'a, comme la plupart des substances organiques de l'économie, qu'une durée limitée; et tôt ou tard, au bout d'un temps variable, elle se dissout inévitablement.

Il est impossible de fixer l'époque de cette dissolution; certains malades présentent pendant plusieurs années les signes de la tuberculisation pulmonaire au premier degré, et, à l'autopsie, on ne trouve dans leurs poumons que des tubercules crus, sans aucune trace de cavernes cicatrisées; la période de crudité peut donc durer très-longtemps; mais ordinairement, la dissolution de la substance interglobulaire s'effectue en quelques mois; elle peut même, dans les cas aigus, survenir plus rapidement, surtout si les parties adjacentes sont le siége d'une inflammation concomitante. Celle-ci favorise et accélère le ramollissement; mais elle n'en est pas la cause déterminante, comme on l'a dit, puisqu'un très-grand nombre de tubercules se ramollissent sans aucune apparence d'inflammation pendant la vie, sans aucune trace d'inflammation après la mort. Dans les tubercules de très-petit volume, dont toutes les parties datent à peu près de la même époque, le ramollissement est presque toujours général et uniforme ; mais dans les masses plus volumineuses, c'est la partie la plus anciennement formée qui se ramollit la première, c'est-à-dire que le ramollissement débute par le centre du tubercule, et s'étend ensuite de proche en proche jusqu'à la périphérie. On n'a pas oublié en effet que le tubercule s'accroît par juxtaposition pure et simple de nouveaux éléments, qui se forment en dehors des éléments dejà formés, et qui proviennent d'un blastème sécrété par les parties vasculaires environnantes. Les couches les plus extérieures sont donc les plus récentes ; et c'est pour cela qu'elles se ramollissent les dernières.

En résumé, le ramollissement du tubercule est le résultat de l'insuffisance de la vitalité de la substance amorphe interglobulaire, substance qui, n'étant pas renouvelée par la nutrition, ne peut avoir qu'une durée limitée.

La cause du ramollissement du cancer encéphaloïde diffère essentiellement de la précédente.

L'encéphaloïde, à la période de crudité, se compose d'un suc lactescent, contenu dans les aréoles très-petites d'un tissu conjonctif demi-transparent et extrêmement délié. Lorsqu'on racle la coupe de la tumeur avec un instrument mousse, on extrait la plus grande partie du suc, et la trame aréolaire de l'encéphaloïde devient apparente, surtout lorsqu'on plonge la tumeur dans l'eau. A une période plus avancée, la consistance diminue graduellement. Les deux états que l'on a désignés sous les noms d'*encéphaloïde médullaire* et d'*encéphaloïde diffluent*, ne sont que des degrés de ce ramollissement. Dans l'un, la consistance de la tumeur est à peu près égale à celle de la moelle épinière ; dans l'autre, elle est moindre encore, et rappelle les caractères du tissu de l'encéphale dans le ramollissement cérébral. Lorsqu'on examine de front un certain nombre de tumeurs encéphaloïdes parvenues à ces divers degrés de leur évolution, on voit que ces différences de consistance sont dues aux proportions toujours croissantes du suc cancéreux, par rapport à la trame aréolaire. Celle-ci est presque nulle dans l'encéphaloïde diffluent, qui, soumis à l'action d'un filet d'eau, se réduit à n'être plus qu'un chevelu de vaisseaux capillaires. Dans l'encéphaloïde médullaire, on trouve de plus une certaine quantité de tissu conjonctif ; mais il y en a beaucoup moins que dans l'encéphaloïde cru. Cela posé, il est bon de rappeler que le suc cancéreux, composé d'une sérosité où nagent les globules spécifiques du cancer, constitue l'élément autogène des tumeurs cancéreuses, tandis que le tissu conjonctif ne figure dans ces tumeurs qu'à titre d'élément adventice. Le ramollissement de l'encéphaloïde est donc dû à la prédominance toujours croissante des éléments autogènes par rapport aux éléments adventices; c'est-à-dire que le ramollissement s'effectue lorsque le blastème s'organise entièrement, ou du moins presque entièrement, en noyaux et en cellules. Il est même probable qu'à un certain moment, ceux-ci étouffent et détruisent la trame de tissu conjonctif qui existait pendant la période de crudité, puisque dans l'encéphaloïde diffluent, on ne trouve, soit à l'œil, soit au microscope, que des traces insignifiantes de ce tissu conjonctif.

Tel est le mécanisme du ramollissement de l'encéphaloïde, et on voit combien il diffère de celui qui produit le ramollissement du tubercule.

Le ramollissement du tubercule est une des phases de sa destruction, tandis que celui de l'encéphaloïde est une des phases de son développement, de son accroissement interstitiel. L'un est dû à l'insuffisance de la nutrition, au peu de vitalité de la substance qui supporte et unit les globules; l'autre, au contraire, résulte d'une nutrition exubérante, et dépend de la multiplication des éléments globulaires. Dans le premier cas, une matière solide se dissocie, se liquéfie en obéissant aux lois de la nature morte : c'est une désorganisation; dans le second cas, des noyaux et des cellules se forment incessamment, par un travail d'organisation. Le nom de *décadence* (decay), qui convient au ramollissement du tubercule, a donc été employé à tort, par les auteurs anglais, pour désigner le ramollissement du cancer. Le cancer ramolli, loin d'être en décadence, est au contraire plus vivace, plus envahissant, plus menaçant que jamais.

Je viens de montrer, par deux exemples extrêmes, qu'il existe deux types, deux mécanismes parfaitement distincts de ramollissement. Mais les productions accidentelles dont je viens de parler ne sont pas les seules qui puissent se ramollir; et il y a lieu de se demander quel est le rôle que jouent ces deux mécanismes dans le ramollissement des autres tumeurs.

Les épithéliômes n'ont presque jamais de trame propre; ils doivent leur solidité à la résistance des tissus qu'ils envahissent, et au sein desquels les cellules épithéliales sont infiltrées. Les fibres de ces tissus, comprimées, étouffées par les cellules, dont le nombre va toujours croissant, finissent tôt ou tard par être détruites, et la tumeur se ramollit à mesure que ce travail de destruction s'effectue. Le ramollissement ici, comme dans le cancer, est le résultat de l'accroissement interstitiel de la tumeur.

Le ramollissement des fibroïdes nucléaires est encore le résultat de leur accroissement interstitiel, de la multiplication de leurs éléments globulaires. Ces tumeurs, comme les précédentes, peuvent se ramollir sans avoir acquis un grand volume. Les fibroïdes fibrillaires se ramollissent bien plus rarement, et seulement lorsque leur masse devient très-considérable. Ils ont cela de commun avec les fibrômes, les hystérômes, les chondrômes, les adénômes et les myéloïdes; mais ces diverses tumeurs sont loin de se ramollir par le même mécanisme.

Les adénômes doivent leur solidité à la résistance du stroma fibreux qui entoure les culs-de-sac glandulaires. Lorsqu'on examine un adénôme ramolli, on y trouve exactement les mêmes culs-de-sac que dans les adénômes plus récents, plus petits et plus durs; mais le stroma fibreux se réduit à quelques filaments de tissu conjonctif. Le ramollissement résulte donc de la prédominance croissante des culs-de-sac glandulaires sur le stroma; il est dû à la multiplication de ces éléments autogènes complexes qu'on appelle les acini, et qui n'ont par eux-mêmes presque aucune solidité. Ce ramollissement est donc un phénomène d'accroissement interstitiel.

Dans les cas que nous venons d'examiner, le ramollissement se manifeste comme une conséquence naturelle du mode particulier d'accroissement de la tumeur, et par un mécanisme qui, bien que spécial pour chacune d'elles, est comparable, quant à sa nature, à celui que nous avons décrit pour le cancer. Dans les cas dont nous allons nous occuper maintenant, le ramollissement est encore une conséquence de l'accroissement; mais il n'en est pas la conséquence directe; il ne survient que lorsque la tumeur est très-volumineuse, et la multiplication des éléments autogènes n'y est sans doute pas étrangère; mais il y a autre chose. La trame organique perd sa solidité et se dissocie par une sorte de dissolution qui paraît dépendre d'une nutrition insuffisante, ou de quelque autre accident de nutrition; c'est une désorganisation, une *décadence*, comparable, jusqu'à un certain point, à celle qui fait ramollir le tubercule.

Les chondrômes, par exemple, se composent, comme le tissu des cartilages normaux, d'une substance fondamentale, d'une gangue, où sont creusées des cavités isolées, pleines de corpuscules cartilagineux. La multiplication de ces corpuscules donne lieu à l'accroissement des cavités, qui ne peuvent se développer qu'aux dépens de la gangue, c'est-à-dire aux dépens de la solidité de la tumeur. Pourtant, ce n'est pas là la cause principale du ramollissement des chondrômes, puisque ces tumeurs peuvent s'accroître beaucoup sans que leur consistance soit diminuée. Lorsqu'on examine la partie ramollie d'un chondrôme, on trouve que la gangue a perdu sa solidité avant même d'avoir perdu sa continuité; le nombre des corpuscules qui existent dans un espace donné, n'est pas sensiblement plus considérable que dans les points où la tumeur est encore dure; la gangue s'est donc fondue en quelque sorte; elle est devenue gélatineuse, et presque diffluente; elle s'est dissociée, comme la substance interglobulaire du tubercule qui se ramollit. Si l'on songe que les chondrômes sont ordinairement des tumeurs peu vasculaires, eu égard à leur masse, que leurs parties centrales le sont beaucoup moins que leurs couches superficielles, qu'enfin le ramollissement (nous ne parlons ici que du ramollissement *réel*) se produit dans les points les plus éloignés de la surface, il est permis de croire que l'insuffisance de la nutrition est la cause principale de la décohésion de la gangue.

Je rapproche de ce mécanisme celui qui amène le ramollissement de certains myéloïdes. Ces tumeurs n'ont pas de trame proprement dite. Les *myéloplaxes* qui les composent sont soudés, cimentés par une substance amorphe très-résistante, qu'on peut comparer à la gangue des cartilages et à la substance interglobulaire des tubercules. Dans les parties ramollies des myéloïdes, les myéloplaxes sont libres, ou très-faiblement adhérents entre eux. Le ciment qui les unissait s'est ramolli et dissous. Je n'attribue pas ce ramollissement à un défaut de vascularité; on remarque au contraire souvent, que les myéloïdes ramollis sont très-vasculaires; mais la nutrition peut être troublée par des accidents très-divers; et d'ailleurs, le ramollissement des myéloïdes est assez peu fréquent pour qu'on puisse le considérer comme la conséquence de circonstances accidentelles.

Les fibrômes, les hystérômes, sont de toutes les tumeurs qui nous occupent, celles qui se ramollissent le plus rarement; et c'est ici surtout que le volume considérable de la tumeur est la condition indispensable de son ramollissement. J'ai vu plusieurs foyers de ramollissement au centre d'un ancien hystérôme qui pesait 40 kilogrammes. C'est le seul exemple bien caractérisé qui me revienne actuellement en mémoire. Les fibrômes peuvent se ramollir avant d'avoir atteint un pareil volume, mais c'est vraiment exceptionnel. Je ferai remarquer que ces tumeurs sont très-peu vasculaires. J'ai vu de très-gros fibrômes, dont la surface était couverte de vaisseaux, mais dont la substance propre recevait à peine quelques filaments vasculaires, rares et déliés. On se demande comment l'imbibition des sucs nutritifs peut s'effectuer jusqu'au centre de ces tumeurs. Il faut bien qu'elle s'effectue cependant, puisque le tissu accidentel continue à vivre; mais on conçoit aisément que, dans certains cas, cette nutrition à distance ne suffise plus à maintenir en pleine vitalité les parties les plus éloignées de la surface. Le travail de décomposition organique continue cependant dans ces points où la réparation nutritive est insuffisante. Les fibres se dissocient, se fondent en quelque sorte; des cavités irrégulières, remplies d'un suc visqueux, et limitées par une substance gélatineuse, se creusent au centre de la tumeur; et ce ramollissement, quoique très-différent de celui du tubercule, peut lui être comparé toutefois, en ce sens que l'un et l'autre sont le résultat d'une désorganisation.

On voit combien varie le mécanisme du ramollissement des tumeurs; on comprend dès lors qu'à l'époque où la plupart des tumeurs dont nous venons de parler étaient confondues avec le cancer, on ait émis des opinions très-contradictoires sur la nature du ramollissement. Tandis que, pour les uns, ce phénomène était le résultat d'un travail inflammatoire, c'est-à-dire d'un excès de circulation et de vitalité, pour les autres c'était le résultat d'une *décadence*, d'une décomposition moléculaire qu'on considérait même comme le premier degré de la gangrène. Lorsque nous décrirons le cancer en particulier, nous exposerons ces opinions opposées, qui reposent l'une et l'autre sur des faits bien observés, mais mal interprétés. Notre but, dans ce chapitre général, était seulement de montrer : 1° que le ramollissement n'est pas un caractère propre aux tumeurs cancéreuses; 2° que ce phénomène est le résultat de conditions qui varient suivant l'espèce de tumeur que l'on considère; 3° qu'il dépend, tantôt d'une désorganisation véritable, naturelle ou accidentelle, et tantôt, au contraire, d'un travail d'organisation qui fait partie de l'accroissement interstitiel de la tumeur.

CHAPITRE VIII

PROPAGATION DES PRODUCTIONS ACCIDENTELLES

Nous n'avons étudié jusqu'ici que l'accroissement interstitiel des tumeurs, celui qui est dû à l'expansion plus ou moins inégale de leurs différentes parties, et qui n'a d'autre conséquence que le refoulement pur et simple des tissus adjacents. Certaines productions accidentelles ne s'accroissent jamais autrement. Mais il en est, et ce sont en général les plus graves, qui joignent à ce premier mode d'accroissement un autre mode que nous allons étudier sous le nom d'accroissement par *propagation.*

Ce mot de propagation a été employé pour désigner trois choses fort différentes : 1° l'extension du mal par continuité de tissu; 2° l'invasion des ganglions lymphatiques correspondants; 3° la formation de tumeurs, semblables à la première, dans des parties qui n'ont avec elle aucune connexion anatomique directe. Ces deux dernières acceptions sont tout à fait fausses, et nous n'acceptons que la première.

La propagation s'effectue aux dépens des parties environnantes, qui sont envahies de proche en proche, englobées fibre à fibre dans le tissu de la tumeur, et finalement presque toujours détruites. On voit alors la substance de la tumeur se prolonger au sein de l'organe envahi, et lorsque celui-ci ne l'est que dans une partie de son étendue, le tissu pathologique se continue insensiblement, sans ligne de démarcation appréciable, avec les tissus encore normaux qui composent le reste de l'organe. De là est venue la croyance, générale jusqu'à notre époque, que certaines tumeurs ont la propriété de *s'assimiler* les parties environnantes, de les *transformer en leur propre substance*, suivant l'expression consacrée; et cette propriété a longtemps figuré au premier rang parmi celles qui servaient de base à la définition du cancer.

Les recherches modernes, faites avec le contrôle du microscope, n'ont pas permis de conserver cette doctrine. Il est parfaitement démontré aujourd'hui : 1° que les tumeurs cancéreuses ne sont pas les seules qui aient la propriété de se propager ; 2° que la propagation n'est pas le résultat d'une transformation, mais bien d'un travail de formation nouvelle, et de substitution progressive d'un tissu accidentel aux tissus des organes envahis.

Établissons d'abord le premier point. Les épithéliômes, les fibroïdes, les pseudadénômes, n'ont pas moins de tendance à se propager que le cancer. Les adénômes polyglandulaires se propagent très-fréquemment aussi. Les myéloïdes, les fibrômes, les chondrômes, les tumeurs érectiles, les éléphantiasis diffus, et même les lipômes diffus, peuvent encore, dans certains cas, envahir les parties environnantes par continuité de tissu. On voit combien le phénomène de la propagation est loin de pouvoir fournir un caractère absolu de classification. Il y a sans doute des différences importantes entre les tumeurs qui se propagent toujours, ou presque toujours, celles qui se propagent moins souvent, celles qui ne se propagent que par exception, et celles qui ne se propagent jamais. Le phénomène de la propagation fait partie du cortége de la malignité; mais une tumeur n'est pas maligne par cela seul qu'elle se propage. J'ai déjà dit que la malignité est une chose relative, qui n'appartient pas en propre à une espèce particulière de tumeur, et on verra bientôt que chacun des caractères qu'on lui assigne peut, comme celui de la propagation, se manifester dans des tumeurs très-différentes de nature et de gravité.

Ce que nous avons dit plus haut de la prétendue transformation des tissus permet déjà de prévoir que la propagation n'est pas due à un travail de dégénérescence, mais bien à un travail de substitution et de destruction. Voici, en effet, ce que l'on constate sur les limites d'une tumeur en voie de propagation. Pour rendre notre description plus claire, nous supposerons qu'il s'agisse d'un muscle envahi par le cancer d'un organe voisin; ce que nous dirons du muscle, pourra s'appliquer aux autres tissus; et ce que nous dirons du cancer, pourra se dire aussi des autres productions accidentelles. Soit donc un cancer de la mamelle se propageant au grand pectoral : à quelque distance de la tumeur, le muscle est parfaitement sain; en approchant de la tumeur, ses fibres pâlissent, et son tissu perd sa flexibilité. Cette induration est due au dépôt d'une substance solide, infiltrée dans les interstices qui séparent les fibres musculaires; en avançant un peu plus loin, on voit les fibres s'effacer de plus en plus, et disparaître enfin dans le tissu de la tumeur. Ainsi, il suffit de l'inspection à l'œil nu, pour reconnaître que la propagation des productions accidentelles, même des plus malignes, s'effectue au moyen d'une substance plastique, d'un blastème qui s'insinue purement et simplement dans les lacunes des tissus, et qui, après avoir emprisonné les éléments de ces tissus, les comprime, les étouffe et les détruit.

L'inspection microscopique permet de suivre ce travail de destruction et de substitution, d'assister à la désorganisation progressive des tissus envahis, et à l'organisation simultanée du blastème épanché dans leurs interstices. M. Hugues Bennet a figuré dans son ouvrage l'altération des fibres musculaires emprisonnées dans une tumeur cancéreuse. Leur structure primitive a disparu; leur continuité est interrompue; mais les tronçons qui en résultent ne ressemblent en rien aux éléments propres du cancer (1). J'ai répété plusieurs fois la même observation. J'ajoute que ce n'est pas le seul mode de destruction des muscles; c'est même le moins commun; ordinairement les fibres de ces organes, au lieu d'être coupées en tronçons, s'atrophient purement et simplement; mais, dans l'un et l'autre cas, on peut acquérir la certitude qu'elles disparaissent entièrement, et que les éléments qui les remplacent sont la cause et non l'effet de leur destruction.

Ces éléments nouveaux se développent au sein du blastème infiltré, et sont de même nature que ceux de la tumeur. Ce blastème, d'ailleurs, n'est autre chose que le blastème même de la production accidentelle. Sécrété en excès par les couches superficielles de la tumeur, il déborde en quelque sorte sur les parties environnantes, se logeant partout où il trouve de la place, et s'infiltrant dans toutes les lacunes, dans tous les interstices qu'il rencontre. Les éléments qui y naissent ne peuvent se développer qu'en comprimant et atrophiant les éléments normaux de l'organe envahi; puis, la sécrétion du blastème continuant à s'effectuer autour de ces nouveaux éléments, d'autres éléments de même nature continuent à s'y développer, de telle sorte que les éléments primitifs, de plus en plus comprimés, finissent souvent par disparaître entièrement. Quelquefois une partie du tissu envahi persiste encore longtemps au milieu de la tumeur. Le tissu fibreux en offre quelques exemples; des plaques osseuses, provenant d'un os détruit par le cancer, peuvent également se retrouver au sein de la masse morbide. Mais ces faits, d'ailleurs

(1) Bennet. *On Cancerous and Cancroïd Growths*, Édimbourg, 1849 in-8, p. 105, fig. 121.

beaucoup moins fréquents que les autres, n'infirment pas cette proposition générale, que les tumeurs détruisent les tissus auxquels elles se propagent, et que le travail de propagation est un travail de substitution.

Toutes les tumeurs, comme nous l'avons déjà dit, ne tendent pas à se propager. La première condition de la propagation est que le blastème soit sécrété en excès, c'est-à-dire que la production accidentelle soit en voie d'accroissement. Mais cette condition ne suffit pas; toutes les tumeurs qui s'accroissent ne se propagent pas; l'accroissement peut même être considérable et rapide, sans qu'il y ait propagation. Pour que celle-ci s'effectue, il faut que le tissu accidentel soit en continuité avec les tissus environnants; en d'autres termes, il faut que la tumeur soit actuellement *diffuse*, au moins dans une partie de sa surface.

Les tumeurs qui sont diffuses dès leur origine, n'ont aucune résistance à vaincre pour se propager aux parties adjacentes, avec lesquelles leur propre tissu se continue sans interruption. Il n'en résulte pas que ces tumeurs doivent toujours et inévitablement se propager, mais c'est du moins leur tendance la plus générale. Quant à celles qui commencent par être *circonscrites*, elles se bornent d'abord, pendant un certain temps, à refouler les organes voisins; elles ne peuvent commencer à s'y propager qu'après avoir contracté avec eux des *adhérences*, et détruit l'enveloppe fibreuse ou fibro-celluleuse qui les en sépare. Cette enveloppe est constituée, tantôt, en tout ou en partie, par une membrane naturelle plus ou moins distendue et épaissie, tantôt par une membrane accidentelle, due à la condensation et à l'hypertrophie du tissu conjonctif ambiant, auquel se joignent souvent les produits d'une inflammation chronique, provoquée par la présence de la tumeur. C'est elle qui oppose le premier obstacle à la propagation; obstacle proportionnel à l'épaisseur et à la densité de la couche isolante, et suffisant pour s'opposer à la progression d'un grand nombre de productions accidentelles. Lorsqu'elle présente une épaisseur notable, on dit, par une locution vicieuse, que la tumeur est enkystée. Entre les tumeurs qui sont ainsi enkystées, et celles qui sont simplement circonscrites, il n'y a qu'une différence du plus au moins, et toujours, en dernière analyse, la propagation aux parties environnantes, lorsqu'elle a lieu, s'effectue de la même manière.

La destruction de la membrane enveloppante se fait par un mécanisme qui tient à la fois de l'amincissement par distension mécanique, et de l'atrophie par compression; mais cela ne suffirait pas pour mettre le tissu de la tumeur en communication avec les tissus adjacents, s'il ne s'y joignait autre chose.

L'enveloppe extérieure, quelque dense qu'elle soit, présente toujours un certain nombre de perforations, puisque c'est d'elle que la tumeur reçoit ses vaisseaux. D'ailleurs ses fibres ne forment pas un tout continu; distendues par les progrès de la tumeur, elles s'écartent, s'éraillent; le blastème pathologique, s'insinuant dans leurs interstices, se substitue enfin à elles par le mécanisme précédemment décrit, et le mal, dès lors, ne tarde pas à se propager aux parties voisines.

D'après les idées que nous venons d'exposer, il est clair que ce sont les tissus les plus riches en lacunes, en interstices, qui sont les plus disposés à subir l'invasion du mal. Cette condition me paraît la seule dont il soit nécessaire de tenir compte; le degré de vascularité des tissus ne joue ici qu'un rôle accessoire, et je vais montrer, par une revue rapide des principaux tissus, que tout cela s'accorde très-exactement avec les résultats de l'observation.

Le *tissu conjonctif lâche,* pur ou chargé de graisse, est certainement de tous les tissus du corps celui qui est le plus apte à recevoir les infiltrations de toute sorte. Une simple injection d'air ou de liquide, une simple traction, suffisent pour y produire des cavités factices qu'on a longtemps crues normales, et qui lui ont valu le nom impropre de *tissu cellulaire,* sous lequel on le désigne encore souvent aujourd'hui. Aucun tissu du corps ne se laisse envahir plus aisément que celui-là par les tumeurs en voie de propagation. Je dis que cela dépend de sa laxité, et non de la nature des éléments qui le composent; car ces mêmes éléments, en se condensant de plus en plus, constituent les membranes cellulo-fibreuses, les membranes fibreuses, les ligaments et les tendons. Or, la facilité avec laquelle les productions accidentelles se propagent à ces diverses parties est inversement proportionnelle au degré de condensation de leur tissu. Les gaînes cellulo-fibreuses des muscles, les fascias sous-cutanés, n'opposent à la propagation que de faibles barrières. Le périoste, déjà plus dense et plus épais, arrête quelquefois longtemps les cancers des os, et les empêche de s'étendre aux muscles voisins. Les tumeurs de l'œil, même les plus malignes, acquièrent souvent un volume considérable avant de traverser la sclérotique; c'est sur la connaissance de ce fait que repose le procédé de Bonnet, pour l'extirpation du globe oculaire. La dure-mère constitue une barrière tout aussi puissante. On sait que les fongus cancéreux ou fibro-plastiques, lorsqu'ils débutent par le feuillet externe de cette membrane, respectent en général la continuité du feuillet interne, qu'ils se développent du côté de la voûte crânienne, et qu'ils la détruisent souvent dans une grande étendue, sans même commencer à se propager à l'encéphale. Enfin, les cordons fibreux, tels que les ligaments et les tendons, étant plus denses encore que les membranes précédentes, résistent presque absolument à la propagation des productions accidentelles. On a même pu croire qu'ils y étaient tout à fait réfractaires, et il est très-fréquent, comme on sait, de trouver ces organes à peu près intacts au milieu de tumeurs qui ont déjà détruit les autres tissus. Toutefois, cette immunité n'est pas absolue. J'ai pratiqué à l'hôpital Necker, en septembre 1856, l'amputation sus-malléolaire, dans un cas de tumeur fibro-plastique qui avait déjà été traitée par l'amputation de Chopart, et qui avait récidivé dans le moignon. La région sus-malléolaire, examinée avant l'opération, paraissait parfaitement saine. Mais dès que l'amputation fut terminée, je reconnus que plusieurs *tendons* étaient profondément altérés. Je renonçai aussitôt à mon premier plan, et je coupai, séance tenante, la jambe au lieu d'élection. La pièce, disséquée avec soin, fut présentée à la Société de chirurgie. De la masse fibro-plastique principale, qui occupait le centre du moignon, se détachaient plusieurs gros cordons grisâtres et irréguliers qui, remontant vers la jambe, allaient se continuer avec les tendons; et quelques-uns de ces tendons se trouvaient envahis jusqu'au voisinage de l'insertion des fibres musculaires. A l'œil nu, comme au microscope, on reconnaissait que cette disposition singulière était due à la propagation de la tumeur fibro-plastique dans l'épaisseur même des tendons.

La figure 6 représente la surface du tendon du long péronier latéral, qui est fendu en long sur la figure 7. L'extrémité inférieure de ce tendon se continuait avec la masse fibro-plastique du moignon; le tissu accidentel avait d'abord envahi cette extrémité, et s'était ensuite propagé, de bas en haut, dans la continuité du tendon, en constituant une masse fustiforme, dont la surface parfaitement lisse était surmontée de bosselures arrondies. C'est jusqu'ici, je pense, le seul cas connu de propagation d'une production accidentelle au tissu des tendons (1).

Le *tissu musculaire* est, après le tissu conjonctif lâche, celui qui se prête le mieux à la propagation. La laxité de sa trame et la largeur des espaces interfibrillaires permettent aux blastèmes pathologiques de s'y infiltrer aisément. Tout le monde a pu vérifier l'exactitude de

(1) *Bulletin de la Société de chirurgie.* Sept. 1856, t. VII, p. 114.

ce fait; tout le monde sait, par exemple, avec quelle fâcheuse facilité le cancer du sein pénètre dans le grand pectoral.

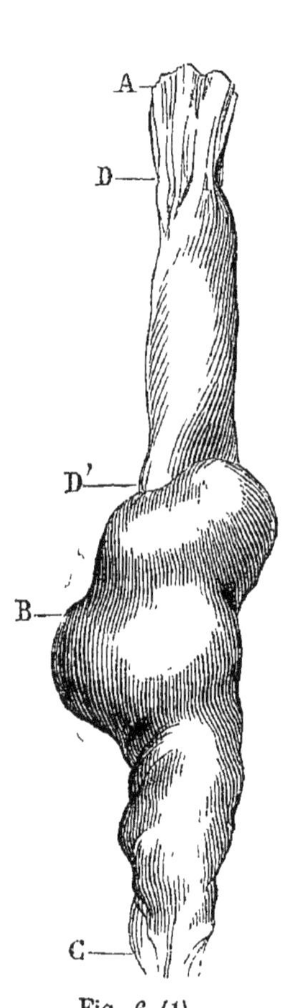

Fig. 6 (1).

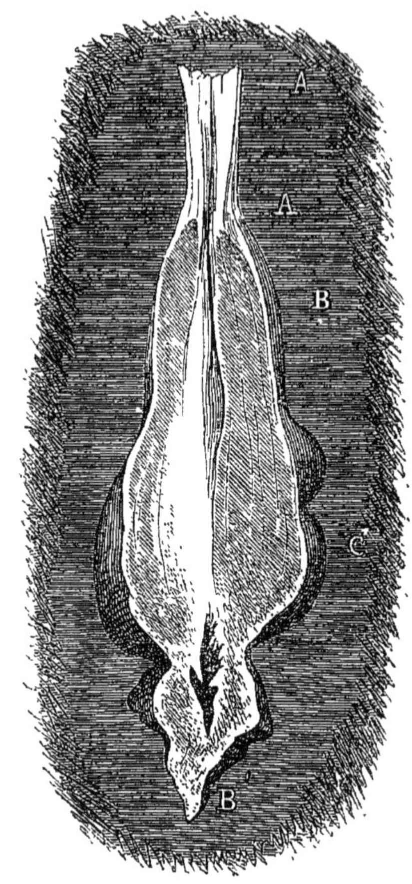

Fig. 7 (2).

La *peau*, surtout dans ses couches profondes, se laisse encore aisément envahir par les tumeurs subjacentes. Les nombreux prolongements adipeux qui pénètrent dans les aréoles du derme sont autant de portes d'entrée pour le mal. En avançant vers la surface libre de la peau, la propagation se ralentit notablement; c'est qu'en effet, les fibres du derme y sont plus serrées. On sait que beaucoup de tu-

(1) Tendon du long péronier latéral, devenu fibro-plastique derrière la malléole externe. — A, partie saine du tendon. — B, tumeur principale du tendon. — C, extrémité inférieure de la tumeur du tendon, confondue dans la tumeur du moignon. — DD', partie supérieure cylindrique de la tumeur du tendon.

(2) Le même tendon fendu suivant sa longueur. — AA, le tendon sain. — BB', la tumeur du tendon fendue longitudinalement. — CC, deux bosselures latérales de cette tumeur.

meurs restent longtemps adhérentes à la peau avant de s'ulcérer, c'est-à-dire avant de détruire la couche la plus superficielle de cet organe.

Les *membranes muqueuses*, beaucoup moins épaisses, et surtout moins denses que la peau, résistent aussi bien moins longtemps qu'elle à la propagation des tumeurs, et celles-ci dès lors s'ulcèrent beaucoup plus rapidement. Toutes les muqueuses, au surplus, ne cèdent pas avec la même facilité. La résistance qu'elles opposent à la propagation des pseudoplasmes est proportionnelle à la densité de leur tissu.

Les *cordons nerveux* possèdent une structure assez serrée; aussi peuvent-ils quelquefois conserver leur intégrité au sein de tumeurs assez avancées. Ainsi, dans un cas de cancer de l'os maxillaire supérieur, j'ai trouvé le nerf sous-orbitaire respecté dans toute sa longueur, quoique, dans toute l'étendue du canal sous-orbitaire, il fût plongé au sein de la substance cancéreuse qui l'enveloppait de toutes parts. Il était légèrement comprimé, et même un peu atrophié; et cependant la sensibilité tactile de la joue, loin d'être diminuée, était au contraire exagérée. Le malade percevait sur cette région deux sensations distinctes, lorsqu'on le piquait avec les deux pointes d'un compas ouvert de 3 millimètres seulement, tandis que sur l'autre joue, il fallait pousser l'écartement jusqu'à 6 millimètres, pour produire deux sensations. Un extrait de cette observation curieuse a été publié dans le *Bulletin de la Société anatomique*, 1847, p. 168. Cette exagération de la sensibilité tactile ne s'accompagnait d'aucune douleur. Il arrive quelquefois que les nerfs emprisonnés dans les tumeurs s'atrophient par compression avant d'être directement envahis par le mal, et alors il peut se faire que leurs fonctions soient supprimées peu à peu sans douleur névralgique; mais lorsque la tumeur se propage aux nerfs, des douleurs plus ou moins vives, et quelquefois des névralgies atroces, accompagnent ordinairement ce travail de désorganisation, jusqu'à ce que le cordon nerveux soit entièrement détruit. Il existe une espèce particulière de névralgie des membres inférieurs, qui résulte de la propagation du cancer des ganglions pelviens aux nerfs sacrés, à la suite des cancers de l'utérus ou du rectum. Dans un cas de ce genre, où la malade, folle de douleur, s'était suicidée par pendaison, je trouvai, à l'autopsie, des cellules et des noyaux de cancer dans l'épaisseur du deuxième et du troisième nerf sacrés. Chez une autre malade qui était morte également au milieu des douleurs les plus atroces, j'ai trouvé les nerfs sacrés simplement comprimés. En définitive, les productions accidentelles se propagent assez difficilement aux gros cordons nerveux, qui sont protégés par un névrilemme assez dense; les nerfs plus petits, et surtout les filets nerveux, dont le névrilemme est beaucoup moins résistant, se laissent plus aisément envahir; et c'est probablement à cette cause qu'il faut attribuer les douleurs lancinantes qui accompagnent le développement de certaines tumeurs. Ce caractère, qui a été considéré pendant longtemps comme propre au cancer, se retrouve dans un grand nombre d'autres tumeurs, et manque fréquemment dans les cancers les plus graves.

Les *parois des vaisseaux* sont souvent détruites par les tumeurs en voie de propagation; mais lorsque ces tumeurs possèdent une certaine dureté, elles déterminent ordinairement, par compression, l'oblitération des vaisseaux, avant d'en entamer les parois. Les tumeurs molles, au contraire, peuvent se propager aux parois d'un vaisseau où le sang continue à circuler. Ce phénomène, d'où résultent des conséquences multiples et très-diverses, est remarquable surtout dans le cancer encéphaloïde; mais il peut s'observer également dans les autres tumeurs molles, comme le sont par exemple certaines tumeurs épithéliales ou fibro-plastiques. Les parois des veines ont une structure assez serrée, mais elles sont très-minces; de telle sorte que leur résistance est souvent vaincue. A calibre égal, celles des artères sont plus épaisses, et elles sont composées de plusieurs tuniques que protége encore une tunique celluleuse externe; mais aucune de ces couches ne possède une structure aussi serrée que celle des veines; somme toute, la propagation paraît se faire un peu plus aisément aux artères qu'aux veines; mais ce n'est peut-être qu'une apparence, attendu que la destruction des parois artérielles entraîne ordinairement des conséquences plus évidentes, plus faciles à constater que celle des parois veineuses.

La propagation des productions accidentelles aux parois des artères présente deux degrés à étudier. Il faut d'abord que le vaisseau soit entouré de toutes parts par la masse morbide; sans cela, il fuirait devant elle, et échapperait à la propagation. Au premier degré, la tunique celluleuse est envahie, et fait corps avec la tumeur; la membrane moyenne et la membrane interne sont encore respectées, et la circulation, plus ou moins gênée par la compression extérieure, continue cependant à s'effectuer. Au deuxième degré, la membrane moyenne est envahie à son tour; son tissu est peu à peu remplacé par le tissu de la tumeur; et lorsque celle-ci est molle, il arrive un moment où la résistance des parois du vaisseau devient inférieure à la force qui pousse le sang. Il se produit donc une rupture, et le sang s'extravase. Si cet accident se passe près de la surface d'une tumeur ulcérée, il en résulte une hémorrhagie proportionnelle au volume du vaisseau rompu; s'il a lieu dans une tumeur non encore ulcérée, le sang extravasé se creuse, au sein du pseudoplasme, une cavité irrégulière, sans parois propres, comparable à un anévrysme diffus. Il se produit souvent, dans une même tumeur, plusieurs de ces cavités sanguines qui se mettent aisément en communication les unes avec les autres, et qui, se prêtant dès lors à une sorte de circulation, peuvent donner lieu, pendant la vie, à des pulsations, à un mouvement d'expansion, et même à un bruit de souffle (ce qui est plus rare), de manière à simuler un anévrysme ou une tumeur érectile. Cet état constitue l'*état hématode*. Il se manifeste plus souvent dans l'encéphaloïde que dans toute autre espèce de tumeurs; mais je l'ai vu plusieurs fois dans les tumeurs fibro-plastiques molles, dans un fibrôme volumineux et très-mou, et dans un chondrôme du tibia qui avait atteint un degré de ramollissement tout à fait exceptionnel.

Enfin, j'ai rencontré deux fois cette altération dans les tumeurs myéloïdes de l'extrémité inférieure du fémur, et, en outre, j'ai actuellement, dans mon service de Bicêtre, un malade qui est atteint d'une tumeur énorme et pulsatile de cette partie du squelette. Cette tumeur, stationnaire depuis deux ans, est entièrement locale; elle est le siége d'un bruit de souffle intermittent, et d'un *thrill* très-manifeste; et je suis disposé à la considérer comme une tumeur myéloïde hématode du fémur.

L'état hématode n'est donc pas propre au cancer; il ne constitue pas non plus une espèce particulière de tumeur cancéreuse; c'est une altération secondaire qui peut se produire partout où les parois artérielles sont envahies par la propagation d'une production accidentelle très-molle. C'est le plus souvent dans les tumeurs cancéreuses ou fibro-plastiques des os que cette complication se manifeste; ce qu'on a décrit sous le nom erroné de *tumeur érectile des os*, d'*anévrysme des os*, n'est autre chose qu'une tumeur solide, devenue hématode; et cette erreur, répandue surtout par Maunoir, en 1820, n'a pas peu contribué à entretenir la confusion des cancers et des tumeurs érectiles. (Voyez plus haut, page 20.)

J'ai publié, dans mon *Rapport sur les ruptures de l'aorte* (1), une observation qui a été recueillie à l'Hôtel-Dieu, par M. Destouches, et qui montre un cas particulier et unique jusqu'ici, de la propagation des tumeurs aux parois artérielles. Une tumeur cancéreuse

(1) *Bulletin de la Société anatomique*, t. XXV, p. 253. Paris, 1850, in-8.

encéphaloïde s'était développée entre l'origine de l'aorte et le feuillet externe du péricarde. Déjà adhérente au péricarde, elle s'était propagée de dehors en dedans aux parois de l'aorte jusqu'à la tunique moyenne inclusivement. Alors la résistance du vaisseau était devenue inférieure à la force d'impulsion du sang; une rupture s'était faite dans le point le plus aminci; le liquide, se frayant un passage à travers la tumeur, avait fait irruption dans le péricarde, et le malade était mort subitement, en se retournant dans son lit. A l'examen de la pièce, on avait d'abord cru qu'il s'agissait d'un anévrysme; mais je retrouvai sur les parois de cette cavité anfractueuse une épaisse couche de matière encéphaloïde infiltrée de sang, et, un peu plus loin, de la matière encéphaloïde tout à fait pure.

En résumé, lorsqu'une production accidentelle se propage aux parois d'une artère, de deux choses l'une : ou bien la tumeur est dure, et alors, l'artère étant préalablement oblitérée par la compression, il n'en résulte aucun accident; ou bien la tumeur est molle, et alors la circulation peut continuer dans le vaisseau; mais, la pression du sang devenant bientôt plus forte que la résistance du tissu accidentel qui a remplacé la paroi artérielle, il se produit une extravasation dont les conséquences sont plus ou moins graves.

Supposons maintenant, par la pensée, que cette paroi artérielle soit remplacée par une paroi veineuse. Les conditions, alors, seront toutes différentes. La force qui pousse le sang veineux est bien inférieure à celle qui pousse le sang artériel, et, après la destruction de la paroi veineuse, la substance de la tumeur, quelque molle qu'elle soit, sera capable de résister au choc du sang. Ce ne sera donc pas le sang qui fera irruption dans l'épaisseur de la masse morbide; ce sera, au contraire, la tumeur qui fera invasion dans la cavité de la veine, pourvu que celle-ci soit un peu volumineuse, car les petites veines sont souvent oblitérées avant d'être détruites.

Ce sont surtout les tumeurs encéphaloïdes qui ont de la tendance à pénétrer dans la cavité des veines; mais j'ai eu deux fois l'occasion de m'assurer que les tumeurs fibro-plastiques molles peuvent se comporter de la même manière et M. Paget a vu un chondrôme des ganglions lombaires pénétrer dans la veine cave. Ce qui suit trouve donc naturellement sa place dans les généralités sur les tumeurs.

C'est Pierre Bérard qui a découvert le phénomène de l'introduction du cancer dans les veines. Il en avait conclu un peu vite que les injections veineuses ne pouvaient pas pénétrer dans les encéphaloïdes, et M. Schrœder Van der Kolk avait même édifié sur ce fait toute une théorie de la circulation dans les tumeurs cancéreuses.

Mais j'ai montré, par des expériences multipliées, que les injections veineuses bien faites pénètrent toujours jusqu'au centre des encéphaloïdes les plus mous, et MM. Lebert, Follin et Robin ont pleinement confirmé cette observation. Il est clair que si toutes les veines étaient détruites et obturées par le cancer, la tumeur tomberait infailliblement en gangrène; et c'est même à cette cause que j'ai cru devoir attribuer, dans certains cas, la gangrène humide spontanée de l'encéphaloïde. Mais le phénomène de la pénétration du cancer dans les veines n'en est pas moins important à étudier; il est d'ailleurs suivi, dans certains cas, de conséquences remarquables, qu'on n'avait pas prévues, et que je crois avoir indiquées le premier.

J'ai consacré à l'étude de cette question un long chapitre de mon *Mémoire sur l'anatomie pathologique du cancer* (1). Voici le résumé des observations que j'y ai consignées, et dont j'ai eu depuis lors bien des fois l'occasion de vérifier l'exactitude. La veine devient d'abord adhérente à la tumeur, de telle sorte qu'elle reste béante sur les coupes, comme les veines sus-hépatiques dans le foie. Cet état peut durer un certain temps; puis le mal commence à se propager à la paroi de la veine, et il y a plusieurs degrés dans ce travail de désorganisation.

Au premier degré, la tunique externe est détruite par substitution; la tunique interne est encore intacte, mais, ne possédant par elle-même aucune résistance, elle se laisse aisément distendre par la masse morbide subjacente, et celle-ci fait, dans la cavité du vaisseau, une saillie arrondie, une sorte de hernie que tapisse encore la membrane interne, et dont la surface, par conséquent, est parfaitement lisse. La figure 8, extraite de la planche qui accompagne le mémoire cité, offre un exemple de ce premier degré de la désorganisation des veines; quatre saillies mamelonnées, d'un blanc jaunâtre, s'élèvent de la paroi de la veine porte, et diminuent la capacité du vaisseau, qui est d'ailleurs encore parfaitement perméable. Ces saillies sont recouvertes d'une membrane extrêmement mince, lisse, transparente, qui se continue sans interruption avec la membrane interne du reste de la veine.

Au second degré, le cours du sang continue encore; mais la membrane interne est détruite à son tour, et il en résulte une sorte d'ulcération intra-veineuse qui met la substance de la tumeur en contact direct avec le courant sanguin. De petits caillots se déposent géné-

(1) Voyez, *Mémoires de l'Académie de médecine*, t. XVI, p. 603 à 620. Paris, 1851, in-4.

ralement sur cette surface ulcérée, et quand la veine est peu volumineuse, elle ne tarde pas à s'oblitérer ainsi par les progrès de la coagulation. Mais lorsqu'elle possède un calibre plus considérable, lorsque la tumeur d'ailleurs est très-molle, et douée d'une grande puissance d'accroissement, la surface de l'ulcération intra-veineuse devient le siége d'une végétation semblable à celle qui se produit fréquemment à la surface des tumeurs ulcérées du côté de la peau, ou du côté des muqueuses. Il en résulte une sorte de champignon, dont le volume s'accroît ensuite rapidement, et qui se prolonge quelquefois assez loin dans la cavité de la veine, sans que le cours du sang soit intercepté pour cela. Dans un cas d'encéphaloïde de tous les ganglions de l'abdomen, survenu à la suite d'un cancer du fémur, chez une femme de vingt-six ans, j'ai vu la veine rénale gauche encore perméable, et contenant un champignon cancéreux, long de 5 centimètres. Ce champignon, recouvert d'une mince couche de sang coagulé, s'implantait sur la paroi supérieure de la veine, dans une étendue de 2 centimètres seulement, et se continuait directement, à travers cette paroi perforée, avec la substance du cancer ganglionnaire. Son extrémité libre se prolongeait presque jusqu'à l'embouchure de la veine rénale dans la veine cave.

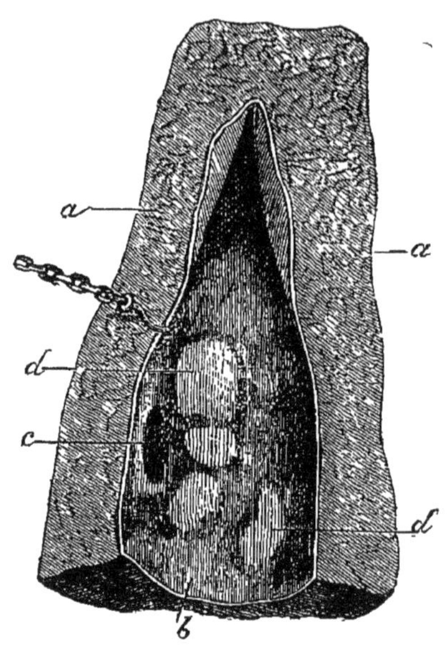

Fig. 8 (1).

Mais ces champignons intra-veineux sont toujours constitués par un tissu très-mou. Fixés par un mince pédicule qui offre peu de résistance, ils sont quelquefois détachés par la pression des colonnes sanguines, et emportés par le torrent circulatoire jusqu'à une distance plus ou moins grande. Telle est l'origine de ces masses flottantes, qui ont été décrites sous le nom de *cancers du sang*, et dans

(1) *aa*, portion de la tumeur encéphaloïde, entourant un tronçon de la veine porte; — *b*, surface interne de la veine, lisse et saine dans la plus grande partie de son étendue; — *c*, embouchure de la veine splénique. — *d*, *d*, quatre saillies intérieures d'un blanc jaunâtre constituées par des hernies de la substance encéphaloïde, laquelle, ayant détruit la tunique externe de la veine, soulève la tunique interne.

lesquelles, en effet, à l'œil nu et au microscope, on constate tous les caractères des productions cancéreuses. Je ne puis reproduire ici tous les faits sur lesquels repose cette opinion. Je me bornerai à dire : 1° que toutes les fois que j'ai vu moi-même, dans le sang veineux, des masses cancéreuses flottantes, je me suis assuré, par l'examen direct, que ces prétendus cancers du sang s'étaient formés en dehors des vaisseaux, et n'avaient pénétré que consécutivement dans les veines; 2° que ces masses flottantes n'ont été trouvées jusqu'ici que dans les veines, dans le cœur droit, et dans l'artère pulmonaire, c'est-à-dire seulement dans les parties de l'appareil circulatoire qui renferment du sang veineux; 3° que dans toutes les observations publiées, il y avait, outre les fragments de cancer libres dans le sang, une tumeur cancéreuse extra-vasculaire molle et volumineuse, située dans une des régions que traversent de grosses veines; 4° enfin, que ces cancers flottants sont toujours situés sur le trajet que suit le sang pour se rendre de la tumeur aux poumons, et jamais dans les autres vaisseaux. S'il s'agit, par exemple, d'un cancer du bassin, les cancers en question pourront se trouver dans la veine hypogastrique, dans l'iliaque primitive, dans la veine cave inférieure, dans le cœur droit, dans l'artère pulmonaire et ses divisions; mais ils ne se trouveront ni dans les veines des membres inférieurs, ni dans celles du rein ou du foie, ni dans celles qui vont aboutir à la veine cave supérieure. Il faut se tenir en garde ici contre une cause d'erreur. Les phlébites coagulantes ne sont pas rares chez les individus en proie à une cachexie quelconque, cancéreuse, tuberculeuse, ou autre; elles peuvent se manifester indistinctement dans toutes les veines du corps, et les caillots qui en résultent, subissant des modifications connues de tous les anatomo-pathologistes, peuvent se décolorer, se ramollir, et revêtir une apparence extérieure assez semblable à celle de la matière encéphaloïde. L'examen microscopique est donc de rigueur en pareil cas. Sans cet examen, j'aurais pu croire une fois à l'existence d'un cancer du sang de la veine sous-clavière, chez une femme morte d'un cancer de l'utérus, et qui avait présenté dans les derniers temps de la vie un œdème considérable du membre supérieur. En résumé, dans tous les cas qui sont venus à ma connaissance, les cancers du sang existaient dans une situation et dans des conditions telles, qu'on pouvait en attribuer la formation à une tumeur extra-veineuse, à la pénétration du cancer dans les veines, et à cette *embolie* si célèbre aujourd'hui; mot nouveau, employé pour indiquer un phénomène connu depuis longtemps.

Ce n'est pas ici le lieu de faire ressortir l'importance doctrinale de ces faits. Toute une théorie du cancer reposait sur l'existence des prétendus cancers du sang. Mais reprenons la description des phénomènes qui suivent l'irruption des productions accidentelles cancéreuses, fibro-plastiques ou autres dans la cavité des veines.

Nous avons décrit un premier degré, où la tunique externe des veines est seule détruite; un deuxième degré, où la tunique interne, détruite à son tour, laisse pénétrer dans le vaisseau un prolongement ou champignon qui peut prendre un certain accroissement, sans intercepter tout à fait le passage du sang, et qui, fracturé à sa base par le choc de la colonne sanguine, peut être entraîné par la circulation jusqu'au cœur droit, et même jusqu'au poumon. Au troisième degré, le canal du vaisseau est complétement oblitéré par un bouchon qui peut se prolonger dans la veine, jusqu'à son embouchure dans une veine plus grosse; là encore, au niveau de cette embouchure, l'extrémité saillante du champignon peut être fracturée et entraînée par le sang qu'apporte la veine principale : les masses cancéreuses flottantes se produisent aussi souvent par ce mécanisme que par le précédent. Mais l'oblitération d'une veine importante entraîne ici une autre conséquence. C'est l'œdème de la région qui correspond à cette veine. Il faut y joindre la dilatation des veines superficielles qui suppléent à la circulation de la veine oblitérée; toutefois, ces deux phénomènes peuvent résulter aussi de la simple compression des veines profondes.

Enfin, on peut admettre un quatrième degré, où les parois veineuses comprises entre la tumeur extra-veineuse et le champignon intra-veineux, finissent par être complétement détruites, de telle sorte qu'on n'en retrouve plus de traces dans une certaine étendue.

Depuis 1850, époque où j'ai, pour la première fois, décrit le phénomène de la destruction des veines envahies par les tumeurs molles en voie de propagation, j'ai recueilli un certain nombre de faits nouveaux, qui tous sont venus à l'appui des vues précédentes. J'ai montré plusieurs de ces faits à la Société anatomique, qui a pu en outre étudier tous les degrés de la destruction des veines par le cancer, y compris la formation de masses cancéreuses flottantes, sur une seule et même pièce présentée par M. Legendre. Il s'agissait d'un encéphaloïde énorme de la glande thyroïde. Les veines thyroïdiennes avaient acquis un volume très-considérable. « Ces veines, « dit le procès-verbal de la séance, offrent dans leur intérieur des « champignons de matière cancéreuse qui y font saillie; quelques

« masses sont pédiculées; d'autres entièrement libres; quelques-« unes, au contraire, ne font que soulever, sans la détruire, la mem-« brane interne de la veine; en sorte que l'on retrouve tous les de-« grés de l'invasion des veines par le cancer, tels que les a décrits « M. Broca (1). »

M. Paul Sick, de Tubingen, a publié tout récemment, sur le cancer des veines, un long mémoire, où la description précédente se trouve pleinement confirmée. Les trois observations détaillées et les planches qui accompagnent ce mémoire intéressant, permettent d'étudier les divers degrés de la pénétration du cancer dans les veines (2).

J'ai dit plus haut que les cancers ne sont pas les seules tumeurs qui aient la propriété de faire irruption dans les veines. Deux observations que j'ai recueillies m'ont montré que les tumeurs fibro-plastiques molles peuvent perforer les parois de ces vaisseaux et se prolonger dans leur cavité sous forme de champignon. Je ne sais si les tumeurs fibro-plastiques *dures* et les fibrômes sont susceptibles de se comporter de la même manière; j'en ai d'abord douté, mais je n'ose plus rien affirmer à cet égard depuis que M. Paget a vu un chondrôme des ganglions lombaires, consécutif à un chondrôme du testicule, défoncer la paroi de la veine cave et faire dans cette veine, où la circulation n'était pas interrompue, une saillie plus grosse qu'une noisette, étranglée à sa base, irrégulière et comme branchue. Des masses cartilagineuses exactement semblables existaient dans plusieurs des divisions de l'artère pulmonaire, et il me paraît fort probable qu'elles provenaient du champignon de la veine cave (3).

La pénétration des épithéliômes dans les veines n'a pas été constatée jusqu'ici.

Continuons maintenant l'étude de la propagation des productions accidentelles aux divers systèmes de l'économie; nous croyons inutile de passer successivement tous ces systèmes en revue; nous ne voulons parler que des principaux.

Les *membranes séreuses* possèdent, sous leur vernis épithélial, un derme assez mince, mais formé de tissu conjonctif *condensé*. Elles opposent donc à la propagation des tumeurs une barrière qui peut

(1) *Bulletin de la Soc. anatomique*. Nov., 1852, t. XXVII, p. 470.

(2) Paul Sick, *Beiträge zur Lehre vom Venenkrebs*. Tubingen, 1862, in-8, 2 pl.

(3) J. Paget, *On a Growth of Cartilage in a Testicle and its Lymphatics*. Londres, 1855, in-8, 6 pl.; p. 6 et pl. IV (Brochure extraite du vol. 38 des *Medico-Chirurgical Transactions*).

résister pendant quelque temps. Toutefois, il arrive un moment où le derme de la séreuse est attaqué et détruit. Il semblerait qu'alors la tumeur, parvenue à une surface libre, devrait s'ulcérer, comme on l'observe à la peau, aux muqueuses, et jusque dans l'intérieur des veines; mais il y a ici une circonstance qui empêche l'ulcération. La séreuse devient le siége à ce niveau d'une subinflammation circonscrite, ou au moins d'une sécrétion qui la rend adhérente à la partie correspondante du feuillet séreux opposé. Cette adhérence n'est ni fibreuse, ni celluleuse, ni même pseudo-membraneuse; elle est constituée par une espèce de suc amorphe, demi-transparent, légèrement visqueux, sorte de colle décrite par M. Cruveilhier, sous le nom d'*adhérence glutineuse,* et qui peut d'ailleurs se produire dans d'autres circonstances. Il en résulte qu'après avoir détruit le premier feuillet de la séreuse, la tumeur n'aboutit pas à une surface libre; mais elle se trouve en contact immédiat avec le feuillet opposé, qu'elle attaque à son tour. C'est de cette manière que les tumeurs de l'estomac se propagent au foie, au côlon, et réciproquement, etc.

Le *tissu osseux,* au premier abord, semblerait devoir résister mieux que tout autre à la propagation des tumeurs, car il possède une dureté considérable; mais il est creusé, jusque dans ses parties les plus compactes, de nombreux canaux ou canalicules qui donnent passage à des vaisseaux. Ceux-ci, plus petits que les canaux qu'ils parcourent, sont entourés d'un suc huileux, analogue à la substance de la moelle; les tumeurs extérieures qui, après avoir détruit le périoste, arrivent au contact des os, ou celles qui, ayant débuté par la moelle, attaquent le tissu osseux de dedans en dehors, trouvent donc, dans les deux cas, un grand nombre de pertuis dans lesquels leurs blastèmes s'insinuent sans difficulté. Il en résulte que, malgré leur dureté, et à cause de leur porosité, les os sont fréquemment envahis et détruits par les tumeurs voisines. Il faut faire ici une distinction entre le corps ou la diaphyse des os longs, et le reste du système osseux. La surface des diaphyses ne présente que des orifices très-obliques, très-petits, pour la plupart invisibles à l'œil nu, lorsque l'os est sain, et les *vaisseaux du troisième ordre,* venus du périoste, remplissent presque entièrement ces canalicules microscopiques. A la surface des os plats ou courts, au contraire, comme à la surface des épiphyses, on trouve des orifices beaucoup plus considérables, destinés aux *vaisseaux du deuxième ordre.* Ces conditions anatomiques expliquent pourquoi les tumeurs les plus envahissantes peuvent reposer longtemps sur la diaphyse d'un os long, sans s'y propager; la pénétration ne se fait ordinairement qu'assez tard, lorsque le contact de la tumeur, en irritant le tissu osseux, y a déterminé un certain degré d'inflammation qui a dilaté les canalicules.

J'ai pourtant recueilli tout récemment une observation qui prouve que, dans certains cas, la désorganisation du tissu compacte des os longs, par suite de la propagation d'une tumeur extra-osseuse, peut se faire en très-peu de temps. Il s'agissait d'un vieillard de soixante-quinze ans, chez lequel un épithéliôme avait débuté, chose extrêmement rare, sur un ulcère simple de la jambe. La destruction de la diaphyse du tibia, envahie par les cellules épithéliales, s'était faite en quelque sorte sous mes yeux. Il s'était écoulé moins de deux mois entre le jour où j'avais constaté que la tumeur se propageait au tibia, et celui où j'avais reconnu que la continuité de l'os était interrompue. A l'autopsie, qui a été pratiquée le 15 août 1862, nous avons trouvé que la diaphyse de l'os était entièrement détruite dans une étendue considérable.

Les tumeurs cancéreuses ou fibro-plastiques qui débutent par le périoste, acquièrent souvent un volume considérable, et s'étendent au loin à la surface de l'os, avant de pénétrer dans le tissu compacte. Loin d'être détruit, ce tissu devient parfois le siége d'un travail d'hypertrophie avec condensation; de plus, sa surface se hérisse d'aiguilles osseuses de formation nouvelle, longues, fines, *compactes*, parallèles entre elles, et perpendiculairement implantées sur l'os. Quoique baignant directement dans le blastème pathologique, le tissu de la diaphyse et les aiguilles qui en dépendent résistent à la propagation, parce que leur trame est extrêmement serrée; mais lorsque le mal, se propageant plus loin, arrive au niveau de l'épiphyse, il rencontre des ouvertures vasculaires plus larges qui le conduisent promptement dans le tissu spongieux. Le tissu compacte se laisse envahir beaucoup plus aisément par les tumeurs venues du canal médullaire que par celles qui viennent de l'extérieur. C'est parce que les canalicules osseux s'ouvrent partout beaucoup plus largement en dedans du côté de la moelle qu'en dehors du côté du périoste.

L'exemple du tissu osseux montre que la facilité avec laquelle une production accidentelle se propage aux différents tissus, dépend de leur degré de porosité, bien plus que de leur degré de dureté, car les tissus fibreux, quoique beaucoup moins durs que les os, résistent beaucoup mieux qu'eux à la propagation. C'est ainsi que les tumeurs du canal médullaire, après avoir détruit le tissu compacte de la diaphyse, constituent des tumeurs fusiformes, qui peuvent atteindre ensuite un énorme volume, sans traverser le périoste. C'est ainsi encore que les tumeurs du feuillet externe de la dure-mère perforent les os du crâne, plutôt que de se propager du côté du cerveau.

Quelques mots enfin sur les *cartilages articulaires*. Tout le monde sait qu'ils ne se laissent jamais envahir par les productions accidentelles qui ont entièrement détruit l'os subjacent. Seuls ils conservent, au milieu de parties profondément désorganisées, non pas leur intégrité, comme on l'a dit, car leur structure microscopique subit quelquefois de très-notables changements, mais du moins leur apparence normale et leur individualité. On croit généralement que cette immunité résulte de ce qu'ils ne sont pas vasculaires, de ce qu'ils ne sont pas vivants. Je me suis déjà expliqué sur la question de la vitalité des cartilages; le nombre, la variété et la nature de leurs maladies prouvent qu'ils sont très-certainement doués de vie. Mais la condition anatomique sans laquelle il n'y a pas de propagation possible, fait entièrement défaut dans les cartilages articulaires. Ils n'ont ni fibres, ni vaisseaux; ils n'ont, par conséquent, ni espaces interfibrillaires, ni canalicules vasculaires. Ils se composent simplement d'une gangue amorphe très-résistante, au sein de laquelle sont creusées les cavités microscopiques parfaitement closes qui contiennent les corpuscules cartilagineux. Si je puis m'exprimer ainsi, ce tissu est clos de toutes parts; bien plus : en admettant que, par une cause quelconque, sa continuité soit interrompue, les deux parties ainsi séparées seront encore closes de toutes parts. Non-seulement le cartilage n'est en communication avec aucun des tissus environnants, mais encore ses parties les plus voisines sont indépendantes les unes des autres. Il est clair, d'après cela, que les éléments microscopiques d'une tumeur qui repose sur un cartilage, ne peuvent en aucune façon pénétrer dans l'épaisseur de ce tissu. Ce n'est donc pas parce qu'ils ne sont pas vivants que les cartilages résistent à la propagation, mais parce que leur structure particulière, parce que la continuité absolue de leur substance oppose aux blastèmes adjacents une digue infranchissable.

Je ne pourrais, sans entrer dans d'interminables détails, pousser plus loin cette étude anatomique des tissus, au point de vue de la propagation des productions accidentelles. Pour savoir à quel degré les divers organes de l'économie donnent prise aux tumeurs voisines, il suffira d'appliquer à chacun d'eux les idées générales que je viens d'exposer.

En résumé, les tissus les plus aptes à subir la propagation sont le tissu conjonctif lâche, le tissu adipeux, la moelle des os, le tissu musculaire, les ganglions, les glandes, la plupart des parenchymes, les muqueuses molles.

Les muqueuses denses, la peau, la couche de tissu conjonctif condensé qui forme le derme des séreuses et des synoviales, le tissu du rein, celui de l'utérus, occupent le second rang.

Puis viennent les parois des vaisseaux, les cordons nerveux, le tissu spongieux des os, et derrière lui le tissu compacte.

Les membranes fibreuses, puis les ligaments et les tendons se présentent en dernier lieu.

Enfin, les cartilages paraissent jusqu'ici complétement réfractaires à la propagation des productions accidentelles.

CHAPITRE IX

ULCÉRATION DES TUMEURS

Certaines tumeurs de la peau sont ulcérées dès le moment de leur apparition; mais les cas de ce genre, qu'on croyait fréquents autrefois, forment, à mesure qu'on y regarde de plus près, une catégorie de plus en plus restreinte. On a désigné longtemps sous le nom d'*ulcères chancreux* ou *rongeants*, des ulcères qui, au dire des auteurs anciens, commençaient par être simples et devenaient cancéreux plus tard. Je ne fais que mentionner ici cette affection, qui n'a aucune analogie avec le cancer, et qui se trouve plutôt rapprochée de certaines variétés d'épithéliômes. J'en dirai quelques mots dans le chapitre de l'épithéliôme. Il résulte d'ailleurs, des observations de Sir B. Brodie, que l'ulcère rongeant, à son début, repose habituellement sur une petite tumeur ou excroissance de la peau. J'ai vu pourtant débuter une fois sur une petite cicatrice de brûlure, dans la région temporale, un ulcère rongeant qui n'avait été précédé d'aucune tumeur, d'aucune saillie appréciable; mais le tissu de cicatrice sur lequel il reposait était une *production accidentelle*, et cet exemple ne prouve pas qu'un ulcère rongeant puisse débuter primitivement sur une peau jusqu'alors saine. On a cru longtemps que l'épithéliôme était fréquemment ulcéré dès le moment de son apparition; mais si, au lieu de s'en rapporter au témoignage des malades, on s'en rapporte à l'observation directe, on reconnaît que l'ulcération est toujours consécutive.

Il n'en est pas moins vrai que certains ulcères simples peuvent devenir le point de départ de productions accidentelles plus ou moins volumineuses et plus ou moins graves. On sait que les bords des vieux ulcères de la jambe finissent souvent par se tuméfier et s'indurer d'une manière notable (ulcères calleux). D'autres fois, les bourgeons charnus de la membrane pyogénique s'hypertrophient assez pour former au-dessus de la surface de l'ulcère une saillie mollasse et saignante (ulcères fongueux). Ces deux lésions ne rentrent pas dans la classe des tumeurs. Mais lorsque le bourgeonnement devient très-considérable, il peut donner lieu à une tumeur véritable. J'ai été consulté, il y a quelques années, pour une tumeur, grosse comme un œuf de poule, qui s'était développée au bras sur un cautère en suppuration. On avait depuis longtemps déjà supprimé les pois; plusieurs cautérisations avaient été faites inutilement; une excision, probablement incomplète, avait été suivie de récidive, et je conseillai d'enlever de nouveau la tumeur, en empiétant de quelques millimètres sur la peau environnante. Voilà donc un cas où une tumeur véritable a eu pour point de départ un ulcère primitivement simple, et la plupart des praticiens ont pu voir des exemples analogues. D'un autre côté, l'induration des chancres syphilitiques constitue une tumeur qui peut persister très-longtemps après la cicatrisation de l'ulcère; tumeur assez considérable quelquefois, surtout lorsqu'elle occupe la langue ou les lèvres, pour donner lieu à des méprises graves. C'est ainsi que j'ai vu, dans un hôpital de Paris, un chirurgien célèbre enlever, comme un cancroïde, un chancre induré de la lèvre inférieure. Les tumeurs dont je viens de parler ont été précédées d'une ulcération qui en a été la cause déterminante; mais elles ne constituent pas une classe particulière; elles ne renferment dans leur structure que les éléments qui se développent habituellement dans la lymphe plastique inflammatoire, savoir : du tissu conjonctif plus ou moins dense, et des éléments fibro-plastiques. Il y a loin de là à l'ancienne histoire des ulcères chancreux, c'est-à-dire des cancers qui, disait-on, se manifestaient primitivement sous forme d'ulcération, et qui entamaient les tissus avant de produire une tumeur.

J'ai mentionné, dans le chapitre précédent, un malade dont j'ai récemment fait l'autopsie, et chez lequel un épithéliome a débuté sur un ancien ulcère de la jambe. Cet homme reçut, en 1811, un éclat de mitraille au tiers inférieur de la jambe droite. Il en résulta un ulcère qui resta ouvert pendant six ans. En 1817, le malade entra dans le service de Dupuytren. Après quelques mois de traitement, l'ulcère se cicatrisa; mais il se rouvrit en 1824, et ne se referma qu'au bout de plusieurs années. Enfin, au commencement de 1859, la cicatrice s'ulcéra encore, l'ulcère s'agrandit promptement, devint plus large que la paume de la main, et le malade, qui était déjà avancé en âge (72 ans), fut admis à l'hospice de Bicêtre. Au mois de décembre 1861, chargé, par le directeur de l'assistance publique, de faire la statistique des vieillards et infirmes de l'hospice, je vis cet homme dans sa division; son ulcère, stationnaire depuis deux ans, était un peu fongueux, mais était encore parfaitement simple. Dans le courant du mois d'avril 1862, les fongosités se développèrent sous la forme d'une sorte de gazon qui faisait au-dessus du niveau de la peau une saillie de quelques millimètres. En même temps, la suppuration devint abondante, acquit une fétidité particulière, et le malade entra à l'infirmerie le 7 mai 1862. La surface de l'ulcère fut touchée à plusieurs reprises avec le nitrate d'argent, avec le perchlorure de fer. Un jour, en exerçant avec les doigts une pression assez forte sur les fongosités, je vis sourdre, en deux ou trois points, de petites masses caséiformes, qui sortaient à la filière à travers de petites ouvertures, et qui étaient constituées exclusivement par des amas de cellules épithéliales. Ces dépôts d'épithélium, comparables à ceux qui remplissent les kystes sébacés, s'étaient creusé des cavités dans l'épaisseur de la masse des fongosités. J'espérais donc que l'ulcère de mon second malade serait sans gravité : il n'en fut rien; les dépôts interstitiels de cellules épithéliales s'agrandirent, se multiplièrent; puis les cellules s'infiltrèrent dans toute la masse des fongosités; enfin elles envahirent la base de l'ulcère, les tissus subjacents et l'os lui-même; l'ulcère était devenu le point de départ d'un épithéliôme fort grave, qui, en peu de temps, détruisit toute l'épaisseur du tibia, dans une étendue de 6 centimètres; et le malade, qui avait refusé l'amputation, et qui était d'ailleurs âgé de 75 ans, mourut le 14 août 1862. A l'autopsie, nous avons constaté, à l'œil nu comme au microscope, qu'il s'agissait bien réellement d'un épithéliôme. J'ai cru devoir rapporter ici cette observation, rare et curieuse, pour prouver qu'un ulcère simple de la jambe peut devenir le point de départ d'un épithéliôme (1). Cet épithéliôme, à cause de son siége, s'est trouvé ulcéré dès le moment même de son apparition. Il a débuté sur un vieil ulcère, comme d'autres épithéliômes

(1) Pendant qu'on imprimait cette feuille, j'ai fait une amputation de jambe pour un cas tout à fait semblable au précédent. L'ulcère, ouvert depuis 25 ans, ne s'était jamais refermé. Depuis deux ans, il était devenu le siége de fongosités absolument identiques, sous tous les rapports, avec celles que je viens de décrire. On en faisait sourdre par la pression des masses caséiformes exclusivement composées de cellules épithéliales, et l'odeur qui s'exhalait de l'ulcère était exactement la même que chez le premier malade. Le sujet, épuisé par la suppuration et amaigri au plus haut point, effrayé d'ailleurs par une gangrène qui s'était montrée dans une partie de l'étendue de son ulcère et qui avait gagné les deux muscles péroniers latéraux, s'est décidé à l'amputation qui a été pratiquée le 3 novembre 1862, au tiers supérieur de la jambe, par la méthode à un lambeau. L'examen microscopique a montré que l'infiltration épithéliale s'étendait jusqu'au contact du tibia qui était superficiellement atteint. La pièce a été montrée le 5 novembre à la Société de Chirurgie. Il n'y a eu ni fièvre, ni accident local, mais l'opéré a refusé toute espèce d'aliments, et est mort d'inanition le 25 novembre. La plaie était presque cicatrisée.

débutent sur des cicatrices ou sur des excroissances cutanées; mais il n'y a aucun rapport entre ce fait et la théorie classique des ulcères rongeants ou chancreux, considérés par beaucoup d'auteurs comme le premier degré du cancer, comme la forme primitive et déjà spécifique de certaines affections malignes, qui existeraient quelque temps dans cet état, avant de se manifester sous la forme de tumeurs.

Le cancer *proprement dit* peut-il, comme les productions fibreuses, fibro-plastiques et épithéliales, se développer sur des tissus qui sont depuis longtemps le siége d'un ulcère pur et simple? Je n'en connais aucun exemple; et si la chose a lieu quelquefois, j'ose dire qu'elle est bien rare. L'épithéliôme lui-même ne débute ainsi que très-exceptionnellement, et j'ai lieu de croire que l'observation précédente est la première de ce genre qui ait été publiée. Je rappellerai, à ce propos, qu'au commencement de ce siècle, la *Société du cancer* mit dans son programme la phrase suivante : « On ne connaît pas d'exemple de cancer développé, à *la jambe ou ailleurs*, chez les individus atteints d'un vieil ulcère de la jambe (1). » A cette époque, on confondait en une même désignation les cancers et les épithéliômes. Par conséquent, les membres de cette Société, qui comptait dans son sein les plus célèbres praticiens de l'Angleterre, n'avaient connaissance d'aucun fait semblable à celui que je viens de rapporter.

Quoi qu'il en soit, et d'une manière très-générale, on peut dire que les tumeurs ne s'ulcèrent qu'après avoir existé pendant un certain temps. L'ulcération est, *toutes choses égales d'ailleurs*, d'autant plus facile et d'autant plus prompte, que la tumeur, à son origine, est plus rapprochée d'une surface tégumentaire cutanée ou muqueuse. Lorsque le siége primitif du mal est dans l'épaisseur même du tégument, ou dans la couche la plus superficielle du derme, au voisinage de l'épithélium ou de l'épiderme, l'ulcération peut se manifester *très-peu de temps* après le début, et c'est ce qui a fait croire que ces tumeurs étaient ulcérées dès leur origine.

Le phénomène de l'ulcération n'est pas un caractère spécifique

(1) Voyer plus haut p. 18, en note : J'ai communiqué le 27 juin 1862, à la Société anatomique, l'observation d'un homme de 65 ans qui était atteint depuis 30 ans d'un ulcère à la jambe droite, et qui avait succombé à une tumeur ulcérée de la main droite, développée depuis environ 20 mois. Cette tumeur était un polyadénôme compliqué d'épithéliôme. Ce n'était par conséquent pas un cancer, dans le sens que nous attachons aujourd'hui à ce mot, mais c'était bien certainement une des affections que les membres de la Société du cancer considéraient comme cancéreuses.

qui puisse servir à distinguer ou à définir une ou plusieurs espèces de productions accidentelles. Presque toutes les tumeurs, en effet, peuvent s'ulcérer; mais il ne faut pas confondre celles qui ne s'ulcèrent qu'*accidentellement*, avec celles qui s'ulcèrent en vertu d'une tendance *naturelle* de leur tissu.

L'ulcération accidentelle peut être due à des causes très-diverses. Celles-ci viennent tantôt de l'extérieur, tantôt de la tumeur elle-même. Le premier cas s'observe lorsqu'une tumeur est assez ferme et assez saillante pour être froissée ou irritée par les vêtements, les corsets, les ceintures, les bretelles, etc. La peau devient rouge ou violacée, l'épiderme se détache, le derme dénudé suppure d'abord comme un vésicatoire, puis il s'entame, et l'ulcération, une fois établie, peut s'étendre en surface et en profondeur. J'ai vu s'ulcérer ainsi un lipôme volumineux du pli de la fesse, chez une ouvrière qui restait toute la journée assise sur sa tumeur. Les ulcères dus à de semblables causes sont disposés à se cicatriser à la faveur d'un pansement convenable, et des soins bien dirigés peuvent en empêcher la récidive. Il n'en est pas toujours de même des ulcérations accidentelles qui procèdent de la tumeur elle-même, parce que les causes qui les ont fait naître persistent ordinairement, et s'aggravent même quelquefois. Ces causes sont très-diverses. Nous signalerons seulement les deux principales, qui sont : 1° l'amincissement graduel de la peau, d'abord distendue, puis absorbée de dedans en dehors par suite des progrès continuels d'une tumeur un peu dure; 2° l'insuffisance de nutrition qui résulte d'un obstacle à la circulation. Ce dernier phénomène se produit quelquefois dans les tumeurs volumineuses qui font une saillie considérable, et dont la base est rétrécie comme un pédicule. Dans les tumeurs ainsi disposées, tous les vaisseaux passent nécessairement par le pédicule, et les parties les plus éloignées de celui-ci sont celles où la circulation est le moins active. En outre, la tumeur retombe ordinairement par son propre poids; le pédicule se trouve ainsi tiraillé et comprimé; et cela peut aller jusqu'au point de gêner notablement la circulation. C'est alors que l'on voit survenir un travail d'ulcération, là où le sang aborde avec le plus de difficulté, c'est-à-dire dans les parties qui sont situées à l'opposite du pédicule, et en général dans une situation *déclive*. On sait, depuis les travaux de Gerdy, combien la déclivité est défavorable à la circulation locale. Cette ulcération, fréquemment accompagnée de petites gangrènes partielles, ne s'arrête pas toujours à la peau; elle peut pénétrer jusqu'à une certaine profondeur dans l'épaisseur du tissu accidentel; elle peut ainsi acquérir une étendue considérable, donner lieu à une suppuration abondante et fétide, résister à tous les traitements, affaiblir et épuiser les malades, simuler en un mot tous les caractères des ulcérations qui surviennent sur les tumeurs les plus malignes, quand même la tumeur qui en est le siége appartiendrait à une espèce des plus inoffensives. C'est ce mécanisme qui produit quelquefois l'ulcération des grosses tumeurs adénoïdes de la mamelle, et qui peut leur donner une certaine ressemblance avec l'encéphaloïde.

L'ulcération accidentelle des tumeurs ne dépend donc pas de la nature de leur tissu, mais des conditions anatomiques particulières, des troubles circulatoires qui résultent de la situation qu'elles occupent. Ce phénomène peut se manifester sur les tumeurs les plus diverses, lipômes, adénômes, chondrômes, fibrômes, etc. On le voit même survenir quelquefois sur des tumeurs qui ne sont pas des néoplasmes, par exemple sur des hernies volumineuses. J'ai été appelé il y a quelques années, par le docteur Charpentier, auprès d'une dame atteinte d'une grosse hernie ombilicale irréductible dont le pédicule était peu volumineux, et dont le sommet était le siége d'une ulcération superficielle large de près de 5 centimètres. Il y avait déjà plusieurs mois que la peau était ulcérée, et la perte de substance faisait chaque jour des progrès. Le repos au lit, un pansement légèrement excitant, et un bandage destiné à élever la partie ulcérée sans exercer aucune compression, amenèrent la cicatrisation en quelques semaines. Mais j'ai été moins heureux dans un autre cas qui s'est présenté à moi à l'Hôtel-Dieu, en septembre 1858, dans le service de clinique, où je remplaçais M. Jobert. Une vaste ulcération survenue sur une énorme hernie ombilicale, avait détruit, dans une grande étendue, la peau et les muscles abdominaux. Les intestins agglutinés par de fausses membranes, étaient à nu depuis plusieurs mois. Tous les pansements échouèrent, et je proposai à la malade une opération autoplastique à laquelle elle ne voulut pas se soumettre. Après deux mois de séjour à l'hôpital, elle voulut retourner dans sa famille, et je ne sais ce qu'elle est devenue. J'ai cité ces exemples pour établir d'une manière bien positive, que le phénomène de l'ulcération peut se manifester accidentellement sur toutes les tumeurs, quelle qu'en soit la nature, pourvu qu'elles aient acquis un certain volume, et qu'elles occupent une certaine situation.

L'*ulcération naturelle* tient à des causes toutes différentes et constitue comme une phase de l'évolution de certaines tumeurs. Elle survient en vertu d'une propriété du tissu pathologique, et il semble dès lors qu'elle devrait fournir un caractère clinique et nosographique, propre à établir une distinction entre les espèces de tumeurs qui s'ulcèrent naturellement, et celles qui ne s'ulcèrent que par accident. Il n'en est rien, pour plusieurs raisons : en premier lieu, au point de vue clinique, il est souvent impossible de savoir si une tumeur ulcérée s'est ouverte d'elle-même, ou à la suite d'une complication accidentelle, et il ne faut pas oublier d'ailleurs que l'ulcération accidentelle survient souvent sur des tumeurs capables de s'ulcérer naturellement. En second lieu, au point de vue nosographique, la tendance à l'ulcération naturelle ne saurait constituer un caractère absolu, parce que, suivant les espèces que l'on considère, cette tendance est plus ou moins prononcée, et que, étant données deux tumeurs de même espèce, placées dans les mêmes conditions anatomiques, l'une s'ulcérera très-promptement, tandis que l'autre pourra, avant de s'ulcérer, acquérir un volume énorme, et même parcourir toutes ses phases jusqu'à la mort sans porter atteinte à la continuité des téguments. Il faut établir, sans doute, une distinction entre les tumeurs qui, comme les cancers et les épithéliômes, ont toujours de la tendance à s'ulcérer (résultat qui peut être retardé et empêché, pour les cancers, par leur situation profonde),— et les tumeurs qui, comme les fibrômes, les chondrômes, les tumeurs érectiles, myéloïdes, etc., ne possèdent cette tendance qu'à un assez faible degré. On doit donc, dans la description des tumeurs, dans leur définition clinique, tenir compte de leur disposition plus ou moins grande à l'ulcération spontanée ; mais il faut savoir que ce caractère, comme tous ceux qui constituent le cortége de la malignité n'est pas absolu, qu'il varie du plus au moins, et qu'il est impossible de le faire servir à la classification des productions accidentelles.

Quelle est maintenant la nature du travail qui produit l'ulcération naturelle des tumeurs? Les détails que nous avons consignés dans le chapitre de la propagation, nous permettront de répondre à cette question en peu de mots.

Lorsqu'une tumeur qui se propage parvient à la face profonde d'une membrane tégumentaire, muqueuse ou cutanée, celle-ci perd sa mobilité et sa flexibilité. Le tissu conjonctif sous-dermique est déjà envahi; le tour du derme vient bientôt, et au bout d'un temps qui varie suivant la nature de la tumeur, suivant l'activité de sa marche et suivant l'épaisseur et la densité du tégument, le derme se trouve dans toute son épaisseur détruit et remplacé par le tissu accidentel. La tumeur présente dès lors une surface *exposée* (Hunter).

Le résultat de l'*exposition* du tissu pathologique est l'ulcération. Nous dirons tout à l'heure quels sont les phénomènes qui accompagnent ce travail de destruction et à quelle cause on peut les attribuer. Mais nous remarquerons tout d'abord que l'ulcération des tumeurs n'est pas, comme on l'a cru, l'indice d'une propriété particulière de leur tissu, propriété qui se manifesterait à un moment donné, par suite d'un changement de nature; ce n'est qu'une des conséquences de la propriété de propagation. Les seules tumeurs qui s'ulcèrent naturellement sont celles qui se propagent. L'ulcération a lieu toutes les fois que la propagation conduit le mal à une surface libre. Les tumeurs envahissantes traversent les membranes séreuses sans s'ulcérer, parce que celles-ci, comme nous l'avons déjà dit, contractent des adhérences avec le feuillet opposé avant que leur derme ne soit détruit: la cavité se trouvant dès lors effacée, il n'y a ni exposition ni ulcération. Mais à la surface de la peau, à la surface des muqueuses, rien de pareil ne se produit et l'ulcération survient inévitablement lorsque ces membranes tégumentaires sont détruites. Toutes choses égales d'ailleurs, elle est plus prompte vers les muqueuses que vers la peau, parce que celle-ci possède un derme plus épais, plus résistant, et plus apte à arrêter les progrès du mal; mais ce n'est qu'une question de temps, et, comme les tumeurs qui se propagent sans limites doivent parvenir tôt ou tard à une surface libre, l'ulcération de ces tumeurs serait un phénomène *constant*, si d'autres causes ne mettaient souvent fin aux jours des malades avant cette période.

L'ulcération des muqueuses étant beaucoup plus rapide que celle de la peau, paraît s'effectuer en un seul temps; elle commence le jour où le derme est envahi dans toute son épaisseur. L'ulcération de la peau marche souvent de la même manière; toutefois, lorsque la tumeur est au nombre de celles qui se propagent avec lenteur, on peut distinguer une *période pré-ulcérative*, qui dure plusieurs jours ou même plusieurs semaines. Dans cette période, le derme n'est pas encore entamé. Il est lisse et brillant, il présente une couleur violacée et est parcouru par de petits vaisseaux bleuâtres; il a perdu toute flexibilité. Continu de toutes parts avec le derme de la peau saine environnante, il se continue sans interruption, par sa face profonde, avec la substance de la tumeur, dont il fait déjà partie. Enfin, l'élément générateur de l'épiderme, c'est-à-dire le derme, étant profondément altéré, la sécrétion épidermique est insuffisante; l'épiderme détaché par exfoliation n'est pas remplacé, et la surface de la tumeur présente quelque analogie avec celle d'un vésicatoire. Elle laisse suinter une petite quantité d'humeur transparente, sans couleur, sans odeur, où le microscope m'a montré quelques cellules imparfaites d'épiderme, et une grande quantité de granulations moléculaires. J'ai observé plusieurs fois la *période pré-ulcérative* sur les squirrhes de la mamelle, et, depuis que j'en ai donné la description dans mon mémoire sur l'*Anatomie pathologique du cancer* (p. 560-562), j'ai eu l'occasion de l'observer sur une tumeur fibro-plastique dure de la cuisse. Elle n'est donc pas propre aux cancers ; elle ne se montre d'ailleurs que sur les cancers durs et à marche lente. — Elle existe sans doute, au moins pendant quelques heures, au début de l'ulcération de toutes les tumeurs, mais elle n'offre une certaine durée, et il ne devient possible de l'étudier que lorsque la destruction du derme s'effectue avec peu de rapidité.

L'ulcération des tumeurs s'accompagne *quelquefois* d'un travail inflammatoire appréciable ; et on pourrait dès lors être tenté de l'attribuer à l'*inflammation ulcérative* de John Hunter. Cette interprétation paraît, au premier abord, d'autant plus naturelle, que la surface, avant de s'ulcérer, a été dénudée, c'est-à-dire exposée soit au contact irritant de l'air, soit au contact plus irritant encore des liquides répandus sur certaines membranes muqueuses. L'*exposition* serait ainsi la cause de l'*inflammation*, qui serait à son tour la cause de l'*ulcération*. Ce n'est pas ici le lieu d'examiner et de discuter, dans sa généralité, la doctrine huntérienne de l'ulcération. Je l'ai fait dans un mémoire spécial qui a paru il y a quelques années, dans les *Bulletins de l'Académie impériale de médecine* (1). J'ai montré que l'ulcération peut se manifester dans des tissus qui ne sont ni vasculaires ni vascularisables, et qui par conséquent ne sont pas inflammables ; que, dans les tissus vasculaires, l'inflammation accompagne souvent, mais non toujours, le travail ulcératif, qu'elle en est alors tantôt la *cause*, tantôt l'*effet*, mais jamais l'*agent ;* qu'enfin le travail d'ulcération est un phénomène *sui generis*, qui n'a, dans sa nature, rien de commun avec l'inflammation. L'ulcération des tumeurs, étudiée dans sa généralité, s'accorde parfaitement avec cette doctrine, car elle n'est *le plus souvent* ni précédée, ni accompagnée de phénomènes inflammatoires. Une inflammation plus ou moins prononcée, rendue évidente par la sécrétion du pus, survient toujours lorsque la perte de substance est établie, et, si elle acquiert une certaine intensité, elle peut jouer un grand rôle dans la marche ultérieure de l'ulcération ; mais, loin d'être la cause de celle-ci, elle n'en est le plus souvent que l'effet.

(1) T. XX, n. 20, p. 1111 et suiv. Paris, 1855, in-8.

Le phénomène de l'ulcération des tumeurs est-il de la même nature que celui de l'ulcération des tissus normaux? Cela est assez probable, quoiqu'il y ait ici des conditions toutes particulières.

Lorsqu'on fait une incision dans une tumeur qui, comme le lipôme, n'a aucune tendance à s'ulcérer naturellement, ou lorsqu'on y produit, au moyen de la cautérisation, une perte de substance quelconque, la cicatrisation s'y effectue ensuite comme dans les tissus normaux. J'ai vu, par exemple, Blandin enlever en plusieurs fois un énorme lipôme de la nuque et du dos, et, à la suite de chacune de ces opérations partielles, la cicatrisation se fit parfaitement et sans retard qu'on pût attribuer au tissu accidentel laissé dans le fond de la plaie. Mais il n'en est plus de même lorsqu'on pratique une large incision, ou une ablation incomplète, ou une cautérisation partielle, sur les tumeurs qui, comme les cancers, les épithéliômes, les fibroïdes, tendent à s'ulcérer naturellement. Alors la solution de continuité ne se cicatrise presque jamais, à moins que le tissu accidentel laissé au fond de la plaie n'y forme qu'une masse presque imperceptible. Je n'ai pas besoin de citer des exemples particuliers pour prouver que lorsque ces tumeurs sont largement ouvertes par une cause quelconque, c'est-à-dire lorsque leur tissu est exposé au contact de l'air ou des pièces de pansement, la plaie se transforme en une ulcération qui s'étend ensuite soit en largeur soit en profondeur. Il est donc dans la nature de ces productions accidentelles de s'ulcérer lorsqu'elles sont *exposées*. C'est en quelque sorte une propriété de leur tissu.

On comprend dès lors que cette propriété se manifeste lorsque ces mêmes tumeurs, en se propageant, envahissent une membrane tégumentaire. Après la chute de l'épithélium ou de l'épiderme, le tissu accidentel se trouve exposé; si, à ce moment, le tissu du derme n'est pas encore entièrement détruit, l'ulcération peut être retardée, et c'est alors qu'on peut observer la période pré-ulcérative; mais ce n'est qu'un retard; bientôt le tissu accidentel aura entièrement pris la place du derme, et l'ulcération commencera.

Cette ulcération, comme toutes celles qui entament des tissus vasculaires, devient aussitôt le siége d'une suppuration plus ou moins abondante. Mais en outre, dans les tumeurs qui, comme les cancers, les épithéliômes et les fibroïdes cysto-nucléaires, renferment dans leur trame des éléments microscopiques libres, noyaux ou cellules, le phénomène de l'ulcération s'accompagne d'une particularité importante. Ces éléments microscopiques, qui, avant l'ulcération, se trouvaient emprisonnés dans une trame plus ou moins solide, sont maintenant en communication avec l'extérieur ; ils tombent donc dans la cavité de l'ulcère, et s'écoulent avec la suppuration, où le microscope les retrouve, plus ou moins altérés, au milieu des globules de pus. Cet écoulement des éléments microscopiques diminue nécessairement la masse de la tumeur et contribue à rendre l'ulcère plus large et plus profond ; il semblerait même qu'il devrait continuer jusqu'à la destruction complète de la production accidentelle, mais le plus souvent celle-ci gagne, par son accroissement journalier, plus qu'elle ne perd par la surface ulcérée, de telle sorte que la masse morbide continue à augmenter de volume malgré l'ulcération. Il faut savoir toutefois qu'il y a des cas où ces deux phénomènes inverses se font à peu près équilibre, et d'autres, malheureusement beaucoup plus rares, où le travail de destruction l'emporte sur le travail de reproduction, jusqu'à ce qu'enfin le fond de l'ulcère ait atteint les limites de la production accidentelle. Je reviendrai tout à l'heure sur ce point important de la terminaison des ulcères que j'étudie.

Le liquide sécrété par ces ulcères renferme toujours une grande quantité de globules purulents, mais il diffère souvent du pus ordinaire par son aspect, sa consistance et son odeur. Il est tantôt aqueux, tantôt visqueux, demi-transparent ou opaque, d'un blanc sale ou d'une couleur rouillée, rarement inodore, souvent très-fétide. Outre les globules purulents, on y trouve, au microscope, des éléments microscopiques provenant de la fonte de la tumeur, puis une certaine quantité de granules-moléculaires provenant peut-être du blastème exhalé par les vaisseaux du fond de l'ulcère, blastème qui, n'ayant pas trouvé des conditions favorables pour s'organiser, s'est précipité sous forme moléculaire. Enfin, des animalcules infusoires et des globules de sang en quantité variable sont souvent mêlés aux éléments qui précèdent. Le pus des tumeurs ulcérées diffère donc par sa composition de celui des ulcères simples, et il en diffère assez pour qu'on ait cru devoir le désigner sous le nom particulier d'*ichor*. Au surplus, cette dénomination spéciale remonte à l'époque où l'on croyait que les tumeurs étaient dues à l'accumulation d'une humeur malfaisante. C'était cette humeur qui s'écoulait dans l'ichor. On attribuait à son action corrosive l'accroissement incessant des ulcères, et à son action toxique la cachexie particulière qui termine l'existence des cancéreux. Dès lors, on s'occupait beaucoup de ses propriétés physiques ou chimiques et même de ses qualités gustatives. Je n'ai point eu une semblable curiosité ; plus heureux en cela que le chirurgien Smith, qui contracta, dit la légende, un cancer de la langue pour avoir voulu y goûter, et que le médecin Bellenger qui périt aussi d'un cancer, suivant Peyrilhe, pour avoir simplement respiré les émanations de cet ichor délétère ! On me dispensera de réfuter ces histoires, comme toutes celles qui sont relatives à la contagion des productions accidentelles.

Les ulcères présentent les aspects les plus variables ; quoi qu'on en ait dit, ils n'ont rien de spécifique, ni dans leur forme, ni dans l'état de leur fond ou de leurs bords. Le seul caractère qui soit constant, c'est l'existence d'une masse morbide, plus ou moins volumineuse, sur laquelle repose l'ulcère. Je ne nie pourtant pas que l'aspect d'une tumeur ulcérée ne puisse, dans beaucoup de cas, servir à établir le diagnostic différentiel; mais si l'on n'avait pas d'autre caractère, on serait exposé à commettre des erreurs fréquentes.

Le fond de l'ulcère, considéré dans la *même* espèce de tumeur, est tantôt anfractueux, inégal, tantôt régulier et cratériforme, quelquefois d'un rouge violacé, souvent brunâtre ou grisâtre. On peut rencontrer ces diverses teintes dans les diverses parties du même ulcère. Il peut être sec, sécrétant très-peu d'ichor, ou très-humide, mollasse, laissant écouler beaucoup de liquide infect. Ses bords sont en général durs, calleux, épais, renversés en dedans ou en dehors, ou taillés à pic ; mais parfois ils sont minces et irrégulièrement festonnés. En voilà assez pour établir ce que nous avons avancé.

La surface des tumeurs ulcérées devient fréquemment le siége de deux phénomènes importants : les *végétations* et les *hémorrhagies.*

Les hémorrhagies se produisent presque exclusivement dans les tumeurs molles et très-vasculaires, et elles n'ont rien de caractéristique. On a cru qu'elles étaient propres aux tumeurs cancéreuses, c'est une erreur. Les cancers durs, les squirrhes proprement dits, ne saignent presque jamais, et ne fournissent alors qu'une très-petite quantité de sang; tandis que les épithéliômes et les fibroïdes ulcérés donnent quelquefois lieu à des hémorrhagies formidables. Le plus souvent le sang est fourni par des vaisseaux de petit calibre, par des artérioles ou des capillaires. Il est rare qu'il s'échappe d'une grosse artère ; on en trouve pourtant quelques exemples dans les auteurs. On sait que l'artère fémorale s'est rompue plusieurs fois au fond des tumeurs ulcérées de la région inguinale.

Les hémorrhagies se font tantôt en nappe, tantôt en jet ; les premières proviennent ordinairement des capillaires et s'observent surtout à la surface des ulcères qui sont le siége de végétations. Elles peuvent résulter aussi de la rupture d'une petite artériole rétractée au sein des tissus. Les hémorrhagies en jet viennent naturellement des artères grosses ou petites, et leur mécanisme est facile à concevoir. J'ai déjà dit que les parois artérielles résistent assez longtemps à la propagation des productions accidentelles. Bayle et Cayol ont vu plusieurs fois « des artères isolées et complétement dénudées au « milieu d'un cancer ulcéré, rester dans cet état pendant longtemps, « tandis que les parties environnantes se détruisaient avec beau« coup de rapidité (1). » Mais ces artères finissent pourtant par être détruites à leur tour, et le sang, par suite, s'écoule à la surface de l'ulcère.

On voit que la production de l'hémorrhagie est une chose toute naturelle, et si quelque chose a lieu d'étonner, c'est qu'elle ne soit pas plus fréquente et qu'un très-grand nombre de tumeurs ulcérées persistent très-longtemps et étendent très-loin leurs ravages sans donner lieu à aucune perte de sang. Toutefois on remarque que presque toujours, en pareil cas, le tissu de la tumeur est assez dur et peu vasculaire, et on comprend ainsi l'absence d'hémorrhagie : les hémorrhagies capillaires, provenant des vaisseaux propres de la production accidentelle, doivent nécessairement diminuer de fréquence lorsque celle-ci ne possède qu'une faible vascularité ; quant aux hémorrhagies artérielles, elles sont rendues plus rares et plus légères par la dureté de la tumeur qui comprime les artères emprisonnées dans son tissu et les oblitère souvent avant que l'ulcération les atteigne.

Les *végétations* qui se produisent fréquemment à la surface des tumeurs ulcérées, sont de deux espèces bien différentes que nous désignerons, d'après la forme qu'elles tendent à revêtir, sous les noms de *végétation en chou-fleur* et de *végétation en champignon.*

Les végétations de la première espèce sont le résultat d'un véritable bourgeonnement. Ce sont des saillies molles, tantôt d'un gris rougeâtre, tantôt d'un rouge vif, irrégulières, mamelonnées, souvent renflées en massue, et de longueur très-variable. Lorsqu'elles sont très-nombreuses et très-serrées les unes contre les autres, elles ne peuvent se développer qu'en longueur, et alors leur ensemble présente l'aspect d'un chou-fleur. J'en ai vu qui avaient 3 centimètres de long et qui, au niveau de leur implantation, avaient un demi-centimètre de diamètre : mais cela n'est pas commun.

Ces végétations sont très-vasculaires, mais ne renferment ordinairement que des vaisseaux peu volumineux. Lorsqu'on les coupe suivant leur longueur, on reconnaît que leur substance se compose

(1) *Dict. des sciences médicales*, article CANCER, t. III, p. 549.

d'une couche superficielle ou corticale dont l'épaisseur dépasse rarement un millimètre, et d'une couche profonde ou médullaire qui forme le reste de la végétation. Les vaisseaux capillaires occupent presque exclusivement la couche corticale, qui leur doit sa coloration d'un rouge plus ou moins vif; ils y forment un lacis inextricable, dans lequel cependant on aperçoit, sous des grossissements de quinze à vingt diamètres, des pelotons arrondis constitués par des vaisseaux enroulés (voyez la figure 9). La couche centrale de la végétation est

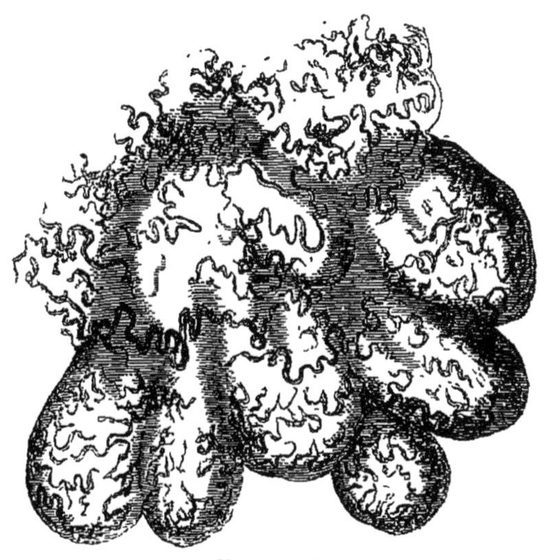

Fig. 9 (1).

blanche ou grisâtre; elle succède quelquefois si brusquement à la couche précédente que cet aspect rappelle en petit, sauf la couleur, celui des deux substances du rein. Cette couche centrale est à peine parcourue par deux ou trois vaisseaux droits, parallèles à l'axe de la végétation, et quoique ces vaisseaux apportent et rapportent tout le sang de la couche corticale, ils sont à peine plus volumineux que les vaisseaux de cette dernière. Les uns et les autres, au reste, doivent être rangés dans la catégorie des capillaires, car les vaisseaux droits, que j'appellerais volontiers les vaisseaux nourriciers de la végétation, ne sont ni artériels ni veineux. Ils reçoivent avec la même facilité les injections poussées soit par les artères soit par les veines, et lorsqu'on examine leurs parois au microscope, on n'y trouve que la structure simple des parois des capillaires. Ces notions d'anatomie expliquent parfaitement la physiologie pathologique des végétations. Leurs vaisseaux superficiels, si nombreux et si flexueux, ne communiquant avec

(1) Végétations en chou-fleur d'un épithéliôme papillaire du col utérin. Disposition des anses vasculaires à la surface des végétations (15 diamètres).

le reste de l'appareil circulatoire que par un petit nombre de conduits capillaires, le sang qui y aborde circule difficilement; il s'accumule par congestion dans les pelotons vasculaires qui occupent la surface de la végétation; cette congestion finit le plus souvent par les rompre naturellement, et la rupture a lieu à plus forte raison sous l'influence de la moindre action mécanique. Il en résulte de très-fréquentes hémorrhagies, qui peuvent même devenir continuelles, et qui redoublent au plus léger attouchement. Ces hémorrhagies se font toujours en nappe, et ont toujours le caractère des hémorrhagies capillaires. Comme telles, elles s'arrêtent aisément au contact du perchlorure de fer, mais cet agent n'oblitère que les vaisseaux rompus, et les autres ne tardent pas à reproduire l'hémorrhagie au bout de quelques jours. Nous avons dit qu'il suffit d'un léger contact pour provoquer l'écoulement du sang, mais il y a ceci de très-remarquable qu'une action plus violente, qu'un froissement plus fort est au contraire souvent un moyen hémostatique. Ainsi, lorsqu'une femme atteinte de cancroïde en chou-fleur du col de l'utérus (polyadénôme ulcéré), avec écoulement sanguin continuel, se soumet à l'examen du doigt, l'écoulement redouble toujours au premier contact, mais si, par exemple, pour compléter le diagnostic, on exerce des pressions plus fortes, jusqu'au point même de détacher des fragments de végétation, on voit souvent l'hémorrhagie s'arrêter pour plusieurs jours. J'en ai fait récemment l'expérience sur une dame à qui j'ai fini par amputer le col utérin. Chaque fois qu'on l'avait examinée, soit avec le doigt, soit avec le spéculum, elle avait eu des hémorrhagies abondantes. Dans le dernier examen qui précéda l'opération, je dus, pour circonscrire les limites du mal, pratiquer le toucher sans ménagement, je froissai les végétations et plusieurs se détachèrent. Cinq minutes après, tout écoulement était arrêté. Cette malade, qui depuis trois mois avait perdu du sang d'une manière continuelle, n'en perdit plus dans les trois jours qui s'écoulèrent jusqu'à l'opération. Celle-ci fut faite au moyen de l'écrasement linéaire, et, comme le mal s'étendait très-haut, il fallut préalablement abaisser l'utérus jusqu'à la vulve. Les pinces et les érignes au moyen desquelles se faisaient les tractions déchirèrent en tous sens le tissu morbide, et détachèrent un très-grand nombre de végétations, et ces manœuvres, qui durèrent près d'un quart d'heure avant que la chaîne de l'écraseur fût en place, firent couler moins de sang que ne le faisait ordinairement chez cette femme le simple examen au spéculum. Je pourrais citer beaucoup d'exemples analogues, car j'ai plusieurs fois, pour éclairer le diagnostic, excisé deux ou trois végétations à la surface d'une tumeur ulcérée, et cette épreuve, qui ne provoque aucune douleur, fait à peine couler quelques gouttes de sang. Tout cela dépend de la disposition des vaisseaux dans la végétation. Si vous la déchirez ou si vous la coupez en travers, vous n'intéressez qu'un très-petit nombre de vaisseaux capillaires, tandis que si vous agissez seulement sur sa couche superficielle, vous rencontrez un très-grand nombre de vaisseaux flexueux et pelotonnés, qui fournissent beaucoup de sang.

La surface des végétations sécrète une matière puriforme. Leur substance est molle, friable; au microscope elle se compose : 1° de quelques fibres de tissu conjonctif, mêlées le plus souvent d'éléments fibro-plastiques, quelle que soit d'ailleurs la nature de la tumeur subjacente; 2° d'éléments de même nature que ceux de cette tumeur, avec laquelle la végétation se continue par sa base. A la surface, enfin, on trouve des globules de pus.

Il y a une certaine analogie de structure entre ces végétations et les bourgeons charnus ordinaires des plaies. Qu'on en retranche par la pensée l'élément particulier qui constitue l'élément autogène de la tumeur, qu'on le remplace par un peu de lymphe plastique, et on obtiendra un bourgeon charnu véritable. Il est probable dès lors que la formation des végétations s'effectue par le mécanisme suivant. Supposons, par exemple, qu'il s'agisse d'un ulcère cancéreux. En sa qualité d'ulcère, il peut donner naissance à une couche de bourgeons charnus ; en sa qualité de cancer, il les infiltre d'un blastème où naissent promptement les éléments spécifiques du cancer. La substance molle du bourgeon se laisse aisément distendre par cet épanchement intérieur de cellules et de noyaux ; elle se dilate sans obstacle vers l'extérieur ; voilà pourquoi ce bourgeon atteint rapidement une longueur que ne présentent pas les bourgeons charnus des ulcères simples. On peut suivre tous les états intermédiaires entre celui où la surface ulcérée de la tumeur n'est recouverte que d'une simple couche granuleuse semblable aux membranes pyogéniques ordinaires, et celui où elle est recouverte de végétations véritables.

On voit, d'après cette interprétation, que le développement des végétations sur une tumeur déjà ulcérée, est subordonné à la formation préalable d'une membrane granuleuse pyogénique. Or, la formation de cette membrane suppose elle-même un temps d'arrêt dans la marche envahissante de l'ulcère. Il faut que l'ulcère cesse de creuser en profondeur, au moins pendant quelques jours, pour que le travail d'organisation des granulations soit possible. Comme ce temps d'arrêt est fort éventuel, la formation des végétations est fort éventuelle aussi, et, dans le fait, elle ne fait partie intégrante de la marche d'aucune espèce de tumeur. On peut la voir survenir dans les épithéliômes et dans les fibroïdes aussi bien que dans les cancers, mais dans les trois cas elle se présente, sinon comme une exception, du moins comme un phénomène éventuel.

Des végétations en chou-fleur, fort difficiles quelquefois à distinguer des précédentes, peuvent se former par un mécanisme analogue, quoique un peu différent, sur les tumeurs qui occupent ou envahissent certaines membranes muqueuses, pourvues de *papilles*, comme celles du gland, du col de l'utérus, du sinus maxillaire, etc. Au moment où la muqueuse envahie est sur le point de s'ulcérer, le blastème pathologique s'infiltre dans la molle trame des papilles, les dilate et les allonge sous forme de végétations. M. Lebert, qui a signalé ce fait, a prouvé qu'il est très-fréquent, et c'est peut-être la cause la plus commune des végétations en chou-fleur qui recouvrent souvent les tumeurs ulcérées du côté des muqueuses. M. Lebert a même paru disposé à croire que l'infiltration du blastème pathologique dans les papilles était presque la cause unique des végétations, et je me souviens qu'un jour, en ma présence, l'étude d'une tumeur végétante de la membrane muqueuse du sinus maxillaire le conduisit à chercher et à découvrir l'existence de papilles dans cette membrane à l'état normal. Mais il existe incontestablement des végétations en chou-fleur sur des tumeurs ulcérées à la surface de muqueuses sans papilles, et lorsqu'on voit s'élever des végétations du fond d'une tumeur profondément ulcérée vers la peau, on ne peut songer à en placer le siége dans les papilles du derme, puisque celui-ci était détruit bien longtemps avant l'apparition des végétations. Les végétations papillaires sont donc fréquentes, mais ce ne sont pas les seules qui existent. On peut dire, en particulier, qu'elles sont peu communes à la peau ; les papilles de cette membrane tégumentaire sont sans doute trop denses et trop fermes pour se prêter au mécanisme que nous venons de décrire. Le fait est que lorsqu'un cancer, ou toute autre tumeur qui se propage, envahit la peau, le derme commence par être intégralement détruit, et la formation des végétations ne s'effectue le plus souvent qu'à une période plus avancée, lorsque l'ulcère a déjà gagné en profondeur. Il est bien entendu que nous ne parlons pas ici des tumeurs qui ont pour siége primitif les papilles du derme et qui donnent lieu aux végétations en chou-fleur *idiopathiques* si fréquentes, en particulier, à la peau des organes génitaux; celles-ci ne sont pas précédées, elles ne sont pas même accompagnées d'ulcération, et si elles ressemblent tout à fait, quant à leur forme extérieure, aux végétations des tumeurs ulcérées, ce qui se conçoit aisément, elles en diffèrent tout à fait quant à leur structure et quant à leur nature, qui est purement hypertrophique.

Les végétations en chou-fleur des tumeurs ulcérées peuvent s'accroître beaucoup, et leur tissu, semblable à celui de la production accidentelle qu'elles surmontent, en partage l'évolution et les propriétés. En s'accroissant, elles peuvent devenir rameuses, irrégulières, et c'est alors surtout qu'elles ressemblent à un chou-fleur. Il arrive souvent que leur consistance diminue à mesure qu'elles s'allongent. Si le ramollissement s'achève au niveau du pédicule avant d'être complet dans le corps de la végétation, celle-ci se détache comme si elle était sphacélée. Cela a lieu, en général, lorsque le pédicule est mince. Si la base est plus large, c'est ordinairement par le sommet que commence la fonte de la végétation. La destruction spontanée des végétations par l'un ou l'autre de ces mécanismes n'est pas rare ; elle peut même devenir complète, et alors il reste un ulcère creux qui peut continuer à s'étendre en largeur et en profondeur.

Les *végétations en champignon* ont une origine toute différente. On ne les rencontre guère qu'à la surface des tumeurs très-molles dont l'accroissement se fait avec une extrême promptitude.

Voici quel est le mécanisme de leur formation : lorsqu'une tumeur est ulcérée, il n'existe, au niveau de l'ulcère, aucune pression, aucun obstacle à l'expansion de la masse morbide. Si cette tumeur s'accroît très-rapidement, elle se développe de préférence du côté où elle ne trouve pas de résistance, et fait, pour ainsi dire, hernie à travers les téguments que l'ulcération a perforés. Elle s'élève donc sous la forme d'un champignon plus ou moins saillant, qui s'étale au delà de l'ouverture du derme, et dont la base est toujours très-large. Ce n'est donc point une végétation proprement dite. C'est un lobe de la tumeur qui a été refoulé de dedans en dehors. Entre cet état et les végétations véritables, il n'y a pas même analogie de forme.

Cette issue en masse d'une partie de la tumeur se produit promptement lorsqu'un cancer mou est ouvert par inadvertance. J'ai vu à la consultation de l'Hôtel-Dieu un cas de ce genre. Un encéphaloïde du sein avait été pris pour un abcès par un médecin de la ville qui y avait pratiqué une incision longue de 5 à 6 centimètres. La plaie, au dire de la malade, n'avait donné que du sang. Deux mois après, lorsque je vis cette femme, un champignon rouge, mou, suppurant, assez régulier, de la forme et du volume d'un œuf de pigeon, faisait saillie à travers la plaie.

Du reste, cette hernie de la tumeur intérieure à travers la perforation du derme ulcéré, peut se produire soit du côté de la peau, soit du côté des muqueuses. Elle n'est pas propre au cancer ; les tumeurs fibro-plastiques en deviennent quelquefois le siége; l'issue d'un ou plusieurs lobes de la mamelle hypertrophiée n'est pas très-rare lorsque la peau a été ulcérée accidentellement par l'un des mécanismes que nous avons décrits plus haut. Les tumeurs désignées sous le nom de fongus bénins du testicule, tumeurs complexes, dont nous n'avons pas à discuter ici la nature, peuvent être également, à certains égards, rapprochées des végétations en champignon. Nous avons dit que celles-ci s'observent également du côté des muqueuses. Les cancers encéphaloïdes du col ou du bas-fond de la vessie en offrent de fréquents exemples.

La surface des végétations en champignon se comporte comme celle des autres tumeurs ulcérées. Elle fournit une suppuration plus ou moins ichoreuse; elle peut devenir le siége d'hémorrhagies; elle peut donner naissance à des végétations en chou-fleur. En un mot, elle ne diffère de celle des ulcères ordinaires que parce qu'elle est convexe au lieu d'être plane ou concave.

La marche et la terminaison des tumeurs ulcérées varient beaucoup, suivant que l'ulcération a été accidentelle ou naturelle. Les tumeurs qui n'ont pas de tendance à s'ulcérer naturellement, et dont une cause locale occasionnelle a déterminé l'ulcération, peuvent souvent se cicatriser à la faveur d'un traitement convenable. Au lieu de chercher à les faire cicatriser, on préfère ordinairement les enlever lorsque cela est possible sans danger sérieux. On a raison ; mais lorsque le volume ou le siége de la tumeur s'oppose à l'ablation, des pansements bien dirigés peuvent amener la cicatrisation. Abandonnés à eux-mêmes, ces ulcères peuvent s'accroître beaucoup, mais ils restent souvent à peu près stationnaires, et quelquefois même ils se cicatrisent spontanément, sans l'intervention de l'art.

Les tumeurs naturellement ulcérées, ou celles qui, bien qu'ouvertes accidentellement, ont une tendance naturelle à l'ulcération, sont beaucoup plus rebelles aux traitements. Il est même douteux qu'aucun traitement ait le pouvoir de les faire refermer. Dans les cas, d'ailleurs très-exceptionnels, où ces ulcères se cicatrisent pour quelque temps, les praticiens sont disposés à attribuer ce résultat à l'efficacité du dernier médicament ou de la dernière pommade qu'ils ont mise en usage ; mais comme les ulcères abandonnés à eux-mêmes ne guérissent ni plus ni moins souvent que ceux qu'on soumet à des traitements plus ou moins méthodiques, on ne peut guère conserver d'illusion à cet égard.

C'est une question de savoir si une tumeur naturellement ulcérée peut réellement se cicatriser, ou plutôt si une membrane de cicatrice reposant directement sur le tissu accidentel peut s'organiser et se cicatriser. Il n'y a aucune raison théorique pour rejeter la possibilité de ce phénomène; certains ulcères reposant sur des tumeurs très-malignes, peuvent, à un moment donné, se recouvrir d'une membrane granuleuse; or, la membrane granuleuse est le premier degré de la membrane inodulaire. Mais si la théorie permet de concevoir cette cicatrisation comme possible, les faits, il faut bien le dire, n'en ont pas encore suffisamment démontré la réalité. Lorsqu'on analyse les observations qui en ont été publiées, on trouve que la plupart d'entre elles sont défectueuses ou étrangères à la question. Tantôt le diagnostic n'est pas suffisamment établi, et comme il est facile de confondre certaines tumeurs bénignes accidentellement ulcérées, avec celles qui nous occupent, les observations qui ne sont pas accompagnées de détails bien précis laissent nécessairement du doute dans l'esprit. D'autres fois le diagnostic est bien certain, mais alors on ne trouve pas de détails relatifs à la nature des parties sur lesquelles la cicatrice s'est formée, ou bien on trouve des détails propres à établir que le tissu accidentel avait été entièrement détruit avant la cicatrisation.

Ainsi, M. Walshe a cité, comme un exemple probant, le cas d'une tumeur encéphaloïde ulcérée de l'aine qui se cicatrisa sous les yeux d'Abernethy. Mais lorsqu'on étudie l'observation, on y trouve ce qui suit : il s'agissait d'un énorme cancer des ganglions de l'aine gauche, consécutif à un encéphaloïde du tubercule. Les ganglions distendirent la peau qui, incapable de les contenir plus longtemps, s'amincit, s'enflamma et s'ulcéra. La plus saillante des masses ganglionnaires se trouva ainsi mise à nu, et un travail de mortification ne tarda pas à s'emparer de la tumeur : « La tumeur enflammée, dit Abernethy, se gangrena progressivement *jusqu'à ce qu'elle fût entièrement détruite*. La peau ne s'était ouverte que sur le point le plus proéminent de la tumeur, et n'était d'ailleurs pas malade. Elle perdit alors son aspect inflammatoire, des granulations se développèrent, et une cicatrice se forma (1). »

Une autre observation, tout aussi célèbre, est celle-ci de P. Bérard,

(1) J. Abernethy, *Surgical and Physiological Works*. London, 1830, in-8, vol. I, pag. 57.

mais elle est si courte, si incomplète, qu'il est difficile de la considérer comme concluante. « Il arrive quelquefois, dit-il, que la cicatrice « s'établit sur la matière encéphaloïde même. J'ai constaté ce fait « sur une femme dont les principaux viscères renfermaient de la ma- « tière encéphaloïde (1). » Il manque ici un renseignement; on ne dit pas à quelle époque cette cicatrice s'est formée. Si c'est dans les derniers jours de la vie, on a très-bien pu prendre pour une cicatrice une membrane granuleuse, desséchée faute de sécrétion. Il arrive quelquefois que dans la période ultime de la cachexie cancéreuse, l'écoulement de l'ichor se supprime entièrement. J'ai vu, chez une femme de cinquante ans, un cancer ulcéré de la mamelle, recouvert de petites végétations, se dessécher *complétement* dans la semaine qui précéda la mort; les végétations pâlirent, se flétrirent, se desséchèrent, et si un pareil phénomène se fût produit à la surface d'un ulcère non couvert de végétations, il eût été difficile de ne pas croire à une cicatrisation. L'observation de Bérard était peut-être relative à un cas de ce genre; et, en tous cas, on reconnaîtra qu'elle est trop laconique pour être acceptée sans réserves.

Les ulcérations des tumeurs les plus incurables peuvent cependant se cicatriser. La cicatrisation partielle sur l'un des bords de l'ulcère s'observe assez fréquemment, et on peut s'assurer alors que la masse morbide ne se prolonge pas, ou plutôt ne se prolonge plus sous la couche cicatricielle. On n'a pas oublié que la surface ulcérée est le siége d'un travail de destruction, et que dans les tumeurs qui renferment des noyaux ou des cellules, on retrouve chaque jour un certain nombre de ces éléments dans l'ichor; mais, pendant que la couche superficielle se détruit, les couches subjacentes s'accroissent par la multiplication de leurs éléments. Il y a donc deux actes inverses, l'un de destruction, l'autre d'accroissement. Si celui-ci l'emporte, la tumeur augmente de volume malgré l'ulcération, et c'est ce qui se présente le plus souvent; si les deux actes se font équilibre, le volume de la tumeur reste stationnaire; enfin, si le travail de destruction l'emporte, l'épaisseur du tissu accidentel diminue progressivement. Il est fort rare que ce dernier résultat se manifeste à la fois dans toute l'étendue d'une tumeur ulcérée; mais il arrive assez fréquemment que dans une partie de l'ulcère, principalement sur l'un des bords, toute l'épaisseur de la couche morbide est détruite, et alors l'ulcère, reposant sur des tissus sains, peut se cicatriser en ce point. J'ai présenté, en 1855, à la Société anatomique, des pièces

(1) *Dictionn. de médecine* en 30 vol., art. Cancer, t. VI, p. 285.

provenant d'une femme cancéreuse, de soixante-neuf ans, morte à la Salpêtrière. Il y avait dans le foie un cancer secondaire bien caractérisé. Cette femme était entrée à l'hospice pour un cancer du sein depuis longtemps et largement ulcéré. A l'autopsie, qui fut faite par M. Topinard, interne du service, on trouva que cette large ulcération reposait sur un fond induré, où le microscope ne montra aucune trace d'éléments cancéreux, excepté vers le centre, où existait une masse grosse comme une petite noisette, dont la structure était celle des productions encéphaloïdes. L'ulcération avait donc détruit toute la tumeur cancéreuse, à l'exception d'une très-petite partie qui n'aurait pas tardé, sans doute, à être détruite elle-même ; et l'ulcère, qui avait déjà commencé à se cicatriser sur les bords, aurait pu se cicatriser entièrement, au moins pour quelque temps, si la malade avait vécu quelques semaines de plus (1). Ce fait donne une certaine valeur à une observation, d'ailleurs très-incomplète, que j'ai recueillie en 1852. Je fus consulté par une dame qui avait dans la région mammaire une cicatrice irrégulière. Une tumeur, dont le début datait de quinze ans, s'était ulcérée, puis cicatrisée au bout de quelque temps sans opération. Une récidive avait eu lieu sous la cicatrice qui s'était rouverte, puis refermée une seconde fois. Lorsque la malade me consulta, il y avait sous la cicatrice une nouvelle récidive qui se montrait après une guérison apparente de quelques mois. Je proposai une cautérisation qui ne fut pas acceptée, et je n'ai pas revu la malade, mais j'ai appris que la récidive avait fait des progrès rapides, et que la mort était survenue au bout de peu de temps (2).

Il me paraît donc certain que des tumeurs ulcérées, même celles qui appartiennent aux espèces les plus malignes, peuvent se cicatriser par suite de la destruction graduelle et complète de leur tissu. Ces guérisons ne sont ni plus ni moins durables que celles qui s'effectuent à la suite d'une gangrène générale de la masse morbide, ou à la suite d'une opération. Mais ce qui est encore douteux pour moi, c'est qu'une cicatrice solide puisse s'organiser à la surface des tumeurs ulcérées *naturellement*, comme les cancers, les fibroïdes et les épithéliômes.

(1) *Bulletins de la Société anatomique*. 1855, t. XXX, p. 38.
(2) *Idem*. 1853, t. XXVIII, p. 9.

CHAPITRE X

INFLAMMATION ET GANGRÈNE DES TUMEURS.

Les tissus accidentels, une fois formés, vivent et se nourrissent comme les tissus naturels. Les phénomènes de la nutrition sont les mêmes dans les deux cas, et on conçoit aisément que des troubles nutritifs, analogues à ceux qu'on observe dans les organes normaux, puissent se manifester quelquefois dans la substance des tumeurs.

J'ai déjà parlé de l'ulcération et du ramollissement ; on a pu voir que ces phénomènes présentent, dans certaines tumeurs, des caractères particuliers en rapport avec la structure de leur tissu et avec la nature de leurs éléments. Ceux que je vais étudier maintenant sont moins spéciaux; ils sont d'ailleurs moins fréquents, plus éventuels, et c'est pour cela, sans doute, que les auteurs ne leur ont accordé que peu d'attention. Il m'a paru, toutefois, qu'ils devaient trouver place dans l'étude générale des tumeurs.

§ 1. — Inflammation des tumeurs.

L'inflammation joue un certain rôle dans la production de certaines tumeurs. Cela est beaucoup plus rare qu'on ne le croyait au temps de Broussais, mais je n'ai pas à discuter maintenant cette question aujourd'hui jugée.

L'inflammation dont je veux parler ici, n'est pas celle qui, quelquefois, précède ou accompagne le début des tumeurs ; c'est celle qui survient consécutivement, à titre de complication, dans les tumeurs déjà formées, et qui en modifie la marche et les symptômes d'une manière notable.

Cette complication peut présenter deux siéges bien distincts : elle occupe tantôt la substance même de la tumeur (*inflammation parenchymateuse*), et tantôt les tissus environnants (*inflammation périphérique* ou *de voisinage*).

A proprement parler, la plupart des tumeurs provoquent, dans les tissus qui les avoisinent, un travail d'inflammation plus ou moins chronique, dont on retrouve fréquemment les traces à l'autopsie, alors même qu'aucun symptôme observé sur le vivant n'en a révélé l'existence. Lorsqu'on examine la périphérie d'un cancer ou de toute autre tumeur en voie de propagation, on constate très-souvent, entre les limites des éléments autogènes et celles des tissus sains, une zone plus ou moins épaisse où ces tissus ne sont encore qu'indurés, et où le microscope ne découvre que les produits ordinaires de l'inflammation chronique. Mais celle-ci ne peut être considérée comme une complication, elle ne présente rien de spécial, et elle ne mérite quelque attention que lorsqu'elle acquiert une intensité suffisante pour donner lieu à quelque symptôme.

L'inflammation de voisinage peut présenter tous les degrés, depuis la forme la plus chronique jusqu'à la plus aiguë. Elle peut être spontanée, c'est-à-dire due à la seule présence de la tumeur, ou provoquée par des causes extérieures, telles que les chocs, les pressions, les frottements, etc. Elle peut se terminer par suppuration, par induration, par gangrène même. Celle qui se développe autour des tubercules ramollis est ordinairement suppurative, et, plus tard, suivie de l'élimination du produit accidentel. Celle qui naît à la surface d'une tumeur volumineuse dont le sommet est froissé par les vêtements, se termine souvent par ulcération, et on n'a pas oublié que telle est souvent la cause de l'*ulcération accidentelle* des tumeurs. Tout cela est trop simple pour mériter de nous arrêter plus longtemps.

Mais je dois mentionner plus particulièrement l'engorgement ganglionnaire qui est quelquefois la conséquence de ces inflammations de voisinage, et qui peut donner lieu à de grandes difficultés de diagnostic.

On verra, dans le chapitre suivant, que les cancers, les épithéliômes, et plusieurs autres espèces de tumeurs fort graves, déterminent fréquemment dans les ganglions lymphatiques correspondants la formation de tumeurs secondaires, *de même nature que la tumeur primitive*. Ce caractère est un de ceux qui forment le cortége de la malignité; lorsqu'il existe, il préoccupe toujours et désarme souvent le chirurgien, qui renonce à l'ablation de la tumeur principale, faute de pouvoir atteindre et extirper en même temps les ganglions engorgés. Le diagnostic de ces engorgements spécifiques est donc de la plus haute importance, sous le point de vue du pronostic, comme sous le point de vue du traitement.

Or, les adénites chroniques simples, symptomatiques des inflammations de voisinage dont il est ici question, simulent quelquefois de la manière la plus trompeuse l'engorgement spécifique des ganglions. Pour faire comprendre la gravité des erreurs qui peuvent en résulter, nous avons plusieurs cas à examiner. Supposons d'abord que les ganglions engorgés occupent une situation telle qu'on ne puisse les enlever sans imprudence. Le chirurgien, n'osant ni les extirper en même temps que la tumeur primitive, ni pratiquer une opération incomplète en n'emportant que cette dernière, refuse son intervention à un malade qu'il aurait pu sauver. Supposons maintenant que les ganglions engorgés soient accessibles à la chirurgie, comme le sont par exemple les ganglions axillaires qui compliquent les carcinômes du sein. Au lieu d'une opération relativement légère, limitée à la région mammaire, on pratiquera une opération beaucoup plus grave, en prolongeant l'incision jusque dans le creux de l'aisselle. Supposons enfin que la tumeur primitive soit de la nature de celles qui n'ont aucune tendance à déterminer l'engorgement *spécifique* des ganglions. Il s'agit, par exemple, d'un adénôme de la mamelle. Si l'aisselle était libre d'engorgement, on porterait un diagnostic exact ; mais l'état des ganglions fait croire à l'existence d'un cancer, et, par suite de cette erreur, on pratique une opération qu'on aurait pu éviter.

On voit combien il serait important de pouvoir diagnostiquer les adénites simples consécutives à l'inflammation périphérique des tumeurs. Ce diagnostic, malheureusement, est presque toujours extrêmement incertain. Déjà Vacher avait cité deux cas où l'on avait extirpé la mamelle cancéreuse, ou réputée telle, sans enlever les ganglions axillaires engorgés, et où ces ganglions étaient entrés en résolution peu de temps après (1). Zinn avait produit une observation semblable (2). La connaissance de ces faits engagea quelques praticiens à laisser en place les ganglions engorgés dans l'opération du cancer, et cette pratique, qui dut échouer bien des fois, compta pourtant quelques succès. Ainsi Louis, au dire d'Assalini, enleva une mamelle cancéreuse, laissant dans l'aisselle des ganglions tuméfiés qui entrèrent bientôt en résolution. Le même Assalini rapporte que Desault amputa l'avant-bras pour un ulcère de mauvaise nature, compliqué de glandes axillaires, persuadé que l'engorgement de ces glandes n'était pas spécifique, et qu'il disparaîtrait

(1) Vacher, *Dissertation sur le cancer des mamelles*. Besançon, 1740, in-12, p. 136 et 173.

(2) Cette observation, si souvent citée, est extraite du premier volume des *Mémoires de Gottingue*, p. 366 et 367. C'est là que l'a prise Vicq-d'Azyr, auteur de l'article ANATOMIE PATHOLOGIQUE de l'*Encyclopédie méthodique*, t. II, p. 531. Paris, 1790, in-4°. Mais j'ai lieu de soupçonner quelque erreur de citation qu'expliquerait d'ailleurs l'absurde disposition des paginations dans les diverses séries des *Mémoires de Gottingue*.

après l'opération. C'est ce qui eut lieu en effet; mais pour que cette observation, qu'on a si souvent citée, fût démonstrative, il faudrait savoir si l'ulcère en question était considéré par Desault comme un ulcère cancéreux. Or, Assalini ne nous fait pas connaître le diagnostic de ce chirurgien ; il dit simplement que l'ulcère occupait le dos de la main, que les os du carpe et de l'avant-bras étaient ramollis; il ajoute que Desault fit l'amputation contre l'avis de tous les autres chirurgiens, lesquels croyaient que le mal était dû à une cause scrofuleuse, parce que les ganglions du bras et de l'aisselle étaient engorgés (1). C'est donc tout gratuitement que Sœmmering, et, depuis lui, beaucoup d'autres auteurs ont donné cette observation comme un exemple d'ulcère cancéreux, compliqué d'adénite simple. Je dois dire que dans les publications de Desault ou de ses élèves sur l'opération du cancer, je n'ai trouvé aucune allusion à ce fait, ni à aucun autre fait analogue. Quoi qu'il en soit, Assalini ne nous dit pas sur quels caractères Louis et Desault s'étaient basés pour reconnaître que les ganglions tuméfiés étaient le siége d'un engorgement simplement inflammatoire. Sœmmering, parlant de ses propres observations, n'est pas moins laconique. Il se borne à dire que plus d'une fois il a opéré avec succès le cancer de la mamelle sans enlever les glandes engorgées de l'aisselle. *Plus unâ vice carcinoma mammæ cultro feliciter sanavi, relictis glandulis axillaribus non parum tumidis* (2). Depuis lors, beaucoup d'auteurs ont mentionné des faits semblables. Dupuytren, en particulier, en parlait quelquefois dans ses leçons cliniques. Mais, lorsque j'ai voulu étudier de plus près cette question, je n'ai trouvé, dans les ouvrages que j'ai pu consulter, que des assertions vagues, ou des observations superficielles dans lesquelles on n'indique pas les caractères différentiels qui ont permis de reconnaître avant l'opération la nature purement inflammatoire des engorgements ganglionnaires.

La difficulté de ce diagnostic est d'autant plus grande, que les adénites chroniques simples sont ordinairement indolentes, sans adhérences, sans chaleur à la peau, comme les engorgements gan-

(1) Assalini, *Essai médical sur les vaisseaux lymphatiques*. Turin, 1787, in-12, p. 63 pour l'observation de Louis, et p. 62 pour celle de Desault. J'emprunte à Sœmmering cette citation de l'ouvrage original d'Assalini, que je n'ai pu me procurer. Dans la traduction allemande que j'ai consultée, l'ulcère du malade de Desault est désigné sous le nom de *bösartiges*, ce qui n'implique nullement l'idée d'une affection cancéreuse. Voy. Assalini, *Ueber die lymphatischen Gefässe und deren Krankheiten*, dans *Sammlung auserlesener Abhandlungen*, Bd XV, s. 137-139. Leipzig, 1792, in-8.

(2) Th. Sœmmering, *De morbis vasorum absorbentium*. Trajecti ad Mænum (Francfort), 1794, in-8, p. 11.

glionnaires spécifiques rapprochés de leur début. La marche ultérieure du mal en ferait aisément connaître la nature; mais on aurait perdu un temps précieux, et il pourrait se faire que l'opération ne fût plus praticable au moment où le diagnostic serait fixé.

Lorsque la tumeur ganglionnaire présente des caractères inflammatoires plus ou moins évidents, tels que de la douleur, de la chaleur, de la rougeur, il est permis d'espérer qu'elle n'est pas spécifique, et de chercher à en obtenir la résolution par des applications antiphlogistiques émollientes ou résolutives. Si les résultats de ce traitement sont avantageux, si l'engorgement entre en résolution, on a quelques probabilités en faveur du diagnostic d'une adénite simple. Mais ce diagnostic n'est assuré que dans les cas où la résolution est tout à fait complète. Il n'est pas rare, en effet, que les ganglions cancéreux ou épithéliaux deviennent le siége d'une complication inflammatoire; la tumeur, qui s'était accrue pendant quelque temps, peut diminuer sous l'influence d'un traitement local, redevenir indolente, et se comporter d'abord comme une adénite en voie de résolution; mais cette marche rétrograde n'est que passagère; l'engorgement ganglionnaire spécifique persiste, et si on ne l'opère pas, il ne tarde pas à s'accroître, à se propager, à gagner les ganglions adjacents. On commettrait donc une grave erreur, si l'on croyait qu'une tumeur ganglionnaire, développée au voisinage d'une tumeur, fût de bonne nature par cela seul qu'on aurait pu en obtenir la résolution partielle. Le chirurgien, je le répète, ne peut être rassuré à cet égard que lorsque les ganglions sont revenus à leur état naturel.

M. Velpeau, parlant des cancers du sein compliqués d'engorgements axillaires, dit : « J'ai *souvent* vu des engorgements pareils diminuer notablement avant l'opération, sous l'influence d'applications répétées de sangsues ou de topiques soit émollients, soit résolutifs. J'ai vu aussi *un petit nombre de fois, il est vrai,* les ganglions lymphatiques de l'aisselle se dégonfler après l'opération, par le fait de la même médication (1). » Il existe entre ces deux phases un contraste qui n'échappera à personne. L'auteur a essayé, avant l'opération, de faire résoudre les glandes lymphatiques engorgées, il a réussi *souvent* à les faire *diminuer*. D'après cela, il a pensé que ces engorgements n'étaient qu'inflammatoires, il a donc opéré les tumeurs cancéreuses sans toucher aux ganglions axillaires, mais, ici, au lieu de réussir souvent, il n'a réussi qu'*un petit nombre de fois*. Le moyen de diagnostic qui consiste à étudier les effets d'un traitement résolutif, n'est donc

(1) Velpeau, *Traité des maladies du sein*. Paris, 1854, in-8, p. 606.

valable que lorsqu'on arrive à faire disparaître l'engorgement d'une manière complète.

J'ai recueilli, en 1849, à l'hôpital Saint-Louis, dans le service de M. Nélaton, l'observation d'un enfant de 13 ans, atteint d'une énorme tumeur encéphaloïde du fémur, qui ne comportait d'autre opération que la désarticulation coxo-fémorale. Il y avait dans l'aine plusieurs ganglions engorgés, gros comme des noisettes et à peu près indolents. Il paraissait probable que ces ganglions étaient cancéreux, et, dans ce cas, la tumeur aurait été tout à fait inopérable. Toutefois, avant de renoncer à l'opération, M. Nélaton essaya de faire résoudre l'engorgement inguinal. Des applications émollientes, continuées pendant quelques jours, amenèrent une résolution complète. Le chirurgien se décida alors à désarticuler la cuisse. L'enfant vécut trente-huit jours, et, à l'autopsie, je constatai que les ganglions inguinaux étaient revenus à leur état naturel.

Je viens de montrer que la résolution partielle des engorgements ganglionnaires ne suffit pas pour en déterminer la nature. Il semble, au premier abord, que la suppuration devrait fournir des données plus certaines. Il n'en est rien, cependant, car j'ai vu deux fois des abcès se produire dans des ganglions cancéreux ou épithéliaux. J'ai cité l'un de ces faits dans mon *Mémoire sur l'anatomie pathologique du cancer* (1) : Un engorgement ganglionnaire très-volumineux, consécutif à un cancer ulcéré du testicule, occupait le pli de l'aine, la fosse iliaque interne et la région lombaire. Un grand nombre de ganglions étaient tuméfiés; tous étaient exclusivement cancéreux, à l'exception d'un seul qui était gros comme une petite pomme et qui renfermait une collection purulente. J'ai fait l'année dernière, à Bicêtre, l'autopsie d'un vieil idiot qui avait succombé à un épithéliôme des paupières et de la conjonctive. Une large tumeur ganglionnaire s'était formée dans la région parotidienne; tous les ganglions étaient pleins de dépôts de cellules épithéliales; mais l'un d'eux était devenu le siége d'un abcès volumineux qui s'était ouvert, sous mes yeux, pendant la vie. Ces deux faits prouvent qu'il ne suffit pas de constater de la suppuration dans les ganglions engorgés au voisinage d'une tumeur de mauvaise nature pour en conclure que ces ganglions soient simplement enflammés.

Ainsi, d'une part, l'absence des signes locaux de l'inflammation ne prouve pas que l'engorgement des ganglions ne soit pas simplement inflammatoire ;

(1) *Mém. de l'Acad. de méd.*, 1851, t. XVI, p. 673, in-4°.

Et, d'une autre part, la présence des signes locaux de l'inflammation ne prouve pas que cet engorgement soit simplement inflammatoire.

Ce n'est donc pas sur l'examen direct de la région ganglionnaire que peut reposer le diagnostic de la nature de l'adénopathie, et il est permis de se demander si les chirurgiens qui ont réussi à faire résoudre, *après* l'ablation d'une tumeur cancéreuse, des ganglions engorgés dans le voisinage de cette tumeur, ont été guidés par un diagnostic légitime, ou s'ils n'ont pas été plutôt servis par le hasard.

Je pense, pour ma part que, dans l'état actuel de nos connaissances, le diagnostic de ces engorgements ne peut découler avec certitude de l'examen des ganglions malades. L'examen de la tumeur primitive est plus concluant, au moins dans quelques cas. On s'efforcera de déterminer si cette tumeur est ou n'est pas de la nature de celles qui ont de la tendance à produire l'engorgement spécifique des ganglions, et, dans ce diagnostic, on ne se laissera pas influencer par l'état des glandes lymphatiques, on procédera comme si ces glandes étaient saines. Si l'on arrive à reconnaître qu'il s'agit d'un cancer, ou d'un épithéliôme, ou de toute autre tumeur disposée à se propager par la voie du système lymphatique, il sera très-probable que l'engorgement est spécifique, et il sera prudent de le traiter comme tel. On pourra, si l'on veut, essayer quelques applications locales, mais on n'y insistera que si la résolution commence à s'effectuer d'une manière bien manifeste au bout de peu de jours, car il est essentiel de ne pas perdre de temps, et, pour peu que la résolution s'arrête, on devra se conduire comme s'il était démontré que l'engorgement est spécifique. — Si l'on reconnaît, au contraire, que la tumeur primitive est de celles qui ne tendent pas à gagner les ganglions, l'engorgement, quels qu'en soient les caractères, sera considéré comme inflammatoire ; et c'est dans ces cas seulement que je conseillerai d'enlever une tumeur sans toucher aux ganglions engorgés dans le voisinage.

Il y a des circonstances particulières qui peuvent quelquefois ajouter quelque certitude à ce diagnostic difficile. Chez le malade dont j'ai parlé plus haut (page 220, en note), et à qui j'ai amputé la jambe pour un épithéliôme développé sur un vieil ulcère, il existait dans l'aine une masse ganglionnaire indurée, du volume d'un œuf de pigeon, et tout à fait semblable à un engorgement épithélial. J'aurais donc reculé devant l'opération si j'en avais été réduit à l'examen de l'état du malade. Mais cet homme, qui était fort intelligent, m'affirma que les glandes inguinales s'étaient développées depuis plus de quinze ans, c'est-à-dire un grand nombre d'années avant le début de l'épithéliôme de la jambe. J'en conclus qu'il s'agissait d'une adénite chronique symptomatique de l'ulcère de la jambe, et non d'une adénopathie épithéliale symptomatique de l'épithéliôme. L'événement justifia cette opinion, puisque la tumeur ganglionnaire se dissipa d'une manière complète dans les huit jours qui suivirent l'amputation. A l'autopsie, qui a été pratiquée trois semaines après l'opération, nous avons trouvé les ganglions de l'aine encore rougeâtres, mais petits, flasques, et entièrement libres de dépôts d'épithélium.

J'ai parlé des adénites symptomatiques à l'occasion de l'inflammation périphérique des tumeurs. J'y ai insisté quelque peu, parce qu'il m'a paru utile de montrer le peu de certitude des connaissances actuelles sur le diagnostic qu'il serait si important d'établir entre les adénites et les engorgements ganglionnaires spécifiques.

Occupons-nous maintenant de l'inflammation parenchymateuse des tumeurs.

En théorie, il est permis de croire que toutes les tumeurs vasculaires peuvent s'enflammer, et que, dans les tissus pathologiques, comme dans les tissus normaux, la susceptibilité inflammatoire est subordonnée à deux conditions principales, savoir : l'abondance des vaisseaux capillaires et la laxité de la trame. Il semble donc que les tumeurs devraient s'enflammer très-fréquemment, puisque beaucoup d'entre elles, réunissant les deux conditions anatomiques qui favorisent le développement de l'inflammation, font, en outre, à l'extérieur, une saillie qui donne prise aux frottements, aux pressions, et, en général, à toutes les causes irritantes mécaniques.

Mais, en fait, les cas où il est possible de constater par la clinique ou par l'anatomie pathologique, les symptômes ou les lésions de l'inflammation des tumeurs sont beaucoup moins communs qu'on ne pourrait s'y attendre.

Au point de vue anatomo-pathologique, il est souvent bien difficile de déterminer si certains accidents de structure qu'on observe dans le tissu des tumeurs dépendent de l'inflammation ou de quelque autre trouble de nutrition, à moins que ce tissu ne soit, de sa nature, parfaitement homologue. Dans ce dernier cas, on est autorisé à considérer comme inflammatoires les lésions semblables à celles que l'inflammation produit dans le tissu normal correspondant. Ainsi, on trouve quelquefois, au centre des lipômes anciens et volumineux, des foyers d'induration friables, comme lardacés, diffus, marbrés de jaune et de gris, qui rappellent tout à fait l'aspect du tissu adipeux ordinaire, atteint d'inflammation chronique, et on n'hésite pas à attribuer ces lésions à un travail inflammatoire. Mais dans les tumeurs hétéromorphes, ou dans les tumeurs homœomorphes qui ne sont pas homologues, on manque de terme de comparaison, et la détermination des lésions de l'inflammation devient beaucoup plus délicate. Il y a une quinzaine d'années, lorsqu'on eut découvert que les produits de l'inflammation s'organisent fréquemment en éléments fibro-plastiques, on put croire que l'examen microscopique lèverait la difficulté; lorsqu'on trouvait, par exemple, des éléments fibro-plastiques adventices au sein d'une tumeur cancéreuse, on était disposé à admettre qu'ils étaient nés sous l'influence d'une inflammation chronique du tissu cancéreux. Mais il est certain aujourd'hui que les éléments fibro-plastiques adventices peuvent se développer sans le concours de l'inflammation. L'examen microscopique ne fournit donc qu'un seul caractère concluant, c'est la présence des globules purulents qui attestent l'existence d'un travail inflammatoire; et ce caractère peut être constaté le plus souvent sans le secours du microscope.

Au point de vue clinique, l'inflammation des tumeurs est facile à constater lorsqu'elle est phlegmoneuse ; mais lorsqu'elle est moins aiguë et moins intense, le diagnostic en est beaucoup plus incertain. Une douleur, une chaleur, une tension modérées peuvent à certains moments se produire dans l'évolution naturelle de la plupart des tumeurs. Nous citerons pourtant encore, ici, l'exception du lipôme. Le lipôme ne présente ces caractères, même à un faible degré, que sous l'influence de l'inflammation.

Nous laisserons donc de côté les inflammations chroniques et les inflammations subaïgues dont l'étude est encore trop peu avancée, pour ne nous occuper que de l'inflammation aiguë phlegmoneuse, suppurative ou gangréneuse, des tumeurs.

Les signes locaux ou généraux de cette inflammation ne diffèrent pas de ceux qui accompagnent l'inflammation aiguë des tissus physiologiques, et il serait vraiment superflu de les énumérer. Ses causes sont tantôt traumatiques, tantôt spontanées. Je n'aurai pas à m'occuper de celles-là, et je ne dirai qu'un mot de celles-ci : c'est que, dans certaines tumeurs qui ont la propriété de se propager aux parois des veines, l'oblitération des troncs veineux donne lieu à des congestions qui favorisent le développement de l'inflammation.

L'inflammation des tumeurs peut se terminer par résolution, par suppuration ou par gangrène.

La résolution est annoncée par la cessation de la douleur, par la diminution de la tuméfaction, de la tension et de la chaleur; cette résolution est quelquefois complète, c'est-à-dire que la tumeur revient au volume qu'elle présentait avant le début de la complication inflammatoire; quelquefois même, mais cela est beaucoup plus rare, le tissu de la tumeur s'est modifié de telle sorte, pendant la durée de l'inflammation, que la résorption de ce tissu s'effectue en même temps que celle des produits inflammatoires. Cette terminaison favorable, qui peut aboutir tantôt à une guérison complète, tantôt à une amélioration plus ou moins notable, ne s'observe guère que dans quelques tumeurs spéciales. On sait que plusieurs méthodes thérapeutiques, qui ne sont pas les moins efficaces, agissent sur les tumeurs érectiles en y provoquant une inflammation qui modifie leur tissu, et qui le rend apte à être résorbé. Les kystes peuvent, jusqu'à un certain point, être comparés, sous ce rapport, aux tumeur érectiles; car l'inflammation, spontanée ou provoquée, d'un kyste, ne produit pas seulement l'oblitération de sa cavité; la paroi, quelquefois assez épaisse, qui entourait le liquide, s'amincit et se résorbe peu à peu après l'oblitération. La méthode du broiement ou de l'écrasement, qui a donné quelques succès dans le traitement des hypertrophies ganglionnaires et de quelques autres tumeurs, agit également en provoquant la sécrétion d'un blastème inflammatoire interstitiel qui se combine avec le tissu divisé, et qui, en se résorbant plus tard, le fait résorber avec lui.

Mais les espèces de tumeurs dans lesquelles l'inflammation peut avoir des suites aussi avantageuses sont en petit nombre. Le plus souvent, la résolution s'arrête même avant que la tumeur soit revenue à son volume antérieur. Dans les tumeurs qui, comme les cancers, ont une grande tendance à l'accroissement, les inflammations intercurrentes ont souvent pour conséquence d'accélérer la marche du mal, et il est probable qu'en pareil cas le blastème exhalé sous l'influence de l'inflammation est en quelque sorte assimilé par la tumeur, qu'il s'organise en éléments semblables aux éléments autogènes. C'est ce qui m'a permis de dire que les causes qui, dans les tissus physiologiques, provoquent l'inflammation, accélèrent l'accroissement des tissus pathologiques.

La terminaison par suppuration peut se présenter dans les tumeurs les plus diverses. On trouve quelquefois des abcès parfaitement caractérisés dans les adénômes volumineux de la mamelle. J'en ai vu plusieurs exemples, et je me souviens en particulier d'avoir trouvé deux ou trois abcès assez gros dans une de ces tumeurs qui m'avait été envoyée par M. Robert. J'ai recueilli, l'année dernière, l'observation d'une petite fille de neuf mois, chez laquelle un abcès se forma spontanément dans une tumeur érectile de l'avant-bras. Cette tumeur qui, au moment de la naissance, était grosse comme un haricot, s'était accrue graduellement ; à la fin du huitième mois, elle était grosse comme une noisette; dans le courant du mois suivant, elle devint douloureuse, sans cause connue, et fit des progrès rapides, si bien qu'à la fin du neuvième mois, elle avait le volume d'une grosse noix. Je vis l'enfant pour la première fois, le 4 novembre 1861, à la consultation de l'hospice de Bicêtre. La tumeur présentait de la fluctuation, mais je n'osais pas croire à l'existence d'un abcès. Je me proposais d'attaquer cette tumeur par la cautérisation et je donnai rendez-vous aux parents pour le surlendemain. Mais, dès le lendemain, on vint de nouveau me présenter la petite fille; la tumeur s'était vidée le matin même, pendant qu'on habillait l'enfant, et il s'en était écoulé une demi-cuillerée à bouche de pus. Je supposais que la cicatrisation de cet abcès serait suivie de la guérison de la tumeur érectile; cet espoir ne se réalisa pas. Je dus pratiquer deux cautérisations, et la guérison ne fut obtenue qu'au mois de mars 1862. J'ai revu l'enfant, il y a quelques jours (décembre 1862), elle est toujours parfaitement guérie.

La suppuration du lipôme a été observée plusieurs fois. On en trouve quatre observations dans la thèse de M. Hébert (1).

J'ai cité plus haut (p. 246) l'observation d'un malade chez lequel un abcès se produisit dans un épithéliôme ganglionnaire.

La suppuration des tumeurs cancéreuses est assez rare, et les quelques exemples qu'on en a cités sont loin d'être concluants. Ainsi, l'observation de Desault, intitulée *Sur un cancer occulte du sein*, et publiée par Bouley dans le *Journal de chirurgie* (2), est relative à une tumeur mammaire qui avait débuté dix-neuf ans auparavant sous la forme de *plusieurs petites glandes dures et indolentes.* Cette tumeur, devenue très-grosse, n'était ni adhérente, ni ulcérée, et les ganglions de l'aisselle n'étaient pas engorgés. Deux ans et demi après l'opération, il n'y avait aucune récidive. A tous ces caractères, il est permis de reconnaître aujourd'hui un adénôme de la mamelle. Un autre cas de suppuration du cancer, emprunté par M. Walshe à la thèse de Lévêque-Lasource, ne méritait pas tant d'honneur, car il est bien dit que le malade eut un abcès, mais il n'est pas dit que cet abcès existât dans la tumeur; tout permet de croire, au contraire, qu'il s'était formé loin de la tumeur. J'ai analysé et réfuté ailleurs cette

(1) Hébert, *De l'inflammation du lipôme*. Paris, 1849, in-4°.
(2) *Journal de chirurgie de Desault*, t. III, p. 212. Paris, 1792, in-8.

observation singulière (1). Je ne nie pas, pour cela, la suppuration du cancer, car j'en ai publié un exemple parfaitement concluant (2). Je crois pouvoir dire, toutefois, que cette terminaison est rare.

On vient de voir que des abcès peuvent se former dans les adénômes, les tumeurs érectiles, les lipômes, les épithéliômes et les cancers. Il est probable que les autres tumeurs n'en sont pas exemptes, mais je n'en connais pas d'exemple.

Enfin, l'inflammation des tumeurs peut être suivie de gangrène. Mais celle-ci peut être produite par d'autres causes et mérite d'être étudiée à part.

§ 2. — Gangrène des tumeurs.

La gangrène des tumeurs est un phénomène beaucoup plus commun qu'on ne pourrait le croire si on se contentait de feuilleter les recueils d'observations. La gangrène totale est assez rare, il est vrai; mais la gangrène partielle est, au contraire, assez fréquente, et depuis deux ans j'ai pu en observer cinq ou six exemples à Bicêtre, où le nombre des cancéreux est beaucoup moindre qu'on ne le croit généralement.

Les premières observations relatives à la gangrène spontanée des tumeurs datent d'une époque où la plupart des productions accidentelles étaient confondues avec le cancer; elles ont donc été publiées sous le titre de *gangrènes du cancer*. De là est venue l'opinion assez répandue que la mortification spontanée, suivie d'élimination, est un phénomène propre aux tumeurs cancéreuses. Il y a quelques années, un artiste célèbre ayant eu la chance d'être délivré définitivement d'une tumeur de la lèvre supérieure, par une inflammation gangréneuse qui survint pendant qu'il prenait les drogues d'un empirique, les patrons dudit empirique firent valoir ce fait comme un exemple de guérison du cancer, en invoquant surtout la terminaison par gangrène, qui prouvait, suivant eux, la nature cancéreuse de la tumeur. Ils me firent même l'honneur, dont je me serais bien passé, de citer à cette occasion mon *Mémoire sur l'anatomie pathologique du cancer*, où j'ai consacré un assez long chapitre à l'étude de la gangrène du cancer, et où je n'ai pas parlé de la gangrène des autres tumeurs, par cette raison toute simple que je n'avais pas à m'en occuper.

Or, la gangrène peut se manifester dans les tumeurs les plus di-

(1) *Mém. sur l'anat. pathol. du cancer*, dans *Mém. de l'Acad. de méd.*, t. XVI, p. 625. Paris, 1851, in-4°.

(2) *Loc. cit.*, p. 626.

verses : M. Hébert a cité, d'après M. Bertrand, un cas de gangrène du *lipôme* (1). Un autre fait semblable, emprunté à M. Franz Hauser, a été reproduit par M. Prat (2). Dans un cas de M. David Kerr, la gangrène s'empara d'une énorme *tumeur érectile* qui occupait tout le cou et qui datait de trente ans. Cette gangrène ne fut que partielle; la chute de l'eschare donna lieu à des hémorrhagies inquiétantes, mais la plaie se cicatrisa sous la seule influence du repos (3). M. Paget rapporte deux observations de *chondrômes* frappés de gangrène. L'une, empruntée à Philip Crampton, est relative à un chondrôme du fémur qui n'avait pas moins de 6 ½ pieds de circonférence (4). Dans le second fait, qui appartient à M. Lloyd, le chondrôme occupait le tibia; une simple ponction fut suivie d'une inflammation gangréneuse qui gagna la plus grande partie de la tumeur, et qui nécessita l'amputation de la cuisse (5). La célèbre observation de *tumeur fibreuse* récidivée et généralisée, que M. Paget a publiée dans son livre, nous offre un exemple remarquable de la gangrène du fibrôme. La tumeur primitive, qui occupait la région mammaire, avait été enlevée et avait récidivé au bout de trois mois dans la cicatrice. Cette nouvelle tumeur se gangrena spontanément , et se détacha *en totalité* d'une seule pièce : *the whole of this tumour was separated by sloughing, and was removed entire* (6). Sur un malade de M. Larrey, la gangrène détruisit successivement deux *tumeurs fibro-plastiques* très-volumineuses du genou (7). Je n'ai pas recueilli d'observations relatives à la gangrène des *adénômes ;* mais, parmi les observations publiées sous le titre de *Gangrène du cancer*, il en est plusieurs qui me paraissent devoir être rapportées à des adénômes. Je citerai entre autres le fait de Garneri, de Turin, qui vit une grosse tumeur du sein, datant de 14 ans, ulcérée depuis 6 ans, s'enflammer, se gangrener et se détacher entièrement (8), et celui de Desault qui vit une gangrène partielle se produire dans une tumeur mammaire chez une jeune fille de 19 ans.

(1) Hébert, *De l'inflam. du lipôme*. Thèse inaug. Paris, 1849, in-4°, p. 17.

(2) Prat, *Considérations sur les tumeurs graisseuses*, etc. Strasbourg, 1858, in-4°, p. 24.

(3) *The Edinburgh Medical and Surgical Journal*. Janvier, 1844, t. LXI, p. 119.

(4) Paget, *Lectures on Tumours*. Lond., 1853, in-8, p. 183 et 189.

(5) *Loc. cit.*, p. 190.

(6) *Loc. cit.*, p. 152.

(7) *Bulletins de la Société de chirurgie*, t. VIII, p. 65.

(8) *Bulletin des sciences médicales*, par Tartra, Alard, Marc, etc., t. VI, p. 413. Paris, 1810, in-8, et t. VIII, p. 197 (1811). Les rédacteurs de la *Bibliothèque médicale* avaient déjà mis en doute la nature cancéreuse de cette tumeur (*Bibl. méd.*, 1811, t. XXXI, p. 240).

Dans ce dernier cas, la tumeur fut enlevée; on trouva dans ses couches profondes un grand kyste plein de sérosité limpide et jaunâtre. L'âge de la malade, la présence de ce kyste, l'absence de récidive, tout concourt à établir qu'il s'agissait d'un adénôme (1). Je rappelle enfin que j'ai vu trois fois la gangrène de l'*épithéliôme.* Il me suffira de citer un de ces faits. Il s'agissait d'un épithéliôme de la face, datant de 25 ans, et ayant détruit graduellement la moitié gauche de l'ouverture buccale, la plus grande partie du nez, toute la joue gauche, ainsi que l'os maxillaire supérieur subjacent. L'œil était envahi, mais n'était pas encore entièrement détruit. Le malade était menacé de vivre quelque temps encore dans cet état déplorable, car les progrès de son mal étaient extrêmement lents, lorsqu'un jour, sans cause connue, une inflammation gangréneuse s'empara des parois de l'ulcère; la masse qui remplissait l'orbite se détacha, laissant une large ouverture au fond de laquelle on apercevait le cerveau. Le malade mourut le lendemain. A l'autopsie, nous reconnûmes que la voûte orbitaire, l'os planum, la lame criblée de l'ethmoïde et la partie correspondante de la dure-mère avaient été depuis longtemps détruits et remplacés par l'épithéliôme. La chute de la tumeur avait donc laissé sur la paroi du crâne une large ouverture, et le lobe antérieur du cerveau, mis à nu dans une grande étendue, était déjà putréfié (2).

Cette énumération n'est probablement pas complète, mais elle suffit pour montrer que la plupart des tumeurs peuvent tomber en gangrène, et que cet accident, par conséquent, n'est nullement spécial aux cancers.

La gangrène des tumeurs peut être *partielle* ou *totale.* Dans ce dernier cas, l'élimination de la partie mortifiée laisse une plaie qui peut se cicatriser. Mais ces guérisons, qu'on a attribuées à un effort intelligent de la Nature, sont fort rares, elles ne sont ni plus ni moins durables que celles qu'on obtient par l'opération, et elles sont achetées au prix d'un danger plus grand.

La gangrène partielle est beaucoup plus fréquente que la gangrène totale. Elle s'observe surtout dans les tumeurs déjà ulcérées. Elle occupe alors quelquefois toute la surface de l'ulcère, mais, à la chute de l'eschare, on reconnaît que la mortification ne s'étend pas jusqu'aux limites de la tumeur. Le plus souvent, la gangrène partielle ne se montre que dans une partie de l'étendue de l'ulcère: elle se

(1) *Journal de chirurgie de Desault*, t. I, p. 378. Paris, 1791, in-8.

(2) J'ai cité, plus haut, p. 221, en note, un autre exemple de gangrène survenue dans un épithéliôme. Ma troisième observation est relative à un épithéliôme du nez, consécutif à un polyadénôme.

borne à détruire une masse de végétations ou un de ces champignons fongueux que j'ai décrits dans le chapitre de l'ulcération; la marche du mal, en pareil cas, est à peine modifiée par l'accident gangréneux.

Les tumeurs non ulcérées peuvent être atteintes de gangrène partielle; mais cela ne s'observe que très-rarement, et seulement dans les tumeurs très-volumineuses.

La gangrène partielle est souvent *progressive*, c'est-à-dire qu'elle s'étend successivement, de proche en proche, à des parties qu'elle avait d'abord respectées. Cette gangrène progressive peut se limiter dans l'épaisseur même de la production accidentelle, mais quelquefois elle ne s'arrête qu'après avoir détruit toute la tumeur. De partielle, la mortification devient générale. C'est ce qui eut lieu dans une observation d'Abernethy, que j'ai déjà citée dans le chapitre précédent. La destruction d'un cancer des ganglions inguinaux, d'abord partielle, puis totale, puis suivie d'une cicatrisation complète (voyez plus haut, page 238).

La gangrène des tumeurs peut se présenter sous deux formes très-différentes : elle peut être *sèche* ou *humide*.

La *gangrène sèche* a été décrite par M. Paillard dans une leçon de Dupuytren, publiée en 1829 (1). Voici un résumé de cette importante observation.

Une femme de soixante ans avait un squirrhe ulcéré de la mamelle gauche. Lorsqu'elle entra à l'Hôtel-Dieu, l'ulcère était large comme la paume de la main; il occupait la moitié supérieure du sein; sa base était ferme, inégale et douloureuse. Sa surface était dure, sèche, noire, formée par une eschare qui adhérait fortement aux parties subjacentes. Convaincu que le mal était incurable, Dupuytren n'opéra pas. Au bout de quelques mois l'eschare se ramollit, se détacha circulairement, mais resta adhérente par sa face profonde. Un ichor abondant, d'une odeur insupportable, s'écoula; la base de la tumeur augmenta de volume; les ganglions axillaires s'engorgèrent. Les douleurs étaient devenues si affreuses, l'odeur qu'exhalait la plaie était si épouvantable, et déterminait des accidents putrides si manifestes, que Dupuytren, sans avoir la prétention de guérir le mal, eut le courage de pratiquer une opération purement palliative.

Le 28 juin 1829, il extirpa la partie squirrheuse de la mamelle sur laquelle reposait l'eschare; il ne toucha pas aux ganglions axillaires. La malade du reste succomba au bout de dix jours.

Je copie textuellement la description de la tumeur : « La tumeur

(1) *Journal hebdomadaire*, t. IV, p. 29 et 30.

« avait le volume du poing; elle était formée aux dépens de la « glande mammaire dégénérée en un tissu lardacé et parcouru par « un grand nombre de vaisseaux. L'eschare s'étendait jusqu'à la « moitié environ de l'épaisseur de la tumeur. Elle lui était unie « par des prolongements fibro-celluleux très-solides qui s'épanouis- « saient en masse dans l'épaisseur du squirrhe; de nombreux vais- « seaux les entouraient là, mais ceux-ci cessaient brusquement de se « faire remarquer là où commençait l'eschare. »

J'ai vu en 1848 un fait analogue à celui-ci. Une femme vint consulter à l'Hôtel-Dieu pour une tumeur squirrheuse et largement ulcérée du sein. Les bords de la plaie étaient profondément taillés à pic. Au centre de l'ulcère existait une masse dure, sèche, noirâtre, adhérente par sa base, et libre par ses bords, qui étaient séparés de ceux de l'ulcère par une rigole circulaire profonde d'un centimètre. Il était clair que cette partie centrale était une eschare gangréneuse. La malade n'avait appliqué aucun caustique sur sa tumeur. Le cancer avait débuté vingt-six mois auparavant, et s'était ulcéré depuis une année; l'ulcère n'était devenu sec et noirâtre que depuis deux mois. — Les ganglions axillaires étaient engorgés. Blandin jugea ce cas au-dessus des ressources de l'art et prescrivit des palliatifs. Je n'ai pas revu cette malade, et je ne puis dire par conséquent quel était exactement l'état anatomique des parties; mais ce fait, joint à celui de Dupuytren, prouve que le sphacèle d'une tumeur cancéreuse peut revêtir la forme sèche.

Dans le cas de Dupuytren, la dissection montra que la gangrène n'était que partielle. Dans le mien, la pièce n'a pu être examinée, mais tout indique que la mortification n'était pas générale. Deux mois auraient suffi pour expulser l'eschare si la masse squirrheuse avait été sphacélée en totalité. Or, la séparation ne s'était effectuée qu'au niveau de la peau; l'eschare était encore très-adhérente par sa face profonde; il fallait donc que la ligne de démarcation entre le mort et le vif fût située dans l'épaisseur même du squirrhe, dont la trame fibreuse avait, par sa résistance bien connue, entravé la marche du travail d'élimination.

Les deux faits qui précèdent sont les deux seuls exemples relatifs à la gangrène sèche des tumeurs qui soient venus à ma connaissance. Il est digne de remarque que ces deux tumeurs étaient des cancers, que ces deux cancers étaient des squirrhes, que ces deux squirrhes occupaient la glande mammaire; je ne puis dire si les conditions propres à produire la gangrène sèche peuvent se rencontrer dans des tumeurs non cancéreuses, mais je crois pouvoir avancer, comme une chose fort probable que cette forme de gangrène est propre aux tumeurs qui sont à la fois très-peu vasculaires et très-riches en tissu fibreux, et par conséquent très-dures.

La gangrène humide est beaucoup plus fréquente que la gangrène sèche, et on a vu plus haut qu'elle peut se manifester dans les tumeurs les plus diverses. Elle atteint de préférence les tumeurs ulcérées, et alors elle débute presque toujours par la surface de l'ulcère, mais elle peut survenir aussi dans les tumeurs non ulcérées. Dans ce dernier cas, elle est en général précédée d'une inflammation aiguë, qui occupe ordinairement toute l'étendue de la masse morbide et qui dès lors tend à produire une mortification totale.

La gangrène des tumeurs non ulcérées est donc plus souvent totale que partielle ; tandis que celle des tumeurs ulcérées est plus souvent partielle que totale, au moins dans l'origine, car lorsqu'elle est progressive elle peut, comme on l'a vu plus haut, détruire couche par couche toute l'épaisseur du pseudoplasme.

La gangrène des tumeurs est ordinairement spontanée, c'est-à-dire qu'elle ne dépend d'aucune cause extérieure appréciable. Mais cette proposition est loin d'être générale. Les causes capables de provoquer l'inflammation aiguë des tumeurs peuvent, dans certains cas, et sans doute à la faveur de conditions particulières, donner lieu à la gangrène. Ainsi, une simple ponction pratiquée dans un chondrôme volumineux ramolli et non ulcéré du tibia, fut suivie de gangrène, chez la malade déjà citée de M. Lloyd. Le malade à qui j'ai amputé la jambe pour un épithéliôme développé sur un vieil ulcère et devenu gangréneux avait subi, dix jours environ avant l'apparition de la gangrène, une application de chlorure de zinc destinée à détruire un gros champignon fongueux et saignant, qui surmontait la partie supérieure de l'ulcère (1). L'eschare produite par cette cautérisation était déjà tombée depuis plusieurs jours, à la suite d'un travail éliminatoire des plus calmes, lorsque la gangrène se manifesta à la partie inférieure ou externe de l'ulcère, à dix centimètres au moins des limites de la première eschare. Il est donc possible que cette gangrène ait été spontanée, mais il est possible aussi que la cautérisation pratiquée quelques jours auparavant sur un autre point de l'épithéliôme ait contribué à la produire.

Feu Rigal, de Gaillac, dont le fils est compté à juste titre au nombre des chirurgiens les plus ingénieux de ce temps-ci, entreprit

(1) Cette cautérisation, purement palliative, n'avait été faite que parce que le malade avait d'abord refusé l'amputation. J'ai déjà parlé de ce malade, p. 221, en note, et p. 254, en note.

une fois de faire tomber en gangrène une tumeur très-volumineuse, déjà ancienne et non ulcérée de la mamelle, chez une femme qui avait refusé de se soumettre à l'opération (1). Pour cela, il fit au centre de la tumeur une petite incision qu'il recouvrit de charpie imbibée de sanie gangréneuse. Au bout de trois jours, la gangrène se manifesta autour de la plaie, puis elle progressa et, en dix-huit jours, elle détruisit toute cette tumeur, qui avait quatre-vingt-quatre centimètres de circonférence à sa base. La cicatrisation fut achevée au bout de quatre mois et demi, et la malade, dix-huit ans après, n'avait eu aucune récidive. La marche de la tumeur, qui se composait dans l'origine de plusieurs glandes distinctes, le volume énorme qu'elle avait acquis à la longue sans s'ulcérer et sans porter atteinte à l'intégrité des ganglions axillaires, l'existence de grands lobes isolables qui semblaient comme des glandes distinctes et qui tombèrent séparément, la présence de kystes pleins de sérosité jaunâtre au centre de deux de ces glandes qui étaient grosses chacune comme le poing, enfin la guérison radicale et complète de la malade, tout cela permet de considérer comme infiniment probable qu'il s'agissait non d'une tumeur cancéreuse, mais de cette espèce d'adénôme qui simule l'encéphaloïde, et où les acini hypertrophiés prédominent sur le stroma de la glande (voyez dans la deuxième partie le chapitre des adénômes). La gangrène n'est pas une affection virulente, elle n'est ni contagieuse ni inoculable; la sanie gangréneuse n'est donc qu'un produit irritant, et on se tromperait fort si l'on croyait pouvoir à volonté provoquer par cette application la mortification d'un tissu, normal ou pathologique. Cette observation, comme celle de Lloyd et la mienne, ne prouvent donc qu'une seule chose, c'est que les causes extérieures capables de provoquer l'inflammation des tumeurs, peuvent quelquefois en déterminer la gangrène.

Quoi qu'il en soit, la gangrène des tumeurs est presque toujours spontanée. On a pu croire dans quelques cas que certains traitements généraux avaient eu le mérite de la provoquer. Nous avons entendu, il y a quelques années, attribuer cette propriété à des drogues plus ou moins *sauvages* (*sic*), parce qu'une tumeur de la lèvre supérieure s'était sphacélée chez un malade qui en faisait usage depuis quelque temps. *Post hoc ergo propter hoc.* Si les drogues avaient été civilisées, c'est-à-dire inscrites au Codex, on n'y aurait pas même fait attention. Boyer parle d'une princesse russe qui avait un cancer

(1) Robert, *L'art de prévenir le cancer au sein.* Marseille, 1813, in-8, p. 155.

au sein et qui, conduite aux eaux de Baréges par un chirurgien français, fut délivrée de sa tumeur par une gangrène totale, que son guérisseur attribua à l'action des eaux. La plaie se cicatrisa complétement; mais, comme il s'agissait d'un vrai cancer, il y eut récidive prompte, formation de tumeurs multiples, et la malade succomba au bout de quelques mois (1). Les eaux de Baréges, aujourd'hui, ont perdu la propriété de faire tomber les cancers en gangrène. Il est bien rare qu'un malade atteint d'une tumeur qui l'inquiète, ne fasse pas un traitement quelconque, local ou général, palliatif ou curatif, empirique ou raisonné, adressé à son mal ou à son imagination. Viennent une complication gangréneuse et une élimination assez étendue pour que le malade en retire quelque avantage, et on lui persuadera difficilement que ce résultat n'est pas dû à ce traitement. Mais le médecin ne devra pas se laisser aller à la même illusion. Il n'attribuera la propriété de déterminer la gangrène curative ni aux pillules de celui-ci, ni aux cataplasmes de celui-là, ni aux lotions d'eau vulnéraire de suie faite par Garneri, ni aux applications de laudanum faites par Steidele (2), ni aux lotions de chlorure de chaux faites par M. Fristo (3). Et il reconnaîtra que la gangrène des tumeurs est un phénomène éventuel, un accident de pur hasard, qu'on ne peut ni prévenir ni produire à volonté.

Les causes immédiates de cette gangrène peuvent être rapportées à plusieurs mécanismes très-différents.

Il est probable qu'ici, comme dans les cas ordinaires, la gangrène sèche dépend de l'oblitération des artères. Il serait difficile pourtant de le démontrer. Les deux tumeurs sur lesquelles cette forme de gangrène a été observée étaient des squirrhes de la mamelle, tumeurs très-dures, très-peu vasculaires et recevant la plupart de leurs vaisseaux par leur face profonde, qui reposait sur un plan résistant. La compression exercée par leur tissu propre sur les parois des petites artères qui y pénétraient a pu y intercepter le cours du sang. Ce n'est qu'une hypothèse sans doute, mais je n'en vois aucune autre qui puisse expliquer la production de cet accident.

La cause la plus ordinaire de la gangrène humide est l'inflamma-

(1) Boyer, *Traité des maladies chirurgicales*, t. VII, p. 234. Paris, 1821, in-8.

(2) *Journal de médecine* (suite de Vandermonde), t. LXXXII, p. 482. Paris, 1790, in-12. La tumeur observée par Steidele occupait la mamelle et datait de 28 ans. Elle était ulcérée et avait la largeur d'une petite assiette. La gangrène fut progressive.

(3) *Bulletin des travaux de la Soc. des sc. méd. de la Moselle*, 1831-1838, p. 40. — Tanchou, *Recherches sur le traitement médical des tumeurs cancéreuses du sein*. Paris, 1844, in-8, p. 81.

tion aiguë. En effet, 1° les signes de cette inflammation ont été manifestes dans beaucoup d'observations, surtout dans celles où la gangrène a été totale ; 2° les causes extérieures qui, dans quelques cas, ont provoqué la mortification des tumeurs, étaient des causes irritantes; elles ont agi en suscitant une inflammation qui s'est terminée par gangrène ; 3° les tumeurs ulcérées, toutes choses égales d'ailleurs, sont plus disposées à s'enflammer que les tumeurs non ulcérées ; ce sont aussi celles qui sont le plus exposées à la gangrène ; 4° la gangrène se manifeste surtout dans les tumeurs qui sont molles ou très-vasculaires et qui, par conséquent, présentent des conditions favorables au développement de l'inflammation. Tout cela concourt à établir que l'inflammation est, dans beaucoup de cas, la cause immédiate de la mortification des tumeurs.

Mais certaines tumeurs, parmi lesquelles je citerai en première ligne les cancers encéphaloïdes, paraissent disposées à se gangrener d'une autre manière. En décrivant les phénomènes de la propagation, j'ai montré comment les tumeurs détruisent les parois des veines, et comment elles oblitèrent ces vaisseaux, l'un après l'autre. On sait que Pierre Bérard n'avait pu réussir à injecter les veines des encéphaloïdes mous, et quoiqu'il ait eu tort de faire reposer sur quelques faits une assertion générale, quoique j'aie pu faire cette injection avec succès toutes les fois que je l'ai essayée, quoique M. Follin ait réussi comme moi, les expériences négatives d'un anatomiste aussi habile que l'était Bérard, conservent toute leur signification. Il est certain que tous les troncs veineux des tumeurs qu'il a étudiées étaient oblitérés. Il ne s'agit plus que de savoir si l'oblitération des veines peut déterminer la gangrène. C'est un point qui est encore en discussion pour ce qui concerne la gangrène des extrémités. L'oblitération de la veine iliaque primitive, et même celle de la veine cave inférieure portent sans doute une grave atteinte à la circulation des membres inférieurs, mais ne la suppriment pas, parce que le sang se fraye un passage dans les voies collatérales. On a donc mis en doute la réalité de la gangrène produite par l'oblitération veineuse, et si les tumeurs, en se propageant, ne détruisaient qu'une seule veine, fût-elle très-grosse et très-importante, on ne comprendrait pas que la gangrène fût la conséquence de cet accident. Mais plusieurs veines sont successivement envahies; quelquefois même, comme dans les observations de Bérard, toutes les veines injectables sont oblitérées ; le sang alors ne peut revenir que par des anastomoses capillaires, et on conçoit que celles-ci puissent être insuffisantes. Si la mortification immédiate n'en résulte pas directement, il en résulte du moins une stase sanguine, une congestion considérable, disposition favorable au développement d'une inflammation qui, survenant dans des parties dont la nutrition est déjà très-gravement compromise, a beaucoup de tendance à se terminer par gangrène.

J'admets donc que l'oblitération des veines envahies et détruites par le travail de propagation est au moins une cause prédisposante, et probablement même, quelquefois, une cause déterminante de gangrène, dans les tumeurs qui, comme les cancers encéphaloïdes, se propagent aisément aux parois des veines. Je renvoie pour plus de détails sur cette question, à mon *Mémoire sur l'anatomie pathologique du cancer*, où j'ai consacré un chapitre assez étendu à l'étude spéciale de la gangrène des tumeurs cancéreuses.

On peut dire d'une manière générale que la gangrène des tumeurs est un accident fâcheux. Quelques malades peuvent en tirer bénéfice, mais d'autres restent dans un état pire qu'auparavant, et beaucoup succombent à l'infection putride, ou à l'épuisement consécutif à une suppuration trop abondante. La gangrène partielle est presque toujours nuisible, parce que, après la chute des eschares, le malade n'est pas débarrassé de sa tumeur. Il se trouve dans la même condition que s'il avait été soumis à une excision partielle; la plaie ne se referme pas, et le mal continue sa marche. La gangrène totale peut être suivie d'une cicatrisation complète, et, si la tumeur est de celles qui ont peu ou point de tendance à récidiver, la guérison peut être définitive, comme si elle avait été obtenue par une opération. Mais, pour les tumeurs qui tendent à se reproduire, les chances de récidive sont plus grandes après la gangrène qu'après une opération, parce que celle-ci empiète ordinairement d'une manière notable sur les tissus sains, tandis que la gangrène, même lorsqu'elle paraît totale, peut laisser, sous les eschares qui tombent, de petits fragments de tissu pathologique qui sont ensuite les germes de la récidive. On publie, avec l'empressement qu'éveillent les choses curieuses ou inattendues, les observations de tumeurs plus ou moins suspectes qui ont été guéries par la gangrène; mais lorsque cet accident est suivi d'une mort prompte ou d'une récidive prochaine, il n'excite aucun étonnement, et on le passe volontiers sous silence. Lorsque j'ai commencé, dans les livres, mes recherches sur la gangrène du cancer, j'ai cru d'abord que la gangrène totale et curative était bien plus fréquente que la gangrène partielle; mais j'ai changé d'opinion quand j'ai étudié les malades. J'ai observé jusqu'ici, soit dans les cancers, soit dans les épithéliômes, neuf exemples de gangrène partielle, tandis que je n'ai vu aucun exemple de gangrène totale, et il n'en est pas venu à ma connaissance qu'il s'en soit présenté un seul cas depuis dix ans dans les hôpitaux de Paris.

Des accidents d'une haute gravité peuvent se développer à la suite de la gangrène des tumeurs. Quesnay a cité l'observation d'une malade qui y succomba (1). J'ai fait à l'École pratique l'autopsie d'un homme qui était mort avant l'élimination des eschares. Dans le cas de Quesnay, il s'agissait d'une tumeur de la mamelle. Le sujet de mon observation avait un cancer ulcéré du testicule, compliqué d'un énorme engorgement des ganglions inguinaux et iliaques. C'était cette tumeur ganglionnaire qui s'était gangrenée dans une étendue très-considérable, et, pour le dire en passant, à l'appui de l'étiologie que j'ai invoqué plus haut, je constatai que la veine saphène, les veines honteuses externes et la veine sous-cutanée abdominale étaient oblitérées; la veine fémorale elle-même, quoique encore perméable, était occupée par un champignon cancéreux qui faisait saillie dans sa cavité. J'ai déjà cité l'observation d'un malade de Bicêtre qui succomba très-promptement à la gangrène d'un épithéliôme de la face. Il serait superflu de multiplier les exemples pour montrer que la gangrène des tumeurs, attribuée par quelques amis du merveilleux à un effort intelligent de la nature, est un accident toujours grave, souvent funeste, et rarement curatif.

(1) Quesnay, *Traité de la gangrène*. Paris, 1771, in-12, p. 312.

CHAPITRE XI

INVASION DES GANGLIONS LYMPHATIQUES.

Jusqu'ici nous nous sommes occupés de l'évolution purement locale des productions accidentelles. Nous verrons bientôt qu'un certain nombre d'entre elles peuvent déterminer consécutivement le développement de certaines lésions dans des parties plus ou moins éloignées, qui n'ont avec elles aucune connexion anatomique. Entre ces phénomènes, qui impliquent l'idée d'une affection générale de l'économie, et les phénomènes entièrement locaux que nous venons de décrire, se placent certaines lésions qui surviennent à quelque distance de la tumeur, mais qui se produisent néanmoins en vertu de l'action locale qu'elle exerce sur l'appareil lymphatique.

Plusieurs espèces de productions accidentelles ont la propriété de déterminer dans les ganglions lymphatiques correspondant la formation de tumeurs *de même nature qu'elles*, sans qu'il y ait continuité de tissu entre les deux masses morbides.

On a vu dans le chapitre précédent que toute tumeur, surtout quand elle est ulcérée, peut s'accompagner d'un certain degré d'inflammation chronique, à la suite de laquelle les ganglions voisins deviennent le siége d'un engorgement en général indolent, plus ou moins dur, plus ou moins volumineux. Il n'y a alors absolument *aucun rapport entre la nature de la tumeur primitive et celle de la tumeur des ganglions.*

Les engorgements ganglionnaires dont nous allons nous occuper sont au contraire spécifiques, c'est-à-dire de même espèce, ou plutôt de même nature que la tumeur primitive.

Les espèces de tumeurs qui peuvent se compliquer d'engorgements ganglionnaires spécifiques sont en général plus graves que les autres. Ce caractère fait partie de ce qu'on appelle le cortége de la malignité, mais ne peut servir à établir un groupe nosographique.

En effet, il peut faire défaut jusqu'à la fin, même dans le cancer, qui est de toutes les espèces de tumeurs la plus exposée à cette complication, et il peut se présenter même dans le chondrôme, qui en est exempt peut-être plus de quatre-vingt-dix-neuf fois sur cent. C'est donc un caractère qui n'est absolu dans aucun cas, et qui, suivant les espèces, est tantôt commun, tantôt rare, tantôt très-rare. Lorsqu'il existe, on n'en peut rien conclure de positif sur la nature de la maladie ; lorsqu'il fait défaut, on n'en peut rien conclure encore.

Les cancers, comme nous venons de le dire, sont de beaucoup les tumeurs qui sont le plus souvent compliquées d'engorgement ganglionnaire; toutefois les cancers colloïdes y sont moins exposés que certaines tumeurs non cancéreuses. Ce symptôme est en général plus précoce et probablement aussi plus fréquent dans l'encéphaloïde que dans le squirrhe. Mais certains cancers squirrheux et même encéphaloïdes peuvent parcourir toutes leurs périodes, durer plusieurs années, déterminer l'infection et la mort, sans que les ganglions deviennent le siége du moindre engorgement, et ces différences ne doivent pas être attribuées seulement au siége de la tumeur primitive, puisque deux cancers de même variété, occupant les mêmes tissus et la même région, peuvent se comporter à cet égard de deux manières différentes.

Après les cancers, les *épithéliômes* des membranes muqueuses sont les tumeurs qui donnent lieu le plus souvent à l'engorgement spécifique des ganglions. Les épithéliômes des surfaces cutanées en sont au contraire presque toujours exempts. M. Michon a vu toutefois un épithéliôme de la main, consécutif à une brûlure et traité par l'amputation de l'avant-bras, récidiver dans le moignon, puis dans deux ganglions, l'un brachial, l'autre axillaire. Il enleva d'abord les deux ganglions, et, lorsque les plaies furent cicatrisées, il amputa le bras. Son malade, six mois après cette dernière opération, était encore exempt de récidive (1). A la peau de la face, où le réseau lymphatique est très-riche, mais où les troncs lymphatiques sous-cutanés sont bien moins volumineux qu'ils ne le sont à l'avant-bras, l'épithéliôme peut durer un grand nombre d'années sans porter atteinte à l'intégrité des ganglions. Mais lorsque cette affection, en se propageant, gagne une membrane muqueuse, comme on le voit fréquemment à l'ouverture buccale, les chances de l'engorgement ganglionnaire deviennent à peu près les mêmes

(1) *Bulletins de la Société de chirurgie*, 30 août 1854, t. V, p. 95, in-8.

que si le mal eût débuté primitivement sur la muqueuse. L'influence du siége anatomique ne peut donc être méconnue ici.

Les *fibroïdes* ou tumeurs fibroplastiques prennent place, sous le rapport de la fréquence de ce symptôme, après les épithéliômes des muqueuses. Les fibroïdes cysto-nucléaires diffèrent notablement, à cet égard, des fibroïdes fibrillaires; ils ont beaucoup plus de tendance que ces derniers à envahir les ganglions.

Le fait de l'engorgement ganglionnaire est encore douteux pour les fibrômes ; mais, quoique je n'en connaisse aucun exemple bien positif, je considère comme assez probable qu'il s'en présentera tôt ou tard quelque observation, car le fibrôme peut revêtir par exception tous les caractères de la malignité ; il peut infecter l'économie et se généraliser dans les viscères. Cela est aujourd'hui bien établi, et il y a des raisons théoriques de croire qu'il peut également gagner les ganglions. On a nié le fait en se basant sur les innombrables observations qui prouvent que les tumeurs dites fibreuses de l'utérus ne se compliquent jamais d'engorgements ganglionnaires. Mais ces tumeurs ne sont pas des fibrômes proprement dits; elles en diffèrent assez, sous tous les rapports, pour justifier le nom d'hystérômes que je leur ai donné en me basant sur la nature de leurs éléments autogènes.

On aurait pu nier, il y a quelques années, l'engorgement spécifique des ganglions qui reçoivent les vaisseaux lymphatiques d'une région atteinte de chondrôme. Mais une observation remarquable publiée en 1855 par M. Paget (1), a prouvé sans réplique que le chondrôme, malgré sa bénignité ordinaire, peut donner lieu à la formation de tumeurs cartilagineuses dans les ganglions correspondants. M. Dauvé a présenté, le 6 mars 1861, à la Société de chirurgie, un chondrôme du testicule qui avait été enlevé la veille par M. Godard, de l'hôpital militaire de Versailles. On apercevait sur la coupe des tubes tortueux remplis de matière cartilagineuse, et on supposait que ces tubes étaient les conduits séminifères. Toutefois il me parut que cette tumeur était exactement semblable à celle qui est représentée sur une belle planche coloriée annexée au mémoire de M. Paget, et, sachant que dans l'observation de ce chirurgien, les tubes en question étaient des vaisseaux lymphatiques, j'émis l'opinion que le système lymphatique était probablement envahi chez le malade de M. Godard. L'événement ne justifia que trop cette crainte. Le 26

(1) J. Paget, *Accounts of a Growth of Cartilage in a Testicle and its Lymphatics and in other Parts*. London, 1855, in-8, pl. — Extrait du t. XXXVIII des *Medico-Chirurgical Transactions.*

juin suivant, M. Dauvé présenta la fin de l'observation. Le chondrôme avait récidivé dans la partie supérieure du cordon, et une tumeur ganglionnaire, où le microscope découvrit des éléments de cartilage, s'était formée dans les ganglions lombaires (1).

L'engorgement spécifique des ganglions de l'aisselle a été constaté dans un cas de tumeur à structure glandulaire de la région mammaire. L'observation microscopique a été faite par M. Robin; il a trouvé des culs-de-sac glandulaires bien manifestes dans la tumeur des ganglions axillaires. Le tissu glandulaire accidentel peut donc donner lieu à l'engorgement spécifique des ganglions. Mais l'interprétation de ce fait peut faire naître quelque hésitation. Il y a lieu de se demander si la tumeur primitive de la région mammaire et la tumeur secondaire de l'aisselle étaient de vrais adénômes ou des pseudadénômes. Ces deux espèces de tumeurs renferment des éléments glandulaires, et, quoiqu'il soit *en général* facile de les distinguer l'une de l'autre, il y a entre elles une analogie de structure qui peut, dans quelques cas, rendre la distinction difficile. M. Robin, qui a examiné seulement la tumeur axillaire, a pensé que c'était un adénôme véritable, et cette opinion émise par un homme aussi compétent, par celui précisément qui a découvert le groupe des pseudadénômes, a sans doute une très-grande valeur; mais, d'un autre côté, si les adénômes de la mamelle pouvaient réellement produire l'engorgement *spécifique* des ganglions axillaires, ce serait tout à fait en désaccord avec tout ce qu'on connaît d'ailleurs sur la marche de cette affection. J'ai eu l'occasion de traiter plus de vingt femmes atteintes d'adénômes de la mamelle; j'en ai vu un très-grand nombre d'autres dans les cliniques et les consultations du bureau central et des hôpitaux; M. Lebert a rassemblé trente observations complètes de cette affection; M. Velpeau a publié un tableau de soixante observations recueillies à l'hôpital, sans compter les faits très-nombreux de sa pratique particulière; — et dans aucun de ces cas l'adénôme n'était accompagné d'engorgement ganglionnaire spécifique. Si l'interprétation de M. Robin est exacte, le fait qu'il a observé devra donc être compté au nombre des plus exceptionnels de la pathologie. Voilà pourquoi je me suis demandé s'il ne s'agissait pas d'un pseudadénôme. Cette dernière tumeur, en effet, dans les cas connus jusqu'ici, a affecté une marche extrêmement grave. Elle se développe et se propage avec autant d'activité que le cancer, et personne ne sera surpris d'apprendre qu'elle puisse faire invasion dans les ganglions

(1) *Bulletins de la Société de chirurgie*, 1861, p. 160 et 395 (2e série, t. II).

lymphatiques. Je me hâte d'ajouter que dans les neuf observations de pseudadénômes qui sont venues à ma connaissance, il n'est fait aucune mention de l'engorgement ganglionnaire. L'observation que je discute, quelque titre qu'on lui donne, est donc tout à fait insolite.

Quoi qu'il en soit, il est démontré qu'il y a au moins une espèce de tumeurs à structure glandulaire qui peut donner lieu à l'engorgement spécifique des ganglions.

Ainsi, l'engorgement spécifique des ganglions n'est pas un symptôme propre au cancer. Il se montre également avec plus ou moins de fréquence dans l'épithéliôme, le fibroïde et le chondrôme. On l'a observé dans une espèce de tumeur du sein à structure glandulaire ; on le découvrira probablement, à titre de fait exceptionnel, dans d'autres tumeurs encore; nous ne pouvons pas raisonner sur ces probabilités; mais en nous restreignant aux faits acquis à la science, en considérant surtout que le chondrôme est presque toujours, plus de dix-neuf fois sur vingt, d'une bénignité absolue, nous sommes autorisés à affirmer que cet engorgement, loin de constituer un caractère pathognomonique, comme quelques chirurgiens l'ont cru, n'a dans le diagnostic qu'une valeur relative, et ne peut servir de base à une classification rigoureuse.

Étudions maintenant l'origine et l'évolution de ces tumeurs ganglionnaires.

Elles se montrent exclusivement dans les ganglions qui reçoivent les vaisseaux lymphatiques de la région envahie par la tumeur primitive. A. Cooper, Scarpa et quelques autres auteurs ont vu des tumeurs ganglionnaires dans des régions qui n'avaient aucune connexion anatomique avec la première tumeur, par exemple dans l'aisselle gauche, quand le cancer occupait la mamelle droite, ou réciproquement. Mais c'est seulement dans les cas de *vrai cancer* que les faits de ce genre, très-exceptionnels d'ailleurs, ont été observés par les modernes. Et si l'on songe que le cancer, à une certaine période, détermine une infection générale fréquemment suivie de la formation de cancers multiples dans un grand nombre de tissus et d'organes, que les ganglions lymphatiques peuvent, comme tous les organes vasculaires, devenir le siége de ces *tumeurs par infection*, on arrive à penser que les faits mentionnés par Scarpa et A. Cooper ont été mal interprétés.

C'est donc exclusivement dans les ganglions correspondant à la tumeur primitive, que l'engorgement que nous étudions se manifeste. L'observation établit en outre que ce sont les ganglions les plus rapprochés de la tumeur qui s'engorgent les premiers ; sous ce nom de *ganglions les plus rapprochés*, nous désignons ceux qui reçoivent directement les vaisseaux lymphatiques de la tumeur; en d'autres termes, nous parlons de la distance anatomique, et non de la distance mesurée en millimètres. Une tumeur de la paroi abdominale antérieure peut être plus voisine des ganglions lombaires que des ganglions inguinaux ou axillaires; c'est cependant dans l'aîne ou dans l'aisselle (suivant le siége de la tumeur au-dessous ou au-dessus de l'ombilic), que l'engorgement se manifeste.

Après avoir gagné d'abord les ganglions les plus rapprochés, le mal peut s'étendre de ganglion en ganglion jusqu'à une grande distance, mais en suivant toujours la chaîne ganglionnaire parallèlement au cours de la lymphe. C'est ainsi que dans les cancers du sein les ganglions inférieurs et internes de l'aisselle s'engorgent les premiers; plus tard, l'engorgement gagne les ganglions situés plus profondément autour des vaisseaux et nerfs de l'aisselle, jusque sous la clavicule; plus tard enfin, il peut s'étendre jusqu'aux ganglions de la région sous-claviculaire.

C'est donc sur le trajet de la lymphe qui vient de la région malade que se montrent les tumeurs ganglionnaires, et les ganglions qui sont les premiers traversés par cette lymphe sont aussi ceux qui s'engorgent les premiers.

Les tumeurs ganglionnaires, une fois formées, sont de même nature que les tumeurs primitives et se comportent comme elles, pouvant comme elles acquérir un grand volume, se ramollir, se propager et s'ulcérer. Lorsqu'elles prennent un grand développement, elles peuvent rencontrer sur leur trajet des ganglions appartenant à une autre circonscription lymphatique. C'est ce qui a lieu quelquefois dans la région de l'aîne à la suite des cancers du testicule. Les vaisseaux lymphatiques de cette glande vont se jeter dans les ganglions iliaques, et c'est dans la fosse iliaque interne, immédiatement au-dessus de l'arcade de Fallope, que débute l'engorgement ganglionnaire; mais cette tumeur secondaire peut, en s'accroissant, se propager au ganglion de l'anneau crural, de là aux ganglions inguinaux profonds, et enfin aux ganglions inguinaux superficiels. Cela s'observe quelquefois, mais je me hâte d'ajouter que le plus souvent les ganglions inguinaux s'engorgent directement, la tumeur testiculaire s'étant propagée aux enveloppes des bourses, dont les vaisseaux lymphatiques vont se rendre dans ces ganglions.

Nous venons de déterminer la cause des engorgements spécifiques des ganglions : cette cause, c'est le contact de la lymphe de la région malade avec le tissu ganglionnaire. Cela est si vrai, que les tumeurs développées dans les organes privés entièrement ou presque entièrement de vaisseaux lymphatiques, ne s'accompagnent pas d'engorgement ganglionnaire tant qu'elles restent limitées à ces organes. Ainsi, les encéphaloïdes des os, de l'œil, du cerveau ne présentent cette complication qu'après s'être propagés aux organes environnants. On peut dire que, toutes choses égales d'ailleurs, l'engorgement est d'autant plus prompt et plus facile que la région affectée possède un appareil lymphatique plus développé, non-seulement quant au *nombre,* mais encore quant au *volume* des réseaux ou des troncs qui transportent la lymphe.

Il résulte de ce qui précède que les tumeurs consécutives des ganglions sont dues au transport d'une matière particulière qui est charriée par les vaisseaux lymphatiques, qui s'arrête dans les ganglions et qui y détermine un travail pathologique. L'engorgement ultérieur des ganglions superposés est dû à la même cause.

Il reste à déterminer la nature de cette matière qui se trouve mêlée à la lymphe de la région malade, et la nature du travail morbide qu'elle suscite dans les ganglions.

Et d'abord, cette matière est-elle solide ou liquide ? Des faits bien connus permettent, par analogie, de considérer les deux hypothèses sinon comme également probables, du moins comme possibles l'une et l'autre.

La poudre de vermillon ou de bleu de Prusse, dont on se sert dans le tatouage, peut être transportée par les vaisseaux lymphatiques de la peau jusqu'au prochain ganglion, s'y arrêter et y séjourner un grand nombre d'années. M. Follin a rencontré ces corps étrangers dans les ganglions de l'aisselle, chez des ouvriers avancés en âge qui portaient depuis leur jeunesse des tatouages sur l'avant-bras. J'ai vérifié plusieurs fois l'exactitude de cette observation.

Ce fait se comprend parfaitement, si l'on songe que l'opération du tatouage se pratique avec des aiguilles qui déchirent le réseau lymphatique de la peau, que la matière minérale impalpable se trouve ainsi introduite dans certains vaisseaux, qu'elle peut être ensuite entraînée avec la lymphe, et qu'enfin les vaisseaux afférents des ganglions, avant de se continuer avec les vaisseaux efférents, se divisent et se subdivisent en capillaires lymphatiques dont le calibre est inférieur au diamètre des grains de vermillon.

Des éléments microscopiques, noyaux ou cellules, qui existeraient dans la lymphe, pourraient donc et devraient même s'arrêter dans les ganglions, s'ils étaient aussi gros que les grains de vermillon ou de bleu de Prusse ; or, les noyaux du cancer sont dans ce cas. Le tamis qui arrête les uns devrait à plus forte raison arrêter les autres.

La première hypothèse mérite donc une sérieuse attention.

D'un autre côté, il n'est nullement nécessaire qu'une substance soit solide pour s'arrêter dans les ganglions, ou du moins pour y faire naître un travail morbide. Les ganglions de l'aisselle se tuméfient et s'enflamment quelquefois très-promptement à la suite des piqûres anatomiques. J'ai vu à l'École pratique cet accident survenir *au bout d'un quart d'heure* sur un de mes élèves qui faillit en mourir. C'est au transport d'une matière septique venue de l'extérieur, et évidemment liquide, que ces accidents sont dus. Toute cause qui trouble profondément la nutrition locale et qui altère la lymphe, peut donner lieu à des résultats plus ou moins analogues. On sait que dans l'érysipèle, le phlegmon diffus, le chancre, le croup, dans un grand nombre d'inflammations, même les plus simples, l'engorgement des ganglions, suivi ou non de suppuration, est un phénomène extrêmement fréquent. En un mot, toutes les fois qu'un liquide irritant se mêle à la lymphe, ce liquide peut s'arrêter dans les ganglions correspondants, les irriter et les enflammer, et l'exemple des bubons syphilitiques virulents montre que ce liquide peut, en s'arrêtant dans les ganglions, provoquer un travail spécifique de même nature que celui qui a donné lieu à la formation du chancre primitif.

Ainsi, quand nous nous demandons si la substance qui se mêle à la lymphe d'une tumeur, et qui va s'arrêter dans les ganglions pour y faire naître une tumeur de même nature, est une matière solide ou une matière liquide, et que, pour répondre à cette question, nous consultons l'analogie, nous trouvons que les deux hypothèses sont en harmonie l'une et l'autre avec des faits bien constatés.

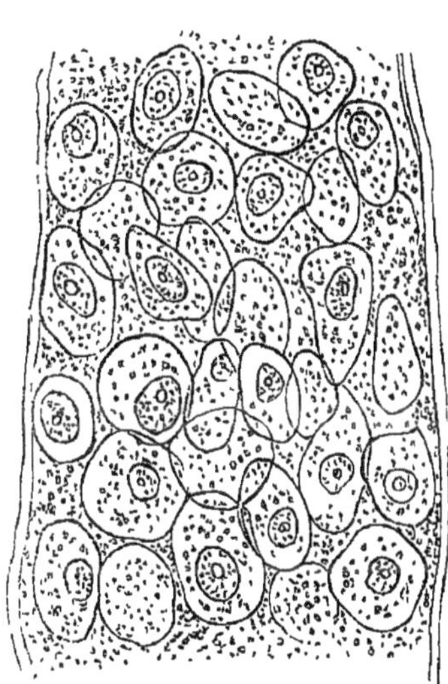

Fig. 9 (1).

Si maintenant nous interrogeons l'anatomie pathologique, nous arrivons à la même incertitude.

Tout le monde a pu voir, dans les cas de cancer du poumon, les vaisseaux lymphatiques superficiels, et même profonds, de cet organe, injectés de matière encéphaloïde et distendus par elle. J'en ai dessiné

(1) Vaisseau lymphatique d'un ganglion axillaire, distendu par des cellules cancéreuses.

plusieurs exemples, et j'ai pu m'assurer, par l'examen microscopique, que cette matière renferme les mêmes cellules et les mêmes noyaux que la masse cancéreuse adjacente. J'ai trouvé deux fois de la matière cancéreuse dans les vaisseaux lymphatiques du foie, au voisinage de tumeurs cancéreuses superficielles de cet organe. — Sur une femme morte d'un cancer de l'utérus, j'ai vu, dans l'un des ligaments larges, un vaisseau lymphatique plein d'une matière d'apparence caséeuse. Ce vaisseau allait aboutir à un ganglion pelvien, manifestement cancéreux. Une autre fois, examinant au microscope un petit ganglion axillaire, gros seulement comme un pois, et engorgé à la suite d'un cancer du sein, j'ai vu dans ce ganglion un certain nombre de boyaux cylindriques, larges de plus d'un dixième de millimètre, et distendus par une grande quantité de cellules cancéreuses (voyez la figure 9). Cette observation, que j'ai communiquée à la Société anatomique (1), et qui j'ai eu depuis lors l'occasion de répéter plusieurs fois, ne réussit que lorsqu'on examine des ganglions engorgés depuis très-peu de temps; attendu que les éléments spécifiques du cancer ne tardent pas à détruire les parois des vaisseaux lymphatiques et à s'épancher uniformément dans toute la substance du ganglion.

Ce n'est pas seulement dans le cancer que l'on peut trouver des éléments anatomiques, semblables à ceux de la tumeur primitive, dans les vaisseaux lymphatiques compris entre cette tumeur et l'engorgement ganglionnaire. Les deux observations de MM. Paget et Dauvé, que j'ai citées plus haut, prouvent que la substance des tumeurs cartilagineuses peut se comporter de la même manière.

Il est donc parfaitement certain qu'une matière solide, de même nature que celle de la tumeur primitive, peut se rencontrer, avec l'organisation spéciale qui la caractérise, dans la partie de l'appareil lymphatique qui s'étend de la tumeur aux ganglions engorgés, soit dans les réseaux d'origine, soit dans les troncs proprement dits, soit dans les vaisseaux afférents du ganglion. Mais, à cette première série de faits, on peut en opposer une autre bien plus nombreuse, car il n'arrive peut-être pas une fois sur vingt que les vaisseaux lymphatiques compris entre la tumeur et les ganglions soient le siége d'une lésion apparente. La dissection ne permet pas de découvrir ces vaisseaux, qui seraient, au contraire, parfaitement visibles dans la plupart des cas, s'ils contenaient une matière solide quelconque. Et dans les organes qui, comme le foie, présentent des vaisseaux lymphatiques superficiels, visibles sans préparation, on

(1) *Bulletins de la Société anatomique*, t. XXVII, p. 205, 1852.

trouve le plus souvent ces vaisseaux aussi transparents que s'ils ne renfermaient que la lymphe la plus pure.

Ainsi, il y a quelquefois, dans les lymphatiques intermédiaires, une traînée de matière qui s'étend de la tumeur primitive à la tumeur ganglionnaire, et qui renferme des éléments microscopiques de même nature que les éléments autogènes de ces deux tumeurs. On peut penser alors qu'une matière solide organisée a été transportée directement de la tumeur aux ganglions, qu'elle s'est arrêtée dans ce dernier comme le vermillon du tatouage, que ses éléments s'y sont multipliés et ont donné lieu à la tumeur ganglionnaire, comme se multiplient les éléments infiltrés dans un muscle envahi par propagation directe. Cette explication paraît fort simple au premier abord; mais il resterait à expliquer comment les éléments microscopiques de la tumeur primitive ont pu pénétrer de dehors en dedans, dans la cavité des vaisseaux lymphatiques. Ces vaisseaux sont clos de toutes parts; les plus ténus possèdent des parois bien distinctes qui ne présentent aucun trou, aucune interruption. Ils ne peuvent donc, comme les vaisseaux sanguins, recevoir que des substances dissoutes, à moins qu'une altération préalable n'ait perforé leurs parois. Cette perforation préalable est-elle possible? Oui, puisque nous l'avons constatée sur les veines, dont la structure est très-semblable à celle des lymphatiques. Est-elle probable? Non, parce que, en étudiant le mode de pénétration du cancer dans les veines, nous n'avons reconnu ce phénomène que sur des troncs d'un calibre bien supérieur à celui des troncs lymphatiques. Certes, il ne suffit pas de montrer qu'une chose est improbable, pour démontrer qu'elle est fausse; et si les cas où les lymphatiques sont remplis d'une matière solide, organisée et apparente, étaient très-fréquents, s'ils constituaient la règle la plus ordinaire, il y aurait lieu de prendre en sérieuse considération la théorie que j'examine. Il y a dix ans, ayant eu l'occasion de faire en peu de temps plusieurs autopsies confirmatives, j'avais pu croire à la fréquence d'un fait que des autopsies ultérieures m'ont montré être, au contraire, assez exceptionnel. J'avais donc accordé alors à cette théorie plus de probabilité que je ne lui en accorde aujourd'hui. En y réfléchissant davantage, je me suis convaincu de plus en plus que les réseaux lymphatiques ne font qu'absorber, au niveau de la tumeur, une substance *liquide* comme toutes celles qui sont enlevées par l'absorption. Cette substance, qui se mêle à la lymphe, et qui est charriée avec elle jusqu'au ganglion voisin, possède la propriété de s'organiser en éléments solides, de même nature que les éléments autogènes de la tumeur. Il est fort probable qu'elle n'est autre chose que le blastème pathologique. C'est à l'état liquide que ce blastème est exhalé par les vaisseaux sanguins; il peut donc être absorbé par les vaisseaux lymphatiques, en même temps que les matériaux de la lymphe, et l'on conçoit très-bien que, conservant ses propriétés plastiques, il puisse donner naissance, dans la cavité même de l'appareil lymphatique, à des éléments de même nature que ceux de la tumeur. N'est-ce pas ainsi que se forment, à l'état normal, les globules de la lymphe? Les prétendus pores, qu'on a si longtemps admis pour expliquer l'absorption lymphatique, sont aussi imaginaires que les bouches absorbantes de l'intestin. Les globules de la lymphe ne se forment qu'après l'absorption; ils s'organisent dans l'intérieur même des vaisseaux, aux dépens de la matière absorbée. Supposons maintenant que cette matière renferme une substance disposée à s'organiser en éléments cancéreux, ou épithéliaux, ou fibro-plastiques, ou cartilagineux, et nous comprendrons très-bien toute l'histoire de l'engorgement spécifique des ganglions.

Les éléments anatomiques pathologiques se forment surtout dans les ganglions, où les innombrables ramifications capillaires des vaisseaux afférents ralentissent considérablement le cours de la lymphe altérée. Ceux de ces éléments qui se sont formés avant d'arriver au ganglion s'arrêtent dans ces ramifications microscopiques, comme pourraient le faire des corpuscules de vermillon. On conçoit ainsi comment l'engorgement du ganglion existe très-souvent sans qu'il y ait dans les vaisseaux qui s'y rendent, aucune lésion apparente. Mais, lorsque le ganglion tuméfié est devenu presque imperméable, il peut se faire que la lymphe, rendue stagnante dans les lymphatiques afférents, laisse déposer dans ces vaisseaux des éléments anatomiques qui les remplissent, les distendent et forment des traînées visibles à l'œil nu. Il est clair que ce dernier résultat doit être moins fréquent que le premier, et c'est ce que l'observation confirme pleinement.

Le début de l'engorgement ganglionnaire qui complique les tumeurs cancéreuses est difficile à étudier, parce que la couleur des dépôts ou des obstructions de matière cancéreuse ne diffère pas beaucoup, à l'origine, de celle des ganglions. Un ganglion engorgé à la suite d'une inflammation chronique simple, ressemble beaucoup, sinon par la consistance, du moins par la couleur, à un ganglion récemment envahi par le cancer. Pour reconnaître le siége du dépôt cancéreux, pour s'assurer que ce dépôt s'effectue dans les vaisseaux lymphatiques du ganglion, il faut donc recourir à l'examen microscopique, et cet examen est même le plus souvent infructueux ; il ne donne un résultat significatif que lorsqu'il est fait de très-bonne heure, avant que les parois des vaisseaux ganglionnaires soient détruites. (*Voyez* la figure 9, p. 270.)

Le début de l'engorgement qui complique les épithéliômes est beaucoup plus facile à observer, et peut même, dans quelques cas, être étudié à l'œil nu. Les cellules épithéliales, réunies en grand nombre, forment des masses jaunâtres dont la couleur tranche visiblement sur celle des ganglions. Lorsqu'on fait une coupe sur une de ces tumeurs ganglionnaires au début, on aperçoit à l'œil nu un certain nombre de petits points jaunes, gros comme des têtes d'épingle ou plus petits encore, irrégulièrement dispersés dans la substance grisâtre du ganglion. Chacun de ces points doit sa couleur jaune à un amas d'éléments épithéliaux qu'on retrouve aisément au microscope, et qui n'existent pas dans le reste du ganglion.

A mesure que l'engorgement devient plus ancien, les dépôts jaunes s'accroissent et gagnent peu à peu toute l'étendue du ganglion. L'examen microscopique montre alors que la substance ganglionnaire a entièrement disparu et que toute la masse morbide est constituée par des éléments épithéliaux. J'ai donné d'amples détails sur ce sujet dans mon *Rapport sur l'épithéliôme ganglionnaire* (1).

Le début de l'engorgement ne se fait donc pas uniformément dans toutes les parties du ganglion, mais seulement dans un certain nombre de petits points circonscrits, qui correspondent aux vaisseaux lymphatiques ramifiés dans le ganglion. Cette observation confirme pleinement l'opinion que nous avons émise sur l'origine des engorgements ganglionnaires.

La réalité de cette origine nous semble démontrée par un grand nombre de faits. Il y a toutefois d'autres faits qui semblent établir que l'engorgement consécutif des ganglions n'est pas toujours dû au même mécanisme. Nous voulons parler des cas, d'ailleurs assez rares, où une tumeur enlevée récidive au bout de plusieurs années, non pas dans la cicatrice, mais dans un ganglion du voisinage. Si cette variété de récidive s'effectuait seulement au bout de quelques semaines, on pourrait croire que le ganglion renfermait déjà, au moment de l'opération, quelques parcelles du blastème de la tumeur, et que les éléments organisés aux dépens de ce blastème ont été le point de départ de l'engorgement; celui-ci ne serait pas une récidive, ce serait la simple continuation d'un mal incomplétement enlevé. Mais lors-

(1) *Bulletins de la Société anatomique*, 1853, p. 379-390.

qu'il s'écoule plusieurs années entre l'époque de l'opération et celle de la récidive ganglionnaire, on ne peut supposer que le blastème ait sommeillé tout ce temps dans le ganglion pour se réveiller ensuite. Ce serait contraire à toutes les données de la physiologie. Ces cas diffèrent donc entièrement de ceux que nous avons étudiés jusqu'ici. Ils en diffèrent autant que la récidive des tumeurs diffère de leur propagation. Celle-ci s'effectue par la continuité, par la progression d'un blastème pathologique émané de la masse morbide; elle constitue un phénomène local subordonné aux dispositions anatomiques; tandis que la récidive, dépendant d'une influence diathésique au même titre que la tumeur primitive, est caractérisée par la production d'un *nouveau* blastème qui peut prendre naissance, soit dans la cicatrice, soit dans les tissus voisins, soit dans les ganglions correspondants, soit enfin dans une région éloignée, sans connexion anatomique avec la première,

On voit que ces récidives ganglionnaires doivent être soigneusement distinguées des engorgements consécutifs symptômatiques d'une tumeur primitive. Ceux-ci sont loin d'être sans gravité; ils constituent, au contraire, une complication très-fâcheuse, ils se comportent de la même manière que la tumeur dont ils émanent; ils ont la même tendance qu'elle à s'accroître, à se propager, à s'ulcérer, etc., et ils sont le point de départ de nouveaux engorgements qui remontent de ganglion en ganglion, suivant le cours centripète de la lymphe. Mais, quelle que soit la gravité de ces accidents, ils ne sont autre chose qu'un mode de propagation du mal; ils ne constituent que des complications purement locales, comme s'ils faisaient directement partie de la tumeur primitive. Lorsque nous nous occuperons du traitement chirurgical des tumeurs, nous verrons que des conséquences importantes découlent de cette doctrine.

Nous devons nous demander maintenant pourquoi l'invasion des ganglions lymphatiques, quoique due à une cause aussi aveugle que l'absorption du blastème, n'est pas un phénomène constant; pourquoi elle survient à des époques si différentes, pourquoi certaines tumeurs y sont beaucoup plus sujettes que d'autres, pourquoi enfin les tumeurs qui ont le plus de tendance à envahir les ganglions parcourent quelquefois toutes leurs périodes sans exercer aucune action sur l'appareil lymphatique.

Le degré de développement de l'appareil lymphatique de la région affectée, exerce certainement une influence très-grande sur la production de cet accident. Ainsi, les tumeurs développées dans des organes privés ou presque entièrement privés de vaisseaux lymphatiques, ne déterminent l'engorgement des ganglions que lorsqu'elles se sont préalablement propagées au delà des limites de cet organe. Tels sont les cancers des os, de l'œil, du cerveau. L'engorgement des ganglions est très-rare dans l'épithéliôme de la peau, assez commun dans l'épithéliôme des muqueuses du gland et du prépuce, des lèvres et surtout de la langue. La peau renferme, il est vrai, un très-riche réseau lymphatique, mais ce réseau est excessivement fin, tandis que les muqueuses précitées renferment des troncs lymphatiques volumineux; mais on se tromperait singulièrement si l'on croyait que la production de l'engorgement ganglionnaire fût subordonnée seulement à ces conditions anatomiques ; elle dépend surtout de la nature et des propriétés plus ou moins actives du blastème de la tumeur.

En cherchant les causes de l'organisation des blastèmes, nous en avons reconnu deux principales, savoir : l'influence de la loi d'analogie et l'influence de l'activité propre des blastèmes. Le blastème exhalé au sein d'une tumeur déjà formée est sollicité à la fois *dans le même sens* par ces deux influences. Mais le blastème absorbé par les vaisseaux lymphatiques, et entraîné loin du lieu où il a pris naissance, se trouve dans des conditions toutes différentes. Sa tendance à revêtir une organisation déterminée n'est plus favorisée par la loi d'analogie de formation; loin de là, puisqu'il est mêlé à la lymphe, c'est-à-dire à un liquide où se forment incessamment des *globules de lymphe;* en outre, il se trouve dans un état de dilution qui dissémine sa substance. L'activité propre du blastème est donc d'une part amoindrie par suite de la dilution, d'une autre part, contrariée par la loi d'analogie, et c'est seulement dans les cas où elle est très-prononcée qu'elle peut surmonter ces deux obstacles. Dès lors on ne saurait s'étonner de voir que certaines *espèces* de tumeurs ne déterminent jamais d'engorgements ganglionnaires spécifiques, et on comprend tout aussi bien que, dans les espèces qui ont de la tendance à produire cet accident, l'engorgement ganglionnaire puisse se montrer avec plus ou moins de fréquence, qu'il puisse survenir plus tôt ou plus tard, qu'il puisse faire défaut jusqu'à la fin ; ces diverses éventualités dépendent du degré d'activité du blastème dans l'espèce de tumeurs que l'on considère, et aussi dans le cas particulier qui est soumis à l'étude.

D'après cette interprétation, la production de l'engorgement ganglionnaire doit être considérée comme un indice fâcheux, puisqu'elle dénote l'existence d'un blastème doué de propriétés très-actives. En effet, les espèces de tumeurs qui y sont sujettes sont en général plus graves que les autres ; et, pour les tumeurs de *même espèce*, l'existence ou l'absence d'engorgements ganglionnaires est un des éléments les plus importants du pronostic, abstraction faite des complications opératoires ou des contre-indications qui peuvent résulter de l'altération des ganglions.

CHAPITRE XII

INFECTION GÉNÉRALE ET GÉNÉRALISATION.

§ 1. — Des caractères de l'infection et de la généralisation.

Certaines tumeurs restent toujours locales; elles n'exercent leur action que sur les organes qu'elles envahissent, ou sur ceux qu'elles compriment; lorsqu'elles viennent à s'ulcérer, elles ne font subir à l'ensemble de l'économie aucune modification spéciale. Elles peuvent déterminer l'épuisement par excès de suppuration, l'infection putride par suite de la décomposition du pus dans un foyer anfractueux, la débilitation ou la mort par hémorrhagie; elles peuvent décourager profondément les malades et porter ainsi de graves atteintes à la nutrition; mais ces accidents, quelque fâcheux qu'ils puissent être, n'ont rien de spécial, ils ne diffèrent pas de ceux qu'on observe chez beaucoup d'individus qui n'ont aucune tumeur.

D'autres tumeurs, au contraire, exercent au bout d'un certain temps, sur l'organisme entier, une influence nuisible qui n'est en rapport ni avec leur siége ni avec leurs phénomènes locaux. Un trouble général des fonctions nutritives, un dépérissement graduel, un état anémique caractérisé par la pâleur de la peau et des muqueuses, et quelquefois par un bruit de souffle, soit au premier temps du cœur, soit dans les vaisseaux du cou, plus tard la coloration jaune paille de la peau et des sclérotiques, assez souvent l'œdème d'un ou plusieurs membres, ou l'hydropisie de certaines cavités splanchniques, plus souvent la petitesse et la rapidité du pouls, la fièvre hectique, enfin, dans beaucoup de cas, l'apparition de tumeurs extérieures ou de signes annonçant la formation de tumeurs intérieures, en général multiples et sans connexion anatomique avec la tumeur primitive, tels sont les principaux symptômes de cet état général que nous désignons sous le nom d'*infection*, état qui va toujours en s'aggravant jusqu'à la mort, et qui, dans sa période la plus avancée, porte le nom de *cachexie*.

Cette description de l'infection générale et des phénomènes qui en dépendent, se rapporte surtout aux tumeurs cancéreuses. Plusieurs espèces de tumeurs non cancéreuses peuvent donner lieu à quelques-uns de ces phénomènes; mais il est douteux qu'ils puissent se trouver tous réunis en dehors des cas de cancer.

La plupart de ces symptômes peuvent se manifester à la suite des accidents de suppuration ou d'hémorrhagie qui suivent l'ulcération de certaines tumeurs parfaitement locales, mais on ne saurait méconnaître l'existence d'une infection spéciale, lorsque ces phénomènes surviennent pendant le cours d'une tumeur localement inoffensive et non ulcérée, comme les squirrhes de la mamelle, et offrent d'assez nombreux exemples. Il y a d'ailleurs un caractère très-fréquent, qui ne peut être dû qu'à une modification générale de l'économie; c'est la formation de tumeurs multiples quelquefois innombrables, dans des organes très-divers, qui ne communiquent avec la tumeur primitive que par l'intermédiaire de la circulation.

Il peut être difficile dans certains cas de déterminer si les phénomènes généraux qui accompagnent une tumeur, sont dus à une infection spéciale, ou s'ils sont simplement la conséquence de la suppuration, des hémorrhagies, de la compression que la tumeur exerce sur quelque organe important, ou de toute autre cause non spécifique. La difficulté de ce diagnostic a fait considérer comme infectantes des tumeurs qui ne le sont nullement, et l'analyse attentive des symptômes et des lésions ne permet pas toujours d'éviter cette erreur.

Lorsque la tumeur n'intéresse aucun organe nécessaire à la nutrition ou à l'hématose, lorsqu'elle n'est pas ulcérée ou lorsqu'elle l'est dans une petite étendue, qu'elle suppure peu ou point, qu'elle ne donne lieu à aucune hémorrhagie sérieuse, et que le moral du malade n'est pas très-détérioré, l'apparition des phénomènes généraux est l'indice très-probable de l'infection qui nous occupe. En d'autres termes, on conclut à l'existence de l'infection lorsqu'on ne trouve pas, dans la tumeur ou dans ses complications, l'explication du trouble général de l'économie.

Mais il est permis d'hésiter lorsque cet état général survient après l'ulcération d'une tumeur volumineuse, lorsque la suppuration est abondante et fétide, lorsque le malade est affaibli par des hémorrhagies sérieuses, ou lorsque la tumeur occupe ou comprime des organes de nutrition ou d'hématose. Il est certain que l'état général que nous désignons sous le nom d'infection est dû à une cause spéciale; mais il est certain aussi que la plupart de ses symptômes n'ont rien de spécial, qu'ils peuvent accompagner des tumeurs non infectantes, qu'ils peuvent exister même sans qu'il y ait aucune tumeur dans l'économie. La réunion de plusieurs de ces symptômes constitue une probabilité, mais non une certitude. Il n'en est que deux qui par eux-mêmes soient réellement significatifs, ce sont : *la teinte jaune paille de la peau* et *la production de tumeurs multiples.* J'y joindrais *la fragilité des os,* révélée par la production de fractures spontanées, si ce phénomène, sur lequel j'ai fait des recherches assez étendues, n'était pas trop exceptionnel pour figurer dans l'étude générale des tumeurs (1).

La teinte jaune paille de la peau a une signification sérieuse; toutefois elle n'est pas toujours caractéristique, pour plusieurs raisons : elle est quelquefois peu prononcée, et alors elle peut être simulée par l'état d'anémie de certains sujets à peau brune. J'ai vu, en 1846, une femme brune, simplement atteinte de polype utérin avec hémorrhagies continuelles, et dont la peau avait pris, par suite de l'état anémique, une teinte terreuse jaunâtre tout à fait semblable à celle de l'infection cancéreuse. Elle avait été admise à la Charité, comme atteinte d'un cancer de l'utérus; l'excision du polype et un traitement reconstituant rétablirent en quelques semaines la couleur normale de la peau. Depuis lors, j'ai recueilli deux autres observations tout à fait semblables à celle-là. Lorsque la teinte jaune est plus foncée, elle peut être simulée par un état ictérique, et la confusion devient presque inévitable, au moins pendant quelque temps, si la tumeur occupe la région du foie. Il y a une autre circonstance qui ne permet pas de considérer la teinte jaune paille comme absolument caractéristique; c'est qu'elle peut faire défaut même chez les cancéreux arrivés à la cachexie la plus avancée. Enfin, il paraît résulter des observations que j'ai pu recueillir jusqu'ici, que ce symptôme appartient surtout à l'infection produite par les tumeurs *cancéreuses.* J'ai vu plusieurs individus atteints d'infection générale *fibro-plastique;* leur peau ne présentait pas la teinte jaune paille. Je n'ose rien conclure d'un nombre d'observations évidemment insuffisant; je reviendrai tout à l'heure sur ce point, mais j'ajoute dès maintenant que la teinte jaune paille n'a été notée dans aucun des cas connus de chondrôme et de myéloïdes généralisés.

Quoi qu'il en soit, la teinte jaune paille peut être simulée, à ses

(1) Voy. mon *Mémoire sur l'anat. pathol. du cancer*, dans *Mém. de l'Acad. de méd.*, t. XVI, p. 686-691. Paris, 1851, in-4.

divers degrés, soit par un état anémique, soit par un état ictérique. On ne peut donc pas la considérer comme l'indice tout à fait certain de l'infection, et lorsqu'on se demande si une espèce particulière de tumeurs est capable on non de déterminer l'infection générale de l'économie, on n'est pas autorisé à répondre affirmativement en se basant sur l'existence de ce symptôme.

Le seul caractère pathognomonique de l'infection est la formation d'une ou plusieurs tumeurs consécutives, tout à fait indépendantes, au point de vue anatomique, de la tumeur primitive, de même nature qu'elle et développées sous l'influence d'un état général plus ou moins manifeste : c'est ce qu'on appelle la *généralisation des tumeurs.*

La *généralisation* des tumeurs a été souvent confondue avec la *multiplicité* des tumeurs. Ce sont pourtant deux choses très-différentes. Il y a tel cas où un seul dépôt secondaire est l'indice à peu près certain de la généralisation de la tumeur primitive ; et tel autre cas où plusieurs centaines de tumeurs ne font pas même naître dans l'esprit l'idée de la généralisation.

Ce qui caractérise la généralisation, c'est la production *d'une ou plusieurs tumeurs secondaires qui, d'une part, n'ont aucune relation anatomique avec la tumeur primitive, et qui, d'une autre part, ne peuvent pas être attribuées uniquement à l'influence directe de la cause qui a produit cette dernière;* les conditions au milieu desquelles les nouvelles tumeurs se sont développées sont tellement différentes de celles au milieu desquelles la première tumeur s'était formée, qu'on est conduit à admettre que le mal vient d'entrer dans une nouvelle phase.

Ainsi une femme est atteinte depuis plusieurs années d'un cancer de la mamelle. Elle succombe aux progrès naturels de cette affection ; à l'autopsie, on trouve dans les viscères, notamment dans le foie et le poumon, un grand nombre de petits foyers cancéreux. Lorsqu'on les compare entre eux, on reconnaît qu'ils sont à peu près de même âge, parce qu'ils sont à peu près égaux en volume ; lorsqu'on les compare, au contraire, au cancer primitif de la mamelle, qui est volumineux et ancien, on est obligé d'admettre qu'ils sont beaucoup plus récents que lui. Il y a donc eu dans la marche du mal deux périodes bien distinctes : une période initiale relativement très-longue, pendant laquelle le cancer de la mamelle existait seul, et une période terminale, relativement très-courte, pendant laquelle un grand nombre de dépôts cancéreux se sont formés dans les organes intérieurs. Pour établir cette conclusion, il n'est pas nécessaire d'avoir observé la malade pendant sa vie ; il suffit d'examiner le cadavre.

Supposons maintenant que nous soyons appelés à faire l'autopsie d'un individu atteint de fibrômes multiples des nerfs. Nous trouvons plusieurs centaines de ces tumeurs, qui toutes se sont formées sur le trajet des cordons nerveux. Il y en a qui ont cinq ou six centimètres de diamètre, d'autres ont à peine le volume d'un grain de chenevis; mais la plupart nous présentent des volumes intermédiaires ; et, jugeant approximativement de leur âge par leur volume, nous en concluons qu'il a dû s'en former continuellement depuis le jour de là formation de la première jusqu'aux derniers jours de la vie. C'est en vain que nous chercherions à établir ici plusieurs périodes, car la série est continue, et nous sommes conduits à admettre qu'une même cause diathésique, agissant sur un grand nombre de points du système nerveux, a fait naître successivement toutes ces tumeurs.

La différence des deux cas que nous venons d'examiner et qui ne sont nullement hypothétiques, devient plus frappante encore si l'on ajoute aux résultats de l'autopsie ceux de l'observation clinique.

Dans notre premier cas, les tumeurs multiples secondaires sont nées à peu près simultanément dans des organes qui n'ont rien de commun avec la mamelle, siége du cancer primitif ; celui-ci est resté longtemps unique au milieu de la santé générale la plus florissante. Puis la santé s'est altérée progressivement, jusqu'à la mort, et cette période, caractérisée par des troubles fonctionnels graves et croissants, a duré plusieurs mois. Or, les tumeurs viscérales multiples sont trop petites pour qu'on les suppose antérieures à l'apparition des symptômes généraux. On est donc légitimement conduit à admettre qu'elles se sont formées sous l'influence de l'état général qui porte le nom d'infection. La tumeur primitive, au contraire, a précédé cette infection de plusieurs années ou au moins de plusieurs mois. Lorsqu'on dit que le cancer de la mamelle s'est *généralisé* dans les viscères, on suppose que l'infection générale, cause des cancers secondaires, a été l'effet du cancer primitif ; on énonce donc une théorie qui est discutable, et qui devra être examinée plus loin ; mais, ce qui n'est pas douteux, c'est que la tumeur primitive et les tumeurs secondaires sont nées au milieu de conditions tout à fait différentes.

Les choses se sont passées tout autrement dans l'autre cas. Le malade a eu un premier fibrôme, puis bientôt après un second, un troisième, etc. Pareilles par leur siége dans le même système anatomique, ces tumeurs ont paru à des intervalles variables, de quelques jours, de quelques semaines, de quelques mois. Cela a duré plusieurs années pendant lesquelles on n'a observé que des symptômes locaux ; un grand nombre de tumeurs existaient déjà, et la santé générale était aussi intacte que le premier jour. A la longue, la douleur, le trouble des fonctions d'un nombre toujours croissant de cordons nerveux, le défaut d'action de certains organes dont l'innervation était compromise, ont pu faire naître des accidents généraux graves et même mortels ; mais ces accidents n'ont présenté rien de spécifique; ils n'ont pas fait naître l'idée que le malade fût en proie à une infection, ni que son mal fût entré dans une nouvelle phase ; de nouvelles tumeurs ont continué à se former à la fin comme au commencement, sans qu'on aît pu trouver une différence quelconque soit quant à leur siége, soit quant à leur mode d'apparition, entre celles qui sont nées avant que la santé générale fût altérée, et celles qui sont nées depuis. Toutes se sont développées de la même manière, sous la même influence et dans les mêmes conditions pathogéniques.

Ces deux exemples montrent toute la différence qui existe entre l'idée de la multiplicité des tumeurs et celle de leur généralisation. Je les ai choisis à dessein parmi les plus évidents, parmi les plus démonstratifs. Le principe de cette distinction une fois établi, nous pouvons interpréter aisément un grand nombre de faits qui pourraient rester douteux, si on ne les comparaît aux autres.

Supposons par exemple que nous n'ayons trouvé, à l'autopsie de notre malade cancéreux, que deux tumeurs, l'une ancienne et primitive, dans la mamelle ; l'autre, évidemment secondaire, dans le foie; et supposons que notre malade aux névrômes multiples n'ait eu que deux névrômes qui se seraient formés à plusieurs années d'intervalle, l'un à la cuisse, l'autre au bras. Si nous comparons ces deux nouveaux exemples, au point de vue purement anatomique, nous ne trouvons entre eux qu'une seule différence, c'est que les deux tumeurs du second malade sont nées dans deux cordons nerveux, c'est-à-dire dans deux organes de structure identique, tandis que les deux cancers de l'autre malade sont nés dans deux organes de structure différente; et cela ne nous permettrait même pas de soupçonner que ces deux faits ne sont pas de même ordre, si une longue suite d'observations ne nous avait appris, d'une part, que les tumeurs viscérales secondaires des cancéreux dépendent presque toujours de la généralisation du mal; d'une autre part, que les fibrômes multiples des nerfs, quel qu'en soit le nombre, dépendent d'une diathèse anatomique particulière, limitée aux cordons nerveux, et non d'une disposition générale de l'organisme.

On voit que le phénomène de la généralisation, alors même qu'il est réel, n'est pas toujours évident. Il y a des cas où on ne l'admet que par induction, en se basant, il est vrai, sur des analogies bien claires avec des faits connus et certains. Mais il arrive quelquefois que ces analogies font défaut ou qu'elles n'ont plus une précision suffisante, et alors il peut être très-difficile de dire si les tumeurs secondaires sont dues à la généralisation d'une tumeur primitive, ou si toutes ces tumeurs, anciennes et récentes, ne sont pas simplement les effets d'une même cause diathésique.

J'ai vu, en 1848, à l'Hôtel-Dieu, à la consultation de Blandin, une femme qui avait à la fois un squirrhe ulcéré de la mamelle et un cancer du col de l'utérus. Le cancer de la mamelle paraissait plus ancien que l'autre; il datait de trois ans, et les pertes utérines ne s'étaient manifestées que depuis six mois. La santé générale de la malade était d'ailleurs excellente; il n'y avait absolument aucun signe d'infection. De quelle nature était le cancer secondaire de l'utérus? Etait-ce un cancer généralisé, consécutif à l'infection? Mais l'infection cancéreuse, si facile à reconnaître, surtout lorsqu'elle a duré plus de six mois, n'existait évidemment pas chez cette malade. Puis, on verra plus loin que les cancers généralisés ne se produisent pas indistinctement dans tous les organes, et que le col de l'utérus est un des rares organes qui semblent en être exempts. Dans les cas de généralisation bien avérée, lorsqu'il y a des milliers de cancers dans les viscères, dans les séreuses, dans les os, le col de l'utérus est presque invariablement sain ; je dis *presque*, par excès de prudence, mais je ne connais aucune observation de cancer généralisé dans cette partie du corps. Je pense donc que, chez la malade de Blandin, les deux cancers étaient indépendants l'un de l'autre ; que tous deux s'étaient formés successivement, sous l'influence de la même diathèse, comme se forment successivement plusieurs fibrômes dans les nerfs du même individu, ou plusieurs chondrômes dans ses os, ou plusieurs kystes dermoïdes dans son cuir chevelu. Le second cancer a été la manifestation tardive de la diathèse dont la première localisation s'était faite dans la mamelle. Telle est du moins la conclusion à laquelle je suis conduit par le raisonnement. Si cette interprétation n'est pas absolument certaine, elle est du moins très-probable, et elle est parfaitement conforme à ce qne nous savons sur les influences diathésiques qui président au développement de plusieurs espèces de tumeurs.

J'ai désigné ailleurs sous le nom de *cancers tardifs* (1), ces cancers

Mém. de l'Acad. de méd., t. XVI, p. 748-752.

qui ne sont pas primitifs, qui ne dépendent pas directement du cancer primitif, et qui pourtant ne sont pas développés sous l'influence de l'infection. Quoique rares, ils doivent entrer en ligne de compte et méritent quelque attention, parce qu'ils sont de même nature que les cancers qui récidivent par repullulation.

Mais, ce premier point une fois admis, une autre difficulté va surgir. Que serait-il arrivé si le second cancer de la malade de Blandin, au lieu d'occuper un organe rebelle à la généralisation, était né dans le foie ou dans tout autre organe où la généralisation est fréquente? Il eût été bien difficile de ne pas considérer ce fait comme un exemple de généralisation ; et pourtant il n'y a pas de raison pour qu'un organe, quelque exposé qu'il soit à la généralisation, soit à l'abri des *cancers tardifs*, qui ne sont que diathésiques. On voit combien la question se complique, et combien certaines conditions peuvent rendre obscur, dans quelques cas, le diagnostic de la généralisation. Il semble, au premier abord, que l'étude des symptômes devrait trancher la difficulté. Si le malade est mort avec les signes de l'infection, n'est-on pas autorisé à considérer les tumeurs secondaires comme dues à la généralisation ? Oui, sans doute, dans la plupart des cas. Mais, ces tumeurs étant presque toujours internes, on ne connaît pas exactement l'époque de leur début. Lorsqu'elles sont très-petites, on peut arriver à se convaincre qu'elles sont postérieures à l'infection; si elles sont plus grosses et si l'infection a duré peu de temps, on n'a plus de certitude à cet égard. Puis, comment est-on certain que les symptômes généraux observés pendant les derniers temps de la vie étaient les signes d'une infection réelle ? On a vu plus haut que ces symptômes, pris un à un, n'ont rien d'absolument caractéristique, qu'ils peuvent être simulés par des accidents qui ne sont nullement spécifiques ; on a vu que le seul caractère pathognomonique de l'infection est la généralisation de la tumeur primitive, — et voici maintenant que pour démontrer cette généralisation, on se trouve conduit, par un cercle vicieux, à supposer démontrée l'existence de l'infection.

Je ne soulève pas ces difficultés pour faire naître des doutes sur la réalité de l'infection et de la généralisation. Celles-ci sont tellement évidentes dans beaucoup de cas, qu'il faudrait être aveugle pour les méconnaître. Mais j'ai voulu montrer qu'il y a des cas dont l'interprétation est incertaine, que le phénomène de l'infection et celui de la généralisation peuvent être tantôt simulés, tantôt dissimulés par des symptômes ou des lésions d'un ordre tout différent, qu'enfin la multiplicité des tumeurs et leur généralisation, choses essentiellement distinctes, peuvent pourtant quelquefois se ressembler au point de donner le change à l'observateur le plus éclairé.

Après avoir établi ces réserves, je m'empresse de répéter que les cas douteux sont exceptionnels, et que la généralisation des tumeurs se présente ordinairement avec un caractère d'évidence tout à fait décisif.

Le phénomène de la généralisation peut être constaté sur le vivant, lorsque quelques-unes des tumeurs consécutives occupent une situation superficielle ; mais le plus souvent elles ont leur siége dans les organes profonds, notamment le foie et le poumon ; et comme elles sont ordinairement peu volumineuses, elles ont toute chance d'échapper à l'observation clinique.

On est donc fréquemment obligé d'attendre le jour de l'autopsie pour acquérir la certitude que la tumeur primitive s'est généralisée.

Les deux mots *infection générale* et *généralisation* expriment deux idées connexes. On peut souvent, sans inconvénient, les employer l'un pour l'autre ; mais il faut bien savoir qu'ils ne sontpas synonymes. La généralisation est un des effets de l'infection, elle n'en est pas l'effet nécessaire. Celle-ci peut exister sans celle-là pendant un laps de temps assez long, et même jusqu'à la fin de la vie, c'est-à-dire qu'elle peut faire mourir les malades avant d'avoir fait naître les tumeurs secondaires qui caractérisent la généralisation. C'est ce qu'on voit souvent chez les cancéreux. On ne peut donc pas juger de la fréquence de l'infection par la fréquence de la généralisation. Il résulte de mes relevés que la généralisation se montre seulement une fois sur deux, à peu près, chez les individus qui succombent aux progrès naturels du cancer, tandis que l'infection générale survient naturellement tôt ou tard chez tous les cancéreux dont la mort n'est pas accélérée par le siége particulier de leur mal, par des complications locales ou par une opération.

Pour diagnostiquer l'infection chez un malade atteint de cancer, on n'attend pas d'avoir constaté l'existence de la généralisation; les symptômes généraux de l'infection suffiraient alors pour donner, sinon une certitude, du moins une grande probabilité, parce qu'on sait que le cancer tend naturellement à produire l'infection. Le diagnostic repose donc sur une notion de pathologie bien positive, tirée de l'observation d'un grand nombre de faits antérieurs, et sur l'application qu'on fait de cette notion générale au cas particulier que l'on considère. Mais lorsque la tumeur appartient à une espèce moins connue dont la marche et les propriétés sont encore en contestation, ou à une espèce qui, de l'aveu de tout le monde, est peu sujette à infecter l'économie, les symptômes généraux ne suffisent plus. Il ne s'agit plus, en effet, d'appliquer une notion générale à un cas particulier, mais de se servir de ce cas particulier pour déterminer les propriétés, jusqu'alors douteuses, d'une certaine espèce de tumeurs. Tous les symptômes qui ne sont pas absolument caractéristiques, tous ceux qui peuvent à la rigueur être interprétés de plusieurs manières, doivent donc être acceptés avec défiance; et le seul caractère capable de lever tous les doutes, est celui de la généralisation.

§ 2. — De l'infection et de la généralisation dans les diverses espèces de tumeurs.

Nous avons admis jusqu'ici, nous réservant de le démontrer plus loin, que l'infection est la cause de la généralisation, et nous avons parlé de cette infection comme d'un état général révélé par des symptômes graves et bien manifestes, qui précèdent la formation des tumeurs multiples secondaires. C'est ainsi en effet que les choses se passent le plus souvent *chez les cancéreux*. Mais l'ordre de succession des phénomènes qui suivent l'infection n'est pas invariable. La généralisation ne dépend ni de l'anémie, ni de la teinte jaune paille de la peau, ni des autres symptômes de l'infection. Ces divers phénomènes ne sont nullement corrélatifs ; ils ne s'enchaînent pas dans un ordre régulier ; ce sont simplement les effets d'une même cause, qui est l'infection, et celle-ci peut donner lieu à la formation de tumeurs secondaires, avant de s'être manifestée par des symptômes généraux appréciables. Ces cas sont d'autant plus trompeurs qu'ils sont plus rares. J'ai vu Blandin opérer une femme cancéreuse qui ne présentait aucun des signes de l'infection; la mort survint au bout de peu de jours, à la suite d'un érysipèle, et à l'autopsie nous trouvâmes dans le foie de petits foyers cancéreux. Il est clair qu'on n'aurait pas même songé à l'opération, si l'on avait pu soupçonner pendant la vie l'existence de cette complication indiagnosticable et irrémédiable.

La généralisation peut donc précéder les autres symptômes de l'infection, et on a été tenté d'en conclure que les cancers généralisés n'étaient pas dus à l'infection. Mais on aurait dû songer que les symptômes de l'infection doivent exister quelque temps avant de devenir appréciables. On ne peut les constater que lorsqu'ils ont acquis une certaine intensité. Il en est ainsi dans la plupart des maladies générales chroniques, et c'est pour cela qu'il est si difficile d'en préciser le début. Sait-on jamais exactement à quelle époque remonte le début d'une chlorose? Les lésions locales, au contraire, sont visibles et tangibles dès qu'elles existent, et elles ne peuvent échapper à l'attention de l'anatomo-pathologiste. Les faits de la nature de celui qui précède ne prouvent donc pas que la généralisation du cancer puisse précéder l'infection, ils prouvent seulement qu'elle peut se produire avant que l'infection soit assez grave, assez avancée, pour se révéler par d'autres symptômes.

Au surplus, les faits de ce genre sont rares dans l'histoire du cancer proprement dit. Il est dans la nature de l'infection *cancéreuse* de produire dans l'économie une perturbation assez profonde, pour faire naître promptement des symptômes généraux révélateurs, qui précèdent presque toujours la généralisation. Mais c'est tout à fait gratuitement qu'on a admis que les infections produites par les autres espèces de tumeurs devaient présenter la même marche. Je reviendrai plus loin sur cet important sujet, et on verra que les infections non cancéreuses restent le plus souvent latentes, non-seulement jusqu'au moment de la généralisation, mais encore jusqu'au dernier jour de la vie, et qu'on ne les admet que par induction, pour expliquer la généralisation que l'autopsie permet de constater.

Le phénomène de l'infection et de la généralisation est de beaucoup le plus grave de tous ceux qui figurent dans la description de ce qu'on appelle la malignité des tumeurs. On en a méconnu la signification lorsqu'on a voulu en faire la pierre de touche du cancer. Cette opinion, à la rigueur présentable lorsqu'on ne connaissait, en dehors du cancer proprement dit, d'autre généralisation que celle des tumeurs fibroplastiques, est devenue simplement absurde depuis qu'on a vu se généraliser les fibrômes, surtout les myéloïdes et les chondrômes, que leur bénignité presque constante retire bien évidemment du groupe des cancers. Au reste, plus on attache d'importance au fait de la généralisation, et plus il est essentiel d'établir une distinction entre les espèces de tumeurs qui ont la propriété d'infecter constamment ou presque constamment l'économie, celles qui ne se généralisent que peu souvent, et celles, enfin, dont la généralisation est tout à fait exceptionnelle. Nous allons donc indiquer approximativement le degré de fréquence relative de la généralisation des diverses tumeurs. Dans cette revue sommaire nous dirons, par abréviation, qu'une tumeur est *infectante* lorsqu'elle produit, soit une infection manifeste, avec ou sans tumeurs secondaires, soit une infection sans symptômes propres et révélée seulement par le fait visible et tangible de la généralisation.

Les tumeurs les plus infectantes sont évidemment les *cancers*. C'est le cancer qui nous a servi de type dans la description sommaire que nous avons donnée de l'infection générale, au début de ce chapitre. L'infection cancéreuse survient à des époques très-variables suivant le siége, le volume, la marche plus ou moins rapide, et la structure particulière du cancer primitif; elle se manifeste tantôt au bout de quelques mois, tantôt seulement au bout d'un nombre assez considérable d'années; mais elle peut être considérée comme faisant partie intégrante de l'évolution du cancer; elle constitue une période naturelle de cette évolution. Le cancer tend à déterminer tôt ou tard l'infection, quoique beaucoup de malades puissent succomber avant cette période, soit à une affection intercurrente, soit aux accidents provoqués directement par la présence de la tumeur. En laissant de côté les cas où la vie est abrégée par des circonstances accidentelles, et les cas, encore sujets à contestation, où la guérison radicale aurait été obtenue, suivant beaucoup d'auteurs, par les moyens chirurgicaux, on peut dire que l'infection est le terme inévitable de la maladie cancéreuse.

Si, au lieu de considérer les symptômes de l'infection générale, on ne considère que les cas où des tumeurs secondaires multiples se sont formées sous l'influence de l'infection, on trouve que le cancer se généralise au moins une fois sur deux (cinquante-six fois sur cent, d'après M. Lebert (1).

Tout permet de croire que les *fibroïdes*, ou tumeurs fibroplastiques, sont, après les cancers, les tumeurs les plus infectantes. On a publié depuis dix ans bon nombre d'exemples de généralisation fibroplastique, j'en ai moi-même observé plusieurs, et on ne peut élever aucun doute sur ce point. Mais il résulte en même temps des observations modernes que la généralisation est bien moins fréquente ici que dans le cancer. Il n'est pas possible encore d'en déterminer exactement le degré de fréquence, car les relevés statistiques font entièrement défaut. Il est certain toutefois qu'il y a sous ce rapport moins de différence entre les fibroïdes et les cancers, qu'on ne l'avait cru dans l'origine.

Les *fibrômes* ont beaucoup moins de tendance que les fibroïdes à produire l'infection. Quoique ces tumeurs soient assez communes, on ne cite encore qu'un petit nombre de cas d'infection fibrômateuse. Le premier exemple en a été publié par M. Paget (2); depuis

(1) Lebert, *Traité des maladies cancéreuses*. Paris, 1851, in-8, p. 85.
(2) Paget, *Lectures on Tumours*. London, 1852, in-8, p. 151.

lors on en a observé quelques autres. Mais ces cas malheureux ne constituent qu'une faible minorité dans le nombre total des fibrômes.

Quoique l'étude clinique des *pseudadénômes* soit encore très-peu avancée et quoique, sur les neuf malades observés jusqu'ici, cinq seulement aient été suivis jusqu'à l'autopsie, tout permet de croire que ces tumeurs sont très-disposées à se généraliser. Deux fois, sur les cinq autopsies, on a trouvé des tumeurs secondaires dont le siége spécial sera indiqué plus loin.

Dans les autres espèces de tumeurs le phénomène de l'infection est très-exceptionnel.

Je pense qu'en réunissant toutes les observations d'*épithéliôme* généralisé qui ont été recueillies depuis quinze ans en France, en Angleterre, en Allemagne, on ne dépasserait pas le chiffre de neuf (1). Il y a des réserves à faire sur quelques-uns de ces faits (2), mais acceptons-les sans contrôle et comparons le chiffre qui précède au nombre immense des cas d'épithéliôme qui ont été observés dans ce même laps de temps. Ici, toute statistique est impossible. Il n'est pas, à Paris, un seul chirurgien d'hôpital qui ne voie, chaque année, au moins une dizaine de cas d'épithéliôme. Or, depuis 1845, époque où la *Physiologie pathologique* de M. Lebert mit cette question à l'ordre du jour, et où commencèrent des discussions, parfois passionnées, sur la distinction de l'épithéliôme et du cancer, on a fait avec le soin le plus scrupuleux, l'autopsie de tous les individus qui sont morts d'épithéliôme dans les hôpitaux de Paris, et une seule fois, sur un nombre d'observations impossible à déterminer, mais évidemment très-considérable, on a vu un épithéliôme se généraliser, chez une

(1) M. Heurtaux, dans sa très-savante thèse, soutenue en 1860, n'en a réuni que huit cas, mais il n'a compris dans ce relevé qu'une seule des deux observations de M. Paget. (Heurtaux, *Du cancroïde en général*, thèse inaug. Paris, 1860, in-4°, p. 70-72.) L'observation supplémentaire de M. Paget se trouve dans ses *Lectures on Tumours*, p. 448.

(2) Je n'ai jamais pu comprendre comment M. Virchow, qui n'admet pas de différence absolue entre les cellules du cancer et celles de l'épithéliôme, a reconnu la nature épithéliale des tumeurs dans les trois cas qu'il a recueillis à l'hôpital Julius, de Würzburg. Cet auteur a eu une bonne fortune singulière, puisqu'il a vu, en outre, dans le même hôpital, un quatrième malade atteint d'épithéliôme généralisé, et dont l'observation, recueillie par M. Dupuy, a été publiée, avec les trois autres, dans la thèse de ce dernier. (J. N. Dupuy, *Du cancroïde au point de vue de sa généralisation.* Thèse inaug. Paris, 1855, in-4°, p. 36 à 58.) A lui seul, par conséquent, dans le même hôpital, et en deux ans et demi, de novembre 1852 à mai 1855, M. Virchow a vu plus de la moitié des cas d'épithéliôme généralisé qui existent dans la science. Mais le hasard a ses caprices.

vieille femme de la Salpêtrière. Cette observation a été communiquée à la Société anatomique, en 1856, par M. Topinard (1). Pour ma part, j'ai cherché toutes les occasions de compléter par l'autopsie l'étude de l'épithéliôme, et ces occasions ont été fréquentes surtout pendant les deux années de mon service à Bicêtre, où sont admis, comme on sait, les cancéreux ou pseudo-cancéreux inopérables ; et les recherches les plus complètes ne m'ont jamais permis de trouver la moindre lésion épithéliale ailleurs que dans la tumeur primitive et dans les ganglions correspondants. La généralisation de l'épithéliôme est donc un fait très-exceptionnel.

Il existe trois observations de *chondrômes généralisés*. Je rapporterai plus loin les deux faits de MM. Richet et Paget (2) ; le troisième, indiqué en deux lignes dans une lettre de M. Virchow (3), est relatif à une tumeur cartilagineuse développée au milieu du poumon, chez un malade atteint de chondrôme costal. Maintenant, personne n'ignore que le chondrôme est une affection assez fréquente. J'en ai certainement vu depuis douze ans plus de trente cas, soit dans les hôpitaux, soit à la Société de chirurgie, soit à la Société anatomique, et ce n'est sans doute qu'une partie de ceux qui ont été observés à Paris. Lorsque M. Richet communiqua son importante observation à la Société de chirurgie, Lenoir, qui depuis plusieurs années s'occupait de l'étude des chondrômes avec un soin particulier, mit en doute l'exactitude du diagnostic anatomique en se basant sur ce fait : qu'il avait rassemblé cinquante à soixante observations de chondrômes, et que, dans tous ces cas, la marche de l'affection avait été bénigne (4). Cela suffit pour montrer la grande rareté de la généralisation du chondrôme.

Les *tumeurs purement osseuses* peuvent-elles se généraliser? On devrait l'admettre, si l'on s'en rapportait aux observations publiées par Laub en 1727 (5), par Baillie en 1793 (6) et à quelques pièces sèches déposées dans des musées. Mais Muller a décrit en 1843, sous le nom de *cancer ostéoïde*, une espèce de tumeur qui, sans être cancéreuse et tout en ne renfermant que des éléments osseux, les uns tout formés ou les autres en voie de formation, peut affecter dans sa marche la

(1) *Bull. de la Soc. anatomique*, 2e série, t. I, 1856, p. 96 (3e année).

(2) Voy. plus loin, p. 299.

(3) Lettre au rédacteur de la *Gazette hebdomadaire*, dans le numéro de ce journal du 16 février 1855, t. II, p. 125.

(4) *Bull. de la Soc. de chirurgie*, t. VI, p. 83, 25 juillet 1855.

(5) *Acta Phys. med. nat. cur*; Vol. I, p. 318, n° 148, Nurenberg, 1727, in-4°.

(6) Baillie, *Traité d'anatomie pathologique*, trad. franç. Paris, 1803, in-8, p. 76.

plupart des caractères de la malignité (1). Il a donc cru pouvoir, par des interprétations rétroactives et le plus souvent arbitraires, retirer du groupe des ostéômes purs et faire rentrer dans celui des ostéoïdes tous les cas de tumeurs osseuses généralisées qui avaient été publiés avant lui. Je reviendrai sur cette question spéciale dans le chapitre des ostéômes. Quoi qu'il en soit, nous sommes autorisés à ajouter à la liste des tumeurs généralisables au moins une espèce de tumeurs osseuses.

Les *tumeurs myéloïdes* n'ont fourni jusqu'ici qu'un seul exemple de généralisation ; c'est celui de M. Wilks, qui sera reproduit tout à l'heure (2). Ces tumeurs cependant sont loin d'être rares. Quoiqu'elles aient été découvertes en 1849, il n'y a guère plus de cinq ou six ans qu'elles sont l'objet de l'attention des chirurgiens, et déjà plus de vingt-cinq observations en ont été recueillies à Paris (3). En Angleterre, où elles ont reçu leur nom de myéloïdes, on en a également observé beaucoup d'exemples ; et je répète que le fait de M. Wilks est encore unique dans la science (4). La généralisation des myéloïdes paraît donc tout aussi exceptionnelle que celle des chondrômes.

Enfin, je rapporterai tout à l'heure une observation qui permet d'ajouter les *lipômes* à la liste des tumeurs qui peuvent se généraliser. Je n'ai pas besoin de dire que cette généralisation est la plus exceptionnelle de toutes. C'est aussi celle qui diffère le plus de la généralisation du cancer.

On voit que l'infection, et la généralisation qui en est à la fois la conséquence et la preuve, n'appartiennent pas spécialement et exclusivement à une certaine espèce de tumeurs; comme les autres caractères de ce qu'on appelle la malignité, celui-ci constitue seulement une tendance, qui est à son maximum dans le cancer, mais qui

(1) J. Muller, *Ossificirende Schwamme oder Osteoïd Geschwülste* dans *Archiv für Anat. Physiol.*, etc. Berlin, 1843, in-8, p. 396-442.

(2) Voy. plus loin, p. 300.

(3) M. Eug. Nélaton, dans son importante thèse sur les *tumeurs à myéloplaxes*, Paris, 1860, a cité 48 observations de tumeurs myéloïdes ou réputées telles. Il a fait figurer dans ce nombre beaucoup de faits antérieurs à la découverte des myéloïdes, en se basant sur des caractères qui ont sans doute beaucoup de valeur, mais qui ne sont pas absolument démonstratifs. En ne prenant que les cas où l'examen microscopique a été fait par des observateurs compétents, on arrive à un total de 25 observations parfaitement positives qui, presque toutes, ont été recueillies à Paris.

(4) Il faut se mettre en garde contre une confusion de mots qui pourrait faire croire qu'il existe plusieurs cas de myéloïdes généralisés. Plusieurs auteurs anglais, M. Paget entre autres, ont compris, sous la désignation commune de myéloïdes, les myéloïdes proprement dits et les tumeurs fibroplastiques. (Voy. le chapitre des *myéloïdes* dans la deuxième partie de ce volume.)

existe aussi, à des degrés inégaux, dans plusieurs autres espèces, et qui, dans quelques-unes de ces dernières, ne se manifeste que très-exceptionnellement. C'est ici le lieu de faire une remarque peu favorable à l'opinion de ceux qui ont voulu faire une classe de tumeurs dites *malignes :* c'est que les divers caractères de malignité, tels que les tendances à la propagation, à l'ulcération, à l'invasion ganglionnaire, à la généralisation, et, pour le dire par anticipation, à la récidive, ne sont nullement solidaires l'un de l'autre. La malignité se manifeste sous une forme particulière dans chaque espèce. Ainsi, la tendance à l'ulcération est plus prononcée dans l'épithéliôme que dans toute autre tumeur; et cependant la tendance à la généralisation, qui est extrêmement fréquente dans le cancer, ne constitue dans l'épithéliôme qu'une très-rare exception. De même, l'épithéliôme envahit beaucoup plus souvent les ganglions que ne le font les tumeurs fibroplastiques, quoique ces dernières aient bien plus de tendance que lui à se généraliser.

Après ces remarques préliminaires sur l'infection générale et sur la généralisation, nous aurons à étudier ces phénomènes sous le rapport de l'observation clinique, de l'anatomie et de la physiologie pathologiques.

On vient de voir que des tumeurs appartenant à des espèces très-différentes peuvent produire l'état que nous désignons sous le nom d'infection générale. Quelques auteurs, se basant sur une observation superficielle, ont pensé que l'infection générale était toujours la même, quelle que fût la nature de la tumeur primitive; mais il est bien certain qu'il y a autant d'espèces d'infections qu'il y a d'espèces de tumeurs capables d'infecter l'économie. Et, en effet, l'anatomie pathologique faite soit à l'œil nu, soit au microscope, a toujours démontré jusqu'ici qu'il y avait identité de nature entre la tumeur primitive et les tumeurs multiples développées sous l'influence de l'infection. Cette vérité a pu être méconnue à l'époque où on ne se servait pas du microscope : on pouvait croire alors que les tumeurs généralisées n'étaient pas toujours de même nature que la tumeur primitive. Ainsi, les tumeurs viscérales qui naissent fréquemment à la suite du *squirrhe* de la mamelle, sont presque toujours *encéphaloïdes*. L'encéphaloïde mélanique, en se généralisant, donne lieu à des tumeurs viscérales qui ne sont pas toujours noires comme la tumeur primitive, et qui sont quelquefois blanches, comme l'encéphaloïde ordinaire, etc. Mais, depuis que le microscope a découvert l'existence d'un élément commun au squirrhe, à l'encéphaloïde simple et à la mélanose cancéreuse, ces exemples prouvent précisément le contraire de ce qu'on croyait autrefois : ils montrent que l'élément autogène est le même dans les cancers primitifs et dans les cancers consécutifs à l'infection.

On a reconnu, d'un autre côté, que lorsque la tumeur primitive n'est pas cancéreuse, les tumeurs consécutives à l'infection ne le sont pas davantage, et réciproquement. Les tumeurs viscérales multiples d'un cancéreux ne sont jamais fibroplastiques, ni fibreuses, ni chondrômateuses, ni épithéliales ; toutes sont cancéreuses, sans aucune exception. Les tumeurs consécutives à l'infection sont toujours fibroplastiques si la tumeur primitive est fibroplastique, fibreuses si elle est fibreuse, cartilagineuses si elle est cartilagineuse, pseudadéniques si elle est pseudadénique, etc.; ce n'est donc pas le hasard qui détermine la structure des tumeurs par infection. La nature de cette infection, révélée par la nature des lésions qu'elle produit, est en rapport constant avec celle de la lésion qui l'a produite elle-même, ou qui, du moins, l'a précédée. Un état général qui fait naître dans les parties les plus diverses de l'économie un grand nombre de tumeurs cancéreuses, n'est pas le même que ceux qui enfantent dans ces mêmes parties un grand nombre de tumeurs fibroplastiques, ou de tumeurs fibreuses, ou de tumeurs cartilagineuses, etc. Il y a donc autant d'espèces d'infections générales qu'il y a d'espèces de tumeurs capables de devenir infectantes ; et quand même ces diverses espèces d'infections se ressembleraient par tous leurs autres caractères, notre conclusion, pour cela, n'en serait pas ébranlée : car cent caractères communs ne sauraient établir l'identité là où un seul caractère distinctif bien constaté établit la diversité.

Mais est-il vrai que l'infection générale, abstraction faite de la nature des lésions organiques qu'elle détermine, soit la même, sous tous les autres rapports, dans toutes les espèces de tumeurs? La similitude des symptômes est-elle bien démontrée? J'ose dire que personne n'a pris la peine de chercher cette démonstration. On a dit que, dans tous les cas, les malades maigrissaient, s'affaiblissaient, s'anémiaient, et finissaient par tomber dans un état cachectique. Supposons que cela soit exact. Mais il y a vingt maladies sans tumeur qui produisent l'amaigrissement, l'affaiblissement, l'anémie et cet état avant-coureur de la mort qu'on appelle l'état cachectique. Le simple épuisement par une suppuration continue et abondante, ou par des hémorrhagies répétées, suffit, avec ou sans tumeur, pour faire naître ces phénomènes. Nous avons dit plus haut combien il est difficile, dans beaucoup de cas, de distinguer l'état général déterminé directement par les complications locales d'une tumeur, de l'infection produite par l'action spéciale qu'elle exerce sur l'ensemble de l'économie. Telle est la difficulté de cette distinction, que beaucoup d'auteurs ont pu croire que l'infection n'était nullement spécifique; opinion qu'on aurait quelque peine à réfuter, si la production des tumeurs viscérales multiples ne permettait pas de lui opposer un argument péremptoire. S'étonnera-t-on maintenant que des symptômes généraux assez peu caractéristiques pour qu'on ait pu confondre l'infection cancéreuse avec le simple épuisement par suppuration ou par hémorrhagie, laissent confondre également cette infection avec les troubles fonctionnels qui accompagnent la généralisation de certaines tumeurs fibroplastiques, ou cartilagineuses, ou fibreuses? Il faut bien le dire, et ceci ne s'applique pas seulement à la question actuelle, les analogies et les différences de beaucoup de maladies générales seraient presque impossibles à déterminer, si l'on ne tenait compte que de leurs symptômes généraux et si l'on n'avait pas la ressource de comparer les lésions locales qui accompagnent la plupart d'entre elles, telles que les éruptions cutanées, les ulcérations intestinales, etc. Combien de maladies n'a-t-on pas confondues sous le nom de phthisie, jusqu'à ce que l'anatomie pathologique d'une part, d'une autre part l'auscultation et la percussion, qui sont en quelque sorte une anatomie pathologique vivante, eussent permis de constituer l'histoire des tubercules pulmonaires, et d'opposer à la similitude des symptômes généraux la diversité des phénomènes locaux! De même, la similitude des symptômes généraux des diverses infections produites par les tumeurs, quand même elle serait réelle, ne saurait prévaloir contre la diversité des lésions locales qu'elles déterminent.

Mais il s'agit de voir, avant tout, s'il est bien vrai que la généralisation des tumeurs non cancéreuses soit précédée, accompagnée ou suivie de symptômes généraux semblables à ceux de l'infection cancéreuse.

J'ai étudié attentivement les *observations* relatives à la généralisation des fibroïdes, des épithéliômes, des chondrômes, des fibrômes, des myéloïdes, et j'ai trouvé que les signes spéciaux de l'infection, qui sont la règle dans la généralisation du cancer, font le plus souvent défaut dans la généralisation des autres tumeurs. Je ne me base ici que sur les observations régulières, en laissant de côté les cas où l'on s'est borné à mentionner le fait anatomique de la généralisation, sans parler des symptômes observés pendant la vie du malade. Ces faits, qui sont nombreux, sont loin d'être insignifiants; car il est permis de croire que, si les signes de l'infection avaient été constatés, on aurait jugé nécessaire d'en parler : le silence ici semble indiquer qu'on n'a pas été frappé de l'état général du malade. Mais je répète que je ne me suis basé que sur les observations accompagnées de quelques détails.

La plupart des malades atteints de fibroïdes ou d'épithéliômes généralisés sont morts sans avoir présenté de symptômes imputables à une infection; si l'on a dit le contraire, c'est parce qu'on a pris pour des signes d'infection des troubles fonctionnels dépendants de la lésion des viscères envahis par la généralisation, ou dépendants des hémorrhagies, de l'excès de suppuration et des autres complications locales des tumeurs primitives largement ulcérées. Je ne prétends pas que les symptômes généraux aient été dus, *dans tous les cas*, à la seule influence de ces causes; je dis seulement que cela a eu lieu évidemment chez la plupart des malades, très-probablement chez plusieurs autres, et que dans aucun cas les symptômes en question ne se sont montrés lorsque la tumeur primitive était exempte de graves complications et lorsque les tumeurs viscérales étaient trop peu développées pour nuire aux fonctions d'organes importants.

A l'appui de ce qui précède, je citerai en abrégé quelques observations de généralisation fibroplastique. Je parlerai d'abord d'un malade que j'ai pu suivre pendant plusieurs années, et que j'ai vu à l'Hôtel-Dieu quelques jours avant sa mort : c'est celui dont M. Woillez a très-longuement publié l'histoire dans les *Archives générales*, avec quelques erreurs de détail qu'il est inutile de relever. Cet homme, atteint dans l'origine d'une tumeur fibreuse de la cuisse, opérée une première fois par Blandin en 1848, eut successivement plusieurs récidives locales, qui furent opérées par MM. Velpeau et Malgaigne; à chaque récidive, le tissu fibreux des tumeurs renfermait une proportion croissante d'éléments fibroplastiques. Finalement, Roux pratiqua à l'Hôtel-Dieu l'amputation de la cuisse pour une récidive nouvelle, qui, cette fois, était presque exclusivement fibroplastique. Ici, je cède la parole à M. Woillez : « Six mois de santé, en appa- « rence parfaite, s'étaient écoulés depuis la sortie du malade de « l'Hôtel-Dieu, lorsque, à la fin de juin 1851, sans prodrômes géné- « raux ou locaux d'aucune espèce, apparut une dyspnée habituelle, « accompagnée d'une toux sèche (1). » Ces phénomènes thoraciques s'aggravèrent, et le malade, qu'on croyait atteint d'une affection purement médicale, fut placé dans le service de M. Louis, à l'Hôtel-

(1) Woillez, *Observation de fibroplastie généralisée,* dans *Archives générales de médecine,* 4e série, t. XXIX, p. 454 (août 1852).

Dieu; il y mourut le 22 août 1851. On l'avait examiné et étudié avec le soin le plus scrupuleux; l'auscultation et la percussion avaient révélé de très-grands désordres pulmonaires; on n'avait rien pu constater de plus; on avait noté, en particulier, que la peau ne présentait pas la coloration jaunâtre des cancéreux (1). A l'autopsie, on trouva des tumeurs multiples dans la plèvre, les poumons et les ganglions bronchiques. Une énorme tumeur, développée dans le médiastin, s'étendait du sternum à la colonne vertébrale. Toutes ces tumeurs, comme celle qui avait nécessité l'amputation de la cuisse, étaient fibroplastiques; il y avait une grosse tumeur fibroplastique dans le moignon.

Les tumeurs viscérales se sont formées, chez ce malade, au milieu des plus belles apparences de la santé. Il a succombé peu de temps après le début des accidents thoraciques, parce que les tumeurs pulmonaires se sont développées très-rapidement; mais il n'a présenté d'autres symptômes que ceux qui étaient dus à la présence de ces tumeurs. Dans l'observation suivante, les tumeurs pulmonaires ont marché moins promptement, et le malade a pu être observé pendant plusieurs mois.

M. Larrey extirpa, le 20 février 1851, une énorme tumeur fibroplastique du jarret. Il avait consulté un grand nombre de chirurgiens, parmi lesquels je citerai MM. Velpeau, Roux, Bégin, Laugier, Cloquet, Lustreman, etc. On avait discuté sur le mode opératoire, mais tout le monde avait été d'avis qu'il fallait opérer; personne, par conséquent, n'avait reconnu le moindre symptôme d'infection. Sept jours après l'opération, parurent les premiers symptômes d'une lésion pulmonaire. A la fin de mars, l'état local était fort bon, la cicatrisation de cette vaste plaie était presque achevée, mais « la « toux, l'expectoration de quelques crachats rouillés et visqueux, « l'oppression, gênaient encore le malade. » Au mois d'avril, il se fit une récidive sur place, et les ganglions inguinaux s'engorgèrent. « Malgré cette récidive, *le malade a repris un embonpoint très-notable* « pendant plus de deux mois; l'état local s'aggravant, l'état général « est néanmoins peu modifié. Mais, vers la fin de juillet, des symp- « tômes se déclarent du côté de la poitrine : toux, expectoration « visqueuse, oppression, hémoptysie; en même temps, amaigrisse- « ment rapide, teint jaunâtre. Mort le 9 août. » A l'autopsie, on trouva dans les plèvres et les poumons un grand nombre de tumeurs fibroplastiques (2).

(1) *Loc. cit.*, p. 455.

(2) *Bulletins de la Société de chirurgie*, 13 août 1851, t. II, p. 236.

Il n'est pas douteux que des tumeurs pulmonaires existaient dès l'époque de l'opération, puisque sept jours après parurent les premiers symptômes, qui, en s'aggravant plus tard, firent périr le malade au bout de cinq mois et demi. Cet homme était donc en proie à la généralisation et de plus à la récidive, lorsqu'il *reprit un embonpoint très-notable*. Ce fut seulement quelques jours avant sa mort qu'il commença à maigrir; cet amaigrissement, qui fut très-rapide, pouvait dépendre exclusivement des graves lésions viscérales que révéla l'autopsie. En même temps, le teint devint jaunâtre, ce qui était peut-être un symptôme d'infection ; mais une teinte subictérique, qui ne paraît que dans les derniers jours de la vie, peut dépendre de causes très-diverses, et est loin d'être caractéristique. En tout cas, on peut dire que, si l'infection a pris quelque part à la mort du malade, cette infection était bien différente de l'infection cancéreuse; car, ayant été la cause des tumeurs généralisées, existant par conséquent depuis le mois de février, au moins, elle n'avait pas empêché le malade de survivre à une opération extrêmement grave, de se rétablir parfaitement et de prendre un embonpoint notable.

Dans l'observation de M. Chassaignac nous voyons encore les symptômes se réduire à des accidents pulmonaires. Amputation de la jambe gauche, en juin 1854, pour une tumeur fibroplastique du pied. En mars 1855, récidive dans le moignon, et formation de plusieurs tumeurs au flanc gauche, à la main droite, au bras gauche, etc. En janvier 1856, la tumeur du flanc, devenue très-volumineuse, est enlevée ; guérison. Quelque temps après, la tumeur du bras, très-volumineuse également, est enlevée; aucun accident, guérison. Enfin la tumeur de la cuisse fut extirpée à son tour avec le même succès. La santé du malade s'améliorait. « On se proposait « de poursuivre une à une les tumeurs dans l'ordre de leur manifes« tation, lorsque, dans les derniers jours de juillet, le malade éprouva « une gêne assez notable de la respiration. » La dyspnée s'accrut rapidement, et le chirurgien, ayant reconnu la présence d'une tumeur thoracique, renonça à pratiquer l'extirpation d'une autre tumeur qui s'était formée dans le flanc gauche. « L'existence du malade, « pendant tout le mois d'avril, n'a été qu'une longue agonie. La res« piration devenait de jour en jour plus gênée. L'œdème envahit suc« cessivement le cou, le thorax et le bras gauche, mais les membres « inférieurs restèrent dans leur état ordinaire. » Le malade mourut le 1er septembre 1856 ; depuis trois jours la dyspnée était extrême. — A l'autopsie, on trouva dans la poitrine une tumeur fibroplastique grosse au moins comme la tête d'un adulte; cette tumeur comprimait les vaisseaux, et avait ainsi produit l'œdème du cou, du bras gauche et du thorax (1).

Ces observations, que je pourrais multiplier, montrent que, dans les cas de généralisation fibroplastique, les malades ne présentent aucun symptôme particulier jusqu'au jour où leur vie est compromise par la lésion des viscères que la généralisation envahit.

En analysant de la même manière les observations d'épithéliôme généralisé, on reconnaît aisément que les symptômes dépendent des hémorrhagies, de l'abondance de la suppuration, de la corruption du pus dans des cavités anfractueuses, de la déglutition d'une salive sanieuse, etc., et que les malades meurent exactement de la même manière que ceux qui succombent à des épithéliômes ulcérés et non généralisés.

Je connais trois cas de chondrôme généralisé, mais l'un d'eux, simplement mentionné dans une lettre de M. Virchow, ne se prête pas à l'analyse. Dans les deux autres cas, l'étude des observations prouve qu'il n'y a eu aucun signe d'infection. Le seul et unique fait de myéloïde généralisé qui existe dans la science, dépose dans le même sens. On me permettra de citer ici en résumé ces trois observations.

M. Richet enleva, le 5 juin 1855, une volumineuse tumeur de l'omoplate. Il avait diagnostiqué un chondrôme. L'absence complète de symptômes généraux était un des motifs qui l'avaient empêché de considérer comme cancéreuse cette tumeur, qui datait déjà de quatre ans, qui, depuis un an, avait fait des progrès rapides, et qui était ulcérée. La pièce fut examinée à l'œil nu et au microscope; c'était un bel exemple de chondrôme. Le diagnostic de M. Richet était donc parfaitement exact. L'opéré alla bien pendant quelques jours, puis survinrent des symptômes thoraciques qui firent croire à la formation d'abcès multiples dans le poumon. La mort survint le 19 juin, c'est-à-dire quatorze jours après l'opération. A l'autopsie, on trouva dans les poumons une trentaine de tumeurs dont l'une, la plus grosse, avait le volume d'une grosse noix (2). La généralisation était évidente, et pourtant les signes généraux de l'infection avaient fait complétement défaut.

Un malade atteint de tumeur du testicule entra, le 5 janvier 1855, dans le service de M. Skey. La tumeur avait dix pouces et demi de circonférence (mesure anglaise) et remontait jusqu'à l'anneau ingui-

(1) *Bulletins de la Société de chirurgie*, 3 sept. 1856, 1re série, t. VII, p. 90.

(2) *Bulletins de la Société de chirurgie*, 1re série, t. V, p. 428, et t. VI, p. 81. (Séances des 6 juin et 1er août 1855.)

nal. Elle datait de deux ans. Elle fut enlevée par M. Skey et examinée par M. Paget; c'était un chondrôme des mieux caractérisés. « L'opéré guérit remarquablement bien de cette opération ; il quitta « l'hôpital au commencement d'avril, affaibli, mais parfaitement « bien guéri. » Cela veut dire évidemment qu'on n'avait constaté chez lui aucun signe d'infection. Le 20 avril il rentra à l'hôpital pour des accidents thoraciques ; il respirait avec la plus grande difficulté et ne pouvait faire le moindre effort. On l'examina attentivement. « Il « ne présentait de signes de maladie que dans les poumons, et le « principal symptôme qu'il éprouvait était une suffocation crois- « sante. » La percussion révéla de la matité dans plusieurs parties de la poitrine, l'auscultation fit reconnaître l'existence d'un souffle tubaire, etc. L'homme mourut subitement le 1er mai. A l'autopsie, on trouva dans les poumons un si grand nombre de tumeurs cartilagineuses, que ces organes pesaient ensemble onze livres et demie. C'étaient ces tumeurs, dont le volume variait d'une ligne à dix-huit lignes de diamètre, qui avaient donné lieu aux symptômes constatés pendant la vie. Le malade avait succombé aux conséquences locales de la généralisation, mais il n'avait présenté d'ailleurs aucun symptôme propre à révéler l'existence d'une infection générale (1).

M. Wilks a publié dans les *Transactions of the Pathological Society* une observation de myéloïde généralisé qui n'est pas moins significative : Amputation de la cuisse faite en 1854 par M. Cock, pour une tumeur myéloïde de la tête du péroné. Au bout de quatre ans, trois tumeurs se forment dans le moignon. *La santé générale est excellente.* M. Cock enlève d'abord deux de ces petites tumeurs, et, bientôt après, la troisième. Huit jours après la dernière opération, le malade meurt, et à l'autopsie on trouve dans les poumons, avec le plus grand étonnement (*most unexpectedly*), sept ou huit tumeurs myéloïdes des mieux caractérisées, dont la plus grosse avait un volume égal à celui du cœur du sujet (2). Il est clair que la généralisation

(1) J. Paget, *Account of a Growth of Cartilage in Testicle and its Lymphatics*, dans *Medico-Chirurgical Transactions*, vol. XXXVIII. Mémoire lu le 12 juin 1855 à la *Royal Medical and Chirurgical Society of London*. J'ai passé sous silence plusieurs détails de l'autopsie ; mais je crois devoir ajouter ici qu'un ganglion lombaire, devenu cartilagineux, avait perforé la paroi de la veine cave, qu'un gros champignon cartilagineux faisait saillie dans cette veine, où la circulation n'etait pourtant pas interrompue, que les ramifications de l'artère pulmonaire étaient remplies de masses cartilagineuses, et que la mort subite avait probablement été produite par l'obstruction de ces vaisseaux.

(2) *Transactions of the Pathological Society of London*, vol. X, p. 244. London, 1859, in-8.

était déjà ancienne, à en juger d'après le volume énorme de l'une des tumeurs pulmonaires. On n'avait pourtant constaté pendant la vie aucun signe d'infection.

Je ne serais nullement surpris d'apprendre, par quelque observation ultérieure, que la généralisation du chondrôme ou du myéloïde puisse être précédée ou accompagnée des signes de l'infection générale ; mais il est bien digne de remarque que cela n'a eu lieu ni dans le seul fait connu de myéloïde généralisé, ni dans les deux seules observations de chondrôme généralisé qui soient accompagnées de la description des symptômes.

Dans ces trois observations, les malades ont été exempts des symptômes généraux de l'infection, non-seulement jusqu'à l'époque de la généralisation de leurs tumeurs, mais encore jusqu'au jour de leur mort. On peut se demander ce qui serait advenu, s'ils avaient pu survivre plus longtemps à la généralisation. L'un est mort asphyxié, soit par les tumeurs du poumon, soit par l'obstruction de l'artère pulmonaire ; les deux autres sont morts promptement à la suite d'opérations. Ces fins rapides ne permettent pas de savoir s'il était dans l'ordre naturel des choses que les signes d'une infection générale, aboutissant à la cachexie, fussent destinés à paraître plus tard. Lorsqu'un cancéreux succombe dans les mêmes conditions, nul n'hésite à dire qu'une mort accidentelle l'a soustrait à une infection et à une cachexie qui, sans cela, l'attendaient inévitablement; et on a raison de le dire, parce qu'une immense série de faits a prouvé que telle était la terminaison naturelle du cancer; mais, pour les tumeurs qui se généralisent rarement, on ne peut pas raisonner de la sorte, parce qu'on possède trop peu de faits, et cela est interdit surtout lorsqu'il s'agit des myéloïdes et des chondrômes, qui jusqu'ici, en se généralisant, n'ont produit ni cachexie, ni infection manifeste. Quelques personnes, il est vrai, ont jugé superflu d'examiner de si près les choses, et ont dit que, puisque ces tumeurs pouvaient se généraliser, elles ne différaient pas des cancers, que par conséquent l'infection qu'elles produisaient devait commencer, marcher et finir comme l'infection cancéreuse. Mais c'est supposer démontré ce qui est en question. Si l'observation clinique venait à établir qu'il n'y a aucune différence symptomatologique entre l'infection cancéreuse et l'état général des malades chez lesquels les chondrômes ou les myéloïdes sont suivis de généralisation, les unitaires pourraient invoquer cette ressemblance, qui sans doute n'effacerait pas les caractères distinctifs tirés de la pathologie et de l'anatomie pathologique, mais qui du moins fournirait à leur doctrine un argument sérieux. Jusque-là leur raisonnement ne sera qu'un cercle vicieux. Loin que l'identité de l'infection cancéreuse et des autres infections soit démontrée, il est fort probable au contraire, d'après les faits actuellement connus, que les tumeurs non cancéreuses qui se généralisent n'infectent pas l'économie de la même manière que le cancer. L'infection cancéreuse est une maladie mortelle, et mortelle par elle-même, car elle tue les malades, dans beaucoup de cas, avant que les tumeurs secondaires généralisées aient pris un développement suffisant pour devenir nuisibles, ou même avant que ces tumeurs aient commencé à se former. Rien ne prouve, au contraire, que l'infection chondrômateuse, ou l'infection myéloïde, soient mortelles par elles-mêmes. L'observation de M. Paget et celle de M. Wilks, montrent qu'on peut succomber à d'énormes tumeurs pulmonaires; celle de M. Richet montre qu'on peut périr quelquefois après une grande opération. Le reste est du domaine de l'hypothèse.

Qu'on me permette d'emprunter à l'histoire des abcès multiples un exemple qui jettera peut-être quelque jour sur la question précédente. Un amputé est pris d'un grand frisson, et présente bientôt les autres signes de l'infection purulente. Il meurt en trois ou quatre jours et à l'autopsie on trouve dans ses poumons un grand nombre de petits abcès. Quelle est la cause de la mort ? Ce ne sont pas les abcès, qui sont à peine formés, c'est donc l'infection elle-même. Et les cas de ce genre sont assez fréquents pour qu'on ait été conduit à admettre, non-seulement que l'infection purulente peut être mortelle par elle-même, mais encore qu'elle l'est le plus souvent. Les abcès viscéraux aggravent sans doute l'état des malades; ils peuvent faire périr ceux qui ont eu la chance exceptionnelle de ne pas succomber directement à l'infection proprement dite, mais celle-ci, abstraction faite des lésions locales qu'elle fait naître, n'en est pas moins une des maladies les plus graves de la pathologie.

D'un autre côté, voici un varioleux qui a heureusement traversé la période aiguë de sa maladie; les croûtes commencent à se détacher, la fièvre est tombée et le malade paraît en convalescence, lorsqu'un jour des abcès de toutes dimensions se forment sous la peau, dans un grand nombre de régions. La multiplicité de ces abcès, leur formation inattendue et soudaine, prouvent qu'ils naissent sous l'influence d'un état général, qu'on appellera comme on voudra, mais qui est bien évidemment tout autre que l'infection purulente des amputés. Le malade peut succomber à l'abondance de la suppuration ; mais il a bonne chance de guérir s'il est traité convenablement; il peut guérir même sans aucun traitement chirurgical, et, lorsqu'on a observé un certain nombre de cas de ce genre, on en conclut légitimement que l'état général pyogénique qui se manifeste quelquefois dans la convalescence de la variole n'est que médiocrement grave par lui-même. Rien n'en révèle l'existence avant la formation des abcès, et, lorsque ceux-ci sont une fois formés, c'est d'eux, et non de leur cause, que résulte tout le danger.

Le premier de ces exemples est parallèle à celui de l'infection cancéreuse. Celle-ci est mortelle, abstraction faite des tumeurs secondaires, comme l'infection purulente est mortelle, comme elle l'est du moins presque toujours, abstraction faite des abcès multiples. Le second exemple ne peut être comparé avec autant de précision à celui des chondrômes et des myéloïdes généralisés, parce que l'étude de ces tumeurs n'est pas encore assez avancée, mais il permet de comprendre qu'un état général particulier, aussi différent de l'infection cancéreuse que la cause des abcès multiples des varioleux convalescents est différente de l'infection purulente, puisse faire naître des tumeurs viscérales multiples et tôt ou tard mortelles, sans être pour cela capable de déterminer directement la mort, sans même troubler les fonctions de l'économie autrement que par l'intermédiaire des tumeurs locales qu'elle produit. Supposons que les abcès multiples des varioleux, au lieu de se former sous la peau, se forment dans le foie ou dans les poumons; le cas serait presque inévitablement mortel, et la cause de ces abcès ne serait pourtant ni plus ni moins grave que dans les cas ordinaires. Il est dans la nature de cette cause de se localiser dans les parties superficielles, et de produire des lésions curables, voilà pourquoi on a pu en reconnaître la bénignité. Il est, au contraire, dans la nature de l'état général qui produit la généralisation des chondrômes et des myéloïdes, de se localiser dans des viscères essentiels, et de produire des lésions incurables, voilà pourquoi on l'a supposé malin; mais j'ose dire que les faits connus jusqu'ici ne prouvent pas l'exactitude de cette supposition.

Qu'arriverait-il, par exemple, si une de ces tumeurs, au lieu de se généraliser dans les poumons, se généralisait dans des organes superficiels et insignifiants? Le malade, échappant au danger des tumeurs viscérales, n'ayant que des tumeurs compatibles avec la vie, pourrait-il résister à l'altération *totius substantiæ* qui s'est manifestée par la généralisation? pourrait-il en triompher et y survivre? ou bien cet état, s'aggravant peu à peu, se traduirait-il un jour par des symptômes généraux qui aboutiraient enfin à une cachexie mortelle?

Je me borne à poser ces questions sans chercher à les résoudre. L'expérience permettra peut-être un jour d'y répondre. Quoique jusqu'ici la généralisation des chondrômes et des myéloïdes ne se soit faite que dans les poumons, il est possible que tôt ou tard l'une ou l'autre de ces tumeurs vienne à se généraliser dans les organes externes, comme le fait quelquefois le cancer. En attendant que l'observation ait prononcé, je citerai un fait que je crois unique dans la science, et qui vient à l'appui des remarques précédentes sur la diversité et l'inégale intensité des causes de la généralisation des diverses tumeurs. Il s'agit d'un cas de *lipôme généralisé*. Les phénomènes sont loin, sans doute, d'avoir présenté la marche et la succession qu'on est habitué à considérer comme inséparables de la généralisation, parce qu'on veut toujours prendre pour type exclusif de la généralisation, celle des tumeurs cancéreuses. Mais le lipôme occupe le plus bas degré d'une échelle dont le cancer occupe le sommet, et si un cas insolite permet d'établir un rapprochement entre ces deux termes extrêmes, il n'est pas nécessaire que ce rapprochement soit poussé jusqu'à l'identité, pour mériter de trouver place dans l'étude des tumeurs.

Observation. — Le nommé Vendre, âgé de 70 ans, fut admis le 7 avril 1862 à l'infirmerie de Bicêtre pour y être traité d'une dysphagie, qui datait de plusieurs mois, et pour laquelle, à la fin de l'année précédente, il avait séjourné quelque temps dans mes salles. La surface du corps de cet homme était couverte d'une innombrable quantité de lipômes de toutes dimensions. Une longue cicatrice existait dans la région de la hanche et de la fesse du côté droit. Cet homme, qui avait conservé toute son intelligence, nous raconta ce qui suit.

Quarante-cinq ans auparavant, en 1817, il s'était aperçu de l'existence d'une toute petite tumeur, à peine grosse comme une noisette, située à quelques travers de doigt au-dessous de la crête iliaque droite. Cette tumeur s'accrut rapidement; elle était unique, et resta unique jusqu'en 1823, époque où elle fut enlevée par Beauchêne, chirurgien de l'hôpital Saint-Antoine. C'était, suivant l'expression du malade, « une énorme masse de graisse. » Elle fut pesée : elle dépassait le poids de cinq livres (2 500 grammes). La large plaie de l'opération se cicatrisa sans accident, et le malade se croyait guéri lorsque, cinq mois après l'opération, il lui vint, dit-il, « une poussée. » Un grand nombre de toutes petites tumeurs superficielles se formèrent à la fois dans toutes les régions du corps. Quelques-unes s'accrurent, la plupart restèrent stationnaires, ou à peu près ; et depuis lors, chaque fois que le malade passait son corps en revue, il découvrait quelques nouvelles tumeurs. Sa santé générale était excellente ; à l'âge de 55 ans, il fut pris d'un tremblement nerveux, qui motiva l'année suivante son admission à Bicêtre, mais qui disparut peu à peu après son entrée.

Lorsqu'il vint à l'infirmerie, les internes eurent la patience de faire la statistique des tumeurs qui couvraient presque toute la surface de son corps. Ils en trouvèrent : à la tête et au cou, 480 ; sur le tronc, 965 ; aux membres supérieurs, 370 ; aux membres inférieurs, 265 ; en tout, 2 080.

Ces tumeurs étaient plus nombreuses sur la face antérieure du corps que sur la face postérieure. Les unes étaient sous-cutanées, les autres cutanées.

Les tumeurs sous-cutanées avaient la consistance ordinaire du lipôme. Leur volume variait depuis celui d'un haricot, jusqu'à celui d'un œuf de poule. Leur nombre était de 40 environ.

Les tumeurs cutanées formaient une sorte de semis irrégulier. Les plus petites étaient grosses comme des grains de chènevis; les plus grosses n'atteignaient pas le volume d'une noisette. Quelques-unes étaient pédiculées : une de ces tumeurs cutanées, surmontant un gros lipôme sous-cutané, simulait l'apparence d'une mamelle.

La dysphagie, pour laquelle le malade était entré à l'infirmerie, existait déjà depuis plusieurs mois et avait produit un amaigrissement notable. La voix était éteinte comme dans la laryngite chronique ulcéreuse.

Je me demandai si la difficulté de la déglutition n'était pas due à la présence d'une tumeur œsophagienne; mais la sonde pénétrait librement jusque dans l'estomac.

Pendant les premières semaines de son séjour dans mes salles, le malade avait pu avaler des aliments liquides. Cette alimentation, quoique insuffisante, le soutenait encore un peu, mais il continuait à maigrir très-rapidement. Bientôt les liquides eux-mêmes ne furent admis qu'avec difficulté. L'émaciation des muscles était arrivée au dernier degré. Les lipômes, qui avaient jusque-là conservé leur volume, commencèrent alors à s'atrophier; ils devinrent mous, flasques, et diminuèrent de plus de moitié. Lorsque la déglutition des liquides fut devenue impossible, il fallut recourir à l'alimentation par la sonde œsophagienne, mais cette ressource fut insuffisante, et le malade mourut le 10 mai 1862, dans un état de maigreur inexprimable.

A l'autopsie nous n'avons trouvé, ni dans le mésentère, ni dans aucun autre organe, aucune trace de la graisse normale.

Les nombreuses tumeurs cutanées ou sous-cutanées que nous avons examinées avaient perdu la plus grande partie de leur graisse. Les unes étaient jaunes; les autres, d'une couleur grise ou rosée. Celles-ci ne renfermaient que du tissu conjonctif, des gouttelettes huileuses, et des myriades de granulations graisseuses. Celles qui étaient jaunes renfermaient en outre une petite quantité de vésicules adipeuses. Malgré l'évidence des caractères des tumeurs graisseuses, caractères que j'avais constatés avant l'émaciation, et malgré le renseignement bien positif donné par le malade, qui avait raconté, d'après l'opinion de Beauchêne, que sa première tumeur était « une masse de graisse, » je commençais déjà à concevoir des doutes sur l'exactitude de ces diagnostics, lorsque la continuation de l'autopsie me prouva qu'il s'agissait bien réellement d'une généralisation graisseuse.

Dans la gaine du sterno-mastoïdien droit existait une masse graisseuse circonscrite, jaune, et composée de vésicules adipeuses. Une autre tumeur existait dans la gaine de l'artère carotide. Il y avait, dans la partie supérieure du sterno-mastoïdien droit, une petite collection de matière crémeuse, grosse comme un haricot, que nous prîmes d'abord pour un abcès, ou pour un tubercule ramolli; mais au microscope, nous n'y trouvâmes que des granulations graisseuses.

La paroi de l'œsophage, dans la plus grande partie de son étendue, était devenue graisseuse; les fibres musculaires en certains points avaient entièrement disparu. C'était la cause de la dysphagie.

Une infiltration graisseuse circulaire, épaisse d'un centimètre, occupait l'ouverture pylorique.

Enfin, des dépôts de graisse existaient dans l'épaisseur de toutes les valvules du cœur ; celui de la valvule bicuspide était plus gros qu'un haricot. Le cœur n'avait pas été ausculté pendant la vie.

Il y avait quelques granulations tuberculeuses au sommet des poumons. La muqueuse du larynx présentait un grand nombre de petites ulcérations. La cavité de l'arachnoïde, celle des ventricules cérébraux, qui étaient très-dilatés, et les espaces sous-arachnoïdiens renfermaient une énorme quantité de sérosité. Le cerveau, égoutté pendant 24 heures, ne pesait plus que 1110 grammes. Il était donc très-atrophié, mais ne présentait d'ailleurs aucune lésion.

Les pièces ont été présentées à la Société de chirurgie, dans la séance du 14 mai 1862 (1). Analysons maintenant cette observation rare et curieuse. Un lipôme unique paraît, en 1817, chez un homme de 25 ans; il s'accroît d'une manière continue, et atteint en 6 ans le poids de 2,500 grammes. Pendant ce laps de temps il ne se forme aucune autre tumeur. Jusqu'ici, rien de particulier dans l'observation.

Mais la tumeur, devenue gênante par son volume, est enlevée. L'opéré reste guéri pendant cinq mois, puis il voit naître de toutes parts, et par centaines, de petites tumeurs superficielles de même nature que la première. La cause de cette *poussée*, pour emprunter au malade une expression très-significative, était-elle la même que celle du premier lipôme? On répondra négativement, si l'on juge de la différence des causes par la différence des effets. On peut se demander toutefois s'il ne s'agissait pas seulement d'une diathèse lipômateuse, diathèse partielle, limitée à un seul système anatomique, et faisant naître successivement, dans le tissu conjonctif sous-cutané, plusieurs tumeurs graisseuses formées à des intervalles indéterminés, comme tous les chirurgiens en ont vu des exemples. Mais les choses, chez notre malade, se sont passées tout autrement. Après la formation de la première tumeur, six ans et cinq mois se sont écoulés sans tumeurs nouvelles; il n'y avait donc pas encore chez lui de tendance à la multiplicité des lipômes. Cette tendance s'est révélée tout à coup, sous une forme inconnue jusqu'ici dans l'histoire des lipômes, par une sorte d'éruption qui s'est faite simultanément dans toutes les régions du corps, et cela est survenu assez peu de temps après l'ablation de la première tumeur pour qu'il soit difficile de voir dans la succession de ces deux faits une pure coïncidence. Lorsqu'une pareille poussée de tumeurs secondaires se produit quelques mois après l'ablation d'un cancer, personne n'hésite à admettre la généralisation. Si l'on hésite ici, c'est parce que le lipôme a une réputation proverbiale de bénignité et j'avoue que, tout d'abord, j'ai reculé devant l'idée d'une généra-

(1) *Bulletin de la Société de chirurgie*, 2e série, t. III, p. 243.

lisation. Mais les résultats de l'autopsie ne m'ont plus permis de confondre ce cas avec ceux qui sont relatifs à la diathèse lipômateuse ordinaire. Les dépôts de graisse ne s'étaient pas effectués dans un seul système anatomique; il y en avait dans le tissu conjonctif sous-cutané, dans l'épaisseur de la peau, dans le muscle sterno-mastoïdien, dans la gaîne de la carotide, dans les parois de l'œsophage, dans le pylore, enfin dans les valvules du cœur. La cause de ces dépôts était donc *générale*, dans le sens le plus rigoureux de ce mot, et ne pouvait être comparée à nos diathèses partielles (voy. plus haut, chap. III, p. 147). C'est à ce caractère qu'on reconnaît la généralisation. Il n'y a pas eu, il est vrai, de symptômes analogues à ceux qui révèlent au chirurgien l'infection cancéreuse, car le dépérissement tardif et la mort du malade doivent être imputés à l'inanition qui a été la conséquence de l'altération graisseuse de l'œsophage. Mais cela prouve simplement que le lipôme n'est pas un cancer, et n'avons-nous pas vu manquer de même les symptômes généraux de l'infection, dans les cas de chondrômes et de myéloïdes généralisés que nous avons rapportés? Il y a toutefois quelque chose de comparable entre la cause de nos lipômes généralisés et l'infection cancéreuse. Celle-ci, on le sait, va toujours en s'aggravant, et une fois qu'elle est déclarée, elle laisse rarement vivre les malades une année entière. Or, bien que le malade aux lipômes ait vécu trente-neuf ans après le début de la généralisation, l'état général qui le dominait s'est aggravé jusqu'à la fin, puisque les dépôts secondaires longtemps limités à la peau et à la couche sous-cutanée, ont fini par envahir les muscles et les organes internes.

Je dois ajouter maintenant que la quantité de tissu conjonctif et fibreux qui existait dans les lipômes extérieurs de mon malade, m'a paru bien supérieure à celle qui se rencontre dans les lipômes ordinaires. J'avais vu, pendant les derniers temps de la vie, ces tumeurs diminuer à vue d'œil, par suite de la résorption croissante du tissu adipeux, phénomène d'*autophagie* bien connu de tous ceux qui ont étudié les effets de l'inanition. A l'autopsie, toutes renfermaient encore une très-grande quantité de granulations graisseuses et de gouttelettes huileuses, et beaucoup renfermaient en outre des vésicules adipeuses; mais il était évident que la plus grande partie de la graisse avait disparu, que ces lipômes étaient presque réduits à leur trame de tissu conjonctif et fibreux, que celle-ci n'avait pu s'accroître pendant la période d'inanition, et qu'elle était très-abondante, eu égard au volume primitif des lipômes. Il m'a donc paru que ces productions graisseuses extérieures n'avaient jamais été des lipômes purs, mais plutôt des tumeurs fibro-adipeuses; variété de lipômes aujourd'hui bien connue.

Je n'ai pas de renseignements histologiques sur la première tumeur extirpée en 1823 par Beauchêne. Le malade se souvenait parfaitement d'avoir entendu dire par son chirurgien que c'était un gros paquet de graisse; mais Beauchêne pouvait très-bien donner ce nom à une tumeur fibro-adipeuse. Je me demande donc si la marche exceptionnelle et la malignité relative de cette affection ne dépendaient pas de l'association de l'élément *fibreux* à l'élément adipeux. Je pose cette question, parce que la généralisation des productions fibreuses est un fait aujourd'hui démontré par plusieurs observations; mais il y a toujours ceci de particulier, que les dépôts secondaires des muscles et des viscères, qui se sont formés dans les derniers temps de la vie, étaient franchement graisseux.

Ce point, au surplus, n'est qu'accessoire. La généralisation d'une tumeur fibro-adipeuse ne serait pas moins remarquable, ne serait pas moins significative que celle d'un lipôme pur; car ces deux variétés de tumeur sont de même espèce; on passe de l'une à l'autre par des transitions insensibles, et toutes deux sont connues pour leur bénignité habituelle.

Ainsi, tandis qu'à l'une des extrémités de la série des tumeurs, nous voyons la généralisation du cancer se manifester très-fréquemment, comme conséquence d'une infection générale évidente, constante, et inévitablement mortelle, à l'autre extrémité de la même série, nous voyons la généralisation des lipômes, purs ou fibreux, s'effectuer très-exceptionnellement sous l'influence d'un état général qui n'a pas d'autres symptômes, qui ne peut être étudié indépendamment de ses localisations, qui est compatible avec une longue vie, qui ne paraît même pas porter directement atteinte à la santé, et qu'on n'ose pas désigner sous le nom d'infection, — quoiqu'on donne ce nom à l'empoisonnement syphilitique, qui, lui aussi, ne se révèle que par ses localisations, qui, lui aussi, peut persister indéfiniment dans l'organisme,

Invisible, et présent comme l'air qu'on respire. (BARTHÉLEMY.)

Les autres tumeurs susceptibles de se généraliser se placent entre ces deux termes extrêmes. Sous ce rapport, comme sous tant d'autres, les diverses espèces de tumeurs présentent des analogies et des différences. Les analogies se réduisent à ceci : que, sous l'influence d'une modification générale de l'économie, qui survient à un certain moment, des tumeurs secondaires se forment dans divers organes.

Ce phénomène frappant indique que le mal est entré dans une nouvelle phase. Mais l'observation clinique des symptômes permettrait déjà de dire que toutes les tumeurs ne se généralisent pas de la même manière, et de considérer même comme probable que chaque espèce se généralise à sa manière, — quand même l'anatomie pathologique ne nous montrerait pas que les tumeurs secondaires sont toujours de même nature que la tumeur primitive, et qu'elles dépendent par conséquent d'un état général qui varie suivant la nature de cette dernière.

Ainsi, soit qu'on se place au point de vue anatomique, soit qu'on se place au point de vue clinique, on est conduit à reconnaître que l'infection cancéreuse diffère notablement de l'état général qui préside à la généralisation des autres espèces de tumeurs. Mais il n'en résulte pas que le phénomène de la généralisation soit dû, dans les divers cas, à des influences d'ordres différents. L'analogie des résultats matériels nous conduit, au contraire, à admettre l'analogie de leurs causes, et l'exemple du cancer, en nous permettant d'attribuer la généralisation à une infection qui, dans ce cas, est presque constamment manifeste, nous permet de considérer comme infiniment probable que la généralisation des autres tumeurs est aussi due à une infection, quoique les symptômes de cette dernière fassent le plus souvent défaut.

Nous allons maintenant nous efforcer de déterminer la nature des rapports qui existent entre la tumeur primitive et les tumeurs secondaires; et, dans cette étude délicate, nous considérerons seulement les cas où l'existence de l'état général que nous appelons l'infection, est incontestable et incontestée. La solution d'un problème est d'autant plus difficile qu'on possède moins de données, moins d'éléments observables. Si nous prenions pour type la généralisation des chondrômes, ou des myéloïdes, nous ne connaîtrions que deux éléments, savoir : la tumeur primitive, et l'apparition des tumeurs secondaires. En prenant pour type le cancer, nous aurons un troisième élément, savoir : l'altération générale de l'économie qui, se manifestant après la tumeur primitive, et avant la généralisation, sert pour ainsi dire de trait d'union entre elles.

Nous chercherons donc à établir les bases de la doctrine de l'infection *cancéreuse*, et de la généralisation du *cancer;* nous parlerons comme si le cancer seul était en cause, et s'il nous arrive quelquefois de faire allusion à la généralisation des autres tumeurs, on ne devra pas perdre de vue que notre argumentation ne s'applique directement qu'à la généralisation du cancer.

§ 3. — De l'infection cancéreuse en particulier. — État du sang. — Prétendus cancers du sang.

La description des principaux symptômes de l'infection cancéreuse a été donnée en abrégé au commencement de ce chapitre. Il n'est pas nécessaire de la développer davantage pour le but que nous nous proposons ici. Mais nous donnerons quelques détails sur l'état des liquides chez les individus arrivés à la dernière période de cette infection, qui prend alors le nom de *cachexie cancéreuse.*

La composition chimique du sang de ces individus a été étudiée par M. Andral (1). La proportion de la fibrine ne lui a pas paru modifiée sensiblement par le fait seul de l'existence de la maladie cancéreuse. Cette proportion est à peu près normale dans les cas ordinaires. Lorsqu'il existe une complication inflammatoire, accompagnée de fièvre, le chiffre de la fibrine s'élève quelquefois, et même d'une manière notable; il peut diminuer, au contraire, chez certains cancéreux épuisés par des hémorrhagies continuelles, ou chez ceux dont les fonctions nutritives sont directement compromises par le siége spécial de la tumeur; mais, somme toute, la fibrine du sang ne semble pas altérée par le fait seul de l'infection cancéreuse. Toutes les fois qu'on a rencontré cet élément en proportions anormales, il a été possible de trouver la cause de ce phénomène dans des circonstances particulières qui ne faisaient pas partie essentielle de la maladie cancéreuse.

Il paraît résulter, au contraire, des analyses de M. Andral, et de celles de M. Simon (2), que le chiffre des globules diminue dans la dernière période de l'infection. Ce chiffre peut descendre de 127 à 46 (Simon), et même à 21 (Andral). Lorsque la diminution est excessive, elle est due en partie à des hémorrhagies, comme cela avait lieu dans le cas, où il n'y avait que 21 millièmes de globules. Mais la déglobulisation a été constatée en l'absence de toute complication, et alors on est obligé de la considérer comme la conséquence directe de l'infection.

La quantité d'albumine dissoute dans le sérum du sang paraît

(1) Andral, *Hématologie pathologique.* Paris, 1843, in-8, p. 165.

(2) Franz Simon, *Physiologische und pathologische Anthropochemie.* Berlin, 1842. Je ne connais cet ouvrage que par la traduction anglaise de Georges Day : *Animal Chemistry with Reference to the Physiology and Pathology of Man.* Lond., 1845, 2 vol. in-8. Le passage cité se trouve à la pag. 309 du tom. I de cette édition. — Voy. aussi t. I, p. 284, pour l'analyse du sang d'une hémorrhagie fournie par un cancer ulcéré du col de l'utérus.

diminuer en même temps que les globules. Ainsi, dans le cas où M. Simon trouva les globules réduits à 46 millièmes (au lieu de 127), l'albumine du sérum était réduite à 55 (au lieu de 68). Le sang était donc beaucoup plus aqueux qu'à l'état normal. Il renfermait 887 millièmes d'eau, au lieu de 791. Cet état du sang explique la tendance aux hydropisies qui se manifeste chez beaucoup de cancéreux.

Tout permet de croire que ce n'est pas seulement la composition chimique du sang qui est modifiée, et que la quantité absolue de ce liquide diminue notablement dans la dernière période de l'infection cancéreuse, même chez les malades qui n'ont pas été épuisés par des hémorrhagies. On sait combien il est difficile d'évaluer, même approximativement, la quantité de sang contenue dans le corps d'un individu. Les procédés employés par les physiologistes, pour faire cette détermination chez les animaux, laissent encore beaucoup à désirer; et d'ailleurs ils ne sont pas applicables à l'homme. Il est donc tout à fait impossible de savoir quelle est la quantité *absolue* de sang chez un individu quelconque, sain ou malade. Mais on doit à M. Louis un moyen d'évaluer indirectement, après la mort, le volume *relatif* du sang dans les maladies chroniques qui ne s'accompagnent d'aucune lésion de l'appareil circulatoire central. Ce moyen consiste à mesurer les dimensions de l'orifice ventriculo-aortique, sur un certain nombre d'individus de même sexe, de même âge, et morts de la même maladie. En pratiquant la même mensuration chez d'autres individus morts de maladies aiguës, on obtient des moyennes qui permettent d'apprécier assez bien l'influence des maladies chroniques sur le volume total du sang. La moyenne normale du diamètre de cet orifice, chez l'homme adulte, est, en centimètres, 2,87. Elle n'est que 2,66 chez les phthisiques; elle descend à 2,50 chez les malades qui succombent aux progrès naturels de l'infection cancéreuse. Or, le calibre réel d'une ouverture est représenté par le carré de son diamètre : si l'on fait le carré des nombres précédents, et qu'on réduise tout en centièmes pour faciliter la comparaison, on trouve que, le calibre de l'ouverture aortique étant représenté par 100 à l'état normal, ce calibre n'est plus que de 85,8, chez les phthisiques, et 75,8, chez les cancéreux. Cela permet de penser que, chez ces derniers, la masse totale du sang est diminuée d'environ un quart.

La coloration jaune-paille de la peau paraît due à une altération particulière et inconnue du sang. On a pensé que cette altération était de même nature que celle qui produit l'ictère, et que c'était la matière colorante de la bile qui se déposait dans la couche superficielle du derme; on a même supposé que la teinte jaune des cancéreux était la conséquence de cancers secondaires multiples, développés dans le foie. Mais elle existe très-souvent sans que le foie soit atteint; puis, elle n'occupe que le derme; elle ne colore ni les tissus blancs, ni la synovie, ni l'urine. Elle ne peut donc être confondue avec l'ictère. Quelques auteurs, la comparant à la teinte anémique, ont pensé qu'elle était due aux hémorrhagies qui se font si fréquemment à la surface des ulcères cancéreux; mais elle se manifeste très-souvent sans avoir été précédée d'aucune hémorrhagie, et avant même que la tumeur soit ulcérée. Il s'agit donc, selon toutes probabilités, d'une altération particulière du sang.

Des hydropisies plus ou moins étendues se produisent fréquemment chez les cancéreux pendant les derniers temps de leur vie. On verra tout à l'heure qu'elles peuvent être dues à des causes mécaniques, telles que l'oblitération veineuse, ou la compression des veines par les tumeurs situées sur leur trajet. Mais lorsqu'on ne trouve, à l'autopsie, aucune lésion capable d'expliquer l'hydropisie, celle-ci doit être attribuée à l'altération du sang.

Il résulte de tous ces faits que l'infection cancéreuse modifie profondément le sang sous le rapport de la quantité, et sous le rapport de la qualité. Si les autres infections fibro-plastique, chondrômateuse, épithéliale, etc., produisent dans le sang des modifications analogues, ou des modifications différentes, c'est ce que personne ne peut savoir encore; mais il est permis de penser que le sang doit être, dans tous les cas, le siége d'une certaine altération, appréciable ou non à l'analyse chimique, puisque ces infections font naître des tumeurs secondaires multiples dans des organes qui ne communiquent avec la tumeur primitive que par l'intermédiaire de la circulation générale.

On trouve quelquefois, à l'autopsie des individus qui ont succombé dans la période d'infection, des masses cancéreuses intravasculaires, qui ont été considérées à tort comme le résultat direct de l'altération du sang, et qui, par suite de cette théorie erronée, ont été désignées sous le nom de *cancers du sang*.

L'origine de ces cancers intravasculaires a déjà été indiquée plus haut, dans le chapitre *de la propagation* (voy. p. 210 et suiv.). On a vu que certaines tumeurs, et notamment les cancers encéphaloïdes, ont la propriété de perforer les parois des veines, de se prolonger dans la cavité de ces vaisseaux sous forme de champignons, et que des fragments de cancer, détachés par le choc du sang, peuvent être entraînés, par le torrent circulatoire, le long de l'arbre veineux, jusque dans les cavités droites du cœur, et de là jusque dans les divisions de l'artère pulmonaire. Ces cancers intraveineux, entourés d'un caillot protecteur, peuvent flotter librement dans la cavité du système vasculaire à sang noir. D'autres fois, ils s'arrêtent, se fixent sur la paroi veineuse, produisent une oblitération plus ou moins étendue, et peuvent continuer à s'accroître dans cette nouvelle situation.

Telle est la cause, et la cause unique, des prétendus cancers du sang.

L'existence de ces cancers avait été constatée avant qu'on connût le mécanisme de la destruction des veines par le cancer. Il était donc naturel, dans l'origine, de considérer ces productions, qui souvent sont libres de toute adhérence, et contenues dans des veines non altérées, comme des cancers développés dans le sang. Ce fut l'opinion de M. Velpeau, qui communiqua, en 1824, à l'Académie de médecine, une des premières observations de cancer intraveineux (1). Il supposa que la matière cancéreuse contenue dans la veine cave s'était développée d'emblée dans l'intérieur de cette veine (2). Mais Breschet, Chomel, M. Andral, à qui la pièce fut montrée, constatèrent que le cancer intraveineux se continuait directement, dans une étendue longue de 1 pouce, et large de 3 lignes, avec une tumeur cancéreuse qui enveloppait la veine cave (3). Quoique interprétant autrement que M. Velpeau ce cas particulier, M. Andral ne rejeta pas pour cela d'une manière générale la théorie des cancers du sang. Il pensa que ceux qui étaient flottants se formaient aux dépens de la fibrine. De même que, dans le développement des tumeurs cancéreuses, la fibrine du sang s'organise et se transforme en cancer; ainsi, cette même fibrine, encore contenue dans le sang, se change en matière encéphaloïde chez les individus en proie à la cachexie cancéreuse.

Carswell a repris cette hypothèse, l'a développée et l'a érigée en doctrine (4). Suivant lui, avant l'apparition de la première tumeur, les éléments du cancer existeraient toujours dans le sang; ils ne se

(1) Langstaff en avait déjà rapporté un exemple en 1817 (*Medico-Chirurgical Transactions*. Lond., 1817, in-8, vol. VIII, p. 286). — Eug. Cailliot, cité par Lobstein, en avait publié une autre observation en 1823, dans sa thèse inaugurale (Lobstein, *Anat. pathologique*, t. I, p. 434).

(2) Velpeau, *Mémoire tendant à prouver l'altération des fluides dans les maladies cancéreuses*, etc., dans *Revue médicale*, 1825, t. I, p. 217 et 343.

(3) *Revue médicale*, 1825, t. I, p. 345.

(4) *The Cyclopedia of Practical Medicine*, Lond., 1834, grand in-8, vol. III, p. 660 et suiv., art. SCIRRHUS.

déposeraient que plus tard, molécule à molécule, dans le parenchyme des organes, donnant successivement naissance à toutes les tumeurs, primitives ou secondaires. Il n'y aurait donc aucune différence entre la cause de celles-ci et la cause de celles-là. L'infection ne serait pas une modification consécutive de l'économie; elle ne serait que la continuation et l'aggravation de la diathèse qui a fait naître la première tumeur, et les cancers intravasculaires se formeraient lorsque la matière cancéreuse, se trouvant en excès dans le sang, se précipiterait sous forme de masses, flottantes ou adhérentes, plus ou moins volumineuses.

Plus loin, en cherchant à déterminer la nature de l'infection cancéreuse, nous aurons à discuter plus amplement la doctrine à laquelle Carswell a attaché son nom. Ici nous nous bornerons à examiner la valeur du fait anatomique mal interprété sur lequel elle repose.

A l'époque où elle a été émise, on ignorait que la matière cancéreuse fût constituée par des éléments anatomiques globulaires, on croyait que c'était une substance liquide, on pouvait donc concevoir que, née dans le sang, elle pût se déposer dans les tissus par exhalation pour constituer les tumeurs. Aujourd'hui, on sait que les globules du cancer, noyaux ou cellules, sont solides, et plus volumineux que les globules du sang, qu'ils ne peuvent filtrer à travers les parois des vaisseaux, que par conséquent, s'ils se formaient dans le sang, ils y resteraient, au lieu de se donner rendez-vous hors des vaisseaux, et de s'accumuler en un point en formant une tumeur. Cela suffit pour nous permettre de rayer d'un seul trait de plume l'hypothèse de Carswell sur l'origine des productions cancéreuses en général. Cette hypothèse serait applicable tout au plus à la formation des cancers intravasculaires. Mais il sera facile de prouver qu'elle est tout aussi fausse dans ce cas particulier que dans son acception générale.

Les cancers intravasculaires, flottants ou adhérents, ont été trouvés dans les parties les plus diverses de l'appareil de la circulation. On en a vu dans les veines du bassin, dans les veines iliaques, sous-clavières, jugulaires, brachio-céphaliques, dans les deux veines caves, dans la veine porte, dans les cavités du cœur, dans l'artère et dans les veines pulmonaires. De là est venue l'idée que ces cancers peuvent se former dans tous les vaisseaux, que par conséquent ils ne dépendent pas de causes locales, et qu'ils sont dus à une altération générale du sang.

Telle est du moins la conclusion qui s'est présentée à l'esprit de

Carswell et de ses partisans. Ils ont rassemblé, sans les analyser, un certain nombre de faits, et, voyant d'une part que les cancers les plus divers par leur siége peuvent être accompagnés de productions cancéreuses intravasculaires, d'une autre part, que ces productions peuvent exister dans les vaisseaux les plus divers, ils en ont conclu que les influences locales étaient nulles, et que les *cancers du sang* se formaient directement, spontanément, dans l'intérieur des vaisseaux.

Si, au lieu de prendre ainsi les faits dans leur ensemble, ils avaient analysé chaque observation en particulier, ils seraient arrivés sans doute à une conclusion toute différente.

Et d'abord, il n'est pas exact de dire que les cancers intravasculaires se présentent indifféremment dans tous les vaisseaux. Ils ont pour siége à peu près exclusif la cavité des vaisseaux à sang noir, et jusqu'ici on ne les a jamais trouvés dans les artères aortiques. Il est possible qu'on y en trouve tôt ou tard, puisqu'on en a vu une fois dans le cœur gauche, et que de là, sans doute, ils auraient pu être lancés dans l'aorte. Mais il est instructif de constater qu'il n'existe aucun exemple de cancer intravasculaire dès artères aortiques, tandis que les cancers sont assez fréquents dans les vaisseaux à sang noir pour qu'il me fût aisé d'en citer plus de cinquante observations. Or, si l'hypothèse de Carswell était exacte, il n'y aurait pas de raison pour que les cancers se formassent plutôt dans les veines que dans les artères. Lorsque la matière cancéreuse se trouverait en excès dans le sang noir, elle ne serait pas moins en excès dans le sang rouge, et les artères par conséquent devraient être, aussi souvent que les veines, le siége des prétendus cancers du sang. Supposera-t-on que le contact d'une paroi *veineuse* soit nécessaire pour que les éléments cancéreux, disséminés et perdus au milieu des globules sanguins, puissent s'altérer, se juxtaposer, et former une masse solide? Supposera-t-on que l'agitation considérable du sang artériel s'oppose à une agglomération que rendrait possible la tranquillité relative du sang veineux? Ces deux explications sont renversées par un seul et même fait. Il y a un vaisseau dont les parois sont artérielles, où le sang est bien plus agité, bien plus rapide que dans les veines, et où pourtant les prétendus cancers du sang sont plus fréquents que dans n'importe quelle veine. Ce vaisseau, c'est l'artère pulmonaire. Supposera-t-on enfin que les qualités particulières du sang *rouge* mettent obstacle à la juxtaposition des éléments cancéreux qu'il renferme? Une observation de Hasse, que je crois unique jusqu'ici, suffit pour mettre à néant cette conjecture. Dans un cas de cancer du poumon, les veines pulmonaires, vaisseaux à sang rouge, étaient remplies de matière cancéreuse, et celle-ci se prolongeait jusque dans l'oreillette gauche du cœur (1). L'hypothèse de Carswell, de quelque manière qu'on la retourne, se trouve donc en contradiction avec des faits parfaitement positifs.

Mais l'étude du siége des masses cancéreuses du sang, va nous fournir un argument bien plus direct, car il y a un rapport parfaitement déterminé entre ce siége et celui des tumeurs proprement dites. Carswell a prétendu, il est vrai, 1° qu'il y a des cas où des amas de matières cancéreuses se forment *primitivement* dans le sang veineux sans qu'il existe aucune tumeur, 2° que lorsqu'il y a une tumeur, celle-ci occupe souvent des organes sans aucune communication avec les veines obstruées par les cancers du sang. Mais il n'a cité aucun fait à l'appui de ces deux opinions. La première est tout à fait sans valeur. Personne, soit avant, soit après cet auteur, n'a dit avoir vu ces prétendus cancers *primitifs* du sang ; personne n'en a admis l'existence. L'assertion de Carswell, n'étant accompagnée d'aucune explication, d'aucune description, et étant relative à une chose tout à fait insolite, qu'on admettrait à peine aujourd'hui sur le témoignage du microscope, n'aurait donc pas même mérité d'être mentionnée ici, si elle ne nous donnait la mesure de l'incertitude des caractères d'après lesquels il croyait déterminer la nature des cancers du sang. On nous permettra de considérer comme certain que ses cancers *primitifs* du sang, observés sur des individus sans tumeurs, n'étaient que des caillots plus ou moins ramollis et décolorés, consécutifs à des phlébites ou à des oblitérations de toute autre nature. Dès lors, il est permis d'élever des doutes sur l'exactitude de son diagnostic anatomique, lorsqu'il dit avoir trouvé, chez les cancéreux, des cancers du sang contenus dans des veines absolument étrangères à la circulation de leurs tumeurs. Je parlerai tout à l'heure des oblitérations *non cancéreuses*, qui se forment quelquefois dans les veines des cancéreux parvenus à la période de la cachexie, et qui peuvent exister dans n'importe quelle veine, quel que soit le siége des tumeurs. Les caillots qui constituent ces oblitérations, peuvent, avec le temps, subir une décoloration, un ramollissement qui leur donne avec la matière encé-

(1) Ch. Ewald Hasse, *Anatomische Beschreibung der Krankheiten der Circulations- und Respirationsorgane*. Leipzig, 1841. — Je ne connais cet ouvrage que par la traduction anglaise de Swaine, publiée par la Société Sydenham. London, 1846, in-8. L'observation citée se trouve aux pages 109 et 34 de cette édition.

phaloïde une ressemblance grossière. Si Carswell était homme à prendre de simples caillots pour des cancers chez des individus non cancéreux, à plus forte raison devait-il commettre cette erreur lorsque l'existence d'une tumeur cancéreuse évidente rendait l'illusion plus facile ; car on se laisse aisément aller à considérer comme cancéreuses toutes les lésions de nature inconnue qu'on rencontre sur le cadavre des cancéreux.

Mais si Carswell est le seul auteur qui ait admis les cancers primitifs du sang, d'autres, après lui, ont répété que les cancers secondaires du sang pouvaient se présenter indistinctement dans toutes les veines. Ceux-là ne nous ont pas donné, comme lui, des motifs de mettre en doute leur compétence. On peut se demander toutefois s'ils ont parlé d'après leurs propres observations ou d'après leurs lectures. Il a dû arriver sans doute plus d'une fois qu'on a trouvé des caillots suspects dans des veines tout à fait indépendantes de la tumeur. On s'est laissé aller à les considérer comme cancéreux, parce qu'on connaissait les idées de Carswell, et, sans y regarder de plus près, on a répété que les cancers intravasculaires n'avaient aucun rapport de siége avec les cancers extravasculaires. C'est ainsi que plusieurs auteurs recommandables ont pu dire qu'ils avaient vérifié l'exactitude de l'assertion de Carswell. Mais, autre chose est un fait plus ou moins vague, dont on se souvient avec plus ou moins d'exactitude, autre chose est une observation qu'on recueille attentivement pour la livrer à la publicité. Dans le premier cas, on apprécie le fait en passant et on l'interprète dans le sens des idées dont on est imbu ; dans le second cas, on examine les détails avec soin, on tient compte de tous les éléments, et on est souvent conduit à modifier le jugement qu'on avait d'abord porté. En d'autres termes, il y a plus de chances de trouver la vérité dans des observations écrites que dans des impressions qui n'ont été soumises à aucun contrôle.

Si maintenant, au lieu de chercher dans la science des *assertions*, on cherche des *faits*, on trouve que, dans toutes les observations publiées, les cancers intravasculaires occupent un siége parfaitement déterminé par rapport à la tumeur primitive ou par rapport à l'une des tumeurs secondaires. Ils sont directement situés sur le trajet du sang qui, après avoir traversé la tumeur, n'a pas encore atteint les capillaires, de telle sorte que si, à partir du point où on les trouve, on remonte le cours du sang, on arrive toujours directement à un vaisseau *veineux* compris dans la tumeur, — et que si au contraire, à partir du même point, on suit le cours du sang, on arrive à un système de vaisseaux capillaires au delà duquel le sang ne renferme plus aucun fragment visible de substance cancéreuse. Il n'existe pas d'exception connue à cette règle.

Ainsi, lorsque le cancer occupe le pli de l'aine gauche, les cancers intravasculaires peuvent se rencontrer dans les veines propres de la tumeur, dans la partie supérieure de la saphène et de la veine fémorale *du même côté,* dans la veine iliaque externe, dans l'iliaque primitive, dans la veine cave *inférieure*, dans le cœur droit, dans le tronc et les branches de l'artère pulmonaire, et jamais dans les autres vaisseaux. Lorsque le cancer occupe le côté droit du cou, les cancers du sang ne sont possibles que dans la jugulaire interne ou la jugulaire externe du même côté, la sous-clavière, le tronc veineux brachio-céphalique droit, la veine cave supérieure, le cœur droit et l'artère pulmonaire. Et ainsi de suite. Lorsque la tumeur occupe l'abdomen, les cancers intravasculaires peuvent, suivant les cas, se rencontrer dans deux ordres de vaisseaux, savoir : 1° les veines qui vont se rendre à la veine cave, la veine cave elle-même, et de là, comme précédemment, le cœur droit et l'artère pulmonaire ; 2° les veines qui vont se jeter dans la veine porte, le tronc de la veine porte, et les veines sous-hépatiques jusqu'à leurs dernières divisions. Enfin, lorsque le cancer occupe le poumon, et qu'il n'y a pas d'autre tumeur cancéreuse dans l'économie, les prétendus cancers du sang n'existent jamais dans le système des vaisseaux à sang noir ; mais on peut les trouver dans le sang rouge des veines pulmonaires, de là ils peuvent gagner le cœur gauche, et sans doute aussi le système des artères aortiques, mais jusqu'ici l'oreillette gauche a été la limite de leurs migrations.

En d'autres termes, et d'une manière générale, étant donnée une tumeur, les cancers intravasculaires ne sont possibles que dans les points où le sang de la tumeur peut les transporter et les déposer ; et réciproquement, étant donné un cancer intravasculaire, il existe toujours une tumeur dans une situation telle qu'on peut le considérer comme ayant pris naissance au niveau de cette tumeur, dans une *veine* directement tributaire du vaisseau où on le trouve.

J'ai dit tout à l'heure que les cancers intravasculaires ne remontent jamais le cours du sang, qu'ils ne se rencontrent jamais ni en amont de la tumeur, ni dans les veines *collatérales* des troncs qui ramènent le sang de la tumeur. Cette règle est absolue pour ce qui concerne les cancers *flottants*, dont la migration ne peut se faire que dans le sens de la circulation. Mais, lorsque le cancer intravasculaire, et le caillot qui l'entoure presque toujours, forment une masse assez volumineuse pour obstruer complétement une veine, la circulation est interrompue et la matière cancéreuse peut se prolonger dans l'intérieur du vaisseau suivant une direction opposée à la direction normale du courant sanguin. Le cancer intraveineux, ainsi fixé, contracte avec la paroi veineuse des adhérences plus ou moins intimes; il continue à vivre et à s'accroître, refoulant ou détruisant les caillots passifs qui remplissent les veines afférentes, comme pourrait le faire une injection rétrograde. Dans un cas de cancer du rein, que M. Pelletier présenta, en 1833, à la Société anatomique, la veine cave était remplie de matière cancéreuse depuis son origine, à l'union des veines iliaques, jusqu'au niveau du foie (1). Le cancer intraveineux avait donc remonté dans la veine cave, depuis l'embouchure de la rénale, jusqu'à la terminaison des iliaques. J'ai publié ailleurs l'observation d'un individu qui avait succombé à un cancer ulcéré du testicule avec un engorgement des ganglions inguinaux et iliaques. La veine fémorale était perforée par le cancer au niveau du *septum crurale;* à travers sa paroi perforée, la matière encéphaloïde faisait saillie dans sa cavité, qui était encore perméable au sang; en outre, la veine cave inférieure renfermait un fragment assez volumineux de matière cancéreuse, entouré de sang coagulé, mais libre d'adhérences. Jusque-là tout était parfaitement conforme à la règle; le cancer intravasculaire était situé sur le trajet centripète du sang de la tumeur. Mais la veine saphène interne était entièrement oblitérée depuis le pli de l'aine jusqu'au niveau du genou; cette oblitération, constituée en bas par de simples caillots, était la conséquence d'un bouchon de matière encéphaloïde qui avait pénétré dans la partie supérieure de la veine saphène, et qui s'y prolongeait de *haut en bas*, dans une étendue de quatre travers de doigt (2). M. Rokitansky fait allusion à des cas où le reflux de la matière cancéreuse s'était fait dans une étendue plus considérable encore. Le cancer primitif occupait l'utérus, les cancers intraveineux se prolongeaient dans la veine hypogastrique, et de là, gagnant les veines iliaques, ils avaient rétrogradé jusque dans la veine crurale (3). Ces faits, que je pourrais multiplier, ne prouvent pas que

(1) *Bulletins de la Société anatomique,* t. VIII, p. 60 (4 avril 1833). Le fait n'y est indiqué que très-sommairement; mais il est reproduit *in extenso* (sous le nom de Peltier), dans la XVIIIe livraison (pl. 1) de la grande *Anatomie pathologique* de M. Cruveilhier.

(2) *Mém. de l'Acad. de méd.*, t. XVI, p. 638.

(3) Rokitanstky, *Handbuch der pathologische Anatomie.* Bd II, Wien, 1844, s. 651. L'auteur indique ce phénomène comme une complication du cancer de l'utérus. Il paraît l'avoir observé plusieurs fois, mais il n'en cite aucun exemple particulier.

les cancers intraveineux puissent remonter le cours du sang, puisque le sang ne circulait plus dans des veines préalablement oblitérées; ils prouvent seulement que la matière cancéreuse, arrêtée dans une veine, peut continuer à s'accroître et se développer en tous sens, comme le font les cancers ordinaires.

On peut donc affirmer que, dans tous les faits connus jusqu'à ce jour, les cancers intravasculaires occupaient une situation telle qu'il était toujours possible de les considérer comme des dépendances d'une tumeur cancéreuse primitive ou secondaire. Cette interprétation devrait déjà naturellement se présenter comme la plus probable à l'esprit de celui qui ne connaîtrait que deux ou trois observations. Mais lorsqu'on en réunit un plus grand nombre (j'en ai pour ma part réuni plus de cinquante), lorsqu'on constate que, dans tous les cas, sans exception, les cancers intravasculaires étaient placés à portée de la tumeur, qu'ils étaient situés comme s'ils en provenaient, on est bien obligé d'admettre qu'il y a une relation anatomique déterminée, et un rapport de cause à effet, entre cette tumeur et les prétendus cancers du sang.

Cette conclusion est tellement claire, tellement pressante, qu'elle a eu des partisans avant même que le mécanisme de l'introduction du cancer dans les veines fût connu. Quoique la théorie de Carswell fût simple et commode, on la trouvait si peu conforme à la réalité des faits, qu'on lui préférait des hypothèses subtiles, compliquées, et peu vraisemblables.

On supposa d'abord que la matière cancéreuse, primitivement formée dans la tumeur, pénétrait dans les veines par voie d'absorption ou, si l'on veut, de résorption, et que, une fois introduite dans le sang à l'état liquide, elle ne tardait pas à se condenser, à se solidifier en formant des masses plus ou moins volumineuses. Cette hypothèse est, d'abord, indémontrable, puisqu'une matière dissoute dans le sang est invisible, et que la chimie elle-même est impuissante, aujourd'hui encore, à caractériser la substance cancéreuse. En second lieu, lorsqu'on songe que le sang se rend, en quelques secondes, des extrémités aux poumons, on ne peut concevoir qu'une matière dissoute puisse exister dans le sang d'une veine sans passer immédiatement à travers le poumon, de là dans toutes les artères, puis dans toutes les veines. On ne pourrait donc expliquer le siége spécial des cancers intravasculaires qu'en supposant que la matière cancéreuse liquide, absorbée par les veines de la tumeur, se coagulerait immédiatement après avoir traversé la paroi veineuse. Mais cette coagulation instantanée ne pourrait produire que de très-petites masses solides, des fragments presque moléculaires qui ne pourraient s'arrêter dans les veines, qui seraient chassés aussitôt jusque dans les dernières ramifications de l'artère pulmonaire. C'est là seulement que les cancers intravasculaires pourraient se fixer, c'est là seulement qu'ils pourraient être visibles. L'hypothèse de l'absorption est donc en contradiction avec tous les faits relatifs aux cancers contenus dans les *veines*.

Frappé de ces objections, M. Rokitansky a admis que les cancers intraveineux étaient la conséquence d'une phlébite particulière, qu'il a désignée sous le nom de *phlébite cancéreuse* (1). La phlébite donnerait d'abord lieu à la formation d'un caillot, qui se transformerait ensuite en cancer. Cette hypothèse a été reprise et développée par M. le professeur Meyer, de Zurich (2), qui, pour expliquer les relations anatomiques de la tumeur avec les cancers intraveineux, a supposé que l'irritation produite sur les parois veineuses par un cancer pouvait se propager le long de ces parois, et se manifester sous forme de phlébite à une distance plus ou moins grande de la tumeur (3). Une opinion émise par deux auteurs aussi recommandables, ne peut être rejetée sans examen. Nous ferons donc remarquer, 1° que l'artère pulmonaire, dont les parois diffèrent essentiellement de celles des veines, est très-souvent occupée par des masses cancéreuses, libres ou adhérentes, qui ne peuvent être attribuées à l'inflammation; 2° que la production d'une phlébite par propagation de l'inflammation le long des parois veineuses peut sans doute s'effectuer jusqu'à une distance assez grande, mais qu'alors l'inflammation laisse des traces de son passage et des caillots évidents dans toute l'étendue de son trajet, tandis que, dans beaucoup de cas, il y a entre le cancer intravasculaire et la tumeur correspondante un intervalle considérable, où les parois des veines sont dans un état parfait d'intégrité; 3° qu'enfin, si quelquefois les cancers intravasculaires sont fixés sur la paroi veineuse comme les caillots d'une phlébite, et si alors cette paroi est altérée de manière à laisser supposer qu'elle ait pu être précédemment le siége d'une inflammation, il y a beaucoup de cas où ces cancers sont flottants, et où la veine, incomplétement obstruée, n'est le siége, à ce niveau, d'aucune lésion appréciable.

Ne pouvant admettre ni l'hypothèse de l'absorption, ni l'hypo-

(1) Rokitansky, *Handbuch der pathologischen Anatomie*, Bd II, s. 651. Wien. 1844, in-8.

(2) Hermann Meyer, *Ueber krebsige Phlebitis*, dans *Zeitschrift für Rationelle Medicin* von Henle und Pfeuffer, Bd III, s. 136, Heidelberg, 1853, in-18.

(3) *Loc. cit.*, p. 140.

thèse de la phlébite, nous sommes conduits à dire que la matière cancéreuse intravasculaire doit provenir, en nature, c'est-à-dire à l'état de *tissu cancéreux*, de la tumeur elle-même.

Cette opinion est la seule qui permette de comprendre et d'expliquer tous les faits, et c'est aussi la seule qui repose sur des preuves matérielles. Les partisans de la théorie de l'absorption eux-mêmes n'ont pu se refuser à reconnaître que, dans certains cas, considérés par eux comme exceptionnels, les cancers intravasculaires sont dus à la perforation des parois veineuses et à la pénétration directe d'un prolongement de tissu cancéreux (1). Ce mécanisme ressort de certaines autopsies avec la plus complète évidence; mais, dans beaucoup d'observations, les auteurs ont négligé d'examiner l'état des veines au niveau de la tumeur, ou tout au moins ils ont négligé d'en parler. C'est parce que les observations complètes et démonstratives sont moins communes que les autres, qu'on a été conduit à admettre que les cancers intravasculaires se formaient de deux manières différentes : quelquefois par protrusion directe, et plus souvent par absorption pure et simple. Mais il serait assurément fort étrange que deux mécanismes aussi différents donnassent des résultats identiques; et si l'on songe que l'un est rigoureusement démontré, tandis que l'autre est entièrement conjectural; que le premier donne l'explication la plus simple de tous les phénomènes, tandis que le second suscite une foule de difficultés et ne peut être concilié avec

(1) Voy. Walshe, art. CANCER de *The Cyclopedia of Practical Surgery*. London, 1841, grand in-8, vol. I, p. 607. — M. Walshe admet la théorie de l'absorption d'une manière générale; mais il admet, en outre, que par exception la matière cancéreuse peut être introduite directement dans le sang à l'état de tissu cancéreux, et cela de deux manières : 1° par suite de l'irruption d'une tumeur extravasculaire dans une veine dont les parois sont perforées ; 2° par suite de la formation d'un cancer secondaire dans les *parois des veines*. Les cancers secondaires par infection pouvant se produire dans presque tous les tissus, il n'y a pas de raison pour que les parois des veines en soient exemptes, et on conçoit qu'un cancer développé dans ces parois, devrait pénétrer dans le sang plus aisément encore que les cancers extravasculaires. Je considère donc ce phénomène comme *possible*, quoique je ne connaisse aucune observation propre à en démontrer, sans réplique, la réalité. Mais on remarquera que ces deux modes d'introduction du tissu cancéreux dans les veines, admis par M. Walshe, sont tout à fait semblables entre eux, et rentrent dans la même théorie. Dans les deux cas, en effet, la matière cancéreuse se forme de la même manière, et, une fois formée, fait saillie dans la cavité du vaisseau où elle entre en contact avec le sang. Que le champignon cancéreux ait pénétré dans le canal de la veine en perforant toute l'épaisseur de la paroi, ou seulement en perforant la membrane interne, cela ne change rien au résultat définitif. Mais je répète que la réalité de la généralisation du cancer dans les parois des veines ne me paraît pas encore démontrée.

les faits qu'à l'aide de plusieurs hypothèses peu vraisemblables, on est autorisé, jusqu'à nouvel ordre, à rejeter la théorie de l'absorption. Pour se résoudre à admettre cette théorie, il faudrait rencontrer un cas où l'autre théorie fût inadmissible : il faudrait que, après avoir constaté à l'autopsie l'existence d'un cancer intravasculaire, on se fût assuré, par une dissection minutieuse et complète, de l'intégrité des parois de toutes les veines situées au niveau ou dans l'épaisseur de la tumeur. Or, aucun des faits publiés jusqu'ici ne satisfait à cette exigence; aucun observateur n'a dit avoir constaté l'intégrité des veines de la tumeur. Ainsi, d'une part, toutes les fois qu'on a examiné ces veines, on a trouvé leurs parois défoncées par le cancer; et, d'une autre part, on ne peut opposer à ces observations positives aucune observation négative. Cela suffit, je pense, pour légitimer notre manière de voir.

Ce n'est pas seulement chez les cancéreux qu'on peut trouver des masses organisées, flottantes ou adhérentes, dans des vaisseaux plus ou moins éloignés de la tumeur d'où elles proviennent. J'ai cité plus haut (p. 214) l'observation d'un individu qui avait succombé à la récidive d'un chondrôme du testicule. Une tumeur cartilagineuse grosse comme un œuf de poule, développée dans les ganglions lombaires, reposait sur la veine cave, et plusieurs branches de l'artère pulmonaire renfermaient de petits fragments de cartilage, devenus adhérents à la membrane interne de ce vaisseau. Or, la tumeur lombaire avait perforé la veine cave et faisait dans la cavité de cette veine, qui n'était pas oblitérée, une saillie grosse comme le bout du doigt, irrégulière et *comme branchue* (*like a stunted leafless shrub*), et M. Paget, auteur de l'observation, constata que les masses intravasculaires de l'artère pulmonaire étaient semblables, non-seulement quant à leur structure, mais encore *quant à leur forme*, au champignon cartilagineux de la veine cave. Ce témoignage est d'autant plus précieux pour nous, que l'auteur, loin d'accepter notre théorie, admettait que les chondrômes de l'artère pulmonaire étaient des végétations de la membrane interne de ce vaisseau. La phrase mérite d'être citée textuellement : « Dans plusieurs des principales di-
« visions de l'artère pulmonaire, de petites végétations *branchues* de
« cartilage, *semblables à celles de la veine cave inférieure*, étaient
« adhérentes à la membrane interne; mais elles paraissaient avoir
« pris naissance dans cette membrane ou à sa surface, et non y avoir
« pénétré à travers la paroi du vaisseau, comme cela avait lieu dans
« la veine cave. » En terminant son observation, M. Paget remarque qu'aucune parcelle de matière cartilagineuse n'existait dans le sang

au delà du poumon. « Je ne puis, dit-il, expliquer ce fait et les autres « faits analogues, en supposant que les corpuscules de la production « morbide soient arrêtés, à cause de leur volume, dans les capil-« laires du poumon; je n'ai pu trouver aucune *cellule* cartilagineuse « dans le sang du cœur droit, et, d'ailleurs, les *noyaux* cartilagineux, « aussi bien que le blastème, auraient certainement pu traverser « les capillaires avec les corpuscules sanguins, si la possibilité du « transit ne dépendait que du volume des éléments. Je pense donc « que ce cas ajoute à la probabilité de l'opinion que l'immunité « dont jouissent les parties situées au delà du poumon, à l'égard des « matériaux morbides introduits dans le sang veineux, est due à « l'action chimique de la respiration pulmonaire (1). » Avec une pareille théorie, l'auteur n'avait certes aucun intérêt à faire ressortir la ressemblance du champignon cartilagineux qui faisait saillie dans la veine cave et des petits fragments de chondrôme qui existaient dans l'artère pulmonaire, ressemblance relative à la *forme* aussi bien qu'à la structure, et d'autant plus décisive que cette forme « bran-« chue, comparable à celle d'un arbrisseau rabougri et effeuillé, » était tout à fait insolite. Ce fait me paraît donc parfaitement démonstratif.

Revenons maintenant à l'infection cancéreuse. Je crois avoir suffisamment prouvé que les cancers intravasculaires, désignés à tort sous le nom de cancers du sang, ne sont pas imputables à l'infection cancéreuse, en ce sens qu'ils dépendent de l'action locale de la tumeur sur les parois des veines, et non d'une altération générale du sang. Pourtant, il faut reconnaître que les individus chez lesquels on les rencontre sont, pour la plupart, en proie à une infection et même à une cachexie manifestes; mais cela prouve seulement que les circonstances favorables à la production des cancers intravasculaires sont de nature à produire également l'infection.

Ici, je dois mettre le lecteur en garde contre une cause d'erreur que j'ai déjà mentionnée en passant, et qui a probablement contribué à faire admettre l'hypothèse des cancers du sang : je veux parler des oblitérations veineuses spontanées, et non cancéreuses, qui surviennent quelquefois dans la période la plus avancée de la cachexie. Je désigne ces oblitérations sous le nom de *spontanées,* pour les distinguer des *oblitérations cancéreuses,* qui sont la conséquence des cancers intravasculaires adhérents.

(1) J. Paget, *Account of a Growth of Cartilage in Testicle and its Lymphatics and in other Parts*. Lond., 1855, in-8. Extrait du t. XXXVIII des *Medico-Chirurgical Transactions,* p. 7 et 13 du tirage à part.

Les oblitérations spontanées peuvent se produire, sans doute, dans les veines situées sur le trajet direct du sang qui a traversé une tumeur cancéreuse; mais elles atteignent tout aussi bien les veines qui n'ont absolument rien de commun avec la tumeur; elles ne sont donc pas dues à une cause locale, et, dès lors, elles font aussitôt naître l'idée d'une altération générale du sang.

Les veines ainsi oblitérées ne renferment que des caillots sanguins plus ou moins altérés. Tous les anatomo-pathologistes connaissent aujourd'hui les modifications variées qui peuvent survenir dans la couleur, la consistance et l'aspect des caillots dus à de simples phlébites; à la longue, ils se décolorent, deviennent blanchâtres ou jaunâtres, friables et grumeleux, et ils peuvent même devenir diffluents au point de ressembler à des produits de suppuration et de simuler des abcès veineux. Cette confusion est d'autant plus facile que la phlébite produit souvent dans les veines de véritables abcès, et il y a des cas où elle serait à peu près inévitable, si le microscope ne permettait de constater que la collection contenue dans la veine ne renferme que des débris fibrineux irréguliers et des granulations moléculaires, sans aucune trace de globules purulents.

Le caillot récent de la phlébite coagulante et le ramollissement puriforme dont je viens de parler constituent les deux termes extrêmes des formes très-diverses que peuvent présenter les caillots des veines oblitérées par une phlébite. Les formes intermédiaires peuvent offrir plus ou moins de ressemblance avec la matière encéphaloïde qui constitue les oblitérations cancéreuses; de sorte que, si une phlébite simple ou coagulante survenait chez un individu atteint de cancer, quelque temps avant sa mort, on pourrait être tenté de prendre ces caillots ramollis et décolorés pour des cancers intravasculaires; et, si cette lésion existait dans une veine tout à fait étrangère à la tumeur, on serait enclin à la considérer comme due à un cancer du sang.

Il est possible que les oblitérations spontanées des veines des cancéreux soient la conséquence de l'inflammation de ces veines. La chose, toutefois, ne me semble pas suffisamment démontrée. On lit, il est vrai, dans quelques observations, que des phlébites se sont produites spontanément chez des individus cancéreux; mais beaucoup de personnes emploient les mots phlébite coagulante et oblitération spontanée comme synonymes. Il ne suffit donc pas de trouver dans une observation le mot phlébite pour en conclure que les symptômes ou les lésions de l'inflammation veineuse ont été constatés. Ajoutons que les oblitérations *cancéreuses* produites par des cancers intraveineux ne sont bien connues que depuis quelques années; qu'aujourd'hui encore, la distinction de ces oblitérations et des oblitérations spontanées est loin d'être vulgarisée, et qu'on a pu souvent les prendre l'une pour l'autre. Ainsi, on lit dans les *Bulletins de la Société anatomique* (1839), à la suite d'une discussion sur les phlébites des phthisiques, que M. Bouchacourt a vu une inflammation de la partie supérieure des iliaques primitives, chez un individu qui avait d'énormes masses cancéreuses dans le foie et *dans le bassin.* « Une « espèce de fausse membrane enveloppait le caillot; la paroi externe « était très-adhérente au tissu cellulaire environnant (1). » La couleur, la consistance et le volume du caillot n'étant pas indiqués, on peut se demander si ce caillot s'était formé sur place, ou s'il ne s'agissait pas d'une oblitération par embolie cancéreuse; car l'oblitération occupait les veines qui rapportaient au cœur le sang de la tumeur cancéreuse du bassin. Ce fait, au surplus, cité en passant, sur de simples souvenirs, ne pourrait en aucun cas être bien démonstratif. J'en dirai autant d'un autre fait plus écourté encore, qui précède immédiatement celui-là : « M. Hervez a vu dernièrement l'inflammation d'*un grand nombre de veines* chez un individu atteint de cancer du rectum. » S'agit-il d'une autopsie ou d'une observation recueillie seulement sur le vivant? La brièveté du texte ne nous permet pas de le deviner. Nous ignorons même quelles étaient les veines oblitérées. Étaient-ce des veines des membres, ou des veines situées sur le trajet du sang qui revenait de la tumeur? Toutes ces questions restent douteuses. Il n'est donc pas certain que les deux faits qui précèdent soient relatifs à des oblitérations non cancéreuses, et dès lors ils ne peuvent servir à établir la nature inflammatoire de ces oblitérations.

Tous les documents que j'ai pu trouver dans la science sur cette question, se réduisent à des indications vagues et sommaires qui ne sauraient entraîner la conviction. Quant aux faits inédits dont je puis disposer, ils se réduisent à une seule observation clinique sans autopsie, et à deux autopsies sans observation clinique.

Je donne actuellement des soins à une dame qui est parvenue à la dernière période de l'infection cancéreuse, et qui en présente tous les signes de la manière la plus manifeste. Le cancer primitif occupe l'estomac; le début en remonte à dix-huit mois; depuis quatre mois, la peau présente la teinte jaune-paille de l'infection, l'émaciation est extrême, et quelques symptômes semblent indiquer l'existence

(1) *Bulletins de la Société anatomique*, t. XIV, p. 304. Déc. 1839.

de cancers secondaires dans le poumon gauche. Le poumon droit paraît sain dans toute son étendue. Il y a vingt jours environ, le membre supérieur droit devint en une seule nuit le siége d'une tuméfaction douloureuse et très-considérable. Je songeai aussitôt à une oblitération de la veine sous-clavière droite, et je sentis effectivement dans le creux sous-claviculaire, à travers les téguments émaciés au plus haut point, une sorte de boudin gros comme le pouce, couché derrière le bord supérieur de la clavicule, très-douloureux à la pression, et formé par la veine sous-clavière oblitérée. La jugulaire externe était très-dilatée, ainsi que les veines de la paroi latérale droite et supérieure de la poitrine. L'œdème occupait non-seulement le bras, l'avant-bras et la main, mais encore le moignon de l'épaule, la région parotidienne, et la mamelle droite, qui était énorme et douloureuse à la pression. Je diagnostiquai donc une phlébite de la veine sous-clavière. Je prescrivis des onctions mercurielles et des cataplasmes au niveau de cette veine. Les jours suivants la douleur diminua progressivement. Elle est maintenant tout à fait dissipée depuis plusieurs jours, mais on sent toujours la veine sous-clavière ferme et distendue par un caillot solide, et de plus la veine jugulaire externe forme le long du cou une corde solide et bleuâtre.

Dans ce cas, les symptômes que j'ai constatés ont été ceux de la phlébite.

D'un autre côté, j'ai fait à l'École pratique, il y a douze ans, l'autopsie d'une femme qui avait succombé à un cancer ulcéré et très-étendu de la partie droite de l'os frontal. Tous les os du crâne étaient extrêmement fragiles. Il n'y avait pas de cancers secondaires. Un œdème très-prononcé, exactement limité au membre inférieur droit, attira mon attention. La veine iliaque externe était oblitérée par un caillot noir assez ferme, que je pus enlever d'une seule pièce, et qui n'adhérait pas à la veine. Il n'y avait ni pus, ni fausses membranes, et la paroi veineuse ne semblait pas altérée. Il me parut certain que cette oblitération n'était pas due à une phlébite.

Je puis joindre à ces deux faits les résultats d'une autopsie qui a été faite par M. Follin. La veine axillaire était oblitérée par un caillot mou et décoloré, chez un individu qui avait succombé à un énorme cancer de l'abdomen. L'examen microscopique montra que ce caillot ne renfermait ni éléments de cancer, ni globules de pus. En me communiquant ce fait, qui remonte à 1850, M. Follin n'a pas pu m'indiquer l'état de la paroi veineuse. Par conséquent je puis bien affirmer que l'oblitération de la veine axillaire n'était pas cancéreuse, mais je ne puis dire si elle était la conséquence d'une phlébite ou d'une coagulation non inflammatoire.

Je ne puis avoir la pensée, avec aussi peu de documents, de déterminer avec quelque certitude la cause de l'oblitération spontanée des veines des cancéreux. D'une part, l'autopsie que j'ai faite à l'École pratique, m'a permis de constater l'absence des lésions qui caractérisent l'inflammation veineuse; d'autre part, l'observation que j'ai recueillie sur le vivant, semble indiquer l'existence d'une phlébite. Pour concilier l'opposition qui existe entre ces deux faits, je me demande si, dans le second cas, la douleur éprouvée par la malade était due à l'inflammation de la veine sous-clavière, ou à la simple distension de cette veine par des caillots. On concevrait d'ailleurs qu'un caillot passif volumineux et non inflammatoire pût provoquer consécutivement l'inflammation d'une veine, puisque c'est à cette cause que sont dues l'inflammation consécutive et la suppuration fréquente des anévrysmes oblitérés par des caillots passifs.

Quoi qu'il en soit, les oblitérations spontanées des veines des cancéreux se distinguent des oblitérations cancéreuses en ce qu'elles peuvent survenir dans des veines entièrement étrangères à la tumeur; et il est naturel dès lors de penser qu'elles sont sous la dépendance de l'altération du sang, qui est la conséquence de l'infection cancéreuse. Mais cela n'exclut pas l'idée d'une phlébite locale, car il est possible que le contact d'un sang altéré soit une cause prédisposante de l'inflammation des veines. En tout cas, cette phlébite ne devrait pas être désignée sous le nom de *phlébite cancéreuse*, qui a été employé par MM. Rokitansky et Meyer dans une tout autre acception (voy. plus haut, p. 321).

Il n'est pas sans intérêt de rappeler qu'on a vu plusieurs fois des veines importantes s'oblitérer chez les phthisiques. M. Caudmont a communiqué à la Société anatomique l'observation d'un de ses amis, le docteur Vacher, chez lequel, dans la dernière période de la phthisie pulmonaire, plusieurs veines s'oblitérèrent successivement au bras, à la jambe et à la cuisse (1). D'autres faits semblables avaient été communiqués, en 1839, à la même Société par MM. Livois et Mercier (2).

La tendance aux oblitérations veineuses, soit par simple coagulation, soit par phlébite spontanée, n'est donc pas un caractère propre à l'infection cancéreuse. L'observation ultérieure montrera si elle

(1) *Bulletins de la Société anatomique*, t. XXV, p. 105. Paris, 1850, in-8.
(2) *Même Recueil*, t. XIV, p. 303. Paris, 1839, in-8.

peut se manifester aussi à la suite des infections qui président à la généralisation des autres espèces de tumeurs.

En résumé, on peut trouver dans les veines des individus atteints d'infection cancéreuse, deux espèces très-différentes de dépôts solides, savoir : 1° des caillots oblitérants plus ou moins altérés mais non cancéreux, qui n'ont aucune liaison directe avec la tumeur, et qui paraissent la conséquence de l'altération générale du sang ; 2° des fragments de matière cancéreuse, libres ou adhérents, avec ou sans oblitération, qui proviennent directement d'une tumeur cancéreuse, qui coïncident avec l'infection, mais qui n'en sont pas la conséquence.

§ 4. — Des causes et de la nature de l'infection cancéreuse.

En admettant le nom d'*infection* pour désigner l'état général de l'économie dont je viens d'étudier les principaux symptômes et les principales lésions, j'ai supposé résolue d'avance une question de doctrine qu'il s'agit maintenant de discuter.

Et d'abord, cet état général est-il une maladie spécifique? Des auteurs presque modernes l'ont nié. Les symptômes par lesquels il se manifeste ont été considérés comme la conséquence de l'interminable suppuration et des hémorrhagies répétées qui se produisent à la surface des tumeurs ulcérées; lorsqu'il n'y avait pas d'ulcération, on supposait que le dépérissement était la suite de l'inquiétude morale, et quand la tumeur occupait un organe important, on pensait que les troubles fonctionnels provoqués par sa présence étaient la cause principale de la perturbation des fonctions nutritives. On peut réfuter toutes ces suppositions d'un seul trait de plume, en rappelant que des tumeurs secondaires multiples, d'une nature déterminée, se développent dans divers organes sous l'influence de cet état général dont la spécificité par conséquent ne peut être méconnue.

On peut se demander maintenant si le nom d'*infection*, dont nous nous sommes servi jusqu'ici, convient à cette maladie spécifique. Ce n'est pas une simple question de mots, mais une grande question de doctrine; nous sommes donc obligés d'entrer dans quelques développements.

Qu'est-ce qu'on nomme infection en pathologie ? On donne ce nom à une classe d'empoisonnements, déterminés par des substances *morbides* délétères. Lorsque, par un mécanisme quelconque, par absorption, par inoculation (ou par injection dans les expériences faites sur les animaux), ces substances se mêlent au sang, elles font subir à ce liquide une altération plus ou moins prompte, plus ou moins grave, appréciable ou non à l'analyse chimique, et révélée à la fois par l'apparition de phénomènes généraux et par une tendance à des manifestations locales semblables ou analogues à celle qui a fourni le poison morbide.

Le poison morbide qui produit l'infection provient tantôt de l'individu lui-même, tantôt d'un autre individu.

Inoculez à un chien la salive d'un chien enragé : il ne surviendra aucun accident dans la plaie, mais les symptômes de la rage se manifesteront chez l'animal inoculé, et la muqueuse des premières voies deviendra le siége des mêmes phénomènes, de la même sécrétion inoculable que chez l'autre animal. Ici le germe de l'infection vient entièrement de l'extérieur.

Inoculez à un homme le virus d'un chancre induré; il se développera une pustule, puis un chancre, et vous verrez enfin, au bout de quelques semaines, paraître les signes de l'infection syphilitique, avec ses localisations ou manifestations secondaires, dont plusieurs, quoiqu'on ait pu en douter, sont capables dans certaines conditions de transmettre la syphilis, et renferment par conséquent un principe analogue au virus du chancre. Ici le germe primitif de l'infection vient encore de l'extérieur. Mais ce n'est pourtant pas le poison étranger qui a lui-même produit l'infection; car si vous aviez cautérisé la pustule d'inoculation avant le quatrième jour, si vous aviez ainsi arrêté le développement de l'accident local, la constitution n'aurait reçu aucune atteinte. C'est donc le chancre d'inoculation qui a sécrété le poison morbide, et celui-ci, continuellement absorbé dans l'ulcère, a fini par empoisonner l'économie.

Dans d'autres cas enfin, le principe infectant a entièrement sa source dans le corps de l'individu infecté. C'est ce que montre l'étude de l'infection purulente, consécutive à la phlébite suppurative. Lorsqu'il se forme un abcès dans une veine, et que le pus, séquestré par des caillots, s'ouvre une issue vers l'extérieur, il ne détermine aucun accident spécial. Mais lorsque les caillots cèdent et que le pus se mêle au sang, on voit paraître un cortége terrible de symptômes, et à l'autopsie on trouve dans les viscères des foyers multiples de suppuration. On sait que les mêmes symptômes et les mêmes suppurations viscérales multiples peuvent être provoqués par l'injection du pus dans les veines des animaux.

Toutes les infections rentrent dans l'une ou l'autre de ces trois catégories. Dans les trois cas nous voyons une substance morbide, introduite dans le sang, produire d'une part des symptômes généraux, d'autre part des lésions locales semblables ou analogues à celle qui a fourni le germe de l'infection.

L'infection cancéreuse est au nombre de celles dont le point de départ est entièrement dans le corps de l'individu infecté. Un cancer primitif se développe dans un organe quelconque, et ne donne lieu d'abord qu'à des phénomènes locaux; puis, au bout d'un temps plus ou moins long, survient un état général dont la gravité s'accroît jusqu'à la mort, et sous l'influence duquel des tumeurs secondaires multiples, de même nature que la première, se développent dans les viscères. On voit que les phénomènes se succèdent dans le même ordre que dans les autres cas d'infection, et c'est pour cela que nous considérons comme une infection la maladie générale spécifique et mortelle qui vient s'ajouter aux accidents locaux du cancer.

Cette manière de voir ne pourrait donner prise à aucune objection, si la tumeur primitive à l'action de laquelle nous attribuons l'infection était due à des causes purement locales. Mais il se trouve que les cancers, qui sont les tumeurs les plus infectantes, sont en même temps des tumeurs diathésiques, et dès lors beaucoup d'auteurs, très-recommandables, ont pu être conduits à penser que ce que nous appelons une infection était simplement la continuation de la diathèse. Cette doctrine mérite d'être examinée et discutée avec soin.

On n'a pas oublié que, dans le chapitre de l'étiologie, nous avons donné le nom de *diathèses générales* à ces dispositions inconnues de l'économie, qui précèdent la première apparition de certaines tumeurs, et particulièrement des tumeurs cancéreuses. Ces diathèses ne se révèlent à l'observation par aucun symptôme appréciable; néanmoins on est autorisé à en admettre l'existence *par induction*, pour expliquer deux phénomènes qu'on ne pourrait expliquer autrement, savoir : l'hérédité et la récidive. Lorsqu'une tumeur, complétement enlevée, récidive au bout de quelques mois sur un point de l'économie tout différent du premier, lorsque cette nouvelle tumeur, opérée à son tour, récidive une seconde fois, puis une troisième, une quatrième, etc., et lorsqu'on voit toutes ces tumeurs successives présenter invariablement la même structure, on est bien obligé d'admettre qu'une pareille maladie n'est pas purement locale, qu'il y a dans l'économie, sinon un principe morbide spécifique, du moins une *disposition*, ou, si l'on veut, une *prédisposition* générale. Quel que soit le nom qu'on lui donne, cette disposition funeste, impossible à prévoir, impossible à éviter, inaccessible à la chirurgie, et même jusqu'ici inaccessible aux traitements internes, est l'indice d'un état général qui précède toute manifestation locale, qui persiste après les opérations, et qui détermine la récidive comme il a produit la première tumeur. Lorsqu'on voit en outre, dans certains cas, cette disposition se transmettre par hérédité, pendant plusieurs générations, on se sent de plus en plus entraîné à la ranger parmi les diathèses.

C'est donc à tort que quelques auteurs ont nié l'existence de ces diathèses. Obligés dès lors de considérer toutes les tumeurs, y compris les cancers, comme des accidents entièrement locaux dans l'origine, ils ont été conduits par là même à nier l'hérédité et les récidives, ou plutôt à expliquer l'hérédité par de simples coïncidences, et les récidives par la continuation d'un mal incomplétement enlevé. Pour eux, l'économie générale reste parfaitement normale jusqu'au jour où survient l'infection consécutive produite par la tumeur. Cette doctrine consolante n'est malheureusement pas acceptable. Je crois avoir démontré, par un exemple sans réplique, l'hérédité du cancer, et quant à la réalité des récidives, elle est établie par une si immense série de faits irrécusables, qu'on ne peut la nier sans nier l'évidence.

Mais en réagissant contre cette opinion erronée, d'autres auteurs ont été conduits à exagérer le rôle des diathèses. La diathèse, suivant eux, constitue toute la maladie. C'est elle qui fait naître le premier cancer, et qui ensuite, continuant à se localiser dans d'autres organes, donne lieu à la formation des tumeurs secondaires multiples. C'est elle encore qui, en s'aggravant, altère les fonctions nutritives et finit par aboutir à cet état sans remède qui porte le nom de cachexie cancéreuse. La prétendue infection n'est autre chose que la diathèse elle-même, parvenue à sa dernière période.

Telles sont les deux doctrines opposées qui se partagent les suffrages de la plupart des auteurs. On pourrait les caractériser en désignant l'une sous le nom de *doctrine de l'infection*, l'autre sous le nom de *doctrine de la diathèse*. Nous pensons pour notre part que toutes les deux sont trop exclusives, que la vérité est au milieu, et que, s'il est impossible de nier la diathèse, il est difficile de méconnaître la réalité de l'infection.

En d'autres termes, nous admettons que les éléments de la maladie se succèdent dans l'ordre suivant : 1° la diathèse produit le cancer primitif; 2° celui-ci produit l'infection; 3° l'infection produit les tumeurs secondaires multiples, la cachexie et la mort.

Nous ne croyons pas devoir confondre la diathèse qui précède la tumeur, avec l'infection qui succède à celle-ci, pour plusieurs raisons dont voici les principales :

La diathèse n'est pas une maladie, ce n'est qu'une cause de maladie; ce n'est même qu'une cause présumée, car elle ne tombe pas sous les sens ; c'est une vue théorique de l'esprit, et non une chose observée ou observable; elle se dégage du raisonnement; ceux qui raisonnent comme nous l'admettent pour expliquer l'hérédité et les récidives; ceux qui raisonnent autrement ne l'admettent pas, et on ne peut opposer à ces derniers que des arguments indirects, attendu qu'un état qui ne porte atteinte à aucune fonction, qui ne se manifeste par aucun symptôme, et qui échappe à l'œil le plus perçant, ne peut être l'objet d'une démonstration directe.

L'infection cancéreuse, au contraire, est une maladie parfaitement caractérisée, qui produit dans toute l'économie une perturbation profonde, et qui se termine constamment par la mort. Elle se révèle par des symptômes très-graves, elle altère le sang, elle trouble la plupart des fonctions. Pour nier ce que nous appelons la diathèse cancéreuse, il suffit d'être sceptique ; il faudrait être aveugle pour nier ce que nous appelons l'infection cancéreuse.

Si la diathèse et l'infection ne formaient qu'une seule et même maladie, si l'infection n'était que la diathèse parvenue à sa seconde période, s'il n'y avait entre ces deux états qu'une différence de degré ou d'intensité, il ne serait pas nécessaire qu'une tumeur se formât pour établir le passage de l'un à l'autre, et il arriverait au moins quelquefois que la maladie devînt apparente avant l'existence de la tumeur primitive. C'est ce qui n'a jamais lieu. Celle-ci se forme, se développe, et dure quelquefois plusieurs années avant que l'économie générale ait subi la moindre atteinte. L'évolution locale d'une tumeur cancéreuse est le prélude obligé des symptômes de l'infection, et des observations bien positives ont démontré qu'en enlevant avec persévérance le cancer primitif et les tumeurs dues à des récidives successives, on peut retarder l'apparition des phénomènes d'infection.

Lorsqu'un individu, né de parents parfaitement sains, devient cancéreux, par exemple, à l'âge de quarante ans, et qu'il succombe en deux ou trois ans aux progrès naturels de sa maladie, après avoir présenté pendant la dernière année tous les signes de l'infection cancéreuse, on peut supposer sans difficulté que, chez lui, la diathèse n'a débuté que quelques mois avant l'apparition de la première tumeur, et qu'elle s'est accrue progressivement jusqu'à ce qu'un jour elle ait donné lieu à des symptômes appréciables. On pourrait citer plusieurs maladies qui minent ainsi sourdement l'organisme, avant de devenir apparentes; et par exemple, au début de la chlorose, il y a une période latente, pendant laquelle la proportion des globules diminue graduellement; car la maladie ne se manifeste par des symptômes que lorsque le chiffre des globules est inférieur au chiffre normal d'une quantité assez notable. On pourrait donc supposer, à la rigueur, que chez le cancéreux en question, la diathèse fût restée latente pendant deux ans, qu'elle se fût développée peu à peu, d'abord légère et inappréciable, puis un peu plus grave, et enfin assez grave pour se manifester par des troubles évidents. *Vires acquirit eundo.* Cette interprétation prêterait certainement le flanc à beaucoup d'objections. Elle serait d'autant plus difficile à accepter, qu'il se serait écoulé plus de temps entre l'apparition de la première tumeur et le début des symptômes généraux. Toutefois, en y mettant de la complaisance, on pourrait peut-être s'en contenter.

Mais que devient cette théorie, lorsqu'on la met en présence des observations d'hérédité? Qu'on jette les yeux sur la triste généalogie des descendants de madame Z... (voyez plus haut, page 151); on verra que le second fils de madame B... est mort, à soixante-quatre ans, d'un cancer de l'estomac; que madame A... est morte, à soixante-deux ans, d'un cancer du foie; que la cinquième fille de madame C... est morte, à soixante-un ans, d'un cancer du foie; qu'une de ses sœurs est morte, à cinquante-cinq ans, d'un cancer du sein, etc. Or, les cancers du foie et de l'estomac sont au nombre de ceux dont la marche est en général rapide. D'après les observations de M. Lebert, la durée moyenne de la vie n'est que de treize mois dans le cancer de l'estomac, de dix mois dans le cancer du foie. M. Walshe a trouvé que la durée moyenne de tous les cancers de tout siége et de toute espèce ne dépasse pas sensiblement vingt-sept mois (1). Doublons ou triplons, si l'on veut, cette moyenne; nous arriverons à dire que chez nos quatre cancéreux, le cancer héréditaire a débuté au plus tôt entre cinquante ou soixante ans, et si nous supposons, par une exagération excessive, que l'infection confirmée et apparente ait duré chez chacun d'eux pendant les deux dernières années de leur vie, nous aurons le droit de nous demander ce que c'est qu'une *maladie* qui se développe avec assez de lenteur pour rester inaperçue pendant plus d'un demi-siècle, qui tout à coup fait rapidement explosion, et qui produit la mort en moins de deux ans? S'il lui a fallu

(1) *The Cyclopedia of Practical Surgery conducted by Costello*, vol. I, p. 632. Lond., 1842, in-8.

cinquante ans et plus pour devenir appréciable, ne devrait-elle pas mettre encore cinquante ans pour devenir grave, et cinquante autres pour devenir mortelle? On répond que la maladie sommeillait, et qu'elle s'est réveillée à un moment donné. C'est une expression poétique; ce n'est pas une explication. Une maladie ne sommeille pas ainsi pendant cinquante ans. Mais une *cause* de maladie peut rester inactive dans l'économie pendant un temps en quelque sorte indéfini; la plupart des causes dites prédisposantes sont dans ce cas, et beaucoup de ces causes peuvent être héréditaires comme celle du cancer. Lorsque le fils d'un individu atteint de cataracte, devient aveugle comme son père, vers l'âge de soixante-dix ans, il ne vient à l'idée de personne qu'il soit venu au monde avec une *maladie* du cristallin; on dit avec raison qu'il a hérité simplement d'un état organique qui constitue une *prédisposition* à la cataracte, attendu que, pendant les soixante-dix premières années de sa vie, son cristallin n'était nullement malade; et comment son père aurait-il pu lui transmettre une *maladie* dont il n'était pas atteint lui-même lorsqu'il l'a engendré? Ce que nous venons de dire sur l'hérédité des prédispositions *locales* s'applique parfaitement à celle des prédispositions *générales*, et en particulier à celle de la diathèse cancéreuse. Les enfants qui héritent du cancer sont presque toujours nés plusieurs années, quelquefois même un grand nombre d'années avant l'époque où le cancer s'est manifesté chez leur père ou chez leur mère. Le lecteur nous permettra de remettre sous ses yeux une partie du tableau généalogique de la famille Z.... Nous en extrayons les détails relatifs à mesdames Z..., C..., M... et N..., la bisaïeule, l'aïeule, la mère et la fille, mortes toutes les quatre de *cancer au sein*.

	Née en	A eu sa fille en	Est morte en	A eu sa fille à l'âge de	A encore vécu	Est morte à l'âge de
1re génération. Mme Z.	1728	1763	1788	35 ans.	25 ans.	60 ans.
2e génération. Mme C.	1763	1780	1814	17 ans.	34 ans.	51 ans.
3e génération. Mme M.	1780	1805	1854	25 ans.	12 ans.	37 ans.
4e génération. Mme N.	1805		1859			49 ans.

J'ajoute que la tumeur cancéreuse qui a entraîné la mort de madame N..., en 1859, avait fait sa première apparition en 1852; je dois rappeler en outre que madame C... n'était que la troisième fille de madame Z.... La fille aînée de celle-ci, née en 1758, mourut en 1820 d'un cancer du foie. La diathèse cancéreuse existait donc chez madame Z..., au moins depuis 1758.

Cela posé :

Madame N... est née douze ans avant la mort de sa mère;
Madame M..., trente-quatre ans avant la mort de sa mère;
Madame C..., vingt-cinq ans avant la mort de sa mère.

Et comme la plus courte de ces périodes est encore beaucoup plus longue que la plus longue durée possible de l'infection cancéreuse, c'est-à-dire de la *maladie cancéreuse, manifestée par des symptômes généraux appréciables*, il n'est pas douteux que chacune de ces dames est née à une époque où sa mère jouissait encore de toutes les apparences de la santé. Il y a même ceci de très-remarquable, que madame M... est née en 1780, huit ans avant l'époque où le cancer a enlevé sa *grand'mère,* madame Z.... Ceux qui, en présence d'un pareil tableau, voudraient dire encore que le principe transmis par hérédité était une maladie proprement dite, seront donc obligés d'admettre que cette maladie existait déjà à l'état latent, en 1758, chez madame Z...; qu'elle est restée latente chez madame Z... jusqu'en 1763; que transmise alors à madame C..., elle est restée latente chez elle jusqu'en 1780; que transmise alors à madame M..., elle est restée latente chez elle jusqu'en 1805; qu'enfin, transmise en 1805 à madame N..., elle est restée latente chez elle jusqu'en 1852, époque où elle se manifesta enfin, non par des symptômes généraux, mais par la formation d'une tumeur. Ainsi, voilà une maladie générale qui serait restée latente pendant quatre générations, depuis 1758, au plus tard, jusqu'en 1852, c'est-à-dire pendant au moins quatre-vingt-quatorze ans! Et quand nous disons qu'elle est restée latente, nous ne la comparons pas à ces maladies qui, avant de se manifester par des caractères précis, produisent dans l'économie un trouble vague et indéterminé, dont la cause et la nature restent inconnues pendant quelque temps; non; la santé des individus atteints de cette prétendue maladie générale est parfaitement normale, jusqu'au jour où paraît la tumeur locale, et même encore longtemps après. C'est même un fait remarquable que le cancer semble avoir une certaine prédilection pour les constitutions les plus robustes; beaucoup de cancéreux racontent qu'ils n'ont jamais été malades; et lorsqu'on les opère avant l'époque de l'infection, ils résistent merveilleusement à des opérations formidables.

Beaucoup d'auteurs ont été conduits à supposer qu'il y avait antagonisme entre le cancer et certaines maladies débilitantes, comme les tubercules. Nous avons déjà dit que cette loi d'antagonisme est fausse; mais pour qu'on ait songé à la formuler, il faut qu'on ait été frappé de la belle organisation de la plupart des cancéreux. Si nous faisons le relevé des âges où sont morts les seize cancéreux de la famille Z..., nous trouvons que ces seize personnes ont vécu ensemble sept cent quatre-vingt-trois ans; ce qui leur donne une vie moyenne de quarante-neuf ans; or, la vie moyenne des habitants de la France, qui est aujourd'hui de trente-cinq ans, n'était que de vingt-neuf ans au commencement de ce siècle. C'est donc au moins quatorze ans que chacun des cancéreux de la famille Z... a gagné en moyenne sur la quantité de vie dévolue à chaque Français. Si la diathèse qu'ils ont reçue en naissant était une maladie, et une madie *générale,* ce serait, il faut en convenir, une maladie qui ne ressemblerait à aucune autre.

Nous pourrions au besoin multiplier nos arguments; mais ceux qui précèdent sont plus que suffisants pour établir que ce que nous avons appelé la diathèse cancéreuse n'est pas une maladie. C'est un état qui prédispose l'économie à une espèce particulière d'accidents, comme certains tempéraments, qui peuvent aussi se transmettre par hérédité, la prédisposent à d'autres espèces d'accidents.

Nous avons examiné jusqu'ici le cas particulier de la diathèse *cancéreuse,* et, quoiqu'il soit dans la nature des choses que cette diathèse soit suivie d'infection, nous avons reconnu que la première, loin de se confondre avec la seconde, n'en est que la cause *indirecte.* Mais cette distinction devient tout à fait évidente lorsqu'on étudie certaines tumeurs, évidemment diathésiques, qui cependant n'ont aucune tendance à produire l'infection. Telles sont les kéloïdes, qui récidivent un grand nombre de fois avec une opiniâtreté presque égale à celle du cancer, et qui cependant, dans les cas connus jusqu'à ce jour, n'ont jamais été suivies d'infection générale. En quoi cet exemple diffère-t-il de celui du cancer? Il y a dans les deux cas une diathèse qu'on est bien obligé d'admettre pour expliquer les récidives. Mais, tandis que, dans le cancer, la tumeur primitive possède, en vertu de sa nature particulière, la propriété d'infecter l'économie, la tumeur de la kéloïde, douée d'une structure et de propriétés différentes, n'exerce aucune action générale sur l'organisme.

Entre ces deux exemples extrêmes de deux tumeurs diathésiques, dont l'une produit toujours l'infection, tandis que l'autre ne la produit jamais, il y a toute une série de tumeurs qui ont plus ou moins de tendance à infecter l'économie, les unes ne l'infectant presque jamais, comme les chondrômes, les fibrômes, les épithéliômes, les autres l'infectant plus souvent, mais non constamment, comme les fibroïdes. Il n'y a donc pas de liaison nécessaire entre la diathèse et l'infection; l'étude particulière du cancer a pu faire croire que celle-ci suivait toujours celle-là; mais l'étude des autres espèces de tumeurs montre, au contraire, que la diathèse existe souvent sans aucune infection consécutive.

Le seul argument vraiment sérieux qu'on ait invoqué pour prouver que la diathèse et l'infection ne sont que deux degrés d'une même maladie, est tiré de ce fait, que toutes les deux, en se localisant, produisent des tumeurs de même nature. Ainsi la diathèse donne lieu à la formation de la tumeur primitive; l'infection fait naître, dans divers organes, des tumeurs secondaires multiples, et il y a toujours identité de nature entre ces deux ordres de productions accidentelles. Cela est parfaitement vrai. Mais nous avons montré par divers exemples, au commencement de ce paragraphe, que l'infection produite par un accident *local,* et *non diathésique*, tend à faire naître dans l'économie des localisations multiples secondaires, de même nature que l'accident local primitif. Pourquoi dès lors refuserait-on d'admettre qu'un *accident local* et *diathésique* puisse être suivi également d'une *généralisation?* C'est d'ailleurs une erreur de croire qu'il y ait une identité parfaite entre les tumeurs qui naissent sous l'influence de la diathèse, et celles qui se développent sous l'influence de l'infection. Ces deux ordres de productions sont bien de même nature anatomique; mais elles diffèrent notablement à plusieurs égards.

Les cancers primitifs, que nous attribuons à la diathèse, sont *presque toujours uniques.* Les cancers secondaires, ou par infection, sont *presque toujours multiples.* Après le développement de la première tumeur, il s'écoule un temps assez considérable, pendant lequel il ne s'en forme aucune autre (si ce n'est dans les ganglions, dont l'engorgement est le résultat d'une influence locale). Puis, au bout de six mois, d'un an, de plusieurs années, lorsque paraissent les signes de l'infection, un grand nombre de tumeurs naissent *à peu près simultanément* dans divers organes; et à l'autopsie on s'assure, en comparant les volumes de ces tumeurs secondaires, qu'elles sont à peu près contemporaines. Si toutes les tumeurs, primitives ou secondaires, dépendaient d'une seule et même cause, devenue graduellement de plus en plus intense, ce n'est pas ainsi que les choses se passeraient. Il s'en formerait d'abord une, puis une seconde, puis une troisième, et ainsi de suite, à mesure que la maladie s'aggraverait. Il n'y aurait pas ce long entr'acte qui sépare la localisation primitive unique des localisations secondaires multiples; entr'acte à la fin duquel l'état général de l'économie subit une subversion profonde. A la diathèse, qui tend à se localiser sur un seul point, a succédé une *maladie* générale qui tend à se localiser simultanément sur un grand nombre de points. C'est cette maladie générale que nous appelons l'infection, et dont les localisations multiples constituent la *généralisation* de la tumeur primitive.

Le cancer primitif, avons-nous dit, est *presque toujours* unique. Les cas où il est multiple sont vraiment très-exceptionnels. J'en ai pourtant cité quatre exemples dans mon *Mémoire sur l'anatomie pathologique du cancer* (1). Depuis lors, j'en ai lu ou observé quelques autres. Dans tous ces cas, les foyers cancéreux primitifs multiples étaient situés dans le même organe, ou dans des organes très-voisins et très-semblables. Mais ce qu'il y a de remarquable, et ce qui prouve bien qu'il y a entre la diathèse et l'infection autre chose qu'une différence d'intensité, c'est que les cancers primitifs multiples, quelque nombreux qu'ils soient, ne sont précédés ni accompagnés d'aucun symptôme général appréciable; l'état du malade est exactement le même que s'il n'avait qu'un seul cancer primitif; de telle sorte que la diathèse cancéreuse la plus prononcée, celle qui, possédant une intensité exceptionnelle, se localise à la fois dans plusieurs foyers distincts, est aussi latente, aussi inappréciable par elle-même que celle qui ne se localise que sur un seul point. Ce n'est donc pas parce que la diathèse est devenue plus intense que des cancers secondaires multiples se forment dans la dernière période de la maladie, mais parce que la maladie est entrée dans une nouvelle phase, et que l'infection est venue se joindre à la diathèse.

Il est bon d'ajouter, d'ailleurs, que la généralisation, c'est-à-dire la formation de cancers secondaires multiples, ne fait pas essentiellement partie de l'infection cancéreuse. Celle-ci peut exister plusieurs mois, avec des symptômes parfaitement évidents, avant de donner lieu au développement des cancers secondaires ; très-souvent même, à l'autopsie des individus morts avec les signes les plus caractéristiques de la cachexie, on ne trouve d'autre tumeur que la tumeur primitive. La généralisation se rencontre tout au plus dans les trois quarts des cas d'infection cancéreuse (2), et les

(1) *Mémoires de l'Acad. de médecine*, T. XVI, p. 649-651.

(2) La généralisation, d'après mes relevés, existerait environ chez la moitié des

malades qui en sont exempts, ne sont pas, comme on le suppose peut-être, ceux qui sont en proie à l'infection la moins grave et la moins intense. Si je m'en rapporte à mes observations, je dirai que c'est précisément le contraire qui a lieu le plus souvent. Plus l'infection marche rapidement, moins on a de chances de trouver à l'autopsie les tumeurs secondaires multiples. C'est parce qu'alors les malades meurent trop vite, parce que l'infection les tue avant que les tumeurs secondaires aient eu le temps de se former. Quoi qu'il en soit, il est nécessaire que l'infection ait duré un certain temps, pour que la généralisation puisse se produire. Si la multiplicité des tumeurs secondaires était due simplement à l'aggravation de la diathèse, on ne comprendrait pas qu'elle fît si souvent défaut chez des individus morts dans la période ultime de la maladie, dans cette période qui porte le nom de cachexie, tandis que d'autres individus dont la santé générale paraît encore tout à fait inaltérée, peuvent être atteints de tumeurs primitives multiples.

Plusieurs espèces de tumeurs, telles que les lipômes, les fibrômes, les chondrômes, sont beaucoup plus souvent multiples que les cancers primitifs. Ces tumeurs peuvent être uniques et constituer des accidents entièrement locaux. Mais lorsqu'elles se développent en grand nombre chez le même individu, elles dépendent évidemment d'une cause diathésique. Or, les fibrômes et les chondrômes ne produisent presque jamais l'infection ; les lipômes la produisent plus rarement encore, tandis que le cancer, qui est presque toujours unique dans l'origine, est toujours suivi d'infection lorsque aucun accident opératoire ou autre ne fait périr les malades avant le terme naturel de la maladie cancéreuse. On voit qu'il n'y a aucun rapport entre la tendance à la multiplicité des tumeurs primitives, et la gravité de ces tumeurs, considérées sous le rapport de la tendance à l'infection ultérieure et à la généralisation. Ce rapport devrait exister si la généralisation, c'est-à-dire la formation des tumeurs secondaires multiples, dépendait de la même cause que la formation des tumeurs primitives multiples.

On pourrait objecter contre ce raisonnement que les diathèses

individus morts de cancer. M. Lebert, dont les relevés portent sur une série plus étendue, évalue à 56 p. 100 la proportion des cas de généralisation. Mais, un certain nombre de cancéreux succombant aux accidents locaux de leurs tumeurs, avant d'avoir présenté les signes spéciaux de l'infection, le rapport du nombre des cas de généralisation au nombre des cas d'infection caractérisée, est sans doute supérieur à 56 p. 100. En l'évaluant *approximativement* à 75 p. 100, je ne me base sur aucun relevé, c'est un maximum que j'exprime, et un maximum probablement bien supérieur à la réalité.

lipômateuse, fibrômateuse et chondrômateuse sont moins graves que la diathèse cancéreuse, que d'ailleurs elles n'affectent pas la même marche, qu'elles n'ont qu'une durée passagère, et qu'au lieu de s'aggraver toujours de plus en plus, elles disparaissent spontanément après avoir fait naître un certain nombre de tumeurs plus ou moins contemporaines; il est certain en effet que les fibrômes et les chondrômes, même primitivement multiples, récidivent rarement, et que les lipômes multiples ne récidivent jamais à la manière du cancer. Or, c'est la récidive qui témoigne seule de la persistance de la diathèse qui a fait naître la première ou les premières tumeurs. Mais il y a plusieurs espèces de tumeurs très-sujettes à la récidive, et qui pourtant ne déterminent jamais ou presque jamais l'infection. Je citerai d'abord l'épithéliôme, qui est une des tumeurs les plus récidivantes, et qui n'est que très-rarement suivi d'infection. Je rappellerai surtout l'exemple de la kéloïde, qui peut se reproduire sur place un grand nombre de fois après les extirpations les plus complètes et qui n'est jamais suivie ni d'infection, ni de généralisation. Il y a donc des diathèses très-tenaces, et en tout comparables à la diathèse cancéreuse, qui persistent indéfiniment dans l'économie, sans aboutir à l'infection. Ces deux éléments, la diathèse et l'infection, ne dépendent donc pas directement l'un de l'autre.

Mais ce qui prouve le mieux la différence des causes qui produisent les tumeurs primitives et les tumeurs secondaires, c'est la différence des siéges qu'affectent ces deux espèces de tumeurs.

Tous les tissus qui sont sujets au cancer primitif peuvent *probablement* être atteints de cancers par infection. Mais on se tromperait étrangement si l'on croyait que la fréquence relative dans les divers organes fût la même dans les deux cas. Il n'y a sous ce rapport aucune analogie entre les deux catégories de cancers; il y a même jusqu'à un certain point opposition entre elles. Quelques exemples vont le prouver.

L'estomac, l'utérus et la mamelle sont, de tous les organes, ceux qui sont les plus exposés au cancer primitif. On ne possède pas de statistique rigoureuse : celles qui sont relevées sur les registres mortuaires, comme celle de Tanchou, laissent planer du doute sur l'exactitude de beaucoup de diagnostics; celles qui sont faites d'après les notes recueillies par les *médecins*, exagèrent naturellement la fréquence des cancers internes; les relevés des *chirurgiens* exagèrent au contraire la fréquence des cancers externes. Il en résulte qu'il n'y a pas de parallélisme exact entre les diverses statistiques. Mais dans toutes, on trouve en première ligne, et bien avant les autres, les cancers des trois organes que nous venons d'indiquer. A eux trois, ils fournissent 71 pour 100 des cancers primitifs suivant Marc d'Espine, et 77 pour 100 suivant Tanchou. Or, je n'hésite pas à dire que sur cent cas d'infection cancéreuse, avec généralisation, il n'y en a pas même un où les tumeurs secondaires se soient formées dans l'un de ces trois organes. « Quand le cancer de l'estomac coexiste avec le cancer de quelque autre organe, dit M. Walshe, *il est presque invariablement primitif* (1). » En 1851, M. Lebert ne connaissait pas un seul cas de cancer secondaire de l'estomac (2). Depuis lors, j'en ai communiqué un exemple à la Société anatomique, et ce fait est jusqu'ici, à ma connaissance, le seul qui ait été mentionné (3). Les cancers secondaires de l'utérus sont un peu moins rares que ceux de l'estomac, quoiqu'ils soient encore extrêmement rares; mais il y a ceci de remarquable, que le cancer primitif de cet organe débute presque toujours sur le *col*, tandis que les cancers secondaires, lorsqu'ils se forment, occupent seulement le *corps*, et sont presque toujours placés sous le péritoine. La proportion des cancers secondaires du sein serait un peu plus forte, au dire de quelques auteurs; mais on a commis ici une confusion qu'il importe de signaler. Ainsi il n'est pas très-rare de trouver un cancer dans chaque mamelle; j'en ai vu quelques exemples; M. Lebert en a relevé dix observations, et on en trouve d'autres dans les auteurs; mais dans les cas que j'ai observés, la seconde mamelle s'était engorgée avant qu'il existât des symptômes généraux appréciables, et je suis convaincu que la plupart des cas de ce genre rentrent dans la catégorie des cancers primitifs multiples; j'ai déjà dit que la diathèse tend quelquefois à se localiser sur plusieurs points, soit dans le même organe, soit dans deux organes semblables et voisins : je pense donc que lorsque les deux seins s'engorgent à peu près simultanément, ou à quelques mois d'intervalle, le second cancer dépend de la diathèse, comme le premier, et qu'il ne dépend pas de l'infection. S'il en était autrement, on devrait trouver des dépôts cancéreux secondaires dans la mamelle lorsque le cancer primitif occupe l'utérus, l'estomac, les os, ou tout autre organe. C'est ce qui n'a point lieu, ou du moins c'est ce qui n'a lieu que dans des cas extrêmement rares. Pour ma part, je n'en ai pas vu un seul exemple. J'ai ouvert des femmes qui présentaient des milliers de cancers secondaires dans le foie, les poumons, le

(1) Walshe, *On Nature and Treatment of Cancer*. London. 1846, in-8, p. 279.
(2) Lebert, *Traité des maladies cancéreuses*. Paris, 1851, in-8, p. 490.
(3) *Bulletins de la Société anatomique*. 1852, p. 535.

tissu conjonctif sous-cutané, les ganglions lymphatiques, les os, les muscles, la peau, etc.; et il n'y en avait pourtant ni dans les mamelles, ni dans l'utérus, ni dans l'estomac. En disant qu'on ne trouve pas une fois sur cent de dépôts *secondaires* dans l'un ou l'autre de ces trois organes, je ne crains pas d'être démenti.

D'un autre côté, les cancers primitifs sont rares, ou même très-rares, dans certains organes qui sont très-exposés à devenir le siége de cancers secondaires. Je citerai en particulier le poumon, qui est, après le foie et le système osseux, le siége le plus fréquent des dépôts secondaires. J'ai vu plus de trente fois des cancers secondaires multiples dans les poumons; je n'ai vu que deux fois des cancers primitifs dans ces organes. Il n'y a pas un seul cas de cancer primitif des poumons sur les 452 cas de cancers observés par M. Marc d'Espine, de Genève; il n'y en a que 7 sur les 8289 cas de cancers relevés par M. Tanchou. Il y a 6 cas de cancers des voies respiratoires dans la statistique des 447 observations de M. Lebert, mais l'auteur réunit sous ce titre les cancers du médiastin, ceux de la plèvre et ceux du poumon, et il a soin de dire qu'*une seule fois*, et, chose bien curieuse, sur un enfant de sept mois, le cancer était limité au poumon (1). On peut donc tenir pour certain que le cancer primitif du poumon est extrêmement rare, tandis que le cancer secondaire de cet organe est au contraire très-fréquent.

L'opposition est moins marquée pour le foie, mais elle existe cependant encore. Nous trouvons 578 cancers du foie, parmi les 8289 cas relevés par M. Tanchou, sur les registres mortuaires. C'est un peu moins de 7 p. 100, chiffre inférieur sans doute à la réalité, car beaucoup de cas de cancer du foie peuvent être méconnus par les médecins qui déclarent les décès. Dans la statistique particulière de M. Marc d'Espine, nous trouvons 72 cancers de foie sur 452 cas, ce qui fait près de 16 p. 100, mais cette fois le chiffre est probablement trop fort, parce que la statistique émane d'un *médecin* qui a dû observer relativement plus de cancers internes que de cancers externes. Il me suffira de dire à l'appui de cette assertion que, dans cette statistique, le cancer de la mamelle ne figure que pour 9,7 p. 100, tandis qu'il s'élève à 13,4 p. 100 dans la statistique de M. Lebert, et à 13,8 p. 100 dans celle de M. Tanchou. On peut donc admettre que la proportion réelle des cas de cancers primitifs du foie est comprise entre 7 et 15 p. 100 du nombre total des cas. Or, les cancers secondaires du foie sont les plus fréquents de tous.

(1) Lebert, *Traité des maladies cancéreuses*. Paris, 1851, in-8, p. 880.

Je crois rester bien au-dessous de la vérité en disant que le foie est atteint dans la moitié des cas de cancer généralisé.

Il y a plusieurs autres organes, tels que le cœur et la rate, où le cancer primitif est excessivement rare, et où les cancers secondaires se montrent beaucoup plus souvent.

Ainsi, d'une part, les organes qui sont de beaucoup le plus fréquemment atteints de cancer primitif, ne sont atteints de cancers secondaires que dans des cas infiniment rares.

D'une autre part, les organes qui sont les plus exposés aux cancers secondaires, sont relativement beaucoup moins exposés au cancer primitif, et l'opposition est remarquable surtout pour le poumon.

Comment expliquer cette double opposition si l'on admet que ce soit la même cause qui produise à la fois ces deux catégories de tumeurs cancéreuses? Est-il vraisemblable qu'une cause qui, à son minimum d'intensité, menace tout particulièrement la mamelle, l'estomac et l'utérus, cesse presque entièrement de les menacer lorsqu'elle devient assez intense pour attaquer des organes beaucoup plus réfractaires au cancer primitif? Tout s'explique au contraire fort bien lorsqu'on admet que ces deux ordres de localisation dépendent de causes différentes.

Personne n'ignore que le foie et le poumon sont les organes où tendent tout particulièrement à se former les abcès multiples de l'infection purulente. Le parallèle que nous avons établi entre cette infection et l'infection cancéreuse est confirmé par cette circonstance. Il y a même un autre point de ressemblance : c'est que les dépôts secondaires, dans les deux cas, tendent à s'effectuer principalement vers la surface des viscères, et qu'ils sont pour la plupart situés sous la membrane séreuse. Les dépôts secondaires des autres viscères, cœur, rate, rein, ont également, dans les deux cas, une tendance manifeste à s'effectuer dans les couches les plus superficielles des organes. Les cancers primitifs, au contraire, se forment aussi bien dans l'épaisseur du parenchyme de ces mêmes organes que dans leurs couches superficielles. Ce n'est donc pas seulement par leur répartition dans les divers organes que les cancers primitifs diffèrent des cancers secondaires; ils en diffèrent encore, quoique d'une manière moins tranchée, par le siége qu'ils affectent le plus souvent dans l'étendue de chacun de ces organes.

L'opposition que nous venons de signaler entre le siége ordinaire des cancers primitifs et celui des cancers par infection, se retrouve aussi dans l'étude des tumeurs non cancéreuses. C'est même alors qu'elle devient le plus évidente. Car le foie, qui est le siége de prédilection des cancers multiples par infection, est assez souvent atteint de cancer primitif; et le poumon lui-même, quoique incomparablement plus exposé aux cancers secondaires qu'au cancer primitif, est quelquefois cependant le siége de celui-ci. L'opposition de siége des deux espèces de localisation cancéreuse est donc loin d'être absolue; elle ne frapperait pas l'esprit de celui qui ne connaîtrait qu'un petit nombre de faits; elle ne résulte que de l'étude du degré de fréquence de chaque espèce de cancer dans chaque organe.

Or, ces deux mêmes organes, le foie et le poumon, sont encore les siéges de prédilection de la généralisation des autres espèces de tumeurs, mais il y a ceci de remarquables que plusieurs d'entre elles n'ont été observées jusqu'ici, comme tumeurs primitives, ni dans le foie, ni dans le poumon. Avant que l'examen microscopique eût révélé la structure particulière des chondrômes, on parlait fréquemment des plaques cartilagineuses de la plèvre et du poumon. J'en ai vu dans le temps bon nombre d'exemples à la Société anatomique, où j'en ai présenté moi-même quelques-uns. Mais, depuis qu'on a fait intervenir le microscope, on a reconnu que ces prétendus cartilages accidentels de la plèvre et du poumon sont des productions fibreuses, dues selon toutes probabilités à d'anciennes pleurésies, de même que les prétendus cartilages accidentels de la rate sont d'anciennes fausses membranes devenues fibreuses, et condensées en masses dures, blanches, et plus ou moins mamelonnées. L'existence du chondrôme primitif du poumon est donc encore douteuse, quoique cet organe renferme dans sa structure les cerceaux cartilagineux des divisions bronchiques; et c'est pourtant dans le poumon qu'on a exclusivement trouvé jusqu'ici les chondrômes par infection. Les myéloïdes secondaires du malade de M. Wilks, occupaient le poumon, et, quoique les tumeurs myéloïdes soient loin d'être rares, on ne les a jamais vues naître primitivement dans les poumons. J'en puis dire autant des épithéliômes, des tumeurs ostéoïdes, et probablement aussi des fibroïdes, car, si je connais un exemple de fibroïde primitif du médiastin propagé au poumon, je ne connais pas d'exemple de fibroïde primitif du tissu pulmonaire. Il est digne de remarque que l'épithéliôme, affection extrêmement commune, débute presque toujours, sinon toujours, sur les membranes tégumentaires; et que dans les cas d'épithéliôme généralisé qui ont été cités jusqu'ici, les tumeurs secondaires existaient constamment et exclusivement dans des organes profonds. L'opposition de siége des tumeurs primitives et des tumeurs par infection est donc bien plus frappante ici que dans le cancer.

Puisque nous venons de parler du siége le plus ordinaire des tumeurs généralisées, nous appellerons l'attention sur une particularité importante. On a vu, dans un précédent paragraphe, que toutes les espèces de tumeurs n'infectent pas l'économie de la même manière. Cette proposition, établie par la nature spécifique des tumeurs secondaires, toujours semblables à la tumeur primitive, est confirmée par l'étude clinique des symptômes généraux de l'infection. Or, l'étude du *siége* des productions secondaires dépose dans le même sens. Le foie, qui est le siége le plus fréquent des cancers généralisés, puisqu'il est atteint dans plus de la moitié des cas de généralisation, échappe presque toujours à la généralisation des autres tumeurs. Le poumon, au contraire, où les cancers secondaires sont assez communs, sans aucun doute, mais beaucoup moins communs que dans le foie, a été jusqu'ici le siége exclusif de la généralisation des chondrômes, des fibrômes, des myéloïdes, et le siége presque exclusif de la généralisation des épithéliômes et des fibroïdes. On ne peut attribuer ces *affinités électives* qu'à des tendances liées à la nature particulière de chaque espèce d'infection. Dans les deux cas de pseudadénômes généralisés qui ont été publiés par M. Robin, les tumeurs primitives étaient nées dans des organes externes, et les tumeurs secondaires s'étaient formées dans le tissu conjonctif périvertébral; jusqu'ici, les pseudadénômes ne se sont généralisés dans aucune autre partie du corps. Je me garderai bien de nier qu'ils puissent, comme les autres tumeurs, se généraliser dans les viscères; mais il est permis, jusqu'à nouvel ordre, de penser que le siége tout spécial des pseudadénômes secondaires, dans les deux seules observations que l'on connaisse, ne dépendait pas seulement du hasard. Enfin, quoiqu'on ne puisse rien conclure d'un fait encore unique, il est bon de constater que, chez mon malade atteint de lipôme généralisé, les productions graisseuses secondaires occupaient les parois de l'œsophage, le pylore et les valvules du cœur, où aucune autre espèce de tumeur ne s'est généralisée jusqu'ici; tandis que le poumon et le foie avaient entièrement échappé à l'influence de la généralisation. Ces exemples complètent la démonstration d'une proposition que nous avons déjà établie sur d'autres preuves, savoir que *chaque espèce de tumeur se généralise à sa manière.*

Mais laissons là cette digression, et concluons des faits que nous venons de signaler que, non-seulement pour le cancer, mais encore pour les autres espèces de tumeurs susceptibles de se généraliser, *les tumeurs primitives et les tumeurs secondaires ne dépendent pas de la même cause.* La diversité des causes est révélée par la diversité de leurs effets : la cause de la tumeur primitive est tantôt une diathèse générale, héréditaire ou acquise, tantôt un simple trouble de la nutrition locale ; la cause des tumeurs secondaires est une maladie générale, une infection, dont la tumeur primitive est le point de départ.

Nous devons chercher maintenant comment la tumeur primitive peut donner lieu à cet empoisonnement général que nous désignons sous le nom d'infection. Soit qu'on compare cette sorte d'infection aux autres, soit qu'on la considère en elle-même, on est conduit à admettre qu'une substance morbide est versée dans le torrent circulatoire par les vaisseaux sanguins ou lymphatiques de la tumeur. Quelques auteurs ont supposé, il est vrai, que l'infection se faisait par la voie du système nerveux ; mais c'est une pure fantaisie, qu'on nous permettra d'écarter sans discussion.

Il y aura donc lieu de se demander seulement si l'infection se fait par la voie des vaisseaux sanguins, ou par la voie des lymphatiques, ou par ces deux voies en même temps. La théorie indique en effet que ces deux ordres de vaisseaux, doués l'un et l'autre, quoique à des degrés inégaux, de la faculté d'absorption, peuvent verser dans le sang des matériaux puisés au sein d'une tumeur ou à sa surface, et des faits bien établis prouvent qu'ils peuvent, les uns et les autres, charrier des éléments organisés provenant de cette tumeur. Nous en avons acquis la certitude lorsque nous avons étudié la propagation des productions accidentelles aux parois des veines, et l'engorgement spécifique des ganglions lymphatiques.

Mais d'abord, quelle est cette substance délétère qui se mêle au sang et infecte l'économie ? Trois opinions ici sont en présence. L'une d'elles ne nous arrêtera pas longtemps. Plusieurs auteurs du dernier siècle avaient supposé que la substance infectante était l'*ichor*, c'est-à-dire le pus qui s'écoule des tumeurs ulcérées ; mais l'ichor n'existe qu'après l'ulcération, et l'infection se produit souvent sans qu'il y ait ulcération : les tumeurs primitives des os et des viscères en offrent de fréquents exemples, et les tumeurs de la mamelle elles-mêmes, malgré leur situation superficielle, peuvent quelquefois se comporter de la même manière. Nous pouvons donc écarter la théorie de l'ichor. La substance infectante, étant indépendante de l'ulcération, doit être cherchée dans les tumeurs non ulcérées. Or, il y a deux choses dans ces tumeurs : un blastème et des éléments organisés. De là, deux opinions qui se partagent aujourd'hui les suffrages des savants. Pour les uns, la substance infectante est le blastème tel qu'il est exhalé par les vaisseaux, c'est-à-dire soluble, et par conséquent absorbable; pour les autres, ce sont les éléments organisés et solides de la tumeur qui pénètrent dans l'appareil circulatoire. Dans le premier cas, l'absorption suffit pour produire l'infection; dans le second cas, l'absorption est insuffisante, car la pénétration de matériaux *solides* dans les cavités vasculaires suppose nécessairement une altération préalable de leurs parois.

Ainsi : absorption pure et simple du blastème, ou introduction *en nature* des éléments de la tumeur dans la cavité des vaisseaux, telles sont les deux doctrines que nous avons à examiner.

Nous commencerons par la seconde : elle plaît à l'esprit par sa hardiesse; elle repose sur quelques faits très-saisissants et sur des analogies remarquables; enfin elle rend compte, mieux que l'autre doctrine, de la marche de l'infection *cancéreuse*, et je dois avouer que je lui ai donné la préférence à l'époque où je m'occupais exclusivement de cette dernière. Mais, depuis que j'ai étudié les infections produites par les autres espèces de tumeurs, j'ai dû renoncer à cette doctrine, que je ne puis pourtant me dispenser d'exposer ici.

Je rapporterai d'abord la célèbre expérience faite par M. Langenbeck. Le 8 juin 1839, cet auteur retira par le grattage environ 15 grammes de suc cancéreux d'une tumeur encéphaloïde, provenant de l'humérus d'un jeune homme qui avait subi, deux heures et demie auparavant, la désarticulation du bras. Ce suc, de consistance crémeuse, fut débarrassé des petits grumeaux qu'il renfermait, et mêlé à 250 grammes de sang défibriné, qu'on venait de retirer de l'*artère* fémorale d'un chien de forte taille; le mélange, bien battu, fut injecté aussitôt dans la *veine* fémorale du même chien. Cette opération provoqua une dyspnée intense, qui se dissipa au bout de quelques heures; le second jour, fièvre sans dyspnée; le huitième jour, l'animal paraissait parfaitement rétabli. Quelque temps après, quoique ayant un très-grand appétit, il commença à maigrir; le 10 août 1839, soixante-trois jours après l'injection, on le sacrifia. A l'autopsie, les poumons parurent d'abord sains; mais, en regardant de plus près, on trouva de chaque côté, sur la face antérieure du lobe supérieur de chaque poumon, deux ou trois petites tumeurs aplaties, arrondies, blanches, grosses comme des lentilles; une autre tumeur, grosse comme un haricot, dure, circonscrite, existait sous le lobe moyen du poumon droit. Cette dernière tumeur présentait à la coupe un aspect bleuâtre, piqueté de points rouges. Au microscope, on trouva dans ces tumeurs pulmonaires une trame fibrillaire entremêlée de cellules cancéreuses parfaitement caractérisées, semblables à celles qu'on avait observées, le 8 juin précédent, dans le cancer de l'humérus qui avait fourni la substance injectée, mais un peu plus grandes cependant. Il était incontestable que l'injection du suc cancéreux dans les veines du chien avait été la cause de la formation des cancers multiples du poumon (1).

M. Follin a répété cette expérience avec le concours de M. Lebert, et a obtenu le même succès :

Le 28 novembre 1848, dit-il, j'injectai dans la jugulaire droite d'un chien du suc cancéreux, provenant d'une masse enlevée de l'aisselle d'une femme, le matin même, par le professeur Velpeau. Cette tumeur était une seconde récidive d'un cancer mammaire ; à chaque opération on avait trouvé des cellules cancéreuses. Le tissu cancéreux, coupé en petits morceaux, a été broyé dans un mortier, le suc étendu d'eau et pétri a été injecté à la dose de 30 grammes dans la veine jugulaire droite de l'animal. Il n'y eut point d'accident immédiat, mais, dans les premiers jours après cette injection, l'animal fut abattu, ne mangea pas et eut de la fièvre, puis une partie de ces accidents disparurent, et il ne conserva qu'une assez grande torpeur. L'animal fut sacrifié le 12 décembre 1848. Dans le poumon on trouva cinq ou six granulations du volume d'une tête d'épingle, translucides, opalines, assez dures, mais se laissant écraser sans pulpe. Ces granulations étaient formées par un amas de cellules cancéreuses, disséminées autour des fibres pulmonaires. On trouva dans le foie ces mêmes granulations, et, dans l'épaisseur des parois du cœur, il existait des masses indurées d'un blanc grisâtre, granuleuses, formées d'un amas de cellules assez grandes, à un ou deux noyaux, comme les cellules du cancer (2).

Ces deux expériences remarquables ont une haute signification ; elles prouvent que l'infection cancéreuse et la généralisation dans les viscères peuvent être la conséquence de l'introduction de la matière cancéreuse *organisée* dans le sang.

Avant de faire l'injection du suc cancéreux dans les veines d'un chien, Langenbeck avait fait des tentatives semblables sur plusieurs lapins, mais les animaux étaient morts en moins de vingt-quatre heures : la dose était trop forte, sans doute; peut-être aussi le suc cancéreux injecté renfermait-il des fragments trop volumineux, eu égard au volume des animaux mis en expérience. Le fait est qu'à l'autopsie on trouva dans les poumons un grand nombre de petites ecchymoses, qui probablement avaient eu pour point de départ des embolies capillaires (3).

D'un autre côté, Vogel a essayé sans succès de produire des can-

(1) B. Langenbeck, *Ueber die Entstehung des Venenkrebses und die Möglichkeit Carcinome vom Menschen auf Thiere zu übertragen*. — Mémoire original, publié dans Schmidt's *Jahrbücher der gesammten Medicin*. Leipzig, 1840, Bd XXV, s. 104.

(2) Follin, *Traité de pathologie externe*, t. I, p. 303. Paris, 1861, in-8.

(3) Langenbeck, *loc. cit.*, p. 103.

cers viscéraux en injectant de la matière cancéreuse dans la jugulaire d'un chien. L'animal éprouva quelques troubles respiratoires légers et passagers, puis il se rétablit parfaitement, et, lorsqu'on le tua, au bout de huit mois, on ne trouva aucune tumeur cancéreuse dans ses organes (1). Mais cette expérience ne peut être considérée comme négative, parce que Vogel ne s'était pas placé dans les conditions convenables : il avait pris le suc cancéreux sur le cadavre d'un homme mort depuis trente heures d'un cancer du testicule. Or, quoique ce suc, au moment de l'injection, n'eût pas l'odeur putride, tout le monde reconnaîtra que trente heures avaient pu suffire amplement pour détruire les propriétés des cellules cancéreuses qu'il renfermait. Si, dans les expériences de transplantation, qui donnent des résultats si étonnants lorsqu'elles sont convenablement faites, on prenait des greffes sur des cadavres d'animaux morts depuis trente heures, on échouerait infailliblement. L'insuccès de Vogel ne prouve donc absolument rien.

Les expériences que je viens de rapporter sont les seules de ce genre que je connaisse. Quoique les deux succès de M. Langenbeck et de M. Follin ne soient contre-balancés jusqu'ici par aucun fait négatif, il serait prématuré peut-être d'en tirer une conclusion définitive. Que l'injection du suc cancéreux dans les veines puisse produire des cancers viscéraux multiples, c'est une chose qui me paraît démontrée; mais cette injection donne-t-elle lieu *nécessairement* à la généralisation cancéreuse? Cela est moins certain. C'est un sujet d'études d'une haute importance, et que je ne saurais trop recommander aux expérimentateurs. J'ajoute que les résultats négatifs qu'on pourrait obtenir ne seraient concluants que si l'on s'était entouré de toutes les précautions propres à faire réussir les expériences. Rappelons-nous ce qui s'est passé dans les essais parallèles qui ont été faits pour déterminer la nature de l'infection purulente. Tous les animaux à qui on injecte du pus dans les veines présentent des symptômes généraux assez graves : les uns se rétablissent tout à fait, les autres meurent promptement, d'autres vivent quelques jours; et, à l'autopsie de ceux qui succombent, on constate tantôt la présence, tantôt l'absence d'abcès pulmonaires multiples. MM. de Castelnau et Ducrest ont indiqué les causes de ces différences. Une injection trop faible ne produit qu'un trouble très-passager; une injection trop forte tue les animaux avant que les abcès aient eu le temps de se former; et, lorsqu'on veut obtenir à coup sûr ces abcès, il faut

(1) Julius Vogel, *Traité d'anatomie pathologique générale*, traduit de l'allemand, par Jourdan. Paris, 1847, in-8, p. 283 (*Encyclop. anatom.*, t. IX).

pratiquer successivement, à vingt-quatre heures d'intervalle, plusieurs petites injections (1). C'est ce procédé qu'il faudrait suivre dans les expériences sur l'infection cancéreuse. Aucun expérimentateur n'y a eu recours jusqu'ici; on ne peut donc pas savoir si l'injection des cellules de cancer dans les veines des animaux déterminerait *constamment* l'infection cancéreuse; mais les faits de M. Langenbeck, de MM. Lebert et Follin prouvent du moins que cette infection est au nombre des effets que peut produire l'introduction des éléments cancéreux dans le sang.

Il s'agit maintenant de savoir si les résultats qu'on obtient chez les animaux dans les conditions *artificielles* de l'injection peuvent se produire *naturellement* chez les individus atteints de cancer. Or, il n'est pas douteux que la matière cancéreuse *en nature* s'introduit quelquefois spontanément dans les veines de la tumeur, et de là, dans le torrent circulatoire. En décrivant la propagation du cancer aux parois des veines, j'ai montré que lorsque la tumeur est molle et la veine volumineuse, la paroi veineuse peut être détruite sans que le cours du sang soit interrompu dans le vaisseau. La substance de la tumeur se trouve alors en contact direct avec le sang et devient le siége d'une ulcération intravasculaire, tout à fait semblable à celle qui s'effectue sur les membranes tégumentaires, avec cette différence toutefois que les éléments microscopiques qui se détachent incessamment de la surface ulcérée, au lieu de s'écouler à l'extérieur, tombent dans la cavité du vaisseau et sont entraînés par le courant sanguin. Quelquefois même l'ulcère intravasculaire devient le siége d'une végétation qui se prolonge sous forme de champignon dans la cavité du vaisseau, et qui, fracturée à sa base par le choc de l'onde sanguine, peut être emportée vers le cœur et jusque dans les ramifications de l'artère pulmonaire. C'est à ce mécanisme qu'on doit attribuer la formation des prétendus cancers du sang; j'ai donné plus haut les preuves de cette interprétation; je n'y reviendrai pas ici (voy. p. 312 et suiv.). Ainsi, la propagation du cancer aux parois des veines, donne certainement lieu, au moins dans quelques cas, à l'introduction de la matière cancéreuse dans le sang. La chose est tout à fait certaine lorsqu'on retrouve dans le système des vaisseaux à sang noir, entre la tumeur et les capillaires pulmonaires, une ou plusieurs masses cancéreuses flottantes. Mais il n'est pas douteux que la pénétration des éléments hétéromorphes dans le torrent circulatoire est

(1) Castelnau et Ducrest, *Mémoire sur les abcès multiples*, couronné par l'Académie de médecine, dans *Mém. de l'Académie de médecine*, t. XII, p. 1 à 151. Paris, 1846, in-4.

beaucoup plus fréquente que ne paraîtrait l'indiquer la rareté des prétendus cancers du sang. Pour qu'on puisse, à l'autopsie, constater directement le fait, il faut que les fragments de cancer entraînés par l'onde sanguine aient un volume et une consistance assez notables; plus petits, ils échapperaient à la vue; plus mous, ils se laisseraient dissocier par l'agitation du sang, et réduire en éléments impalpables. Enfin, si l'on compare, par la pensée, l'ulcération intraveineuse à l'ulcération qui se fait vers la peau ou vers les muqueuses, on est conduit à admettre que la formation des champignons intraveineux doit être beaucoup plus rare que l'ulcération elle-même. Pour une ulcération encéphaloïde cutanée recouverte de végétations en champignon on en trouve au moins dix qui en sont tout à fait exemptes. Or, on n'a pas oublié que la production des champignons cancéreux est le résultat d'une sorte de hernie de la substance de la tumeur, qui s'échappe à travers l'ouverture des téguments, parce qu'elle ne rencontre dans ce sens aucune résistance. La formation de cette hernie est donc beaucoup moins facile dans l'ulcération intraveineuse que dans l'ulcération cutanée ou muqueuse, puisque dans ce dernier cas la surface ulcérée est libre, tandis que dans le premier cas elle est soumise à la pression du sang veineux. Il est bien certain par conséquent que l'ulcération intraveineuse du cancer est beaucoup plus fréquente que ne l'est la formation des champignons intraveineux d'où proviennent les prétendus cancers du sang. Il est tout aussi certain que cette ulcération est beaucoup plus fréquente que ne l'indiquent les recherches cadavériques. Elle ne peut se constater qu'à un certain moment. Il faut pour cela que les malades meurent dans le court intervalle de temps qui s'écoule entre la perforation de la paroi de la veine et la destruction complète de cette veine; et cet intervalle est très-court, à moins que la veine ne soit très-volumineuse. Il est donc dans la nature des ulcérations intraveineuses d'échapper presque toujours à l'examen anatomique, et tout permet de croire que ces ulcérations, au lieu d'être assez rares, comme l'observation pure semble l'indiquer, sont, au contraire, assez communes. Mais la question de fréquence n'est qu'accessoire ici ; nous y reviendrons tout à l'heure. L'ulcération intraveineuse simple, sans champignons, est bien réelle; je l'ai vue plusieurs fois, j'en ai décrit les phases, et j'ai démontré que la formation des champignons est toujours précédée de cet état, où la substance cancéreuse, simplement ulcérée dans la veine, baigne directement dans le sang.

Quelle peut être la conséquence de cette ulcération? On n'a pas oublié que les ulcères cancéreux externes sont le siége d'un écoulement continuel de noyaux et de cellules, qui se détachent de la tumeur et qu'on retrouve au microscope dans l'ichor. Il est donc infiniment probable que l'ulcération intraveineuse est le siége d'un écoulement analogue, et que, depuis le jour où elle est établie jusqu'au jour où la veine est oblitérée, des noyaux et des cellules de cancer deviennent libres dans la cavité du vaisseau, se mêlent au sang, et sont emportés dans la circulation générale. On objecte peut-être que s'il en était ainsi le microscope devrait retrouver dans le sang des cancéreux ces globules disséminés parmi les globules sanguins, et que cet examen jusqu'ici n'a donné que des résultats négatifs. Mais d'abord cette assertion n'est pas tout à fait exacte. En 1843, à une époque où les globules cancéreux étaient encore inconnus en France, MM. Andral et Gavarret furent surpris de trouver au microscope, dans le sang du ventricule droit du cœur, chez un individu mort d'un énorme cancer du médiastin antérieur, « des lames « melles elliptiques, granulées à leur surface, d'un volume beau- « coup plus considérable que les globules de pus, et d'une forme « beaucoup plus régulière que celle des simples plaques albumi- « neuses. Ces lamelles n'existaient pas seulement dans le ventricule « droit, nous les retrouvâmes en grand nombre en déposant sur le « porte-objet du microscope un peu de liquide ichoreux recueilli au « sein de la masse cancéreuse du médiastin. Ces lamelles seraient- « elles donc la forme sous laquelle se révélerait à nous la matière « cancéreuse ramollie? Tout ce que nous pouvons dire, c'est que « dans d'autres masses cancéreuses nous avons retrouvé les mêmes « lamelles. C'est un sujet de recherches à poursuivre (1). » Je dois ajouter que ces observateurs, à côté des grandes cellules cancéreuses indiquées dans le passage précédent, avaient trouvé, dans le ventricule droit, un grand nombre de globules plus petits qu'ils prirent pour des globules de pus, et qui, selon toutes probabilités, n'étaient autre chose que des noyaux de cancer. On pourra, si l'on veut, élever des doutes sur cette interprétation ; mais ce qui n'est pas douteux, c'est que les éléments désignés par M. Andral sous le nom de *lamelles*, et retrouvés par lui dans la tumeur cancéreuse du médiastin, et, plus tard, dans d'autres cancers, étaient très-certainement des cellules cancéreuses.

Il n'est donc pas exact de dire qu'on n'ait jamais trouvé de cellules cancéreuses libres dans le sang des individus parvenus à une période avancée du cancer. Il est bien vrai que la recherche de ces

(1) Andral, *Hématologie pathologique*. Paris, 1843, in-8, p. 179.

éléments a été faite vainement dans beaucoup de cas, mais on n'en saurait rien conclure. Tous les expérimentateurs savent bien que les éléments organisés introduits par injection dans les veines des animaux, sont très-promptement détruits. Le pus injecté dans les veines des chiens ne se retrouve au microscope que pendant quelques heures; dès le second jour il n'en existe plus de traces. Les éléments cancéreux n'opposent pas plus de résistance que les globules de pus à cette désorganisation, et lorsqu'on n'en aperçoit pas dans le sang d'un individu qui a succombé à la cachexie cancéreuse, on n'en peut conclure qu'une seule chose, c'est qu'il n'y a pas eu pénétration abondante de ces éléments dans le sang, pendant les dernières heures de la vie.

Il résulte de tous ces faits que l'introduction naturelle des éléments cancéreux dans le sang, soit en masses plus ou moins volumineuses, soit à l'état de globules isolés, est un fait possible et réel. On peut discuter sur le degré de fréquence de ce phénomène, mais on ne peut nier qu'il n'ait lieu au moins quelquefois. Si maintenant on tient compte des expériences de MM. Langenbeck, Follin et Lebert, si l'on rapproche ces résultats expérimentaux de ceux qui servent de base à la doctrine de l'infection purulente, on est autorisé à considérer la pénétration directe des éléments cancéreux dans le sang, comme une cause capable de produire l'infection cancéreuse.

Cette cause est-elle unique, est-elle ordinaire, ou est-elle exceptionnelle? On devrait la regarder comme très-exceptionnelle si l'on ne tenait compte que des cas très-rares où il a été possible de prendre la nature sur le fait. Mais j'ai déjà montré combien il y a de chances pour que l'examen anatomique soit négatif même lorsque le fait qu'on cherche à constater est bien réel. Quand même la pénétration du cancer dans les veines serait un phénomène absolument constant, on ne pourrait en saisir les traces que par exception. Il faudrait pour cela que le malade mourût précisément au moment où l'introduction du cancer dans le sang est en train de s'effectuer. On peut donc tenir pour certain que l'introduction de la matière cancéreuse dans le sang veineux est beaucoup moins rare que ne l'est la possibilité de constater ce fait.

De là à supposer que l'infection cancéreuse soit toujours l'effet de l'action directe des éléments cancéreux sur le sang, il n'y a qu'un pas. Cette hypothèse est séduisante, puisqu'elle permettrait de pousser jusqu'au bout le parallèle entre l'infection cancéreuse et l'infection purulente. Les matières qui résulteraient de l'inévitable décomposition des éléments cancéreux disséminés dans le sang, seraient la cause de l'infection cancéreuse, comme les matières qui résultent de l'inévitable décomposition des globules de pus mis en circulation, sont la cause de l'infection purulente.

Si les cancers et les autres tumeurs à éléments globulaires étaient les seules tumeurs capables de produire une infection générale spécifique, l'hypothèse que je viens d'exposer serait sans doute plus satisfaisante que celle qui attribue l'infection à l'absorption pure et simple du blastème de la production accidentelle. L'absorption est un phénomène aveugle, inévitable, incessant, et, si l'on attribue l'infection à cette cause, on est fort embarrassé pour expliquer comment certains cancers produisent l'infection au bout de quelques mois, tandis que d'autres la produisent seulement au bout de plusieurs années, quelquefois même au bout de dix ans et plus, comme il en existe quelques exemples. Il y a un aûtre fait dont l'explication n'est pas moins difficile. C'est que l'infection ne survient que lorsque le cancer primitif est en voie de propagation. Ainsi, l'encéphaloïde est de toutes les tumeurs celle qui a le plus de tendance à produire l'infection. Tout le monde sait cependant que l'encéphaloïde circonscrit, ou, comme on dit, l'encéphaloïde enkysté, peut durer longtemps et acquérir un très-grand volume, sans infecter l'économie ; l'infection ne se manifeste que lorsque la tumeur vient à détruire la membrane qui l'enveloppe, et à faire invasion dans les tissus environnants. Or, l'encéphaloïde enkysté possède une vascularité égale à celle de l'encéphaloïde diffus. La membrane qui l'entoure protége les parties adjacentes contre la propagation, mais ne saurait protéger l'économie contre les résultats de l'absorption. La bénignité relative des cancers circonscrits ne peut donc se comprendre dans la théorie de l'absorption. Ces difficultés disparaîtraient si l'on admettait l'autre théorie. La production de l'infection cancéreuse étant subordonnée au fait de la destruction des troncs veineux et de l'ulcération intraveineuse, on comprendrait très-bien que l'infection survînt seulement lorsque la tumeur en se propageant rencontrerait et détruirait des veines d'un certain volume; car les vaisseaux propres du cancer sont tous des capillaires; les grosses veines qu'on y rencontre quelquefois proviennent des parties envahies par la propagation de la production accidentelle. L'époque si variable où se manifeste l'infection cancéreuse, se comprendrait tout aussi bien, puisqu'elle dépendrait de la rencontre des troncs veineux, et du mode de destruction de ces vaisseaux. Une veine attaquée par le cancer est tôt ou tard détruite; mais elle peut être comprimée et effacée par la tumeur avant d'être envahie, ou bien elle peut être perforée avant que le cours du sang soit interrompu. Le premier cas se présente surtout lorsque la tumeur est dure et la veine petite, le second cas lorsque la tumeur est molle et la veine plus grosse. Dans le premier cas les éléments cancéreux ne pénètrent pas dans la circulation; ils y pénètrent dans le second par suite de l'ulcération intraveineuse, et, si l'infection dépendait de cette pénétration, elle dévrait, au gré des conditions anatomiques, se produire à des époques très-variables. C'est ce qui a lieu, et on remarque même qu'elle est en général plus précoce dans les cancers mous que dans les cancers durs.

On peut objecter, il est vrai, que l'infection est un phénomène tôt ou tard inévitable dans la marche du cancer, et qu'il n'est pas rationnel d'attribuer un phénomène constant à une cause éventuelle. Pourtant cette objection n'est pas sans réplique. La propagation du cancer est plus ou moins précoce, mais elle est constante; la destruction des veines environnantes par un cancer qui se propage, n'est pas moins constante. Dans cet inévitable travail de destruction, il peut se faire que la substance cancéreuse entre ou n'entre pas en contact avec le sang; tant que la tumeur est dure dans ses couches périphériques il y a plus de probabilités pour que ce contact n'ait pas lieu; mais à mesure que des parties plus molles se forment à sa surface, les probabilités deviennent inverses. Si chaque cancer ne détruisait qu'une seule veine, il est clair que ce contact entre le sang et les éléments hétéromorphes devrait manquer fréquemment. Mais la même tumeur cancéreuse détruit successivement, et à toutes les époques, un grand nombre de veines. Lorsqu'elle s'accroît, les parties nouvellement formées sont de plus en plus molles; lorsqu'elle oblitère certaines veines, celles qui survivent se dilatent de plus en plus. Par conséquent les deux conditions qui favorisent le contact du sang avec les éléments cancéreux, c'est-à-dire la mollesse de la tumeur et la grosseur des veines, deviennent chaque jour plus prononcées. Il est donc probable que la substance hétéromorphe doit tôt ou tard baigner directement dans le sang veineux.

Ainsi, l'opinion qui assimile l'infection *cancéreuse* (je ne parle pas des autres infections) à l'infection purulente, et qui les attribue toutes deux à l'introduction d'éléments morbides organisés dans le torrent circulatoire, se base sur de frappantes analogies;

Elle s'appuie sur des preuves anatomiques directes, et sur quelques expériences saisissantes;

Elle est très-compatible avec les faits qui ont été invoqués contre elle;

Elle rend compte de la constance de l'infection cancéreuse;

Elle explique enfin, et elle explique seule pourquoi cette infection a lieu à des époques si variables, suivant le siége, les connexions et la structure particulière des tumeurs cancéreuses.

Il est donc naturel que plusieurs auteurs modernes lui aient donné la préférence sur la théorie de l'absorption pure et simple. M. Walshe, cherchant la cause des cancers secondaires multiples qui se forment dans des organes privés de toute connexion anatomique avec le cancer primitif, dit : « Il est hors de doute que dans les cas de ce genre « le système veineux est l'agent qui transporte la substance morbide « loin de son siége primitif (1). » Moi-même, il y a douze ans, dans mon *Mémoire sur l'anatomie pathologique du cancer*, p. 720, j'ai cru pouvoir, d'après les faits acquis jusqu'alors à la science, écrire la conclusion suivante : « J'admets donc, *mais avec la plus grande réserve*, « que l'infection cancéreuse est due à l'introduction des éléments « anatomiques du cancer dans le torrent circulatoire. »

Mais, depuis cette époque, de nouveaux faits sont venus porter une rude atteinte à cette théorie. On sait aujourd'hui que le cancer n'est pas la seule espèce de tumeurs capable de déterminer l'infection. La découverte de l'infection produite par les tumeurs fibroplastiques n'était pas incompatible avec la théorie précédente, puisque ces tumeurs peuvent, comme le cancer, détruire les veines et devenir le siége d'ulcérations intraveineuses. La chose est plus rare sans doute que dans le cancer; néanmoins j'ai eu l'occasion de la constater deux fois. En outre, beaucoup de tumeurs fibroplastiques renferment des éléments microscopiques globulaires (noyaux ou cellules) susceptibles, comme les éléments cancéreux, de se détacher de la surface ulcérée, et de se laisser entraîner par le courant sanguin. La théorie en question pourrait donc être appliquée à l'infection fibroplastique. On pourrait encore, sans difficulté, l'appliquer à l'infection chondrômateuse, puisque la pénétration de la substance des chondrômes dans les veines a été constatée une fois par M. Paget. Si, dans ce cas, des fragments de tissu cartilagineux ont pu être détachés de la tumeur et entraînés par le sang veineux, on conçoit, à plus forte raison, que des molécules plus petites, des cellules isolées, des noyaux libres, détachés de la surface de l'ulcération intraveineuse, puissent se mêler au sang, alors même que les veines atteintes par la propagation des chondrômes seraient fort peu volumineuses. En d'autres termes, les chondrômes et les tumeurs fibro-

(1) Walshe, *On Nature and Treatment of Cancer*. London, 1846, in-8, p. 106.

plastiques réunissent, comme le cancer, les deux conditions favorables à l'introduction des éléments pathologiques organisés dans le torrent circulatoire, savoir, la tendance à s'ulcérer dans l'intérieur des veines, et la structure globulaire qui permet aux éléments anatomiques, indépendants les uns des autres, de s'écouler par les surfaces ulcérées.

Mais les autres tumeurs capables de produire l'infection et la généralisation réunissent-elles ces deux conditions? Cela est douteux pour les unes, improbable pour les autres.

Et d'abord, pour ce qui concerne le phénomène de l'ulcération intraveineuse, il n'a été observé jusqu'ici, ni dans les épithéliômes, ni dans les fibrômes, ni dans les myéloïdes, et si on n'est pas en droit de le déclarer impossible, on n'est pas autorisé non plus à le considérer comme réel. Assez probable pour l'épithéliôme, qui, détruisant impitoyablement tous les tissus, n'épargne certainement pas les veines, il l'est beaucoup moins pour les fibrômes et pour les myéloïdes, qui se propagent avec beaucoup moins d'activité aux tissus environnants. L'ulcération intraveineuse suppose en effet que la production accidentelle se propage très-aisément aux tissus, et qu'elle perfore les veines avant de les comprimer assez pour y intercepter le cours du sang. *A priori*, les fibrômes et les myéloïdes, qui ont d'ailleurs fort peu de disposition à s'ulcérer du côté des téguments, semblent donc peu aptes à s'ulcérer dans la cavité des veines. Certes, ces objections théoriques ne pourraient prévaloir contre des faits observés directement, mais, à défaut d'observation, nous ne pouvons consulter que les probabilités, et celles-ci ne sont pas favorables à l'hypothèse de l'ulcération intraveineuse des myéloïdes et des fibrômes.

Quant à la seconde condition, c'est-à-dire la structure globulaire ou l'indépendance des éléments anatomiques, elle existe dans les épithéliômes; elle est déjà douteuse pour les myéloïdes; elle fait entièrement défaut dans les fibrômes. Les cellules épithéliales des épithéliômes sont libres, et on en retrouve, en général, un certain nombre dans l'ichor qui s'écoule de ces tumeurs après l'ulcération. On peut donc admettre, sans forcer les analogies, que les ulcérations intraveineuses des épithéliômes laissent écouler dans le sang des cellules épithéliales; mais les *myéloplaxes,* éléments autogènes des myéloïdes, sont cimentés entre eux par une substance amorphe très-cohérente; cette substance peut se ramollir, sans doute. Il est donc admissible que les myéloplaxes, rendus séparables par suite de ce ramollissement, puissent se détacher de la tumeur et s'écouler par les surfaces ulcérées. Toutefois, rien n'établit jusqu'ici la réalité de ce phénomène, l'ulcération des myéloïdes étant extrêmement rare, et personne, à ma connaissance, n'ayant examiné au microscope l'ichor qui s'en écoule lorsqu'elles sont ulcérées. On voit que, pour rattacher la généralisation des myéloïdes à la pénétration directe des myéloplaxes dans le sang, il faudrait faire des hypothèses gratuites, qui, sans être absurdes, seraient peu vraisemblables. Considérons maintenant le cas de l'infection fibrômateuse, et nous verrons ces difficultés s'accroître bien plus encore. On admet quelquefois par induction, en vue d'une théorie qu'on ne voudrait pas sacrifier, des phénomènes dont la réalité n'a pas encore été constatée par l'observation; mais il faut du moins que ces phénomènes, considérés en eux-mêmes, paraissent possibles. Or, s'il est, à la rigueur, possible de concevoir que les éléments des myéloïdes puissent se détacher spontanément de la surface de ces tumeurs ulcérées et se mêler au sang par suite de l'ulcération intraveineuse, la chose n'est vraiment plus admissible pour les éléments des fibrômes; car ces éléments sont des fibres longues, enchevêtrées avec leurs voisines, et adhérentes les unes aux autres dans toute leur étendue. L'ulcération peut les détruire sur place, mais ne peut les disséquer, les séparer de toutes leurs connexions.

On est donc obligé d'admettre, au moins pour les fibrômes, que l'infection et la généralisation ne dépendent pas de l'introduction directe des éléments organisés dans le torrent circulatoire, et dépendent simplement de l'absorption du blastème ou de toute autre substance soluble contenue dans le tissu de la tumeur. Dès lors, l'analogie séduisante qu'on avait pu établir entre l'infection par les tumeurs et l'infection par le pus fait place à une différence notable; car la simple absorption de la partie soluble du pus ne produit aucune infection. Lorsque le pus s'altère au contact de l'air, l'absorption du sérum putréfié détermine un empoisonnement particulier qu'on appelle, à tort ou raison, *l'infection putride;* mais cet état, tout à fait différent de l'infection purulente, ne donne jamais lieu à la formation d'abcès multiples, et ne peut, par conséquent, être mis en parallèle avec l'infection produite par les tumeurs. La condition *sine quâ non* de l'infection purulente est l'introduction des globules de pus dans le torrent circulatoire. Il y a des suppurations viscérales multiples qui ne tiennent pas à cette cause; mais elles ne tiennent pas davantage à l'absorption du pus, et, si l'on a tant discuté sur la doctrine des abcès multiples, c'est parce qu'on a commis l'erreur de croire que tous les abcès multiples sont dus à la même cause, et de confondre ain-i l'infection purulente avec plusieurs autres maladies. Lorsqu'on sait se tenir à l'abri de cette erreur, on reconnaît que la véritable infection purulente est toujours due au passage des *globules* de pus dans le sang. Or il est démontré, par l'exemple des fibrômes infectants, que les tumeurs peuvent infecter l'économie par voie d'absorption pure et simple. Il n'est donc plus possible de faire reposer la doctrine de l'infection produite par les tumeurs sur les arguments tirés de l'analogie de cette infection avec l'infection purulente.

Si maintenant nous revenons au cancer, après avoir acquis, par l'étude des autres tumeurs infectantes, la certitude que l'infection peut être l'effet de l'absorption du blastème, nous sommes autorisés à penser que cette absorption est capable aussi de produire l'infection cancéreuse. Le fait de la pénétration plus ou moins fréquente des éléments cancéreux dans les veines ulcérées conserve toute sa réalité; les expériences prouvant que cette pénétration est une cause d'infection et de généralisation conservent toute leur signification; mais l'effort d'esprit qu'il aurait fallu faire pour généraliser ce mécanisme n'est plus nécessaire, et, dans tous les cas où les conditions anatomiques de la tumeur et des parties qui l'entourent paraissent peu favorables à l'ulcération intraveineuse du cancer, nous sommes conduit à penser que l'infection est le résultat de l'absorption. Les objections théoriques tirées de ce fait que l'absorption est un phénomène incessant et inévitable, qui s'effectue pendant toute la durée des tumeurs, tandis que l'infection survient seulement à une certaine période, tantôt très-rapprochée, tantôt très-éloignée du début du cancer, se présentent toujours involontairement à l'esprit. Mais il faut bien qu'elles s'inclinent devant cet autre fait, que de pareilles irrégularités s'observent dans la marche des fibrômes infectants, lesquels cependant ne peuvent infecter l'économie que par absorption. C'est sans doute une grande difficulté à résoudre que celle-là. M. Walshe, étudiant l'absorption par les vaisseaux lymphatiques, a été conduit à admettre que cette absorption est tantôt « *productive* » tantôt « *improductive* ». C'est tourner la difficulté sans la résoudre. On pourrait supposer que le blastème, sans pour cela changer de nature, acquiert, à un certain moment, des propriétés plus nuisibles, et que l'absorption, jusqu'alors inoffensive, devient nuisible à partir de ce moment. Ce ne serait pas non plus résoudre la difficulté, et il vaut mieux peut-être avouer que dans l'état actuel de la science, la solution de ce problème est inconnue.

Nous admettons donc que les tumeurs peuvent infecter l'économie de deux manières : 1° par absorption du blastème, ou du moins des substances solubles imbibées dans la trame de la tumeur ; 2° par introduction directe des éléments de la tumeur dans le torrent circulatoire, phénomène démontré pour quelques cas de cancer, rendu probable pour beaucoup d'autres, probable également pour quelques cas de tumeurs fibroplastiques et cartilagineuses, mais ne paraissant jouer aucun rôle dans l'infection produite par d'autres tumeurs, et ne pouvant être considéré dès lors, ni comme la cause constante, ni même comme la cause la plus ordinaire de l'infection.

On pourrait s'étonner de voir un même résultat, l'infection, produit par deux causes différentes ; mais nous ferons remarquer que ces deux causes ne sont pas essentiellement différentes. Soit que le cancer pénètre dans le sang en masses plus ou moins grosses, soit qu'il y pénètre à l'état d'éléments microscopiques, les globules cancéreux, isolés ou réunis, sont toujours accompagnés d'une certaine quantité de la substance soluble qui les entoure. Ils sont d'ailleurs imbibés de cette substance. MM. Langenbeck, Lebert et Follin, dans leurs expériences sur les chiens, n'ont pu injecter les globules cancéreux sans injecter en même temps la partie séreuse du suc, où nagent les globules, et où le blastème se trouve en dissolution. En réalité, par conséquent, les deux mécanismes que nous admettons ont ceci de commun que l'un et l'autre introduisent dans le sang la substance du blastème.

Lorsque l'infection est produite par la pénétration des éléments organisés dans le torrent circulatoire, il est certain qu'elle se fait presque exclusivement par les veines. Nous avons prouvé, dans le chapitre précédent, que l'appareil lymphatique correspondant à la tumeur renferme fréquemment des éléments organisés, de même nature que les éléments autogènes de la tumeur ; l'appareil lymphatique va s'ouvrir dans le système veineux, et on peut se demander si les éléments organisés qu'il renferme ne vont pas, comme les globules de lymphe, se mêler au sang par cette voie. L'engorgement du premier ganglion intercepte d'abord le passage ; mais bientôt cette tumeur ganglionnaire se comporte comme la tumeur primitive, et les vaisseaux efférents du ganglion charrient tôt ou tard des éléments pathologiques jusqu'au ganglion immédiatement supérieur. Celui-ci, engorgé à son tour, intercepte encore pendant quelque temps le passage de la lymphe altérée. Toutefois, il peut se faire que, de ganglion en ganglion, la substance morbide organisée parvienne jusque dans le canal thoracique. A. Cooper, Hourmann, M. Andral, et plusieurs autres auteurs, ont trouvé de la matière cancéreuse libre dans ce canal. Il est évident par conséquent que le sang peut recevoir de la matière cancéreuse en nature par la voie des lymphatiques; mais il me paraît certain que l'infection n'est produite que très-exceptionnellement par ce mécanisme, et que c'est par la voie des veines ulcérées que les éléments des tumeurs s'introduisent le plus souvent dans le torrent circulatoire.

L'infection par absorption me paraît devoir également être attribuée principalement aux vaisseaux sanguins, qui sont, comme on le sait, le siége d'une absorption beaucoup plus active que les vaisseaux lymphatiques. On remarquera d'ailleurs que les tumeurs situées dans les régions où les anatomistes n'ont pas trouvé de vaisseaux lymphatiques, ou n'en ont trouvé que très-peu, comme les os ou le cerveau, déterminent fréquemment l'infection, avant même de s'être propagées aux organes riches en lymphatiques, et avant, par conséquent, d'avoir pu se compliquer d'engorgement ganglionnaire. M. Lebert a trouvé que l'infection suivie de généralisation se présentait trente-trois fois sur cent dans le cancer proprement dit du cerveau, et soixante-dix-sept fois sur cent dans le cancer des os (1). Ces derniers cancers sont même les plus infectants de tous, quoique occupant un des systèmes organiques les plus pauvres en vaisseaux lymphatiques.

§ 5. — Causes des tumeurs multiples secondaires.

Les remarques précédentes, sur les causes de l'infection générale, vont nous permettre de procéder avec quelque précision à la recherche des causes qui font naître les tumeurs secondaires multiples, dans des organes qui ne communiquent pas directement avec le siége de la tumeur primitive.

C'est un des faits les plus vulgaires de la pathologie, que beaucoup d'affections, caractérisées par des symptômes dont on ne trouve l'explication dans aucune lésion d'organes, et considérées, pour cela même, comme des affections générales, donnent lieu, au bout d'un temps variable, à des manifestations locales multiples, qui en sont pour ainsi dire les manifestations matérielles. On peut citer ici en première ligne les maladies infectieuses et contagieuses, les fièvres éruptives, les affections produites par les poisons morbides.

Pour admettre que les localisations multiples de ces affections gé-

(1) Lebert, *Traité des maladies cancéreuses*. Paris, 1851, in-8, p. 85.

nérales, aussi nombreuses que diverses, sont sous la dépendance d'une altération du sang, il n'est pas nécessaire de pouvoir expliquer pourquoi et comment le sang altéré dépose ou fait éclore dans les tissus les germes des éruptions, des suppurations, des ulcérations et autres manifestations locales. On sait qu'il y a une première période qui sépare le début de la maladie du début de ses lésions, période longue ou courte suivant les cas, pendant laquelle, les solides de l'économie étant intacts, les liquides seuls sont altérés; cela suffit pour qu'on considère les altérations consécutives et multiples de certains tissus, comme des manifestations de l'état général qui les a précédées.

De même, lorsque nous voyons chez un cancéreux en proie à une infection générale évidente, à une cachexie profonde, naître simultanément dans plusieurs organes un grand nombre de petits foyers cancéreux tout à fait indépendants les uns des autres, nous ne sommes pas obligés de déterminer le mécanisme de la formation de ces cancers multiples, pour être autorisés à les considérer comme la conséquence de l'infection.

En les désignant sous le nom de *cancers par infection*, en disant que l'infection, produite par le cancer primitif, produit à son tour les cancers secondaires, que ceux-ci se forment sous l'influence de l'altération des liquides, comme les accidents secondaires de la syphilis, comme les éruptions générales consécutives à l'absorption des poisons morbides, nous constatons un fait que nous ne sommes pas tenus d'expliquer.

Et comme il est impossible de méconnaître l'analogie qui existe entre la généralisation du cancer et celle des autres tumeurs, nous désignons d'une manière générale sous le nom de *tumeurs par infection*, les localisations secondaires multiples, et presque toujours viscérales, des infections produites par les fibroïdes, les épithéliômes, les fibrômes, les myéloïdes et les chondrômes.

Quant à la cause immédiate, matérielle, mécanique des tumeurs secondaires, quant à la nature des germes morbides qui éclosent dans les tissus sous l'influence de l'infection, ce sont des problèmes dont la solution est encore fort incertaine, et, après avoir soumis au contrôle des faits les diverses hypothèses qui ont été proposées, j'ai dû me résigner à n'en accepter aucune.

Parmi ces hypothèses, il en est qui ne méritent pas d'être réfutées, et que je ne mentionnerai que pour mémoire. Ainsi, on a dit que les tumeurs multiples se formaient, sous l'influence du système nerveux, dans des organes liés de *sympathie* avec l'organe envahi par la tumeur primitive. On a dit encore que la formation des tumeurs secondaires était un phénomène de *métastase*, dans le sens vague et indéterminé que les anciens donnaient à ce mot.

Une théorie plus sérieuse est celle qui, confondant l'infection avec la diathèse, fait naître toutes les tumeurs, primitives ou secondaires, sous l'influence de la même cause; c'est la *théorie de la diathèse*. Je crois l'avoir suffisamment réfutée dans les premiers paragraphes de ce chapitre, et pouvoir me dispenser d'y revenir ici.

Mais je dois examiner avec une attention toute particulière une autre théorie qui repose sur quelques faits saisissants, et qui aurait l'avantage, si elle était exacte, de ramener à une simplicité séduisante tous les phénomènes de la généralisation des tumeurs. C'est la *théorie de la migration des germes*.

Cette théorie touche de près à l'ancienne théorie de la métastase, puisque toutes deux attribuent la formation des tumeurs secondaires au transport d'une substance morbide émanée de la tumeur primitive. Mais elle en diffère en ce sens qu'elle détermine d'une manière précise l'origine, la nature et le mode de migration des germes pathologiques. Ces germes seraient des éléments organisés, formés dans la tumeur primitive, introduits dans les vaisseaux, entraînés par le sang et arrêtés dans les capillaires, où ils conserveraient leur structure, leur vitalité et leur propriété d'accroissement, et se développeraient en constituant les tumeurs secondaires. Le phénomène de la généralisation deviendrait ainsi aussi simple et aussi clair que celui de l'engorgement spécifique des ganglions lymphatiques. L'un et l'autre seraient la conséquence de la migration des éléments spécifiques, et, de même que l'invasion des ganglions est une complication purement locale, qui n'implique nullement l'idée d'une infection; de même, la formation des tumeurs viscérales secondaires s'expliquerait par une cause mécanique, sans qu'il fût nécessaire de faire intervenir l'hypothèse d'une intoxication générale de l'économie.

On n'a pas oublié que l'infection générale qui précède, et, suivant nous, enfante les tumeurs secondaires, est évidente chez la plupart des cancéreux, mais que le plus souvent l'infection produite par les tumeurs non cancéreuses ne se révèle par aucun symptôme avant la généralisation. L'incontestable analogie qui existe entre la généralisation du chondrôme, du myéloïde, du fibrôme, etc., et celle du cancer, nous a en quelque sorte contraints à reconnaître l'analogie de leurs causes; attribuant à une infection la formation des cancers secondaires, nous n'avons pu nous dispenser d'admettre une infection chondrômateuse, une infection fibrômateuse, une infection myéloïde, etc.; mais, quoique la pathologie fournisse plusieurs exemples incontestés d'une infection générale qui reste latente jusqu'au jour où elle est révélée par ses localisations, il faut bien reconnaître que l'induction et l'analogie ne valent pas des preuves tirées de l'observation directe, et c'est en cela que la doctrine que nous soutenons peut donner lieu à quelque hésitation.

Cette difficulté disparaîtrait si l'on acceptait la théorie de la généralisation par migration des germes pathologiques organisés. Les tumeurs secondaires, étant dues à des causes purement mécaniques, et non à une infection générale, celle-ci ne ferait pas nécessairement partie des phénomènes de la généralisation, elle pourrait exister, dans certains cas, avant la formation des tumeurs secondaires; elle pourrait, dans d'autres cas, ne paraître qu'après celle-ci, et, dans d'autres cas enfin, elle pourrait faire entièrement défaut. On comprendrait ainsi que, suivant l'espèce de tumeur, et suivant les cas particuliers, l'infection existât sans la généralisation, et réciproquement, ce qui s'observe chez beaucoup d'individus. On comprendrait tout aussi bien que la généralisation, dépendant de la pénétration des éléments pathologiques dans les veines, phénomène éventuel, fût tantôt précoce, et tantôt tardive; on comprendrait enfin tout aussi bien qu'elle fût plus ou moins rare, plus ou moins fréquente dans les diverses espèces de tumeurs, puisque toutes ne se propagent pas avec la même facilité aux parois des veines.

Toutes ces considérations sont favorables à la théorie de la migration. D'un autre côté, on peut invoquer en faveur de cette théorie plusieurs arguments directs et pressants.

Ainsi, il est incontestable que l'ulcération intraveineuse, à la suite de laquelle les éléments globulaires des tumeurs se mêlent presque inévitablement au sang veineux, a été constatée au niveau de la tumeur primitive, ou des tumeurs ganglionnaires qui en dépendent directement, dans un grand nombre de cas de généralisation.

Il est incontestable encore que des fragments de la tumeur, détachés des champignons intraveineux, sont quelquefois emportés par le courant sanguin, que ces masses flottantes, grosses ou petites, s'arrêtent dans les divisions de l'artère pulmonaire, qu'elles peuvent s'y fixer par des adhérences, et continuer à s'accroître en donnant lieu à des tumeurs pulmonaires. L'existence de ces tumeurs secondaires par migration étant une fois établie, on peut se demander si la généralisation des tumeurs dans le poumon ne se fait pas toujours par ce mécanisme. Le plus souvent, il est vrai, les tumeurs secondaires des poumons, même les plus récentes, n'ont aucune connexion apparente avec les divisions de l'artère pulmonaire; mais ces connexions ne peuvent être reconnues que lorsque la masse intravasculaire est assez grosse pour s'arrêter dans une division d'un certain volume; et on conçoit très-bien que des fragments plus petits, que des éléments microscopiques, arrêtés dans les capillaires du poumon, pourraient devenir les germes de tumeurs secondaires dont le point de départ échapperait à l'observation.

A l'appui de cette idée, on peut invoquer un fait très-digne de remarque; c'est que, lorsqu'une tumeur située dans les organes qui dépendent de la veine porte vient à se généraliser, on trouve presque toujours, peut-être même toujours, des tumeurs secondaires dans le foie. Celles-ci peuvent en même temps se former dans d'autres organes; mais il est certain que le foie y est tout particulièrement exposé. Cela ne semble-t-il pas indiquer que l'obstruction des capillaires par des éléments organisés, émanés de la tumeur primitive, est la cause des tumeurs secondaires?

Enfin, on sait que plusieurs auteurs attribuent les abcès multiples, dits métastatiques, de l'infection purulente, à une cause analogue. Les globules purulents, mêlés au sang veineux, s'arrêteraient dans les capillaires, et provoqueraient autour d'eux un travail de suppuration. On invoque donc cet exemple, pour expliquer la formation des tumeurs secondaires généralisées, qu'on appelle dès lors *tumeurs métastatiques.*

Mais on remarquera d'abord que cette théorie de l'infection purulente, à laquelle Félix d'Arcet a attaché son nom, n'a plus aujourd'hui que de rares partisans. Ce n'est pas ici le lieu de démontrer que les abcès multiples de l'infection purulente ne sont nullement métastatiques, qu'ils ne sont pas dus à une cause mécanique, qu'ils se développent sous l'influence d'un état général, produit par le mélange du pus avec le sang; état analogue, quoique non identique, à celui qui fait naître les abcès multiples symptomatiques de beaucoup d'autres maladies. Loin donc que l'analogie dépose en faveur de l'origine mécanique des tumeurs secondaires multiples, elle nous conduit, au contraire, à attribuer ces tumeurs à une cause non mécanique.

Au surplus, l'étude des conditions au milieu desquelles se forment les tumeurs dites métastatiques, nous fournira une démonstration plus directe et plus précise que tous les raisonnements par analogie.

Si la théorie de la migration était fondée, il faudrait que le siége des dépôts secondaires fût toujours en rapport de communication vasculaire *directe* avec celui de la tumeur primitive. Il faudrait que la généralisation se fît toujours, ou du moins débutât toujours dans l'organe où le sang venu de cette tumeur traverse *pour la première fois* les capillaires. Or, il est bien vrai que les tumeurs des organes tributaires de la veine porte tendent presque exclusivement, au moins dans l'origine, à se généraliser dans le foie; mais, à cette première série de faits, on peut en opposer une autre bien plus considérable.

La plupart des tumeurs du tronc, et toutes les tumeurs de la tête et des membres, sont situées hors de la sphère de la veine porte, et les premiers capillaires traversés par le sang qui en revient sont les capillaires des poumons. C'est donc dans les poumons que la généralisation devait alors débuter. Ces tumeurs secondaires du poumon pourraient à leur tour, après avoir acquis un certain volume, s'ulcérer dans la cavité des veines pulmonaires, et déposer dans le sang rouge des éléments organisés qui répandraient dans tous les organes les germes de la généralisation; mais celle-ci ne pourrait atteindre aucun organe sans avoir préalablement atteint le poumon, et les dépôts secondaires devraient être plus fréquents dans le poumon que dans n'importe quel organe, et même que dans tous les autres organes réunis.

Telle serait la conséquence nécessaire de la théorie de la migration, relativement à la généralisation des tumeurs qui ne sont pas tributaires de la veine porte. Or, tout cela est en contradiction avec les résultats de l'observation. S'il est vrai que certaines tumeurs, telles que les chondrômes, les myéloïdes, les fibrômes, tendent à se généraliser principalement, peut-être même exclusivement, dans les poumons, il est parfaitement certain que le *cancer*, quel qu'en soit le siége primitif, se généralise beaucoup moins souvent dans le poumon que dans le foie. Sous le rapport de la fréquence des cancers secondaires, le foie occupe le premier rang, le système osseux occupe le second, et le poumon ne vient qu'en troisième ligne. J'ai fait, en 1850, le relevé de dix-sept cas de cancers de la mamelle, suivis d'infection et de généralisation. Les cancers secondaires occupaient ordinairement plusieurs organes. Chez deux femmes, le poumon était le siége exclusif de la généralisation; deux autres avaient en même temps des cancers secondaires dans les poumons et dans d'autres organes; cela faisait, en tout, quatre cas de cancers secondaires du poumon, tandis que les cas de cancers secondaires du foie étaient au nombre de douze. J'ajoute que deux femmes, dont le poumon était sain, avaient des cancers secondaires dans le système osseux. Comment conciliera-t-on ces faits avec la théorie de la généralisation par migration des éléments organisés? Supposera-t-on que les cellules cancéreuses émanées du cancer primitif aient traversé les capillaires pulmonaires, pour aller s'arrêter ensuite dans les capillaires périphériques? Mais il faudrait pour cela que ceux-ci fussent plus petits que ceux-là, et l'observation anatomique prouve, au contraire, que les capillaires du foie et de la moelle des os sont plus larges que ceux du poumon. Valentin a exagéré cette différence, qui n'en est pas moins réelle. Ainsi les capillaires du poumon ont $0^{mm},007$ à $0^{mm},008$ de diamètre; les plus petits vaisseaux de la moelle des os et du tissu spongieux ont de $0^{mm},009$ à à $0^{mm},010$; et les capillaires du foie varient de $0^{mm},009$ à $0^{mm},015$. Ces dimensions, que j'ai mesurées moi-même à plusieurs reprises, diffèrent à peine de celles qui sont indiquées par M. Kolliker. Il est clair, par conséquent, que des éléments organisés assez petits pour traverser le poumon, ne pourraient, sous aucun prétexte, s'arrêter dans le foie ni dans la moelle des os longs, ni dans le tissu spongieux des os; organes qui sont pourtant envahis par la généralisation plus souvent que le poumon lui-même.

Ces raisons suffiraient sans doute pour renverser la théorie de la généralisation par migration des germes; mais on peut en invoquer d'autres. Certains cancers se généralisent de préférence dans certains organes qui n'ont aucune communication vasculaire directe avec le siége de la tumeur primitive. Ainsi le cancer primitif des os a plus de tendance à se généraliser dans le système osseux que dans les autres parties du corps. J'ai dressé, en 1850, un relevé comprenant treize cas de cancers primitifs des os, suivis de généralisation; sur ce nombre, il y avait six cas où les cancers multiples secondaires occupaient à la fois le système osseux et les parties molles, et cinq cas où ils existaient exclusivement dans le squelette. L'influence du siége de la tumeur primitive sur celui des tumeurs secondaires ne pouvait être méconnue. Les partisans de la théorie de l'infection ne sont pas tenus d'expliquer ces affinités électives; mais ceux de la théorie de la migration sont bien obligés de reconnaître qu'elles échappent à toute explication mécanique.

Ces arguments, auxquels il me semble difficile de répondre, m'avaient déjà paru suffisants pour rejeter la théorie de la migration, à l'époque où je croyais encore que l'infection cancéreuse était toujours due à la pénétration des éléments cancéreux dans le sang. Mais on peut aujourd'hui invoquer un argument bien plus fort, puisque l'étude des tumeurs infectantes non cancéreuses a prouvé que l'infection et la généralisation sont dues, dans certains cas, et probablement même dans la plupart des cas, à l'absorption d'une substance soluble.

Je suis loin de nier la possibilité de la fixation des masses cancéreuses qui flottent dans les veines; j'admets même qu'emportées loin de leur siége primitif, elles peuvent continuer à vivre et à se développer. La matière cancéreuse qui remplissait la plupart des divisions de l'artère pulmonaire, chez un malade de M. Andral, celle qui occupait les veines iliaques, la veine cave, le ventricule droit du cœur et les ramifications de l'artère pulmonaire, chez deux malades de M. Langenbeck, celle qui distendait le tronc et les divisions de la veine porte dans deux cas publiés par MM. Andral et Cruveilhier, ne pouvaient être considérées comme provenant en totalité de la tumeur primitive. Il fallait que les fragments de cancer, après avoir été détachés de cette dernière, eussent continué à s'accroître. Mais ne voit-on pas que ces cancers intravasculaires présentaient des caractères et un siége tout particuliers, et qu'ils ne ressemblaient en rien aux cancers par infection? Ces faits ne prouvent qu'une chose : c'est qu'un fragment de *tissu* cancéreux, flottant dans la cavité d'une veine, peut se nourrir par imbibition aux dépens du sérum où il nage; et il n'en résulte nullement que des cellules ou des noyaux isolés jouissent de la même propriété. Les conditions en effet sont essentiellement différentes dans les deux cas. Un fragment de tissu solide, plongé dans le sang qui circule, s'entoure promptement d'un caillot qui le protége; les éléments qui le composent ne sont pas dissociés; ils conservent leurs connexions, et la structure du tissu n'est pas sensiblement modifiée. Dans le second cas, au contraire, les éléments microscopiques, disséminés dans le sang et battus avec les globules, sont livrés sans défense aux phénomènes d'oxydation et de décomposition dont le sang est le théâtre. Que deviennent les globules de pus injectés dans les veines des chiens? Ils sont promptement détruits, et au bout de quelques heures l'examen microscopique n'en découvre aucune trace dans le sang. Il est fort probable que les éléments cancéreux isolés qui pénètrent dans les veines subissent le même sort, et c'est pour cela sans doute que l'examen microscopique du sang des cancéreux cachectiques donne presque toujours des résultats négatifs, quoique l'ulcération intraveineuse, qui verse dans le sang des cellules et des noyaux de cancer, soit loin d'être rare.

Il me parait donc prudent, dans l'état actuel de la science, de se borner à constater que la généralisation des tumeurs est la conséquence de l'infection produite par la tumeur primitive, et d'avouer que jusqu'ici aucune explication plausible n'a pu rendre compte des relations directes qui existent entre cet état général et ses manifestations locales. Nos connaissances ne sont ni plus ni moins avancées sur ce point qu'elles ne le sont à l'égard de la cause immédiate des boutons varioliques, des ulcérations de la morve, des éruptions folliculeuses de la fièvre typhoïde et du choléra, et des manifestations multiples de la syphilis constitutionnelle, lésions anatomiques développées, comme les tumeurs par infection, sous l'influence d'un état général de l'économie.

CHAPITRE XIII

DE LA RÉCIDIVE DES TUMEURS.

Toute tumeur qui renaît après avoir été enlevée ou détruite est dite en état de récidive.

Les tumeurs peuvent récidiver, soit dans la cicatrice, soit dans le voisinage de la cicatrice, soit dans les ganglions correspondants, soit enfin dans des organes qui ne communiquent avec le siége de la tumeur primitive que par l'intermédiaire de la circulation. Elles peuvent récidiver encore sur plusieurs points à la fois. Elles peuvent récidiver plusieurs fois de suite, et même indéfiniment. Enfin, la récidive peut survenir à des époques très-variables, tantôt quelques mois ou même quelques années après l'opération, tantôt seulement au bout de plusieurs années, de huit ou dix ans, et même davantage.

La récidivité, ou tendance à la récidive, est un des caractères les plus frappants de la malignité, et c'est à coup sûr celui qui préoccupe le plus le chirurgien. Les opérations étant presque toujours pratiquées avant la période de l'infection apparente, la récidive des tumeurs est ordinairement le premier phénomène qui paraisse indiquer qu'il y a dans l'économie autre chose qu'un trouble local, et, à l'époque où l'on classait les tumeurs d'après leurs caractères cliniques, et où la grande division en tumeurs bénignes et tumeurs malignes suffisait à la curiosité des praticiens, l'idée de récidive et l'idée de malignité se confondaient en une seule. Pour Boyer, l'examen anatomique des tumeurs était sans aucune utilité pratique, et ne jetait aucune lumière sur le diagnostic et le pronostic. Lorsqu'une tumeur était enlevée, on ne pouvait savoir si elle était ou non cancéreuse. Il fallait attendre patiemment; si elle récidivait, c'était un cancer, sinon, non (1). Nous signalons cette singulière doctrine à l'attention de ceux qui disent encore que la vieille division des

(1) Boyer, *Maladies chirurgicales*, 1re édit., t. II, p. 309; et t. VII, p. 234.

tumeurs en bénignes et malignes était « essentiellement pratique. »

Nous savons aujourd'hui que les cancers ne sont malheureusement pas les seules tumeurs sujettes à la récidive. Presque toutes les tumeurs peuvent récidiver d'une manière ou d'une autre. La récidivité du cancer est constante, suivant les uns, à peu près constante, suivant les autres. C'est un point encore en contestation. Celle des tumeurs fibroplastiques, des épithéliômes, des pseudadénômes, des kéloïdes, est moins générale, quoique encore très-prononcée. La tendance à la récidive est moindre dans la plupart des autres espèces de productions accidentelles, mais il en est bien peu qui en soient *constamment* exemptes. Les fibrômes, les myéloïdes, les adénômes uni ou multiglandulaires, les chondrômes, les tumeurs érectiles, les loupes enkystées, et même certains lipômes, peuvent récidiver. Ce ne sont pas seulement les tumeurs proprement dites qui sont susceptibles de se reproduire après l'ablation. Un grand nombre de lésions locales, et de productions accidentelles qu'on n'a pas jugé convenable de ranger parmi les tumeurs, peuvent se comporter de la même manière. On détruit les granulations et les fongosités de la conjonctive, et elles reparaissent; on enlève la carie, et la carie renaît; on excise les végétations des organes génitaux, et il s'en forme de nouvelles. Le ptérygion, les productions cornées, les verrues, les durillons, les cors, peuvent aussi reparaître après l'ablation. Je pourrais encore multiplier les exemples. Dira-t-on que tout cela soit de la même nature que le cancer? voudra-t-on avec Boyer faire de la récidive la pierre de touche du cancer? Que cette erreur, que cet aveu d'un grand clinicien nous soient profitables; qu'ils nous apprennent à nous méfier de la symptomatologie pure, à nous tourner vers l'anatomie pathologique, et à lui demander, pour nos classifications, des caractères moins trompeurs que celui de la récidive.

Au surplus, le mot de récidive, un de ceux dont on se sert le plus souvent, est aussi un de ceux dont on a le moins précisé la signification. On l'emploie pour désigner des choses très-différentes. Cette confusion a souvent sa raison d'être dans la pratique, parce qu'il peut être difficile ou impossible de déterminer la nature des rapports qui existent entre le mal nouveau et le mal ancien; mais, au point de vue de la physiologie pathologique, il faut bien savoir que la récidive peut s'effectuer par deux mécanismes qui n'ont absolument rien de commun l'un avec l'autre.

Tantôt, après l'ablation *complète* du mal, on voit renaître, soit sur le théâtre de l'opération, soit dans un autre point de l'économie, une tumeur de même nature que la première. Le mal était entièrement détruit, il n'en restait plus aucun germe local; il s'est reproduit dè toutes pièces: c'est la *récidive par répullulation.*

D'autres fois, au contraire, la récidive se produit parce que l'ablation du mal a été *incomplète*, parce qu'on a laissé, au milieu de parties en apparence saines, des parcelles de tissu pathologique. Ces parcelles, survivant à l'opération, conservent la propriété de s'accroître par la multiplication graduelle de leurs éléments anatomiques, et c'est cette propriété qui donne lieu à la récidive. Le mal ne se reproduit pas, il ne fait que continuer: c'est la *récidive par continuation.*

La distinction de ces deux espèces de récidives est mise en évidence par deux ordres de faits qui ne peuvent donner prise à aucune objection. Lorsque la nouvelle tumeur se développe dans un organe qui n'a aucune connexion anatomique avec la région primitivement affectée, comme l'étude du cancer en offre de fréquents exemples, il est incontestable que la récidive a eu lieu par répullulation. Il n'est pas moins incontestable qu'elle a lieu par continuation lorsqu'on *sait* positivement que l'ablation a été incomplète, et que le point où l'on sait qu'il est resté un peu de la tumeur devient promptement le siége de la récidive. L'habileté la plus consommée ne met pas toujours en garde contre cette cause de récidive. On découvre quelquefois, pendant l'opération, que la tumeur envoie un prolongement imprévu dans une région inaccessible à la chirurgie, et on se résigne malgré soi à respecter ce prolongement. D'autres fois, on croit avoir enlevé tout le mal; on a effectivement enlevé tout ce qui était appréciable à la vue et au toucher. On referme la plaie en toute confiance; mais, en examinant la pièce au microscope, on découvre quelque part une petite fusée de tissu morbide qui se prolonge jusqu'à la surface de la section, et qui, invisible à l'œil nu, visible seulement à la loupe, ne se laisse nettement caractériser que par l'examen microscopique. D'autres fois enfin, la région ganglionnaire adjacente, libre, le jour de l'opération, de tout engorgement appréciable, présente, au bout de quelques jours un petit ganglion roulant; on espère que ce n'est qu'un engorgement simple, mais bientôt il s'accroît et se comporte comme la tumeur primitive. Dans les trois cas, le chirurgien conclut avec juste raison, qu'il est resté, soit dans la plaie, soit dans le ganglion, un germe matériel dont le développement a donné lieu à la récidive.

Les deux espèces de récidives que nous venons de distinguer, ont été désignées à tort sous le nom de *récidive à distance*, et de *récidive sur place*. Ces deux mots sont très-inexacts, ou plutôt ils correspondent très-inexactement à nos deux espèces de récidives. En effet, les récidives par continuation se font quelquefois à distance, et beaucoup de récidives par répullulation véritable se font sur place.

J'ai cité plus haut, dans le chapitre de l'étiologie des tumeurs, l'observation de M. R..., ancien notaire, qui fut atteint d'un encéphaloïde mélanique du talon à la suite d'une contusion, et chez lequel, après l'ablation complète de la tumeur, la récidive se fit promptement dans les ganglions de l'aine. C'était une récidive par continuation, et pourtant c'était une récidive à une grande distance de la tumeur primitive. Je rappelle cet exemple, parce que la distance entre le siége du mal et la récidive par continuation était aussi grande que possible; mais les faits de ce genre se présentent continuellement dans la pratique. Que les récidives se fassent du talon dans les ganglions inguinaux, ou de la mamelle dans les ganglions axillaires, ou de la lèvre inférieure dans les ganglions sous-maxillaires, ce sont toujours des récidives à distance, et pourtant ces récidives le plus souvent ont lieu par simple continuation. On a enlevé toute la tumeur primitive, mais les ganglions correspondants étaient déjà atteints, et le mal a continué à se développer.

D'autres fois, les récidives par continuation s'effectuent à quelques centimètres de la cicatrice. Certaines tumeurs, notamment les cancers squirrheux et les épithéliômes, envoient dans les tissus environnants des prolongements qui se réduisent quelquefois à de petites fusées presque filiformes. Ces fusées peuvent acquérir plusieurs centimètres de longueur. A l'autopsie d'un individu qui avait succombé à l'amputation de la partie antérieure de la langue, pratiquée pour cause d'épithéliôme, j'ai vu un de ces prolongements qui s'étendait d'avant en arrière, sur la ligne médiane, jusqu'au voisinage de l'os hyoïde. Les récidives par continuation dues à cette cause, se font souvent dans la cicatrice même; mais il peut arriver que la tumeur nouvelle se développe à quelques centimètres plus loin.

Toutes ces récidives par continuation ont cela de commun qu'elles se font dans la sphère de l'action *locale* de la tumeur primitive. C'est pourquoi quelques auteurs les ont désignées sous le nom de *récidives locales*; mais ce nom ne leur convient pas moins que celui de récidives sur place, parce que la plupart des récidives par répullulation se font également, comme les précédentes, soit dans la cicatrice, soit dans la région voisine. Cela est tellement vrai, qu'il est souvent difficile, et quelquefois impossible de savoir si une récidive a lieu par continuation ou par répullulation, et que plusieurs auteurs, même parmi les modernes, ont pu croire que toutes les récidives se faisaient par continuation. Blandin professait encore, en 1843, cette opinion à laquelle il renonça dans les dernières années de sa vie.

Les récidives par continuation se manifestent en général peu de temps après l'opération, quelquefois même avant l'entière cicatrisation de la plaie. Il est impossible d'assigner une limite à la durée du temps qui peut séparer le jour de l'opération du jour où cette espèce de récidive devient apparente. Cette durée varie beaucoup suivant la nature de la tumeur, et suivant la marche plus ou moins rapide qu'elle affectait avant l'opération. Toutefois, lorsqu'une tumeur récidive sur place, après un délai de cinq ou six mois, il est extrêmement probable qu'il s'agit d'une récidive par répullulation et non par continuation.

Les récidives par répullulation peuvent se manifester à toutes les époques, soit sur place, soit à distance. Il ne peut s'élever aucun doute sur la nature de celles qui se font à distance. Celles qui se font sur place au bout de six mois, d'un an, de plusieurs années, se distinguent également très-bien des récidives par continuation. Mais celles qui surviennent plus tôt sont plus difficiles à interpréter, et le chirurgien se demande souvent en pareil cas si le mal s'est reproduit ou n'a fait que continuer, à moins que les circonstances de l'opération n'aient permis d'acquérir la certitude que le mal a été enlevé en totalité. Ainsi, par exemple, lorsqu'on ampute la cuisse pour un cancer bien circonscrit du tibia, et que la récidive s'effectue dans le moignon, quelque précoce que soit cette récidive, on doit, sans hésiter, la considérer comme une répullulation.

Sous le rapport de la physiologie pathologique, les récidives par continuation ne donnent lieu à aucune difficulté. La parcelle de tissu morbide qui est restée en place a conservé sa structure et son pouvoir d'accroissement. Ses éléments se multiplient avec une rapidité variable, et elle finit par acquérir un volume appréciable. Il est permis de croire que, dans certains cas, le bouleversement local produit par l'opération, et la réaction inflammatoire consécutive, ont pour conséquence d'entraver la nutrition et l'accroissement du tissu accidentel qui deviendra plus tard le point de départ de la récidive, et on conçoit ainsi pourquoi celle-ci ne se manifeste quelquefois qu'au bout d'un certain laps de temps.

Nous allons maintenant concentrer toute notre attention sur les récidives par répullulation, les seules qui aient donné lieu à des discussions doctrinales.

L'origine de ces récidives est aussi obscure, ni plus ni moins, que celle de la tumeur primitive. Il est bien certain qu'il y a une liaison entre la première tumeur et celle qui lui succède, puisqu'elles sont toutes les deux de même nature anatomique, et que d'ailleurs elles ont exactement la même marche clinique. Mais ce n'est qu'une liaison indirecte, puisqu'il n'y a eu entre elles aucune relation de continuité. On est donc obligé d'admettre qu'elles dépendent toutes deux d'une cause qui a présidé au développement de la première tumeur, qui a persisté dans l'économie après l'opération, et qui a provoqué ensuite la récidive. En d'autres termes, on est obligé de les considérer l'une et l'autre comme étant sous la dépendance d'une *diathèse*.

Nous nous sommes expliqué ailleurs (voy. p. 143 et p. 311), sur la nature de cette diathèse, qui n'est pas une maladie, qui est seulement une cause de maladie, et qui peut persister très-longtemps dans l'économie sans se manifester. Elle n'est pas neutralisée par la formation d'une tumeur locale, elle continue à exister, aussi latente qu'auparavant. Débarrassé de cette tumeur par une opération, le malade se trouve dans les mêmes conditions qu'avant l'époque où elle s'est formée, et, par cela même que, la première fois, la diathèse s'est trahie par une manifestation locale, par cela même, cette fois-ci, elle doit, plus tôt ou plus tard, si rien ne vient la combattre, aboutir à une manifestation nouvelle.

Rappelons maintenant que, dans le chapitre de l'étiologie, nous avons admis que les tumeurs peuvent dépendre de deux espèces bien différentes de diathèses, savoir : les *diathèses générales*, qui paraissent résider dans les liquides de l'économie, comme ces dispositions inconnues qu'on désigne sous le nom de tempéraments, et les *diathèses des systèmes* ou *diathèses partielles*, qui paraissent dépendre seulement de l'état particulier de l'un des systèmes anatomiques qu'on étudie en anatomie générale, tels que le système osseux, le système fibreux, le système nerveux, etc. L'existence de cette seconde espèce de diathèses est révélée par l'observation des cas où plusieurs tumeurs de même nature se développent simultanément ou successivement dans les diverses parties d'un même système anatomique, sans montrer la moindre tendance à se former dans les autres systèmes. Ainsi, lorsque plusieurs centaines de fibrômes existent chez le même individu, et que toutes ces tumeurs, sans aucune exception, ont leur siége dans les cordons nerveux, tout permet de croire qu'elles ne dépendent pas d'un état général de l'économie, mais seulement de la constitution particulière des nerfs, — de même que les anévrysmes multiples se développent à la faveur d'une disposition particulière du système artériel.

Ces deux ordres de diathèses peuvent donner lieu à des récidives par répullulation, mais, tandis que les récidives par diathèse générale peuvent se manifester partout, les autres ne se montrent que dans le système où la tumeur primitive s'était formée. En outre, les premières appartiennent *en général* à des tumeurs dont la marche est plus ou moins maligne, et ont, par conséquent, une signification très-fâcheuse, tandis que les autres sont *ordinairement* sans malignité, ne devenant nuisibles que par leur siége, leur nombre et leur volume. Il importe donc de les distinguer, et, quoique cette distinction ne soit pas toujours facile dans la pratique, elle doit du moins être établie en théorie. Mais il n'en faut pas conclure avec quelques auteurs que les récidives de la seconde espèce ne soient pas des récidives. Ce sont, au contraire, des récidives dans toute la force du mot, et si on a pu le contester, c'est parce qu'on avait besoin de faire figurer le caractère de la récidive dans la définition de la malignité, et parce que dès lors il fallait bien nier la répullulation des tumeurs évidemment bénignes, comme le sont, par exemple, les loupes et les lipômes. On savait bien que l'ablation complète de ces tumeurs ne met pas à l'abri de la formation d'une nouvelle tumeur de même nature, mais on s'efforçait de croire qu'il n'y avait aucune solidarité entre la première tumeur et la seconde, et que leur succession était le résultat d'une pure coïncidence. Il nous serait facile de démontrer que cette interprétation est tout à fait fausse. S'il s'agissait d'une coïncidence pure et simple, l'opéré n'aurait pas plus de chances d'avoir une seconde tumeur, que s'il n'avait jamais eu la première. Or, il est bien certain que la plupart des individus sont exempts de loupes pendant toute leur vie ; pour un enfant qui vient au monde, et qui est appelé à vivre jusqu'à la vieillesse, la chance d'avoir une loupe dans tout le cours de sa vie est certainement inférieure à un demi. Maintenant, je ne crains pas de dire qu'un homme opéré d'une première loupe, a sept ou huit chances sur dix d'en avoir une seconde ; qu'après l'ablation de celle-ci, il a sept ou huit chances sur dix d'en avoir une troisième, et cela, dans un laps de temps de quelques années. Il n'est aucun chirurgien qui n'ait eu bien des fois l'occasion d'opérer ainsi successivement plusieurs loupes sur le même individu. De même, un individu opéré d'un lipôme, a plus de chances d'en avoir un second que s'il n'avait pas eu le premier. En d'autres termes, après l'ablation d'une loupe ou d'un lipôme, il reste dans l'économie une disposition à la formation de tumeurs de même nature. Cette disposition est infiniment moindre sans doute que s'il s'agissait d'un cancer, mais elle ne peut être mise en doute. Pourquoi donc s'est-on efforcé de nier la récidivité des lipômes? Parce que ces tumeurs, considérées sous les autres points de vue sont sans aucune malignité. Singulière contradiction ! Nous avons vu tout à l'heure que pour les uns la récidive est la pierre de touche de la malignité; voici maintenant que, pour d'autres, c'est au contraire la malignité qui est devenue la pierre de touche de la récidive. Et, ce qu'il y a de plus remarquable, c'est que ces deux interprétations opposées font partie de la même doctrine, que les partisans logiques de cette doctrine sont obligés de les admettre toutes deux, suivant la nature du fait dont on leur demande l'explication. S'agit-il de démontrer que l'épithéliôme est un cancer? Ils disent : cette affection récidive, donc elle est maligne. — On leur objecte que le lipôme peut récidiver aussi. Alors ils répondent que c'est une erreur, que la reproduction du lipôme n'est pas une récidive, mais une simple coïncidence, parce que le lipôme n'est pas une tumeur maligne; c'est simplement ce qu'on appelle un cercle vicieux.

La récidive des lipômes, celle des loupes, et dans beaucoup de cas celle des chondrômes et des fibrômes, est due à l'existence de diathèses partielles mises en évidence par les cas où ces tumeurs existent en grand nombre sur le même individu. Après l'ablation d'une première production accidentelle, la diathèse du système anatomique correspondant persiste comme auparavant et fait naître une seconde tumeur comme elle avait produit la première. Il y a donc liaison entre ces deux manifestations successives, comme dans le cas où la tumeur qui récidive est de nature cancéreuse. De quelque manière qu'on définisse la récidive, il est impossible de ne pas faire rentrer ces deux ordres de faits dans la catégorie des récidives par répullulation. Ils ne diffèrent que par la nature de la diathèse qui survit à l'opération, diathèse générale dans un cas, c'est-à-dire répandue dans toute l'économie; partielle dans l'autre, c'est-à-dire limitée à un système anatomique.

Nous venons d'envisager les cas extrêmes, de comparer entre elles, sous le point de vue de la récidive, les tumeurs les plus graves, et les tumeurs les plus inoffensives. S'il n'y avait dans la nature que ces deux ordres de faits, on serait conduit logiquement à les rapprocher les uns des autres, sans les confondre pour cela. Toutefois, la différence des résultats et la différence des causes permettraient aisément de comprendre comment certains chirurgiens ont été conduits à adopter des noms différents pour désigner la reproduction du mal. Mais il y a des cas intermédiaires qui établissent des transitions entre ces deux ordres de faits, qui les relient entre eux par des nuances insensibles, et c'est faute de les avoir étudiés qu'on a pu être tenté de confondre l'idée de récidivité avec l'idée de malignité.

Il y a d'abord les *kéloïdes*, productions accidentelles composées de tissu fibreux et de tissu fibroplastique, développées le plus ordinairement sur des cicatrices, mais pouvant naître aussi par exception dans des régions qui n'ont jamais été blessées. La kéloïde est presque toujours unique; ordinairement elle n'atteint qu'un petit volume, au delà duquel elle ne s'accroît plus. Toutefois elle peut devenir plus grosse, s'ulcérer spontanément, et donner lieu à une plaie qui n'a aucune tendance à la guérison. Du reste, aucun engorgement ganglionnaire, aucun trouble général de l'économie. Telle est la maladie, et elle paraît entièrement locale. Pourtant, si l'on opère la kéloïde, elle récidive presque aussi constamment que le cancer; si on l'opère encore, elle récidive une seconde fois, une troisième, et quelquefois indéfiniment; mais elle ne renaît jamais que sur place. Quel nom donnera-t-on à cette récidive? Est-ce une récidive par continuation? Cette idée ne peut venir à ceux qui ont opéré ces tumeurs. C'est en vain qu'on déborde largement les limites du mal en empiétant sur la peau saine; en vain qu'on enlève l'aponévrose sous-cutanée, qui d'ailleurs est toujours tout à fait indépendante de la tumeur adjacente. La récidive a lieu aussi bien dans ces cas qu'à la suite des opérations plus parcimonieuses. C'est donc une repullulation véritable. On ne peut pas dire cependant que la kéloïde soit une tumeur maligne; si, de guerre lasse, on l'abandonne à elle-même, elle croît jusqu'à un certain volume, puis s'arrête et reste indéfiniment stationnaire sans donner lieu à aucun autre accident. J'ai même eu l'occasion de remarquer qu'ordinairement (mais non toujours) la tumeur par récidive atteint exactement ni plus ni moins et conserve ensuite définitivement le volume qu'avait atteint naturellement la tumeur primitive. C'est ce que j'ai vu en particulier sur un de mes élèves, aujourd'hui docteur en médecine. Un éclat de capsule lui fit une petite plaie à la joue dans son enfance. Une tumeur du volume d'une petite noisette se forma en ce point; à dix-huit ans le jeune homme fut opéré par son père; récidive à vingt ans; seconde opération, récidive à vingt-trois ans; ce jeune confrère fut opéré par moi pour la troisième fois. Je débordai en tous sens les limites de la tumeur de plus d'un centimètre; je fis une autoplastie par glissement; la réunion eut lieu par première intention, en quatre jours. Trois mois après, nouvelle tumeur, qui acquit en quelques mois, comme les deux précédentes, le volume d'une petite noisette. Depuis lors la tumeur n'a plus bougé; elle n'a pas subi le moindre changement. L'opéré a aujourd'hui trente-six ans, il est exactement dans le même état qu'avant la première opération. Je répète que je possède plusieurs faits de ce genre; et je ne puis m'empêcher de les rapprocher de ces phénomènes de régénération observés chez les animaux inférieurs, et dont j'ai déjà parlé dans le chapitre II en étudiant l'*influence de la région* sur l'organisation des blastèmes. Lorsqu'on coupe la queue d'une salamandre, il repousse une autre queue exactement semblable à la première. Il semble que la kéloïde, une fois formée en vertu d'une cause inconnue particulière à la région affectée, constitue comme un organe surajouté à l'économie, organe simple qui se reproduit quand on l'enlève, comme renaît la queue de la salamandre. Cette récidive par répullulation dépend d'une influence morbide limitée à une certaine région, car sur le même individu les cicatrices des autres régions ne donnent pas lieu à des kéloïdes. Quel nom donnera-t-on maintenant à la reproduction des kéloïdes? Il serait absurde de dire que ce n'est pas une récidive. On peut distinguer cette récidive des autres, dire qu'elle dépend d'une diathèse locale limitée à une certaine région du corps, qu'elle diffère à la fois de la récidive du cancer et de celle des loupes et des lipômes, mais on ne peut nier qu'elle établit une transition entre ces deux espèces de récidives, et il est clair qu'elle ressemble beaucoup plus à la seconde qu'à la première, au point de vue de l'étiologie, quoiqu'elle ressemble beaucoup plus à la première qu'à la seconde, au point de vue de la clinique.

Parlons maintenant de la récidive des chondrômes. Ce sont habituellement des tumeurs uniques et guérissant radicalement par l'opération, mais, comme les lipômes, ils peuvent être multiples, et on remarque alors que toutes les tumeurs existant sur le même individu ont leur siége ou leur point de départ dans le système osseux (notamment dans le squelette de la main et du pied). Ils dépendent alors évidemment d'une diathèse partielle, limitée à ce système. Du reste, ces chondrômes multiples, considérés un à un, ne sont pas plus graves que les chondrômes uniques; ils peuvent persister depuis la jeunesse jusqu'à la vieillesse, sans autre accident que la gêne qui résulte de leur poids ou de leur volume; enfin, ils peuvent rester indéfiniment stationnaires, aussi inoffensifs en cela que les lipômes les plus simples. Il arrive pourtant quelquefois qu'après l'ablation complète d'un chondrôme du système osseux, il s'en produit un second par répullulation, dans une autre partie du squelette.

Cette récidive est due à la persistance d'une diathèse particulière, limitée au système osseux, diathèse comparable à celles qui font récidiver les loupes et les lipômes. Dira-t-on que ce n'est pas une véritable récidive ? Il faudrait le dire si l'on persistait à nier la récidivité des loupes et des lipômes, car les conditions étiologiques sont exactement les mêmes dans les trois cas. Mais le chondrôme du système osseux n'est pas susceptible de récidiver seulement dans les os; il y a des cas, d'ailleurs extrêmement rares, où il récidive ailleurs, et alors ce n'est plus sous l'influence d'une diathèse partielle, mais sous l'influence d'une diathèse générale que la récidive a lieu. Le chondrôme peut donc récidiver tantôt comme le lipôme, tantôt comme le cancer. Emploiera-t-on des noms différents pour désigner ces deux variétés de récidives? Cela serait à la rigueur possible en théorie, mais dans la pratique ce serait une source perpétuelle de confusion. Car, les deux espèces de diathèses et de récidives une fois admises, il y a bien une raison pour que la diathèse partielle ne puisse produire la récidive que dans les os, mais il n'y a pas de raison pour que la diathèse générale doive faire toujours naître les récidives hors du squelette. Il est clair qu'elle plane aussi bien sur les os que sur les autres systèmes anatomiques, sans cela elle ne serait pas générale. Étant donné, par conséquent, un cas où un chondrôme unique d'un os aura récidivé dans un autre os, il sera impossible de savoir si *dans ce cas particulier*, la récidive est due à une diathèse partielle ou à une diathèse générale. Il faut donc se résigner, dans la pratique, à attendre l'événement pour savoir si la seconde tumeur se comportera ultérieurement comme une tumeur locale ou comme une tumeur liée à un trouble général de l'économie. Attendra-t-on jusque-là avant de donner un nom au phénomène de la répullulation des chondrômes? Il faut avouer que ce serait fort gênant pour les praticiens. Voilà où conduirait la doctrine « essentiellement pratique » des auteurs qui veulent que l'idée de récidive soit inséparable de celle de malignité. Quant à nous, la seule conclusion que nous en puissions tirer, c'est que la malignité est un mot, et non une chose, une expression énergique dont on peut se servir sans inconvénient pour qualifier certaines tumeurs, mais non pour les caractériser.

En résumé, il y a récidive toutes les fois qu'il y a une certaine liaison entre la seconde tumeur et celle qui l'a précédée.

Si cette liaison est *directe*, c'est-à-dire si la seconde tumeur est en continuité avec la première, la récidive a lieu *par continuation.*

Si cette liaison est *indirecte*, c'est-à-dire si les deux tumeurs, indépendantes l'une de l'autre, dépendent l'une et l'autre d'une cause commune, d'une diathèse qui, après avoir enfanté la première, a survécu à l'opération et enfanté la seconde, alors la récidive a lieu *par répullulation.*

La diathèse qui est la cause de la récidive est tantôt *générale*, tantôt *partielle*. Les récidives par diathèse générale peuvent se produire partout; les récidives par diathèse partielle ne se produisent que dans le système anatomique, ou dans la région particulière où réside cette diathèse.

Certaines espèces de tumeurs peuvent récidiver, tantôt sous l'influence d'une diathèse générale, tantôt sous l'influence d'une diathèse partielle; c'est donc en vain qu'on chercherait à faire de la nature des récidives un caractère distinctif *absolu* dans la classification des tumeurs.

Une récidive qui s'effectue dans une région et dans un système anatomique différents de la région et du système où la première tumeur s'est développée, est bien évidemment due à une diathèse générale. Mais lorsque la récidive a lieu, soit dans la même région, soit dans le même système, la nature de la diathèse qui l'a produite est encore douteuse ; cette diathèse peut être partielle ou locale, mais elle peut aussi être générale.

Il est certain par exemple que le cancer est dû à une diathèse générale, puisqu'il peut renaître dans des tissus ou dans des organes qui n'ont absolument aucune analogie anatomique, ni aucune connexion de voisinage ou de continuité avec le siége de la première tumeur. Mais il n'est pas moins certain que la récidive du cancer, *même la récidive par répullulation*, s'effectue le plus souvent, soit dans la cicatrice, soit dans les ganglions correspondants, soit dans les parties environnantes. Ainsi, après l'ablation du sein, il est beaucoup plus commun de voir la récidive se faire dans la région mammaire, ou axillaire, que dans les autres régions du corps. Ces cas sont beaucoup trop communs pour qu'on puisse les attribuer à des opérations incomplètes. D'ailleurs, les nouvelles tumeurs se montrent quelquefois dans la peau, sous forme de tubercules multiples, distincts, disséminés jusqu'à cinq ou six centimètres de la cicatrice, et, comme cela s'observe même dans les cas où le cancer primitif était encore, le jour de l'opération, recouvert d'une peau entièrement saine, l'idée d'une récidive par continuation ne peut pas se présenter à l'esprit.

La prédilection que la récidive affecte pour la région débarrassée d'un premier cancer par une opération méthodique et *complète* n'est nullement en opposition avec la doctrine qui attribue cette récidive à une diathèse générale. La diathèse s'est d'abord localisée en un point de l'économie, pour donner naissance au cancer primitif. Pourquoi ce point a-t-il été frappé de préférence aux autres? On a invoqué les causes occasionnelles, l'état inflammatoire, l'activité exagérée de tel ou tel organe, circonstances dont l'efficacité est devenue tout à fait exceptionnelle, pour ce qui concerne le cancer, depuis que l'histologie a épuré le groupe des affections cancéreuses. Il est bien certain que le développement du cancer primitif paraît entièrement spontané, c'est-à-dire qu'il ne peut être attribué à aucune cause locale appréciable, mais il est tout aussi certain que tout phénomène a une cause, et que la diathèse générale ne se serait pas localisée dans une certaine région, si une influence particulière, une prédisposition, une tendance quelconque, n'avait pas mis cette région sous la domination du cancer. On n'a pas besoin de savoir en quoi consiste cette influence pour concevoir qu'elle puisse persister après l'opération, et que les localisations ultérieures de la diathèse tendent à s'effectuer de préférence dans la même région. Il n'est pas impossible toutefois d'entrevoir l'explication de ce fait en le rapprochant de quelques autres que j'ai déjà eu l'occasion d'étudier.

Dans le second chapitre de cet ouvrage, en parlant des causes diverses qui concourent à déterminer la formation des néoplasmes, j'ai cité une série de faits tendant à établir l'existence d'une disposition particulière que j'ai désignée sous le nom d'*influence de la région* (1). C'est à une influence de cet ordre que j'attribue la prédilection des récidives par répullulation pour la région primitivement affectée. C'est elle qui dirige vers une région déterminée les matériaux des blastèmes pathologiques. Pendant la durée du cancer primitif, ces matériaux affluent vers le siége de la tumeur, dont ils déterminent l'accroissement, et, lorsque les choses suivent leur cours naturel, il est rare que la diathèse cancéreuse se localise dans une autre région indépendante de la première ; — car on n'a pas oublié sans doute que les cancers secondaires multiples, et le plus souvent viscéraux, de la généralisation, dépendent d'une infection tout à fait différente de la diathèse (2). Mais il est assez commun de voir naître autour de la tumeur primitive, soit dans l'épaisseur de la peau, soit dans la couche sous-cutanée, un grand nombre de petites tumeurs dures, rondes, bien circonscrites, disséminées jusqu'à huit, dix centimètres, et même davantage, des limites du premier cancer, indépendantes les unes des autres, et évidemment libres de toute connexion anatomique avec la tumeur primitive. Ces petites tumeurs,

(1) Voy. plus haut, p. 106-112.
(2) Voy. les paragraphes 4 et 5 du chapitre précédent.

dont le volume dépasse rarement celui d'un pois ou d'un haricot, ont été désignées sous le nom de *tubercules cancéreux disséminés*. Plusieurs auteurs les ont considérées comme une forme de la généralisation, mais d'autres ont constaté qu'elles existaient souvent chez des individus dont la santé générale paraissait intacte. D'après cela, MM. Walshe et Hodgkin, ne pouvant les placer sous la dépendance de l'infection, ont cru devoir invoquer, pour en expliquer la formation, un mode particulier de propagation, par proximité, c'est-à-dire sans continuité directe. Or, j'ai décrit, assez amplement, dans un chapitre spécial, les phénomènes de la propagation, pour être en droit de dire ici sans entrer dans de nouveaux développements, que cette propagation par simple proximité est entièrement imaginaire. Mais l'hypothèse des deux auteurs anglais prouve du moins qu'ils ont été vivement frappés de la différence qui existe entre les tubercules cancéreux disséminés dans le voisinage du premier cancer, et les cancers multiples qui sont la conséquence de l'infection.

Pour ma part, j'ai étudié attentivement plusieurs malades chez lesquelles ces tubercules étaient disséminés autour du cancer de la mamelle, et qui ne présentaient aucun signe d'infection. Une fois, il me parut possible de les enlever en même temps que la tumeur principale, et la malade, que j'opérai en 1856, resta deux ans sans récidive, jouissant de la santé la plus parfaite. La récidive se fit dans le voisinage de la cicatrice sous la forme de tubercules disséminés qui restèrent plusieurs mois stationnaires ; puis l'un d'eux se développa, acquit le volume d'une grosse noix, et finalement s'ulcéra, pendant que les autres restaient tout petits. L'aisselle était encore libre d'engorgement, une opération était encore praticable, mais la malade s'y refusa, et néanmoins sa santé générale se maintint encore pendant près de deux ans. Cette dame est morte seulement en 1861, et il est bien clair qu'elle n'aurait pas survécu si longtemps à l'opération, si les tubercules disséminés que j'enlevai en 1856 avaient été la conséquence de l'infection cancéreuse. Deux fois j'ai fait l'autopsie de femmes qui étaient mortes avec des tubercules disséminés, et je n'ai trouvé de cancers secondaires ni dans les viscères, ni dans aucun organe situé hors de la région mammaire. Dans un cas, ces tubercules existaient non-seulement sous la peau, mais encore dans l'épaisseur du muscle grand pectoral, où ils formaient un grand nombre de petits grains parfaitement isolés. Ces faits, que j'ai recueillis depuis la publication de mon *Mémoire sur l'anatomie pathologique du cancer*, m'ont convaincu de plus en plus que j'avais eu raison, il y a douze ans, de décrire les tubercules disséminés comme des accidents diathésiques, indépendants de l'infection.

Je rappellerai à cette occasion que le cancer primitif est en général unique, qu'il est cependant multiple quelquefois, mais qu'alors c'est toujours dans le même organe ou dans des organes très-étroitement unis et compris dans la même région, que naissent les cancers primitifs multiples. Ainsi j'ai trouvé deux fois dans le foie des foyers cancéreux primitifs, assez nombreux, petits, presque égaux en volume et évidemment à peu près contemporains. M. Lebert a vu un cancer mélanique de la grande lèvre débuter sous la forme de petites végétations noirâtres, isolées, parfaitement distinctes dans l'origine, qui n'étaient pas encore complétement fusionnées lorsque l'opération fut pratiquée. J'ai vu également un cas de cancers primitifs multiples du poumon. Depuis que j'ai publié ces faits (1), j'ai disséqué la tête d'une jeune femme chez laquelle six tumeurs cancéreuses s'étaient développées dans l'épaisseur de l'os frontal et des pariétaux. Ces tumeurs, dont la plus grosse ne dépassait pas le volume d'une noix, faisaient fort peu de saillie; elles s'étendaient du périoste à la dure-mère, et chacune d'elles avait fait sur la voûte du crâne un trou rond, qui semblait fait à l'emporte-pièce. Il n'y avait pas d'autres tumeurs dans le reste du corps. Dans ces divers cas, où la diathèse cancéreuse s'est localisée sur plusieurs points à la fois, les tumeurs multiples primitives étaient groupées dans une région anatomique bien déterminée.

Ainsi, tandis que la diathèse cancéreuse se manifeste très-rarement en plusieurs régions différentes, il est au contraire assez commun de la voir se manifester en plusieurs points différents de la même région, soit sous la forme de tumeurs multiples primitives, soit sous la forme de tubercules cancéreux disséminés autour de la tumeur principale. C'est la preuve, je pense, que l'influence locale qui donne prise à la diathèse n'est pas exclusivement limitée au point infiniment petit où éclôt le premier germe du cancer, mais qu'elle s'étend avec plus ou moins d'intensité sur la région environnante. Ces faits me semblent rentrer dans la catégorie de ceux qui dépendent de l'*influence de la région*.

Maintenant, supposons que la tumeur primitive ait été enlevée ou détruite en totalité par une opération. Le malade, délivré de son mal local, reste aux prises avec sa diathèse qui doit infailliblement, suivant beaucoup d'auteurs, presque infailliblement suivant les autres, se localiser de nouveau ultérieurement en donnant lieu à une réci-

(1) *Mém. de l'Acad. de médec.*, t. XVI, p. 649-650.

dive; mais ce n'est pas seulement la diathèse qui persiste en lui; cette disposition particulière que les faits précédents nous ont révélée, et que nous avons appelée l'influence de la région, persiste dans les parties voisines de la cicatrice, et l'on comprend ainsi pourquoi la répullulation du mal se fait le plus ordinairement dans la région qui avait été atteinte par la première localisation.

Si l'on m'objectait que ces répullulations ne sont peut-être qu'apparentes, qu'elles sont dues sans doute simplement à la continuation d'un mal incomplétement enlevé, je répondrais que lorsqu'on a amputé la cuisse pour un cancer du tibia, ou le bras pour un cancer de l'avant-bras, la récidive s'effectue dans le moignon, c'est-à-dire le plus près possible de la région qu'occupait naguère le cancer primitif, mais en un point où il ne restait évidemment aucune parcelle, aucun prolongement, aucune racine de la masse morbide.

Quant aux cas où la récidive se fait dans une région toute différente de la première, dans l'utérus par exemple, après l'ablation d'un cancer de la mamelle, ou dans l'humérus, après l'ablation d'un cancer du membre inférieur, ils sont incomparablement plus rares que les précédents. Je n'en connais qu'un très-petit nombre d'exemples, tandis que les récidives qui obéissent à l'influence de la région sont littéralement innombrables.

Il résulte de l'étude que nous venons de faire des conditions qui président à la récidive des tumeurs, que ce phénomène est indépendant de l'infection et entièrement différent de la généralisation. Les tumeurs de la récidive sont dues à la même cause que la tumeur primitive; elles révèlent l'existence d'une diathèse qui avait pu être inconnue jusqu'au moment de leur apparition; mais elles ne sont pas l'indice d'un changement survenu dans l'état général du malade; elles donnent lieu aux mêmes indications opératoires que la tumeur primitive, et on voit dès lors combien il est essentiel de les distinguer des tumeurs par infection, qui sont au-dessus du pouvoir de la chirurgie.

LIVRE SECOND

TRAITEMENT DES TUMEURS

EN GÉNÉRAL

CHAPITRE PREMIER

CLASSIFICATION DES MÉTHODES.

Je ne puis avoir la prétention de soumettre à des règles générales toutes les indications thérapeutiques que réclament les affections si diverses qu'on est convenu de réunir dans le groupe des tumeurs. Beaucoup de questions, telles que l'opportunité de l'expectation ou de l'intervention chirurgicale, l'utilité des remèdes internes ou des applications résolutives, l'efficacité de certaines méthodes opératoires autres que l'extirpation, etc., ne peuvent être résolues d'une manière générale, et doivent être étudiées spécialement à l'occasion de chaque espèce de tumeurs.

Mais il y a des préceptes, opératoires ou autres, qui sont applicables, sinon à toutes les tumeurs, du moins à un certain nombre d'entre elles. Il y a des méthodes dont la description et l'appréciation sont indépendantes de la nature des productions accidentelles qu'on se propose d'enlever ou de détruire. Enfin, il y a des espèces de tumeurs assez voisines les unes des autres pour réclamer à peu près le même traitement. On s'exposerait donc à des répétitions continuelles, si l'on ne consacrait pas un chapitre général à l'étude de certaines méthodes, à l'appréciation de certaines opérations, à la discussion de certaines indications ou contre-indications.

Quant aux méthodes spéciales qui ne sont applicables qu'à une seule espèce de tumeurs, elles ne trouveront pas place ici ; elles seront indiquées, s'il y a lieu, dans la seconde partie de cet ouvrage.

Les moyens thérapeutiques auxquels on peut avoir recours dans le traitement des tumeurs, sont médicaux ou chirurgicaux, curatifs ou palliatifs.

Nous parlerons d'abord des *moyens médicaux;* ils ne nous arrêteront pas longtemps, parce qu'ils sont malheureusement peu efficaces, excepté dans quelques cas où les tumeurs dépendent de causes constitutionnelles toutes spéciales. D'une manière générale, ces moyens sont plus souvent palliatifs que curatifs. Le *traitement palliatif* trouvera donc naturellement sa place immédiatement après le traitement médical.

Nous insisterons davantage sur le *traitement chirurgical,* qui comprend un grand nombre de méthodes très-diverses.

Pour mettre quelque ordre dans cette étude compliquée, nous diviserons les méthodes en plusieurs groupes basés sur leur mode d'action, et non sur la nature des agents qu'on emploie pour les appliquer. Ainsi le même agent, l'électricité, peut être utilisé de deux manières essentiellement différentes, tantôt pour modifier la structure et la nutrition des tumeurs, tantôt pour chauffer des instruments métalliques, destinés à en pratiquer l'extirpation. Il serait tout à fait irrationnel de rapprocher deux méthodes aussi disparates. Ainsi encore, le même caustique, le chlorure de zinc par exemple, peut être employé, soit pour désorganiser d'une manière uniforme toute la masse d'une tumeur, soit pour en cerner la base, pour en détruire les connexions, et pour l'extirper, comme on pourrait le faire avec un instrument tranchant. Ces deux méthodes de cautérisation agissent donc suivant des mécanismes très-différents, et nous leur consacrerons deux chapitres distincts. Enfin la ligature en masse d'une tumeur et la ligature de ses vaisseaux nourriciers, malgré la similitude de leurs noms, sont à peine comparables; toutes deux, il est vrai, opposent un obstacle à l'abord du sang; mais la première supprime complétement la circulation, et agit à la fois en déterminant la gangrène de la tumeur, et en coupant son pédicule, tandis que la seconde se borne à modifier plus ou moins la nutrition locale, et n'a d'autre prétention que de faire atrophier la tumeur.

Les méthodes que nous avons à étudier forment trois groupes très-distincts.

Les unes ont pour but de modifier la structure ou la nutrition de la tumeur, soit pour en arrêter le développement, soit pour en amener la résolution.

Les autres ont pour but de détruire la vitalité des tissus malades, et de transformer la tumeur en une eschare qui est ensuite éliminée par un travail naturel.

Le troisième groupe, enfin, comprend les méthodes qui ont pour but d'extirper la tumeur, c'est-à-dire de la séparer de toutes ses connexions par une section plus ou moins rapide.

Tableau des méthodes chirurgicales.

I. — Méthodes ayant pour but de modifier la tumeur.

1° Compression ;
2° Écrasement et broiement sous-cutané ;
3° Ligature des artères afférentes ;
4° Application du froid { réfrigération ; congélation ;
5° Application de l'électricité { électrisation ; galvanisation ;

II. — Méthodes ayant pour but de détruire la tumeur.

Cautérisation en nappe { actuelle (fer rouge) ; potentielle (caustique).

III — Méthodes ayant pour but d'extirper la tumeur.

1° Instrument tranchant ;
2° Ligature en masse ;
3° Écrasement linéaire ;
4° Galvanocaustie ;
5° Cautérisation linéaire.

CHAPITRE II

TRAITEMENT MÉDICAL.

La sphère d'action des traitements internes est jusqu'ici fort limitée. Certes, il ne manque pas d'observations, publiées même par des hommes estimables, et montrant des tumeurs très-diverses et très-graves, guéries, dit-on, par tel ou tel remède, et ici, comme dans les autres parties de l'histoire de l'art, on trouve que les maux les plus graves, les plus incurables, sont précisément ceux contre lesquels on a essayé le plus grand nombre de prétendus spécifiques. Le cancer, étant la pire espèce de tumeur, est celle dont on s'est le plus préoccupé, et, par conséquent, c'est celle pour laquelle on a préconisé le plus de remèdes. Il faut dire aussi que cette affection, contre laquelle la plupart des médecins se reconnaissent impuissants, se prête tout naturellement à l'exploitation des charlatans. Il s'écoule rarement dix ans sans qu'on voie surgir un nouveau spécifique anticancéreux, venant de l'un des quatre points cardinaux de notre planète, et parcourant l'une après l'autre les principales capitales de l'Europe. Je pourrais citer plus de cent recettes, toutes aussi infaillibles les unes que les autres, depuis les lézards écorchés, avalés crus, jusqu'aux pilules *sauvages* qui viennent de comparaître devant la police correctionnelle. Il ne faut pas croire cependant que tous ceux qui ont vanté des spécifiques anticancéreux soient nécessairement des charlatans ou des ignorants. Stork, qui crut avoir trouvé dans la ciguë la panacée des cancers, était un homme éclairé et de bonne foi. Il ne prétendait pas les guérir toujours, ni les faire résorber souvent ; il croyait seulement en faire fondre quelques-uns, et rendre les autres stationnaires, en leur enlevant leur malignité. Ces illusions étaient faciles au dernier siècle, parce qu'on confondait avec le cancer un grand nombre de tumeurs, notamment les hypertrophies mammaires, qui entrent quelquefois en résolution, et qui, presque toujours, restent longtemps stationnaires. Aujourd'hui qu'on a appris à distinguer, non-seulement par les caractères anatomiques, mais encore par les caractères cliniques, beaucoup de tumeurs qui furent longtemps réputées cancéreuses, on a pu se convaincre que la plupart des succès attribués aux remèdes internes s'expliquaient par la nature non cancéreuse des tumeurs, et dès lors il est devenu probable que les guérisons soi-disant obtenues sur les cancéreux sont l'indice d'erreurs de diagnostic, et non la preuve de l'efficacité des remèdes.

Cela, dis-je, est devenu probable; mais je me garde de dire que cela soit absolument certain. Je ne suis pas de ces optimistes qui pensent que la nature a dû nécessairement placer le remède à côté du mal, et créer une plante ou un minéral particulier, en prévision de chacune de nos maladies. Mais, en théorie, il ne me semble nullement impossible qu'il y ait une ou plusieurs substances capables de guérir le cancer, ou du moins la diathèse cancéreuse, et d'autres substances capables de guérir telle ou telle autre espèce de tumeurs. Il résulte bien certainement de l'histoire de la chirurgie, que ces remèdes n'ont pas été découverts jusqu'ici; car si l'on met de côté les tumeurs qui sont sous la dépendance de la scrofule, de la syphilis, et *peut-être* de la diathèse tuberculeuse, puis certaines tumeurs toutes spéciales par leur cause et par leur siége, comme le goître, le bilan de la thérapeutique interne des tumeurs se réduit à peu de chose. Mais a-t-on procédé de la manière la plus convenable à la recherche des divers spécifiques, et l'insuccès des tentatives passées doit-il faire perdre tout espoir pour l'avenir? Je n'hésite pas à répondre que non.

Au point de vue particulier qui nous occupe ici, les tumeurs, ou plutôt les malades qui en sont atteints, forment deux catégories qui, dans la pratique, ne sont pas toujours faciles à distinguer, mais qui, en théorie comme en fait, sont bien distinctes l'une de l'autre. Tantôt le mal est un accident tout local, qui n'est lié à aucune cause constitutionnelle, et tantôt la tumeur est la manifestation d'une influence diathésique. Dans le premier cas, on se trouve en face d'une tumeur pure et simple, d'un tissu pathologique qui, une fois formé, persiste, ou même s'accroît, indépendamment de la cause qui l'a produit, mais qui, une fois complétement enlevé ou détruit, ne se reproduit pas. Dans le second cas, comme dans le premier, il y a une tumeur tendant à se maintenir et à s'accroître par elle-même; mais il y a de plus une diathèse dont la tumeur n'est qu'une manifestation, et qui, persistant après les opérations les plus complètes, fait surgir des récidives, soit dans le même point, soit dans des régions plus ou moins éloignées.

Cela posé, ce ne sont pas les cas du premier groupe qui ont été l'objet principal des recherches relatives au traitement médical des tumeurs. Les chirurgiens, trouvant dans la médecine opératoire une ressource suffisante, et étant d'ailleurs en présence d'une affection qui, dans beaucoup de cas, peut, sans grand inconvénient, être abandonnée à elle-même, n'éprouvent pas un besoin bien urgent de recourir à des expériences thérapeutiques très-lentes et extrêmement incertaines. Il est possible, sans aucun doute, qu'un médicament pris à l'intérieur ait la propriété de modifier la nutrition d'un tissu pathologique, alors même que ce tissu serait indépendant de toute cause constitutionnelle. On a vu certaines tumeurs se flétrir et se résorber spontanément, c'est-à-dire, sous l'influence d'une cause inconnue, et, comme l'inconnu laisse le champ libre aux suppositions, il n'est pas défendu d'espérer qu'un traitement médical, hygiénique ou pharmaceutique, puisse amener ou favoriser cette heureuse terminaison. Les tâtonnements empiriques ou les essais raisonnés permettront-ils de découvrir des médicaments doués de la propriété de faire résoudre telle ou telle espèce de tissu pathologique? Il serait imprudent de l'affirmer, aussi bien que de le nier. C'est le secret de l'avenir.

Mais, je le répète, ceux qui se sont attachés à chercher des remèdes internes propres à guérir, sans opération, les malades atteints de tumeurs, ne se sont occupés que très-subsidiairement des tumeurs purement locales; ce sont les tumeurs plus ou moins malignes, les tumeurs sujettes à la récidive, et avant tout les cancers, qui ont été l'objet de leurs expérimentations. Or, il y a ici deux éléments à combattre, la *tumeur* et la *diathèse,* et ces deux éléments, quoique étiologiquement liés l'un à l'autre, se maintiennent indépendamment l'un de l'autre. Supposez la tumeur enlevée, la diathèse persistera. Supposez la diathèse vaincue, soit par une modification spontanée de l'état général, soit par un traitement spécifique, et la tumeur, livrée à elle-même, dégagée de la cause qui l'a enfantée, continuera très-probablement à vivre et à s'accroître comme le font ordinairement les tumeurs purement locales. Le traitement médical ne pourrait donc réussir qu'à la condition d'être doublement spécifique, spécifique de la tumeur considérée en elle-même, et spécifique de la diathèse. Ce serait le beau idéal de la thérapeutique. Mais n'est-ce pas trop attendre d'un seul remède? Existe-t-il un médicament doué à la fois de deux propriétés aussi distinctes? Cela paraît peu probable, à en juger par l'expérience du passé, car on peut dire hardiment que presque tous les agents de la matière médicale ont été jusqu'ici vainement mis à contribution.

Remarquons toutefois que ce sont principalement les *médecins* qui se sont livrés à ce genre de recherches; et la nécessité qui les poussait était d'autant plus pressante, que, se trouvant aux prises avec des tumeurs internes, inaccessibles au couteau, il ne leur restait d'autres ressources que celles de la pharmacie. Quant aux *chirurgiens*, il faut bien avouer que la plupart d'entre eux ont concentré toute leur attention sur les questions opératoires. C'est entre leurs mains cependant que la recherche des médicaments spécifiques pourrait offrir le plus de chances de succès, car eux seuls peuvent simplifier la situation et dédoubler les indications, en attaquant séparément la tumeur par des moyens chirurgicaux, la diathèse par des moyens médicaux. Parmi les centaines de médicaments que les médecins ont opposés aux cancers internes, il en est peut-être quelqu'un qui pourrait neutraliser la diathèse; mais quand même ils auraient eu la bonne fortune de mettre la main sur ce spécifique, et de l'expérimenter avec persévérance, ils en auraient méconnu les propriétés. Voyant la tumeur continuer sa marche, et le malade mourir infecté par elle, ils auraient naturellement pensé que le traitement avait été sans efficacité. L'expérimentation n'a donc pas été dirigée de la manière la plus convenable, et le souvenir des déceptions antérieures ne doit pas nous décourager. C'est aux chirurgiens qu'il appartient de reprendre les longues investigations qui n'ont jusqu'ici fourni aux médecins que des résultats négatifs. Étant donnée une tumeur diathésique, il faut d'abord l'enlever et recourir ensuite avec persévérance aux médications internes qu'on suppose capables de neutraliser la diathèse, c'est-à-dire de conjurer la récidive. Je ne prétends pas que personne n'ait suivi cette voie; mais lorsqu'on attend une découverte du hasard, — et n'est-ce pas le hasard qui nous a donné tous nos spécifiques? — il ne suffit pas que quelques praticiens fassent des tentatives isolées, il faut que tout le monde se mette à l'œuvre. Je ne saurais donc trop inviter les chirurgiens à s'occuper, beaucoup plus qu'ils ne l'ont fait jusqu'ici, du traitement médical consécutif à l'opération du cancer, et à ne considérer cette dernière que comme un préliminaire indispensable, mais insuffisant.

Il y a une autre circonstance qui a certainement contribué à faire échouer les expériences thérapeutiques, et c'est ici surtout que les conséquences pratiques de la classification moderne des tumeurs peuvent acquérir de l'importance. Trop longtemps on a confondu sous le nom de cancer toutes les tumeurs inquiétantes; nous savons aujourd'hui qu'il y a dans cet antique groupe des cancers, des tumeurs de plusieurs espèces très-différentes, et il serait au moins singulier que le même remède eût la propriété de guérir toutes ces tumeurs, car nous ne sommes plus au siècle des panacées. Un médicament qui n'a aucune prise sur le cancer, en aurait peut-être sur les fibroïdes, et réciproquement. Or, je ne crains pas de dire que personne ne s'est préoccupé de cette circonstance. Le spécifique du cancer, s'il existe, a pu être essayé sans résultat sur des tumeurs non cancéreuses, déclaré inefficace, et abandonné. Ou encore, un médicament qui a paru produire de bons effets dans un cas, et qui a dès lors donné des espérances, a été rejeté ensuite, parce qu'il avait échoué sur des tumeurs différentes de la première. Je n'affirme pas qu'il en ait été ainsi; je dis seulement qu'il a *pu* en être ainsi, car c'est exactement ce qui est arrivé pour une méthode chirurgicale extrêmement précieuse, la compression. Ce qui a eu lieu pour un traitement externe peut s'être produit également pour certains traitements internes. La compression méthodique des tumeurs, essayée déjà par quelques chirurgiens, fut régularisée et appliquée en grand par Young et par Récamier. Ils citèrent de beaux exemples de guérison, et crurent avoir ainsi guéri des cancers. On voulut les imiter : non-seulement on échoua, mais encore on crut remarquer que ce traitement accélérait souvent la marche du mal. La compression fut donc abandonnée. Mais lorsque le microscope eut appris définitivement à connaître les tumeurs mammaires hypertrophiques (adénoïdes ou adénômes), on put se demander si les succès de Young et de Récamier ne s'expliquaient pas par des erreurs de diagnostic. C'est ainsi que j'ai été conduit à reconnaître l'efficacité de la méthode compressive, non plus comme traitement uniforme de toutes les tumeurs accessibles au bandage, mais comme traitement particulier des tumeurs hypertrophiques de la mamelle. Les résultats remarquables que j'ai obtenus par cette méthode seront indiqués dans la seconde partie de cet ouvrage. (Voyez le chapitre des ADÉNOMES.)

Il faudra donc que désormais, dans les investigations relatives au traitement interne des tumeurs, on tienne compte des catégories établies par les recherches anatomiques modernes. Je ne prétends pas qu'on doive réussir; mais c'est dans cette voie qu'il faut chercher.

Au surplus, les expérimentations de ce genre, surtout celles qui auront pour but de prévenir la récidive du cancer, pourront être dirigées avec une grande hardiesse. S'il fut jamais une circonstance capable de nous autoriser à expérimenter sur nos semblables, c'est bien lorsque nous nous trouvons en présence d'un mal implacable et d'une existence vouée à une fin prochaine et terrible. Je n'ai donc éprouvé, je l'avoue, aucune colère, lorsque j'ai entendu M. Auzias Turenne proposer l'essai de la syphilisation chez les individus cancéreux récemment opérés. Je ne fonde, il est vrai, que bien peu d'espérance sur l'efficacité de ce moyen empirique ; on reconnaîtra toutefois que c'est un puissant modificateur de l'économie, que l'individu syphilisé au point de n'être plus inoculable, diffère essentiellement, au moins pour un temps, non-seulement du syphilitique pur et simple, mais encore de tous les autres individus; et on voudra bien se souvenir que l'exemple de la vaccine prouve la possibilité de prévenir une maladie au moyen d'un virus répandu dans toute l'économie. Certes, je suis loin d'appuyer la proposition de M. Auzias Turenne; je me promets bien de n'être pas le premier à faire les tentatives qu'il a suggérées; mais je ne partage pas les sentiments d'indignation que j'ai entendu exprimer à ce propos.

Les recherches des anthropologistes modernes et des savants qui ont étudié l'influence des milieux sur la production des maladies, laissent entrevoir la possibilité de modifier l'économie des cancéreux *opérés,* en leur conseillant de changer de climat. Il est hors de doute maintenant que les affections cancéreuses sont très-rares chez certains peuples, presque sans exemples chez d'autres. C'est surtout chez les nations à demi sauvages qu'on a observé cette immunité. Mais on se demande si elle tient à l'influence du climat, ou à celle de la race, ou à celle de l'alimentation et du genre de vie. Si elle dépendait uniquement de l'influence de la race, la thérapeutique ne pourrait tirer aucun parti de cette notion, d'ailleurs si intéressante à d'autres points de vue; mais si l'influence du climat ou du genre de vie venait à être démontrée, on conçoit tout de suite qu'il en découlerait de précieuses indications pour le traitement des cancéreux opérés.

Plusieurs chirurgiens du dernier siècle, à l'exemple de Manne, cherchaient à conjurer la récidive en ouvrant des cautères aux quatre membres, pour donner issue au *levain cancéreux* et pour l'empêcher de former de nouvelles tumeurs. C'était en vertu de la même théorie qu'on repoussait généralement alors la réunion par première intention à la suite de l'extirpation des tumeurs; on cherchait à faire suppurer longtemps la plaie, et Ledran père était même tellement convaincu de la nécessité d'ouvrir un passage au virus cancéreux, qu'il n'hésitait pas à appliquer un cautère au centre de la plaie, lorsqu'elle était prête à se cicatriser. Ses tentatives furent infructueuses;

mais Ledran fils expliqua les insuccès de son père, en disant que souvent les cautères s'étaient refermés malgré lui (1). Manne prétendait que depuis qu'il avait pris l'habitude d'appliquer quatre cautères sur ses opérés, il avait le plus souvent réussi à empêcher la récidive (2). C'était probablement une illusion basée sur des erreurs de diagnostic, et il faut croire que la méthode de Manne ne donna pas des résultats bien satisfaisants, puisqu'elle fut abandonnée même avant qu'on eût renoncé à la théorie du levain cancéreux. Je ne puis me dispenser toutefois de rappeler ici qu'en 1802, la *Société du cancer,* qui comptait dans son sein les plus célèbres chirurgiens de l'Angleterre, déclara ne connaître aucun exemple de cancer, développé à la jambe *ou ailleurs,* chez des individus atteints d'ulcères à la jambe (3). Quoique j'aie vu deux fois l'épithéliôme succéder à de vieux ulcères de la jambe (4), et une autre fois un polyadénôme ulcéré de la main survenir chez un individu atteint depuis trente ans d'ulcère à la jambe (5), et quoique, en 1802, l'épithéliôme et le polyadénôme ulcérés fussent invariablement confondus avec le cancer, la proposition émise par la Société du cancer permet de croire que la coïncidence des tumeurs dites malignes avec les ulcères chroniques de la jambe, est au moins fort rare, et cela est d'autant plus digne d'attention, que ces deux affections, considérées séparément, sont l'une et l'autre extrêmement communes. On remarquera d'ailleurs que mes trois observations de coïncidence sont relatives à des tumeurs non cancéreuses. Je sais que depuis longtemps l'attention des observateurs ne s'est pas dirigée sur ce point; il est donc possible qu'on ait négligé de constater les faits relatifs à la coïncidence des vrais ulcères et des cancers proprement dits, et je me garderai bien de tirer du silence des auteurs une preuve de l'antagonisme de ces deux affections. On reconnaîtra toutefois que la chose mérite d'être examinée avec soin, car si l'opinion de la Société du cancer venait à être confirmée, ou si seulement il résultait d'une enquête ultérieure que la coïncidence des ulcères chroniques des jambes et des véritables cancers est excessivement rare, on pourrait en tirer des conséquences fort importantes, relativement à la prophylaxie des récidives consécutives à l'opération du cancer.

Je me suis proposé, dans les remarques précédentes, de montrer

(1) *Mémoires de l'Académie royale de chirurgie*, t. III, p. 35. Paris, 1757, in-4°.
(2) *Loc. cit.*, p. 36.
(3) Voy. plus haut, p. 18, en note.
(4) Voy. plus haut, p. 221 dans le texte, et en note.
(5) Voy. p. 222, en note.

qu'on n'a pas encore épuisé toutes les chances de succès, et qu'il est permis de conserver quelque espérance de découvrir des médications ou des spécifiques propres à guérir certaines tumeurs, ou au moins à conjurer les récidives; mais dans l'état actuel des choses, et abstraction faite de quelques cas spéciaux que j'ai indiqués au commencement de ce chapitre, je suis obligé de reconnaître l'impuissance de la thérapeutique médicale. Son rôle se réduit à pallier quelques symptômes, à soutenir les forces du malade, à entretenir ses illusions et son courage.

CHAPITRE III

TRAITEMENT PALLIATIF.

On a recours aux palliatifs, lorsque la situation des tumeurs ne permet pas de tenter une opération.

Il serait cruel d'abandonner à lui-même un malheureux qu'on sait atteint d'un mal incurable, et qui connaîtrait bien vite sa position, si son médecin lui avouait qu'il ne peut rien faire pour lui. Donner à ce malheureux des espérances qu'on ne partage pas, combattre tant bien que mal ses raisonnements sans réplique, tirer parti du moindre incident pour lui donner l'espoir d'une crise salutaire, c'est un des devoirs les plus pénibles de la pratique, et l'on ne parviendrait que difficilement à le remplir, si l'on n'avait la ressource de gagner du temps et de donner le change au malade en lui prescrivant des topiques ou des remèdes internes, alors même qu'on n'en attend aucun résultat.

Je n'ai ici aucun précepte à donner ; chacun trouvera dans sa conscience l'excuse de cette conduite, qui diffère du charlatanisme autant que la charité diffère de la cupidité. Ce que l'empirique fait par ignorance ou par supercherie, le praticien honnête et instruit doit savoir le faire quelquefois par humanité. J'ai fait, sous ce rapport, un dur apprentissage à Bicêtre, où j'ai eu bien des fois la mission d'adoucir les derniers moments des cancéreux admis à l'hospice comme incurables.

Mais il est rare, hâtons-nous de le dire, que le praticien en soit réduit à prescrire un traitement purement illusoire, car il existe presque toujours quelque symptôme ou quelque complication qu'on peut atténuer ou combattre par des moyens parfaitement rationnels.

En l'absence de ces indications particulières, sur lesquelles nous allons revenir, le praticien choisira ses prescriptions parmi celles qui paraissent de nature à soutenir et à relever les forces du malade. Les préparations iodées ou iodurées, bromurées, ferrugineuses, les amers, les toniques, etc., recevront la préférence.

Le régime lacté, le régime végétal, ont eu leurs partisans. En faveur du régime végétal, on a invoqué la rareté du cancer chez les peuples incivilisés qui, pour la plupart, consomment peu de nourriture animale. Mais les sauvages qui vivent exclusivement de chasse sont exempts du cancer, aussi bien que ceux qui vivent de fruits et de racines, et les ichthyophages, aussi bien que les pasteurs qui se nourrissent principalement de lait. Cette question d'immunité, dont j'ai déjà dit quelques mots, est encore trop compliquée et trop obscure pour qu'on puisse en tirer aujourd'hui des données applicables à la thérapeutique et à l'hygiène des cancéreux.

Si l'on songe que la période d'infection s'accompagne d'une diminution notable de la masse du sang et d'une réduction considérable du chiffre des globules, on est autorisé à considérer, au contraire, le régime animal comme plus rationnel que les autres. Au surplus, le praticien n'est pas toujours libre d'obéir à ses idées théoriques. Les goûts particuliers du malade, sa répugnance pour telle ou telle espèce d'aliments, ses fantaisies même, devront être consultés.

Les préparations de ciguë, tant vantées au dernier siècle, sont prescrites aujourd'hui, comme moyen palliatif, par beaucoup de praticiens. On les associe fréquemment à d'autres remèdes. Si elles n'ont pas les propriétés fondantes qu'on leur a attribuées, elles exercent du moins une action sédative qui, dans beaucoup de cas, n'est pas sans utilité.

Les préparations arsenicales, employées depuis l'antiquité dans le traitement du cancer, vantées par Paracelse, élevées au rang de spécifique par le Suédois Roennow et par Justamond, et recommandées aujourd'hui, quoique avec plus de réserve, par M. Walshe, m'ont paru sans aucune efficacité. Elles offrent cependant une ressource pour le traitement moral des malades qui, ayant tout essayé en vain, sont réduits au désespoir. Un de ces malheureux, après avoir mendié partout une opération impossible, menaçait de se suicider, et était décidé à courir toutes les aventures; l'idée de prendre l'arsenic, ce poison terrible, et de jouer ainsi une dernière partie, lui rendit l'espérance, et pour quelque temps le rattacha à la vie.

De toutes les médications que j'ai essayées, la seule qui m'ait *paru* retarder la marche des tumeurs cancéreuses inopérables, est la médication alcaline (bicarbonate de soude ou de potasse, 2 à 4 grammes par jour). Mais je suis trop en garde contre les illusions thérapeutiques, pour oser rien affirmer à cet égard.

Comme traitement local, on prescrit l'emplâtre de ciguë, les frictions iodurées, les onctions mercurielles belladonées, les pommades alcalines, etc.

Les symptômes et les complications qui donnent lieu à des indications particulières sont surtout la douleur, les hémorrhagies et la fétidité de la suppuration.

Les *douleurs lancinantes*, qu'on considérait autrefois comme propres aux tumeurs cancéreuses, mais qui peuvent se manifester dans les tumeurs les plus diverses, sont souvent passagères et tolérables, et on peut se borner alors à protéger la région malade contre la pression des vêtements, en la recouvrant d'une couche d'ouate, d'une fourrure, d'une peau de cygne, etc. Mais quelquefois les élancements sont plus fréquents, plus douloureux; ils s'irradient sous forme de névralgie, surtout lorsque la tumeur comprime ou envahit des cordons nerveux. Ainsi, les cancers et les épithéliômes de l'utérus peuvent se propager aux nerfs sacrés, et donner lieu à d'atroces névralgies sciatiques. J'ai constaté l'existence de cette lésion des nerfs sacrés à l'autopsie d'une femme qui, dans une crise de névralgie symptomatique du cancer de l'utérus, s'était pendue de désespoir. Certaines tumeurs mammaires, qui ont été désignées sous le nom de *tumeurs irritables*, à cause du symptôme prédominant de la douleur, mais qui sont de nature très-diverse, comme je crois l'avoir démontré (1), s'accompagnent d'une irradiation névralgique, extrêmement douloureuse, qui peut s'étendre à toute la paroi thoracique, à tout le membre supérieur. Ces cas extrêmes réclament impérieusement l'intervention d'une thérapeutique active. Je montrerai plus loin tout le parti qu'on peut tirer de la compression dans le traitement des tumeurs irritables de la mamelle. Mais ce moyen n'est applicable que dans un petit nombre de régions. Les moyens d'une application plus générale qu'on peut employer pour pallier le symptôme de la douleur, sont de deux ordres: les remèdes internes et les applications topiques.

A l'intérieur, on peut prescrire toute la série des sédatifs et des narcotiques : — et en première ligne, les préparations d'opium, administrées à dose croissante, suivant les indications. Les pilules de cynoglosse, les préparations de belladone, d'aconit, de ciguë, etc., suffisent dans beaucoup de cas.

A l'extérieur, on emploie les cataplasmes laudanisés, les cataplasmes de ciguë, les emplâtres et pommades à la belladone.

(1) Broca, *Sur le traitement des adénômes et des tumeurs irritables de la mamelle par la compression*, dans *Bulletin de thérapeutique*, février 1862, t. LXII, p. 199-207.

Lorsqu'il existe un ulcère, on le panse avec du cérat opiacé ou belladoné, avec des linges imbibés d'une solution narcotique quelconque, etc. On me permettra de ne pas insister plus longtemps sur ces divers topiques, que le praticien, suivant les cas particuliers, variera à sa guise.

Mais je dois mentionner particulièrement deux moyens qui, pour être moins classiques que les précédents, n'en sont pas moins dignes d'attention. Ce sont la réfrigération et les douches d'acide carbonique.

M. Arnott a préconisé, il y a une dizaine d'années, le traitement du cancer par l'application des mélanges réfrigérants. J'aurai bientôt à parler de cette méthode qui avait la prétention d'être curative. Je ne crois pas qu'elle ait tenu sa promesse; mais j'ai pu m'assurer plusieurs fois que la réfrigération obtenue par de simples applications de glace peut faire disparaître les douleurs, au moins pour un temps. Dans un cas où la tumeur, très-volumineuse, occupait le pli de l'aine et la fosse iliaque, l'application d'une vessie pleine de glace, pendant deux ou trois heures chaque jour, fit disparaître les douleurs, qui étaient fort vives. M. Arnott applique son mélange réfrigérant jusque sur le col de l'utérus, à travers un speculum en gutta-percha, et il a publié l'observation d'une malade à qui la réfrigération, maintenue environ un quart d'heure, procurait chaque fois plusieurs jours de soulagement.

Les douches d'acide carbonique ne peuvent agir que sur les tumeurs ulcérées. En dirigeant, au moyen d'un tube, un jet d'acide carbonique sur la surface de l'ulcère, on obtient quelquefois un soulagement complet, qui peut persister six heures, douze heures, et même vingt-quatre heures. Les ulcères internes, et notamment ceux du col de l'utérus, se prêtent mieux que les autres à l'emploi de ce moyen palliatif. On introduit le tube dans le vagin, et on y entretient pendant plusieurs minutes un petit courant d'acide carbonique. J'ai vu une malade qui, chaque matin, se faisait elle-même son injection de gaz, et chez laquelle l'action anesthésique durait vingt-quatre heures; mais ordinairement il est nécessaire de faire l'injection soir et matin. J'ajoute que chez quelques malades ce moyen échoue complétement. Cela dépend sans doute de la situation des filets nerveux qui sont le siége de la douleur. Il est clair, en effet, que le gaz injecté dans le vagin n'agit que sur la surface ulcérée, et que son action ne peut pas pénétrer bien profondément dans le tissu de la tumeur.

Les douches carboniques ont moins de prise sur les ulcères externes, parce que le gaz anesthésique se mêle aussitôt à l'air environnant. Il faudrait prendre des précautions particulières pour isoler l'ulcère sous une cloche, et pour maintenir la surface malade en contact avec l'acide carbonique, sans mélange d'oxygène. Ce serait une grande complication. Au surplus, les simples douches faites à l'air libre sont loin d'être sans efficacité. En dirigeant successivement le jet de gaz sur les divers points de la surface de l'ulcère, et en revenant à plusieurs reprises sur chaque point, on obtient quelquefois un soulagement très-manifeste.

Les *hémorrhagies* qui s'effectuent à la surface des tumeurs ulcérées sont fournies, tantôt par des vaisseaux capillaires, tantôt par des artérioles, ou même par des artères d'un certain calibre.

Lorsque l'ulcère est extérieur, il est ordinairement facile d'arrêter le sang. La compression au moyen d'un bandage, l'application de charpie imbibée de perchlorure de fer, suffisent le plus souvent. Toutefois, quand l'hémorrhagie est artérielle, on est quelquefois obligé d'appliquer un bouton de feu. Certains ulcères couverts de végétations fongueuses ont de la tendance à donner des hémorrhagies capillaires, qu'on arrête aisément, mais qui, se reproduisant un grand nombre de fois, finissent par épuiser les malades. Pour éviter le retour de ces hémorrhagies, on peut quelquefois se borner à appliquer un bandage serré; mais la situation de la tumeur ne le permet pas toujours, et alors on ne doit pas hésiter à modifier la surface de l'ulcère, soit en la touchant avec le fer rouge, soit en y appliquant une mince couche de chlorure de zinc, soit même, dans certains cas, en pratiquant sur les parties les plus fongueuses une cautérisation plus profonde.

Les hémorrhagies internes fournies par les tumeurs ulcérées de l'estomac, de l'intestin, du rein, de la vessie, sont bien autrement graves. Lorsqu'elles sont abondantes, on ne doit pas hésiter à maintenir pendant plusieurs jours, sur la région malade, des applications de glace. On y joint le repos absolu, la diète, et l'usage des médicaments styptiques et astringents : limonade sulfurique, eau de Rabel, potion au tannin, au perchlorure de fer, etc. Ces substances jouissent d'une efficacité incontestable, lorsque l'hémorrhagie se fait dans l'estomac, parce qu'elles agissent directement sur la surface ulcérée. Mais leur action est beaucoup plus douteuse dans les autres cas. Ce n'est pas une raison pour en négliger l'emploi. Il m'a paru en particulier que le perchlorure de fer, administré par l'estomac, n'était pas sans action sur les hémorrhagies utérines.

Disons enfin quelques mots des hémorrhagies provenant des tumeurs du col de l'utérus et de la cavité buccale. Quoique ces tumeurs soient accessibles à l'œil, au doigt et aux instruments, elles occupent une situation qui donne lieu quelquefois à de grandes difficultés. Les hémorrhagies fournies par les cancers et les épithéliômes du col utérin doivent être traitées, suivant qu'elles sont plus ou moins abondantes, par de simples attouchements avec une solution concentrée de perchlorure de fer, par l'application d'un petit tampon imbibé du même liquide, par des cautérisations au fer rouge, et enfin par le tamponnement méthodique du vagin. On n'a recours à ce dernier moyen, qui n'est pas sans gravité, que lorsqu'on y est contraint par l'abondance de l'hémorrhagie. J'ai déjà dit que M. Arnott, dans un cas de cancer de l'utérus compliqué de vives douleurs, obtint une amélioration notable à l'aide d'un mélange réfrigérant, introduit jusqu'au fond du vagin à travers un speculum en gutta-percha. Ce moyen pourrait être utilisé dans le traitement des hémorrhagies qui nous occupent.

Les cancers de la cavité buccale, et surtout les épithéliômes qui, dans cette région, sont plus fréquents que les cancers, donnent souvent lieu à des hémorrhagies très-graves. Ces hémorrhagies sont ordinairement fournies par les artères ou les artérioles de la langue et du plancher de la bouche. Elles peuvent être assez abondantes, assez rapides, pour nécessiter la ligature de l'artère linguale, de la carotide externe, ou même de la carotide primitive, lorsque la tumeur s'étend jusqu'à la région sus-hyoïdienne, ou lorsqu'elle est compliquée d'engorgements ganglionnaires qui ne permettent pas de lier les artères à la partie supérieure du cou. Mais il ne faut pas oublier que ces ligatures n'offrent qu'une ressource passagère. Le cours du sang est promptement rétabli par les anastomoses, et il y a beaucoup de chances pour que l'hémorrhagie se reproduise au bout de quelques jours. Si l'on est quelquefois contraint d'y avoir recours pour arracher les malades à une mort imminente, on ne doit jamais négliger d'agir en même temps sur la surface ulcérée. J'ajoute que la compression digitale de la carotide primitive, sur le tubercule carotidien, permet le plus souvent d'éviter la ligature. Pendant qu'un aide intelligent comprime ce vaisseau, le chirurgien agit dans l'intérieur de la bouche, soit en appliquant sur la source de l'hémorrhagie un petit tampon de perchlorure de fer, maintenu avec le doigt pendant une dizaine de minutes, soit en pratiquant sur le même point une cautérisation au fer rouge, ce qui est bien préférable lorsque l'hémorrhagie est fournie par une bouche artérielle visible.

La *fétidité de la suppuration* n'est pas seulement un tourment continuel pour les malades et pour ceux qui les soignent; c'est en même temps, dans beaucoup de cas, une cause d'infection putride. Les lotions répétées, les injections détersives, tous les soins de propreté, sont quelquefois insuffisants, et il est nécessaire de recourir à l'emploi des désinfectants. Je recommanderai tout particulièrement l'émulsion de coaltar, connue sous le nom de *coaltar saponiné*. En appliquant sur la surface ulcérée une mince couche de charpie imbibée de ce liquide et recouverte de charpie sèche, on détruit instantanément la mauvaise odeur, et il suffit ordinairement de renouveler ce pansement une fois par jour. Dans le cas de cancer ou d'épithéliôme du col de l'utérus, on emploie le coaltar saponiné de deux manières, tantôt en laissant à demeure dans le vagin un petit tampon de charpie imbibé de ce liquide, et renouvelé tous les matins, tantôt en pratiquant deux ou trois fois par jour une injection de dix ou vingt parties d'eau pour une partie de coaltar saponiné.

CHAPITRE IV

COMPRESSION.

C'est un fait vulgaire, et depuis longtemps connu, que la compression prolongée fait atrophier et résorber la plupart des tissus, même le tissu osseux. Elle exerce sur les tissus pathologiques une action relativement plus rapide, surtout lorsqu'ils sont de formation récente. On sait, par exemple, combien une compression méthodique favorise la résolution des produits organisés de l'inflammation.

Les Arabes se servaient de la compression pour arrêter les progrès de l'éléphantiasis. Le traitement des anévrysmes du coude par la compression directe date de la même époque. Au dix-huitième siècle, pendant que Guattani appliquait cette méthode au traitement des anévrysmes du membre inférieur, Theden s'en servait pour combattre les inflammations phlegmoneuses. Enfin Baynton, à la fin du même siècle, eut recours à la compression pour guérir les ulcères des membres inférieurs, et surtout les ulcères compliqués de callosités.

Ces diverses applications de la méthode compressive devaient conduire tôt ou tard à l'idée de traiter les tumeurs par la compression. Il est même permis de s'étonner que Theden, si hardi dans le traitement des tumeurs phlegmoneuses, n'ait pas songé à employer un moyen analogue pour faire atrophier les tumeurs chroniques.

C'est dans notre siècle seulement que le traitement des tumeurs par la compression a été érigé en méthode régulière; mais il n'est pas douteux qu'avant cette époque on avait dû plus d'une fois en faire l'essai. Ainsi John Hunter, dans ses *Leçons sur les principes de la chirurgie,* recueillies par Rumsey, en 1785-1786, parle sommairement des tumeurs solides, constituées par un tissu de formation nouvelle, et ajoute : « La compression empêche souvent leur développement, et « quelquefois même produit leur destruction par absorption; mais ce

« moyen n'est pas toujours efficace, et alors l'extirpation est le seul « moyen de guérison (1). » Ce jugement, qui est parfaitement exact, reposait certainement sur l'expérience; et quoique Hunter n'ait pas cité d'observation particulière, il est clair que, par lui-même ou par d'autres, il connaissait les effets du traitement des tumeurs par la compression.

Vers la même époque, Desault se servait de la compression pour faire affaisser et disparaître « les squirrhosités » du rectum. Le but qu'il se proposait en introduisant dans cet intestin des mèches d'un calibre croissant n'était pas seulement d'obtenir la dilatation et de rétablir le cours des matières. Il avait parfaitement posé l'indication de faire résorber les tissus accidentels au moyen de la compression. Je crois devoir transcrire ici un passage où Bichat a exprimé nettement les idées de son illustre maître (2) :

« Pour atteindre le second but de ce traitement, c'est-à-dire pour « procurer l'affaissement et la disparition des callosités, ce moyen « n'est pas moins avantageux. Ici, les auteurs ont multiplié les appli- « cations topiques, les fondants, les résolutifs, etc.; mais *il n'est pas* « *de meilleur fondant qu'une compression méthodiquement exercée sur* « *ces tumeurs squirrheuses; l'analogie des autres tumeurs nous le démon-* « *trerait*, quoique (lisez quand même) ici l'observation ne nous en « assurerait pas. C'est par leur présence seule, par leur contact sur « les parties engorgées du rectum, que les mèches en procurent le « dégorgement, et non par les médicaments dont on les charge; De- « sault ne les graissait que de cérat, pour faciliter leur introduction. « Il semble qu'environné de toute part de tissu cellulaire, l'intestin « ne doit que difficilement se prêter à cette compression, et qu'en le « dilatant, on doit seulement enfoncer dans ce tissu les squirrhosités; « l'expérience, toujours invariable arbitre, répond ici le contraire, « en nous montrant, dans une foule de cas, ces tumeurs disparues « complétement au bout de quelque temps de l'emploi de ce moyen. »

L'invariable arbitre dont Bichat invoque ici le témoignage a malheureusement prouvé que les guérisons radicales, qu'il croyait si fréquentes, sont au contraire extrêmement rares. Mais il ressort clairement de ce passage que Desault connaissait parfaitement les effets de la compression sur les tumeurs de l'extrémité inférieure du rectum. On remarquera que l'auteur fait allusion à l'efficacité de cette méthode dans le traitement des tumeurs extérieures, comme on parle d'un fait déjà vulgaire.

(1) *Œuvres complètes* de John Hunter, édition française. Paris, 1843, in-8, t. I, p. 631.
(2) Bichat, *Œuvres chirurgicales de Desault,* t. II, p. 431. Paris, 1801, in-8.

Cela suffit pour montrer que, depuis longtemps déjà, le traitement des tumeurs par la compression avait été mis en pratique, lorsque Samuel Young, en 1809, y eut recours deux fois avec succès. Mais il est juste de reconnaître que cet auteur a eu le mérite d'appliquer ce moyen avec persévérance dans un grand nombre de cas, de l'ériger en méthode régulière, et d'en démontrer l'efficacité par une série de faits authentiques et détaillés.

Ces faits ne furent publiés qu'en 1815; mais Samuel Whitbread les avait déjà fait connaître aux gouverneurs de Middlesex-Hospital, dans une lettre qui fut reproduite en tête de l'ouvrage de Young (1). Le *London Medical and Physical Journal*, le plus répandu des journaux de médecine de l'Angleterre, publia aussitôt un long extrait de cet ouvrage (2). Dans le même numéro, le vénérable Thomas Denman, beau-père de Baillie, en donna une appréciation des plus favorables, en ajoutant qu'il avait lui-même vu plusieurs malades traités par Young, et que plusieurs autres médecins avaient appliqué cette méthode avec le même succès (3).

Le livre d'Young, rapidement épuisé, eut une seconde édition en 1816; deux ans plus tard, l'auteur y ajouta une seconde partie,

(1) Samuel Young, *Minutes of Cases of Cancer and Cancerous Tendency sucessfully treated*. Lond., 1815, in-8 de 150 pages. C'est par erreur que les rédacteurs du *Journal général de médecine* (suite du journal de Sédillot, 1827, t. XCIX, p. 421), en jetant un regard rétrospectif sur l'origine de la méthode compressive, récemment introduite en France par Récamier, ont fait remonter à l'année 1805 la publication de l'ouvrage de Young, sur le traitement du cancer par cette méthode. L'ouvrage publié en 1805 par Young était intitulé : *An Inquiry into the Nature and Action of Cancer*. L'auteur n'avait pas encore tenté l'application de la compression. Il n'y eut recours qu'en 1809, ainsi qu'il le déclare lui-même dans son livre de 1815. La seconde partie de ce dernier onvrage parut en 1818. Le *Journal général de médecine*, dans l'article précité, commet une autre erreur relativement à l'édition de 1815, qui, suivant lui, n'aurait été publiée qu'en 1816 par Samuel Whitbread. Or, le journal de Fothergill, dans le numéro de mars 1815, avait donné une analyse du livre de Young, en désignant déjà sous le nom de *feu* Samuel Whitbread l'auteur de la lettre annexée à cet ouvrage. (*The London Medical and Physical Journal conducted by Fothergill*, vol. XXXIV, p. 410. Lond., 1815, in-8.) Ces détails permettent de supposer que les rédacteurs du *Journal général de médecine* n'avaient étudié que très-superficiellement la question, qu'ils n'avaient pas eu les pièces sous les yeux, et qu'ils avaient montré plus de patriotisme que de justice, en déclarant que la méthode de la compression « était réellement devenue pour M. Récamier une sorte de propriété » (*loc. cit.*, p. 420). Ç'a été le point de départ de tout ce qui s'est dit en France sur l'invention de cette méthode; et pour ma part, je me reproche d'avoir plusieurs fois, dans mes écrits antérieurs, attribué à Récamier un honneur qui revient à Samuel Young.

(2) *The Lond. Med. and Phys. Journal*, nov. 1815, vol. XXXIV, p. 410-420.

(3) *Loc. cit.*, p. 381.

avec dix observations nouvelles, et avec des renseignements ultérieurs sur les malades traités avant 1815 (1).

La méthode de la compression était donc parfaitement régularisée en Angleterre; elle était suffisamment répandue pour qu'il n'y eût pas lieu de l'inventer de nouveau; et déjà même un article de M. Roche, publié en février 1817, l'avait fait connaître en France (2), lorsque, au mois d'août de la même année (3), sur l'avis de Biett, qui revenait de Londres, Récamier y eut recours pour une énorme tumeur du sein chez une dame de quarante-huit ans. La tumeur diminua d'un tiers environ; mais il fallut en venir à l'extirpation, qui fut faite avec succès par Richerand. Quelque temps après, une autre tumeur du sein, traitée de la même manière, diminua également; mais « Dupuytren abrégea le traitement en extirpant les restes de la tumeur. » Il faut croire que Récamier ne trouva pas ces résultats bien encourageants, puisqu'il attendit jusqu'à 1825 pour faire de nouvelles tentatives. Mais cette année-là, après un troisième essai tout à fait infructueux (4), il réussit enfin à faire disparaître complétement, en trois ou quatre mois, une tumeur désignée par lui sous le nom d'*engorgement aigu* de la mamelle, et contre laquelle, pendant les quatre mois précédents, Roux avait essayé sans résultat les antiphlogistiques, les émollients, la ciguë et l'iode.

Ce succès eut un prompt retentissement, et un grand nombre de malades, atteintes pour la plupart de tumeurs du sein, furent adressées à Récamier, qui eut ainsi de fréquentes occasions d'étudier les effets de la méthode compressive. En janvier 1827, époque où il publia pour la première fois, dans la *Revue médicale*, les résultats de sa pratique, il avait déjà mis vingt-une malades en traitement. Sur ce nombre, six étaient guéries; plusieurs autres avaient obtenu une

(1) *Minutes of Cases of Cancer*, etc., part II, *being further Report of Cancerous Cases successfully treated by the New Method of Pressure*. Lond., in-8, 1818.

(2) *Bibliothèque médicale*, fév. 1817, t. LV, p. 276. Paris, 1817, in-8.

(3) Le mois d'août n'est pas indiqué dans le premier article de Récamier; mais il est écrit en toutes lettres dans son livre. (*Recherches sur le traitement du cancer*, t. I, p. IV de l'Introduction. Paris, 1829, in-8.)

(4) Récamier, en parlant de son troisième essai, dans son *Mémoire* de 1827, s'est laissé aller à dire que « ces nouvelles tentatives n'eurent qu'un résultat éphémère, « *mais surprenant*, eu égard à la situation affreuse de la malade. » (*Revue médicale*, 1827, t. I, p. 99.) Mais deux ans après, à la page XIII de l'Introduction de ses *Recherches sur le traitement du cancer*, il dit, en parlant de *cette même malade* : « Je voulus enfin commencer la compression, mais je n'avais pas encore eu l'idée de l'agaric; je ne pus la faire supporter, et cette infortunée personne succomba dans les douleurs les plus horribles à la fin de 1825. » Cette dernière version est évidemment la bonne; je laisse au lecteur le soin de qualifier la première.

grande amélioration, et Récamier, convaincu que le cancer pouvait disparaître sans opération, commençait même à appliquer la compression au traitement des cancers de l'utérus (1).

A cette époque, la classification des tumeurs ne reposait que sur des données tout à fait insuffisantes; le groupe des cancers n'avait pas encore été débrouillé et épuré; on y confondait pêle-mêle les affections les plus diverses; le diagnostic était moins avancé encore que l'anatomie pathologique, et il était bien rare qu'une tumeur du sein ne fût pas considérée comme cancéreuse. Récamier put donc dire de bonne foi qu'il avait guéri par la compression de véritables cancers; et l'ouvrage qu'il ne tarda pas à publier, sur le traitement du cancer, fut accueilli avec faveur (2). Quoique l'école physiologique fût déjà sur son déclin, les partisans de Broussais étaient encore nombreux, et beaucoup de chirurgiens, même parmi ceux qui repoussaient sa doctrine, admettaient avec lui que le cancer était une affection purement locale. On ne pouvait méconnaître, en effet, qu'une foule de tumeurs, alors réputées cancéreuses, pouvaient guérir radicalement par l'opération. D'un autre côté, il est vrai, la fréquence des récidives et les exemples d'hérédité tendaient à faire admettre que le cancer était une affection constitutionnelle; mais on cherchait à éluder la difficulté en disant que le cancer était tantôt primitivement local, tantôt primitivement général; et si, dans ce dernier cas, la compression paraissait devoir être aussi impuissante que l'opération même à modifier l'ensemble de l'organisme, on espérait du moins qu'elle pourrait guérir les cancers locaux.

On admit donc sans critique et sans contrôle les faits publiés par Récamier; on partagea ses illusions, on crut que la compression guérissait fréquemment les cancers, et cette méthode eut en France un moment de vogue, comme on l'avait vu en Angleterre, en 1815, après la publication de l'ouvrage de Young. Mais en France, comme en Angleterre, un prompt désenchantement succéda à cette confiance exagérée; Young et Récamier, avec cette bienveillance qu'on accorde naturellement aux choses dont on est le promoteur, avaient été plus frappés de leurs succès que de leurs insuccès; ceux qui imitèrent leur pratique n'avaient pas les mêmes motifs d'indulgence; les faits défavorables se multipliaient; puis les doctrines marchaient; l'idée que le cancer est un mal local perdait chaque jour du terrain, et la guérison du cancer par la compression paraissait de plus en plus en contradiction avec la théorie. On passa donc

(1) *Revue médicale*, janv. 1827, t. I, p. 96.

(2) Récamier, *Recherches sur le traitement du cancer*. Paris, 1829, 2 vol. in-8.

d'un extrême à l'autre : on ne se demanda pas si l'efficacité de la compression n'était pas subordonnée à la nature des tumeurs, et on abandonna cette importante méthode qui, bientôt même, fut considérée comme nuisible, par ce double motif qu'elle faisait perdre un temps précieux en retardant l'opération, et qu'elle paraissait de nature à favoriser la propagation des tumeurs vers les parties profondes. L'abandon fut si complet que de 1841 à 1851, pendant les dix premières années de mon séjour à Paris, je n'ai vu aucun chirurgien recourir au traitement des tumeurs par la méthode de la compression, ni dans les hôpitaux où j'ai rempli les fonctions d'interne, ni dans les services de chirurgie que j'ai fréquentés, soit avant, soit après mon internat. A cette époque, les deux éminents disciples de Bretonneau, MM. Trousseau et Velpeau, démontraient l'efficacité de cette méthode dans le traitement des *inflammations* aiguës ou chroniques de la mamelle; beaucoup de praticiens suivaient leur exemple; mais personne, à ma connaissance, n'essayait de revenir à l'emploi de la compression dans le traitement des tumeurs proprement dites, et si l'on en parlait quelquefois dans les cours et dans les cliniques, c'était seulement pour mettre les auditeurs en garde contre les illusions de M. Récamier.

Les motifs de l'abandon de cette méthode devaient persister jusqu'au jour où les progrès de l'anatomie pathologique permettraient d'établir, dans le groupe des tumeurs dites cancéreuses, des catégories bien précises, de distinguer ensuite sur le vivant les tumeurs qui, comme les vrais cancers, sont sous la dépendance d'une cause diathésique, de celles qui, comme les hypertrophies glandulaires, dépendent d'un trouble de nutrition purement local, et de déterminer enfin les cas où la compression peut avoir la prétention d'obtenir des guérisons radicales.

Parmi les tumeurs non cancéreuses qui paraissaient de nature à se résoudre sous l'action d'une pression mécanique, celles qui devaient se présenter tout d'abord à l'esprit, étaient les tumeurs hypertrophiques, et spécialement les adénômes. Le tissu glandulaire normal est un de ceux qui s'atrophient le plus aisément sous l'influence de la compression. Il suffisait donc de savoir que les adénômes de la mamelle sont constitués, en tout ou en partie, par des éléments glandulaires, pour concevoir l'espérance de les faire atrophier par la compression. Il devenait dès lors probable que les observations de guérison radicale publiées par Récamier étaient relatives, pour la plupart, à des tumeurs de ce genre. Pour m'en assurer, je dépouillai avec M. Lebert, en 1849, les observations de cet auteur, et nous crûmes reconnaître, d'après l'analyse des symptômes, que quelques-unes des tumeurs radicalement guéries étaient des engorgements inflammatoires, et que presque toutes les autres étaient, selon toutes probabilités, de nature glandulaire (1).

Je résolus dès lors de tenter, au moyen de la compression méthodique, la guérison des adénômes; mais n'ayant encore ni hôpital, ni clientèle, je dus attendre jusqu'au mois de septembre 1851 pour mettre ce plan à exécution. Mon premier essai fut suivi d'un succès rapide; la guérison fut radicale (2). J'ai lieu de croire que jusqu'alors personne n'avait employé *sciemment* la compression dans le traitement des adénômes de la mamelle. Ceux qui, dans les cas de ce genre, avaient obtenu des succès, avaient cru guérir des cancers. En 1843, M. Rufz avait publié deux cas où la compression avait, pour un temps, fait disparaître les douleurs de la *mamelle irritable* (3); mais on ne connaissait pas encore la nature de cette affection, et je crois d'ailleurs avoir démontré qu'on a confondu sous ce nom des tumeurs extrêmement diverses, semblables seulement par le symptôme commun de la névralgie (4).

Depuis 1851, j'ai adopté la compression comme méthode générale dans le traitement des adénômes. Ce n'est pas ici le lieu de faire connaître les résultats de ma pratique. Je les exposerai dans la seconde partie de cet ouvrage. J'indiquerai en même temps les indications et les contre-indications de la méthode, suivant le volume de la tumeur, suivant ses complications, et suivant la proportion relative des éléments fibreux et des éléments glandulaires qui la composent.

Je ne me suis occupé jusqu'ici que des tumeurs qui étaient réputées cancéreuses à l'époque où la compression fut érigée en méthode; je leur ai accordé une attention spéciale, parce que c'est à leur occasion que cette méthode a donné lieu à des appréciations contradictoires.

Mais ce ne sont pas seulement les tumeurs comprises dans l'ancien groupe des cancers qu'on peut traiter par la compression; sans parler des inflammations aiguës, qui ne rentrent pas dans mon sujet,

(1) M. Lebert a publié, en 1851, dans son *Traité des maladies cancéreuses*, p. 191-196, une analyse critique des observations de Récamier, et montré combien était douteux le diagnostic porté par cet auteur dans les cas où il croyait avoir guéri des tumeurs cancéreuses.

(2) La malade a survécu dix ans et est morte sans récidive.

(3) Rufz, *Affection douloureuse des glandes mammaires*, dans *Archives générales de médecine*, 1843, sér. IV, t. III, p. 75 et 82.

(4) *Bulletin de thérapeutique*, 1862, t. LXII, p. 199-207.

on a souvent eu recours avec succès à l'emploi de cette méthode contre des engorgements chroniques d'origine inflammatoire. La compression fait résoudre les callosités, et réprime les fongosités des ulcères de la jambe; elle peut, dans certains cas, amener l'atrophie des fongosités des synoviales; elle favorise ou détermine la résolution des engorgements inflammatoires chroniques de l'appareil testiculaire. La dilatation employée dans le traitement des rétrécissements des conduits muqueux et des orifices n'est autre chose qu'une compression exercée de dedans en dehors; elle agit en faisant résorber en tout ou en partie le tissu inodulaire dont la rétraction a produit le rétrécissement, et les résultats qu'elle fournit sont d'autant plus durables que la résorption de ce tissu a été poussée plus loin.

C'est surtout dans les engorgements durs qui succèdent aux abcès du sein que la compression offre une ressource précieuse. J'ai traité par ce moyen, à l'hôpital des cliniques, une jeune femme qui était malade depuis dix-sept mois. A la suite d'une couche, plusieurs abcès s'étaient formés dans sa mamelle gauche. Il était resté trois petites fistules qui donnaient à peine de temps en temps quelques gouttes de pus, et qui pénétraient dans l'intérieur d'une tumeur globuleuse, tout à fait indolente, et presque aussi grosse que le poing. On avait fait dans les trajets toutes sortes d'injections, et sur la peau toutes sortes de frictions. Depuis près d'un an, la tumeur était restée à peu près stationnaire, et la malade, effrayée par un médecin qui lui avait fait craindre une *dégénérescence squirrheuse,* était entrée à l'hôpital pour se faire opérer. J'eus recours à la compression méthodique, au moyen de bandes et de rondelles d'agaric. Le bandage fut renouvelé d'abord tous les deux jours, puis plus rarement, et en vingt-cinq jours, la guérison fut complète et radicale. Les fistules s'étaient refermées l'une après l'autre, du huitième au quinzième jour.

J'ai obtenu tout récemment (mars 1863), à la Salpêtrière, un résultat bien plus rapide encore sur une femme qui, par suite de tumeurs gommeuses de la mamelle, avait gardé deux fistules et une induration mammaire volumineuse. Une compression méthodique assez forte, exercée pendant 48 heures, fit d'abord refermer les fistules et réduisit l'engorgement de plus de moitié. Après trois autres jours de compression la guérison était complète.

Les engorgements chroniques des ganglions lymphatiques (je ne parle pas de ceux qui sont de nature tuberculeuse) cèdent assez bien, même chez les scrofuleux, à l'action de la compression, et à plus forte raison chez les individus dont la constitution n'est pas entachée de la diathèse scrofuleuse. Toutefois, ce moyen ne peut être employé que dans des cas spéciaux, parce que le siége de l'engorgement ne se prête pas ordinairement à l'action des pelotes ou des bandages. J'ai traité avec succès, au moyen d'une grosse pelote de charpie, une tumeur ganglionnaire de l'aisselle; j'ai échoué dans deux autres cas, et on n'en sera pas surpris, si l'on songe avec quelle facilité les glandes de cette région fuient devant les bandages. On ne peut songer à comprimer d'une manière permanente les tumeurs ganglionnaires du cou; mais celles de la région inguinale, et notamment celles qui ont été décrites sous le nom, quelquefois inexact, de *bubons strumeux,* ne peuvent être traitées mieux que par la compression. On sait qu'il est assez commun de voir chez les sujets de vingt à trente ans, notamment chez les hommes, les ganglions inférieurs de la fosse iliaque, situés immédiatement au-dessus de l'arcade de Fallope, s'engorger d'une manière chronique, soit tout à fait spontanément, soit à la suite d'un exercice violent des membres inférieurs (frotteurs). Ces tumeurs, qui peuvent se développer chez les sujets les mieux constitués, durent quelquefois plus d'une année, surtout lorsqu'elles n'ont aucune tendance à la suppuration, comme cela est assez fréquent. On réussit souvent à les faire résoudre en quelques semaines, ou du moins à les réduire à un volume beaucoup moindre, au moyen d'une large pelote, soutenue par un spica, ou par un simple brayer, qui permet aux malades de marcher et de reprendre leurs occupations.

Quelques observations permettent de considérer la compression comme très-avantageuse dans le traitement de l'éléphantiasis des Arabes.

On a encore appliqué la compression au traitement des tumeurs érectiles; mais les cas où l'on a réussi sont assez exceptionnels. Tout le monde connaît cependant le succès publié par Boyer. Une tumeur érectile assez volumineuse de la lèvre supérieure, chez une petite fille, fut guérie à la longue par la compression. La mère de l'enfant faisait elle-même cette compression avec les doigts pendant plusieurs heures chaque jour, et quelquefois pendant sept heures consécutives (1). On a dit de cette observation qu'elle prouvait la puissance de l'amour maternel, bien plus que l'efficacité de la compression. Avec non moins de persévérance et autant de bonheur, Roux réussit à guérir sa propre fille d'une tu-

(1) Boyer, *Maladies chirurgicales*, t. II, p. 269. Paris, 1814, in-8.

meur érectile du front. Il se servit d'un appareil mécanique. La guérison ne fut complète qu'au bout de trois ans (1). M. Tarral, qui rapporte ce fait intéressant, ajoute que Pelletan, Dupuytren, Averill et Abernethy ont également réussi à guérir des tumeurs érectiles par la compression. Mais ce moyen, dont l'application est souvent très-difficile, échoue le plus souvent; il exige d'ailleurs des soins continuels et une longue persévérance, et dans la pratique il est rare que les conditions propres à en assurer le succès soient réunies.

On ne s'étonnera pas que la compression ait pu guérir des tumeurs très-diverses, si l'on songe que le mode d'action de cette méthode n'est pas spécial, mais général. Elle diminue l'abord du sang, entrave l'exhalation et l'organisation des blastèmes, oppose par conséquent à la nutrition un obstacle puissant, et l'on conçoit très-bien que beaucoup de tissus accidentels puissent par ce moyen subir un travail d'absorption plus ou moins considérable.

Il est clair toutefois que tous les tissus ne doivent pas se prêter avec la même facilité à cette action résolutive. Aucun n'y est absolument et constamment réfractaire, mais, en déterminant les indications de la méthode compressive, il faut distinguer les cas où le succès est très-incertain, de ceux où une expérience suffisamment étendue a prouvé que la compression, à défaut de certitude, offre du moins des chances très-sérieuses.

Nous dirons d'après cela qu'il est indiqué de recourir à la méthode compressive dans les hypertrophies, et spécialement dans les hypertrophies glandulaires, dans les adénites chroniques, dans les engorgements inflammatoires chroniques. Elle peut, dans ces divers cas, amener la résolution totale des tumeurs, ou les faire rétrograder et les rendre stationnaires sous un petit volume. Elle offre une ressource précieuse dans le traitement des tumeurs compliquées de névralgie, car, alors même qu'elle ne fait pas résoudre ces tumeurs, elle réussit fréquemment à dissiper ou à atténuer la douleur.

On pourrait essayer de traiter les lipômes par la compression; mais la tentative, que je sache, n'en a pas encore été faite. Les fibrômes et les chondrômes, à cause de la dureté de leur tissu, paraissent devoir être réfractaires à cette méthode; mais, ici encore, l'expérience n'a pas prononcé.

Quant aux tumeurs réputées malignes, qui doivent leur mauvaise renommée à leur tendance à la propagation, à l'ulcération et à la récidive, je ne conseillerai pas, tant qu'elles seront opérables, de les

(1) Tarral, *Du traitement des tumeurs érectiles*, etc., dans *Archives générales de méd.*, 2e série, t. VI, p. 11 (1834).

traiter par la compression. Celle-ci ne peut avoir la prétention de faire disparaître le tissu pathologique plus complétement que ne le fait l'opération ; il paraît même bien difficile qu'elle atteigne les derniers restes du mal, et s'il y a quelque chance de conjurer la récidive, c'est bien plutôt en extirpant ou en détruisant la tumeur et les tissus adjacents, qu'en opposant un obstacle incomplet à la nutrition des parties malades.

En théorie, je ne voudrais pas nier absolument la possibilité de guérir par la compression certains épithéliômes assez limités et assez superficiels pour être accessibles dans toute leur étendue à l'action des moyens mécaniques. Faire résoudre, jusqu'au dernier, tous les éléments anatomiques d'une pareille tumeur, sans laisser dans les tissus la moindre cellule, le moindre noyau, est sans doute une entreprise fort aléatoire, dont le succès paraît extrêmement peu probable ; mais si la compression fait résorber promptement, ce qui n'est pas douteux, une partie notable de la production accidentelle, il n'y a pas de raison absolue pour que le reste ne puisse pas à la longue se résorber aussi. Le malade se trouverait alors dans la même condition que s'il avait été opéré, il pourrait donc être radicalement guéri. Mais, en fait, je ne connais aucune observation propre à établir sans réplique la réalité de cette heureuse terminaison. Les observations de Récamier ne sont pas valables, puisque, dans les cas de ce genre, il associait la cautérisation à la compression. Le fait relatif au malade nommé W. Lea, qui fut guéri par Young d'un épithéliôme papillaire de la lèvre, me paraîtrait beaucoup plus concluant, s'il n'y avait une petite lacune dans le journal de Fothergill, où cette observation est rapportée (1). Quoi qu'il en soit, un

(1) Je n'ai pu me procurer le livre de Young, qui n'existe plus dans la librairie, et qui ne se trouve à Paris dans aucune bibliothèque publique. Je connais surtout cet ouvrage par un long extrait textuel publié dans *The London Medical and Physical Journal*, nov. 1815, vol. XXXIV, p. 410-420. L'observation de Lea y occupe trois pages. Elle est reproduite textuellement dans presque toute son étendue ; malheureusement, après avoir transcrit quelques-uns des remèdes internes prescrits par Young, avant et pendant la compression, le rédacteur interrompt la narration de l'auteur et l'abrége en disant : « D'autres remèdes furent employés, particulière- « ment la préparation arsenicale du docteur Valangin. Nous ne mentionnerons pas « cela pour diminuer la valeur de la méthode de compression de M. Young, parce « qu'on sait bien que ces remèdes ont été employés fréquemment et inutilement « contre le cancer. » Il résulte évidemment de ce passage que la préparation arsenicale de Valangin devait être un remède interne, et non pas un caustique. C'est, du moins, ce que pensait le rédacteur du journal anglais, et il devait être bien renseigné. Mais la même observation a été reproduite en abrégé dans les *Archives générales de médecine*, mai 1827, t. XIV, p. 92, et là on lit que « après avoir cautérisé

succès, et même plusieurs succès authentiques, ne suffiraient pas pour faire accepter le traitement des épithéliômes par la compression, parce que, je le répète, la compression ne peut avoir la prétention de faire plus que l'extirpation ou la cautérisation, parce que toute tumeur épithéliale qu'on peut comprimer exactement et complétement, est nécessairement petite, superficielle, et peut être extirpée ou cautérisée sans danger, parce qu'enfin c'est une chose bien connue que la gravité de l'épithéliôme cutané dépend de sa tendance à la propagation, et que le meilleur moyen d'empêcher cette propagation est de supprimer d'un seul coup le foyer du mal.

Maintenant, que pouvons-nous attendre de la compression dans le traitement des cancers proprement dits? Les objections précédentes sont applicables ici, avec ceci de plus que, la récidive étant plus imminente, étant même tout à fait ou presque tout à fait inévitable, les chances d'une guérison radicale doivent être considérées comme à peu près nulles. De deux choses l'une : ou bien une tumeur cancéreuse est déjà compliquée d'engorgement ganglionnaire, et alors la compression ne peut être complète, puisque les ganglions occupent presque constamment une situation qui les rend inaccessibles à l'action du bandage, — ou bien l'engorgement ganglionnaire n'existe pas encore, et alors il faut se hâter d'enlever ou de détruire la tumeur, au lieu de recourir à une méthode fort lente, et de consacrer à ce traitement incertain plusieurs semaines, plusieurs mois pendant lesquels les ganglions peuvent s'engorger.

Je pense donc que la compression ne doit pas être appliquée, *comme traitement curatif*, aux tumeurs qui, comme les cancers, les fibroïdes, les épithéliômes, tendent à s'ulcérer, à se propager et à récidiver. Toute tumeur de ce genre qui est accessible dans toute son étendue à la compression, est accessible, à plus forte raison, aux opérations chirurgicales. Celles-ci doivent donc recevoir la préférence. Mais lorsque le mal n'est plus opérable, la compression mérite d'être employée dans beaucoup de cas comme moyen palliatif. Elle fournit une ressource précieuse contre les douleurs, quelquefois

« modérément et à plusieurs reprises la lèvre malade, *en y appliquant la pâte arse-* « *nicale*, on y exerça une compression solide, etc. » J'ai lieu de soupçonner ici une erreur de traduction. La version du journal anglais me paraît beaucoup plus probable que celle du journal français, et je suis disposé à penser que Young a guéri son malade par la seule compression et sans le secours de la cautérisation. Mais je ne puis l'affirmer, n'ayant pas eu sous les yeux le texte original. Une courte notice, insérée dans le t. XVI des *Archives générales de médecine*, avril 1828, p. 578, montre que le nommée Lea, sujet de l'observation, était encore sans récidive trois ans après sa guérison.

si vives, qui accompagnent le cancer de la mamelle; elle réprime les végétations et les champignons fongueux des encéphaloïdes; elle arrête les hémorrhagies et en prévient le retour; elle produit quelquefois une diminution remarquable du volume de la tumeur, et, grâce à elle, quelques malades ont pu obtenir une amélioration inespérée. Elle n'est pas toujours tolérable; mais on peut l'essayer sans inconvénient, et j'ai eu plusieurs fois l'occasion d'en apprécier les bons effets.

Il y a une variété de cancer qui se distingue des autres par la lenteur de sa marche et par sa bénignité relative. C'est le *squirrhe atrophique.* On ne l'observe guère qu'à la mamelle. Lorsqu'on l'enlève, il récidive aussi sûrement et aussi promptement que les autres cancers, et on a cru remarquer que les récidives marchaient en général plus rapidement que la tumeur primitive. De là est venue l'opinion très-répandue, et probablement fondée, que les malades vivent plus longtemps lorsqu'on ne les opère pas, que lorsqu'on les opère. Mon ami le docteur Macquet, chirurgien de l'hôpital d'Angoulême, m'adressa, l'année dernière, une dame d'environ quarante-cinq ans, atteinte d'un de ces squirrhes atrophiques du sein. A 6 centimètres au-dessous du mamelon, la peau, brusquement et profondément déprimée, formait une sorte d'entonnoir au fond duquel existait une petite ulcération. A ce niveau, on sentait dans l'épaisseur de la mamelle une masse diffuse, qui avait environ 4 centimètres de diamètre, et qui était très-dure à son centre. L'induration avait été constatée pour la première fois deux ans auparavant; la petite ulcération n'existait que depuis six mois, pendant lesquels la tumeur avait fait des progrès lents, mais continus. La malade, peu disposée à se laisser opérer, accepta avec empressement la proposition que je lui fis d'essayer le traitement par la compression. Le premier bandage compressif fut appliqué le 1er mai 1862. Au bout de cinq jours, la tumeur était réduite de plus de moitié; la petite ulcération n'avait pas même fourni une goutte de pus. Au bout de dix jours, le volume de l'induration ne dépassait pas celui d'une noisette; au bout de quinze jours, il fallait beaucoup d'attention pour découvrir les restes de la tumeur; mais la peau était toujours déprimée, quoique beaucoup moins profondément qu'elle ne l'était avant le traitement. La malade retourna alors en province, promettant de continuer à se faire comprimer le sein. Cette compression, reprise et abandonnée plusieurs fois, n'a jamais été bien forte, ni faite avec beaucoup de suite. Aujourd'hui, 20 mars 1863, M. Macquet m'écrit qu'il vient de visiter notre malade. L'infundibulum existe toujours tel qu'il était le 15 mai dernier. « Il y a tout autour une légère induration qui ne s'étend pas à plus d'un centimètre. Il s'écoule quelquefois tout à coup un peu de sang rouge du fond de la dépression de la peau, mais jamais ni pus, ni sérosité. Les ganglions de l'aisselle sont intacts; la santé générale est superbe. » Ainsi, les effets de la compression n'ont pas été passagers. La tumeur, réduite à un volume insignifiant, n'a fait absolument aucun progrès depuis dix mois, et ce résultat me semble des plus satisfaisants.

Le 10 octobre 1862, j'ai entrepris de traiter de la même manière un autre squirrhe atrophique, très-semblable au précédent, à cela près que la tumeur existait autour du mamelon, qui était déprimé, et qu'il n'y avait pas d'ulcération. Le squirrhe, au bout d'un mois, était réduit de plus des trois quarts. Il ne restait qu'une induration diffuse très-peu étendue, et le mamelon n'était plus que faiblement déprimé. J'ai revu la malade le 28 février 1863. Son état est toujours le même qu'au mois de novembre.

Je suis donc porté à conseiller de traiter les squirrhes atrophiques par la compression, alors même qu'ils seraient faciles à opérer. Ce n'est sans doute qu'un traitement palliatif, mais ce moyen, qui retarde la marche du mal, qui le fait même rétrograder, me paraît, dans beaucoup de cas, préférable à l'opération, que la plupart des chirurgiens considèrent comme inopportune.

Les indications et les contre-indications de la compression ne sont pas relatives seulement à la nature des tumeurs, mais encore à leur siége. Pour que la compression jouisse de toute son efficacité, il faut que la tumeur puisse être refoulée contre une paroi osseuse ou contre un plan résistant. Si elle pouvait s'enfoncer dans les parties molles, elle échapperait en grande partie à l'action des moyens mécaniques. En outre, il ne suffit pas que la compression soit efficace, il est nécessaire qu'elle soit tolérable, et qu'elle ne gêne aucune fonction importante. Les malades supportent au besoin une douleur qui ne dure que quelques heures ou quelques jours; mais leur courage ne résisterait pas à une torture prolongée, et on ne doit pas oublier que la compression est une méthode lente, dont les effets sont déjà appréciables sans doute au bout de peu de jours, mais dont les résultats définitifs peuvent se faire attendre plusieurs semaines ou plusieurs mois.

La région thoracique, et spécialement la région de la mamelle, est une de celles qui se prêtent le mieux à l'application de la compression. En procédant avec précaution et d'une manière graduelle, on peut exercer sur les tumeurs mammaires une pression méthodique prolongée, et suffisamment forte, sans imposer aux malades une contrainte trop pénible. La respiration est toujours un peu gênée pendant les premiers jours, parce que le bandage entrave les mouvements des côtes; mais le jeu du diaphragme reste parfaitement libre, et les malades s'habituent peu à peu à respirer suivant le type que les physiologistes appellent le type abdominal.

Les tumeurs des membres peuvent aussi être assez exactement comprimées par des bandages circulaires. Il n'est pas toujours facile de les refouler contre un plan osseux; mais, alors même qu'elles s'enfoncent dans les chairs, celles-ci leur transmettent de toute part l'action concentrique du bandage.

On peut aisément établir une compression permanente sur la région du front, et sur les autres points de la circonférence horizontale de la tête.

Dans les autres régions du corps, l'application des moyens compressifs est plus difficile et plus incertaine. Des appareils mécaniques ou des bandages spéciaux, imaginés par le chirurgien pour chaque cas particulier, peuvent au besoin permettre de comprimer une tumeur de la face, du sinciput, de l'aisselle, de l'aine, du périnée, de l'abdomen, et même du col de l'utérus. Ces ressources peuvent avoir leur utilité lorsqu'on emploie la compression comme moyen palliatif, ou lorsqu'on s'en sert pour favoriser la résolution des engorgements ganglionnaires chroniques et non spécifiques. Dans ce dernier cas, il n'est pas indispensable que la compression soit générale et complète. Les parties les mieux comprimées s'affaissent sous le bandage; c'est toujours cela de gagné; et on n'a pas à craindre que le reste de l'engorgement fasse des progrès en se propageant aux parties profondes. Dans le premier cas, c'est-à-dire lorsqu'on se propose seulement de pallier les accidents d'une tumeur maligne inopérable, de réprimer des champignons fongueux, de faire disparaître la douleur ou la tendance aux hémorrhagies, on comprime tout ce qu'on peut atteindre sans trop de peine, et, en mettant obstacle aux progrès d'un mal qu'on n'a pas la prétention de guérir, on n'a pas à se préoccuper de l'avenir des parties qui échappent à l'action du bandage.

Mais lorsqu'on est en présence d'une tumeur encore opérable, de la nature de celles qui ne peuvent guérir qu'à la condition d'être complétement anéanties, toute tentative de compression incomplète serait intempestive, et l'emploi de cette méthode est contre-indiqué dans toutes les régions dont la conformation ne se prête pas à l'application permanente d'une compression répartie sur tous les points de la tumeur, au moyen d'un bandage bien serré, solide, facile à supporter, facile à renouveler.

Occupons-nous enfin des moyens de compression. Les plus simples sont les meilleurs, et les appareils mécaniques sont moins bons que les bandages, parce que ceux-ci peuvent bien plus aisément être gradués, resserrés, et accompagner exactement la tumeur dans sa marche rétrograde, parce qu'en général ils sont moins gênants, parce qu'enfin ils permettent de répartir la compression sur une plus grande étendue. Ajoutons que la compression ne doit pas être trop forte, et qu'on apprécie la striction produite par des tours de bande, bien mieux que la force déployée par un ressort ou par une vis de pression. Les appareils mécaniques doivent donc être réservés pour les régions où il serait difficile ou impossible d'agir avec des bandages ordinaires. Ainsi j'ai déjà parlé du brayer à pelote très-large, dont on se sert pour comprimer les bubons strumeux du pli de l'aine et de la fosse iliaque interne. Récamier comprimait le col de l'utérus au moyen d'un tampon de charpie, poussé et maintenu par un pessaire en bilboquet (1). Dans un cas de prolapsus ou procidence chronique de la langue, qui paraissait ne pouvoir guérir que par l'amputation, Fréteau, de Nantes, appliqua patiemment sur cet organe un petit bandage roulé, recouvert de deux lames de caoutchouc, et un beau succès couronna ses efforts (2). Pour comprimer un nævus congénial de la racine et du dos du nez, chez une petite fille de dix-huit mois, j'ai fait construire une pelote concave, supportée par un ressort vertical qui s'insérait supérieurement sur une couronne en cuir (3), etc. Je n'en puis dire plus long sur ces appareils spéciaux que chacun disposera à sa guise, suivant la conformation des parties.

Les bandages me paraissent mériter la préférence, toutes les fois qu'ils sont applicables. Young se servait souvent de bandelettes em-

(1) Récamier, *Recherches sur le traitement du cancer*. Paris, 1829, in-8, t. I, p. 37.

(2) *Journal de Sédillot*, t. LVII, p. 291. Paris, 1816, in-8.

(3) Cet appareil, que je fis construire en province, et dont je ne pus diriger l'application que pendant quelques jours, fatigua bientôt l'enfant, et fut abandonné. La tumeur érectile, qui était trop étendue pour être traitée par la cautérisation, et qui, jusqu'alors, avait fait des progrès continuels, resta stationnaire pendant plusieurs mois à partir du jour où la compression fut appliquée. Puis elle commença à diminuer, à s'affaisser, et lorsque je revis l'enfant au bout de deux ans, il n'en restait presque aucune trace. Je pense, néanmoins, que le mérite de cette guérison ne doit pas être attribué à la compression, qui, au dire des parents, n'a pas été maintenue plus d'une semaine. On sait que, chez les jeunes enfants, certaines tumeurs érectiles disparaissent peu à peu, spontanément, et je suis disposé à croire que mon essai de compression a coïncidé avec un de ces cas heureux.

plastiques, au moyen desquelles il fixait sur la tumeur une lame de plomb, ou d'étain, ou un tampon de linge. Ce fut par ce procédé qu'il put maintenir pendant près de deux mois une compression sur la lèvre du nommé Lea, dont il a été question plus haut. MM. Trousseau et Velpeau ont montré tout le parti qu'on peut tirer de ces bandages en sparadrap, dans le traitement des inflammations de la mamelle. Mais on sait que, chez beaucoup de sujets à peau fine et délicate, le contact prolongé du sparadrap produit des érythèmes et des excoriations. Lorsqu'on emploie la compression pour combattre un état inflammatoire, on ne la laisse en place que pendant peu de jours, et l'inconvénient que je signale est assez minime; il est plus sérieux lorsqu'on se propose de faire atrophier une production accidentelle; car alors, le bandage doit être maintenu plusieurs semaines, ou même plusieurs mois. Dans la région mammaire, les bandages circulaires en sparadrap ont un autre désavantage; étant privés d'élasticité, ils gênent la respiration bien plus que les bandages en toile. Je ne m'en suis servi qu'une fois, pendant une seule semaine, et j'ai été obligé d'y renoncer; la malade avait entièrement perdu le sommeil; elle supporta, au contraire, très-bien les bandes de toile que j'employai jusqu'à la fin du traitement.

La région mammaire étant celle où on est le plus souvent appelé à pratiquer la compression, soit pour guérir des adénômes ou des engorgements chroniques d'origine inflammatoire, soit pour combattre les douleurs de la *mamelle irritable*, soit pour pallier certaines complications des cancers inopérables, je crois devoir donner ici quelques conseils sur le mode d'application qui m'a paru mériter la préférence.

L'appareil se compose de deux parties, le bandage proprement dit, qui entoure toute la poitrine, et le disque compresseur qui repose sur la tumeur et lui transmet l'action du bandage.

Young employait ordinairement, comme disque compresseur, une plaque de plomb ou d'étain, exactement moulée sur la tumeur. M. Raimbert, il y a quelques années, s'est servi d'une plaque de fer-blanc pour comprimer la mamelle enflammée. Ces moyens me semblent défectueux, parce que les corps métalliques ne sont pas assez flexibles pour suivre le retrait quelquefois rapide de la tumeur. Les rondelles superposées d'agaric, préconisées par Récamier, me paraissent bien préférables. J'ai une fois interposé entre le bandage et les rondelles d'agaric une lame de plomb. La malade, qui était atteinte d'adénôme, a bien guéri; mais, en comparant ce cas aux autres, il m'a paru que la plaque métallique était une complication inutile. Elle sert seulement à fixer les rondelles d'agaric, qui ont de la tendance à glisser au-dessous de la tumeur, lorsque le bandage vient à se relâcher, et on peut atteindre ce but bien plus simplement en épinglant les rondelles sur les premiers tours de bande.

Je ne décrirai pas l'application du bandage, ni les précautions nécessaires pour protéger, avec de l'ouate, la peau fine et humide des aisselles, pour protéger surtout la mamelle du côté sain. Celle-ci doit être relevée au-dessus du bandage, et on peut le plus souvent la laisser presque entièrement libre. Chez beaucoup de femmes, et en particulier chez celles qui sont maigres, les tours de bande circulaires, ou à peu près circulaires, suffisent parfaitement; mais il est des cas où l'on est obligé d'y joindre quelques tours de bande obliques, passant sur l'épaule du côté sain.

Une précaution tout à fait indispensable consiste à fixer les unes sur les autres les bandes imbriquées, à l'aide d'un très-grand nombre d'épingles. Sans cela, le moindre relâchement permettrait aux bandes de glisser, et la compression deviendrait illusoire au bout de quelques heures. Les épingles donnent au bandage une telle solidité, qu'il peut rester en place pendant huit et même quinze jours, sans subir le moindre dérangement. Enfin, il va sans dire que deux fortes bretelles, semblables à celles du bandage de corps ordinaire, doivent être fixées sur les bandes supérieures.

Le traitement des tumeurs mammaires par la compression exige de la part du chirurgien beaucoup d'attention et d'assiduité, et de la part des malades une certaine résignation. Les femmes, habituées par l'usage du corset à respirer suivant le *type costo-supérieur*, souffrent en général beaucoup, pendant les premiers jours, d'une constriction assez forte pour empêcher la dilatation de la partie supérieure de la poitrine. Plusieurs éprouvent dans le décubitus horizontal une véritable dyspnée, et j'en ai connu une qui, pendant la première semaine, ne put dormir qu'assise dans un fauteuil. Il faut tenir compte de ces conditions pour ne pas décourager les malades. J'ai donc pris l'habitude de procéder d'abord avec beaucoup de modération, au risque de rendre le traitement un peu plus long. D'un autre côté, il ne faut pas que la constriction soit trop légère, parce que le meilleur moyen d'entretenir la confiance des femmes, est de leur faire constater que leur tumeur a déjà subi, au bout de peu de jours, une diminution notable. Lorsqu'elles sont une fois convaincues de l'utilité de ce traitement, on peut agir avec plus de force, sans craindre de les décourager.

Les premiers effets de la compression sont rapides; il est rare qu'ils ne soient pas appréciables au bout de vingt-quatre ou quarante-huit heures. Le premier bandage se relâche donc promptement, et il est bon de le resserrer au bout de deux jours. Lorsque la tumeur est peu volumineuse, le premier appareil peut rester en place plus longtemps. Les bandages ultérieurs doivent être renouvelés plus souvent, parce que la résolution, si rapide au commencement, devient ensuite beaucoup plus lente. Il m'est arrivé plusieurs fois, à la fin du traitement, de rester quinze jours sans changer le bandage.

Si la tumeur est ulcérée, le bandage doit être renouvelé au bout de vingt-quatre heures, par raison de propreté et par raison de prudence, parce que le pus, en s'altérant, pourrait devenir nuisible. On doit craindre aussi que la compression ne soit pas toujours bien supportée par l'ulcère, et qu'elle n'y provoque des accidents de réaction. De là résulte la nécessité de surveiller l'état des choses pendant les premiers jours. Mais après trois ou quatre jours, on peut être rassuré à cet égard; on remarque en outre que la suppuration diminue promptement, ce qui permet de rendre les pansements de plus en plus rares.

Le bandage roulé peut être remplacé, à la fin du traitement, par une espèce de corset sans baleines, en toile piquée, muni d'un petit diverticulum pour recevoir la mamelle du côté sain. Ce corset ne permet pas d'exercer méthodiquement une compression énergique, mais, lorsque la tumeur est déjà atrophiée, il suffit d'une pression légère pour mettre obstacle au mouvement fluxionnaire qui tendrait à se produire, si on laissait la mamelle en liberté; le corset remplit cette indication sans fatiguer les malades, et peut dès lors être maintenu avec avantage, jusqu'à ce que la guérison soit décidément confirmée.

Le docteur Neil Arnolt, pour rendre la compression des tumeurs mammaires plus facile à appliquer et à supporter, a imaginé un appareil composé d'un coussin à air, d'une contre-pelote, d'un ressort d'acier passant sur l'épaule malade, et de plusieurs courroies entourant l'épaule et la poitrine. Cet appareil ingénieux et compliqué est décrit et figuré dans l'ouvrage de M. Walshe (1). Je ne l'ai pas essayé, je ne l'ai pas même vu; mais il me paraît certain, d'après la figure, qu'il doit être construit spécialement pour chaque malade; car on sait combien varient, chez les femmes, la forme et le volume de la partie supérieure du thorax. On pourrait toutefois essayer d'y avoir recours dans les cas, d'ailleurs exceptionnels, où le bandage ordinaire ne peut être toléré.

(1) Walshe, *On Nature and Treatment of Cancer*. London, 1846, in-8, p. 209-210.

CHAPITRE V.

ÉCRASEMENT ET BROIEMENT SOUS-CUTANÉ.

Les effets de l'*écrasement* des tissus n'étaient pas tout à fait inconnus aux anciens. Paul d'Égine a décrit, sous le nom de θλάσις, qui veut dire *écrasement*, un procédé de castration qui consistait à placer les enfants dans un bain chaud et à presser leurs testicules entre les doigts jusqu'à ce qu'ils fussent réduits en bouillie (1). Le traitement des kystes du poignet par l'écrasement remonte également à l'antiquité. Philagrius, auteur du chapitre *du ganglion*, de la compilation d'Aétius, pratiquait cette opération avec les pouces (2). Ce procédé est encore en usage. Lorsque la tumeur était trop dure pour céder sous la pression des doigts, Job à Meekren l'écrasait d'un coup de poing (3), et Jean Muys d'un coup de maillet (4).

C'est M. Malgaigne qui, le premier, a appliqué l'écrasement au traitement des tumeurs solides, c'est par lui que cette méthode a pris rang parmi les méthodes régulières. Il s'en est servi avec succès pour faire résoudre les engorgements chroniques des ganglions lymphatiques et, en particulier, des ganglions inguinaux (5).

Le *broiement*, appliqué au traitement de la cataracte, est nettement indiqué par Celse, pour les cas où le cristallin abaissé remonte immédiatement (6). Cette méthode, longtemps oubliée, reprise par Maître Jean, Barbette, Ware, et surtout par Pott, est aujourd'hui usuelle.

Le traitement des tumeurs par le broiement sous-cutané a été institué par Marshall Hall en 1831. D'après les indications de ce savant, et en sa présence, Hening pratiqua le broiement sous-cu-

(1) Paul d'Égine, livre VI, chap. LVIII, édit. Briau. Paris, 1855, in-8°, p. 289.

(2) Aétius, Tetrab. IV, serm. III, cap. IX, dans *Artis medicæ principes* d'Henri Estienne, 1567, in-fol., col. 745.

(3) Job à Meekren, *Observ. med. chir.*, cap. LXIII, p. 296. Amsterdam, 1682, in-12.

(4) Muysius, *Praxis chirurgica*, dec. II, obs. VIII. Leyde, 1683, in-12, p. 36.

(5) Velpeau, *Médecine opératoire*. Paris, 1839, in-8°, t. III, p. 70.

(6) Celse, *De medicinâ*, lib. VII, cap. VII, § 14, édit. Targa. Strasbourg, 1806, in-8°, p. 394.

tané d'une tumeur érectile. Les effets de cette opération furent lents, mais enfin la guérison fut complète au bout de six mois (1). Les autres applications de cette méthode seront indiquées plus loin.

Sans se rendre compte du principe sur lequel repose la méthode du broiement, Récamier a cru faire une application de cette méthode en déchirant avec les doigts et avec des érignes le pédicule des polypes utérins. Tantôt la tumeur dilacérée se détachait pendant l'opération, et le broiement prétendu n'était en définitive qu'un mauvais procédé d'arrachement. D'autres fois la séparation n'était pas immédiate, et c'était seulement au bout de quelques jours que la gangrène faisait tomber la tumeur. C'était encore un procédé d'extirpation, dont M. Velpeau a pu dire : « Les avantages de ce pro-« cédé m'échappent (2); » j'avoue que je ne les saisis pas mieux que lui.

Le broiement et l'écrasement ne sont pas des moyens d'extirpation. Ils agissent l'un et l'autre en faisant résoudre les tumeurs.

Ces deux procédés, quoique bien distincts, ne constituent en réalité qu'une seule et même méthode. L'écrasement se pratique à travers la peau, à l'aide d'une pression assez violente pour produire des ruptures dans le tissu de la tumeur; le broiement sous-cutané se pratique à l'aide d'un ténotome, introduit obliquement sous la peau et dirigé de manière à diviser en tous sens la masse morbide. Ces deux procédés ont pour but l'un et l'autre de détruire la continuité de la substance de la tumeur, d'y faire épancher une certaine quantité de lymphe plastique; on espère que cette lymphe plastique se résorbera, et que le travail de résorption, une fois commencé, entraînera les éléments pathologiques au milieu desquels la lymphe plastique est infiltrée.

Au surplus, le mode d'action de cette méthode est loin d'être toujours le même. Elle a été appliquée au traitement de certains kystes, et alors elle agit, d'une part, en donnant issue au contenu, qui s'infiltre dans les tissus environnants, et ne tarde pas à s'y résorber, — d'une autre part, en produisant sur les parois une irritation traumatique qui permet ensuite d'en obtenir l'adhésion au moyen d'une compression méthodique. Le broiement des tumeurs érectiles a principalement pour but de produire l'oblitération des vaisseaux divisés. Enfin, je n'ai pas à m'occuper ici du mode de guérison de la cataracte, traitée par la méthode du broiement. C'est un cas particulier qui ne rentre pas dans mon sujet.

(1) *Lond. Medical Gazette,* 1831, vol. VII, p. 577.

(2) Velpeau, *Médecine opératoire.* Paris, 1839, in-8°, t. III, p. 387.

Il est clair que, dans les tumeurs douées d'une certaine tendance à l'accroissement, cette méthode serait désastreuse, puisqu'il y aurait toute chance pour que le blastème traumatique s'organisât en éléments semblables à ceux de la production accidentelle.

Parmi les tumeurs qui ont été soumises avec plus ou moins de succès à la méthode du broiement ou de l'écrasement, je citerai les hypertrophies ou engorgements chroniques simples des ganglions lymphatiques, les tumeurs irritables de la mamelle, les lipômes, les tumeurs érectiles, et enfin les kystes synoviaux.

M. Rufz a traité par les incisions sous-cutanées multiples deux mulâtresses atteintes de tumeurs irritables de la mamelle. L'une des malades, qui avait déjà été soumise, sans succès durable, à l'acupuncture et à l'application d'un séton, fut grandement soulagée par le broiement; mais l'auteur ne nous apprend pas si les noyaux d'induration qui existaient dans la mamelle avant le traitement, se résorbèrent; et il est permis de se demander si le résultat obtenu n'était pas dû simplement à la section des filets nerveux de la glande (1). L'autre observation de M. Rufz est plus concluante. La tumeur se résorba, et les douleurs disparurent (2). Je pense que les tumeurs irritables des mamelles doivent être traitées de préférence par la compression; cette méthode jusqu'ici m'a toujours réussi; mais si je rencontrais un cas où elle fût inefficace ou intolérable, je n'hésiterais pas à imiter la pratique de M. Rufz.

Les tumeurs irritables de la mamelle étant presque toujours des adénômes, le succès de M. Rufz, dans un cas de tumeur irritable, permet de supposer que certains adénômes pourraient être guéris par le broiement. Mais la compression est bien préférable à ce moyen dont l'efficacité serait sans doute assez restreinte.

L'incision sous-cutanée, employée quatre fois, par M. Tanchou, chez des femmes atteintes de tumeur du sein, n'est qu'un diminutif de la méthode du broiement. Les résultats qu'il a obtenus sont insignifiants, si ce n'est que l'une des malades a été délivrée des douleurs qu'elle éprouvait (3).

Le broiement des tumeurs érectiles, pratiqué, soit avec un ténotome, soit avec une simple aiguille à cataracte, et suivi d'une compression maintenue pendant plusieurs jours, a donné quelques suc-

(1) *Archives générales de médecine*, 4e série, t. III, p. 77 (1843).

(2) *Loc. cit.*, p. 75.

(3) Tanchou, *Recherches sur le traitement médical des tumeurs cancéreuses du sein*. Paris, 1844, in-8, p. 277.

cès; mais les faits ne sont pas assez nombreux pour permettre d'en apprécier exactement la valeur.

Le broiement des lipômes, imaginé par Bonnet, de Lyon (1), peut guérir quelques tumeurs peu volumineuses; mais c'est une méthode très-incertaine. J'ai vu cependant Thierry traiter de la sorte, avec succès, un lipôme situé entre l'angle de la mâchoire et l'apophyse mastoïde, chez un banquier de Paris qui ne voulait pas garder de cicatrice apparente. La tumeur était grosse comme un petit œuf de poule; il fallut faire, à plusieurs semaines d'intervalle, trois séances de broiement; finalement la tumeur entra en résolution, et au bout de six mois elle avait presque complétement disparu. Mais je sais que Thierry a échoué complétement dans un autre cas. Ces deux faits sont les seuls qui se soient produits, à ma connaissance, dans la chirurgie parisienne, et je ne pense pas que le traitement des lipômes par le broiement soit appelé à survivre à son inventeur, Bonnet, de Lyon.

Cette méthode me paraît au contraire devoir être appliquée quelquefois au traitement des ganglions lymphatiques engorgés d'une manière chronique, et persistant depuis très-longtemps sans aucune tendance à la suppuration. J'y ai eu recours plusieurs fois, soit par simple écrasement, lorsque la tumeur n'était pas très-dure (ce qui du reste est toujours assez douloureux), soit par section sous-cutanée, avec l'aiguille à cataracte. J'ai obtenu trois succès, et j'ai échoué dans les autres cas. Une seule fois j'ai provoqué la formation d'un abcès qui a laissé une cicatrice apparente. Du reste, je n'ai eu à regretter aucun autre accident.

L'écrasement des kystes synoviaux qui sont connus sous le nom suranné de *ganglions*, et qui sont si communs à la face dorsale du poignet, est depuis longtemps admis dans la pratique. On n'ignorait pas que ces tumeurs communiquent quelquefois avec la synoviale adjacente, et on avait sagement compris qu'il n'était pas prudent de les traiter alors par les méthodes ordinaires, telles que l'extirpation, l'incision, l'injection irritante, etc. On croyait, il est vrai, qu'elles étaient souvent indépendantes de l'articulation; mais les travaux de M. Gosselin ont démontré définitivement qu'elles se forment toujours dans de petits cryptes synoviaux, dont le goulot, d'abord simplement rétréci, peut finir par s'oblitérer. Or, ces kystes renferment une matière gélatineuse qui n'est pas assez fluide pour passer à travers une ouverture capillaire, de telle sorte qu'ils peuvent être irréductibles,

(1) *Bulletin de thérapeutique*, t. XXXV, p. 61. Paris, 1848, in-8°.

même sous une forte pression, alors même que leur goulot n'est pas encore complétement oblitéré. Il est donc impossible, sur le vivant, d'avoir la certitude que la communication n'existe plus, et la crainte de provoquer une arthrite dangereuse est devenue bien plus pressante qu'elle ne l'était autrefois. La méthode des injections, ordinairement si inoffensive, exposerait à faire pénétrer une partie du liquide irritant dans la cavité articulaire. La méthode de l'écrasement, qui met à l'abri de toute crainte, constitue donc une ressource précieuse. Elle est d'une application facile lorsque la tumeur est superficielle, comme cela a lieu dans la région du poignet. Une pression croissante, faite avec les pouces, suffit ordinairement pour faire éclater la paroi du kyste, dont le contenu s'épanche sous la peau, et ne tarde pas à être résorbé. On maintient pendant quelques jours une compression assez forte, à l'aide d'une pièce de monnaie entourée de linge, et fixée avec une bandelette de sparadrap, et on réussit presque toujours ainsi à produire l'adhésion des parois de la poche.

Lorsque la membrane du kyste est trop résistante pour céder à la pression des doigts, on pourrait à la rigueur employer des moyens mécaniques plus énergiques; mais il est bien plus simple, et tout aussi inoffensif, de recourir au procédé du broiement sous-cutané. Un petit ténotome, introduit obliquement sous la peau, est poussé jusque dans le kyste, dont on divise les parois, suivant plusieurs directions différentes. Le ténotome étant alors retiré, on applique le petit bandage compressif. Je pratique ordinairement cette opération avec une aiguille à cataracte.

Jusqu'ici j'ai toujours traité les kystes synoviaux du poignet, soit par l'écrasement, soit par le broiement. Je n'ai vu survenir ni accident, ni récidive; mais les récidives seraient fréquentes, si l'on se dispensait de maintenir après l'opération, pendant au moins une semaine, une compression exacte sur les parois du kyste.

CHAPITRE VI.

LIGATURE DES ARTÈRES AFFÉRENTES.

(Méthode de Harvey.)

Cette méthode est née de la physiologie. Dès que le rôle des artères fut connu, on fut en droit d'espérer que la ligature, ou la section de ces vaisseaux, porterait à la nutrition des tumeurs une atteinte suffisante pour les faire atrophier. Celui qui conçut le premier le plan de ce traitement, celui qui le mit à exécution, ne fut pas un chirurgien; ce fut l'immortel auteur de la découverte de la circulation, Guillaume Harvey.

Dans son ouvrage sur la génération, remarquable à tant de titres, le grand physiologiste décrit le rôle des artères dans la formation et la nutrition des organes du poulet, et ajoute, par manière de digression, le passage suivant que je crois devoir reproduire en entier, en rappelant qu'à cette époque on désignait sous le nom de *hernies charnues*, les tumeurs solides du testicule et du scrotum (1).

« Ad hoc arteriarum officium respiciens, ingentes aliquando her-« nias carnosas, præter omnem spem, perfectè curavi, id solum « agens ut, præcisâ vel ligatâ arteriolâ, nihil nutrimenti spiritûsve « ad partem laborantem accederet; quo factum est ut tumor morti-« cinus facilè postea vel ferro vel igne exstirparetur.

« Habuit quidam præ cæteris (idque complurium fide dignorum « testimonio confirmare possum) sarcosin in scroto, sive herniam « carnosam humano capite majorem, genuum tenus deorsum pen-« dulam : indèque sursùm carnosa moles ad carpi magnitudinem « abdomen ingrediebatur; adeoque malum increvit ut nemo ferro « vel aliter curam aggredi auderet. Hanc tamen ingentem excres-« centiam, scrotum tantoperè distendentem, testiculumque in medio « ejus obvolventem, quo dixi modo planè abstuli, et curatione per-

(1) Guill. Harvey, *Exercitationes de generatione animalium*. Londres, 1651, in-4°, p. 63 (Exercit. 18, *quinta ovi inspectio*).

« fectè defunctus sum; relicto interea testi vase suo præparente et « deferente, relictisque in scroto per vaginalem tunicam descen- « dentibus, salvis et intactis. Verum hujusmodi, aliasque curatio- « nes, præter vulgi sententiam et methodum feliciter peractas, in « *observationibus nostris medicinalibus* (si Deus nobis vitam largitus « fuerit) copiosè enarrabimus. »

L'illustre vieillard n'eut pas le temps de tenir sa promesse; son recueil d'observations ne fut pas publié, mais nous devons le croire lorsqu'il nous dit qu'il a plusieurs fois traité avec succès les tumeurs du testicule par la ligature ou la section de l'artère spermatique. Il est possible toutefois que le cas particulier qu'il rapporte soit le seul où il ait obtenu par ce moyen une guérison complète, car il a soin de dire que, dans d'autres cas, l'efficacité de la ligature s'est bornée à rendre plus facile l'extirpation ultérieure de la tumeur.

Les chirurgiens de notre siècle ont pu généraliser cette méthode; j'ajoute même qu'ils l'ont inventée, car tout permet de croire qu'ils ne connaissaient pas l'important passage que je viens de transcrire; mais ils n'ont pas connu mieux que Harvey le but, le mode d'action et la double utilité pratique de la ligature des artères afférentes : faire guérir les tumeurs par atrophie, ou, à défaut d'une résorption complète, les faire rentrer dans des limites accessibles à la chirurgie.

Il me paraît donc équitable de désigner cette méthode sous le nom de *méthode de Harvey*.

On comprend difficilement comment une idée pratique si conforme aux principes de la physiologie, et si nettement exprimée dans un des ouvrages les plus célèbres du dix-septième siècle, a pu être si aisément et si complétement oubliée. Était-ce parce que les chirurgiens ne connaissaient pas encore assez l'anatomie des rapports pour oser aller à la recherche des artères? Ou parce que la découverte des voies anastomotiques leur fit bientôt perdre l'espoir de supprimer l'abord du sang dans les tumeurs? Le fait est qu'il s'écoula plus de cent cinquante ans avant que la méthode de Harvey reprît place dans la chirurgie.

On lit toutefois dans une thèse sur les strumes et les scrofules, soutenue en 1707 par Lange, sous la présidence de Sperling, que les tumeurs strumeuses (goîtres) ne cèdent pas aux remèdes ordinaires, et « qu'il serait plus efficace de couper en travers l'artère qui s'y « rend, si l'on pouvait promptement trouver ce vaisseau, et arrêter « immédiatement l'hémorrhagie. On prétend, ajoute l'auteur, que « les vétérinaires traitent ainsi les tumeurs strumeuses des chevaux;

« mais, chez l'homme, cette opération ne serait pas sans danger (1). » Je n'ai pu me procurer aucun renseignement sur le traitement des tumeurs cervicales des chevaux par la section des artères afférentes. Mais ce ne serait pas la première fois que les vétérinaires auraient devancé les chirurgiens. On remarquera que Lange n'avait aucune connaissance des observations de Harvey. Celui-ci avait parlé de couper *ou de lier* les artères. Lange ne parlait que de les couper, et il convenait qu'une pareille opération, pratiquée chez l'homme sur les artères du cou, eût été quelque peu imprudente. Sa proposition n'eut donc aucune suite; d'ailleurs le moment n'était pas encore venu de la présenter sous une forme moins effrayante, car la méthode d'Anel n'était pas encore connue, et le désir de guérir les anévrysmes inaccessibles à la méthode ancienne n'avait pas encore contraint les chirurgiens à régulariser la ligature des artères.

Ce fut donc seulement au commencement de ce siècle, lorsque la méthode d'Anel prit toute son extension, que l'idée de Harvey put germer de nouveau dans l'esprit des chirurgiens. Depuis que Desault et Hunter avaient appliqué la ligature au traitement des anévrysmes du jarret, on avait osé peu à peu s'attaquer aux artères les plus importantes et les plus profondes. Jones put donc se demander, en 1805, si son procédé de striction instantanée des artères ne pourrait pas être appliqué au traitement des goîtres. Je cite textuellement et *complétement :* « Ce moyen de faire oblitérer les artères ne pour-« rait-il pas être employé avec avantage dans le cas de broncho-« cèle (2)? » C'était bien court et bien vague; cela suffit pourtant pour décider Blizard à mettre en pratique la proposition de Jones. Il osa lier les artères thyroïdiennes, et eut la satisfaction de voir la tumeur diminuer d'un tiers dans la première semaine; mais, à la chute des ligatures, une hémorrhagie se produisit, et le sujet, dont le sexe n'est pas indiqué, succomba bientôt à la pourriture d'hôpital. Cet insuccès toutefois n'était pas décisif. Allan Burns, qui le fit connaître en 1811, pensa au contraire qu'il ne devait pas décourager les praticiens (3).

(1) Christ. Gott. Lange, *De strumis et glandulis*, dissert. inaug. Wittenberg, 1707, in-4°. La thèse n'est pas paginée; le passage que nous traduisons se trouve dans le § VIII. Le sens du mot *struma* a plusieurs fois varié; mais, dans la dissertation de Lange, ce mot désigne le goître, par opposition au mot *scrofula* qui désigne les tumeurs chroniques des glandes lymphatiques chez les scrofuleux.

(2) Jones, *A Treatise on the Process employed by Nature in suppressing the Hemorrhage*, 2e édit. London, 1811, in-8, p. 136. La première édition est de 1805.

(3) Allan Burns, *Observations on the Surgical Anatomy of the Head and Neck.* Glascow, 1824, in-8, p. 229. La première édition est de 1811.

Spangenberg ayant publié à Hanovre, en 1813, une traduction allemande du livre de Jones, le court passage que nous venons de citer tomba sous les yeux de Ph. Walther (1), qui, sans connaître la tentative infructueuse de Blizard, se décida à son tour à traiter un goître par la ligature des artères thyroïdiennes; mais il n'espérait pas que cette opération pût guérir indistinctement tous les goîtres. Laissant de côté les goîtres *inflammatoires*, *lymphatiques* et *squirrheux*, il restreignit les indications de la méthode aux cas de goîtres *anévrysmatiques*. Ce fut dans un cas de ce genre qu'il osa lier, à quatorze jours d'intervalle, les deux artères thyroïdiennes supérieures. La tumeur, qui était très-volumineuse, et déterminait des accidents d'asphyxie, rétrograda rapidement, devint petite, inoffensive et stationnaire, si bien que l'opéré, revu au bout de deux ans, s'était fait militaire (2). Cette opération fut pratiquée en 1814. Trois ans après, Walther publia, sur le *nouveau traitement du goître*, un ouvrage que je n'ai pu me procurer, mais dont les journaux allemands ont donné dans le temps des analyses étendues (3). Le procédé qu'il avait adopté pour lier méthodiquement l'artère thyroïdienne supérieure est reproduit tout au long dans un de ces journaux (4). Toutefois il avait prévu le cas où le volume de la tumeur rendrait l'opération impraticable, et il proposait alors de lier l'une des carotides primitives (5). Enfin, quoiqu'il eût cru devoir restreindre l'application de la méthode que nous étudions aux tumeurs dites anévrysmatiques du corps thyroïde, il se demandait si la ligature des artères ne pourrait pas servir à modérer la marche de quelques autres tumeurs, si même elle ne pourrait pas permettre de guérir le sarcocèle autrement que par l'extirpation du testicule (6). Il est clair, d'après cela, qu'il ne connaissait pas l'observation de Harvey.

L'ouvrage de Walther avait paru en 1817; à la fin de l'année suivante, Henry Coates lia à son tour l'artère thyroïdienne supérieure gauche, pour arrêter les progrès d'un goître suffocant. Les accidents de suffocation disparurent, et la tumeur fut réduite de près de moi-

(1) Hufeland, *Biblioteck der practischen Heilkunde*. Bd XLI, Berlin, 1819, in-12, p. 294.

(2) *Medicinisch-Chirurgische Zeitung* (*Gazette médicale de Salzburg*). Bd IV, S. 201. Salzburg, 1817, in-12.

(3) Ph. Fr. von Walther, *Neue Heilart des Kropfes durch die Unterbindung der obern Schilddrüsenschlagadern*. Sulzbach, 1817, in-8.

(4) *Allgemeine Medicinische Annalen des neunzehnten Jahrhunderts* auf das Jahr 1817. Altenburg, 1817, in-4°, col. 963.

(5) *Loc. cit.*, col. 969. — Hufeland, *Biblioteck*, etc., *loc. cit.*, p. 296.

(6) Hufeland, *Biblioteck*, *loc. cit.*, p. 296.

tié (1); mais on ne peut savoir si cette amélioration fut durable. Il n'est pas dit dans l'observation que le goître fût anévrysmatique, et il est probable qu'il ne l'était pas, car l'auteur parle du volume des artères thyroïdiennes supérieures, qu'on sentait battre à travers la peau, mais ne parle pas des battements de la tumeur elle-même. Quoi qu'il en soit, il est certain que depuis lors on a opéré par cette méthode les goîtres simplement hypertrophiques aussi bien que les goîtres anévrysmatiques.

Ainsi, le traitement du goître par la ligature des artères, institué d'abord pour les tumeurs pulsatiles du corps thyroïde, à cause de l'analogie qui *paraissait* exister entre ces tumeurs et les anévrysmes, n'était dans l'origine qu'une application de la méthode d'Anel. Plus tard, on traita de la même manière les autres variétés de goîtres.

Ce fut par suite d'une confusion analogue qu'on fut conduit peu à peu à appliquer la méthode d'Anel au traitement de plusieurs autres espèces de tumeurs, diverses par leur nature autant que par leur siége.

Certaines tumeurs érectiles communiquent assez largement avec le système artériel pour être agitées de battements plus ou moins forts, et ont été désignées pour cela sous le nom inexact d'*anévrysmes par anastomose*. La similitude des noms fit espérer que cette affection pourrait, comme les véritables anévrysmes, guérir par la ligature, et ce fut ainsi que Benjamin Travers, en 1809, se décida à lier la carotide primitive pour arrêter les progrès d'une tumeur érectile artérielle de l'orbite. Cette opération eut un plein succès. La tumeur cessa de battre, rétrograda, et finit par disparaître tout à fait (2). Quatre ans plus tard, en 1813, Dalrymphe répéta la même opération, et obtint le même succès, à cela près que le nerf optique, atrophié sans doute par la tumeur, ne recouvra pas ses fonctions (3).

Or, on n'a peut-être pas oublié qu'à cette époque, la plupart des chirurgiens anglais confondaient sous la dénomination commune de *fungus hœmatodes*, non-seulement toutes les tumeurs qui avaient subi l'*altération hématode* (voy. plus haut, p. 208), mais encore tous les encéphaloïdes et toutes les tumeurs érectiles sous-cutanées ou profondes. Les tumeurs désignées par Travers et Dalrymphe, sous le

(1) *Medico-Chirurgical Transactions*, vol. X, p. 312. Lond., 1819, in-8.

(2) Benj. Travers, *A Case of Aneurism by Anastomosis in the Orbit, cured by the Ligature of the Common Carotid Artery*. Dans *Medico-Chirurgical Transactions*. Lond., 1811, in-8, p. 1.

(3) *Medico-Chirurgical Transactions*, vol. VI, p. 111. Lond., 1815, in-8.

nom d'*anévrysmes par anastomose*, rentraient évidemment dans cette dernière catégorie. On admit donc que la ligature pouvait guérir les fongus hématodes en général, et les cancers encéphaloïdes en particulier; et Astley Cooper ne tarda pas à appliquer au traitement du cancer des os la méthode qui avait si heureusement réussi à guérir des tumeurs d'une tout autre nature. Il s'agissait d'un cancer de l'extrémité inférieure du radius. La ligature de l'artère humérale fut pratiquée, mais le mal continua sa marche et fit périr la malade, qui avait refusé l'amputation. Un autre chirurgien de Londres, Lucas, fit, le 8 juillet 1814, une tentative analogue. Cette fois la ligature, appliquée sur l'artère fémorale pour guérir un cancer du tibia, produisit une gangrène partielle, qui rendit l'amputation indispensable. En faisant connaître ces faits malheureux dans son *Mémoire sur les exostoses*, publié en 1818, A. Cooper invita formellement les chirurgiens à ne plus recourir désormais à de semblables opérations (1).

Il me paraît certain que Maunoir n'avait aucune connaissance de ces deux faits, qui n'étaient pas encore publiés, lorsque, à la fin de 1814, ou au commencement de 1815 (2), il entreprit de lier les artères du cordon spermatique pour faire atrophier une tumeur du testicule, désignée par lui sous le nom de *sarcocèle*. La tumeur, qui datait de 1810, et qui était peu volumineuse, présentait les caractères, aujourd'hui bien connus, de l'affection tuberculeuse du testicule; mais alors on n'avait aucune connaissance de cette affection. Quoi qu'il en soit, la tumeur s'atrophia, et la guérison fut durable, au moins pendant trois ans (3). Une seconde opération de même nature, pratiquée le 8 juin 1820 dans un cas semblable, fit revenir le testicule à son volume normal, et Maunoir n'hésita pas à déclarer que la ligature des artères du cordon, moins grave et moins douloureuse que l'extirpation du testicule, ne lui était pas inférieure en efficacité.

(1) *Œuvres chirurgicales complètes* d'Astley Cooper, trad. franç. Paris, 1837, in-8, p. 599.

(2) La date de l'opération n'est pas indiquée; mais Maunoir dit, à la page 10 de son *Mémoire sur le sarcocèle*, que le malade fut confié à ses soins à la fin de 1813; et il ajoute, page 13, qu'après une année de traitements infructueux, il se décida à lier les vaisseaux du cordon. Ce fait est donc antérieur à la publication de l'ouvrage de Walther; mais il n'a été publié qu'en 1820, trois ans après l'apparition de ce dernier ouvrage.

(3) C. Th. Maunoir, *Nouvelle Méthode de traiter le sarcocèle sans extirper le testicule*, Genève, 1820, in-8, p. 9-17. La même observation est mentionnée à la fin du mémoire du même auteur *sur les fongus hématode et médullaire*. Genève, 1820, in-8, p. 131, note K.

Il ne prétendait pas cependant que cette méthode pût guérir les fongus médullaires du testicule, affection à ses yeux plus grave que le cancer, et aussi incurable par l'extirpation que par toute autre méthode (1). C'est pourquoi il recommandait de déterminer, avant de recourir à l'opération, si la tumeur du testicule était un fongus médullaire ou un véritable sarcocèle (2). Mais qu'était-ce pour lui que les véritables sarcocèles? C'étaient toutes les tumeurs réputées cancéreuses du testicule, à l'exception des fongus médullaires, qu'il cherchait à en séparer (3). Il croyait donc avoir guéri de véritables cancers par la ligature des artères afférentes. Mais aujourd'hui, en lisant ses deux observations, nous sommes autorisé à penser que ces tumeurs n'étaient que tuberculeuses, et certes, les deux succès qu'il a obtenus restent encore assez beaux.

Depuis Maunoir, on a essayé d'appliquer la même méthode au traitement des tumeurs réputées cancéreuses, situées dans d'autres régions du corps, et c'est sous son nom que cette méthode est généralement connue en France; mais il est certain qu'elle avait été appliquée deux fois en Angleterre au traitement des cancers des os, avant l'époque où il y eut recours lui-même dans le traitement du sarcocèle. Si, au lieu de considérer la date des opérations, on considère la date des publications, on trouve que la priorité reste encore aux chirurgiens anglais, puisque le mémoire d'A. Cooper parut en 1818, tandis que les deux mémoires de Maunoir ne parurent qu'en 1820. Rappelons enfin que cette discussion de priorité est devenue tout à fait oiseuse, puisqu'il est parfaitement certain maintenant qu'aucun chirurgien de ce siècle ne peut donner son nom à une méthode qui appartient de plein droit au grand Harvey.

Après cet exposé historique sur l'origine du traitement des productions accidentelles par la ligature des artères afférentes, nous allons indiquer et apprécier les principales applications de cette méthode.

1° Les tumeurs dont la nature est exclusivement vasculaire, celles surtout dans lesquelles le système artériel prédomine, et qui sont connues pour cela sous le nom de tumeurs érectiles artérielles, peu-

(1) Maunoir, *Nouvelle Méthode de traiter le sarcocèle*, etc., p. 27.

(2) *Loc. cit.*, p. 26.

(3) A la page 131 de son Mémoire sur les *fongus médullaires et hématodes*, Maunoir parle du testicule dégénéré *soit* en fongus médullaire, *soit* en cancer; et rapportant aussitôt le premier succès qu'il a obtenu par la ligature des vaisseaux spermatiques, il termine en doutant que ce procédé puisse guérir « les véritables fongus médullaires du testicule. »

vent, *quoique rarement*, être guéries par la ligature des artères qui s'y rendent. Comme les anastomoses rétablissent en général assez vite le cours du sang, la tumeur sanguine persiste presque toujours. Le plus souvent, le résultat est tout à fait nul; quelquefois le mal cesse de faire des progrès; mais, en définitive, les succès complets et durables sont assez rares. Par une exception très-heureuse, les tumeurs érectiles de l'orbite (anévrysmes par anastomoses, tumeurs fongueuses sanguines), que leur situation particulière soustrait à l'application de la plupart des autres méthodes, guérissent ordinairement par la ligature de la carotide. Depuis les succès déjà mentionnés de Travers et de Dalrymphe, cette opération hardie a été répétée par beaucoup de chirurgiens, et si les tumeurs n'ont pas toujours disparu, le plus souvent du moins elles ont diminué, sont devenues stationnaires, et ont perdu leur caractère menaçant. Mais ces résultats sont achetés au prix d'une opération très-grave, et on possède aujourd'hui la méthode des injections coagulantes, qui me paraît susceptible de la remplacer avantageusement, lorsque la tumeur orbitaire n'est pas très-volumineuse. Les tumeurs érectiles artérielles des autres régions du corps ne doivent pas être traitées par la ligature artérielle, qui n'offre presque aucune chance de succès; et quant aux tumeurs érectiles veineuses, elles paraissent échapper entièrement à l'action de cette méthode.

2° Les tumeurs hypertrophiques sont au nombre de celles qui paraissent susceptibles de s'atrophier à la suite de la ligature des artères. Elles sont dues à un excès de nutrition, et la théorie permet de croire qu'une méthode qui diminue considérablement l'arrivée de leurs matériaux nutritifs est capable, non-seulement d'arrêter leur croissance, mais encore de les faire rétrograder. Toutefois elles occupent en général des organes qui ne se prêtent pas à l'application de cette méthode. Elles sont alimentées par des artères multiples, profondes, qui, par leur situation, ou par leur défaut de fixité, échappent le plus souvent aux opérations méthodiques. Celles qui occupent le corps thyroïde sont, je pense, les seules qu'on ait proposé jusqu'ici de traiter par la ligature des artères afférentes. Comme on ne voulait pas supprimer le cours du sang, mais seulement le diminuer, on s'est ordinairement borné à lier les deux artères thyroïdiennes supérieures, ou même une seule de ces artères. Plusieurs fois, le résultat a été à peu près nul; le plus souvent, l'opération de la ligature a été suivie d'une diminution notable de la tumeur; mais cette amélioration ne s'est pas toujours maintenue, et chez quelques malades, le goître, après un recul passager, a recommencé à s'accroître. En comptant pour des cas de guérison ceux où la tumeur, réduite au tiers ou au quart de son volume, est ensuite restée stationnaire, on n'arrive qu'à un chiffre assez minime; et quant à la résolution complète et définitive, je ne sais s'il en existe même un seul exemple. Ajoutons enfin que plusieurs malades ont succombé, soit à des hémorrhagies consécutives, soit à d'autres accidents, et cela ne surprendra personne; car, lorsque les goîtres sont volumineux ou agités de pulsations, les artères thyroïdiennes peuvent acquérir un volume énorme, égal même à celui d'une carotide ordinaire, et la ligature des artères d'un pareil calibre est toujours une grave opération.

Parmi les accidents qui ont suivi cette opération, je citerai la gangrène totale d'un énorme goître, survenue après la ligature des deux artères thyroïdiennes supérieures. La malade survécut, et fut radicalement guérie; mais elle avait couru de formidables dangers (1).

Quoique les résultats qui précèdent soient peu brillants, et quoique le danger s'accroisse évidemment avec le volume de la tumeur, je pense que la ligature des artères thyroïdiennes doit rester dans la chirurgie comme une ressource applicable à certains goîtres qui déterminent de graves accidents de suffocation, et dont les préparations iodées n'ont pu arrêter les progrès. Lorsque la vie du malade est décidément menacée et que le chirurgien est mis en demeure d'intervenir, cette méthode me paraît bien préférable à l'extirpation et aux autres opérations radicales que leur gravité doit faire presque entièrement bannir de la pratique.

3° J'ai décrit plus haut (p. 208) l'*état hématode* qui peut survenir dans certaines tumeurs d'espèces très-diverses, par suite de l'altération et de la rupture des artères qui y sont contenues. Ces tumeurs renferment des cavités irrégulières qui communiquent directement avec les artères, et qui sont de petits anévrysmes faux primitifs. Dès lors elles sont quelquefois le siége de pulsations et même d'un bruit de souffle, qui leur donnent quelque ressemblance avec les tumeurs anévrysmales. C'est cette lésion, particulièrement fréquente dans les tumeurs du squelette, qu'on a décrite sous le nom d'*anévrysme des os,* et il est tout simple qu'on ait songé à la traiter par la ligature de l'artère principale du membre. Les résultats de ces opérations de ligature ont été presque toujours temporaires. Les pulsations ont disparu, dans la plupart des cas, d'une manière définitive; on a vu aussi que la tumeur s'affaissait notablement après l'opéra-

(1) Cas de Carlisle dans *The Lancet*, année 1832-33, vol. II, p. 705.

tion, et diminuait ensuite graduellement pendant quelque temps; chose bien naturelle, puisque les foyers intérieurs, remplis de caillots, tendent à revenir sur eux-mêmes, à mesure que ces caillots se résorbent. Plusieurs fois les chirurgiens, satisfaits de cette décroissance continue, et croyant que la tumeur allait peu à peu disparaître tout entière, ont renvoyé le malade de l'hôpital, et ont de bonne foi publié le fait comme un exemple de guérison. Mais dans presque tous les cas où l'on a suivi plus longtemps les opérés, on a vu que la tumeur, au bout de quelques mois, reprenait sa marche croissante, et se comportait ensuite comme un ostéosarcôme. Ces observations, jointes aux résultats de l'anatomie pathologique, ont permis de dire que la maladie décrite sous le nom d'anévrysme des os, n'est pas de nature anévrysmatique; que c'est un ostéosarcôme cancéreux, fibroplastique, chondrômateux ou myéloïde; car l'état hématode n'est pas exclusivement propre au cancer; il peut se manifester aussi, quoique plus rarement, dans d'autres tumeurs du squelette. Je ne prétends pas que les os ne puissent être le siége de tumeurs sanguines, semblables à celles qui se développent dans les parties molles. M. Verneuil a publié, en 1847, un cas bien authentique de tumeur érectile du scaphoïde du tarse (1). M. Richet a déposé dans le Musée Dupuytren une tumeur de l'humérus, creusée d'une cavité unique, régulière, à paroi osseuse, pleine de sang, et communiquant avec une petite artère. Il n'y avait d'ailleurs dans cette tumeur, ni cancer, ni tissu fibreux, ni aucun autre tissu accidentel. Mais ces tumeurs sanguines des os différaient entièrement de celles qui ont été décrites sous le nom d'anévrysmes des os; elles en différaient par leurs lésions, aussi bien que par leurs symptômes. Dans le cas de M. Verneuil, Lisfranc avait diagnostiqué une tumeur blanche du tarse. Dans le cas de M. Richet, il n'y avait pas de pulsations, et il est clair qu'une petite artère ne pouvait transmettre un mouvement d'expansion appréciable à une masse de sang aussi grosse qu'une orange. Tous ces faits permettent donc de penser que les prétendus anévrysmes des os, qui ont été traités par la méthode d'Anel, n'étaient pas des anévrysmes.

Deux fois cependant cette méthode a réellement guéri des tumeurs pulsatiles du squelette. L'un de ces faits a été communiqué par Roux, à l'Académie de médecine, le 14 février 1845. Ce chirurgien avait lié la fémorale, le 11 février 1844, pour une tumeur pulsatile du tibia; l'opéré était retourné en province au bout de quel-

(1) *Bulletins de la Société anatomique*, 1re série, t. XXII, p. 244-252. — 1847

ques mois, et un médecin avait constaté, en janvier 1845, que la guérison ne s'était pas démentie (1). L'autre fait a été publié par M. Lagout, dans les *Bulletins de la Société de chirurgie* (2). Il s'agissait encore d'une tumeur pulsatile de l'extrémité supérieure du tibia; la ligature de la fémorale avait été pratiquée le 26 novembre 1855, par M. Fleury, de Clermont; la tumeur, ayant d'abord cessé de battre, avait ensuite rétrogradé; puis elle était restée stationnaire sous un petit volume. Trois ans après l'opération, les choses étaient encore dans le même état; on sentait à travers la peau une dépression creusée dans le tibia, et, sur les parois de cette dépression, une masse morbide, dont la consistance était semblable à celle du placenta.

La nature de cette tumeur ne peut être déterminée; mais il y a dans l'observation plusieurs détails qui prouvent qu'il ne s'agissait pas d'un anévrysme. C'était donc une tumeur *hématode*. Était-elle cancéreuse, fibro-plastique, cartilagineuse, myéloïde? J'incline à croire qu'elle était myéloïde; mais je ne chercherai pas à le prouver.

On voit que les succès de la ligature, dans le traitement des tumeurs hématodes des os, se réduisent à fort peu de chose. Je ne me permettrai pas cependant de proscrire cette méthode. Elle a amélioré l'état de plusieurs malades; elle en a guéri deux (au moins pour un temps assez long). Le plus souvent, il est vrai, le mal a promptement repris sa marche, et a nécessité l'amputation; mais on ne saurait blâmer les chirurgiens qui, avant de se décider à faire le sacrifice d'un membre, tentent l'application d'une méthode moins grave, d'une méthode conservatrice, dont le succès, quoique peu probable, est au moins possible. J'ajoute que le jour viendra probablement où les progrès du diagnostic permettront de choisir, parmi les tumeurs hématodes, celles qui ne sont pas cancéreuses; et ce jour-là, sans doute, la méthode de la ligature, appliquée à des tumeurs locales et peu malignes, aux tumeurs myéloïdes par exemple, pourra se montrer plus efficace qu'elle ne l'a été jusqu'ici.

4° Je viens d'étudier les effets de la ligature des artères afférentes sur les tumeurs érectiles, sur les goîtres, et sur les tumeurs hématodes du squelette, et j'ai pu, dans les trois cas, faire reposer mes appréciations sur des faits pratiques qui, sans être très-nombreux, peuvent donner lieu du moins à des rapprochements utiles. Mais, dans ces trois séries d'applications de la méthode de Harvey, on s'est proposé de remplir des indications spéciales. Faire atrophier, par la

(1) *Bulletins de l'Acad. roy. de médecine*, t. X, p. 381. Paris, 1845, in-8.
(2) 1re série, t. IX, p. 258. Séance du 5 janvier 1859.

ligature des artères, une glande hypertrophiée, empêcher l'abord du sang dans une tumeur sanguine ou réputée telle, ce sont là des buts particuliers, et, de l'expérience acquise à ce sujet, il ne résulte rien qui soit applicable au traitement des *tumeurs en général.*

La ligature des artères afférentes peut-elle amener la résolution d'un pseudoplasme de nature cancéreuse, épithéliale, myéloïde, tuberculeuse, ou autre? A défaut d'une guérison radicale, peut-elle faire rétrograder ces diverses tumeurs, ou seulement en arrêter les progrès? Telles sont les questions que nous devrions examiner maintenant. Malheureusement les faits, très-peu nombreux, qui existent dans la science, sont antérieurs, pour la plupart, aux découvertes modernes qui ont permis de donner quelque précision au diagnostic des tumeurs; et ces faits perdent dès lors une grande partie de leur signification.

Ceux qui les ont publiés ont pu croire que la ligature des artères afférentes avait guéri des cancers; mais il n'est pas démontré que ces tumeurs fussent cancéreuses; et les détails de certaines observations permettent même de rectifier le diagnostic porté par les chirurgiens. Ainsi, j'ai déjà dit que les deux sarcocèles mentionnés dans le mémoire de Maunoir, étaient, selon toute probabilité, de nature tuberculeuse. J'ajoute que, selon toute probabilité encore, la *hernie charnue,* guérie par Harvey, n'était autre chose qu'un éléphantiasis des bourses. Cette énorme tumeur, qui descendait jusqu'au genou, et qui empiétait de quatre travers de doigt sur l'abdomen, n'était certainement pas ulcérée, car l'auteur n'eût pas manqué de mentionner ce symptôme important; il est même probable qu'elle n'occupait que les enveloppes du testicule (*excrescentia testiculum in medio ejus obvolvens*), et je ne vois guère que l'éléphantiasis des bourses qui puisse correspondre à cette description.

Les résultats fournis par la méthode de Harvey, dans le traitement des tumeurs réputées cancéreuses, peuvent être répartis en trois catégories.

La plus nombreuse comprend les cas où la tumeur, peu ou point améliorée pendant les premiers jours, a repris promptement sa marche croissante. J'ai vu à l'Hôtel-Dieu, dans le service de Roux, un malade à qui ce chirurgien avait lié les deux artères linguales pour arrêter les progrès d'un épithéliôme ulcéré de la langue. Je n'ai pas recueilli l'observation, qui remonte, je crois, à 1851; mais je me souviens parfaitement que la tumeur suivit pendant quelques jours une marche rétrograde. Elle s'étendait jusqu'à la base de la langue, et paraissait inopérable; Roux espérait qu'elle pourrait diminuer assez pour devenir accessible à l'extirpation; mais, au moment où cet espoir paraissait sur le point de se réaliser, le mal fit de nouveaux progrès, et le malade mourut peu de temps après.

M. Jobert a publié, dans le *Bulletin de thérapeutique*, deux observations de cancers de la lèvre inférieure, traités par la méthode de Harvey. Chez le premier malade, il lia à la fois les deux artères faciales, et l'une des coronaires labiales inférieures. L'ulcération diminua considérablement dans les quatre premiers jours; mais cette amélioration ne fut que passagère, et, deux ou trois semaines plus tard, il fallut en venir à l'extirpation. Dans le second cas, M. Jobert lia d'abord, le même jour, les deux artères faciales et les deux coronaires inférieures : amélioration; l'ulcère se cicatrisa en partie, mais il s'accrut dans une autre direction. Au bout de trois semaines, ligature des deux artères sous-mentales; amélioration moindre que la première fois; la tumeur fut enlevée un mois plus tard (1).

J'ajoute, pour mémoire, que chez un troisième malade, M. Jobert essaya, sans aucun résultat, de traiter un cancer de la lèvre inférieure par la ligature des deux *veines* faciales et de l'une des *veines* coronaires inférieures. Une autre fois, enfin, il pratiqua infructueusement la section des nerfs mentonniers. Dans les deux cas, le chirurgien se décida promptement à extirper les tumeurs (2).

Je cite ces faits pour prouver combien M. Walshe était mal renseigné, lorsqu'il a dit que M. Jobert avait guéri, par la ligature simultanée des artères et des nerfs, quatre cancers de la lèvre (3). Il n'a pas été plus heureux en ajoutant que Weinhold avait guéri, en 1812, une volumineuse tumeur du testicule, par la ligature de l'artère spermatique. Weinhold, opérant une hernie plus ou moins étranglée, trouva l'épiploon adhérent au cordon spermatique, et, pour abréger l'opération, pour faciliter la réduction, il se permit de couper le cordon en travers. Le malade survécut, et naturellement, son testicule s'atrophia. Mais ce testicule n'était pas malade avant l'opération, et l'auteur ajoute : « Si le testicule avait été squirrheux, « je l'aurais, pour plus de sûreté, enlevé pendant l'opération (4). »

(1) Jobert, *Considérations thérapeutiques sur le cancer et sur un nouveau traitement à appliquer à cette maladie*, dans *Bull. de thérapeutique*, 1839, t. XVII, p. 33, Observ. I et II.

(2) *Loc. cit.*, Observ. III-IV.

(3) Walshe, *On Nature and Treatment of Cancer*. Lond , 1846, in-8, p. 204.

(4) M. Walshe renvoie à la page 112 du Xe numéro du journal de Hufeland et Himly pour 1812. A cette page il n'est question que de la section du nerf sous-orbitaire; c'est un peu plus haut que se trouve l'observation de herniotomie de Wein-

Dans le cas de M. Jobert et dans celui de Roux, la ligature des artères a du moins produit une amélioration passagère. Chez les malades déjà cités d'A. Cooper et de Lucas, l'opération produisit un accident qui aurait pu, à la rigueur, devenir avantageux, mais qui fut plutôt nuisible. Je veux parler de la gangrène. Dans le cas d'A. Cooper, une partie de la tumeur se sphacéla et fut éliminée; puis le reste se développa rapidement, et la mort suivit de près. J'ai déjà dit qu'un accident de même nature contraignit Lucas à pratiquer l'amputation de la cuisse peu de jours après la ligature.

Je rangerai dans une seconde catégorie les cas où la méthode de Harvey a eu pour conséquence de rendre stationnaire une tumeur qui jusqu'alors avait fait des progrès continus. La plus remarquable des observations de ce groupe est celle que Magendie a publiée dans ses *Leçons sur les phénomènes physiques de la vie.* Une énorme tumeur, désignée sous le nom de squirrhe, occupait tout un côté de la lèvre chez une jeune fille. Dupuytren essaya d'en pratiquer l'extirpation; mais il ne put en venir à bout, et la malade fut admise comme incurable à la Salpêtrière, où Magendie la reçut dans son service. La tumeur croissait toujours; déjà l'écartement des mâchoires était devenu impossible; la mort paraissait prochaine, et Magendie, sans se laisser décourager par l'insuccès de Dupuytren, essaya à son tour d'extirper la tumeur; mais il ne put en atteindre les limites, et dut se borner à en enlever « plusieurs livres. » Les incisions qu'il pratiqua dans le tissu accidentel saignèrent à peine. « La tumeur était constituée par un épanchement de matière squirrheuse et encéphaloïde « dans les alvéoles du tissu osseux; mais je ne pus trouver aucune « trace de vaisseaux sanguins. » Quoique cette opération incomplète eût laissé le tissu accidentel à nu dans une grande étendue, la plaie se cicatrisa rapidement, mais la tumeur continua à s'accroître. Ce fut alors que Magendie « se hasarda » à lier l'artère carotide. A partir de ce moment, la tumeur resta stationnaire, et elle l'était encore sept ans après, lorsque l'observation fut publiée (1).

Enfin, dans une troisième catégorie, je rangerai les cas où la méthode de Harvey a été réellement curative, où la ligature des artères a fait atrophier la tumeur d'une manière complète ou à peu près

hold. Weinhold, *Herniotomie und Castration mit Zurücklassung des Hodens*, dans Hufeland, *Journal der pracktischen Heilkunde.* Bd VIII, 1812, st. x, s. 104-108.

(1) Magendie, *Leçons sur les phénomènes physiques de la vie.* Paris, 1836, in-8, t. I, p. 119-120. M. Cruveilhier m'a dit avoir vu plusieurs fois l'opérée à la Salpêtrière. Par suite de la ligature de la carotide primitive, elle était devenue hémiplégique et épileptique.

complète, et où la guérison s'est maintenue au moins pendant quelque temps.

J'ai déjà fait connaître le succès de Harvey, et les deux succès de Maunoir. On me permettra d'y joindre les deux observations, déjà citées, de Roux et de M. Lagout, observations relatives à des tumeurs pulsatiles du tibia, qui furent guéries par la ligature de l'artère fémorale; car je pense que ces tumeurs n'étaient pas des anévrysmes des os, mais des tumeurs solides, passées à l'état hématode.

Kyll rapporte dans sa thèse sur l'induration et l'extirpation de la parotide, que la ligature de la carotide primitive a fait décroître plusieurs fois des tumeurs parotidiennes, au point de rendre tout à fait inhabile l'extirpation qu'on se proposerait de pratiquer ultérieurement (1).

M. Voranger a vu, à l'Hôtel-Dieu de Rouen, « un homme qui por-« tait à la partie supérieure gauche de la tête une tumeur plus volu-« mineuse que le poing, qui avait déjà été opérée deux fois, et avait « reparu. M. Flaubert lia l'artère carotide du même côté, et la tu-« meur ne reparut plus (2). » L'auteur ne dit pas combien de temps le malade fut observé après l'opération; c'est une grave lacune : il ne dit pas non plus de quelle nature était le mal, désigné simplement sous le vague nom de tumeur. Il n'en est pas moins intéressant de savoir qu'une tumeur, assez maligne pour avoir récidivé deux fois, a pu être guérie, au moins pour un temps assez long, par la ligature d'une artère.

M. Hosack, de New-York, a traité deux fois des tumeurs parotidiennes par la ligature de l'artère carotide. Dans un cas, le développement de la tumeur fut seulement retardé; mais l'autre tentative fut couronnée d'un plein succès. Il s'agissait d'une grosse tumeur de la parotide, existant depuis trois ou quatre ans, chez une femme de cinquante-cinq ans. On avait inutilement employé l'iode sous toutes les formes. La tumeur gênait considérablement le mouvement des mâchoires, et oblitérait le conduit auditif externe. A la suite de la ligature de la carotide, cette masse volumineuse se résorba entièrement, et il resta même derrière la branche de la machine une dépression indiquant que la glande parotide avait en grande partie

(1) *De induratione et exstirpatione glandulæ parotidis.* Bonn. 1822. Cité dans Aug. Bérard, *Des opérations que réclament les tumeurs de la région parotidienne*, Thèse de concours. Paris, 1841. In-4, p 23-24.

(2) Voranger, *Traitement du cancer de la langue par la ligature de l'artère linguale*, th. inaug. Paris, 1836, in-4, p. 17.

disparu (1). Cette tumeur est désignée dans l'observation sous le nom de squirrhe de la parotide; mais, d'après ce que nous savons aujourd'hui sur les tumeurs de cette glande, il est probable qu'il s'agissait seulement d'une hypertrophie glandulaire ou ganglionnaire.

Il n'est donc pas douteux que certaines tumeurs solides, de nature très-diverse, peuvent être guéries par la méthode de Harvey. Malgré la facilité avec laquelle les anastomoses rétablissent le cours du sang, la ligature des artères peut porter à la nutrition des tumeurs une atteinte suffisante pour y déterminer un travail d'atrophie. Mais il est clair que le succès de cette méthode est subordonné à deux conditions essentielles. Il faut en premier lieu qu'on puisse, par la ligature d'une ou plusieurs artères, priver tout d'un coup la tumeur de la plupart de ses moyens de nutrition. Mais cela ne suffit pas; il faut en outre que la tumeur soit assez bénigne, ou, si l'on veut, assez peu maligne, pour être susceptible de se modifier avantageusement, et d'entrer en résolution avant que le cours du sang ait été rétabli par les collatérales. Ainsi, dans un cas de M. Jobert, nous avons vu une tumeur (probablement un épithéliôme) de la lèvre inférieure, traitée par la ligature des deux artères faciales, des deux artères coronaires labiales inférieures, et des deux artères sous-mentales. Il était impossible, à moins de recourir à la ligature en masse, de faire subir une atteinte plus profonde à la circulation de la tumeur; et cependant la marche du mal fut à peine enrayée pendant quelques jours. C'est parce que les épithéliômes sont doués d'une grande malignité locale. Alors même que la plupart des cellules infiltrées dans le tissu de ces tumeurs viendraient à se dissoudre et à se résorber, celles qui resteraient suffiraient pour rendre bientôt au mal ses premiers caractères; de sorte que, pour obtenir la guérison, il faudrait pouvoir réduire pendant longtemps la circulation à un état de pauvreté voisin de la gangrène.

Il est douteux que la ligature des artères puisse amener un pareil résultat; mais le mode de guérison que je viens d'indiquer n'est pas hypothétique. Il s'est réalisé dans deux observations remarquables que je crois devoir rapporter comme des exemples de ce que peut produire la méthode de Harvey, poussée à l'extrême. Les deux tumeurs dont il s'agit sont désignées sous le nom de cancers de la langue; mais c'étaient probablement des épithéliômes, car on sait aujourd'hui que le véritable cancer de la langue est fort rare.

M. Mirault, d'Angers, ayant à traiter un « cancer » de la langue,

(1) Cette observation, publiée par M. Mason Warren, a été reproduite par M. Walshe (*On Nature and Treatment of Cancer*. Lond., 1846, in-8, p. 201.)

qui s'étendait depuis le plancher de la bouche jusqu'au voisinage de l'isthme du gosier, résolut de tenter l'extirpation de cette tumeur par l'instrument tranchant. Pour se mettre en garde contre l'hémorrhagie, il voulut d'abord lier les deux artères linguales au-dessus de la grande corne de l'os thyroïde; mais il ne put trouver l'artère linguale droite, et ne lia que la gauche. Ne se croyant pas suffisamment garanti contre l'hémorrhagie, il renonça à son premier plan, et se décida à enlever l'organe malade par la ligature en masse. Mais il voulut attendre quelque temps avant de pratiquer cette opération. La tumeur volumineuse, ulcérée, et couverte de végétations fongueuses, avait déjà donné lieu à plusieurs hémorrhagies. A la suite de la ligature de l'une des artères linguales, ces végétations se flétrirent, se détachèrent, et laissèrent sur la langue une profonde ulcération. Pourtant cette amélioration ne fut que passagère; bientôt les hémorrhagies se reproduisirent, et dix-huit jours après sa première opération, M. Mirault se vit contraint de procéder à la ligature en masse, qu'il pratiqua par le procédé sus-hyoïdien. Une anse de fil transversale, dont les deux chefs sortaient par la plaie du cou, fut appliquée ce jour-là sur la moitié *gauche* de la base de la langue; on réserva pour un autre jour la fin de l'opération. La ligature étant tombée le neuvième jour, après avoir coupé la partie qu'elle étreignait, une seconde ligature fut appliquée transversalement sur la moitié *droite* de la base de la langue. Il semble donc que cet organe, privé de presque toutes ses connexions, aurait dû tomber en gangrène; il n'en fut rien. A mesure que le second fil coupait les tissus, les lèvres de la section se réunissaient au-dessus de lui par première intention, et le sang qui, contre la volonté du chirurgien, arrivait dans la langue à travers cette cicatrice, fut suffisant pour empêcher la gangrène, mais non pour entretenir la nutrition de la tumeur. Celle-ci s'affaissa, se cicatrisa, se résorba; vingt-deux jours après la dernière ligature, il ne restait plus dans la langue qu'un petit noyau induré, du volume d'une noisette, et six semaines plus tard, ce noyau même avait disparu (1).

La guérison avait été constatée, le 9 septembre 1833, par la Société de médecine de Maine-et-Loire, et il n'est pas question de récidive dans l'observation, communiquée par M. Mirault à l'Académie de médecine, le 30 juillet 1834.

Une opération pratiquée au commencement de mai 1835, par M. Jobert, donna un résultat très-semblable au précédent. M. Jobert

(1) *Académie de médecine*, séance du 30 juillet 1834, dans *Archives générales de médecine*, 2e série, t. V, p. 635.

se proposait, comme M. Mirault, de détruire un cancer de la langue par la ligature en masse, et, comme lui, il résolut de pratiquer cette opération en deux temps.

La tumeur, beaucoup moins volumineuse que dans le cas précédent, n'occupait que le tiers moyen de la partie antérieure de la langue; l'opération fut donc pratiquée par la bouche. Le premier jour, le chirurgien appliqua sur l'organe deux anses de fil antéro-postérieures, l'une médiane, l'autre latérale; la tumeur était comprise entre les deux anses, qui devaient pratiquer deux sections parallèles, laissant entre elles, à leur partie postérieure, un pédicule assez étroit. Les deux ligatures tombèrent le 15 juin, et ce jour-là, M. Jobert se proposait d'étreindre par une anse transversale le lobe moyen de cette langue trifide; mais le malade demanda sa sortie, promettant de revenir quelques jours après. Il ne revint que le 22 juin, après un mois d'absence; la tumeur n'avait fait aucun progrès, loin de là, car les végétations s'étaient affaissées, et les ulcérations s'étaient rétrécies. M. Jobert appliqua alors sa troisième ligature, qu'il plaça transversalement en arrière de la tumeur. « La partie circonscrite par le « fil ne tomba pas plus en gangrène que la première fois, et l'ulcéra- « tion était presque effacée, et le gonflement disparu, lorsque le « malade sortit le 21 juillet 1835 (1). »

Ce fait est moins complet que celui de M. Mirault, puisque le malade n'a pas été suivi jusqu'à l'entière guérison de son mal. Mais le rapprochement de ces deux observations n'en est pas moins plein d'intérêt pour nous. Dans les deux cas, des tumeurs linguales fort graves, sinon cancéreuses, du moins épithéliales, ont été traitées par la ligature en masse en plusieurs temps; les anses de fil qui ont été appliquées ont successivement coupé tous leurs vaisseaux nourriciers; et si ces sections avaient été simultanées, la gangrène en aurait été la conséquence nécessaire; mais, avant que toutes les voies de la circulation naturelle fussent fermées, les vaisseaux capillaires développés dans les cicatrices ont pu ramener dans la tumeur une petite quantité de sang. La vie des tissus cernés par les ligatures n'a donc pas été anéantie; toutefois elle a été amoindrie à un degré suffisant, et d'une manière suffisamment durable, pour que des tumeurs douées d'une grande malignité locale aient pu perdre leurs premiers caractères, et entrer en résolution.

Ces faits ne doivent donc pas figurer dans l'histoire de la ligature en masse, car le propre de celle-ci est de faire tomber les tumeurs en

(1) *Bulletin de thérapeutique*, t. XVII, p. 39. Paris, 1839, in-8.

gangrène. On doit plutôt les considérer comme des exemples extrêmes de l'application du principe sur lequel repose la méthode de Harvey, et qui consiste à diminuer l'abord du sang dans les tumeurs. Mais ils montrent que, pour guérir par cette méthode les productions accidentelles douées d'une grande malignité, il faut réduire la circulation au point de rendre la gangrène imminente. Et cela même est très-incertain, puisqu'on a vu un cancer du radius continuer à s'accroître après une gangrène partielle consécutive à la ligature de l'artère humérale (cas d'A. Cooper). Il est clair que, dans ce cas, les parties de la tumeur qui ne furent pas mortifiées n'avaient survécu qu'à grand'peine; la diminution des matériaux nutritifs y avait été poussée jusqu'à l'extrême limite de l'inanition; et cependant, cela n'avait pas suffi pour faire perdre au tissu accidentel sa propriété d'accroissement, qui se manifesta de nouveau dès que le cours du sang fut rétabli dans ce membre.

Nous pouvons conclure de ce qui précède que le succès de la méthode de Harvey dépend principalement de la nature des tumeurs. La ligature des artères afférentes est, sans contredit, un puissant moyen de résolution, et elle peut rendre stationnaires, faire rétrograder ou même guérir les tumeurs qui n'ont pas une grande tendance à l'accroissement; mais elle devient de plus en plus incertaine à mesure que l'on considère des tumeurs douées d'une plus grande malignité locale. Il est douteux qu'elle ait jamais guéri un véritable cancer. Les deux tumeurs de la langue qui ont été guéries, sinon par cette méthode proprement dite, du moins par un procédé qui en est l'exagération, étaient probablement des épithéliômes. En interprétant aujourd'hui les autres faits, d'après les conjectures que nous suggère l'état actuel de nos connaissances en diagnostic, nous pouvons présumer que la méthode de Harvey a guéri un éléphantiasis des bourses, deux sarcocèles tuberculeux, deux myéloïdes du tibia, plusieurs adénômes de la parotide; quant aux tumeurs opérées par Magendie et par Flaubert, nous ne pouvons pas même en conjecturer la nature.

Avec des éléments aussi peu nombreux et aussi peu certains, il est difficile de préciser les indications de la méthode de Harvey. Ces indications, assez restreintes aujourd'hui, pourront s'étendre plus tard, lorsque le diagnostic des tumeurs, et spécialement des tumeurs du squelette, sera plus avancé; car elle paraît offrir d'assez bonnes chances de succès dans le traitement des tumeurs hématodes et non cancéreuses des os.

Elle mérite peut-être plus d'attention que ne lui en accordent aujourd'hui les chirurgiens. Il est permis de croire qu'elle est fort incertaine dans ses résultats, quelle que soit la nature des tumeurs, et, d'une manière générale, on fait bien de donner la préférence à l'extirpation, dont les effets sont connus et certains. Toutefois il y a une circonstance qui permet de tenter l'application d'une méthode infidèle; c'est lorsqu'il y a, sous le rapport de la gravité, une très-grande disproportion entre cette méthode et celle qui lui est supérieure en efficacité. Ainsi l'extirpation d'un goître volumineux est une opération radicale sans doute, mais excessivement grave. La ligature des artères thyroïdiennes, quoique beaucoup moins efficace, est incomparablement moins dangereuse, et doit par conséquent recevoir la préférence.

De même la ligature de l'artère fémorale est beaucoup moins grave que l'amputation de la cuisse; et quand même elle ne devrait guérir qu'une fois sur trois les tumeurs hématodes non cancéreuses du tibia, elle mériterait d'être appliquée avant l'opération radicale qui entraîne la perte du membre. Mais cette indication, je le répète, ne pourra être formulée que lorsque le diagnostic de ces tumeurs, aujourd'hui fort obscur, aura acquis plus de précision.

En appliquant le même principe, je me demande si, avant d'enlever les testicules tuberculeux, on ne pourrait pas essayer de lier l'artère spermatique; opération presque insignifiante en elle-même, et beaucoup moins grave évidemment que la castration.

La ligature des deux artères linguales, opération peu grave, et rendue facile aujourd'hui par l'élégant procédé de M. Malgaigne, pourrait de même être tentée avant l'excision, dans les cas singuliers désignés sous le nom de *prolongement chronique de la langue.*

Enfin, s'il est vrai que Harvey ait guéri un éléphantiasis très-volumineux des bourses par la ligature de l'artère spermatique, pourquoi ne courrait-on pas la chance de faire résorber, par le même moyen, ces énormes tumeurs dont l'extirpation, toujours très-laborieuse, laisse une plaie énorme, et expose l'opéré à une foule d'accidents? Et s'il était reconnu que la méthode de Harvey offre quelque chance de succès dans le traitement de l'éléphantiasis, ne pourrait-on pas songer à lier l'artère fémorale pour arrêter les progrès de l'éléphantiasis du membre abdominal? Mais ce ne sont que de simples suggestions sur lesquelles je ne dois pas insister.

Si maintenant nous laissons de côté les tumeurs accessibles aux autres méthodes, nous dirons que la méthode de Harvey offre quelquefois une ressource précieuse pour arrêter les progrès d'une tumeur inopérable, compliquée ou non d'hémorrhagie.

C'est ici le lieu d'ajouter que la ligature des artères afférentes a rendu des services importants comme premier temps de l'extirpation de certaines tumeurs situées dans des régions dangereuses. Cette heureuse innovation est due à William Goodlad, qui, après avoir lié la carotide primitive, put extirper, sans grave hémorrhagie, une énorme tumeur de la tête et de la partie supérieure du cou (1). Depuis lors, Valentine Mott et plusieurs autres ont suivi ce procédé, qui est particulièrement utile dans l'extirpation des tumeurs profondes de la parotide. On sait que c'est surtout en vue de prévenir l'hémorrhagie, pendant l'extirpation des tumeurs de la langue, que les chirurgiens se sont attachés à régulariser la ligature de l'artère linguale. M. Voranger s'est demandé si cette ligature préalable ne joindrait pas, à l'avantage de rendre l'opération moins périlleuse, celui de diminuer les chances de la récidive (2). C'est une vue théorique qui mérite peut-être quelque attention.

(1) *Medico-Chirurgical Transactions*, vol. VII, p. 112. Lond., 1816, in-8.

(2) Voranger, *Traitement du cancer de la langue par la ligature de l'artère linguale*. Th. inaug. Paris, 1836, in-4, p. 17.

CHAPITRE VII

RÉFRIGÉRATION ET CONGÉLATION

M. Hughes Bennett, dans son *Traité des productions cancéreuses et cancroïdes*, publié en 1849, consacra quelques lignes au traitement des cancers par la réfrigération. « Nous retardons évidemment, « dit-il, les progrès des productions cancéreuses par l'application du « froid... L'application externe du froid est un des moyens les plus « puissants que nous possédions de retarder les progrès du cancer « ou de toute autre production accidentelle (1). » Il paraît résulter de là que l'auteur ne parlait pas seulement d'après ses vues théoriques, et qu'il avait essayé ou vu essayer le traitement des tumeurs par la réfrigération; mais cela n'est pas suffisamment établi par le texte. L'ouvrage de M. Bennett porte le millésime de 1849, mais la dernière page est datée du 8 décembre 1848. M. James Arnott, de Brighton, connaissait donc probablement cet ouvrage lorsqu'il essaya pour la première fois de traiter un cancer inopérable de l'utérus par la réfrigération, le 1er janvier 1850. Mais je dois ajouter que, depuis plusieurs années déjà, M. Arnott étudiait l'action locale du froid sur les tissus. Il avait publié en 1847 un travail sur le traitement des maladies inflammatoires par les mélanges réfrigérants (2), et on sait que c'est lui qui a introduit dans la pratique la méthode de l'anesthésie locale par réfrigération (3).

Le but principal de M. Arnott, dans son premier essai, était moins de guérir sa malade, que d'atténuer les vives douleurs auxquelles elle était en proie. Il se servit d'un mélange réfrigérant composé de deux parties de glace pilée, et d'une partie de sel marin; il intro-

(1) Hughes Bennet, *On Cancerous and Cancroïd Growths*. Edinburgh, 1849, in-8, p. 237.

(2) James Arnott, *On Indigestion*, etc., *With an Account of an improved Mode of applying Heat or Cold in Irritative and Inflammatory Diseases*. Lond , 1847, in-8.

(3) *The Lancet*, 9 sept. 1848.

duisit ce mélange jusques sur le col de l'utérus, à travers un speculum en gutta-percha. La réfrigération fut maintenue un quart d'heure environ. Le soulagement fut complet et immédiat; les douleurs ne reparurent qu'au bout d'une semaine. Une nouvelle application produisit un nouveau soulagement. Bientôt la malade apprit à se servir elle-même de l'appareil frigorifique, et, au mois d'avril 1850, époque où l'observation fut publiée, le nombre des applications s'élevait déjà à une trentaine. Chose remarquable, la suppuration avait considérablement diminué, la tendance aux hémorrhagies avait disparu, la malade avait recouvré de l'appétit, des forces, de l'embonpoint, et elle pouvait vaquer aux affaires de son ménage (1).

Ce résultat avantageux, obtenu dans un cas où le cancer, déjà ancien, avait envahi tout le col de l'utérus et la partie supérieure du vagin, fit espérer à M. Arnott que la réfrigération pourrait non-seulement calmer les douleurs lancinantes des cancers, mais encore arrêter la marche du mal, prolonger la vie des malades, peut-être même « détruire la vitalité des cellules cancéreuses, » et guérir ainsi les cancers rapprochés de leur début.

Deux autres cas de cancers traités par la réfrigération sont mentionnés dans le premier mémoire de M. Arnott : l'un est relatif à une tumeur érectile de la face; il est simplement mentionné, et le résultat du traitement n'est pas indiqué (2); l'autre est relatif à un cancer volumineux, ulcéré et très-douloureux de la mamelle. Une seule application du mélange réfrigérant, maintenue pendant trois minutes, dissipa entièrement la douleur, qui quatorze jours après n'avait pas reparu (3).

Ce fut seulement au mois d'avril 1854 que M. Arnott fit connaître de nouveaux cas de cancers traités par la congélation. Parmi les nombreuses observations qu'il avait recueillies, il en choisit deux qui, il faut bien le dire, n'étaient pas très-concluantes. Dans un cas, une tumeur de la mamelle, congelée pour la première fois au printemps de 1852, avait considérablement diminué, était devenue tout à fait indolente, et était ensuite restée stationnaire pendant une année entière (4); dans l'autre cas, le résultat avait

(1) J. Arnott, *Practical Observations of the Remedial Efficacity of Anæsthesic Temperature in Cancer*, dans *The Lancet*, 1850, vol. II, p. 257.

(2) *Loc. cit.*, p. 258

(3) *Loc. cit.*, p. 183.

(4) Arnott, *On the Treatment of Cancer by Congelation*, dans *The Lancet*, 15 avril 1854, vol. I, p. 115.

été beaucoup moins satisfaisant; les douleurs avaient disparu, mais la tumeur n'avait pas sensiblement diminué (1). L'auteur ajoutait, il est vrai, qu'il possédait des observations plus décisives; qu'il ne les publiait pas pour ne pas exciter l'incrédulité (2). Toutefois, il me paraît bien certain que s'il eût obtenu des guérisons radicales, il n'en aurait pas fait mystère, et d'ailleurs, il ajoutait : « Dans presque « tous les cas où j'ai appliqué le traitement par la congélation, j'ai « vu persister un certain degré de gonflement et de dureté après la « disparition des autres symptômes (3). »

Il est donc permis de croire que jusques-là M. Arnott ne connaissait aucun cas de résolution complète. Mais quelques mois après (septembre 1854), la Société pathologique de Londres publia enfin, dans le cinquième volume de ses *Transactions*, un fait des plus remarquables et des plus instructifs, qui lui avait été communiqué le 20 décembre 1853 par M. Simon. Une tumeur squirrheuse et non ulcérée de la mamelle, grosse comme une orange, et datant de dix-huit mois environ, fut soumise, au commencement de décembre 1852, à l'application quotidienne de la glace pilée. La durée des séances de réfrigération fut d'abord d'une demi-heure, et plus tard de deux heures et plus. Au bout de quinze jours il y avait déjà une diminution notable; les jours suivants, la résolution marcha avec une rapidité étonnante, et le 8 janvier 1853, après trente-quatre jours de traitement, la tumeur avait à peu près disparu. A l'œil, la mamelle paraissait revenue à l'état normal; au toucher, on sentait seulement une légère induration comme fibreuse, et la malade, se croyant guérie, sortit de l'hôpital.

On pouvait se demander si une tumeur qui avait si promptement cédé à de simples applications de glace, sans mélange de sel marin, était réellement un squirrhe. Mais l'événement prouva que le diagnostic de M. Simon n'était que trop exact. Au mois d'octobre 1853, la malade rentra à l'hôpital; la peau de la mamelle était le siége de petits tubercules cancéreux; la glande subjacente était endurcie et squirrheuse; des ganglions engorgés existaient dans l'aisselle et jusqu'au-dessus de la clavicule; enfin, on sentait à l'épigastre une tumeur volumineuse. La mort survint le 1er décembre. — A l'autopsie, on trouva dans le foie d'énormes masses encéphaloïdes; un très-grand nombre de petits cancers existaient dans les poumons, les plèvres, le péricarde pariétal, enfin, et surtout, dans le péri-

(1) *Loc. cit.*, p. 489.
(2) *Loc. cit.*, p. 415.
(3) *Loc. cit.*, p. 489.

toine, qui en était couvert dans presque toute son étendue (1).

Cette observation, que je crois unique jusqu'ici, prouve la possibilité de faire résoudre par la réfrigération les *tumeurs* cancéreuses; mais elle prouve en même temps que cette méthode, comme toutes les autres méthodes chirurgicales, n'a aucune prise sur la *diathèse* cancéreuse.

La méthode de M. Arnott ne peut donc avoir la prétention de faire plus que les autres. Il est certain, toutefois, qu'elle serait bien préférable à l'opération, si elle était douée d'une efficacité constante ou presque constante. Mais il est permis de croire que les cas où elle produit, au moins pour un temps, des effets curatifs, sont très-exceptionnels, car les praticiens anglais l'ont à peu près abandonnée aujourd'hui.

On s'en est peu occupé en France. Après la publication du premier mémoire de M. Arnott, M. Velpeau fit à la Charité quelques essais dont le résultat fut à peu près nul; mais il n'y mit pas beaucoup de persévérance. Je ne puis dire si d'autres chirurgiens de Paris ont étudié cette méthode. J'y ai eu recours deux fois avec succès *comme palliatif de la douleur*, dans un cas de cancer de l'estomac, et dans un cas de cancer des ganglions inguino-iliaques. Une vessie de glace, appliquée deux ou trois heures par jour sur les tumeurs, fit disparaître presque entièrement les douleurs, non-seulement pendant la durée de la réfrigération, mais encore pendant les intervalles des applications. L'emploi de ce moyen fut continué dans les deux cas une quinzaine de jours. Les tumeurs ne présentèrent aucune modification appréciable; mais je n'ai pas persévéré assez longtemps pour savoir si la réfrigération aurait ralenti la marche du mal.

M. Arnott attache beaucoup d'importance à la distinction de deux procédés, dont les effets, d'après ses observations, sont essentiellement différents : l'un est celui de la *réfrigération ordinaire*, l'autre est celui de la *congélation*.

Le premier procédé consiste à appliquer simplement sur la tumeur une vessie pleine de glace, qu'on laisse en place quelques heures par jour, ou au besoin pendant toute la journée. Tout le monde connaît le mode d'action de ce procédé, qui fait contracter les vaisseaux et diminue l'afflux du sang. Il produit en outre un effet anesthésique sur les filets nerveux superficiels, mais il ne congèle pas les tissus, il ne leur fait subir qu'un froid modéré; il n'exerce sur leur nutrition qu'une influence légère. On conçoit, toutefois, qu'il puisse

(1) *Transactions of the Pathological Society of London*, vol. V. Lond., 1854, in-8, p. 311.

entraver l'exhalation et l'organisation du blastème, retarder le développement de la production accidentelle, et même en favoriser la résolution. L'observation de M. Simon prouve que cette résolution peut être complète, mais un pareil résultat est certainement très-exceptionnel.

Le *procédé de la congélation*, auquel M. Arnott donne résolûment la préférence, consiste à faire subir au tissu de la tumeur une réfrigération très-intense et très-passagère, au moyen d'un mélange frigorifique. On ne se propose plus seulement de soutirer le calorique des tissus, mais de modifier la vitalité de ces tissus au moyen d'une action violente et subite. On sait depuis longtemps que le refroidissement d'un membre, poussé même jusqu'à la congélation, ne fait qu'y suspendre les fonctions vitales. Cette suspension n'est définitive que lorsque la durée de la réfrigération dépasse une certaine limite, variable du reste, suivant les animaux, suivant les individus, suivant l'étendue et la nature anatomique de la partie congelée, enfin, et surtout, suivant l'intensité du froid. Lorsqu'on reste en deçà de cette limite, on peut impunément congeler les tissus, et les résultats de l'anesthésie locale par réfrigération le prouvent bien manifestement. Dès que le mélange frigorifique est enlevé, la chaleur des parties environnantes rayonne sur les tissus durcis par le froid. Le sang solidifié se liquéfie, et la circulation reprend son cours. Dans l'origine, on craignait que cette méthode anesthésique ne provoquât de graves accidents locaux, que le dégel ne produisît sur les tissus d'innombrables petites ruptures, que le retour subit du sang et de la chaleur ne donnât lieu à une réaction violente, et qu'il ne s'ensuivît une inflammation phlegmoneuse ou même gangréneuse. Ces craintes ne se sont pas réalisées. Non-seulement une congélation de quelques minutes n'éteint pas la vie, mais encore elle paraît inoffensive. On ne peut méconnaître cependant qu'elle fait subir aux tissus une épreuve d'une certaine gravité, puisque cette épreuve ne pourrait se prolonger sans danger.

M. Arnott a donc espéré que la congélation et le dégel pourraient avoir pour conséquence de porter atteinte à la vitalité des cellules cancéreuses, de leur ôter la propriété de s'accroître et de se reproduire, et de les livrer sans défense aux lois de l'absorption : c'est en vue de ce mode d'action hypothétique qu'il a institué le procédé de la congélation des tumeurs.

Pour faire descendre la température des cellules jusqu'au degré de la congélation, dans toute l'étendue d'une tumeur, il se sert d'un mélange réfrigérant composé de deux parties de glace pilée et d'une partie de sel marin pulvérisé. On sait qu'un thermomètre placé dans ce mélange descend à 16° et même à 18°, lorsque les proportions sont parfaitement exactes et que les deux substances sont parfaitement mêlées.

Le mélange appliqué directement sur la peau fuserait promptement; il vaut mieux l'entourer d'une gaze. Il s'écoule toujours un peu de liquide qu'on absterge aisément avec une éponge. Pour appliquer le mélange réfrigérant sur le col de l'utérus, M. Arnott se sert d'un speculum en gutta-percha, substance qui conduit mal le calorique, et qui protége les parois du vagin contre la réfrigération; le liquide provenant de la fusion de la glace est amené à l'extérieur par un siphon. Dans ce dernier cas, la surface qui est soumise à la réfrigération étant peu étendue et située profondément dans une région où abondent le sang et la chaleur, l'action du froid, dans un temps donné, est beaucoup moins intense que lorsqu'on agit sur une tumeur extérieure. M. Arnott prolonge donc la séance pendant quinze minutes au moins, et trente minutes au plus. Mais pour les tumeurs accessibles à travers les téguments, il ne maintient l'application du mélange réfrigérant que pendant trois à cinq minutes.

Lorsqu'on enlève le mélange, la peau est dure et décolorée, et la tumeur subjacente est congelée au moins dans ses couches superficielles. Pour éviter les accidents de réaction qui pourraient être la conséquence d'un dégel trop rapide, on applique aussitôt sur la tumeur de la glace pilée sans mélange de sel marin, et au bout d'un quart d'heure, on remplace la glace par des compresses imbibées d'eau froide.

On n'a vu jusqu'ici survenir aucun accident à la suite de cette courte congélation. Pendant les premières secondes les malades éprouvent une sensation assez pénible, mais bientôt ils ne sentent plus rien.

Dans le procédé de la réfrigération ordinaire, les applications doivent être renouvelées tous les jours, ou même deux fois par jour. Dans le procédé de la congélation, au contraire, on laisse écouler environ une semaine avant de recommencer.

Il est certain que la congélation produit dans le tissu des tumeurs des effets assez durables, puisque plusieurs fois on a vu les douleurs les plus vives disparaître pour plusieurs jours. Dans un cas que j'ai déjà mentionné, et où la séance de congélation n'avait duré que trois minutes, les douleurs n'avaient pas encore disparu au bout de quatorze jours. Une action purement anesthésique, c'est-à-dire limitée aux filets nerveux, ne durerait pas aussi longtemps. Il est donc probable que la congélation agit non-seulement sur la douleur, mais encore sur la cause de la douleur, ce qui suppose qu'elle modifie réellement l'état du tissu morbide. On peut admettre cette idée sans accepter la théorie de M. Arnott sur la vitalité individuelle des cellules cancéreuses, et sur la possibilité de tuer isolément ces cellules, sans produire la gangrène.

Mais de ce que l'état de la tumeur est modifié par une congélation très-courte, en résulte-t-il que cette modification soit poussée jusqu'au point de faire perdre au tissu accidentel ses propriétés spécifiques? C'est ce qui est plus douteux. On a vu, en effet, que dans aucun des faits cités par M. Arnott la résolution n'a été complète; le seul cas où la tumeur ait entièrement ou presque entièrement disparu est celui de M. Simon, qui s'est servi du procédé de la simple réfrigération, et non du procédé de la congélation.

Je n'en puis dire davantage sur les effets d'une méthode jusqu'ici trop peu étudiée.

D'après les faits qui sont venus à ma connaissance, d'après ceux que j'ai observés, je crois pouvoir affirmer que dans beaucoup de cas, cette méthode est un puissant palliatif de la douleur qui complique les tumeurs, cancéreuses ou autres. C'est une ressource peu usitée en France, mais qui me paraît fort précieuse.

J'ajoute, mais avec plus de réserve, que la réfrigération et la congélation peuvent ralentir la marche des tumeurs dites de mauvaise nature; mais ce moyen est trop incertain pour qu'on puisse conseiller de l'appliquer aux tumeurs encore opérables. C'est donc plutôt, dans l'état actuel des choses, une méthode palliative qu'une méthode curative.

M. Follin, qui a consacré un article intéressant à l'analyse des travaux anglais sur la congélation, est arrivé à une conclusion analogue (1); c'est aussi celle de M. Velpeau (2).

La congélation prolongée des tissus étant une cause capable de produire la gangrène, M. Velpeau s'est demandé si l'application d'un mélange réfrigérant maintenu en place pendant un quart d'heure, ne pourrait pas, dans certains cas, remplacer les caustiques, mais il ne me paraît nullement démontré que cette durée fût suffisante. On a pu, par un traitement convenable, ramener à la vie des membres congelés depuis plusieurs heures. D'autres fois, au bout d'un temps beaucoup plus court, la mort des tissus a été irrévocable. La résistance des tissus aux effets de la congélation paraît donc variable

(1) *Archives générales de médecine*, Ve série, t. V, p. 740 (1855).
(2) Velpeau, *Traité des maladies du sein*. Paris, 1854, in-8, p. 677.

suivant les individus; elle doit l'être bien plus encore suivant la nature des tissus, suivant qu'ils sont normaux ou pathologiques, suivant qu'ils sont jeunes ou anciens, qu'ils sont durs ou mous, cancéreux ou non cancéreux, et enfin suivant qu'ils sont plus ou moins vasculaires. Je n'espère donc pas qu'on puisse avoir à régulariser le procédé de la gangrène par congélation, que M. Velpeau a proposé, sous toutes réserves, d'employer comme succédané des caustiques (1).

(1) *Loc. cit.*, p. 678.

CHAPITRE VIII

APPLICATION DE L'ÉLECTRICITÉ.

(Électrisation et galvanisation.)

Je ne dois pas parler ici de la *galvanocaustie*, dont on se sert quelquefois pour détruire ou pour extirper les tumeurs; c'est un mode particulier de cautérisation que je décrirai plus loin, dans lequel l'électricité ne traverse pas les tissus, et n'agit qu'en échauffant des conducteurs métalliques. La méthode que j'étudierai dans ce chapitre est essentiellement différente. Elle a pour but de faire passer l'électricité dans les tissus eux mêmes, pour y produire soit des changements chimiques, soit une excitation vitale qu'on suppose capable de modifier leur nutrition.

On a, dans ce but, employé l'électricité sous toutes les formes, l'électricité statique aussi bien que l'électricité dynamique, les chocs et les étincelles aussi bien que les courants, la galvanisation aussi bien que la faradisation. Il en résulte une foule de procédés dont le choix est de la plus haute importance.

Se plaçant au point de vue du *manuel opératoire*, et laissant aux physiciens le soin d'apprécier les différences qui dépendent du choix de l'appareil électrique, les praticiens ont ramené ces nombreuses applications d'un même agent impondérable à deux méthodes qu'ils ont désignées sous le nom d'*électrisation simple ou cutanée*, et d'*électro-puncture*. La première consiste à appliquer l'électricité sur la peau sans opération préalable; la seconde, à la faire pénétrer directement au sein des tissus par des pointes métalliques poussées à travers la peau.

Mais l'action de l'électricité sur les tissus en général, sur les tissus pathologiques en particulier, ne dépend que très-subsidiairement des conditions sur lesquelles repose cette distinction; elle dépend presque exclusivement de la forme sous laquelle l'électricité se dégage des appareils employés.

L'électricité peut produire trois ordres d'effets, les uns physiologiques, les autres chimiques, les autres calorifiques.

La quantité d'électricité qu'on peut faire passer à travers les tissus n'est jamais suffisante pour en élever la température à un degré capable d'en modifier les propriétés. Si une partie électrisée s'échauffe, cela est dû à l'afflux sanguin produit par l'action excitante ou physiologique de l'électricité, bien plus qu'au passage de l'électricité elle-même. Cette élévation de température, au surplus, n'est que de quelques degrés et ne mérite pas de nous arrêter plus longtemps; nous n'aurons donc à nous occuper que des effets physiologiques et des effets chimiques.

Les premiers sont instantanés, en ce sens qu'ils se produisent au moment même où l'électricité, statique ou dynamique, fait irruption dans les tissus. Une étincelle, une décharge ne durent qu'un instant infiniment court. Presque aussi courte est l'action physiologique d'un courant continu et constant, prolongé même pendant plusieurs heures; elle se manifeste par une sensation ou une contraction subite au moment où l'on ferme le circuit, par un phénomène égal et semblable au moment où on l'interrompt, mais elle est nulle pendant toute la durée du courant.

Les effets chimiques, au contraire, durent aussi longtemps que le courant lui-même; ils ne se produisent qu'avec une certaine lenteur; ils sont proportionnels à la durée du courant, et ils sont à peu près nuls lorsque l'électricité est appliquée de manière à n'exercer sur les tissus qu'une action instantanée. Il est donc essentiel, lorsqu'on veut obtenir des effets chimiques, d'employer des courants continus, c'est-à-dire de recourir à la *galvanisation*. Les étincelles, même nombreuses et rapprochées, les décharges, même assez fortes pour donner de violentes commotions, ont une action chimique inférieure à celle de la pile la plus petite. Quant aux appareils d'induction, qui donnent une série de courants instantanés, et qui, par la répétition continuelle de leur action excitante, produisent des effets physiologiques extrêmement énergiques, ils ne peuvent produire sur les tissus aucun effet chimique appréciable, parce que les courants qui se succèdent sont alternativement dirigés en sens inverse, et que chacun d'eux neutralise les effets de celui qui l'a précédé.

Maintenant, il est clair que les effets de l'électricité dépendent de la nature des appareils qui la fournissent, bien plus que du mode d'application auquel on donne la préférence dans tel ou tel cas particulier. Les aiguilles introduites dans les tissus permettent de faire pénétrer cet agent dans des points déterminés, et peuvent sans doute, dans certains cas que nous examinerons tout à l'heure, en rendre les effets plus énergiques, mais elles ne sauraient en changer le mode d'action. La différence qui existe entre l'électrisation cutanée et l'électro-puncture se réduit donc à ceci : que, dans le premier cas, un conducteur organique est interposé entre le conducteur métallique et les parties sur lesquelles on se propose d'agir; tandis que, dans le second cas, le conducteur métallique pénètre dans l'épaisseur de ces parties. En d'autres termes, l'électrisation cutanée est médiate, l'électrisation par l'autre procédé est immédiate ; mais cette différence n'est pas essentielle et ne suffit pas pour établir une distinction radicale entre deux méthodes.

En médecine comme en chirurgie, la première base de la classification des moyens thérapeutiques est leur mode d'action. Autant de modes d'actions différents, autant de *méthodes*. Quant aux détails de l'application, ils ne donnent lieu qu'à des distinctions secondaires qui permettent de grouper dans la méthode un certain nombre de *procédés*.

Les nombreux moyens dont on s'est servi pour transmettre aux tissus l'action excitante de l'électricité, directement ou indirectement, avec ou sans le secours de l'acupuncture, sous forme d'étincelles, de décharges ou de courants induits, rentrent dans une première méthode que nous désignerons sous le nom d'*électrisation*.

La seconde méthode comprend les moyens destinés à faire subir aux tissus l'action chimique de l'électricité, et elle mérite le nom de *galvanisation*, parce que cette indication ne peut être remplie avec quelque efficacité qu'à l'aide des courants continus ou galvaniques.

Toutefois, les courants continus ne jouissent pas seulement de la propriété de produire des phénomènes chimiques ; ils possèdent en outre la propriété d'excitation qui se manifeste une première fois au moment où l'on ferme le circuit, une seconde fois au moment où on le rompt, et chaque fois seulement pendant un instant très-court. On peut donc s'en servir pour exciter les tissus. En outre, quoiqu'on ne puisse jamais les priver entièrement de leur action chimique, on peut du moins, sciemment ou non, par le choix spécial de la pile et des conducteurs, réduire cette action au point de la rendre à peu près insensible. Lorsqu'il en est ainsi, les courants continus n'agissent plus que comme excitants, et ceux qui s'en serviraient en croyant appliquer la méthode de la galvanisation, se tromperaient beaucoup ; ils n'auraient appliqué qu'un des procédés de la méthode de l'électrisation, et l'un des plus défectueux. En d'autres termes, la méthode de la galvanisation ne consiste pas seulement dans l'emploi d'un courant galvanique; mais d'un courant continu engendré, dégagé et propagé de manière à transmettre efficacement aux tissus l'action chimique de la pile.

Je n'en pourrais dire plus long sans entrer dans des détails de physique pure, qui seraient déplacés dans un ouvrage comme celui-ci. Ce qui précède suffira, je l'espère, pour convaincre les praticiens que l'application de l'électricité n'est pas une chose purement manuelle; qu'il ne suffit pas de se procurer le premier appareil électrique venu, et de s'en servir indifféremment et de la même manière dans tous les cas; qu'enfin, sous peine d'agir tout à fait au hasard, il est indispensable d'acquérir des connaissances précises sur les conditions qui permettent d'utiliser l'électricité, suivant les indications, tantôt comme agent d'excitation, tantôt comme agent chimique.

J'ai vu un chirurgien, d'ailleurs fort estimable, enfoncer dans une tumeur érectile, des aiguilles à acupuncture communiquant avec les deux conducteurs d'un de ces appareils d'induction qui servent à exciter les muscles, et s'étonner ensuite de n'avoir pu obtenir aucune coagulation. La coagulation du sang est un effet chimique, et les courants d'induction ne peuvent produire aucun effet de ce genre, puisqu'ils sont instantanés, et alternativement dirigés en sens inverse. Si le chirurgien dont je parle eût pris la peine d'étudier la physique, il n'eût pas fait subir à son patient une opération douloureuse, et surtout inutile.

Les deux méthodes de l'électrisation et de la galvanisation comportent chacune deux procédés, l'un médiat, l'autre immédiat. Le procédé médiat consiste à appliquer l'électricité sur les surfaces tégumentaires; le procédé immédiat consiste à la faire pénétrer dans les tissus avec des aiguilles à acupuncture.

Les deux procédés de la méthode de l'électrisation portent les noms d'*électrisation simple* ou *cutanée*, et d'*électro-puncture*.

Les deux procédés de la méthode de la galvanisation portent les noms de *galvanisation simple* et de *galvano-puncture*.

On voit que les mots électro-puncture et galvano-puncture sont loin d'être synonymes, quoique beaucoup d'auteurs les emploient indifféremment l'un pour l'autre, par suite d'une confusion qui a plus d'une fois égaré leur pratique.

Maintenant, on me permettra d'étudier successivement, dans deux paragraphes distincts, la méthode de l'électrisation, et celle de la galvanisation.

§ 1. — Électrisation et électro-puncture.

L'électrisation est la méthode qui met en jeu les propriétés excitantes de l'électricité.

Il y a déjà un siècle qu'on a essayé de faire résoudre certaines tumeurs au moyen de l'électricité. De Haen, espérant que les secousses produites par la machine électrique pourraient produire une excitation favorable dans les adénites chroniques des scrofuleux, fit avec beaucoup de persévérance des tentatives qui furent d'ailleurs tout à fait infructueuses. Voici ce qu'il en dit dans la quatrième partie de son ouvrage, publié à Vienne en 1759 : *Tentavi an experimentum electricitatis succederet in curandis colli strumis scrophulisque, quemadmodum Acta Acad. Montpel. id testantur. Binas puellas per octo menses constanter ad Machinam applicui, ictu ad affecta loca determinato, sed frustrà fuit. An mala inveterata nimis* (1) ?

Le procédé de la secousse était tellement défectueux que les insuccès de de Haen ne pouvaient avoir aucune signification ; mais on ne tarda pas à perfectionner les moyens d'électrisation, dans le but de substituer à l'action générale de la secousse l'action locale et fréquemment répétée des étincelles. Je ne décrirai pas les nombreux procédés qui furent imaginés dans ce but, et qui ont fait place aujourd'hui à des moyens d'une application plus commode et plus efficace. Malgré le peu de précision de leurs appareils, les praticiens du dix-huitième siècle réussirent plus d'une fois à faire résoudre, par l'électrisation, les adénites scrofuleuses, connues alors sous le nom d'écrouelles. Cavallo annonça que les tumeurs récentes guérissaient en général par ce moyen, surtout lorsqu'on y joignait les traitements internes en usage à cette époque (2). Ces résultats, on le voit, n'étaient nullement décisifs. Mauduyt fit à son tour deux essais dont l'issue fut favorable. Il guérit en trois mois, chez une petite fille de six ans, une grosse tumeur ganglionnaire ulcérée de la région parotidienne ; mais il avait joint à l'application de l'électricité l'usage des bols fondants. Son second malade était un soldat scrofuleux, atteint depuis dix-huit mois d'adénitescervicales volumineuses. Un traitement par l'électricité *seule* fit d'abord en peu de temps fondre les tumeurs, mais six semaines après les glandes s'engorgèrent de nouveau. On reprit l'électrisation en y ajoutant les

(1) Ant. de Haen, *Ratio medendi.* Paris, 1761, in-12, t. II, p. 200-201, pars IV, cap. VIII, n° 9.

(2) Cavallo, *Medical Electricity.* Lond., 1780, cité par Mauduyt, *Mémoire sur les différentes manières d'administrer l'électricité.* Paris, 1784, in-8, p. 162.

remèdes internes, et la guérison, cette fois, fut prompte et durable (1). Dans une autre partie de son ouvrage, Mauduyt parle d'une grosse *loupe* molle et indolente, située sur le côté de la poitrine, un peu plus bas que la mamelle, datant de vingt-trois ans, chez une femme de soixante ans qui fut soumise à l'électricité pour une hémiplégie. En trois mois la tumeur, qui était d'abord grosse *comme un petit melon*, fut réduite *à la grosseur d'un pain d'un sou.* Hallé avait été témoin de ce fait, qui aurait gagné sans doute à être présenté sous une forme un peu plus scientifique (2). Le siége et la mollesse de la « loupe » en question ne permettent guère de la considérer comme une tumeur ganglionnaire. Était-ce un lipôme ? C'est possible, mais l'observation est trop incomplète pour être interprétée avec certitude.

Quoi qu'il en soit, la méthode électrique ne prétendait plus seulement à la guérison des écrouelles. Bientôt Grapengiesser proposa de l'appliquer au traitement du goître (3). Plus tard, La Beaume mit ce projet à exécution chez trois malades. Un malade fut guéri ; dans le second cas, le goître diminua d'une manière notable ; le résultat fut nul chez le troisième malade (4). La Beaume se servait des courants galvaniques, mais il les appliquait de telle sorte qu'ils ne pouvaient produire aucun effet chimique, et qu'ils agissaient exclusivement comme agents excitateurs. Par ce moyen il obtint en outre la diminution d'une tumeur abdominale, et la guérison d'une grosse tumeur consécutive à une contusion (5). Il fit résoudre complétement une tumeur douloureuse du sein qui datait déjà de plusieurs années (6). Il guérit ou améliora plusieurs malades atteints de tumeurs scrofuleuses des ganglions du cou (7). Enfin, il essaya de traiter les cancers par la galvanisation, mais cette fois il échoua complétement (8).

Je ne chercherai pas à nier ces faits, quoiqu'il soit bon de faire remarquer qu'ils manquent de précision, et qu'ils ne sont pas suffisamment scientifiques. Il est certain que les excitations électriques peuvent modifier avantageusement la nutrition de certaines tumeurs

(1) Mauduyt, *loc. cit.*, p. 164.

(2) *Loc. cit.*, p. 199.

(3) P. Sue, *Histoire du galvanisme.* Paris, 1802, in-8, t. II, p. 416.

(4) La Beaume, *Du galvanisme appliqué à la médecine*, traduit de l'anglais, par Fabré-Palaprat. Paris, 1828, in-8, p. 336.

(5) *Loc. cit.*, p. 337.

(6) *Loc. cit.*, p. 300.

(7) Pag. 296.

(8) Pag. 338.

ganglionnaires. Il n'y a donc aucune raison théorique pour rejeter comme absurdes ou impossibles les guérisons ou les améliorations obtenues sur d'autres tumeurs non cancéreuses. On reconnaîtra pourtant qu'en pareille matière un fait isolé a fort peu de signification. Il ne s'agit pas de savoir si un lipôme ou un adénôme a pu être guéri ou amélioré par l'électricité, mais de chercher si l'électricité a assez de prise sur ces tumeurs pour qu'il y ait lieu de lui accorder quelque confiance; et un pareil jugement n'est possible que lorsqu'il existe dans la science un certain nombre d'observations authentiques et comparables. Je ne m'occuperai donc pas des tumeurs qui ont été une fois par hasard soumises à l'électrisation, avec plus ou moins de succès, et, me restreignant à celles qui ont été l'objet de recherches plus sérieuses, je n'aurai à parler que des goîtres et des engorgements ganglionnaires chroniques.

On vient de voir que sur trois cas de goîtres, La Beaume obtint une guérison, une amélioration et un résultat entièrement nul.

M. Massé a publié en 1850 trois autres faits qui sont moins encourageants. Le premier cas, intitulé *demi-succès*, est relatif à un goître dur et bosselé, qui finit par étouffer le malade. L'auteur essaya d'abord l'électro-puncture, puis l'électrisation simple avec l'appareil d'induction de Clarke; le traitement fut continué pendant six mois et parut enrayer la marche du mal, mais au bout de ce temps les accidents s'aggravèrent, et le malade mourut deux mois plus tard. Dans le second cas, il s'agissait d'une femme de trente ans atteinte d'un simple goître hypertrophique peu volumineux et inoffensif. L'électro-puncture fut appliquée pendant un mois sans aucun résultat. Enfin, dans le troisième cas, un petit goître fut traité par l'électrisation simple, à l'aide de l'appareil d'induction de Breton. « Je « n'ai point obtenu la guérison, dit M. Massé, mais chacun a pu con- « stater une amélioration positive (1). »

On voit que l'action de l'électrisation sur les goîtres est fort incertaine. Le succès annoncé par La Beaume m'empêche de rejeter cette méthode d'une manière absolue, mais j'avoue que je lui accorde bien peu de confiance.

Elle est beaucoup plus efficace dans le traitement des adénites chroniques et des engorgements hypertrophiques des ganglions. J'ai déjà parlé des résultats très-satisfaisants obtenus par Mauduyt. Sigaud La Fond, à peu près à la même époque, traita douze malades par l'électricité associée aux médicaments internes, et fit résoudre

(1) *Journal des connaissances médico-chirurgicales.* Paris, 1850, in-8, t. XXXV, p. 98.

des engorgements qui avaient résisté à ces médicaments avant l'emploi simultané de l'électricité (1). La Beaume, qui faisait du galvanisme une sorte de panacée, ne manqua pas de l'appliquer au traitement des tumeurs chroniques des scrofuleux. Il employait tantôt la galvanisation locale (2), qui seule doit nous occuper ici, tantôt ce qu'il appelait le traitement galvanique constitutionnel, car il avait l'illusion de croire que l'excitation électrique des viscères, et spécialement des organes digestifs, guérissait la diathèse scrofuleuse et une infinité d'autres affections constitutionnelles. Le plus souvent il associait ces deux modes d'administration du galvanisme. Sur les trois malades mentionnés dans son livre, deux furent guéris de leurs tumeurs; le troisième eut un abcès qui se cicatrisa, mais il mourut phthisique peu de temps après (3). L'électrisation provoqua également, au bout de cinq ou six séances, l'inflammation et la suppuration d'une tumeur du cou, traitée par Riffault et Fabré-Palaprat (4). M. Massé rapporte que Récamier fit traiter avec un succès complet par l'électro-puncture, une tumeur ganglionnaire abdominale assez volumineuse pour comprimer l'intestin et pour arrêter le passage des matières fécales. Au bout de huit jours le cours des matières était rétabli; au bout d'un mois, la tumeur avait entièrement disparu (5). Peu de temps après, M. Massé fit résoudre, à l'aide de l'appareil d'induction de Clarke, une tumeur ganglionnaire du cou (6). Dans un autre cas, où les tumeurs cervicales, multiples et bosselées, dépendaient manifestement d'une cause scrofuleuse, il employa d'abord l'électrisation simple, puis l'électro-puncture. Il y eut plusieurs points de suppuration, et le volume de la tumeur diminua sensiblement (7). On lit le passage suivant dans un des premiers mé-

(1) Sigaud La Fond, *De l'électricité médicale*. Paris, 1803, in-8, p. 550.

(2) Je me sers ici des expressions de l'auteur, mais je rappellerai que le galvanisme, tel qu'il l'employait, ne pouvait produire aucune action chimique. Cette remarque n'échappa pas à son traducteur Fabré-Palaprat, qui, dans une longue préface, fit ressortir les avantages de l'électro-puncture, récemment inventée par Sarlandière, en insistant sur « l'acte électro-chimique » qui se passe autour des aiguilles introduites dans les tissus, et qui a pour conséquence de les faire oxyder lorsqu'elles sont en fer. (*Préface* de la traduction française de l'ouvrage de La Beaume, par Fabré-Palaprat. Paris, 1828, in-8, p. 44 et passim.)

(3) La Beaume, *Du galvanisme appliqué à la médecine*, trad. franç. Paris, 1828, in-8, p 299.

(4) *Même ouvrage*. Introduction par Fabré-Palaprat, p. 160.

(5) Jules Massé, *De l'électricité en thérapeutique*, dans *Journ. des conn. médico-chirurgicales*, 1850, t. XXXV, p. 97 (Observ. XIX).

(6) *Loc. cit.*, Observ. XX.

(7) *Loc. cit.*, Observ. XXV.

moires de M. Duchenne (de Boulogne) sur l'électrisation localisée : « Nous avons employé l'excitation électro-cutanée dans deux cas « d'engorgement des ganglions sous-maxillaires contre lesquels on « avait longtemps fait usage des pommades iodurées. L'un des malades « était à la Charité, dans le service de M. Andral, l'autre à l'Hôtel-« Dieu, dans le service de M. Martin-Solon. Sous l'influence d'exci-« tateurs métalliques, promenés chaque soir sur la peau qui recou-« vrait la tumeur, l'engorgement diminua rapidement (1). » Cela prouve que les malades furent améliorés. Mais furent-ils guéris? Il est permis d'en douter. Enfin M. Boulu a communiqué, en 1854, à l'Académie des Sciences et à l'Académie de Médecine, les résultats de ses recherches sur le traitement des adénites cervicales chroniques par l'électrisation localisée. Sur sept malades qui sont mentionnés dans son mémoire, deux ont été guéris, l'état des cinq autres a été considérablement amélioré (2).

Je n'ai eu recours qu'une seule fois à cette méthode, dans un cas d'hypertrophie ganglionnaire cervicale. Je me suis servi des courants induits de l'appareil Legendre et Morin; je plaçais l'un des électrodes dans la main du malade, l'autre sur la tumeur que j'avais exactement recouverte d'une mince plaque de plomb. Les séances duraient de cinq à dix minutes, et étaient reprises tous les jours ou tous les deux jours. Au bout de quatre ou cinq séances, il y eut une diminution notable; au bout d'un mois, après une vingtaine de séances, la tumeur était réduite du volume d'un œuf de pigeon au volume d'une noisette. Le malade, très-satisfait mais non guéri, retourna en province; je ne sais si l'amélioration s'est maintenue.

D'après les faits qui précèdent, et qu'on pourrait sans doute multiplier en faisant des recherches plus étendues, il me paraît difficile de ne pas admettre que l'électrisation a la propriété de provoquer fréquemment, dans les tumeurs chroniques et non spécifiques des ganglions, un travail de résolution partielle, et quelquefois même de résolution totale. Ce phénomène me paraît devoir être attribué à l'excitation, ou, si l'on veut, à l'irritation produite par le passage du fluide électrique. A l'état chronique des ganglions engorgés, succède probablement un état subaigu, ou du moins une hyperhémie passagère, qui favorise la résorption, et je crois d'autant mieux à cette

(1) *Archives générales de médecine*, 1851, 4e série, t. XXV, p. 306.

(2) Boulu, *Traitement des adénites cervicales chroniques par l'électricité localisée.* Paris, 1856, broch., in-8 de 31 pages.

action irritante, que, chez plusieurs malades, comme on a pu le voir, les ganglions, avant de se résoudre, ont suppuré.

Gardons-nous cependant d'exagérer l'efficacité de cette méthode; elle a peu de prise sur les tumeurs très-anciennes, et tout permet de croire qu'elle est sans efficacité sur les engorgements *tuberculeux* des ganglions lymphatiques. Comme il est souvent difficile, quelquefois impossible de savoir si ces ganglions sont infiltrés ou non de matière tuberculeuse, on est exposé à faire dans beaucoup de cas des tentatives tout à fait infructueuses. Mais ce traitement ne produit aucune douleur véritable ; la suppuration qu'il provoque quelquefois ne peut être considérée comme un accident sérieux; on peut donc y recourir sans défiance, et je pense qu'avant d'extirper les tumeurs ganglionnaires chroniques qui ont résisté aux traitements ordinaires, il est bon de chercher à en obtenir la résolution partielle ou totale au moyen de l'électrisation.

Le mode d'application de cette méthode n'est sans doute pas indifférent. Sans parler des décharges électriques destinées à donner des commotions plus ou moins fortes, on a employé tour à tour, dans le but de faire résoudre les tumeurs, les étincelles et les aigrettes, les courants galvaniques et les courants induits. Mais ceux qui ont adopté l'un ou l'autre de ces procédés n'ont pas fait leur choix en vue du traitement des tumeurs. Ils ont appliqué aux tumeurs le procédé qui était en vogue de leur temps dans le traitement de la paralysie; or, s'il est probable que le moyen le plus propre à réveiller l'action des nerfs et des muscles est en même temps le plus propre à amener la résolution des productions accidentelles, il faut bien avouer que cela n'est pas expérimentalement démontré.

Ne connaissant aucune série des recherches comparatives faites dans le but de déterminer le meilleur mode d'application de l'électricité dans le cas qui nous occupe, nous serons obligé de faire appel à des considérations théoriques.

Lorsqu'on traite une tumeur par la méthode de l'électrisation, on se propose d'utiliser les propriétés excitantes de l'électricité, et non ses propriétés chimiques. Or, l'action excitante de l'électricité est instantanée, et il faudrait qu'elle fût extrêmement violente pour produire un effet durable, acheté, selon toute probabilité au prix d'une commotion dangereuse. Ce n'est donc pas par l'intensité de la décharge qu'on doit chercher à provoquer dans les tumeurs des changements favorables, et il faut se résigner à n'employer que des appareils d'une force modérée; mais une excitation instantanée peut énergique serait fort peu efficace, si l'on n'avait la ressource de la reproduire plusieurs fois de suite dans une seule séance. C'est par la répétition de cette action légère qu'on peut espérer de transmettre sans danger au tissu des tumeurs une excitation suffisante.

L'ancien procédé des étincelles permettait d'atteindre ce but; mais il était environné de difficultés pratiques fort gênantes. Il exigeait l'emploi d'une machine volumineuse, qu'on ne pouvait transporter chez les malades, et d'ailleurs il n'agissait que faiblement sur les parties profondes. Il fut donc abandonné lorsque la découverte de Volta eut fourni le moyen d'obtenir un dégagement considérable d'électricité avec des appareils plus portatifs. Ce fut alors qu'on substitua aux premiers procédés l'emploi des courants continus, innovation fâcheuse qui eut pour conséquence de rendre l'électrisation beaucoup moins efficace, et de discréditer cette méthode. On n'a pas oublié que les courants continus, seuls capables de produire des phénomènes chimiques de quelque importance, n'exercent leur action excitante qu'au moment où l'on ferme le circuit et au moment où on le rompt. On peut, il est vrai, en une seule séance, couper et rétablir le courant un grand nombre de fois, c'est-à-dire que les courants continus peuvent devenir efficaces à la condition d'être continuellement interrompus. Mais il s'écoula plus de trente ans avant que cette vérité fût entrevue, et aujourd'hui même elle n'est pas suffisamment connue des praticiens. Il n'est donc pas étonnant que les tentatives d'électrisation faites avec les courants galvaniques aient donné des résultats inférieurs à ceux qu'on obtenait avant la découverte du galvanisme.

L'application des courants d'induction à la thérapeutique a ouvert, il y a une vingtaine d'années, une nouvelle carrière aux progrès de l'électrisation. C'est depuis lors seulement que cette méthode est définitivement entrée dans la pratique, et personne aujourd'hui n'en conteste l'efficacité dans le traitement de plusieurs affections nerveuses ou musculaires. Les courants induits sont instantanés; ils sont entièrement privés d'action chimique; on les manie, on les gradue avec la plus grande facilité; pouvant être réitérés plusieurs fois par seconde, ils n'ont pas besoin d'être énergiques pour produire dans les tissus une forte excitation. Ce procédé, dont la supériorité est démontrée dans les cas où l'on se propose de stimuler les nerfs ou les muscles, est donc, *selon toutes probabilités*, celui qui convient le mieux dans le traitement des tumeurs par la méthode de *l'électrisation*. D'après cela, je conseille de lui donner la préférence, mais j'ai déjà dit, et je répète qu'il n'a pas été mis en parallèle avec les autres par une expérimentation méthodique, seule capable de résoudre définitivement les questions de pratique.

Il ne suffit pas de choisir l'appareil électrique le plus convenable, il faut encore se préoccuper du mode d'application des conducteurs.

On sait que la peau conduit l'électricité aussi bien que les autres tissus; on sait en outre que, lorsque les deux pôles d'une pile sont mis en contact avec un corps conducteur, le courant, toutes choses égales d'ailleurs, tend à se fermer en suivant le trajet le plus court. On a donc pensé que l'électricité appliquée à la surface de la peau devait concentrer toute son action sur les couches superficielles, et qu'elle devait pénétrer difficilement dans toute l'épaisseur d'une tumeur, même d'une tumeur sous-cutanée. Quoique les belles recherches de M. Duchenne (de Boulogne) sur l'électrisation localisée des muscles aient montré que les courants, appliqués avec les précautions convenables à l'aide de conducteurs humides, peuvent pénétrer dans les chairs jusqu'à une assez grande profondeur, il est clair qu'il serait avantageux de pouvoir agir spécialement sur le tissu des tumeurs, sans perdre dans les téguments une partie considérable, et indéterminée, de l'électricité dégagée par l'appareil.

C'est dans ce but que Sarlandières, en 1825, avait imaginé l'électro-puncture (1). Il ne s'en servait que pour agir plus directement sur les nerfs dans les cas de névrose ou de paralysie. Mais d'autres, après lui, l'appliquèrent au traitement des tumeurs. Lorsqu'on se propose de modifier l'état chimique des parties situées sous la peau, ce moyen jouit d'une supériorité incontestable. Mais, n'envisageant ici l'électricité qu'au point de vue de son action stimulante, je considère l'électro-puncture comme un procédé peu efficace lorsque la dose d'électricité employée est légère (ce qui n'a pas besoin d'être démontré), et défectueuse lorsqu'elle est plus forte, car alors l'électricité, exerçant une action très-considérable sur le trajet des aiguilles et infiniment moins intense sur le reste de la tumeur, produit dans celle-ci des foyers d'irritation qui augmentent beaucoup les chances de la suppuration. On a vu que plusieurs abcès se formèrent chez le malade que M. Massé traita par l'électro-puncture.

Je pense donc que l'électro-puncture ne mérite pas la préférence que quelques praticiens lui ont accordée. D'ailleurs, si l'on craignait que l'électricité ne pénétrât pas suffisamment dans l'épaisseur des tumeurs, par le procédé ordinaire de l'électrisation simple, on pourrait se servir des excitateurs de M. Boulu. Ce sont deux demi-dis-

(1) Sarlandières, *Mémoires sur l'électro-puncture, et sur l'emploi du moxa japonais*. Paris, 1825, in-8, 1 vol. de 150 pages.

ques métalliques à surface granulée ou garnie de pointes mousses et supportés par une plaque d'ivoire, à laquelle un manche est adapté. Les deux disques sont fortement appliqués sur les deux côtés de la tumeur, comme si on voulait la pédiculer ; puis on les met en communication avec les deux rhéophores d'un appareil d'induction, et l'électricité, passant par le plus court chemin d'un demi-disque à l'autre, traverse directement le tissu de la tumeur.

J'ai fait allusion plus haut à un procédé aujourd'hui abandonné, qui consiste à faire pénétrer l'électricité dans l'organisme sous forme de décharge (bouteille de Leyde). Ce procédé est connu sous le nom de *commotion électrique*. Il n'en est pas de plus défectueux. La commotion agit sur l'ensemble de l'organisme. Elle exerce sans doute une action plus forte sur les points qui reçoivent la décharge et la transmettent au reste du corps : c'est ainsi, par exemple, que la foudre produit quelquefois de très-graves lésions locales sans déterminer immédiatement la mort. Mais tout permet de croire qu'une commotion assez forte pour modifier d'une manière durable l'état d'une tumeur serait extrêmement dangereuse. Je ne parlerais donc pas de ce procédé, qui est illusoire quand la commotion est faible, périlleux quand elle est plus énergique, et que je repousse par conséquent d'une manière absolue, s'il ne me paraissait intéressant de mentionner à ce propos un singulier effet de la foudre. Le docteur Easton a publié l'observation d'une dame qui, ayant eu le bonheur de survivre à un coup de foudre, fut délivrée peu de temps après d'une tumeur squirrheuse qui avait résisté aux traitements ordinaires (1). Le journal *The Lancet* rapporte que le nommé Reuben Stephenson, de Langloss, fut foudroyé avec ses chevaux, qui furent tués. Il en réchappa à grand'peine, et resta malade pendant quelque temps. Le docteur Allison, de Bridlington, appelé à lui donner des soins, lui proposa de l'opérer d'un cancer de la lèvre inférieure (*a malignant cancer of the under lip*), dont le début remontait déjà à une époque assez éloignée. La proposition fut acceptée, et il fut convenu que l'opération serait pratiquée lorsque la santé générale du malade serait bien rétablie. Mais, quand le jour fut venu, M. Allison remarqua que la tumeur de la lèvre avait sensiblement diminué ; il se décida donc à attendre ; la résorption continua à s'effectuer, et au bout de peu de temps l'homme fut complétement guéri (2). Les journaux politiques ont plusieurs fois annoncé des faits semblables ;

(1) Walshe, *On Nature and Treatment of Cancer*. Lond., 1846, in-8, p. 205.

(2) *The Lancet*, 6 oct. 1855, vol. II, p. 334.

j'ai cité ceux qui précèdent parce qu'ils ont été observés par des médecins.

On sait que la perturbation profonde produite par l'action de la foudre, chez les individus qui y survivent, a plusieurs fois eu pour conséquence de modifier avantageusement la constitution, de changer en quelque sorte le tempérament, et de guérir des maladies invétérées (1). Est-ce à un effet de ce genre qu'il faut attribuer la résolution des tumeurs dont nous venons de parler? C'est possible, mais il est possible aussi que l'action locale de la foudre ait directement modifié la structure des tissus pathologiques, au point de dénaturer leurs éléments et de les rendre accessibles à l'absorption.

§ 2. — Galvanisation et galvano-puncture.

La galvanisation est la méthode qui a pour but de faire subir aux tissus ou aux liquides de l'économie l'action chimique de l'électricité.

Pour obtenir cette action chimique, on est obligé d'employer des courants continus, dégagés, soit par la pile de Volta, soit par des piles à un ou à deux liquides.

Tout courant continu, dégagé par une pile dont la tension est assez forte pour surmonter la résistance des tissus, produit des phénomènes chimiques qui *se passent* probablement dans toute l'étendue du courant, mais qui *se manifestent* exclusivement aux deux pôles, ou plutôt aux deux points où les rhéophores sont mis en contact avec les tissus.

Lorsqu'on plonge dans l'eau pure deux aiguilles de platine communiquant avec la pile, l'oxygène se porte au pôle +, l'hydrogène au pôle —, et ces deux gaz se dégagent sous forme de bulles. Aucun dégagement n'a lieu dans l'intervalle qui sépare les aiguilles, et l'eau qui reste dans le vase, après la cessation du courant, n'a subi aucune altération chimique. Il est bien certain cependant que les molécules d'eau, interposées entre les deux aiguilles, ont éprouvé des modifications continuelles pendant toute la durée du courant; car les produits gazeux, résultant de la décomposition des molécules d'eau touchées par les aiguilles, au lieu de se dégager ensemble au niveau de chaque aiguille, se sont dégagés simultanément, mais séparément, tout l'oxygène sur l'aiguille positive, tout l'hydrogène sur l'aiguille négative. De deux choses l'une par conséquent : ou bien les molécules de l'eau intermédiaire ont été continuellement traversées

(1) Voy. Boudin, *Traité de géographie et de statistique médicales*. Paris, 1837, in-8, t. I, p. 500.

en deux sens opposés par ces gaz, attirés vers leurs pôles respectifs; ou bien, ce qui est infiniment plus probable, ce qui est même à peu près démontré, les gaz n'ont pas été transportés, et chacune des molécules de l'eau intermédiaire a sans cesse échangé ses éléments constituants avec les molécules voisines, pendant toute la durée du courant (1). Dans l'une ou l'autre hypothèse, on est obligé d'admettre que les conducteurs liquides, traversés par un courant continu, ne sont pas en repos comme ils paraissent l'être. Les phénomènes chimiques appréciables se manifestent seulement aux deux points d'immergence des conducteurs; mais ces phénomènes ne peuvent se produire qu'à la faveur d'un transport ou d'un échange de matière, qui s'effectue dans toute l'étendue du liquide interposé.

Lorsqu'on répète l'expérience sur une solution saline, le sel est décomposé en même temps que l'eau; l'acide se porte au pôle positif, la base se porte au pôle négatif. On constate aisément ce double phénomène avec les papiers réactifs; et l'on constate en outre que le liquide reste neutre entre les deux pôles, lorsqu'ils sont suffisamment éloignés l'un de l'autre. Ainsi, comme dans le premier cas, l'action chimique ne se manifeste qu'autour des pôles, et le liquide interposé ne subit pas de décomposition; mais il faut de toute nécessité que les molécules de ce liquide soient continuellement le siége d'un transport ou d'un échange de matière.

Maintenant, supposons que les deux conducteurs de la pile, au lieu d'être immergés dans un liquide, soient appliqués sur un tissu organique humide, comme un fragment de muscle ou de peau. Lorsque la tension de la pile est assez forte pour que le courant puisse aisément passer, des phénomènes chimiques plus ou moins évidents, mais toujours appréciables au moyen du papier réactif, se manifestent aux deux pôles, et, suivant l'énergie du courant, on observe au niveau de ces pôles tous les degrés intermédiaires, depuis une légère réaction, acide au pôle +, alcaline au pôle —, jusqu'à la désorganisation complète des parties qui sont en contact immédiat avec

(2) Pour mieux faire saisir cette explication, qui est due à Grotthus, et qui est seule compatible avec les expériences, nous supposerons que le courant traverse du pôle + au pôle — une série de molécules contiguës, nommées a, b, c......x, y, z. La molécule a en contact avec le pôle + est décomposée; son oxygène se dégage; son hydrogène se combine avec l'oxygène de la molécule b pour donner une molécule a'; l'hydrogène de b se combine aussitôt avec l'oxygène de c pour donner une molécule b', et ainsi de suite, jusqu'à la dernière molécule z dont l'hydrogène se dégage sur l'aiguille négative; il résulte de cet échange continuel que les éléments des molécules intermédiaires se renouvellent continuellement pendant toute la durée du courant, sans que la composition chimique de ces molécules soit altérée.

les deux conducteurs. Les parties intermédiaires, au contraire, conservent sans altération leur structure et leur composition chimiques; mais, comme dans les cas plus simples que nous avons d'abord pris pour exemples, on est obligé d'admettre que ces parties n'ont pas joué le rôle de simple conducteur, et que, pendant la durée du courant, elles ont laissé passer, ou échangé de proche en proche, les éléments de l'acide et de l'alcali qui sont mis en liberté autour de leurs pôles respectifs.

Sur le vivant, l'expérience donne le même résultat; en choisissant une pile assez forte en tension et en intensité (1), et en faisant pénétrer les courants dans les tissus par des surfaces très-petites, on produit, au niveau des points d'application, des phénomènes chimiques évidents. Mais ceux-ci ne peuvent être constatés que lorsqu'ils sont très-intenses, c'est-à-dire lorsqu'ils aboutissent à la désorganisation du sang ou des tissus qui sont en contact avec les pôles. Une action chimique moins énergique ne laisse pas de lésions durables; si l'acide qui se porte au pôle positif n'est pas assez concentré pour altérer anatomiquement les tissus voisins, l'interruption du courant laisse les parties dans un état qui ne tarde pas à redevenir normal; l'équilibre se rétablit tout aussi promptement au niveau du pôle négatif, et l'action chimique ne peut être constatée. Si le courant est plus fort, et continué plus longtemps, les phénomènes chimiques peuvent produire au niveau des pôles une modification locale, suivie de réaction inflammatoire; mais l'action chimique, ici encore, n'est que passagère; ce n'est pas sur l'état anatomique des parties qu'elle exerce son influence, elle n'est qu'une cause d'irritation, et les lésions qui peuvent lui succéder n'ont rien de spécial. Somme toute, cette action n'est *manifeste* que lorsqu'elle est poussée à l'extrême, c'est-à-dire jusqu'à la désorganisation des éléments anatomiques.

Mais, quelles que soient les conditions où l'on se place, pourvu que l'électricité passe à travers les tissus, sur le vivant comme sur le cadavre, les courants continus ne peuvent pas ne pas produire des effets chimiques. Nous dirons tout à l'heure quelles sont les conditions propres à rendre ces effets plus ou moins énergiques; nous voulons seulement constater ici que, forts ou faibles, ils sont constants, qu'ils sont semblables aux phénomènes de la décomposition de l'eau pure ou salée, et que, comme ces derniers, ils se réalisent

(1) L'intensité d'une pile est proportionnelle à la surface de l'un quelconque de ses éléments. La tension est proportionnelle au *nombre* des éléments. C'est par la tension que le courant surmonte la résistance des corps peu conducteurs. A tension égale, les effets chimiques sont proportionnels à l'intensité de la pile.

autour des pôles. Mais, comme ces derniers aussi, ils produisent nécessairement, dans les parties comprises entre les pôles, un transport ou un échange de matières, qui s'effectue de molécule en molécule, et sans lequel les phénomènes qui se passent autour des pôles seraient impossibles.

Supposons que deux aiguilles de platine soient plongées dans une tumeur, et mises en communication avec les deux pôles d'une forte pile. Au bout de quelques minutes, il y aura une eschare autour de chaque aiguille; les éléments anatomiques compris dans ces deux eschares seront désorganisés, et le sang des vaisseaux qui traversent l'eschare du pôle positif sera coagulé. Si la mortification du tissu dépend exclusivement de l'action respective des acides et des bases respectivement concentrés autour de chaque aiguille, ou si elle ne dépend pas aussi, en grande partie, d'une cause toute différente, c'est une question que j'ai étudiée ailleurs (1), et qu'il ne conviendrait pas d'examiner ici. Mais, ce qui n'est pas contestable, c'est que la coagulation de l'*albumine* du sang dans l'eschare du pôle positif (2) est due uniquement à l'action des acides qui se portent vers ce pôle. Il est donc certain qu'un ou plusieurs acides ont été mis en liberté autour de l'aiguille positive, que leurs bases se sont portées vers l'aiguille négative, et que les parties intermédiaires ont subi, de molécule en molécule, une perturbation qui a commencé et fini avec le courant. Si la tumeur, par exemple, est composée de cellules, on peut considérer le conducteur humide interposé entre les deux pôles comme formé d'une série de cellules contiguës, chacune d'elles empruntant et prêtant à ses voisines, pendant toute la durée du courant, les éléments des corps électro-négatifs et des corps électro-positifs qui se rendent ou plutôt se groupent, ceux-ci autour du pôle négatif, ceux-là autour du pôle positif.

Jusqu'à quel point cette perturbation moléculaire qui, sans porter atteinte à la composition chimique des éléments organisés, amène du moins très-probablement pour chacun d'eux, par voie d'échange réciproque, le renouvellement d'une partie de leur substance, jusqu'à quel point, dis-je, cette perturbation peut-elle modifier leurs propriétés vitales? C'est une question que je ne chercherai pas à résoudre par le raisonnement, et que je me propose seulement de signaler à l'attention des expérimentateurs. Il est possible qu'après la

(1) Broca, *Des anévrysmes et de leur traitement*. Paris, 1856, in-8. 2e partie, chap. XIV, *Galvano-puncture*, p. 332-341.

(2) Je ne parle pas de la coagulation de la *fibrine* qui, selon toute probabilité, n'est pas due à une action chimique. Voy. *loc. cit.*, p. 321 à 325.

cessation du courant la vitalité des éléments organisés soit modifiée, comme il est possible aussi qu'elle ne le soit pas. Il est possible encore que certains éléments anatomiques résistent mieux que d'autres à cette action du galvanisme, que les éléments pathologiques y soient plus accessibles que les éléments normaux, qu'enfin les diverses espèces d'éléments pathologiques soient, sous ce rapport, inégalement partagées. Autant de questions que la théorie ne peut pas même aborder, et de la solution desquelles dépend en grande partie l'avenir du galvanisme. Depuis que le peu d'efficacité des courants continus, *considérés comme agents d'excitation*, a été reconnue, on a presque entièrement renoncé à la galvanisation, en réservant cette méthode pour les cas spéciaux où l'on veut obtenir *au niveau des pôles* une action chimique violente, comme une coagulation ou une escharification. Mais il n'est nullement démontré que l'action plus légère d'un courant continu, appliqué de manière à respecter la structure anatomique des parties, soit incapable de modifier les propriétés et la nutrition des tissus. Il y a deux ans, M. Legouest communiqua à la Société de chirurgie l'histoire d'un sous-officier qu'il avait guéri d'un torticolis intermittent (1), à l'aide d'un courant continu fourni par *un seul couple de Daniell*, et très-faible par conséquent, puisque la tension était réduite au minimum; mais ce courant, qui ne produisait aucune sensation, était maintenu sans interruption douze heures par jour. Dès le troisième jour l'amélioration se manifesta; au bout de douze jours la guérison était parfaite (2). Lorsque le fait fut présenté à la Société de chirurgie, des doutes s'élevèrent sur la cause de la guérison. M. Bouvier fit remarquer que la pile était bien faible, il se demanda si la guérison n'avait pas simplement coïncidé avec une électrisation qui lui paraissait à peu près illusoire, et je pensai comme lui que le courant fourni par un *seul* couple de Daniell était incapable d'agir comme excitant sur les muscles. Il était certain d'ailleurs que l'application du courant n'avait produit sur le malade de M. Legouest ni sensation ni contraction; nous étions donc autorisés à faire des réserves sur la signification d'un fait qui était en contradiction avec les idées régnantes sur le mode d'action de l'électricité. Mais aujourd'hui, ayant été

(1) C'est le nom sous lequel cette affection est désignée; mais le mot intermittent ne doit pas faire croire que la maladie fût sujette à reparaître à certaines époques. La tête était droite lorsque le malade était au repos; et le torticolis se produisait spasmodiquement dès qu'il commençait à marcher. Cet état durait depuis dix-huit mois et avait résisté à tous les traitements.

(2) *Bulletins de la Société de chirurgie*, 1861, 2e série, t. II, p. 234 et 420.

conduit par l'étude du traitement des tumeurs à distinguer le mode d'action de l'*électrisation*, de celui de la *galvanisation*, je n'ai plus aucune raison théorique pour mettre en doute la possibilité d'agir avec efficacité sur la constitution des tissus, à l'aide d'un courant continu, trop faible même pour agir comme excitant; et je trouve même extrêmement probable que la guérison du malade de M. Legouest a été due aux modifications que le tissu musculaire a éprouvées, sous l'influence d'une galvanisation faible, mais très-longtemps prolongée.

Il y aura donc lieu, je pense, de chercher si la méthode de la galvanisation prolongée, pratiquée avec des courants peu énergiques et trop faibles pour produire même de la douleur et des contractions musculaires, ne pourrait pas modifier aussi le tissu de certaines tumeurs, à la faveur des perturbations moléculaires que la théorie nous oblige à considérer comme la conséquence nécessaire de l'action chimique des courants continus.

Occupons-nous maintenant des phénomènes chimiques évidents et durables qui se passent au niveau des pôles. Aussi bien ce sont les seuls qui aient été étudiés jusqu'ici, et qui aient été utilisés dans la thérapeutique.

Ces phénomènes, quoique dépendant d'une même cause, doivent être considérés séparément. Ce sont : la coagulation du sang, et la désorganisation des tissus. De là découlent deux applications bien distinctes de la méthode de la galvanisation, suivant qu'on se propose de provoquer l'oblitération d'une tumeur vasculaire, ou de détruire en totalité ou en partie le tissu d'une tumeur solide.

Mais, avant de parler de ces applications, nous devons chercher les conditions propres à produire dans les solides ou dans les liquides du corps des altérations chimiques aussi profondes, car, s'il est vrai que tout courant continu produise dans les conducteurs humides des actions chimiques, il n'est pas moins vrai que ces actions sont souvent trop légères pour désorganiser le sang ou les éléments anatomiques.

Considérée dans son ensemble, l'action chimique exercée par le courant galvanique sur les tissus qui sont mis en contact avec les conducteurs de la pile, est proportionnelle à l'activité du courant qui traverse ces tissus; mais, considérée en un point déterminé, elle est proportionnelle seulement à la quantité d'électricité qui passe par ce point. Il en résulte qu'à *courant égal* l'altération chimique des tissus autour de chaque conducteur est d'autant plus rapide et d'autant plus grave que la surface de contact est plus petite (1).

(1) Je dis à *courant égal*, et non *avec la même pile*, attendu que, lorsqu'on réduit la surface de contact, on augmente la résistance que les tissus opposent au passage

Ainsi, lorsque l'étendue du contact est deux fois plus considérable au pôle positif qu'au pôle négatif, la quantité d'électricité qui s'écoule à chaque point de contact est deux fois plus grande autour de ce dernier pôle, et, quoique l'action chimique, considérée dans son ensemble, soit équivalente autour des deux pôles, elle produit une altération beaucoup plus forte dans les tissus qui sont en contact avec le pôle négatif.

La gravité de l'altération chimique, toutes choses égales d'ailleurs, est donc en proportion inverse de la surface mise en communication avec les rhéophores; de là résulte la possibilité d'obtenir la désorganisation des tissus ou la coagulation du sang avec des courants d'une force modérée, en réduisant, autant que possible, l'étendue de la surface de contact.

Quelque grande que soit cette surface, il serait toujours possible de construire une pile donnant un courant assez fort pour désorganiser les tissus; mais la secousse produite par l'irruption d'un pareil courant serait mortelle, ou du moins très-dangereuse. Ce n'est donc pas en augmentant la force du courant, mais en diminuant la surface d'application, qu'on peut arriver à obtenir par la galvanisation les effets chimiques qu'onveut produire.

On remplit cette indication au moyen de la *galvano-puncture.*

La galvano-puncture a un autre avantage. On a vu que l'action chimique proprement dite ne se manifeste qu'au contact des pôles. Sans le secours de la galvano-puncture, on ne pourrait donc agir que sur la peau. Sans elle, il serait impossible de faire coaguler le sang dans un vaisseau, ou de produire une eschare dans le tissu d'une tumeur.

Mais, en réduisant ainsi l'étendue de la surface de contact, on augmente considérablement la résistance des conducteurs, et, pour vaincre cette résistance, on est obligé d'augmenter la tension de la pile.

Cela posé, on s'est servi de la galvano-puncture pour remplir deux indications bien distinctes : 1° pour faire coaguler le sang dans les tumeurs sanguines (anévrysmes, varices, tumeurs érectiles); 2° pour désorganiser le tissu des tumeurs solides.

Je glisserai rapidement sur cette dernière indication. Crusell, de Saint-Pétersbourg, avait espéré que le courant continu, porté par

de l'électricité; on diminue, par conséquent, la force du courant; pour rendre au courant son énergie première, c'est-à-dire pour faire écouler dans un temps donné une quantité d'électricité égale, il faut vaincre la résistance des conducteurs en augmentant non l'*intensité*, mais la *tension* de la pile; non l'*étendue*, mais le *nombre* de ses éléments.

des aiguilles jusqu'au centre des tumeurs solides, pourrait non-seulement produire rapidement des eschares autour des aiguilles, mais encore, à la longue, modifier les éléments anatomiques dans une étendue considérable. Autour du pôle négatif, ces éléments, dissous par les alcalis, devaient s'écouler le long de l'aiguille, et des tumeurs volumineuses, même des cancers du sein, devaient être détruites et enlevées molécule à molécule par cette méthode. Ces prévisions théoriques, énoncées dans les premières communications de Crusell aux Académies de Saint-Pétersbourg et de Paris, ne se réalisèrent pas. Crusell lui-même ne tarda pas à renoncer à sa méthode, qui mériterait à peine d'être mentionnée si les tentatives infructueuses de l'auteur n'avaient été le point de départ de ses travaux sur la galvano-caustie, méthode toute différente, dont il sera question plus loin.

L'idée de faire dissoudre les éléments des tumeurs par l'action chimique de la pile n'a aucun avenir. Cette dissolution ne pourrait en aucun cas se produire au pôle positif où se portent les acides, qui sont coagulants. Les alcalis se portent à l'autre pôle, et on sait que la plupart des tissus peuvent se dissoudre, plus ou moins promptement, dans les alcalis concentrés ; mais dans la galvano-puncture , telle qu'on peut la pratiquer sur l'homme vivant, ces alcalis ne sont jamais assez concentrés pour produire un pareil résultat.

La galvano-puncture, pratiquée suivant les indications de Crusell, ne peut donc avoir d'autre conséquence que de produire des eschares, dont il faut ensuite attendre l'élimination, comme si ces eschares avaient été obtenues à l'aide d'une pointe de feu ou d'un fil enduit de caustique. Mais l'épaisseur de ces eschares est-elle du moins assez considérable pour que le tissu d'une tumeur puisse être détruit en totalité ou seulement en grande partie? S'il en était ainsi, la méthode de Crusell pourrait peut-être, dans certains cas particuliers, remplir des indications utiles. Mais il résulte des expériences que j'ai faites sur les animaux, que l'épaisseur des eschares n'est en proportion directe ni avec la force ni avec la durée du courant. Étant donné un courant capable de produire une eschare, celle-ci au bout de quinze à vingt minutes a atteint une épaisseur qu'elle ne dépasse pas sensiblement lorsqu'on prolonge l'expérience pendant une heure. Voilà pour la question de durée. Pourra-t-on du moins avec des courants de plus en plus forts (jusqu'à la limite de la prudence) obtenir des eschares de plus en plus épaisses? Je crois pouvoir répondre négativement à cette question. L'épaisseur de l'eschare s'accroît sans aucun doute avec la force du courant, mais non en proportion de cette force. On produit aisément avec des courants modérés des eschares de deux à trois millimètres d'épaisseur ; si alors on double le nombre des éléments, c'est-à-dire la tension de la pile, l'eschare ne s'étend pas même d'un millimètre. Pour obtenir une eschare épaisse d'un centimètre, il faudrait employer des piles d'une force formidable. La méthode de Crusell ne peut donc être acceptée dans le traitement des tumeurs de quelque volume, et, pour les petites tumeurs, elle est évidemment inférieure à plusieurs autres méthodes infiniment plus simples.

J'ai pourtant guéri par ce moyen, sans le vouloir, une tumeur érectile grosse comme une petite amande, qui occupait presque toute l'étendue de la lèvre supérieure d'un enfant encore à la mamelle. Mon regrettable collègue Jamain m'avait adressé cet enfant à l'hôpital des Cliniques, où je remplaçais M. Nélaton. La tumeur faisait des progrès rapides. Je me décidai à la traiter par la galvano-puncture, espérant obtenir seulement la coagulation du sang. J'enfonçai dans la tumeur quatre aiguilles, dont trois furent mises en communication avec le pôle positif d'une pile de Volta ; la quatrième aiguille communiquait seule avec le pôle négatif. Les disques n'avaient que quarante-trois millimètres de diamètre, et, avec une aussi faible intensité, j'avais cru pouvoir porter la tension jusqu'à cinquante couples. C'était beaucoup trop. Avant que la coagulation du sang fût complète, je m'aperçus qu'une eschare s'était produite autour de la pointe de l'aiguille négative, qui arrivait jusqu'à une très-petite distance de la peau. Je m'arrêtai aussitôt. L'eschare paraissait d'abord assez mince, mais dès le lendemain je pus m'assurer qu'elle avait quatre millimètres de diamètre. Lorsqu'elle se détacha, elle laissa une cavité large et profonde ; et le reste de la tumeur se modifia si bien pendant la cicatrisation, que la lèvre de l'enfant revint peu à peu à son volume normal. Cette tumeur avait guéri comme elle aurait pu le faire si je l'avais lardée avec une flèche de chlorure de zinc.

M. Ciniselli de Crémone a détruit de la même manière un névrôme de la jambe dont le volume n'est pas indiqué (1).

La seconde indication de la galvano-puncture est beaucoup plus importante. Elle concerne exclusivement les tumeurs sanguines, et repose sur l'action coagulante de l'électricité.

J'ai consacré, dans mon *Traité des anévrysmes*, un long chapitre à la galvano-puncture, et je prendrai la liberté d'y renvoyer le lecteur : je ne présenterai ici que le résumé des recherches que j'y ai consignées.

(1) *Bull. de la Soc. de chirurgie*, 2e série, t. I, p. 471 (1860).

Lorsque deux aiguilles, communiquant avec les pôles d'une pile suffisamment forte, sont immergées dans un vase rempli de sang défibriné, on voit aussitôt paraître autour de l'aiguille négative une sorte de mousse diffluente, formée de bulles gazeuses très-petites et due au dégagement de l'hydrogène; autour de l'aiguille positive, l'oxygène se dégage sous forme de bulles beaucoup plus grosses et infiniment moins nombreuses. Si le métal des aiguilles est oxydable, il peut se faire que l'oxygène du pôle positif se combine entièrement avec l'aiguille, et alors le dégagement de gaz n'a lieu qu'au pôle négatif.

Bientôt un caillot d'un rouge noirâtre se dépose autour de l'aiguille positive; mais, quelle que soit la durée du courant, aucune coagulation ne se produit sur l'autre aiguille.

Le dégagement des gaz est le résultat de la décomposition de l'eau; la coagulation est la conséquence de la décomposition des sels neutres du sang, et notamment du chlorure de sodium, dont l'acide se porte au pôle positif; c'est cet acide qui coagule l'albumine du sang.

Lorsqu'on introduit les deux aiguilles dans les vaisseaux d'un animal vivant, le résultat est plus complexe. Le sang vivant renferme de la fibrine, qui se coagule au pôle positif en même temps que l'albumine; cette coagulation de la fibrine n'est probablement pas un phénomène chimique, car elle s'effectue aussi au pôle négatif, où les conditions chimiques sont inverses. Ainsi, *sur le vivant*, il se forme un caillot autour de chaque aiguille, et, en outre, le caillot du pôle positif est plus gros et plus solide que lorsqu'on opère sur du sang défibriné.

M. Strambio, plus tard MM. Baumgarten et Wertheimber, ayant reconnu que, sur le sang défibriné, la coagulation ne se fait qu'autour de l'aiguille positive, et n'ayant pas tenu compte de la coagulation fibrineuse, ont conseillé de simplifier l'opération de la galvano-puncture, en ne poussant dans la tumeur sanguine que la seule aiguille positive, et en appliquant simplement à la surface de la peau le conducteur du pôle négatif. Ce procédé, connu sous le nom de *mono-galvano-puncture*, est ingénieux sans doute, mais il fait perdre le bénéfice de la coagulation fibrineuse qui s'effectue sur l'aiguille négative, dans le procédé ordinaire. Je le considère donc comme inférieur à ce dernier.

Le but qu'on se propose d'atteindre est de coaguler le sang, soit dans une poche anévrysmale, soit dans une veine dilatée, soit enfin dans les innombrables petits vaisseaux, dans l'espèce d'éponge sanguine qui constitue les tumeurs érectiles. On désire obtenir une coagulation aussi étendue que possible; mais le courant qui fait coaguler le sang agit en outre sur les tissus traversés par les aiguilles, et tend à les désorganiser. On est donc exposé à produire des eschares. Cet accident, qui, dans certains cas, peut avoir des suites très-fâcheuses, a toujours au moins l'inconvénient de provoquer la suppuration et de laisser des cicatrices. On doit donc chercher à l'éviter, et on peut dire que l'avenir de la galvanopuncture dépend du succès de cette recherche.

Afin de soustraire à l'action du courant les tissus traversés par l'aiguille, M. O'Shaugnessy d'abord, ensuite et surtout M. Pétrequin, ont employé des aiguilles enduites, jusque près de leur pointe, d'un vernis isolant de laque ou de résine. Mais cette précaution est insuffisante, car M. Pétrequin lui-même a plusieurs fois produit des eschares. Il faut croire que le vernis s'écaille et laisse passer l'électricité; on ne s'en étonnera pas si l'on songe que ce vernis doit être très-mince, et qu'il est soumis à un frottement assez fort au moment où l'on introduit l'aiguille. Il est certain toutefois que les aiguilles vernies diminuent les chances de l'escharification; elles doivent donc recevoir la préférence dans le traitement des anévrysmes et des varices. Alors, en effet, la pointe des aiguilles pénètre dans une cavité spacieuse, et la partie non vernie peut être enfoncée de manière à n'être en contact qu'avec le sang. Mais il n'en est plus de même lorsqu'il s'agit d'une tumeur érectile; ici les aiguilles, dans toute leur longueur, traversent alternativement des cavités vasculaires et des tissus organisés. Si donc l'on vernit une partie de ces aiguilles, il arrive de deux choses l'une : ou bien le vernis s'écaille, et alors la précaution est inutile; ou bien le vernis ne s'écaille pas, et alors les téguments échappent bien à l'escharification, mais celle-ci se produit autour de la pointe des aiguilles, c'est-à-dire au centre de la tumeur, et les eschares qui en résultent, ne communiquant pas avec l'extérieur, ne peuvent être éliminées qu'après avoir provoqué la formation d'un abcès; circonstance plus fâcheuse que si les téguments avaient été mortifiés du premier coup. J'ajoute que la ligne de démarcation entre la partie vernie et la partie non vernie est difficile à voir sur une aiguille libre, et impossible à déterminer sur une aiguille introduite dans les tissus. Le hasard seul peut faire que cette ligne de démarcation coïncide exactement avec les limites de la tumeur. Par conséquent, sous peine de mettre les téguments en contact avec la partie non vernie, on est obligé d'enfoncer l'aiguille assez profondément pour qu'une certaine longueur de la partie vernie pénètre dans la tumeur; et, à moins que celle-ci ne soit très-volumineuse, cela ne peut se faire qu'en vernissant l'aiguille jusque très-près de la pointe. Il en résulte cette double conséquence, que les couches superficielles de la tumeur échappent à la coagulation, et que l'électricité, se dégageant seulement par la pointe, et agissant avec une énergie inversement proportionnelle à la surface de dégagement, concentre toute son action sur une très-petite étendue de tissus. Ainsi les chances de l'escharification sont accrues, en même temps que l'étendue de la coagulation est diminuée. Et cela suffit, je pense, pour m'autoriser à dire que les aiguilles vernies ne doivent pas être employées dans le traitement des tumeurs érectiles.

Faut-il donc renoncer à l'espoir d'utiliser la galvano-puncture, comme agent de coagulation, sans s'exposer à produire des eschares? Ces deux phénomènes, savoir : la coagulation qu'on veut obtenir, et l'escharification qu'on voudrait éviter, sont-ils inséparables? L'expérience permet déjà de répondre qu'ils ne le sont pas. La galvano-puncture a été pratiquée un grand nombre de fois, et la coagulation a été obtenue dans beaucoup de cas sans aucune escharification. Il ne s'agit plus que de déterminer les conditions propres à transmettre aux tissus des courants appropriés à l'indication qu'on veut remplir. Les faits publiés ne peuvent malheureusement pas nous guider avec précision dans cette recherche. Des résultats en apparence contradictoires se sont montrés dans des conditions en apparence semblables; mais pour interpréter convenablement chacun de ces faits, il faudrait connaître exactement la surface, le nombre des éléments de la pile, le volume, la nature, le nombre et la distance des aiguilles; il faudrait en quelque sorte avoir les instruments sous les yeux, ou même avoir assisté à l'opération, car les observations les plus complètes fourmillent de lacunes sur ces détails essentiels.

L'expérimentation sur les animaux pourra seule conduire à la solution du problème qui nous occupe. J'ai fait, il y a sept ans, avec M. Jules Regnauld, aujourd'hui professeur à la Faculté de médecine, un certain nombre d'expériences que j'ai depuis lors répétées et variées. Je ne suis pas encore en mesure de lever toutes les difficultés. On me permettra néanmoins d'exposer ici, à titre de renseignements, quelques-unes des remarques que j'ai pu faire.

La coagulation de l'albumine dépend exclusivement de l'action chimique du courant. Il ne m'est pas démontré que cette action chimique soit la cause *unique* de la production des eschares; mais elle y contribue du moins dans une certaine proportion. Ces deux effets dépendent donc, en tout ou en partie, d'une cause commune.

Tout courant assez fort pour produire une eschare dans certaines conditions d'application, coagule nécessairement, dans les mêmes conditions, l'albumine du sang qui est en contact avec les aiguilles. Mais la réciproque n'est pas vraie. Il faut un courant plus fort, ou, pour mieux parler, il faut une action chimique plus forte pour désorganiser les tissus que pour coaguler le sang. Il s'agit donc de faire descendre l'action chimique au-dessous du degré qui désorganise les tissus, sans la faire descendre au-dessous du degré qui coagule le sang.

Ce but peut être atteint de deux manières : soit par le choix de la pile, soit par le choix du procédé d'application.

Attribuant la formation des eschares à l'échauffement des aiguilles, M. Pétrequin a donné la préférence aux piles à petits éléments, et particulièrement à la pile à colonne de format ordinaire; on sait, en effet, que les piles à grands éléments sont seules capables de dégager, dans un temps donné, assez d'électricité pour chauffer fortement un conducteur métallique. Mais lorsqu'un corps non métallique, et par conséquent mauvais conducteur, est interposé entre deux rhéophores, la quantité d'électricité qui traverse les conducteurs n'est jamais suffisante pour en élever la température à un degré appréciable. Les eschares ne sont donc pas dues à la chaleur. Dès lors, le motif qui a dirigé le choix de M. Pétrequin est tout à fait sans valeur.

Les eschares ne dépendent pas de l'intensité de la pile, mais de sa *tension*. C'est par la tension, c'est-à-dire par le nombre des éléments, que le courant, quelle qu'en soit la source, devient capable de s'échapper par la pointe des aiguilles, et de vaincre ensuite la résistance des corps mauvais conducteurs, en traversant les liquides ou les tissus. La faible quantité d'électricité dégagée par une pile à petits éléments, ne pourrait donc produire sur le corps d'un animal vivant aucun effet chimique appréciable, si l'on ne multipliait le nombre des éléments. C'est ainsi que M. Pétrequin a été conduit à élever le nombre des couples de sa pile de Volta à quarante, cinquante, et même au delà. J'ai voulu l'imiter, et j'ai produit des eschares.

Et, chose bien digne d'attention, faisant ensuite avec cette même pile de Volta (dont les disques n'avaient que quarante-trois millimètres) des expériences sur le sang défibriné, j'ai constaté que le caillot formé autour des aiguilles, avec cinquante couples, était moins gros et moins prompt que le caillot fourni par quatre éléments de Bunsen, de format ordinaire, disposés en tension.

C'est ce qui m'a conduit à reconnaître que le moyen d'éviter les eschares consistait à employer des piles assez intenses, c'est-à-dire assez étendues en surface, pour pouvoir fournir des effets chimiques avec une faible tension.

Cette même pile de Bunsen à quatre éléments, qui donne une coagulation prompte et abondante, ne produit pas d'eschares sur les lapins; je pense donc qu'elle remplit les deux indications de la galvanopuncture, mais je n'ose pas encore affirmer que cette combinaison soit la meilleure de toutes.

Après le choix de la pile, vient le choix des moyens d'application. A tension et à intensité égales, ou, en d'autres termes, à courant égal, l'action coagulante ou cautérisante de la pile, comme on l'a déjà vu, est inversement proportionnelle à l'étendue de la surface d'application. Tel courant qui, se dégageant par une seule aiguille, produirait une eschare, n'en produira pas si on le fait pénétrer dans les tissus par plusieurs aiguilles pour chaque pôle. Deux fois, sacrifiant aux idées généralement reçues sur le défaut d'action coagulante des aiguilles négatives, j'ai eu recours à un procédé déjà employé par M. Bossé, dans un cas d'anévrysme de l'aorte; procédé qui consiste à introduire dans les tumeurs plusieurs aiguilles positives et une seule aiguille négative. Dans ces deux essais, je me servis de quatre aiguilles, trois positives et une seule négative. Dans le premier cas, que j'ai déjà rapporté, il y eut une seule eschare, qui se forma autour de l'aiguille négative (1). Chez l'autre malade, il y eut deux eschares : l'une grande, autour de l'aiguille négative; l'autre petite, autour de l'aiguille positive la plus voisine; les deux autres aiguilles positives ne produisirent aucune mortification (2). On diminue donc l'action cautérisante d'un courant en multipliant les points d'immergence, c'est-à-dire en employant plusieurs aiguilles pour chaque pôle. Ce procédé convient particulièrement dans le traitement des tumeurs érectiles, parce qu'alors on se propose de multiplier autant que possible les foyers de coagulation. Pour oblitérer un anévrysme, un gros caillot est préférable à plusieurs petits; pour oblitérer une tumeur érectile, il faut, au contraire, produire le plus grand nombre possible de petits caillots.

Un mot enfin sur la nature des aiguilles. On donne assez généralement la préférence aux aiguilles de fer doux, ou d'acier. Ces aiguilles, étant oxydables, favorisent la décomposition de l'eau, et l'oxyde qui en résulte favorise la décomposition des sels, en attirant

(1) Voy. plus haut, p. 479.

(2) J'ai cité et commenté cette observation dans mon *Traité des anévrysmes*, p. 324, 336 et 339.

l'acide vers le pôle positif. En outre, les métaux oxydables conduisent l'électricité mieux que les métaux non oxydables. Toutes ces conditions ont paru de nature à faciliter l'action chimique de la pile, et M. Steilin est même allé jusqu'à dire que les aiguilles non oxydables, en or ou en platine, ne pouvaient produire aucune coagulation.

Tout cela est purement imaginaire. Déjà, dans mon *Traité des anévrysmes* (p. 351), j'avais dit que la question ne me paraissait pas jugée sans appel, et que les aiguilles de platine n'étaient pas inférieures aux aiguilles de fer. Aujourd'hui, par suite d'expériences toutes récentes, je suis en mesure de démontrer la supériorité des aiguilles de platine.

Toutes les fois qu'une pile est capable de coaguler le sang défibriné, la coagulation peut être obtenue avec l'aiguille de platine, et celle-ci donne, en tous cas, un caillot aussi prompt et aussi gros que l'aiguille de fer. Mais la réciproque n'est pas vraie. Il y a des piles, et ce sont à mon avis les meilleures, qui ne donnent aucun caillot sur les aiguilles de fer et qui donnent de beaux caillots sur les aiguilles de platine.

Les piles à fortes tensions, comme la pile de Volta de quarante à cinquante éléments, donnent des caillots avec toutes les aiguilles. Mais les piles à faibles tensions se comportent tout autrement. Lorsqu'on dispose en tension quatre ou cinq éléments de Bunsen, et qu'on adapte successivement aux rhéophores des aiguilles de même longueur, de même volume, mais de diverse nature, on obtient sur le sang défibriné des résultats très-différents.

Les effets qui se produisent au niveau de l'aiguille négative sont les mêmes dans tous les cas. Ce qui varie, c'est l'action de l'aiguille positive.

Les aiguilles d'or et de platine, métaux non oxydables, sont celles qui, dans un temps donné, donnent le plus gros caillot.

Les aiguilles d'argent donnent un caillot plus petit. Les aiguilles de cuivre donnent un caillot plus petit encore. Le volume du caillot diminue à mesure qu'on emploie des métaux plus oxydables.

Enfin, les aiguilles de fer ou d'acier, auxquelles on a donné une préférence imméritée, ne produisent, avec la pile en question, aucune coagulation. J'ai prolongé sans résultat l'expérience pendant plus de vingt minutes. Au bout d'une minute, l'aiguille est déjà altérée; elle s'altère ensuite de plus en plus; mais je répète qu'elle ne provoque pas la plus petite coagulation.

Voilà, certes, des résultats bien imprévus. L'affinité des métaux pour l'oxygène, loin d'être, comme une fausse théorie l'avait fait admettre, une condition favorable à la coagulation du sang défibriné, est au contraire un obstacle à cette coagulation. Lorsque les aiguilles sont oxydables, l'oxygène, au lieu de se dégager au pôle positif, se combine au métal. Les acides qui affluent vers le même pôle, trouvant un oxyde libre, se combinent aussitôt avec lui, en formant un sel neutre, et en perdant ainsi leur propriété coagulante. Si la pile a une forte tension, l'action chimique est suffisante pour mettre en liberté un excès d'acide, qui produit un caillot; mais si la tension est faible, il peut se faire que les acides soient entièrement neutralisés par l'oxyde de l'aiguille, et voilà pourquoi les aiguilles de fer, qui donnent des caillots avec une pile d'un grand nombre d'éléments, n'en donnent pas avec une pile de quatre à cinq éléments. Les aiguilles de cuivre, étant moins oxydables, ne neutralisent qu'une partie des acides mis en liberté par cette dernière pile, et le reste produit une coagulation légère; les aiguilles d'argent, moins oxydables encore, donnent un caillot un peu plus gros; enfin les aiguilles d'or ou de platine, ne pouvant s'oxyder, laissent dégager la totalité de l'oxygène, et les acides, restant entièrement libres, produisent le plus gros caillot possible. Cette explication bien simple m'a été suggérée par M. Gavarret, à qui j'ai communiqué mes expériences, et je saisis cette occasion pour remercier ce professeur de la complaisance avec laquelle il a mis à ma disposition, pour mes recherches, le laboratoire de physique de la Faculté de médecine.

Pour résumer les préceptes relatifs à l'application de la galvanopuncture, je dirai qu'on doit : 1° choisir une pile de forte intensité et de faible tension, par exemple une pile composée de quatre éléments de Bunsen de format ordinaire; 2° donner la préférence aux aiguilles de platine; 3° employer des aiguilles fines et multiples.

La méthode de la galvano-puncture n'a pas été appliquée jusqu'ici avec assez de régularité pour qu'on puisse en apprécier définitivement l'efficacité curative. Les cas où l'on n'a obtenu aucune coagulation appréciable sont assez nombreux, mais ils ne prouvent rien contre la méthode; ils prouvent seulement qu'elle a été mal appliquée, puisque la coagulation de l'albumine est un phénomène aveugle, qui ne peut pas faire défaut lorsqu'on se place dans des conditions convenables.

Une objection plus sérieuse est tirée du peu de stabilité des caillots. Les varices oblitérées, même complétement, par la galvanopuncture récidivent presque toujours assez promptement. Les caillots déposés dans les poches anévrysmales, résistent beaucoup plus souvent, et cette méthode a guéri définitivement un assez grand nombre de petits anévrysmes. Restent les tumeurs érectiles, qui nous occupent plus particulièrement; car les deux autres espèces de tumeurs sanguines ne rentrent pas dans notre cadre.

Il est clair que si les caillots galvaniques ont quelque chance de résister au choc des ondes sanguines, c'est surtout dans les tumeurs érectiles. Formés dans des vaisseaux de très-petit calibre, offrant par conséquent, eu égard à leur masse, une surface d'adhérence très-considérable, n'étant soumis d'ailleurs qu'à une pression sanguine très-faible, par ce double motif que les vaisseaux sont des capillaires, et que le sang, à la faveur d'innombrables anastomoses, trouve aisément sa voie sans se heurter contre les obstacles, ces caillots sont placés dans des conditions bien plus favorables à leur conservation que s'ils occupaient une artère ou une veine. Il est donc probable qu'ils peuvent résister assez longtemps pour permettre au stroma de la tumeur érectile de se rétracter, aux tuniques des vaisseaux de se resserrer, et qu'ils peuvent par conséquent donner une oblitération définitive, suivie de l'atrophie permanente du tissu pathologique. Mais, pour que cette heureuse éventualité se réalise, il paraît nécessaire que la coagulation occupe, sinon la totalité, du moins la plus grande partie de la tumeur; sans cela, les vaisseaux non oblitérés se dilateraient promptement, et la récidive serait à craindre; — car les caillots galvaniques n'ont qu'une certaine durée, et si la tumeur n'est pas déjà notablement atrophiée au moment où ils entrent en résolution, les vaisseaux qu'ils occupaient redeviennent perméables. C'est pourquoi il est important de multiplier les aiguilles, et de les placer assez près les unes des autres pour que leurs caillots respectifs se touchent pour ainsi dire partout. Ce procédé, déjà si avantageux pour éviter l'escharification, mérite donc, à tous égards, de recevoir la préférence.

Ce n'est pas ici le lieu d'établir un parallèle entre les nombreuses méthodes qui ont été imaginées pour la guérison des tumeurs érectiles. Beaucoup d'entre elles sont plus efficaces que la galvanopuncture, et d'une application beaucoup plus facile. Cette dernière ne peut donc prétendre à supplanter ses rivales. Mais elle répond à quelques indications qui peuvent, dans quelques cas particuliers, décider en sa faveur le choix des chirurgiens. Convenablement appliquée, elle ne produit pas d'eschares, et ne laisse pas de cicatrices; elle peut en outre atteindre des tumeurs érectiles profondes, difficilement accessibles aux autres méthodes. Elle mérite donc d'être étudiée avec plus d'attention qu'on ne lui en a accordé jusqu'ici.

En terminant, je dois m'excuser peut-être d'avoir insisté si longtemps sur les applications thérapeutiques de l'électricité. La valeur actuelle de l'électrisation et de la galvanisation, dans le traitement des tumeurs, n'est certainement pas en rapport avec la longueur du chapitre que je leur ai consacré; j'ajoute même que, dans ma pensée, ces méthodes ne sont pas appelées à acquérir une grande importance pratique. Mais il est certain que jusqu'ici elles n'ont pas été mises à l'épreuve avec assez de rigueur et de discernement, pour qu'on puisse savoir aujourd'hui ce qu'elles pourront produire plus tard. Il m'a donc paru utile de mettre les praticiens en mesure de diriger convenablement leurs recherches.

CHAPITRE IX

CAUTÉRISATION EN NAPPE.

Nous ne décrirons ici que la cautérisation ordinaire, qui a pour but de *détruire directement,* couche par couche, la substance des tumeurs, et qui a été désignée par M. Maisonneuve sous le nom de *cautérisation en nappe.* D'autres procédés de cautérisation ont été employés pour *extirper* les tumeurs. Nous en parlerons dans un autre chapitre.

La méthode de la cautérisation se compose de deux grands procédés : la cautérisation *actuelle* avec le fer rouge, et la cautérisation *potentielle* avec les caustiques.

La *cautérisation au fer rouge,* malgré les apparences, est peu énergique. Elle ne pénètre qu'à une profondeur peu considérable, et il est difficile d'obtenir des eschares épaisses de plus de cinq à six millimètres. On ne peut donc, par ce moyen, détruire en une fois des tumeurs volumineuses. Toutefois, lorsque aucune autre méthode n'est applicable, comme cela a lieu dans les cancers du col utérin qui remontent au-dessus de l'ouverture du vagin, on peut, par des cautérisations successives, creuser une cavité profonde dans cet organe. Il ne faut pas compter sur ce moyen pour obtenir une guérison. Ce n'est qu'un palliatif, utile surtout lorsque la surface du cancer est le siége d'hémorrhagies abondantes. J'ai traité une dame qui était déjà mourante lorsque je fis la première cautérisation, et dont la vie fut prolongée pendant dix mois, grâce à des cautérisations répétées chaque fois que le sang reparaissait. Depuis la découverte des propriétés du perchlorure de fer, j'ai bien plus rarement recours à cette méthode.

La cautérisation au fer rouge offre peu de ressources, comme on vient de le voir, pour la destruction des tumeurs ; mais lorsqu'une tumeur a été enlevée, et qu'elle envoie des racines dans une région inaccessible au bistouri, on est souvent obligé d'employer un bouton de feu pour poursuivre ces prolongements.

Après l'ablation des polypes naso-pharyngiens, qui, comme on sait, s'implantent le plus souvent sur la face inférieure de l'apophyse basilaire de l'occipital, la cautérisation au fer rouge a été fréquemment employée, par le procédé de M. Nélaton, à travers une perforation du voile du palais et de la voûte palatine, pour aller détruire les restes de la tumeur, et pour combattre les récidives à mesure qu'elles se produisent. Les résultats définitifs de ce procédé ont été beaucoup moins beaux qu'on ne s'y attendait. Le rapport lu à la Société de chirurgie, en 1860, par M. Verneuil, a montré combien étaient rares les guérisons sans récidive (1). En tout cas, lorsqu'on se décide à appliquer ce procédé, le cautère galvanique me semble préférable au fer rouge ordinaire, parce que la cautérisation galvanique, pratiquée au moyen d'un corps métallique peu volumineux, qui rayonne faiblement sur les parties voisines, peut être continuée pendant plusieurs minutes, sans interruption, et permet de détruire profondément les insertions du polype, sans léser le reste du pharynx. On sait que la chaleur de ce cautère renaît incessamment à mesure qu'elle se perd dans les tissus que touche l'extrémité de l'instrument.

Les *caustiques* les plus divers ont été employés dans le traitement des tumeurs, et plusieurs praticiens, renonçant à l'usage du bistouri, les ont adoptés comme méthode générale. Chacun, bien entendu, a son caustique de prédilection, et il serait superflu d'énumérer les innombrables substances qui ont été tour à tour préconisées comme devant produire la guérison radicale des tumeurs, voire des tumeurs cancéreuses. Je me bornerai à rappeler ici qu'il y a deux sortes de caustiques : les *caustiques coagulants* qui se combinent aux tissus, en les condensant, et qui font coaguler le sang dans les vaisseaux, — et les *caustiques fluidifiants*, qui forment des eschares molles, et qui laissent dans les vaisseaux le sang à l'état liquide. Cette division, proposée par M. Mialhe, est bien préférable à toutes les autres, même à la division généralement adoptée, qui classe les caustiques d'après leur degré de consistance (solides, mous, liquides et pulvérulents). Les caustiques coagulants, parmi lesquels je citerai le chlorure de zinc, le chlorure d'antimoine, le bichlorure de mercure, le nitrate acide de mercure, et les acides minéraux, peuvent être appliqués sur des surfaces ulcérées, fongueuses et saignantes, sans donner lieu à des hémorrhagies. Ils sont même employés quelquefois à titre d'agents hémostatiques. Ils ne mettent pas à l'abri des hémorrhagies

(1) *Bulletins de la Société de chirurgie*, 1860, 2e sér., t. I, p. 144-172, et 258-272, Voy. surtout p. 263.

consécutives qui surviennent à la chute des eschares; ces hémorrhagies toutefois sont peu communes, et généralement peu abondantes, parce qu'ordinairement le caillot chimique s'étend dans les vaisseaux au delà des limites de l'eschare.

Les caustiques fluidifiants sont d'abord les caustiques alcalins (potasse, chaux, soude, ammoniaque), puis l'acide arsénieux, l'acide arsénique, l'acide phosphorique hydraté, etc. La poudre de Vienne et le caustique de Filhos, qui ne diffèrent l'un de l'autre que par le mode de préparation, qui sont si faciles à manier, et qui en même temps sont si supérieurs à la plupart des autres par le peu de douleur qu'ils provoquent, sont malheureusement des caustiques fluidifiants. Lorsqu'on les applique sur une surface ulcérée un peu vasculaire, le sang qui s'écoule presque à l'instant rend leur action incertaine; on peut y remédier par la compression; mais lorsque l'eschare pénètre jusqu'à une certaine profondeur et comprend des artères, même de petit volume, il est assez commun de voir la chute de l'eschare s'accompagner d'hémorrhagie.

Abstraction faite des préparations arsenicales, qui déterminent des phénomènes d'empoisonnement lorsqu'on les applique sur une surface un peu étendue, les caustiques en général ne provoquent que de la douleur. Ils déterminent peu de réaction, et exposent moins que l'instrument tranchant à l'érysipèle et à l'infection purulente. Ces avantages ont séduit plusieurs chirurgiens; mais ils sont compensés par plusieurs inconvénients. En premier lieu, une cautérisation assez profonde pour pénétrer dans toute l'épaisseur d'une tumeur d'un certain volume, dure en général plusieurs heures, quelquefois vingt-quatre heures, en provoquant une douleur moindre sans doute dans un temps donné que celle du bistouri, mais en somme infiniment plus considérable, puisque celle-ci ne dure que quelques instants; en outre, la douleur du bistouri peut être conjurée par les anesthésiques, et il est impossible de maintenir l'anesthésie pendant toute la durée de l'action de la plupart des caustiques. En second lieu, le caustique est un agent aveugle, et quelque soin qu'on ait pris d'en étudier l'action spéciale, on ne peut jamais savoir rigoureusement jusqu'à quelle profondeur pénètre l'eschare. On risque donc de rester en deçà des limites du mal, ou d'aller au delà; et comme il s'agit, pour mettre autant que possible obstacle aux récidives, d'enlever complétement une production accidentelle, la cautérisation est en cela bien inférieure au bistouri. Enfin, quel que soit le caustique qu'on emploie, il y a une limite au delà de laquelle on ne peut pénétrer en une seule cautérisation. Il faut attendre patiemment la chute des eschares et pratiquer une seconde cautérisation dans le fond de la plaie, puis une troisième, et ainsi de suite. Chargé, il y a quelques années, par l'administration des hôpitaux, de constater les faits et gestes d'un *caustiqueur* napolitain à qui le gouvernement avait eu la faiblesse de confier une salle de femmes cancéreuses, à la Salpêtrière, j'ai vu cet empirique revenir jusqu'à vingt-deux fois, et presque toujours au moins trois ou quatre fois, à la cautérisation d'une seule tumeur. Le caustique dont il se servait était pourtant un des caustiques coagulants les plus énergiques ; c'était le caustique de Canquoin (chlorure de zinc et d'antimoine) légèrement défiguré par l'addition d'une certaine quantité de chlorure de brôme. J'ajoute que les résultats ont été désastreux, pour ce qui concerne les cancers. Sur neuf femmes, toutes atteintes de cancer du sein (sept d'entre elles auraient pu être aisément opérées par le bistouri) deux sont mortes des suites de la cautérisation ; l'une d'elles avait eu un érysipèle ; deux autres, qui ne moururent pas de la cautérisation, eurent également des érysipèles ; une autre eut une hémorrhagie abondante pendant l'élimination de l'eschare. Trois malades furent conduites jusqu'à la cicatrisation ; mais la récidive survint presque immédiatement après, sous les yeux mêmes du chirurgien, qui fut bien obligé de l'avouer. Chez les quatre autres, malgré neuf, sept, quatorze et douze cautérisations, on ne put jamais dépasser les limites du mal, et l'ulcération devint incurable. Trois cancroïdes traités par la même méthode fournirent deux cas de récidive. Dans le troisième cas, il s'agissait d'un cancroïde superficiel et parfaitement circonscrit de la région sternale ; il fut guéri en une seule cautérisation, et il n'y avait aucune récidive au bout de cinq mois.

Ces faits sont exposés avec tous leurs détails dans le *Rapport officiel* rédigé par mon collègue M. Moissenet, rapporteur de la Commission de surveillance (1). J'ai cru devoir en donner ici le résumé pour édifier les praticiens sur la valeur de la cautérisation, appliquée comme méthode générale au traitement des tumeurs, et pour qu'il soit bien entendu que cette méthode ne met à l'abri ni de l'érysipèle ni des hémorrhagies consécutives.

Qu'on se garde bien toutefois de rejeter entièrement cette méthode. En réagissant contre l'abus qu'on en a fait, beaucoup de chirurgiens donnent dans l'excès contraire, et ne s'en servent jamais. Puis bientôt surgit un nouveau spécialiste, qui, édifiant sa renom-

(1) *Rapport sur le traitement des maladies cancéreuses par la méthode du docteur Landolfi, à l'hospice de la Salpêtrière.* Paris, 1856, grand in-4. Voyez surtout p. 127.

mée sur des succès obtenus dans quelques cas où la cautérisation est vraiment avantageuse, déclare à son tour au bistouri une guerre systématique. Il s'agit donc de préciser les cas où la méthode de la cautérisation doit être employée de préférence à l'instrument tranchant.

Si l'on veut bien se souvenir du parallèle rapide que nous avons fait tout à l'heure, on reconnaîtra que les inconvénients de la cautérisation sont d'autant plus grands qu'on est obligé de pénétrer à une profondeur plus considérable. Pour les tumeurs qui n'ont que quelques millimètres d'épaisseur, la cautérisation est très-bonne ; elle devient bien préférable au bistouri lorsque ces tumeurs minces ont une grande étendue en surface et sont situées dans une région où l'on ne craint pas la rétraction des cicatrices. Ces tumeurs, limitées à l'épaisseur de la peau, atteignant tout au plus le tissu conjonctif sous-cutané, peuvent être détruites en une seule fois par la plupart des caustiques. J'ai vu Blandin cautériser ainsi avec la pâte de Vienne un large épithéliôme ulcéré qui occupait près de la moitié de la surface de l'os frontal : la cicatrisation s'effectua lentement mais complétement.

Il est impossible de dire exactement jusqu'à quelle profondeur pénétrera une couche épaisse de caustique appliquée sur une surface et laissée en place jusqu'à ce que son action soit épuisée. Mais on sait du moins ce qui se passe pendant les premières minutes. Ainsi, une couche de pâte de Vienne *en excès*, c'est-à-dire d'une épaisseur supérieure à celle qui est susceptible de pénétrer dans les tissus en une seule cautérisation, détermine au bout de trente minutes une eschare de cinq millimètres d'épaisseur ; au bout de quinze minutes l'eschare a déjà trois millimètres ; elle en a déjà deux au bout de cinq minutes. Si la surface est ulcérée, l'action est plus rapide, et au bout de dix minutes l'eschare a déjà trois millimètres d'épaisseur. Pour obtenir ce résultat, il n'est pas nécessaire que le caustique soit étalé en couche épaisse, il suffit d'une couche de deux à trois millimètres d'épaisseur ; une couche plus épaisse ne produiraitrien de plus pendant les dix premières minutes. On peut donc calculer très-exactement l'action de ce caustique jusqu'à une profondeur de trois millimètres. C'est ce qui le rend plus maniable que tous les autres, et pour ma part je lui donne toujours la préférence dans le traitement des cancroïdes superficiels que je juge opportun d'attaquer par la cautérisation. Ce caustique, il est vrai, est fluidifiant ; il donne toujours un peu d'écoulement de sang noir et visqueux qu'il faut absterger pour éviter les *fusées*. Mais comme on ne veut pas pénétrer jusqu'aux couches qui renferment des vaisseaux de quelque importance, on n'a à craindre aucune hémorrhagie sérieuse, soit immédiate, soit consécutive. Enfin, le caustique de Vienne est un des moins douloureux que l'on connaisse ; la potasse seule peut soutenir le parallèle avec lui (on sait que le caustique de Vienne se compose de potasse et de chaux), mais son action est beaucoup plus lente; il faut trois ou quatre heures pour obtenir avec la potasse l'eschare qu'on obtient en dix ou quinze minutes avec la pâte de Vienne. Celle-ci est donc à la fois rapide dans ses effets, très-peu douloureuse, facile à manier, sûre dans ses résultats lorsqu'on ne lui demande que des eschares minces ; on voit qu'elle peut très-bien supporter le parallèle avec le bistouri dans le traitement des tumeurs superficielles.

Elle a d'ailleurs l'avantage de ne pas effrayer les malades, de ne provoquer aucune réaction, et, quoiqu'elle ne mette pas entièrement à l'abri de l'érysipèle, elle y expose moins que l'instrument tranchant.

La cautérisation par la pâte de Vienne est, à mes yeux, le meilleur traitement des *noli me tangere* de la face qui sont encore superficiels et peu étendus en largeur. Mais lorsque le mal est moins circonscrit, lorsqu'il dépasse l'épaisseur de la peau, l'instrument tranchant est préférable. On doit se préoccuper en outre des difformités qui pourraient résulter de la rétraction des cicatrices de la cautérisation. Ainsi, une cautérisation de quelque étendue, pratiquée sur la joue, au voisinage de la paupière inférieure, pourrait être suivie de la formation d'un ectropion plus ou moins prononcé. L'opération sanglante permet de refermer la plaie par première intention, avec ou sans autoplastie, et d'éviter cet inconvénient.

M. Manec, depuis une quinzaine d'années, a remis en honneur les caustiques arsenicaux, prônés autrefois par Rousselot et par frère Côme. Il les emploie très-généralement dans le traitement des cancroïdes du visage, même de ceux qui pénètrent à une certaine profondeur. Il pense que ce caustique est en quelque sorte intelligent, qu'il distingue les tissus sains des tissus morbides, qu'il a la propriété de pénétrer exactement, ni plus ni moins, en largeur comme en profondeur, jusqu'aux limites de la tumeur. C'est une illusion que je ne saurais partager. La chimie est aveugle, et les caustiques agissent sur les tissus sains comme sur les tissus morbides. Les succès intéressants obtenus par M. Manec viennent de l'habileté qu'il a acquise par une longue habitude, dans le maniement de son dangereux caustique. Les caustiques arsenicaux ont été proscrits déjà plusieurs fois à cause des empoisonnements *mortels* qu'ils ont fréquemment déterminés. L'arsenic, absorbé dans la plaie, produit les mêmes effets que si on l'introduisait dans l'estomac. M. Manec a reconnu qu'on évitait sûrement l'empoisonnement, en n'appliquant qu'une quantité déterminée de caustique, sur une surface déterminée qu'il a exprimée en millimètres carrés. Lorsque la tumeur dépasse ces limites, il la détruit en plusieurs fois, et il a souvent réussi là où beaucoup d'autres auraient échoué. Je ne crois pas devoir indiquer les mesures millimétriques données par ce chirurgien; car il me paraît inutile de vulgariser l'emploi d'un caustique qui peut devenir mortel au premier écart, et qui peut être si aisément remplacé par plusieurs autres caustiques tout à fait inoffensifs.

J'ajoute que le caustique arsenical provoque une réaction violente dans les tissus. L'élimination est précédée d'une vive inflammation et accompagnée de souffrances assez fortes.

CHAPITRE X

EXTIRPATION PAR L'INSTRUMENT TRANCHANT.

L'extirpation des tumeurs peut être faite par l'instrument tranchant, par la ligature en masse, par l'écrasement linéaire, enfin par la cautérisation linéaire galvanique ou potentielle.

Toutes ces méthodes ont pour but de pratiquer une section ou une division au delà des limites de la tumeur, et de détacher celle-ci en un seul bloc, en agissant non pas sur elle, comme le fait la cautérisation ordinaire, mais sur les parties saines qui l'entourent.

Chacune a ses avantages et ses inconvénients, qui ressortent plus ou moins suivant les cas particuliers. Nous aurons donc à les comparer d'abord d'une manière générale, eu égard à leurs effets immédiats et consécutifs, puis d'une manière spéciale eu égard aux indications particulières qui peuvent réclamer l'emploi de chacune d'elles. Mais avant de tracer ce parallèle, nous devrons étudier séparément ces diverses opérations. Nous nous occuperons d'abord de l'extirpation par l'instrument tranchant, connue sous le nom de *méthode sanglante*.

C'est la méthode la plus ancienne, la plus classique ; elle est familière à tous les chirurgiens, et nous aurons peu de chose à en dire. Nous passerons sous silence les préceptes généraux applicables à toutes les opérations. L'extirpation d'une tumeur est quelquefois précédée d'une opération préliminaire, ayant pour but, soit d'obvier à quelque accident, soit d'ouvrir une issue aux instruments. C'est ainsi qu'on lie quelquefois la carotide primitive ou la carotide externe, afin de pouvoir opérer sans hémorrhagie abondante certaines tumeurs de la tête. C'est ainsi que, pour parvenir sur les polypes naso-pharyngiens, Manne fendait le voile du palais, tandis que M. Nélaton perfore la voûte palatine, que M. Palasciano perfore l'os unguis, et que plusieurs chirurgiens, suivant l'exemple de Flaubert, de Rouen, ouvrent une voie plus large encore, en réséquant l'os maxillaire supérieur en totalité. Les indications de ce genre sont variables et subordonnées au siége, au volume, à la nature et aux connexions de la tumeur. Le plus souvent on n'a recours à aucune opération préliminaire, et l'opération ne se compose que de deux temps : l'incision des téguments et la dissection de la tumeur. Quelquefois même ces deux temps se confondent en un seul : c'est ce qui a lieu lorsqu'on excise une tumeur pédiculée, ou une tumeur comprenant toute l'épaisseur d'un organe isolé sur ses deux faces, comme la langue, les lèvres, les paupières, etc. Enfin, dans beaucoup de cas, la perte de substance qui résulte de l'ablation de la tumeur doit être comblée par une opération réparatrice destinée, soit à rétablir les formes et les fonctions, soit à conjurer les récidives.

L'incision des téguments est simple ou composée. L'incision simple, rectiligne ou curviligne, se pratique lorsque la peau est saine, qu'on se propose de la conserver en totalité, et que la tumeur n'est pas trop étendue en largeur. Pour les tumeurs plus volumineuses, on a recours à des incisions composées, rarement en V, plus souvent en T, ou en +, ce qui permet de disséquer et de relever un ou plusieurs lambeaux. Lorsque la peau est ulcérée ou altérée, ou lorsqu'on juge qu'après l'extirpation de la tumeur elle sera en excès, on pratique une perte de substance d'une étendue variable, au moyen d'une incision quelquefois circulaire, plus souvent elliptique, etc. Il est de règle générale, lorsque la peau est ulcérée et que la tumeur est de mauvaise nature, d'enlever cette membrane très-largement au delà des limites de l'altération dont elle est le siége, quand même le rapprochement des lèvres de la plaie devrait en souffrir. La direction donnée aux diverses incisions est subordonnée avant tout à la nécessité de pratiquer avec sécurité l'extirpation complète du mal ; après cette grande indication, il en est d'autres qui doivent toujours être présentes à l'esprit du chirurgien, celle de respecter autant que possible les fonctions de la région opérée, de faciliter les opérations réparatrices, et enfin, de dissimuler plus ou moins les cicatrices.

L'incision des téguments une fois terminée, on passe au second temps de l'opération, qui consiste à disséquer la tumeur. On détruit d'abord les connexions de sa face superficielle, par une véritable dissection qu'on facilite en faisant exercer des tractions opposées sur la peau ou sur les lambeaux de peau, et sur la tumeur saisie, soit par les doigts, soit par des crochets. On passe ensuite à la dissection de la face profonde, et cela suffit le plus souvent pour terminer l'opération. Certaines tumeurs, nettement limitées par une membrane fibreuse, peuvent être disséquées presque entièrement sans le secours de l'instrument tranchant, par voie d'*énucléation*, comme disait Dupuytren. L'énucléation se pratique soit avec les doigts, soit avec la spatule ou la sonde cannelée. On y a fréquemment recours pour l'extirpation des ganglions qui accompagnent le cancer du sein; on a soin, en pareil cas, de prolonger l'incision des téguments vers l'aisselle, où les engorgements ganglionnaires remontent quelquefois très-haut, au milieu d'un plexus nerveux important qu'il importe de ménager, et au contact de vaisseaux artériels et veineux d'un volume considérable, dont la lésion constituerait un accident extrêmement fâcheux. Il est bien préférable alors d'aller énucléer les ganglions avec un instrument mousse, ou mieux encore avec les doigts, plutôt que de les disséquer avec le bistouri.

Lorsqu'on prévoit que l'opération sera rapidement terminée, et qu'on ne rencontre pas d'artères trop considérables, on enlève entièrement la tumeur avant de s'occuper de l'hémostase. Dans le cas contraire, et surtout lorsque le sujet est épuisé par des hémorrhagies antérieures, on a souvent besoin de lier les vaisseaux à mesure qu'on les divise. Cela est moins brillant mais plus sûr, et d'une manière générale la rapidité de l'exécution doit toujours être sacrifiée aux autres indications, surtout depuis que l'on possède la ressource de l'anesthésie. Il y a un cas particulier où il est impérieusement nécessaire de lier les veines même avant de les diviser. C'est lorsqu'on enlève les tumeurs de la partie moyenne et inférieure du cou. Cette précaution a pour but d'empêcher l'introduction de l'air dans les veines. Le plus souvent même on doit diviser la veine entre deux ligatures, parce qu'il n'est pas toujours facile, au milieu des changements anatomiques produits par la tumeur, de savoir exactement dans quelle direction s'effectue le cours du sang. En tout cas, on ne peut se dispenser d'appliquer au moins une ligature, du côté du cœur.

Lorsque la tumeur est entièrement séparée, l'extirpation est en général terminée; quelquefois pourtant, la situation de la tumeur et son volume sont tels qu'il est difficile de l'amener à l'extérieur. Cette circonstance se présente pour certaines tumeurs situées au fond d'une cavité naturelle, ou au fond d'une plaie étroite et profonde. Au lieu de les retirer par des tractions violentes, il est préférable de les diviser en deux ou plusieurs fragments. Cette segmentation des tumeurs peut quelquefois devenir fort utile pendant la durée même de leur dissection; on trouve quelquefois un avantage marqué à enlever une ou plusieurs tranches de la masse morbide, pour se faire de la place et faciliter la dissection des parties profondes. D'autres fois enfin, on abrége beaucoup l'opération en divisant la tumeur en deux moitiés qu'on dissèque ensuite isolément. La segmentation des tumeurs a probablement été pratiquée depuis bien longtemps par les chirurgiens; je pense toutefois que M. Chassaignac est le premier qui en ait fait un procédé régulier. M. Maisonneuve a réclamé il y a quelques années la priorité de cette idée, mais depuis bien longtemps déjà M. Chassaignac l'a émise devant la Société anatomique (1).

J'ai eu recours à l'Hôtel-Dieu, en 1858, à un procédé de segmentation dont je demande la permission de dire quelques mots. Un gros polype du nez avait dilaté la fosse nasale gauche, et se présentait à l'ouverture de la narine, qui était très-élargie; mais la tumeur ne faisait absolument aucune saillie à l'extérieur; elle s'arrêtait exactement à l'orifice de la narine, et celle-ci, extrêmement distendue, était si étroitement appliquée sur le polype, qu'on ne pouvait faire pénétrer aucun instrument pour saisir ce dernier. Avant de recourir au débridement du nez, je voulus faire une tentative qui me réussit parfaitement. J'enfonçai dans le polype un bistouri aigu, et je taillai dans sa substance un cône central que j'enlevai. Il devint facile alors de faire pénétrer les pinces dans la fosse nasale, de saisir le polype, de le soumettre à de fortes tractions, et, comme son pédicule était assez étroit, je pus l'arracher en totalité sans inciser la narine.

Lorsque l'opération de l'extirpation est terminée, on s'occupe de l'hémostase et du pansement. L'hémostase ne présente rien de particulier; quant au pansement, il a donné lieu à des controverses. On croyait autrefois qu'il était nécessaire, pour prévenir les récidives, de faire suppurer la plaie; Ledran père avait même conseillé d'établir un cautère sur la cicatrice, pour donner issue aux humeurs peccantes. Aujourd'hui on a abandonné ces théories, et il est de règle de chercher autant que possible la réunion par première intention. On a même supposé, mais c'est une théorie contestable, que la durée de la suppuration favorisait les récidives, et c'est en partie d'après cette donnée que M. Martinet (de la Creuse) a conseillé de recourir à l'autoplastie pour refermer promptement les pertes de substance dont on ne peut réunir directement les bords. Dans sa pensée, l'autoplastie avait en outre l'utilité de recouvrir la région suspecte avec des tissus parfaitement sains, provenant d'une région

(1) *Bulletins de la Société anatomique*, 1833, p. 113.

plus ou moins éloignée, libre de toute influence cancéreuse, et de refouler les téguments qui formaient les bords de la plaie, dans une zone aussi éloignée que possible du point où le cancer primitif s'était localisé. Mais il est bien clair que, sur les limites du lambeau autoplastique, les bords de la perte de substance sont dans les mêmes conditions, sous le rapport de la tendance à la récidive, que si on les avait réunis directement entre eux. J'ai vu à l'Hôtel-Dieu, en 1847, pendant mon internat dans le service de Blandin, un malade sur lequel M. Chassaignac avait employé le procédé de M. Martinet. Un lambeau, taillé dans une région éloignée, par la méthode indienne, avait été greffé dans la plaie résultant de l'extirpation d'un cancer. La récidive s'était produite tout autour du lambeau; celui-ci avait été respecté. Blandin dit alors qu'il connaissait plusieurs faits semblables. On voit que le procédé de M. Martinet n'empêche pas les récidives; mais les résultats qui précèdent sont intéressants, parce qu'ils viennent à l'appui des idées que j'ai exposées sur l'*influence de la région*. Le lambeau, malgré sa transplantation, conserve l'immunité de la région d'où il provient; et les bords de la perte de substance, malgré le refoulement excentrique qu'ils ont subi, restent soumis à la fâcheuse influence qui planait sur la région d'où on les a écartés.

Les idées de M. Martinet, quoique n'étant pas fondées en théorie, ont cependant rendu service dans la pratique, en habituant les chirurgiens à être moins parcimonieux dans les opérations d'exérèse, et à enlever largement les parties qui entourent les cancers et les autres tumeurs sujettes à récidive. Avec la pensée de recourir à l'autoplastie, on s'inquiète peu de sacrifier quelques millimètres de tissus sains, et on pratique des extirpations plus complètes que si l'on se proposait de réunir la plaie directement.

Avant qu'on eût songé à attribuer à l'autoplastie la propriété de conjurer les récidives, on avait eu recours fréquemment à cette méthode, comme moyen de réparation pure et simple des pertes de substance produites par l'extirpation des tumeurs. C'est à la face surtout, à la suite de l'ablation des cancroïdes et des cancers, que l'autoplastie rend des services signalés. Nous ne décrirons pas les divers procédés de réparation qui ont été mis en usage, et qui varient d'ailleurs d'après les cas particuliers. La méthode italienne est ici sans application; la méthode indienne est quelquefois indiquée; mais c'est presque toujours à la méthode de Celse, par décollement et glissement des lambeaux, qu'on donne la préférence.

Les opérations réparatrices ne sont utiles en général qu'à la face, et dans quelques régions spéciales. Au tronc, aux membres, on réunit la plaie quand on le peut, en totalité ou en partie; mais si l'écartement des bords est trop grand, on laisse la plaie se cicatriser par suppuration. Le choix des procédés de réunion n'est pas indifférent, mais ne présente ici rien de particulier. Lorsque l'ablation de la tumeur a laissé une plaie large et profonde, sans perte de substance de la peau, comme cela a lieu fréquemment dans la région mammaire, rien n'est facile comme de rapprocher les bords de la peau; mais il est rare qu'on obtienne une réunion parfaite par première intention. Pendant que la plaie cutanée s'agglutine, la plaie profonde suppure presque toujours, et il en résulte un abcès qui doit se faire jour inévitablement, en détruisant en totalité ou en partie les adhérences déjà établies entre les bords de la plaie superficielle. Quelquefois même cette suppuration profonde, avant de s'ouvrir un passage, s'infiltre dans le tissu cellulaire, et donne lieu à des phlegmons diffus plus ou moins graves. C'est pour éviter cet inconvénient que beaucoup de chirurgiens ont l'habitude de ne réunir la plaie que dans les trois quarts environ de son étendue, et de laisser dans le point le plus déclive une ouverture qui permet aux liquides sécrétés dans les parties profondes de se porter directement vers l'extérieur. Cette pratique est avantageuse, et doit être adoptée dans les cas où l'expérience a démontré que la réunion complète, sans aucune suppuration, est sinon impossible, du moins presque impossible, comme cela a lieu lorsqu'on a enlevé, avec une tumeur du sein, plusieurs ganglions axillaires. Mais lorsque la plaie est plus simple, lorsque, par exemple, elle est limitée à la région mammaire proprement dite, il n'y a pas lieu de renoncer aux chances favorables de la réunion immédiate. J'ai adopté pour ma part la pratique suivante, instituée par mon maître, Blandin. On réunit complétement la plaie, une demi-heure ou une heure après l'opération; le lendemain et les jours suivants, s'il n'y a ni gonflement ni douleur, on se garde bien de déranger le travail d'adhésion; et il arrive quelquefois que la guérison est parfaite en quatre ou cinq jours; cela n'est pas rare en province, mais c'est plus rare à Paris, et surtout dans les hôpitaux, où je n'en ai vu que deux exemples, sur plus de cent opérations dont j'ai observé les suites. Le plus souvent donc, la réunion échouerait, et on pourrait même regretter de l'avoir essayée, si l'on ne suivait pas le précepte de Blandin. Dès le lendemain de l'opération, la peau est soulevée par une collection plus ou moins abondante d'un liquide séro-sanguinolent (quelquefois presque séreux), exhalé dans la plaie profonde par les vaisseaux divisés; si l'on n'évacuait pas ce liquide, il s'y joindrait bientôt des globules de pus, et enfin ce serait un véritable abcès, emprisonné sous la peau réunie. C'est pourquoi Blandin, dès le second jour, explorait attentivement la région opérée; et s'il trouvait le moindre empâtement, il introduisait, dans un point de la plaie, une sonde cannelée qui pénétrait sans difficulté jusque dans le foyer, à travers les molles adhérences des lèvres agglutinées; puis de légères pressions permettaient d'expulser, le long de la cannelure, tout le liquide épanché. Cette petite opération n'est nullement douloureuse; la sonde est retirée immédiatement, et la petite ouverture se referme presque aussitôt. Si le liquide se reproduit dans la journée, on l'évacue de la même manière le jour suivant. La quantité de liquide qu'on retire ainsi est quelquefois considérable; je l'ai vue s'élever à plus de trente grammes, chez une malade qui fut guérie entièrement cinq jours après l'opération. Lorsque le liquide se reproduit plusieurs jours de suite, on lui donne issue chaque matin au moyen de la sonde, en passant toujours dans le même point; on peut ainsi obtenir la réunion de la plaie profonde dans la plus grande partie, et même dans la totalité de son étendue; mais lorsqu'on est obligé de recommencer l'évacuation plus de deux ou trois fois, on voit le liquide devenir purulent vers le quatrième jour; alors l'ouverture faite par la sonde ne se referme pas, elle s'élargit même naturellement, et il est bien certain que la réunion par première intention n'a pas été complète. Toutefois, dans la plupart des cas, cet insuccès n'est que partiel; la plus grande partie du grand foyer sous-cutané se recolle par adhésion immédiate, et il ne reste plus qu'un petit trajet de suppuration qui aboutit à l'ouverture faite par la sonde, et qui s'oblitère en général assez promptement. Il est bien entendu que, pour adopter cette pratique, il faut renoncer à l'usage inutile, et même nuisible, de laisser un grand fil attaché à l'extrémité de chaque artère liée. Il faut couper les deux bouts de la ligature au ras du nœud, et employer des ligatures très-fines; j'ai même l'habitude d'arrêter le sang par torsion, toutes les fois que cela est possible, afin de ne pas laisser de corps étranger dans la plaie. Blandin pratiquait en général la réunion au moyen de bandelettes de sparadrap. Les bandes de toile trempées dans le collodion sont moins irritantes, et me semblent préférables. Mais j'aime mieux encore la suture entortillée, qui se prête parfaitement à la pratique de l'évacuation. Il suffit d'enlever une des épingles le second jour et d'exciser les anses de fil correspondantes. J'enlève en général les autres épingles dès le troisième jour, en laissant le fil en place, et en appliquant par-dessus quelques bandelettes de collodion.

Les résultats de cette pratique, dont tout le mérite revient à Blandin, sont vraiment très-satisfaisants. Outre qu'elle permet d'obtenir, plus souvent que par la pratique ordinaire, la réunion complète par première intention, c'est-à-dire la guérison en quatre ou cinq jours, elle abrége considérablement, dans la plupart des cas, la durée du traitement, diminue beaucoup l'abondance de la suppuration, et met les opérés à l'abri d'un grand nombre d'accidents. En moyenne, la durée du traitement ne dépasse pas quinze jours pour les tumeurs du sein, même volumineuses, au lieu d'une suppuration de quatre ou cinq semaines, qui serait presque inévitable en pareil cas.

CHAPITRE XI

LIGATURE EN MASSE

Cette méthode consiste à faire tomber les tumeurs à l'aide d'un lien fortement serré autour de leur base.

Elle doit à Mayor, de Lausanne, le nom qu'elle porte aujourd'hui; avant lui, elle était connue simplement sous le nom de ligature.

Elle comprend deux grands procédés, suivant que la base de la tumeur qu'on veut lier est ou n'est pas pédiculée.

Dans le premier cas, il suffit d'appliquer le lien constricteur sur un *pédicule naturel;* cette opération peut être rendue difficile par le siége profond de certaines tumeurs implantées sur des muqueuses; mais l'indication à remplir est toujours la même, et elle est extrêmement simple : compléter par la ligature la séparation d'une tumeur qui est déjà isolée en grande partie.

Dans le second cas, c'est-à-dire lorsque la tumeur n'est pas pédiculée, l'application du lien serait tout à fait impossible si on laissait les choses dans leurs rapports naturels. L'opération de la ligature doit donc être précédée d'une manœuvre préliminaire, destinée à former au-dessous de la tumeur un *pédicule artificiel.*

Si l'on ne possédait que le premier procédé, la ligature en masse permettrait sans doute d'extirper des tumeurs très-diverses par leur siége aussi bien que par leur nature, mais ne constituerait en réalité qu'une méthode spéciale. Par le second procédé, elle prend rang parmi les méthodes générales de la médecine opératoire.

Lorsqu'en 1826, Mayor, de Lausanne, homme ingénieux et hardi, mais peu versé dans la connaissance de l'histoire, publia son célèbre *Mémoire sur la ligature en masse,* il crut de très-bonne foi avoir ouvert à la chirurgie une voie nouvelle. Il savait qu'avant lui on avait traité par la ligature des tumeurs pédiculées à l'extérieur, et toutes sortes de polypes; mais il prétendait avoir créé l'idée de la *pédiculisation artificielle* des tumeurs. Si cette prétention était fondée, la ligature en masse porterait légitimement le nom de *méthode de*

Mayor, qui lui a été donné par plusieurs auteurs modernes. On répète assez volontiers aujourd'hui que cette méthode avait reçu avant Mayor plusieurs applications particulières, mais que c'est le chirurgien de Lausanne qui, le premier, en a fait une méthode générale.

Or, il suffira de jeter un coup d'œil sur le passé pour constater que les deux grands procédés de la ligature en masse ont été connus et appliqués, dans les cas les plus divers, dès les premiers temps de la chirurgie.

C'est par cette méthode que Celse conseille de traiter les tumeurs hémorrhoïdales. Si la tumeur est petite et pédiculée (*basimque tenuem habet*), il faut étreindre ce pédicule avec un fil de lin. Si la tumeur est plus grosse, et si sa base est plus large, on doit d'abord la saisir avec un ou deux crochets, pour la rendre plus saillante; puis on pratique un peu au-dessus de sa base une petite incision dans laquelle on introduit une aiguille par transfixion, et on passe le fil constricteur par-dessous cette aiguille. Il résulte clairement du texte que le but de l'incision préalable est de conjurer la douleur que produirait la constriction de la membrane tégumentaire, et de mettre l'opéré à l'abri de la rétention d'urine (1). Quant à l'aiguille que l'on passe sous la base de la tumeur, elle est destinée à empêcher le glissement de la ligature. Elle sert à former un pédicule artificiel (2).

La ligature en masse est encore un des deux procédés que Celse décrit pour l'ablation du staphylôme. On transperce la base du staphylôme avec une aiguille enfilée de deux fils, et on étreint séparément avec ces deux fils les deux moitiés de la base de la tumeur. Ce procédé est celui qui porte aujourd'hui le nom de *ligature par transfixion*. Il a pour but de diviser la base de la tumeur en deux pédicules qu'on lie successivement (3).

On appliquait également le procédé de la ligature par transfixion au traitement de l'exomphale. Après avoir recommandé de réduire complétement l'intestin ou l'épiploon, afin de vider le sac (*sinus umbilici*), Celse recommande de saisir ce sac avec les doigts, de l'attirer en avant, de le lier à sa base avec un fil de lin, et il ajoute : « Quelques-uns étranglent la base de la tumeur entre deux petites

(1) Cette remarque de Celse est parfaitement fondée; on sait que la rétention d'urine est fréquente à la suite de certaines opérations pratiquées sur l'anus.

(2) Celse, *De medicinâ*, lib. VII, cap. XXX, § 3, édit. Targa. Strasbourg, 1806, in-8, t. I, p. 448. Ce procédé est décrit plus amplement dans Aëtius (Tetrabibl. IV, serm. II, cap. VI, dans *Artis medicæ principes* d'Henri Estienne. Paris (?), 1567, in-fol., col. 688.

(3) Lib. VII, cap. VII, § 11, p. 391.

règles qu'ils lient fortement à leurs deux bouts, et qui produisent la mortification; d'autres percent le sac à sa base avec une aiguille enfilée d'un fil double, pour lier séparément les deux moitiés, comme dans l'opération du staphylôme (1). »

Les anciens connaissaient donc parfaitement les deux grands procédés de la ligature en masse, et ils en faisaient de fréquentes applications (2).

Paul d'Égine, écrivain de la décadence, et plagiaire effronté comme on l'était alors, a écrit, ou plutôt copié sans le comprendre, un certain chapitre de l'Anévrysme, qui est resté jusque dans ces derniers temps un de ses principaux titres de gloire; mais, depuis que j'ai publié en français le chapitre xx du XLVe livre d'Oribase, retrouvé en 1831 par M. Maï, dans la bibliothèque du Vatican, il a bien fallu reconnaître que Paul d'Égine n'avait eu d'autre mérite que d'avoir cousu bout à bout un court passage de Galien, et un long passage d'Antyllus, en citant le premier de ces auteurs, et en se substituant audacieusement à la place de l'autre (3). Toutefois il a trouvé le moyen de mutiler et de dénaturer à plusieurs reprises la pensée d'Antyllus; cela lui est arrivé en particulier lorsqu'il a voulu décrire le traitement de l'anévrysme par la ligature en masse.

Après avoir copié la description de l'opération de l'anévrysme par dilatation, il passe à l'opération de l'anévrysme par rupture, et copie d'abord très-exactement Antyllus : « Il faut, dit-il, passer au-des-« sous de l'anévrysme une aiguille munie de deux fils, puis couper « l'anse avec des ciseaux, et lier ainsi la tumeur avec les deux fils, « d'un côté et de l'autre, comme nous l'avons dit au sujet du sta-« phylôme. » Puis il ajoute, en changeant cette fois quelques mots : « Si l'on craint que les fils ne glissent, il faut passer une autre ai-« guille, munie également de deux fils, *dans le même endroit que la*

(1) Lib. VII, cap. XIV, p. 408.

(2) Le procédé décrit par Celse pour l'opération de la fistule à l'anus (lib. VII, cap. IV, § 4, p. 375), prouve que les anciens connaissaient très-bien les divers modes d'action des ligatures. La ligature, dans ce cas, n'était serrée que très-modérément, elle divisait les tissus par ulcération, et non par étranglement.

(3) Broca, *Traité des anévrysmes*. Paris, 1856, in-8, p. 202. — *De la chirurgie de Paul d'Égine*, dans *Moniteur des hôpitaux*, numéros des 5 et 12 juin 1856. J'ai reproduit de front et en entier, dans ce dernier article, le chap. xx du XLVe livre d'Oribase, tiré du livre I de la *Chirurgie* d'Antyllus, et le chap. XXXVII du livre VI de Paul d'Égine. A la suite de cette confrontation, j'ai montré que Paul, faute de connaissances chirurgicales, avait compris Antyllus à sa manière, et commis de graves contre-sens en supprimant les mots et même les phrases qui n'étaient pas à sa portée.

« *première,* et, après avoir coupé l'anse, on lie ainsi la tumeur avec « quatre fils. » Ici, notre plagiaire a commis une lourde bévue; et ses admirateurs auraient bien dû s'en apercevoir. Il est clair en effet que si les deux premiers fils glissent sans pouvoir étreindre la base de la tumeur, les deux fils suivants, placés dans le même endroit, glisseront de la même manière. Ce passage, tout à fait absurde dans le texte de Paul d'Égine, est au contraire parfaitement clair dans le texte original d'Antyllus. « Si l'on craint que les fils ne glissent, dit « ce dernier, il faut passer une autre aiguille, munie également de « deux fils, dans le même endroit » (c'est-à-dire à la base de la tumeur) « *et croisant la première en* X, couper de même le fil avec « des ciseaux, et l'attacher comme le premier, de sorte que la li- « gature soit opérée par quatre fils. » Ainsi, lorsque l'anévrysme était trop diffus pour se prêter au procédé de la ligature par transfixion *simple,* Antyllus avait recours à la transfixion *double,* qui lui permettait de diviser la base de la tumeur en *quatre pédicules.*

Nous n'écrivons pas ici l'histoire des anévrysmes, et nous n'avons pas à chercher si ce procédé, qui nous paraît aujourd'hui barbare, n'avait pas sa raison d'être à l'époque où il fut institué. Peu nous importe d'ailleurs qu'il fût meilleur ou moins bon que la méthode de l'incision, suivie de la ligature des deux bouts de l'artère. Ce que nous tenons à constater, c'est que le procédé de la ligature par transfixion multiple n'appartient à aucun auteur moderne, qu'il a été décrit avec précision par un chirurgien du troisième siècle, et appliqué par lui avec une hardiesse qui nous fait presque frémir aujourd'hui.

Ce ne fut pas le seul usage que les anciens firent de la ligature par transfixion multiple. Au cinquième siècle, époque où Aëtius compila son grand ouvrage, on liait le staphylôme au moyen de deux aiguilles enfilées chacune d'un fil double, et placées *en croix* à la base de la tumeur (1). C'était en petit le procédé d'Antyllus pour le traitement des anévrysmes sans sac. Si l'on avait cru devoir compliquer ainsi le procédé primitif décrit par Celse, c'était sans doute parce que la surface lisse du globe de l'œil laissait trop aisément glisser les fils placés par transfixion simple. Le procédé opératoire décrit par Paul d'Égine tient le milieu entre les deux précédents. On transperce d'abord de haut en bas, avec une aiguille *sans fil,* la base

(1) Aëtius, tetrab. II, serm. III, cap. XXXV, dans les *Artis medicæ principes* de Henri Estienne. Paris (?), 1567, in-f°, col. 315. Dalechamps, qui paraît n'avoir pas parfaitement compris ce procédé, l'a reproduit avec une figure explicative. J. Dalechamps, *Chirurgie française.* Lyon, 1569, in-8, p. 90.

de la tumeur; puis, avec une autre aiguille *enfilée*, on passe transversalement deux fils, avec lesquels on étreint successivement la moitié supérieure et la moitié inférieure du staphylôme; ces fils, retenus par l'aiguille verticale, ne peuvent pas glisser; la constriction s'opère donc exactement à la base de la tumeur. Dès que les nœuds sont solidement serrés, l'aiguille auxiliaire devient inutile; on l'enlève, et on applique sur l'œil un pansement au blanc d'œuf jusqu'à la chute des fils et du staphylôme (1).

Le même auteur a décrit, dans le chapitre de l'Exomphale, une autre application du procédé de la ligature par double transfixion. Après avoir marqué avec de l'encre un trait circulaire sur les limites de la tumeur ombilicale, on fait coucher le malade, on réduit la hernie, et on pratique sur le trait d'encre une incision superficielle dans laquelle les fils de la ligature doivent être reçus (on n'a pas oublié que cette incision préalable des téguments était recommandée par Celse, dans le traitement des tumeurs hémorrhoïdales par la ligature). Pour lier la base de la hernie, on la transperce avec deux aiguilles enfilées chacune d'un fil *double*, et disposées en croix. Après quoi, on coupe les anses des fils doubles, et on obtient quatre chefs, avec lesquels on étreint les quatre pédicules artificiels. Je ne puis dire où ce chapitre a été copié; je présume seulement qu'il a été pris, comme celui de l'Anévrysme, dans la *Chirurgie* d'Antyllus; mais j'ose affirmer qu'ici encore, Paul n'a été qu'un copiste inintelligent, car il veut que les deux aiguilles portent chacune un fil *simple*, ce qui est en contradiction avec le précepte de couper les anses de ces fils. Ce qu'il y a de plus curieux, c'est qu'il ajoute : « Ayant « coupé les anses des fils, nous faisons la constriction avec leurs « quatre chefs, comme nous l'avons dit au sujet de l'anévrysme (2). » Or, on a vu qu'au sujet de l'anévrysme, Paul avait conseillé de faire passer les quatre fils par le même trajet; il confondait par conséquent le procédé de la transfixion simple avec celui de la transfixion double; il copiait son chapitre LI, sans se souvenir de ce qu'il avait copié au chapitre XXXVII, et il renvoyait de l'un à l'autre, sans s'apercevoir qu'altérés tous les deux en passant sous sa plume, ils avaient cessé d'être comparables.

Tels furent les principaux procédés de ligature en masse usités chez les anciens. On voit qu'ils savaient lier les tumeurs non pédiculées aussi bien que les tumeurs pédiculées. Les moyens qu'ils

(1) Paul d'Égine, livre VI, chap. XIX, édit. Briau. Paris, 1855, grand in-8, p. 129. Dalechamps a figuré ce procédé à la page 86 de sa *Chirurgie française*, édit. citée.

(2) Livre VI, chap. LI, p. 227.

employaient pour obtenir un ou plusieurs pédicules artificiels étaient, tantôt l'incision circulaire des téguments, tantôt une aiguille au delà de laquelle on nouait le fil, et qu'on retirait aussitôt, tantôt deux petites règles de bois, placées et serrées de manière à étreindre la base de la tumeur, tantôt la transfixion simple, donnant deux pédicules, tantôt la même transfixion, rendue plus efficace par le placement provisoire d'une aiguille auxiliaire, tantôt enfin la transfixion double, donnant quatre pédicules. Les liens dont ils se servaient étaient ordinairement des fils de lin simples, doubles ou même quintuples (1); quelquefois des cordes à boyau (2) ou des crins de cheval (3). Les moyens qu'ils employaient pour obtenir deux ou quatre pédicules leur permettaient de n'étreindre sous chaque lien qu'une petite masse de tissus. Ils avaient pu se passer de l'invention des serre-nœuds; mais ils savaient très-bien qu'on peut obtenir, au moyen de la ligature, une *section graduelle;* et c'était ainsi que depuis les temps hippocratiques on traitait le plus souvent la fistule à l'anus. Le lien, introduit dans la fistule, et lié au niveau de l'ouverture anale, n'était que modérément serré le premier jour; puis, comme il se relâchait en divisant les tissus, on le tordait chaque jour, jusqu'à ce que la section fût complète (4). Cette torsion graduelle remplissait la même indication que nos serre-nœuds.

Comme la plupart des ressources de la chirurgie antique, la méthode de la ligature en masse fut presque oubliée au moyen âge ; si les Arabes et les arabistes en parlent quelquefois, c'est pour répéter, en des termes de plus en plus confus, ce qu'en avaient dit les anciens. Il faut venir jusqu'à la Renaissance pour trouver enfin une nouvelle application de cette méthode.

Cette innovation est relative au traitement des polypes des fosses nasales par la ligature. Glandorp, et beaucoup d'autres auteurs après lui, en ont fait honneur à Jean de Vigo, mais celui-ci parle de la ligature des polypes comme on parle d'une chose déjà répandue dans la pratique. L'extirpation se fait, dit-il, « *cum tenaculis aut aliquo instrumento incidente, aut cum ligatione fili ad consumendam radicem ejus* (5). D'un autre côté, Gerdy a cru que le traitement des polypes

(1) Paul d'Égine, livre VI, chap. LXXIX, p. 327.

(2) Antyllus, voy. le texte reproduit dans mon *Traité des anévrysmes*, p. 204.

(3) Paul d'Égine, livre VI, chap. LVIII, p. 247.

(4) Hippocrate, *De fistulis*, § 2, édit. Van der Linden. Naples, 1757, in-4°, vol. II, p. 300, col. I.

(5) Vigo, *Practica in arte chirurgicâ*, lib. II, tract. III, cap. IX. Lyon, 1518, in-4°, goth. fol. XLIII recto. (La première édition est de 1514.)

du nez par la ligature remontait jusqu'à Guillaume de Salicet, mais Guillaume n'a parlé que de la méthode de l'arrachement. « *Cura carnis mollis polypi et hemorroydarum nasi sic fit : primo totum illud quod cum tenaculis uncinis et picigarulis potest removeri removeatur : et post hoc ponatur tenta involuta in unguento viridi* (1). Gerdy a été induit en erreur par un livre anonyme, publié à Paris en 1505, sous le titre de *La cyrurgie de maistre Guillaume de Salicet.* Il a cru que cet ouvrage était une traduction. Ce n'est qu'un extrait abrégé, informe et très-infidèle de l'ouvrage de Guillaume; quelque chose comme les *guidons* plus ou moins extraits des écrits de Guy de Chauliac. Au milieu d'une foule de contre-sens risibles, on lit ce qui suit dans le chapitre intitulé : *de polipe au neez et eminence de chair superflue :* « Oingz le lieu de huille rosal chault pour trois iours « entiers. Apres lye ledit polypus auecques vng fil et puis trauaille « a le prendre auecques tenailles agues et sil ne se peult lier prens le « a force auecques lesdictes tenailles, et arrache tout selon ta pos- « sibilite (2). » L'auteur dudit manuel avait évidemment entendu parler de la ligature; et il amalgamait à sa manière cette méthode avec l'arrachement.

Il résulte de ce passage et du texte de Vigo, que vers le commencement du seizième siècle les chirurgiens connaissaient le traitement des polypes par la ligature, et, selon toutes probabilités, cette innovation était encore assez récente (3).

La ligature des polypes du nez fut pratiquée par Léonard Jacchinus, médecin espagnol du seizième siècle. Cet auteur, dans ses commentaires sur Rhazès, dit qu'il a plusieurs fois guéri par la ligature les hémorrhoïdes de l'anus et les polypes du nez. Il parle entre autres d'une jeune fille à qui il fit cette dernière opération. Il ajoute : *De ligatura... excrescentiam omnem abscindis ubi ad radicem deligatur*, et *sine vulnere, aut profluvii periculo. Fit ex sericeo filo maxime, vel ex pilis equinæ caudæ. Nam intra septimum vel ad plus decem dies arescit tumor, et excidit destitutus alimento* (4). Cet auteur est, à ma connais-

(1) Guillaume de Salicet, *Summa conservationis et curationis*. Venise, in-f° goth., p. 28 recto, col. 1, lib. I, cap. LXIV. Sous le nom de *picigarula* on désignait au moyen âge une espèce de pince.

(2) La *Cyrurgie de maistre Guillaume de Salicet*. Paris, 1505, in-4° goth., chap. XXVII; il n'y a pas de pagination.

(3) Levret, dans son ouvrage sur les polypes, a fait remonter jusqu'à Hippocrate la ligature des polypes du nez; mais il suffit de lire attentivement les deux articles du *Traité des maladies*, qui sont relatifs à l'opération du polype, pour se convaincre que les chirurgiens grecs n'appliquaient les fils que pour *arracher* les polypes. (Voy. l'édition Littré, t. VII, p. 51-53. — Voy. aussi t. V, p. 215.)

(4) Leon. Jacchinus, *In nonum librum Rasis commentaria*, édit. de Donzellinus,

sance, le premier qui ait dit avoir lié lui-même les polypes du nez.

Nous trouvons dans Ambroise Paré deux applications nouvelles de la ligature en masse. Il s'agit d'abord des nævi couverts de poils. « Celles qui sont mediocrement larges et esleuees en tumeur, ayans « poils comme vne taulpe ou souris, seront liees selon leur largeur « et grosseur, passant une aiguille au trauers de leur racine en trois « ou quatre endroits, plus ou moins, qui est le moyen de les faire « tomber n'ayant plus de nourrissement et vie (1). » C'est le procédé de Celse pour les hémorrhoïdes, seulement, les tumeurs dont parle Ambroise Paré étant plus diffuses que les tumeurs hémorrhoïdales, on multiplie les aiguilles pour que le pédicule artificiel puisse comprendre toute la base du nævus.

L'autre opération décrite par Paré est celle qui se pratique sur la luette. Il a fait figurer un porte-ligature spécial imaginé à cet effet par « M. Castellan, homme tres-docte, medecin ordinaire du roy. » C'est, je pense, le plus ancien des porte-ligature. Paré ajoute que le même instrument pourrait servir à lier « les polypes et verrues du col de la matrice (2). »

Guillemeau a figuré (3) et probablement inventé un autre instrument nommé *vinculum gargareonis* (ou constricteur de la luette). Ce porte-ligature fort ingénieux et fort commode servait à lier non-seulement la luette, mais encore les *amygdales* (4). Le même Guillemeau a décrit deux procédés de ligature pour les condylômes de la matrice, savoir : la ligature circulaire pour les tumeurs pédiculées, et la ligature par transfixion pour celles dont la base est plus large (5).

Les polypes de l'arrière-gorge eurent bientôt leur tour. Pierre de la Forest (Forestus) publia l'observation d'une femme chez laquelle une de ces tumeurs produisit de graves accidents de suffocation. Les chirurgiens réunis en consultation n'osèrent pas pratiquer l'excision, qui leur faisait craindre une hémorrhagie mortelle ; ils résolurent donc d'un commun accord, *communi concilio*, de recourir à la ligature. Cette opération eut un succès qui parut tenir du miracle

Bâle, 1561, in-f°, cap. XXVII, p. 191. Pour bien comprendre le texte de l'auteur, il faut savoir que Rhazès désignait les polypes du nez sous le nom d'*hémorrhoïdes*.

(1) Les œuvres d'Ambroise Paré, livre XXIV, chap. XVII. Lyon, 1614, in-f°, p. 935.

(2) Id. Livre VIII, ch. VII, éd. citée, p. 293-294.

(3) *Les Œuvres de chirurgie de Jacques Guillemeau*. Rouen, 1649, in f°, p. 502-503 et p. 687. La première édition du *Traité des opérations* est de 1594.

(4) Édit. citée, p. 688.

(5) *Ibid.*, p. 383.

(*miraculi instar*) (1). Il y eut récidive, il est vrai, mais cela ne saurait surprendre ceux qui connaissaient la marche des polypes naso-pharyngiens.

Fabrice de Hilden imagina trois instruments pour porter les ligatures sur les pédicules des tumeurs profondes. Il ne décrivit pas celui qu'il fit construire pour lier avec succès un polype des fosses nasales (2), mais il figura et expliqua amplement les deux autres. Le premier de ces porte-ligature, destiné à placer un fil autour de la luette, ne différait pas beaucoup de celui de Castellan (3) ; le second, plus ingénieux et plus compliqué, lui servit à étreindre dans le fond du conduit auditif le pédicule d'un volumineux polype de l'oreille (4).

Je me borne à mentionner l'opération de ligature pratiquée avec succès par Glandorp, chez une dame atteinte de polype du nez (5). Cette observation n'ajoutait rien à ce qui était déjà connu dans la science, mais elle faisait partie d'une monographie importante qui devint bientôt célèbre, et elle contribua beaucoup à répandre la ligature des polypes.

On vient de voir que la méthode de la ligature en masse avait reçu de nombreuses applications soit dans l'antiquité, soit depuis la Renaissance ; on s'en était servi pour faire tomber les tumeurs les plus diverses par leur siége aussi bien que par leur nature ; toutefois, personne encore n'avait entrepris de détruire par ce moyen des tumeurs d'un grand volume, lorsque, en 1665, Roonhuysen, d'Amsterdam, osa traiter par la ligature une énorme tumeur de la région parotidienne. La masse morbide, d'un volume à peu près égal à celui de la tête du sujet, remontait jusqu'au-dessus de l'oreille, descendait jusque sur la poitrine, et s'étendait en avant jusqu'au voisinage du menton; mais elle était rétrécie à sa base, qui avait cependant encore deux fois la largeur de la main. Les grosses artères qu'on sentait battre dans toute l'étendue de la tumeur firent reculer devant l'extirpation sanglante. Roonhuysen se décida donc à tenter la ligature à l'aide d'une aiguille enfilée d'un double cordon ; il divisa par transfixion la

(1) Petrus Forestus, *Observationum et curationum medicinalium* libri XXVIII. Francfort, 1602, in-f°, t. I, pars II, p. 89-90, lib. XIII, Obs. VII.

(2) Fabrice de Hilden, *Epistolarum centuria*, epist. LXI (1619), dans ses *Opera omnia*. Francfort, 1646, in-f°, p. 1005, col. 2.

(3) *Ibid.*, *Observationum chirurgicarum centuria II*, Observ. XXI (1611). Édit. citée, p. 96-98.

(4) *Ibid.*, *Observ. chirurg. cent. III* (1614). Observ. I, édit. citée, p. 183-187.

(5) Matth. Glandorp, *Tractatus de polypo narium, affectu gravissimo* (1628), dans ses *Opera omnia*. Londres, 1729, in-4°, Obs. II, p. 37.

base de la tumeur en deux pédicules qu'il lia séparément. Cinq ou six semaines après, le malade était parfaitement guéri (1).

Vingt-quatre ans plus tard, un autre chirurgien d'Amsterdam, Pierre Verduin, traita à son tour par la ligature une très-grosse tumeur de la région parotidienne. Cette tumeur, d'une dureté cartilagineuse, était ulcérée; elle couvrait toute la joue et tout le cou, s'étendait de l'oreille à la bouche, de la nuque à la trachée-artère. La largeur du pédicule n'est pas indiquée, mais une planche annexée au texte montre qu'elle était considérable. Pour couper cet énorme pédicule, Verduin n'eut pas recours, comme Roonhuysen, au procédé de la transfixion. Il imagina une méthode mixte où se trouvaient combinées la ligature en masse et la cautérisation linéaire. Le premier jour, il étreignit vigoureusement avec un cordon la base de la tumeur. Le lendemain, il enleva la ligature qui avait déjà produit dans les tissus un sillon circulaire assez profond. Un caustique composé de chaux vive et de potasse fut appliqué dans la partie supérieure de ce sillon, puis la ligature fut aussitôt remise en place. Le troisième jour, on enleva encore la ligature; le caustique avait produit une eschare qui fut incisée avec la lancette. Une nouvelle traînée de caustique fut déposée dans une autre partie du sillon circulaire, après quoi le cordon constricteur fut serré de nouveau. Cette manœuvre fut recommencée les jours suivants, jusqu'à ce que la tumeur fût presque entièrement séparée; alors, ne craignant plus l'hémorrhagie, le chirurgien se décida à couper avec le bistouri le reste du pédicule. Les styptiques ordinaires suffirent pour arrêter le sang, et le malade guérit parfaitement. La tumeur était cartilagineuse et pesait trois livres médicinales (2).

Vers la même époque, on commença à se servir de la ligature pour extirper la matrice renversée et précipitée hors de la vulve; je n'ai pu découvrir l'auteur de cette nouvelle application de la ligature en masse. On sait que des contestations se sont élevées sur la nature des tumeurs ainsi extirpées; la plupart de ces prétendues matrices n'étaient autres que des corps fibreux; mais il est bien certain que dans quelques cas ce fut la matrice elle-même qui fut liée. Ruysch a

(1) Heinrichs von Roonhuysen, *Historischer Heil-Kuren Anmerkungen*. Nurenberg, 1674, in-12. Anm. I, s. 1-10. — La planche annexée au texte donne une idée de l'énorme volume de la tumeur. Le frontispice du volume montre le malade entre les mains des chirurgiens.

(2) P. Had. Verduin, *De ingenti et inveterato dextræ maxillæ tumore scrophuloso, exstirpatione sublato*. Dans les observations de Verduin publiées à a suite de l'édition hollandaise de l'*Armamentarium chirurgicum* de Scultet. Amsterdam, 1741, in-8. Appendix II, Obs. XVII, p. 680.

publié une observation qui ne laisse à cet égard aucun doute. L'opération avait été faite par un chirurgien maladroit qui s'était servi du procédé de la transfixion, et qui avait lié l'urèthre en même temps que la tumeur. La malade mourut, et Ruysch, ayant obtenu l'autorisation de faire l'autopsie, constata que l'utérus tout entier était compris dans la ligature (1).

Le même Ruysch fit à son tour une application plus heureuse de la ligature en masse, chez un homme atteint de cancer de la verge. La tumeur était aussi grosse que le poing. Un cathéter fut d'abord introduit dans l'urèthre, pour assurer l'écoulement des urines. Puis la verge fut étreinte à sa racine par un cordon fin et solide. Le lendemain, une seconde ligature plus fortement serrée encore fut appliquée au même niveau. Au bout de six jours, on excisa la verge en avant de la ligature, qui tomba spontanément deux jours plus tard. Le malade guérit sans avoir perdu une goutte de sang (2).

L'amputation de la verge par la méthode de la ligature en masse fut adoptée par Heister (3), et, au dire de Sabatier, par Courcelles. Sabatier ajoute qu'un de ses élèves avait vu pratiquer cette opération avec succès (4).

On a vu que Guillemeau se servait de son *vinculum gargareonis* pour lier les amygdales, mais ce moyen n'était applicable que dans les cas où la tumeur était au moins un peu rétrécie à sa base. Cheselden, qui avait d'abord inventé un porte-nœud plus simple, sinon plus commode que celui de Guillemeau, imagina ensuite un procédé d'une application plus générale, ce fut celui de la ligature par transfixion, pratiquée à l'aide d'une aiguille spéciale qui traversait l'amygdale à sa base. Sharp, qui a décrit et figuré le procédé de Cheselden, dit s'en être servi avec un succès constant (5). Il ajoute qu'il a plusieurs fois lié et guéri par le même procédé de transfixion de grosses tumeurs hémorrhoïdales réputées incurables (6).

Les belles recherches et les ingénieuses inventions de Levret contribuèrent beaucoup à vulgariser le traitement des polypes par la ligature. L'instrument bien connu qu'il désignait sous le nom de

(1) Fred. Ruysch, *Observationum anatomico-chirurgicarum centuria*. Amsterdam, 1691, in-4°, Observ. VII, p. 13, et fig. 8.

(2) *Loc. cit.*, Observ. XXX, p. 38.

(3) Heister, *Institutiones chirurgicæ*. Amsterdam, 1739, in-4°, t. II, p. 866, cap. CXXXII.

(4) Sabatier, *Médecine opératoire*, 2° éd. Paris, 1810, in-8°, t. II, p. 305.

(5) Sharp, *Traité des opérations de chirurgie*, traduit de l'anglais par Jault. Paris, 1741, in-12, p. 346.

(6) *Loc. cit.*, p. 347.

porte-anse ou de *serre-nœud* lui permit de lier les polypes utérins jusqu'au col de l'utérus, et d'atteindre même le pédicule des polypes naso-pharyngiens (1). Forestus avait déjà lié avec succès un polype de l'arrière-gorge, mais personne avant Levret n'avait fait remonter la ligature jusque sur le col de l'utérus. Si l'on a pu lui contester cette innovation, c'est parce que jusqu'à la fin du dix-septième siècle la plupart des auteurs, et Mauriceau lui-même, donnaient le nom de col de la matrice à l'extrémité inférieure du vagin. Levret a eu en outre le mérite de généraliser le traitement des tumeurs profondes par la ligature en masse. Ainsi, il ne doutait pas qu'on ne pût, avec ses instruments, lier les fongus de la vessie après l'opération de la taille, et même les tumeurs pédiculées entièrement cachées dans le rectum (2).

Les dangers bien connus de l'extirpation des goîtres par l'instrument tranchant décidèrent Moreau, chirurgien de l'Hôtel-Dieu de Paris, à tenter l'ablation de ces tumeurs par la ligature en masse. Cette opération, au dire de Valentin, fut faite en 1779, par le procédé de la transfixion. Le malade succomba, mais un second malade, opéré de la même manière, guérit heureusement (3).

Il restait désormais peu de chose à faire pour compléter la méthode de la ligature en masse. On avait lié des tumeurs de toute nature, de toute forme, de toutes dimensions et de tout siége. Mais, frappés des inconvénients des ligatures qui embrassent une grande quantité de peau, les chirurgiens se décidaient difficilement à traiter par cette méthode les tumeurs externes d'un grand volume. Desault, qui avait simplifié et perfectionné les instruments de Levret pour la ligature des polypes (4), et qui avait même réussi à lier avec succès un polype du rectum, implanté à seize centimètres au-dessus de l'anus (5), adopta le procédé suivant pour l'extirpation des tumeurs de la parotide : on incise d'abord circulairement la peau à la base de la tumeur, puis on traverse cette base avec une aiguille enfilée d'un fil double, de manière à obtenir deux pédicules qu'on lie isolément (6).

(1) Levret, *Observations sur la cure radicale de plusieurs polypes de la matrice, de la gorge et du nez*. Paris, 1749, in-8. — Voy. surtout p. 60 et p. 233.

(2) *Loc. cit.*, p. 184-185.

(3) Valentin, *Dissert. medico-chirurgica de strumâ, bronchocele dictâ, et de hemeralopiâ*. Nancy, 1787, in-4°.

(4) Chopart et Desault, *Traité des maladies chirurgicales*. Paris, an IV, in-8, t. I, p. 189. — Bichat, *Œuvres chirurgicales de Desault*. Paris, 1801, in-8, t. II, p. 485.

(5) Bichat, *loc. cit.*, p. 500.

(6) Chopart et Desault, *Traité des maladies chirurgicales*, t. I, p. 208.

Cette combinaison de la méthode sanglante et de la méthode de la ligature n'était pas nouvelle : on a vu que du temps de Celse on liait ainsi les hémorrhoïdes, et que du temps de Paul d'Égine, on appliquait ce procédé au traitement de l'exomphale ; le caustique introduit par Verduin dans le sillon de la ligature avait également pour but de soustraire les opérés à la douleur produite par la ligature de la peau ; mais l'autorité de Desault remit en vigueur cette pratique depuis longtemps abandonnée. Sabatier y eut recours pour extirper une volumineuse tumeur de la région parotidienne. Ayant fait sur les téguments une incision cruciale, il disséqua les lambeaux jusqu'à la base de la tumeur, qu'il étrangla au moyen de deux ligatures, suivant le procédé de la transfixion. Le malade guérit (1). Weinhold, dans un cas analogue, appliqua un procédé un peu différent. Sans recourir à la transfixion, il plaça sa ligature dans une incision circulaire des téguments. Les jours suivants on resserra la ligature de plus en plus ; mais la masse des tissus embrassés par le lien était trop considérable ; la section s'opérait trop lentement, et, pour venir en aide à la ligature, le chirurgien, à l'exemple de Verduin, appliqua des caustiques dans le sillon produit par le cordon constricteur (2).

Nous pouvons rapprocher de ces deux observations celle de Brunninghausen qui, ayant mis à nu par une incision longitudinale une tumeur de la région carotidienne, et craignant que la dissection de la face profonde de cette tumeur ne donnât lieu à une grave hémorrhagie, termina son opération en produisant avec les doigts un pédicule artificiel qu'il étreignit dans une ligature circulaire. Une partie de la tumeur fut alors excisée sans hémorrhagie ; mais le reste ne se détacha que lentement. Il fallut au bout de deux jours augmenter la constriction, ce qui fut fait à l'aide d'un serre-nœud improvisé ; le vingt et unième jour la section du pédicule fut achevée, mais la plaie mit encore près de deux mois à se cicatriser (3). Mayor, qui a argumenté sans pitié cette observation, a prétendu que Brunninghausen aurait pu faire beaucoup mieux ; comme ce chirurgien était, à sa connaissance, le seul qui pût lui disputer l'invention de la ligature en masse, il a cherché à prouver que l'opérateur était maladroit, que le moyen de constriction qu'il avait choisi était mauvais, que le pédicule, une fois fortement serré n'avait que douze millimètres de diamètre, et que, finalement, il n'y avait pas de rapport « entre

(1) Boyer, *Maladies chirurgicales*, t. VI, p. 256. Paris, 1818, in-8°.

(2) Rust's *Magazin für die gesammte Heilkunde*, t. XIX, p. 313. Berlin, 1825, in-8°.

(3) Brunninghausen, *Ueber die Exstirpation der Balggeschwülste am Halse*, etc. Würtzburg, 1805, in-8.

« mon procédé et le moyen employé par le docteur allemand » (1). Pour nous, qui jugeons plus froidement les choses, nous n'adresserons à Brunninghausen qu'un seul reproche, c'est d'avoir cru que l'extirpation des tumeurs par la ligature était une méthode nouvelle. Ni lui, ni Mayor, ni aucun chirurgien de ce siècle ne peut en réclamer la paternité. Par un incroyable oubli du passé, une méthode décrite dans les plus anciens traités de chirurgie, perfectionnée et variée de vingt manières, avec tous ses procédés et ses sous-procédés, une méthode appliquée dans les cas les plus divers par des opérateurs célèbres, à l'aide d'instruments nombreux qui sont représentés dans leurs écrits, a pu passer, il y a une quarantaine d'années, pour une conquête moderne ! Pendant que les Allemands réclamaient pour Brunninghausen la priorité de l'invention, les Anglais faisaient valoir les prétendus droits de White qui, dès 1818, avait communiqué à Wardrop l'observation d'une tumeur érectile de l'épaule, liée par transfixion, ou de John Bell qui, dans son ouvrage posthume, écrit à une époque indéterminée, et publié en 1826, avait mentionné ce même procédé de transfixion, comme pouvant guérir les « anévrysmes par anastomose » (2) ; et les Français, à leur tour, dans leur louable patriotisme, affirmaient que Marc-Antoine Petit, en 1791, avait lié avec succès une tumeur érectile du menton (3). Ces discussions eurent du moins l'avantage d'attirer l'attention des praticiens sur la méthode de la ligature en masse, de leur faire connaître cette ressource opératoire, dont quelques-uns ont abusé sans doute, mais qui a cependant rendu de grands services.

Maintenant, pour rendre justice à tout le monde, nous n'hésitons pas à reconnaître que Mayor a avantageusement modifié la ligature

(1) Mayor, *Essai sur les ligatures en masse.* Paris, 1826, in-8, p. 127-133.

(2) James Wardrop, *On a Species of Nævus Maternus*, dans *Med. Chir. Transactions*, vol. IX, p. 215. Lond., 1818, in-8. — Lawrence, *On the Treatment of Nævi Materni by Ligature*, même recueil, vol. XIII, p. 420 (1827). — White, *Observations on the Surgical Treatment of the Nævus Maternus with Ligature*, même volume, p. 444. — John Bell, *The Principles of Surgery*, edited by Charles Bell. Lond., 1826, in-8, vol. III, p. 430.

(3) Cette opération fut pratiquée à l'Hôtel-Dieu de Lyon en 1791, lorsque M.-Ant. Petit, âgé de 25 ans, n'était encore que chirurgien en second. Cela seul permettrait déjà de supposer que ce n'est pas lui qui fit la ligature, quand même il ne résulterait pas clairement de l'observation que l'opération fut faite par un autre, qu'il n'aimait pas, et qui devait être Rey, le chirurgien en chef. — Voy. Marc-Antoine Petit, *Collection d'observations cliniques* (ouvrage posthume). Lyon, 1815, in-8, p. 368. — Au surplus, la recherche du nom de l'opérateur est oiseuse, puisque le traitement des tumeurs érectiles par la ligature est indiqué et décrit par Ambroise Paré.

des tumeurs non pédiculées, en appliquant à ces tumeurs le procédé de striction graduelle et progressive, qui avant lui avait été appliqué seulement aux tumeurs pédiculées. Le serre-nœud flexible dont il se servait à cet effet était heureusement choisi, et bien préférable à la tige rigide de Desault. C'était le serre-nœud en chapelet de Rœderick, surmonté d'un petit tourniquet qui permettait de modérer et en quelque sorte de mesurer la constriction. Mayor eut en outre le mérite d'appliquer pour la première fois la ligature sur une tumeur *de la langue*. Il fit cette opération par la bouche, sans incision préalable, la tumeur ne dépassant pas les limites de la partie libre de la langue (1). L'année qui suivit la publication de son mémoire, il pratiqua pour la seconde fois la ligature de la langue, sur un malade du service de Lisfranc, à la Pitié. La tumeur n'occupait qu'une moitié de la langue. Cet organe fut d'abord divisé, sur la ligne médiane, par une incision longitudinale qui ne pouvait ouvrir que des vaisseaux insignifiants, et on appliqua alors aisément une ligature transversale sur la moitié de la langue qui était le siége de la tumeur (2). Quelques jours après, M. Jules Cloquet, dans un cas analogue, mais plus grave, où la tumeur s'étendait jusqu'à la base de la langue, imagina la ligature par le procédé sus-hyoïdien, procédé bien connu qu'il serait trop long de décrire ici (3). Ces diverses modifications permirent de lier un grand nombre de tumeurs de la langue qu'il eût été imprudent d'extirper avec le bistouri, et ce fut un progrès véritable, à cette époque où l'écrasement linéaire n'était pas encore inventé.

Appliquant aux tumeurs de l'isthme du gosier un procédé analogue à celui de M. Cloquet, Blandin extirpa par la ligature une tumeur de l'amygdale. Il pratiqua d'abord, sur le trajet de la carotide externe, une incision parallèle au bord du sterno-mastoïdien; puis, écartant les vaisseaux avec le doigt, il plaça autour de la tumeur quatre anses de fil, dont les chefs, sortant par la plaie, furent introduits dans un serre-nœud. Cette opération hardie fut couronnée de succès (4).

Une autre fois, le même chirurgien cerna par trois ligatures une tumeur de la partie moyenne du voile du palais (5).

Un moyen de constriction bien différent de ceux dont j'ai parlé

(1) Mayor, *Mémoire sur les ligatures en masse*. Paris, 1826, in-8, p. 74.

(2) *Archives générales de médecine*, 1827, t. XIV, p. 511.

(3) Même volume, p. 512.

(4) Demarquay, *De la ligature du voile du palais, des amygdales et de la langue, d'après le procédé de M. Blandin*, dans l'*Union médicale*, 25 mars 1848.

(5) *Bulletin de thérapeutique*, t. XXXI, p. 396. Paris, 1846, in-8.

jusqu'ici, a été appliqué par Thierry, dans un cas où l'on pouvait craindre que les ligatures ordinaires ne fussent trop peu énergiques. Une femme du faubourg Saint-Antoine avait expulsé, par un véritable accouchement, un énorme corps fibreux de l'utérus, qui avait franchi la vulve; en exerçant des tractions énergiques sur cette tumeur, on amena la paroi utérine sur laquelle elle s'implantait jusqu'au voisinage de la vulve; on s'aperçut alors que l'implantation se faisait sur une étendue de six à sept centimètres en tous sens. Intimidé par le souvenir d'un cas analogue, où la section de la base de la tumeur avait donné lieu à une hémorrhagie presque mortelle, Thierry résolut de recourir à la ligature en masse; mais les liens, et même les fils métalliques, n'auraient pu du premier coup étreindre le pédicule jusque dans ses parties centrales; il aurait fallu attendre plusieurs jours avant d'exciser la tumeur au-dessous de la ligature, et l'état de la malade était trop grave pour qu'on prît patience jusque-là. Thierry fit donc construire, chez M. Charrière, une grosse pince courbe, dont les deux branches articulées en charnière à l'une de leurs extrémités, comme celles d'un compas, étaient unies à l'autre extrémité par une longue vis de rappel. Le pédicule de la tumeur, engagé entre les deux branches de la pince, fut étreint vigoureusement à l'aide de la vis. On excisa alors, sans aucune crainte, une partie considérable de la tumeur (1). On resserra la vis, le soir, puis, le lendemain matin, puis le lendemain soir. Au bout de quarante-huit heures, le pédicule parut presque entièrement coupé; on retira la pince, et deux jours plus tard toute la partie de la tumeur qui n'avait pas été excisée se détacha spontanément. La malade guérit heureusement. Notre regrettable confrère Recurt avait assisté à l'opération.

Je rapprocherai ce procédé de celui que les anciens employaient pour détruire le sac et les téguments de l'exomphale, par le rapprochement de deux lames de bois (2).

Je ne crois pas devoir compléter l'énumération des tumeurs qui ont été traitées par la ligature en masse. M. Bühring est allé jusqu'à entreprendre de séparer par ce moyen la tête surnuméraire d'un enfant diplocéphale. Le pédicule qui unissait les deux têtes n'avait qu'un pouce et demi d'épaisseur; le chirurgien, peu versé sans doute dans l'étude de la tératologie, espérait que les deux masses encéphaliques ne communiquaient pas l'une avec l'autre; mais cette

(1) J'ai présenté cette pièce à la Société anatomique. — *Bulletins de la Société anatomique*, t. XXVII, p 257 (juillet 1852).

(2) Voy. plus haut, p. 506.

illusion fut dissipée par l'autopsie, — car il est inutile d'ajouter que l'enfant succomba très-rapidement à l'opération (1).

Toutes les applications de la méthode de la ligature que nous avons mentionnées jusqu'ici, rentrent dans les deux grands procédés primitifs de cette méthode. Dans tous ces cas, on a employé la ligature *comme moyen d'extirpation,* soit en étreignant un pédicule naturel, soit en étreignant un ou plusieurs pédicules artificiels.

Mais la ligature en masse peut être appliquée dans un but tout différent, comme un moyen propre à *modifier les tumeurs sans les détruire.*

Dans le chapitre que j'ai consacré à la méthode de Harvey, j'ai cité deux observations qui mettent en évidence ce mode d'action de la ligature. On a vu que M. Mirault et M. Jobert, se proposant de détacher des tumeurs malignes de la langue par plusieurs ligatures *successives,* virent, non sans surprise, les parties cernées par les fils continuer à vivre, à la faveur des vaisseaux qui s'étaient développés dans les cicatrices des premières ligatures. Dans les deux cas, la nutrition des tumeurs fut modifiée si profondément que les éléments pathologiques se résorbèrent ; mais les tissus normaux résistèrent, et les opérés furent guéris de leur tumeur, sans que leur langue eût subi la moindre perte de substance (2).

La connaissance de ces faits nous permettra de comprendre les résultats d'une opération extrêmement remarquable, pratiquée au mois d'août 1841, par M. Rigal, de Gaillac, de concert avec M. Ballard et avec deux autres confrères. Cette opération a été décrite par l'habile et ingénieux chirurgien de Gaillac, sous le nom très-significatif de *ligature sous-cutanée.* Il s'agissait d'arrêter les progrès d'un goître qui donnait lieu à des accidents assez graves. La base de la tumeur fut divisée en trois pédicules, au moyen de deux aiguilles enfilées chacune d'un fil double ; mais, au lieu de nouer les fils pardessus la peau, comme dans la méthode ordinaire, on leur fit décrire, *sous la peau,* des anses qui contournaient les trois pédicules de la tumeur, de telle sorte que les deux chefs de chacune de ces anses sous-cutanées entraient et sortaient par le même trou. On exerça la constriction au moyen de trois serre-nœud à grains de chapelet. Il ne survint aucun accident sérieux ; les trois ligatures tombèrent successivement dans le courant du mois. Nourrie d'abord exclusivement par les vaisseaux de la peau qui la recouvrait, puis par les anastomoses développées graduellement dans les cicatrices

(1) *Bulletin de thérapeutique,* t. XXVII, p. 76. Paris, 1844, in-8.

(2) Voyez plus haut, pages 441 446.

sous-cutanées, la tumeur ne se sphacéla pas; mais, ne recevant plus qu'une alimentation insuffisante, elle s'atrophia rapidement; si bien qu'au bout d'un mois, il n'en restait presque aucune trace (1).

Le nom de M. Rigal se rattache encore à l'invention d'un procédé de ligature, applicable surtout aux tumeurs érectiles cutanées; mais ce procédé, que l'auteur appelle la *ligature à chaîne enchevillée*, et qu'il a appliqué avec succès un grand nombre de fois, n'est qu'un cas particulier du grand procédé de la ligature des pédicules artificiels. Il agit en détruisant les tumeurs, non en les modifiant. On en trouvera la description détaillée dans un intéressant mémoire lu par l'auteur, à la Société de chirurgie, en décembre 1851 (2).

M. le docteur A. Fayolle, de Guéret, a appliqué au traitement des tumeurs érectiles un procédé de ligature qui peut, suivant la volonté du chirurgien, agir de manière à détruire les tumeurs, ou seulement de manière à les modifier. On introduit sous le nævus un certain nombre d'épingles parallèles, espacées de trois à cinq millimètres, et on enroule autour de ces épingles un long fil, appliqué comme une suture entortillée. Si on laisse le fil en place pendant six à sept jours, la tumeur se détache avec les épingles, et la ligature alors agit comme moyen d'extirpation. Mais, si on enlève le fil et les épingles au bout de quatre jours, le tissu accidentel ne se mortifie pas; il s'atrophie par suite de l'oblitération des vaisseaux qui ont été étreints par la ligature (3).

Ainsi, quoique la ligature en masse soit le plus souvent employée dans le but de détruire les tumeurs, on peut aussi s'en servir pour remplir une indication moins radicale. C'est parce qu'elle produit deux effets bien distincts, l'un direct, constant et inhérent à la méthode; l'autre indirect, et variable suivant les conditions d'application.

L'effet direct est la section graduelle des tissus étreints par la ligature. Cette section s'effectue à la faveur du ramollissement, ou plutôt de la friabilité, qui est la conséquence de l'étranglement des tissus. Ce n'est pas une ulcération véritable, mais c'est un mode de division comparable à l'ulcération. C'est en cela que la ligature diffère essentiellement de l'écrasement linéaire, alors même que celui-ci serait pratiqué au moyen d'un fil métallique, car le propre de

(1) *Bulletin de thérapeutique*, t. XXI, p. 224 (1841), avec deux figures qui représentent très-clairement le manuel opératoire.

(2) Voy. *Mémoires de la Société de chirurgie*, t. III, p. 405-430. Paris, 1853, in-4°.

(3) *Revue médico-chirurgicale* de Malgaigne, t. II, p. 234. Paris, 1847, in-8.

l'écrasement est de diviser les tissus par une action purement mécanique, tandis que la ligature ne les divise qu'après leur avoir fait subir une altération nutritive.

L'effet indirect de la ligature est la suppression instantanée, partielle ou totale, du cours du sang dans les parties où se distribuent les vaisseaux qui traversent le pédicule étranglé; et, suivant les conditions où l'on se place, il peut en résulter des phénomènes essentiellement différents, comparables à ceux que produirait une section pratiquée par tout autre procédé. Dans le traitement de la fistule à l'anus par la ligature, les chairs situées des deux côtés du fil conservent presque toutes leurs connexions vasculaires, et leur nutrition n'est pas plus compromise que si l'on avait simplement incisé le trajet fistuleux. Dans la ligature sous-cutanée de M. Rigal, de Gaillac, dans les ligatures partielles, semblables à celles qui ont été faites sur la langue par MM. Mirault et Jobert, les parties situées au delà du fil continuent à recevoir une certaine quantité de sang; mais elles sont privées de la plupart de leurs vaisseaux, et leur nutrition est profondément altérée. Enfin, lorsque l'agent constricteur cerne de toutes parts une certaine masse de tissus, celle-ci est frappée de mort, et c'est alors seulement que la ligature en masse est une méthode d'extirpation.

C'est sous ce dernier point de vue que nous allons maintenant nous occuper du manuel opératoire de la ligature en masse.

Lorsque la tumeur est naturellement pédiculée, comme le sont les polypes de l'utérus ou de l'arrière-gorge, on glisse, au moyen d'instruments spéciaux, une anse de gros fil ou de cordonnet ciré autour du pédicule. Outre qu'il serait difficile d'aller serrer un nœud ordinaire à une pareille profondeur, il serait presque toujours impossible, à moins que le pédicule ne fût très-petit, d'opérer en une seule fois une striction suffisante. De là la nécessité des *serre-nœud,* instruments de forme et de structure très-variables, parmi lesquels nous citerons le serre-nœud de Desault, celui de Graefe, et l'ingénieux serre-nœud flexible, à grains de chapelet, connu sous le nom de serre-nœud de Rœderick. Ces instruments permettent d'établir la constriction à une grande profondeur, et de resserrer l'anse de fil de temps en temps, jusqu'à ce que la section soit complète.

Au lieu de fils végétaux, on peut employer les fils métalliques, (notamment les fils d'argent recuit), qui ont l'avantage de ne pas se putréfier, et d'être moins irritants.

Les tumeurs extérieures pédiculées sont très-faciles à lier, et nous n'avons rien de particulier à en dire; mais lorsqu'on veut lier celles qui n'ont pas de pédicule, il faut en créer un, suivant un précepte déjà connu des anciens. Une traction un peu forte permet déjà de pédiculiser un assez bon nombre de tumeurs, et de les lier derrière les doigts d'un aide, jusqu'à ce que le pédicule soit rendu permanent. Toutefois l'anse de fil a souvent de la tendance à glisser. On peut alors la fixer en passant à la base de la tumeur, suivant les cas, une épingle, ou plusieurs épingles parallèles, ou deux épingles en croix, derrière lesquelles on applique le lien. Ce moyen ne peut convenir qu'aux tumeurs de petit volume. Celles qui sont plus grosses sont transfixées à leur base, au moyen d'une longue aiguille enfilée d'un fil double, avec lequel on étreint séparément les deux moitiés de la tumeur. Pour les tumeurs plus grosses, cela n'est même pas suffisant. On transperce alors leur base avec deux fils doubles disposés en croix, et, au moyen de quatre nœuds, on étreint les quatre pédicules artificiels. Certaines tumeurs profondes se prêtent à l'application de ces procédés de transfixion. Telles sont les tumeurs de la langue ; le procédé de Mayor, exclusivement buccal, et celui de M. J. Cloquet, qui fait pénétrer les aiguilles par la région sus-hyoïdienne, permettent d'enlever sans hémorrhagie des tumeurs de la langue étendues jusqu'à la base de cet organe. J'ai déjà dit, que Blandin a pu, en pénétrant sous l'angle de la mâchoire, disposer des anses de fil autour d'une tumeur de l'amygdale, et la faire détacher au bout de quelques jours.

La méthode de ligature a pour but de faire sphacéler les tumeurs, en interceptant complétement le cours du sang dans les vaisseaux qui y abordent. Il semble d'après cela qu'une seule constriction, énergiquement appliquée sur le pédicule, doive suffire dans la plupart des cas ; mais d'abord il arrive très-fréquemment, malgré toute la précision des instruments, que les liens se relâchent un peu au bout de quelques heures ; le sang pénètre de nouveau en petite quantité dans la tumeur, et, comme la compression, insuffisante pour oblitérer entièrement les artères, est encore suffisante pour aplatir les veines, la tumeur se gorge de sang veineux ; elle devient noirâtre et tendue. Bientôt le lien se relâche davantage encore ; les tissus qui sont en contact immédiat avec lui s'ulcèrent et se coupent rapidement sous la pression, de telle sorte que, si l'on abandonnait les choses à elles-mêmes, il arriverait un moment où les couches superficielles du pédicule seraient divisées, tandis que les vaisseaux des parties centrales cesseraient d'être étranglés et apporteraient une notable quantité de sang dans la tumeur. Par conséquent, pour peu que le pédicule soit volumineux, on ne peut pas se contenter d'une seule constriction faite une fois pour toutes; il faut resserrer chaque jour la ligature jusqu'à ce que la section soit achevée. Il y a ici deux inconvénients inverses à éviter. Si l'on serre le fil trop lentement, la section n'est achevée qu'au bout de huit, dix, douze jours et même davantage; pendant tout ce temps une grosse masse gangréneuse et infecte reste en continuité avec l'économie, ce qui peut donner lieu à de fâcheux accidents lorsque la tumeur est située au fond d'une cavité, comme le vagin, surtout comme le pharynx et la bouche. Mais si l'on serre le fil trop rapidement, de manière à détacher la tumeur avant qu'elle ne se putréfie, on s'expose à produire des hémorrhagies. Ceci nous conduit à étudier le mode d'action de la ligature en masse sur les artères.

Lorsqu'un fil est appliqué à nu sur une artère, il divise les deux tuniques internes, fronce la tunique externe, et il se forme au-dessus de l'obstacle un caillot qui contracte presque exclusivement ses adhérences sur les extrémités des tuniques moyennes et internes coupées par le fil. Lorsqu'on emploie, au lieu d'un fil simple, de grosses ligatures plates, qui ne coupent pas les tuniques internes, le caillot obturateur se forme de la même manière, mais il ne devient pas immédiatement adhérent à la paroi artérielle; celle-ci, quoi qu'on en ait dit, ne sécrète pas de lymphe plastique dans les points où elle n'est pas divisée; il en résulte que, pendant les premiers temps, le caillot n'a aucune solidité. Bientôt, toutefois, la pression exercée par le cordon constricteur détermine à la fois l'érosion des tuniques internes, et l'ulcération des tuniques externes; ce travail dure plusieurs jours avant la chute du lien, et c'est dans cet intervalle que le caillot devient adhérent aux tuniques internes érodées. Il y a donc cette différence entre les ligatures rondes et fines, et les ligatures larges et plates, que, dans le premier cas, l'adhérence du caillot est très-précoce, tandis que dans le second cas elle est beaucoup plus tardive. Les ligatures rondes, contrairement aux prévisions des anciennes théories, exposent donc moins aux hémorrhagies consécutives qne les ligatures plates. Il y a toutefois une circonstance qui diminue le danger des ligatures plates, c'est qu'elles tombent beaucoup plus tard que les autres, ce qui laisse au caillot un peu plus de temps pour se consolider.

Cela posé, la ligature en masse, de quelque nature qu'elle soit, agit toujours sur les artères à la manière des ligatures plates, en les aplatissant avant de diviser leurs tuniques, et, si l'on voulait pratiquer rapidement la section d'un pédicule traversé par une artère importante, le fil, arrivant sur des parois simplement aplaties, dont les tuniques internes ne sont ni divisées ni ulcérées, couperait le vaisseau à un moment où le caillot hémostatique n'est pas encore adhérent, et donnerait lieu à une hémorrhagie.

Il est donc nécessaire de faire marcher la constriction d'une manière graduelle, en évitant à la fois d'aller trop vite et d'aller trop lentement. Il faut que le fil agisse à la fois en coupant et en ulcérant les tissus, et non pas seulement en les coupant comme cela aurait lieu si, vers le troisième ou quatrième jour, par exemple, on tournait vigoureusement la vis du serre-nœud de Graefe ; les tissus ramollis, y compris les parois artérielles, céderaient en quelques secondes sous la ligature, et cette section, je le répète, exposerait à de graves hémorrhagies, s'il y avait une ou plusieurs artères importantes dans le pédicule. Les polypes de l'utérus, ceux de l'arrière-gorge, ne renferment en général que des vaisseaux peu volumineux dans leur pédicule ; la ligature dans ces cas peut être serrée beaucoup plus vite ; on ne peut même pas toujours la serrer aussi vite qu'on le voudrait, parce que le pédicule de ces tumeurs est souvent constitué par un tissu fibreux très-résistant.

CHAPITRE XII

ÉCRASEMENT LINÉAIRE.

Cette méthode précieuse appartient entièrement à M. Chassaignac. Il n'avait été précédé par personne ; il l'a seul créée, vulgarisée et conduite à maturité. Tout ce qu'on a essayé de faire après lui pour modifier sa méthode n'a conduit qu'à une détérioration, et non pas à un perfectionnement. Après avoir, pendant plusieurs années, poursuivi ses expériences sur les animaux (1850), M. Chassaignac fit ses premiers essais sur l'homme (1852). On blâma cette chirurgie excentrique, qui paraissait barbare, et qui devait paraître telle au premier abord. Bientôt pourtant il fallut reconnaître qu'elle offrait dans certains cas de grands avantages. Peu à peu les chirurgiens s'habituèrent à une idée qui les avait d'abord choqués, et enfin la nouvelle méthode entra définitivement dans la pratique. Alors, M. Maisonneuve chercha à démontrer que l'écrasement linéaire était une vieille méthode, et que ce n'était qu'un procédé de la ligature en masse. Pour établir cette démonstration, il fit construire un instrument où il remplaça la *chaîne* de l'écraseur par une *corde* métallique continue ; puis il remplaça le nom d'*écraseur* par celui de *constricteur*, et enfin le nom d'*écrasement linéaire* par celui de *ligature extemporanée*. Mais ces divers travestissements n'ont pu réussir à faire qu'il y eût la moindre analogie entre l'écrasement linéaire et la ligature en masse. M. Maisonneuve a montré qu'on pouvait pratiquer l'écrasement linéaire avec un appareil qui ressemble *de loin* à celui dont Mayor se servait quelquefois lorsqu'il voulait pratiquer la ligature avec des fils métalliques. Il n'a pu le faire qu'en construisant un écraseur très-défectueux, et très-inférieur à celui de M. Chassaignac. Mais quand même la copie aurait valu le modèle, et quand même l'un et l'autre ressembleraient réellement aux instruments de Mayor, la nouvelle méthode n'en resterait pas moins essentiellement différente de l'ancienne. Ce qui constitue une méthode, c'est *son mode d'action*, et non les instruments qu'elle emploie, c'est encore son but, ce sont les résultats qu'elle produit sur les tissus qu'elle atteint, et sur les parties environnantes. Or, on va voir que, sous tous ces rapports, l'écrasement linéaire diffère essentiellement de la ligature.

La ligature a pour but de faire détacher la tumeur par gangrène ; l'écrasement linéaire a pour but de la détacher toute vivante, telle qu'elle tomberait sous le bistouri. La première méthode divise les tissus par une sorte d'ulcération, et, si elle les coupe aussi en partie, c'est à un moment où ils ont été rendus friables par l'inflammation que provoque la présence du lien ; la seconde les divise, lorsqu'ils sont parfaitement sains, par une action purement traumatique, comme le ferait le bistouri. L'une opère la section en plusieurs jours, pendant lesquels la tumeur reste en place, l'autre termine la section en une seule séance, comme cela a lieu dans les opérations sanglantes. Nous avons dit comment la ligature en masse agit sur les artères ; elle les divise par un mécanisme comparable à celui des ligatures plates appliquées immédiatement sur les vaisseaux ; l'écrasement linéaire coupe les artères par un tout autre mécanisme, comparable à celui de l'arrachement ou de la torsion ; les tuniques internes, divisées et écrasées avant que la tunique celluleuse ait cédé, sont refoulées, de bas en haut, dans le canal du vaisseau, qu'elles obstruent de manière à empêcher l'hémorrhagie lorsque la tunique externe cède à son tour.

Enfin l'écraseur linéaire, comparable en cela à l'instrument tranchant, agit sur le cadavre ni plus ni moins que sur le vivant ; la ligature, au contraire, ne produit ses effets que sur les tissus doués de vie ; c'est parce qu'ils vivent qu'elle les coupe. Appliquée sur les tissus d'un cadavre, elle peut broyer quelques parties très-friables, mais les autres résistent à son action.

Nous n'avons pas à décrire ici minutieusement l'écraseur de M. Chassaignac, qui est entre les mains de tout monde. Il se compose, comme on sait, d'une chaîne articulée, dont les deux extrémités sont engagées dans un long et solide étui de métal, et dont la partie moyenne entoure, comme l'anse de la ligature ordinaire, le pédicule de la tumeur. Un mécanisme à *double crémaillère*, placé dans le manche, permet d'attirer alternativement chacune des extrémités de la chaîne, en diminuant chaque fois de deux millimètres la longueur de l'anse. Ces mouvements alternatifs permettent à la chaîne d'exécuter sur le pédicule de la tumeur un petit mouvement de va-et-vient, et de *scier* les tissus en même temps qu'elle les *écrase*. Les nombreuses articulations de la chaîne, représentant comme les dents d'une scie flexible très-émoussée, favorisent cette double action. On a fait subir à cet instrument deux espèces de simplifications. M. Charrière a fixé l'extrémité de la chaîne sur l'étui métallique, de sorte que la chaîne ne rentre plus que d'un seul côté; le mouvement de va-et-vient se trouve supprimé; l'instrument ne scie presque plus, il ne fait qu'écraser, et il y a moins de sécurité contre les hémorrhagies. Je me suis servi un jour de cet instrument à l'hôpital de la Charité, pour enlever une tumeur du rectum dont le pédicule, étreint par l'anse métallique avant l'action de l'instrument, n'avait que deux centimètres de diamètre; j'ai procédé très-lentement, puisque j'ai mis cinquante-cinq minutes à faire la section, et cependant j'ai eu une perte de sang assez considérable. La seconde simplification est celle qui appartient à M. Maisonneuve; il a remplacé la chaîne articulée par un gros fil continu, qui ne rentre que d'un seul côté. Le mouvement de scie est à peu près réduit à zéro. Le fil se casse souvent. Il s'est cassé deux fois pendant la première moitié d'une amputation de verge pratiquée par M. Verneuil, et ce chirurgien a dû terminer l'opération au moyen de l'écraseur ordinaire. Une hémorrhagie s'est produite immédiatement après l'opération, elle était fournie non par une artère importante, mais par une artériole, qu'il a fallu lier, et par les cellules du corps caverneux qu'il a fallu cautériser au fer rouge. Chose remarquable, M. Verneuil reconnut très-nettement que le sang n'était fourni que par la partie de la verge coupée au moyen du fil; celle qui avait été coupée par la chaîne ne fournissait pas de sang (1).

M. Maisonneuve n'a pas pour cela renoncé à son idée. Il a obvié à la rupture du fil en prenant des fils plus gros, puis comme ceux-ci, en grossissant, perdaient leur flexibilité, il a pris le parti de réunir plusieurs fils en un faisceau et de les tordre en forme de corde. Cette corde agit mieux qu'un fil lisse; les rugosités qu'elle présente remplacent en partie les articulations de la chaîne. Mais alors l'instrument n'est plus une simple ligature. De fil en fil, M. Maisonneuve est allé jusqu'à douze, et il a obtenu ainsi un câble assez fort pour couper *la cuisse*. Cet instrument s'appelle le *grand constricteur*. Jamais nom ne fut mieux mérité. Je suis heureux de n'avoir pas à me prononcer sur ces amputations, que l'auteur a pratiquées chez l'homme vivant et sur tous les membres. Je ne dois pas oublier qu'il ne s'agit ici que du traitement des tumeurs. C'est pour l'extirpation des tumeurs que la méthode de M. Chassaignac a été créée; l'auteur

(1) *Bulletins de la Société de chirurgie*, t. VII, p. 249, décembre 1856.

l'a appliquée à d'autres cas, il en a même fait abus, mais il est innocent des amputations par écrasement linéaire.

L'opération de l'écrasement est semblable à celle de la ligature en masse jusqu'au moment où la chaîne est placée. Lorsque la tumeur n'a pas de pédicule, il faut lui en faire un, par des procédés divers, par traction, par transfixion, etc. Pour attirer à l'extérieur et pédiculiser les tumeurs de l'extrémité inférieure du rectum, M. Chassaignac a fait construire une érigne particulière en forme de parapluie. Lorsque la chaîne est appliquée sur le pédicule, on fait agir rapidement la double crémaillère jusqu'à ce que le pédicule soit bien étreint, puis on commence la section par les mouvements alternatifs du levier qui fait mouvoir les crémaillères. Chaque pas qu'on fait est annoncé par un bruit sec. On fait d'abord un pas toutes les demi-minutes, puis toutes les minutes; à mesure que la résistance augmente on ralentit l'opération; on porte quelquefois, suivant le degré de vascularité du pédicule, la durée des intervalles à deux, trois et même cinq ou six minutes. La plupart des opérations sont terminées en un quart d'heure; mais elles durent quelquefois une demi-heure, trois quarts d'heure, une heure même. La douleur, dans un temps donné, n'est pas aussi vive que sous le bistouri, mais il ne faut pas oublier qu'elle dure beaucoup plus longtemps; on peut d'ailleurs maintenir les malades sous le chloroforme pendant tout ce temps, en agissant avec les précautions usitées par les accoucheurs. Lorsqu'on procède avec une lenteur suffisante, la perte de sang est insignifiante, au moins dans la plupart des cas. Toutefois, sous le rapport de l'hémorrhagie, la sécurité n'est pas aussi complète qu'on l'avait d'abord espéré. Ce n'est pas seulement au moment de l'opération que le sang peut couler, mais encore quelques heures, et même quelques jours après. Ainsi, un malade opéré par M. Chassaignac pour une tumeur hémorrhoïdale eut une hémorrhagie consécutive provoquée sans doute par le frottement des matières fécales. Somme toute, cependant, la méthode de l'écrasement linéaire expose fort peu aux hémorrhagies, et c'est même son principal avantage. Quant à la plaie elle-même, elle présente des caractères tout spéciaux. Les tissus, sciés et écrasés, sont tassés et comme feutrés dans une épaisseur d'environ un millimètre; ils forment une couche exsangue qui constitue sur les tissus subjacents une sorte de pansement par occlusion. Cette couche, qu'on pourrait croire inévitablement condamnée à la gangrène, ne se sphacèle point; elle fournit d'abord un léger suintement séro-purulent, puis du pus véritable; c'est sur elle que naissent les bourgeons charnus, et elle fait partie de la cicatrice. M. Chassaignac pense que, grâce à cette enveloppe protectrice, la plaie expose beaucoup moins que les plaies simples à l'érysipèle, au phlegmon diffus, à la phlébite, à l'infection purulente et à l'hémorrhagie consécutive. Je crois que ces avantages sont réels, mais il ne faut pourtant pas les exagérer. L'immunité la plus remarquable est celle qui concerne la phlébite et l'infection purulente. On sait combien cet accident est fréquent à la suite des opérations sanglantes pratiquées sur les tumeurs veineuses. L'extirpation des tumeurs hémorrhoïdales par l'instrument tranchant était une opération tellement désastreuse que tous les chirurgiens, on peut le dire, y avaient renoncé, à cause précisément du danger de la phlébite. Depuis que M. Chassaignac a inventé l'écrasement linéaire, un très-grand nombre de tumeurs hémorrhoïdales ont été extirpées par cette méthode, et l'infection purulente, à ma connaissance, ne s'est produite que sur un seul opéré. Je reviendrai plus loin sur ce cas qui s'est présenté dans ma pratique.

CHAPITRE XIII.

GALVANOCAUSTIE.

Cette méthode est toute moderne, et due en grande partie aux beaux travaux de M. Middeldorpf, de Breslau. Mais il est juste de dire qu'avant lui on avait déjà plusieurs fois employé dans la chirurgie des cautères chauffés par les courants électriques.

M. Becquerel annonça en 1836, dans son *Traité de l'électricité* (1), que le docteur Fabré-Palaprat avait trouvé le moyen d'appliquer instantanément des moxas à l'aide de l'électricité, en introduisant dans les tissus une aiguille de platine qui communiquait avec l'un des pôles de la pile, et en faisant communiquer l'autre pôle avec une plaque métallique mise en contact avec la peau d'une région voisine; « à l'instant même, ajoutait l'auteur, l'aiguille s'échauffe « jusqu'à l'incandescence et brûle les chairs contiguës. »

Si cette assertion était exacte, Fabré-Palaprat devrait être considéré comme l'inventeur de la galvanocaustie. Mais il est tout simplement impossible, dans de pareilles conditions, que l'aiguille introduite dans les tissus s'échauffe à un degré appréciable. Il est même permis de s'étonner que M. Becquerel n'ait pas été frappé de cette impossibilité. Les aiguilles métalliques ne s'échauffent qu'à la condition d'être traversées par une quantité d'électricité infiniment supérieure à celle qui peut s'écouler à travers les tissus qui ferment le circuit. D'ailleurs la chaleur électrique ne se développe que là où le courant surmonte un obstacle. Or, lorsqu'un tissu est interposé entre les deux rhéophores, ce n'est pas dans les conducteurs métalliques, c'est dans le tissu intermédiaire que le courant rencontre la résistance : l'aiguille par conséquent ne peut pas s'échauffer.

Sachant par une expérience thérapeutique faite *sur lui-même* que la galvanopuncture peut produire des eschares, et sachant que le

(1) Becquerel, *Traité de l'électricité*, t. IV, p. 306. Paris, 1836, in-8.

passage des courants peut chauffer à blanc et même fondre un fil de platine, Fabré-Palaprat avait été conduit à supposer que le moxa électrique était un effet de l'incandescence de l'aiguille ; et il n'avait pu être détrompé par l'observation parce qu'il s'était appliqué lui-même son moxa sur la nuque, en un point qu'il ne pouvait voir (1). Ce fut ainsi que, de très-bonne foi, il émit l'assertion erronée que M. Becquerel, sans y regarder d'assez près, reproduisit dans son ouvrage. Mais une fausse interprétation, doublée d'un contre-sens de physique, ne saurait constituer des titres à la priorité d'une invention. Laissons donc de côté l'illusion de Fabré-Palaprat, et parlons des véritables inventeurs de la galvanocaustie.

L'idée d'utiliser en chirurgie la chaleur dégagée dans les fils que traversent les courants électriques, était venue en 1843 au professeur Steinheil, de Munich, qui en avait fait part à M. Heider, de Vienne. Il ne s'agissait dans leur pensée que de la cautérisation des dents. M. Heider mit le premier cette idée à exécution (1844). En 1847, Crusell, de Saint-Pétersbourg, fit une application toute différente de la cautérisation galvanique. Il passa une anse de fil à la base d'une grosse tumeur sanguine du front, rendit cette anse incandescente au moyen d'un courant électrique, et, par une traction parallèle à la base de la tumeur, il détacha celle-ci dans une grande partie de son étendue. M. Pirogoff assistait à cette opération. En 1850 M. John Marshall cautérisa une fistule salivaire dans tout son trajet, au moyen d'un fil de platine chauffé de la même manière. Deux ans plus tard, en 1852, M. Hilton, de Guy's Hospital, passa par transfixion un fil de platine à la base d'un nævus de l'oreille, et détacha successivement, avec ce fil rendu incandescent, les deux moitiés de la tumeur. La même année M. Nélaton, avec le concours de M. Regnauld, qui était alors pharmacien en chef de l'hôpital des Cliniques, opéra avec succès plusieurs tumeurs érectiles par la cautérisation galvanique. Enfin, à la fin de cette même année 1852, M. Middeldorpf communiqua à la *Société silésienne de culture nationale* son travail sur la cautérisation galvanique, travail qui fut suivi de plusieurs mémoires partiels, puis de son *Traité de galvanocaustique*, publié en 1854, à Breslau (2).

M. Middeldorpf a rendu pleine justice aux travaux de ses devanciers, et c'est de son ouvrage que nous avons extrait ces documents historiques. Pour lui rendre justice à notre tour, nous dirons qu'il a

(1) Fabré-Palaprat, *Introduction* à l'ouvrage de La Beaume, *Du galvanisme appliqué à la médecine*. Paris, 1828, in-8, p. 112.

(2) *Die Galvanocaustik, ein Beitrag zur operativen Medicin*. Breslau, 1854, in-8.

eu le mérite d'ériger en méthode générale une pratique employée jusqu'alors sans aucune suite, de la régulariser, de la perfectionner, et d'en démontrer les avantages. Pour arriver à ces résultats, il fallait un homme qui fût à la fois chirurgien et électricien; M. Middeldorpf a été cet homme. Il a en outre inventé un grand nombre d'instruments pour remplir les diverses indications opératoires; parmi ces instruments nous citerons l'*anse coupante*, qui diffère entièrement du fil simple usité avant lui, et le *galvanocautère* qui se manie comme un bistouri.

Avant de parler des opérations galvanocaustiques, je dois exposer les principes généraux sur lesquels repose la méthode et décrire les appareils à l'aide desquels on peut manier avec précision le calorique dégagé par les courants galvaniques.

Ces appareils se composent 1° d'une pile, 2° de deux conducteurs métalliques, gros, longs et flexibles, adaptés respectivement par l'une de leurs extrémités aux deux pôles de la pile, et libres par l'autre extrémité; 3° d'un conducteur métallique intermédiaire qui doit seul être échauffé par le courant.

Pour éviter toute confusion de langage, nous désignerons exclusivement sous le nom de *rhéophores* les deux conducteurs adaptés aux pôles, et nous réserverons le nom de *conducteur* à la pièce métallique intermédiaire.

Dès que les deux rhéophores sont appliqués sur le conducteur, le *circuit* est fermé, les deux électricités contraires se précipitent l'une vers l'autre sous forme de courant continu, et, si les conditions de dégagement et de transmission du fluide électrique sont convenables, le conducteur s'échauffe sans que la température des rhéophores s'élève d'une manière notable. En quelques instants le conducteur atteint un certain degré de chaleur, qui persiste ensuite sans changement pendant toute la durée du courant, pourvu que celui-ci soit constant.

La quantité de calorique dégagée est extrêmement variable suivant les conditions où l'on se place. Quelquefois l'élévation de température est tout à fait inappréciable; d'autres fois elle peut aller jusqu'à fondre le platine, ce qui suppose une chaleur supérieure à celle des hauts fourneaux. Tout dépend de la nature de la pile, de celle des rhéophores et de celle du conducteur. Ceci nous conduit à étudier les circonstances à la faveur desquelles la chaleur galvanique se manifeste.

Toutes choses égales d'ailleurs, le dégagement de calorique, en un point quelconque du circuit, est proportionnel à la quantité d'électricité qui dans un temps donné passe par ce point. Il est donc d'autant plus considérable que la source de l'électricité est plus abondante, c'est-à-dire qu'il s'accroît avec l'*intensité* de la pile. Or, l'intensité de la pile est en rapport avec l'étendue en surface des éléments de chaque couple. Il faut donc prendre des piles à grandes surfaces pour pratiquer la cautérisation galvanique. C'est pour cela que M. Middeldorpf a donné la préférence à la pile de Grove, pile à deux liquides dont les éléments sont disposés comme dans les couples de Bunsen, avec cette différence toutefois que le cylindre de charbon est remplacé par plusieurs minces lames de platine, entrecroisées en étoile, de manière à fournir une grande surface dans un espace assez restreint.

Ceci dit de la pile, occupons-nous des parties qui constituent le circuit. Si les deux rhéophores et le conducteur formaient un ensemble homogène, le calorique se produirait uniformément dans toute leur étendue, et ne pourrait être utilisé dans les opérations chirurgicales. Il s'agit autant que possible de chauffer le conducteur sans chauffer les rhéophores, et pour remplir cette indication il est nécessaire de déterminer la cause du dégagement de la chaleur électrique.

Celle-ci, avons-nous dit, est proportionnelle en chaque point du circuit à la quantité d'électricité qui passe par ce point. Mais ce n'est là qu'un des éléments de la question. Tous les points du circuit donnent passage, dans le même temps, à la même quantité d'électricité, et cependant tous ne s'échauffent pas au même degré, à moins que le circuit ne soit homogène.

Pour que la chaleur électrique se manifeste, il faut que le courant *rencontre un obstacle* et qu'il *le surmonte*. L'électricité qui s'écoule librement ne dégage presque pas de chaleur. L'élévation de température est l'expression, en chaque point, de la *résistance vaincue*.

Les obstacles qui entravent le passage de l'électricité peuvent dépendre de trois conditions bien différentes, savoir : la nature des parties qui forment le circuit, leur volume et leur longueur.

1° Parlons d'abord de leur nature. Tous les métaux ne conduisent pas également l'électricité. Le fer, le cuivre, la conduisent très-bien, l'or et le platine résistent beaucoup plus. Supposons que le conducteur et les deux rhéophores soient exactement pareils par leur forme et par leur volume, mais que les deux rhéophores soient en cuivre, et que le conducteur soit en platine. Dans de pareilles conditions, l'électricité trouvera plus de résistance dans le conducteur que dans les rhéophores, et ceux-ci, par conséquent, s'échaufferont beaucoup moins que celui-là.

Si l'on interposait entre les deux rhéophores, au lieu d'un conducteur de platine, un conducteur non métallique, liquide ou solide, la résistance serait infiniment plus grande que dans le cas précédent, et il semble au premier abord que la quantité de calorique dégagée devrait être accrue en proportion inverse de la conductibilité du conducteur. Il n'en est rien cependant. Pour que la chaleur se produise, il ne suffit pas que l'électricité rencontre une *résistance;* il faut que cette résistance soit *vaincue,* et qu'une grande quantité d'électricité puisse traverser le conducteur. Or, les conducteurs non métalliques les moins résistants résistent deux millions et demi de fois plus que le platine, qui est le plus mauvais conducteur de tous les métaux (POUILLET). La quantité d'électricité qui s'écoule à travers les corps non métalliques est donc infiniment trop petite, quelle que soit la pile employée, pour donner lieu à un dégagement appréciable de chaleur. Je n'insiste pas davantage sur ce point, que j'ai déjà examiné ailleurs.

Il faut donc que le conducteur que l'on se propose de chauffer soit métallique, et qu'il soit en or, ou mieux encore, en platine.

2° Le volume des parties que traverse le courant n'est pas moins important que leur nature. Supposons que toutes les parties du circuit soient formées du même métal, mais qu'elles n'aient pas partout la même épaisseur; supposons, par exemple, que les rhéophores soient deux gros fils de cuivre, et que le conducteur soit un fil de cuivre plus mince : c'est dans le fil mince que la chaleur se produira principalement. C'est parce que la résistance est d'autant plus grande que le fil est moins gros. On a même démontré que le dégagement de la chaleur augmente en raison inverse de la quatrième puissance du diamètre du fil. Ainsi, lorsque la partie mince du fil a un millimètre de diamètre, et que le reste du fil a un diamètre double, la quantité de chaleur qui se dégage est seize fois plus considérable dans le fil fin que dans le gros fil (loi de RIESS).

Par conséquent, pour remplir l'indication qui consiste à chauffer le plus possible le conducteur, et le moins possible les rhéophores, il faut : 1° d'une part, que le conducteur soit en platine et peu volumineux; 2° d'une autre part, que les rhéophores soient en fer, en cuivre ou en laiton, et qu'ils soient d'un volume bien supérieur à celui du conducteur.

Il est nécessaire toutefois que les rhéophores soient flexibles, afin qu'ils puissent suivre la main du chirurgien pendant les opérations. Un rhéophore formé d'un seul fil de cuivre ou de fer, et assez gros pour ne pas s'échauffer lorsque le conducteur de platine est porté jusqu'à l'incandescence, n'aurait aucune flexibilité. On remplace donc ce gros fil par une espèce de corde métallique formée de huit ou dix fils; on obtient ainsi des rhéophores suffisamment souples et d'un volume bien supérieur à celui des plus gros conducteurs de platine usités dans les opérations galvanocaustiques.

Nous avons supposé jusqu'ici que le conducteur était cylindrique; mais il n'est pas nécessaire qu'il le soit. Il peut être disposé en forme de lame. C'est ce qui a lieu dans plusieurs instruments galvanocaustiques. Ce que nous avons dit des fils est également applicable aux lames. Une lame se comporte exactement de la même manière qu'un fil de même volume, c'est-à-dire offrant la même surface de section.

3° Occupons-nous enfin de la troisième condition, c'est-à-dire de la longueur des obstacles, et n'oublions pas que, pour obtenir un dégagement de chaleur, il ne suffit pas d'opposer une résistance au passage du courant; il faut que la pile employée puisse vaincre cette résistance, et faire passer à travers l'obstacle une grande quantité d'électricité. Lorsque l'obstacle est suffisamment court, il est surmonté par le courant, et la chaleur se produit; mais s'il est plus long, la résistance s'accroît en proportion, la quantité d'électricité qui peut passer dans un temps donné diminue dans la même proportion, et chaque point, considéré en particulier, se trouve dans des conditions de plus en plus défavorables à la production de la chaleur.

Ainsi, étant donnée une pile capable de produire des effets calorifiques, on pourra obtenir *sur le même fil* des résultats très-différents. S'il est très-court, il fond instantanément; plus long, il devient incandescent sans se fondre; si on l'allonge davantage, il descend à la température du rouge, puis du rouge sombre; avec quelques centimètres de plus, il redevient terne, mais il est encore assez chaud pour brûler les doigts; enfin, au delà de cette longueur, il s'échauffe de moins en moins et cesse bientôt de produire des lésions sur les tissus qu'on met en contact avec lui. En d'autres termes les effets calorifiques sont en raison inverse de la longueur du fil.

L'étude de ce phénomène mérite de nous arrêter quelques instants, parce que beaucoup d'opérations galvanocaustiques se pratiquent avec une anse de fil serrée circulairement sur le pédicule des tumeurs. Le fil, au commencement de l'opération, a, je suppose, une longueur de 10 centimètres. Le pile a été choisie et disposée de manière à le chauffer au rouge, et bientôt les tissus qu'il embrasse sont divisés circulairement dans une épaisseur de quelques millimètres. Mais alors l'anse métallique, se trouvant plus large que le pédicule qu'elle entoure, cesse d'agir sur ce pédicule; il faut donc la resserrer à l'aide d'un serre-nœud. Dans l'origine elle avait 10 centimètres, et le courant la chauffait au rouge; maintenant elle n'a plus que 7 à 8 centimètres, et elle sera chauffée à blanc. Puis il faudra la resserrer de nouveau, la réduire à 6, à 5 centimètres, et ainsi de suite, et le fil, de plus en plus incandescent, finira souvent par se fondre avant que la section du pédicule soit achevée.

Disons tout de suite que cette fusion de l'anse coupante est restée jusqu'ici le côté le plus défectueux de la galvanocaustie. On ne peut obvier à cet inconvénient que par des moyens d'une application difficile, qui absorbent l'attention du chirurgien, et qui exigent une surveillance continuelle. Ce n'est pas seulement la fusion du fil qu'il faut craindre; lorsqu'il dépasse la température du rouge, il coupe les tissus trop rapidement, et donne lieu à des hémorrhagies. Il faudrait pouvoir en quelque sorte changer de pile à chaque instant, afin de diminuer l'écoulement de l'électricité à mesure que le fil devient plus court.

Ceci nous conduit à étudier l'influence de la constitution de la pile sur la production des effets calorifiques. Ceux-ci étant, toutes choses égales d'ailleurs, proportionnels à la quantité d'électricité qui passe par le point que l'on considère, une pile galvanocaustique doit, avant tout, fournir une source abondante d'électricité. Il faut donc qu'elle possède une grande *intensité*, c'est-à-dire qu'elle soit composée d'éléments à larges surfaces.

Le volume du fil qu'une pile peut chauffer est subordonné exclusivement à l'intensité de la pile. Celle-ci, par exemple, chauffe dans une certaine longueur un fil d'un certain volume; pour produire la même élévation de température dans un fil plus gros et de même longueur, il faudra augmenter l'intensité de la pile, c'est-à-dire la surface de chacun des éléments.

La longueur du fil qu'une pile peut chauffer dépend en partie aussi de l'intensité; ainsi, de deux piles tout à fait semblables, différentes seulement par la surface de leurs éléments, c'est la plus intense qui peut chauffer la plus grande longueur de fil; mais cette longueur est loin de s'accroître en proportion de l'intensité de la pile. C'est surtout la *tension* de la pile qui influe sur la longueur du fil qu'elle peut chauffer.

La tension, c'est-à-dire la force qui sollicite l'électricité à se dégager au niveau de chaque pôle, est proportionnelle au nombre des éléments. C'est par la tension qu'une pile surmonte la résistance des mauvais conducteurs. Étant donnée une pile composée, par exemple, de deux éléments, et capable de vaincre la résistance d'un fil d'une longueur et d'un volume déterminés, il suffira d'ajouter deux éléments de plus pour que le même fil puisse être chauffé dans une longueur presque double.

Deux piles d'égale tension, et d'inégale intensité, se comporteront donc de deux manières bien différentes; toutes deux pourront chauffer des fils de même longueur, mais non de même volume. La pile la plus intense sera celle qui chauffera le plus gros fil; et elle le chauffera même plus aisément que le fil fin. Une pile possédant une grande intensité et une faible tension, pourra rougir à blanc un fil de platine, tandis qu'elle chaufferait seulement au rouge sombre, ou même moins encore, un fil de platine plus petit, *et de même longueur*. C'est parce que, à longueur égale, le fil fin est plus résistant que l'autre, et qu'il ne laisse pas passer une quantité suffisante d'électricité. Il faudrait donc, pour chauffer ce fil, augmenter la tension de la pile.

Deux piles d'égale intensité et d'inégale tension, produisent des effets tout aussi différents. Toutes deux pourront chauffer au même degré des fils de même volume, mais non de même longueur. La pile la plus tendue sera celle qui chauffera le fil le plus long. Mais si, à longueur égale, on voulait chauffer un fil plus gros, ce serait en vain qu'on augmenterait la tension. Dès le moment qu'un fil est assez gros pour laisser passer, sans s'échauffer, l'électricité d'un seul couple, il laissera passer tout aussi aisément l'électricité de plusieurs couples égaux au premier, attendu que la quantité d'électricité dégagée par la pile est exactement la même dans les deux cas. L'accroissement de tension ne peut servir à rien, là où il n'y a pas de résistance à surmonter. Ce n'est donc pas en faisant varier la tension, mais en accroissant l'intensité de la pile, qu'on peut chauffer des fils de plus en plus gros.

Or, les conducteurs de platine qu'on se propose de chauffer pour pratiquer les opérations galvanocaustiques, et qui constituent ce que j'ai appelé l'*armature* des cautères, sont très-divers par leur longueur et par leur volume. Ce sont des fils longs ou courts, des lames larges ou étroites, des olives creuses, des becs-d'oiseaux. Il semble donc, au premier abord, qu'il faudrait avoir autant de piles distinctes que d'espèces de cautères, des piles grandes, moyennes, et petites quant à la surface; fortes, modérées, et faibles quant à la tension. S'il en était ainsi, la méthode galvanocaustique exigerait l'emploi d'un grand nombre d'appareils, parmi lesquels il faudrait faire un choix dans chaque cas particulier; et celui-là seul pourrait faire ce choix sans erreur, qui connaîtrait à fond toutes les lois de la chaleur électrique. Dans de pareilles conditions, la galvanocaustie ne pourrait être appliquée, pour ainsi dire, que par des physiciens de profession.

Pour lever cette difficulté, pour simplifier la méthode dans ses applications et pour la rendre pratique, M. Middeldorpf a imaginé un appareil qui est, il est vrai, coûteux, volumineux et compliqué, mais qui permet du moins de remplir toutes les indications, en changeant par un moyen simple et rapide la combinaison des éléments de la pile. C'est par lui que la galvanocaustie est devenue une méthode chirurgicale régulière.

Quoique ayant considérablement diminué les difficultés de cette méthode, M. Middeldorpf cependant ne les a pas fait disparaître. Il a construit tous ses instruments galvanocaustiques de telle sorte qu'il a pu réduire à trois le nombre des combinaisons de la pile dont il se sert. Tous les cautères, longs ou courts, gros ou petits, peuvent être chauffés par l'une ou l'autre de ces trois combinaisons. Mais il serait bien plus simple encore de pouvoir chauffer tous les cautères indistinctement avec la même pile, sans être obligé de changer chaque fois la combinaison des éléments. C'est ce que je me suis efforcé de faire. Je me suis attaché à uniformiser autant que possible la *résistance électrique* des armatures de platine, et je crois avoir réussi à remplir toutes les indications avec une seule et même pile, construite et disposée une fois pour toutes.

L'appareil instrumental de M. Middeldorpf se compose de trois parties : 1° Une batterie électrique renfermée dans une grande boîte, et munie de deux rhéophores gros, longs et flexibles; 2° un manche en bois ou en ivoire, traversé dans sa longueur par deux tiges de cuivre isolées, qui dépassent le manche par leurs deux extrémités, et s'adaptent d'une part aux deux rhéophores, d'une autre part à l'armature de platine; 3° enfin, une armature de platine, qui constitue le cautère proprement dit, et qui se compose d'une seule pièce de platine, diversement disposée ou contournée, mais formant toujours une anse dont les deux extrémités s'adaptent sur celles des deux tiges de cuivre.

L'une des tiges que traverse le manche est coupée dans un point de sa longueur, et l'on peut à volonté, au moyen d'un coulant, ouvrir ou interrompre le courant. Lorsqu'on pousse le coulant, le passage est ouvert, et l'armature de platine, qui est la partie la plus résistante du circuit, s'échauffe instantanément. On peut donc placer l'instrument à froid, le faire pénétrer lentement, tranquillement au fond des cavités; puis, lorsqu'on s'est assuré, par la vue ou par le toucher, qu'il est exactement en place, on exerce sur le coulant une pression légère, et la cautérisation commence aussitôt. De même, lorsqu'on veut retirer l'instrument, sans brûler l'entrée de la cavité, on pousse le coulant en sens inverse, et au bout de quelques secondes le cautère est suffisamment refroidi.

L'armature de platine est une lame ou un fil. Le fil sert tantôt à couper les tissus, et alors il faut qu'il soit long ou court, suivant le volume des tumeurs dont il entoure la base; tantôt à chauffer une boule de porcelaine sur laquelle il s'enroule en spirale, et alors il n'a pas besoin d'être bien long, mais il faut qu'il soit passablement gros; d'autres fois enfin, le cautère, terminé en pointe, se compose d'une anse de fil assez courte et brusquement recourbée, et il faut que ce fil soit gros ou fin, suivant que la pointe est mousse ou aiguë. Quant aux lames, elles servent à construire deux cautères d'un type tout différent. Dans le galvanocautère, la lame, épaisse et courte, est recourbée dans un même plan, comme un fer à cheval. Dans le cautère en coupole, la lame, plus large et plus mince, est recourbée sur le plat.

Pour chauffer ces divers cautères, M. Middeldorpf se sert de quatre couples de Grove (zinc et platine), hauts de dix-sept centimètres, larges de douze, et disposés dans une boîte à quatre compartiments. Les deux pôles de chaque couple viennent aboutir à un petit appareil situé au centre de la boîte, et désigné sous le nom de *commutateur*. Il suffit de manier le couvercle du commutateur pour obtenir à volonté l'une des trois combinaisons suivantes :

N° 1. Les quatre zincs sont mariés ensemble, ainsi que les quatre platines. Les quatre éléments de la pile ne forment alors qu'un seul couple, dont la tension est représentée par 1, et l'intensité par 4.

N° 2. Les zincs sont mariés deux à deux, ainsi que les platines. Les quatre éléments fonctionnent alors comme deux couples. La tension est représentée par 2, l'intensité par 2.

N° 3. Les zincs et les platines se succèdent alternativement, et les quatre éléments forment une pile à quatre couples, dont la tension est portée à 4, mais dont l'intensité est réduite à 1.

C'est donc en augmentant la tension aux dépens de l'intensité, et réciproquement, que M. Middeldorpf approprie sa batterie électrique à ses divers cautères. Avec la combinaison n° 1, il chauffe les lames et les fils gros et courts; avec la combinaison n° 2, les fils de volume et de longueur moyenne; avec la combinaison n° 3, il chauffe le long fil de l'anse coupante; mais l'intensité étant réduite au minimum, il est obligé de ne donner à ce fil qu'un très-petit diamètre.

J'ai dû indiquer la nature des divers cautères de M. Middeldorpf, pour faire comprendre la différence des indications qui résultent de la forme ou du volume de leur armature de platine; mais je ne m'arrêterai pas à la description de ces instruments, renvoyant pour cela aux planches qui accompagnent l'intéressant ouvrage du chirurgien de Breslau. L'auteur, fertile en inventions mécaniques, a fait construire pour chaque cautère un manche particulier, tantôt fort simple, tantôt fort compliqué. Le manche de l'anse coupante est le plus compliqué de tous. La multiplicité des manches, commode à un point de vue, a le désavantage d'élever considérablement le prix de l'appareil, et il m'a paru avantageux de faire monter tous les cautères sur un seul manche.

M. Middeldorpf, ayant trouvé, comme on vient de le voir, le moyen de manier à son gré la chaleur électrique, a fait de la galvanocaustie une méthode générale à l'aide de laquelle il pratique, non-seulement toutes les cautérisations qu'on fait ordinairement avec le fer rouge, mais encore la plupart des opérations de diérèse et d'exérèse. Je n'aurai à mentionner parmi ces nombreuses applications que celles qui sont relatives au traitement des tumeurs.

Les cautères qu'il emploie dans ce but sont au nombre de trois : le séton incandescent, le galvanocautère et l'anse coupante.

Le séton incandescent est un mince fil de platine qu'on passe à travers les tumeurs érectiles, et qu'on met ensuite en communication avec les deux pôles de la pile n° 3. Une eschare linéaire se forme sur le trajet du fil. On peut ainsi traverser la même tumeur de plusieurs sétons qui produisent chacun une eschare. Ce procédé a pour but de modifier la tumeur et non de la détruire.

Le galvanocautère et l'anse coupante sont au contraire des instruments d'extirpation. Le premier se manie comme un bistouri. L'anse coupante se place sur la base des tumeurs, comme une ligature en masse, ou comme la chaîne de l'écraseur. On l'applique tantôt sur un pédicule naturel, tantôt, par transfixion, sur un pédicule artificiel. Puis on met le manche de l'instrument en communication avec la pile n. 3, et on tourne peu à peu la vis du serre-nœud, pour diminuer la longueur du fil, à mesure que la section s'opère. Quelques minutes suffisent pour enlever sans hémorrhagie des tumeurs volumineuses. M. Middeldorpf a extirpé par ce moyen plusieurs cancers de la verge, un grand nombre de tumeurs hémorrhoïdales, et des polypes de toute sorte implantés sur l'utérus, dans les fosses nasales, dans l'arrière-gorge; il a même enlevé heureusement un polype de la partie supérieure du larynx. Cette tumeur faisait saillie dans le pharynx, et pesait plus de 8 grammes (1).

Les faits remarquables publiés dans l'ouvrage de M. Middeldorpf étaient de nature à fixer toute l'attention des praticiens. Chargé par la Société de chirurgie de faire un rapport sur cet ouvrage (2), j'entrai en relation avec l'auteur, qui passa quelques semaines à Paris; je répétai avec lui quelques expériences sur les animaux, et nous fîmes ensemble plusieurs petites opérations à la Charité, où je faisais le service par intérim; sans partager toutes ses convictions sur l'innocuité de sa méthode, je pus m'assurer du moins que les cautères galvaniques, convenablement maniés, peuvent couper sans hémorrhagie des artères assez grosses, et que, ne rayonnant presque pas dans les tissus, limitant leur action à la couche qu'ils divisent, ils ne provoquent qu'une réaction modérée. Il me paraissait dès lors que la galvanocaustie pouvait rendre des services dans la pratique, et qu'il y avait lieu de l'admettre au nombre des méthodes régulières de la chirurgie.

Il y avait pourtant une circonstance qui s'opposait à la vulgarisation de cette méthode. C'était le prix élevé des piles de Grove. Les quatre couples dont se compose la batterie de M. Middeldorpf fournissent une surface de platine qui n'a pas moins de 1,760 centimètres carrés. Or, quelque minces que soient les lames de platine, le prix élevé et le poids considérable de ce métal ne permettent guère de se procurer l'appareil complet de M. Middeldorpf à moins de mille à douze cents francs. La boîte qui renferme la batterie est lourde, très-volumineuse, et peu portative, ce qui est un inconvénient sérieux dans la pratique civile. Les piles de Bunsen, qu'on pourrait substituer à celles de Grove, ne coûtent presque rien; mais pour porter les métaux jusqu'à l'incandescence, il faudrait un assez grand nombre de couples, et l'appareil serait extrêmement difficile à manier. Il faudrait être physicien pour choisir chaque fois les combinaisons de couples propres à chauffer ni trop ni trop peu

(1) Middeldorpf, *Die Galvanocaustik*. Breslau, 1854, in-8, p. 212-230

(2) Broca, *De la cautérisation électrique, ou galvanocaustique*, dans *Bulletins de la Société de chirurgie*, 5 nov. 1856, t. VII, p. 205-213.

le cautère particulier dont on veut se servir; car ces combinaisons varient suivant le volume et la longueur de l'armature de platine. On ne peut exiger, dans l'état actuel des choses, que tous les chirurgiens étudient à fond les questions toutes spéciales de physique qui se rattachent à ce sujet. Enfin, la pile de Grove, comme celle de Bunsen, comme toutes les autres piles usitées avant 1857, sont des piles à deux liquides; ces piles, en effet, sont les seules qui donnent des courants *constants,* dont on ne peut se passer en galvanocaustie. L'un des liquides est presque toujours l'acide nitrique, qui donne des vapeurs désagréables ou même nuisibles; il faut, lorsqu'on monte la pile, ne commettre aucune erreur dans la répartition de ces liquides. Aussi voyons-nous qu'à l'exception de M. Middeldorpf, la plupart des chirurgiens ont été obligés de s'aider, dans leurs opérations, du concours d'un physicien. Il résulte de ces diverses conditions des complications telles que la méthode galvanocaustique n'aurait pu se vulgariser sans la découverte de la pile de Grenet.

M. Grenet, jeune électricien fort distingué, a trouvé le moyen de rendre constantes les piles à un seul liquide, ou plutôt d'activer le courant à mesure qu'il s'affaiblit. Sa pile se compose de plaques de zinc et de plaques de charbon, plongées dans le liquide suivant : Eau, six parties, acide sulfurique, une partie, tenant en dissolution 50 grammes de bichromate de potasse par litre. Le liquide, préparé à froid, s'échauffe aussitôt jusqu'à une température de 60° à 80°. Il donne alors des effets beaucoup plus intenses que lorsqu'on le laisse refroidir; mais il ne se refroidit pas sensiblement pendant la durée de la séance, les actions chimiques produisant une quantité de chaleur presque égale à celle qui se perd par rayonnement. Un tube à insufflation, débouchant à la partie inférieure du vase, par un grand nombre de petits trous, permet de faire arriver sans cesse des bulles d'air qui se dégagent en bouillonnant; l'agitation du liquide s'oppose à la *dépolarisation* de la pile et à l'affaiblissement du courant. Suivant qu'on souffle avec plus ou moins de force, on obtient des effets plus ou moins énergiques; circonstance très-précieuse, comme on le verra tout à l'heure, dans la pratique de la galvanocaustie.

Le prix de revient de cette pile est très-peu élevé. Aucune autre ne dégage autant d'électricité sous un si petit volume. Elle est tellement simple, que l'individu le plus ignorant peut la monter, la démonter, l'armer et la nettoyer; le liquide, conservé dans des bouteilles, peut servir un grand nombre de fois, pourvu qu'on ajoute à chaque séance nouvelle un peu d'acide sulfurique et un peu de bichromate de potasse. Cette pile n'exige pas de vase spécial; on peut la faire fonctionner dans un seau en bois. Elle ne dégage aucune vapeur, elle n'expose à aucune méprise. Enfin j'ai pu, après divers essais, trouver une combinaison qui répond à la fois à toutes les indications, qui permet de chauffer, *sans commutation*, tous les cautères, l'anse coupante aussi bien que le bec-d'oiseau, la lame du galvanocautère aussi bien que celle du cautère en coupole, et même des olives de platine creuses, remplaçant le cautère actuel.

M. Grenet avait construit sa pile en vue des applications mécaniques de l'électricité. Il ne s'était pas occupé d'en étudier et d'en utiliser les effets calorifiques. Cette pile, brevetée, n'était encore connue que de lui et de ses associés, lorsque, désireux d'obtenir quelques renseignements sur le moteur électrique, je me mis en rapport avec lui, en octobre 1857. Les couples à petite surface, qu'il avait disposés en grande tension, ne donnaient que de très-faibles effets de chaleur; mais, dès que j'eus pris connaissance du procédé qu'il employait pour rendre constantes les piles à un seul liquide, je songeai à tirer parti de cette découverte, pour réaliser enfin une pile chirurgicale d'une application pratique. M. Grenet voulut bien, à ma demande, construire des piles propres à l'usage que j'en voulais faire. Il le fit avec beaucoup de zèle et d'intelligence; et après des tâtonnements assez nombreux, nous choisîmes enfin une pile *à deux éléments*, qui nous permit d'obtenir, sur un volume sept à huit fois moindre, des effets plus énergiques même que ceux de la batterie de M. Middeldorpf, et de remplir toutes les indications présentes de la galvanocaustie.

Pour la disposition des cautères, je n'ai pas cru pouvoir mieux faire que d'adopter le manche à interrupteur de M. Middeldorpf. J'ai trouvé plus simple toutefois de faire articuler les armatures de telle sorte qu'elles puissent toutes s'adapter à un seul manche. L'anse coupante elle-même se place sur le manche ordinaire, qui reçoit dans une rainure latérale le serre-nœud destiné à opérer une traction sur le fil.

Ayant renoncé à la commutation qui me paraissait être une cause d'erreurs pour les praticiens, et dès lors ne pouvant plus modifier la combinaison des éléments pour approprier la pile à chaque espèce de cautère, j'ai dû m'occuper de disposer tous les cautères de manière à les approprier à la même pile. La possibilité d'augmenter ou de diminuer la production de l'électricité, par une insufflation plus ou moins forte, facilite la solution de ce problème. Mais cela ne suffirait pas, si l'on ne s'attachait à uniformiser la résistance électrique de l'armature de platine des divers cautères. Pour cela, il faut combiner le volume et la longueur du platine de telle sorte que l'électricité ait toujours à peu près le même obstacle à surmonter. Ainsi la pile, telle qu'elle est disposée, chauffe à un degré convenable le galvanocautère de M. Middeldorpf. Elle ne chaufferait donc pas suffisamment une olive de platine, dont le volume est plus considérable, et qui par conséquent, offrant une résistance moindre, exigerait l'emploi d'une pile plus intense. Dans mes premiers essais, pour chauffer cette olive, je me servais d'un commutateur qui, réunissant ces deux éléments en un seul, donnait un couple unique d'une intensité double; mais j'ai pu renoncer à cette complication, en pratiquant sur les deux côtés de l'olive deux petites incisions qui ne laissent entre elles, vers le sommet de l'olive, qu'une lame large de 4 millimètres. C'est en ce point rétréci que se produit la chaleur, qui se propage aussitôt au reste de l'olive; et pour chauffer le platine à ce niveau, il n'est plus nécessaire de fusionner les deux couples. De même, notre pile à deux éléments chaufferait beaucoup trop le cautère en bec d'oiseau, dont la pointe, formée d'un fil fin et court, brusquement recourbé, ne tarderait pas à se fondre. M. Middeldorpf dispose sa pile en conséquence, à l'aide de son commutateur; j'atteins le même but, sans commutateur, en faisant tailler le bec d'oiseau dans une lame épaisse et effilée, qu'on fend ensuite dans sa longueur jusqu'à 2 ou 3 millimètres de la pointe. Notre pile, enfin, n'a pas assez de tension pour chauffer un fil *fin* dans une grande longueur. Mais elle chauffe très-bien 15 centimètres d'un fil de un millimètre, ou même un peu plus gros. J'emploie donc, pour l'anse coupante, des fils de un millimètre à cinq quarts de millimètre. M. Middeldorpf emploie ordinairement à cet effet des fils de trois quarts de millimètre, et, pour cela, il dispose ses éléments en tension; mais il ne peut le faire qu'aux dépens de l'intensité; et c'est pour cela qu'il emploie un fil fin, parce que la surface de chaque couple, étant réduite au minimum, ne pourrait pas chauffer un fil plus gros. Disposant d'une tension moindre, je ne puis, avec une pile à deux éléments invariables, vaincre la résistance d'un fil long et fin. Il faut donc diminuer la résistance en choisissant un fil plus gros, et je puis le faire, parce que je dispose d'une intensité plus grande. Au surplus, le volume plus considérable du fil de l'anse coupante est loin d'être un désavantage. Il en résulte une section un peu moins prompte, qui diminue les chances de l'hémorrhagie.

Pour ce qui concerne le maniement de l'anse coupante, il y a une difficulté sérieuse que nous avons résolue, M. Grenet et moi, au moyen d'un instrument trop compliqué, et d'un maniement trop délicat pour trouver place dans la pratique. J'y ai moi-même renoncé. Cette difficulté, que j'ai déjà signalée, vient de ce que le fil, à mesure qu'il se raccourcit, s'échauffe davantage ; alors il coupe trop rapidement les tissus (j'ai eu une fois une hémorrhagie primitive par l'artère linguale trop rapidement coupée; c'était au début de mes opérations galvanocaustiques). En outre, il est arrivé plus d'une fois que le fil, chauffé à blanc, s'est fondu avant la section complète du pédicule de la tumeur. M. Middeldorpf obvie à cet inconvénient au moyen du commutateur, en diminuant à temps la tension de sa pile; toutefois, il n'a pas toujours pu empêcher le fil de se fondre pendant l'opération, accident fâcheux en tous cas et quelquefois nuisible.

La pile Grenet permet de remédier de deux manières à l'inconvénient que nous signalons. Lorsque l'échelle graduée du serre-nœud indique que le fil est réduit à la moitié, au tiers, au quart, etc., de sa longueur, on diminue l'intensité du courant : 1° soit en faisant diminuer, puis suspendre l'insufflation; 2° soit en faisant soulever quelque peu la pile au-dessus du niveau du liquide où elle plonge. Toute la partie de la pile qui se trouve émergée cesse d'agir, et le résultat est le même que si l'on avait remplacé la première pile par une pile moins forte. Ce second moyen est plus précis que l'autre, mais il est d'une application un peu moins commode; il faudrait lui donner la préférence si le pédicule de la tumeur renfermait une artère capable de fournir une hémorrhagie inquiétante; alors, en effet, il ne s'agit pas seulement d'éviter de fondre le fil; il faut éviter même de le chauffer à blanc, parce que les artères coupées trop rapidement donnent des hémorrhagies.

Les plaies galvanocaustiques, qu'elles soient le résultat de l'action de l'anse coupante, ou de l'action du galvanocautère (ou couteau galvanocaustique) diffèrent notablement des brûlures ordinaires. Le corps incandescent qui divise les tissus est d'un très-petit volume, et ne recèle, dans un temps donné, qu'une très-petite quantité de calorique. Un corps de même volume, chauffé par les moyens ordinaires, même jusqu'à la chaleur blanche, et plongé dans les tissus, s'éteint rapidement, et ne produit qu'une eschare très-mince. En d'autres termes, l'épaisseur de l'eschare est proportionnelle à la masse du corps incandescent. La cautérisation galvanique est donc très-superficielle ; le cautère n'agit pour ainsi dire que sur les tissus qu'il touche ; il ne rayonne pas dans les parties adjacentes, il ne les irrite pas, il n'y provoque pas cette réaction qui donne tant de gravité aux brûlures étendues. Les plaies faites sur les animaux par le fil rougi *à blanc* sont à peine escharifiées; c'est pourquoi elles saignent presque aussi abondamment que les incisions ordinaires. Les plaies faites par le fil simplement *rouge* ne saignent pas; elles sont recouvertes d'une eschare d'un millimètre d'épaisseur, dont les limites sont parfaitement tranchées, et au-dessous de laquelle les tissus ne sont nullement lésés. Cette couche joue le même rôle protecteur que la couche de tissus tassés et feutrés qui recouvre les plaies par écrasement linéaire. Elle empêche le contact direct de l'air sur les parties vasculaires; c'est une sorte de pansement par occlusion, qui pendant les premiers jours soustrait la plaie aux influences extérieures, et l'on conçoit que cette condition soit peu favorable au développement des érysipèles, des phlébites et des infections purulentes. M. Middeldorpf pense que les opérations galvanocaustiques sont tout à fait exemptes de ces accidents. Je considère une assertion aussi exclusive comme un peu hasardée, mais je m'empresse de dire qu'en théorie les plaies galvanocaustiques me paraissent *sous ce rapport, et toutes choses égales d'ailleurs*, moins graves que les plaies saignantes et non réunies, et qu'en pratique les faits publiés déposent en faveur de cette appréciation.

Parlons enfin de l'action de la galvanocaustie sur les artères. Avec une pression moyenne, le fil rougi à blanc coupe nettement l'artère, qui reste béante dans la plaie et donne une hémorrhagie immédiate. Si l'expérience est faite par exemple sur l'artère fémorale d'un chien, on trouve, en sacrifiant l'animal immédiatement après, que l'orifice de l'artère est froncé, racorni, et réduit à la moitié environ du diamètre de l'artère; on comprend ainsi que l'anse coupante chauffée à blanc puisse diviser les petites artères sans hémorrhagie, parce qu'alors le froncement et le racornissement de l'ouverture peuvent aller jusqu'à l'oblitérer; et l'on comprend en même temps pourquoi la section des artères plus grosses s'accompagne toujours d'un écoulement de sang abondant. Mais si l'on répète la même expérience avec un fil chauffé seulement au rouge, on trouve, en disséquant le membre, que l'artère fémorale est fermée. Ce vaisseau, au premier abord, paraît simplement fermé en cul-de-sac; toutefois, si l'on fend l'artère suivant sa longueur, on voit qu'elle a subi une sorte d'invagination récurrente dans une étendue d'environ 3 millimètres. Les trois tuniques sont rentrées dans le calibre du vaisseau par un simple effet de racornissement; c'est quelque chose de comparable à ce qu'on obtient dans l'opération hémostatique qui porte le nom de refoulement des artères, avec cette différence que le refoulement des parois n'est pas régulier. La disposition des veines est semblable à celle des artères, ce qui explique peut-être la rareté de la phlébite. Ces résultats, obtenus sur les vaisseaux par les fils galvanocaustiques chauffés au blanc ou au rouge, sont parfaitement conformes à ceux que M. Bouchacourt a obtenus avec les cautères ordinaires appliqués sur les artères béantes des cadavres. Ce chirurgien a constaté que la cautérisation à blanc ne referme qu'incomplétement les vaisseaux, tandis que le fer chauffé au rouge sombre les referme tout à fait en refoulant leurs tuniques. Il a publié ces remarques dans sa thèse inaugurale (Paris, 1836), et il en a conclu que la cautérisation hémostatique devait être pratiquée avec un fer chauffé seulement au rouge.

Nous dirons, pour nous résumer, que la méthode galvanocaustique permet d'extirper les tumeurs de deux manières, par deux procédés bien distincts : 1° *au moyen du galvanocautère*, qui se manie comme le bistouri et qui dissèque les tissus couche par couche, à ciel ouvert, sous l'œil du chirurgien; 2° *au moyen de l'anse coupante*, qui s'applique, comme la ligature en masse et comme la chaîne de l'écraseur, sur un pédicule naturel ou sur un pédicule artificiel. Ces deux procédés laissent les tissus dans le même état, quoiqu'ils diffèrent essentiellement, sous le rapport du manuel opératoire.

Bibliographie des principaux ouvrages publiés sur la galvanocaustie depuis la publication du livre de M. Middeldorpff.

MANNHEIMER LANDE, *Methodus galvanocaustica et écrasement lineaire inter se comparentur*. Diss. in. Breslau, in-8, 1856.

STARCK, *Inquiritur in tumores testiculorum aliquot galvanocaustice adhibitâ exstirpatos*. Diss. in. Breslau, 1857, in-8.

RESSEL, *De polyporum uteri exstirpatione methodo galvanocausticâ institutâ*. Diss. in. Breslau, 1857, in-8.

HAASE, *De exstirpatione linguæ ope galvanocausticâ*. Ibid., 1858.

JÆNISCH, *De ligaturâ candenti cum ceteris penis amputandi methodis comparata*. Ibid., 1858.

ZSIGMONDY, *Die galvanokaustiche Operationsmethode nach eigene Erfahrungen*. Vienne, 1860, in-8.

CATTIN, *De la galvanocaustie*. Th. in. Paris, 1858, in-4.

BLANCHET. *De l'emploi du feu en chirurgie, et en particulier du cautère actuel, du cautère galvanique et du couteau galvanocaustique*. Th. in. Paris, 1862, in-4.

DUPLOMB, *De la galvanocaustique, du couteau galvanique et de l'anse coupante graduée de M. de Séré*. Th. in. Paris, 1862, in-4.

CHAPITRE XIV

CAUTÉRISATION LINÉAIRE.

Cette méthode a pour but de détruire au moyen des caustiques les connexions qui existent entre la tumeur et le reste du corps. Ce n'est pas une méthode de destruction, comme la cautérisation ordinaire, ou cautérisation en nappe; c'est une méthode d'extirpation comme l'ablation au bistouri. La méthode à laquelle elle ressemble le plus par son mode d'action est celle de la ligature en masse, puisque dans les deux cas la tumeur est laissée en place et ne se détache qu'un certain nombre de jours après l'opération. Mais dans la ligature la séparation est faite en partie par un travail d'*ulcération*, en partie par l'*action mécanique* du fil constricteur, tandis que dans la cautérisation linéaire ou circulaire la séparation est entièrement produite par un travail d'*élimination*.

On n'a peut-être pas oublié que Verduin, en 1689, pour favoriser l'action de la ligature en masse, dans un cas de tumeur de la région parotidienne, se servit d'un caustique de potasse et de chaux qu'il introduisit à plusieurs reprises dans le fond du sillon fait par la ligature (1). Cette combinaison de la cautérisation et de la ligature, perfectionnée depuis par l'emploi des *ligatures caustiques*, est un mode de cautérisation linéaire que je dois rappeler ici, mais qui diffère notablement de la cautérisation linéaire pure et simple; alors, en effet, la cautérisation ne fait que faciliter la section, et celle-ci est opérée par l'action du lien constricteur.

Claude Deshaies Gendron, oncle de l'oculiste, publia en 1700 un ouvrage où la méthode de l'extirpation par les caustiques est nettement indiquée. Une épulis de la mâchoire supérieure, grosse comme un œuf d'oie, fut opérée par ce chirurgien de la manière suivante : « Je me donnai bien de garde, dit-il, de toucher à la partie ulcérée « de cette masse, ni de rien appliquer *sur le chancreux* (c'est-à-dire

(1) Voy. plus haut, p. 513.

« sur la partie dégénérée en cancer). Je piquai seulement avec une « espèce de trocart l'excroissance dans sa partie molle, presque dans « l'alvéole, et dans chaque ouverture j'insinuois des trochisques escar- « rotiques et je bouchois ensuite la plaie d'un peu d'éponge préparée. « Il arriva qu'en vingt-quatre heures les vaisseaux sanguins et les « nerfs qui se distribuoient dans l'excroissance, furent cautérisés, et « que toute la masse se flétrit. » Le lendemain, Gendron excisa, sans douleur ni hémorrhagie, la plus grande partie de cette tumeur mortifiée ; le reste guérit en peu de jours (1). Un peu plus loin, parlant de la guérison des « éminences chancreuses qui ont la forme d'une « dureté ulcérée, » il ajoute : « J'observe pour lors d'insinuer le « caustique entre la chair saine et la dureté (2). »

Ces passages sont parfaitement concluants, mais ils n'ont exercé aucune influence sur les travaux modernes. C'est seulement en 1857 que M. Follin les a retrouvés dans le livre oublié de Deshaies Gendron, et qu'il les a fait connaître à la Société de chirurgie; et il y avait longtemps déjà que M. Girouard, de Chartres, avait régularisé la méthode de l'extirpation par les caustiques.

Les premiers travaux de M. Girouard furent communiqués en 1846 à l'Académie, et M. Malgaigne, désigné comme rapporteur, fit connaître la méthode de ce chirurgien, en 1853, dans la 6e édition de son *Manuel de médecine opératoire*, p. 512. Deux ans auparavant, dans son cours de médecine opératoire, dont j'étais alors le prosecteur, il avait montré à ses nombreux auditeurs l'instrument dont M. Girouard se servait pour attaquer circulairement avec les caustiques la base des tumeurs du sein. C'était un instrument semblable à un piége à loup, formé de deux arcs métalliques qui, en se rapprochant au moyen d'un mécanisme particulier, étreignaient la tumeur à sa base. Ces arcs étaient creusés d'une rainure où l'on déposait le caustique; celui-ci agissait donc linéairement sur la peau, la pression des branches de l'arc l'empêchant de fuser sur les parties voisines. La peau une fois détruite dans toute son épaisseur, on incisait l'escarre circulairement, on renouvelait le caustique dans les rainures, et on replaçait les arcs comme la première fois, jusqu'à ce que la base de la tumeur fût entièrement divisée. C'était, comme on le voit, une sorte de ligature en masse, combinée avec la cautérisation; mais la division était produite par l'action du caustique bien plus que par la pression de l'instrument constricteur.

(1) Deshaies Gendron, *Recherches sur la nature et la guérison des cancers*, Paris, 1700, in-12, p. 104-106.

(2) *Loc. cit.*, p. 109.

M. Girouard simplifia bientôt son procédé, et l'année suivante (1852), il vint l'appliquer à l'hospice Saint-Louis, où je l'ai vu employer soit par lui, soit par M. Malgaigne. Au lieu de détruire la peau comme précédemment avec le chlorure de zinc, qui n'agit pas sur cette membrane saine, sans le secours d'une compression permanente et assez forte, et qui d'ailleurs n'opère la destruction du derme qu'en trois ou quatre heures, M. Girouard se servait alors de la pâte de Vienne, caustique fluidifiant, qui donnerait des hémorrhagies si on l'appliquait directement sur les parties profondes, mais qui n'en donne pas lorsqu'on l'applique sur la peau. L'action de ce caustique est prompte, elle s'effectue en un quart d'heure, sous les yeux du chirurgien; celui-ci peut donc disposer à la base de la tumeur un collier étroit de pâte de Vienne, et en surveiller l'action jusqu'à ce que la peau soit entièrement escharifiée. Lorsque l'eschare était produite, M. Girouard l'incisait dans toute sa longueur, et il en résultait une rainure dans laquelle il introduisait des lanières de chlorure de zinc. Chaque jour la rainure, de plus en plus profonde, recevait de nouvelles lanières de ce caustique, et des tumeurs volumineuses se détachaient ainsi complétement en sept à huit jours sans le moindre suintement de sang.

Ce nouveau procédé de cautérisation fut décrit par M. Girouard dans un mémoire lu le 23 septembre 1853 à l'Association médicale de l'Eure, et reproduit quelques mois plus tard dans la *Revue médico chirurgicale* (1).

Au mois de juin 1855, époque où M. Follin consacra à l'étude de cette méthode un intéressant article, M. Girouard avait déjà extirpé par la cautérisation quarante-quatre tumeurs du sein et trente-neuf tumeurs des autres régions du corps (2).

Cependant deux autres chirurgiens de Chartres, MM. Maunoury et Salmon, s'occupaient de perfectionner l'application de la méthode de leur compatriote. Ils faisaient fabriquer des caustiques assez durs pour être enfoncés par pression dans les tissus; M. Maunoury montra à la Société de chirurgie, en 1854, des caustiques au chlorure de zinc, incorporés avec de la gutta-percha. On en faisait *des chevilles, des clous caustiques*, qu'on pouvait pousser dans l'épaisseur du tissu conjonctif, et même dans l'épaisseur des muscles. M. Girouard, dans plusieurs de ses observations, dit expressément qu'il avait ainsi enfoncé des chevilles de chlorure de zinc sous les tumeurs. On lit

(1) *Revue médico-chirurgicale de Malgaigne*, janv. 1854, t. XV, p. 27-36.

(2) Follin, *Thérapeutique du cancer*, dans *Arch. gén. de médecine*, 1855, 5e série, t. V, p. 732-740.

dans la *Revue médico-chirurgicale*, qu'il fit tomber en quarante-huit heures une tumeur du sein de *quatre-vingts centimètres* de circonférence. « Ayant cerné la base du sein avec du caustique de Vienne, « je pénétrai jusqu'aux muscles thoraciques ; glissant alors la pâte « de chlorure de zinc d'un millimètre d'épaisseur *par-dessous la tu-* « *meur* à plusieurs reprises, je fis une eschare linéaire pour dissé- « quer et séparer le sein avec le bistouri, sans occasionner ni dou- « leur ni hémorrhagie. En quarante-huit heures l'opération fut « terminée ; il ne survint que peu de réaction ; la malade ne garda « que deux jours le lit. La tumeur pesait deux kilogrammes neuf « cents grammes (environ six livres) (1). »

Allant plus loin que M. Girouard lui-même, MM. Maunoury et Salmon osèrent pratiquer deux amputations par la méthode de la cautérisation linéaire. M. Salmon lut à la Société de chirurgie, le 21 mai 1856, un travail sur ce sujet (2), et M. Chassaignac, rapporteur de la Commission chargée d'examiner ce travail, fit avec succès une amputation sus-malléolaire sur une femme qui fut présentée, le 3 juin 1857, à la Société de chirurgie (3). Celle-ci ne put donc pas dissimuler sa surprise, lorsque M. Maisonneuve, au mois de novembre 1857, vint lui présenter, comme une méthode nouvelle, la méthode de M. Girouard, à peine modifiée. Le procédé était autre, mais la méthode était la même ; l'exécution était différente, mais non le principe. Il s'agissait toujours en effet de détruire par la cautérisation les connexions de la tumeur, sans cautériser la tumeur elle-même.

M. Maisonneuve pratique à la base de la tumeur, avec un bistouri aigu, plusieurs ponctions dont la profondeur est proportionnelle à l'épaisseur de cette base. En retirant le bistouri il enfonce dans ces plaies saignantes de petits bâtons de caustique de zinc qu'il ne désigne plus sous le nom de clous, ni de chevilles, mais sous le nom

(1) *Revue médico-chirurgicale*, 1854, t. XV, p. 28.

(2) *Bull. de la Soc. de chirurgie*, 1856, t. V, p. 528. Ce travail a été publié en plusieurs articles dans l'*Union médicale :* Salmon et Maunoury, *Études sur les amputations faites au moyen des caustiques*, etc., dans l'*Union médicale*, septembre et octobre 1856. Les auteurs avaient déjà pratiqué avec succès l'amputation du bras et celle de l'avant-bras. Bientôt ils pratiquèrent avec succès l'amputation sous-trochantérienne de la cuisse pour un cancer du fémur et publièrent un second mémoire sur ce sujet dans la *Gazette hebdomadaire* (19 décembre 1856). Enfin, dans un troisième mémoire publié en juillet et août 1857, dans l'*Union médicale*, ces deux chirurgiens firent connaître les résultats d'une quatrième amputation par les caustiques ; mais cette fois l'opéré était mort d'hémorrhagie le treizième jour. Il s'agissait d'une amputation au tiers supérieur de l'avant-bras.

(3) *Bull. de la Soc. de chirurgie*, 1857, t. VII, p. 520.

de *flèches*. De là le nom de cautérisation en flèches qu'il a donné à son procédé. On y a déjà reconnu sans doute le procédé décrit par Deshaies Gendron en 1700, mais il est parfaitement certain que M. Maisonneuve, comme nous tous, ignorait ce précédent. L'opération une fois terminée, on n'a plus rien à faire jusqu'à la chute de la tumeur, qui s'effectue spontanément, au bout d'une dizaine de jours, par un travail d'élimination. Ce procédé a, sur celui de Girouard, l'avantage d'être d'une exécution prompte. Peut-être néanmoins est-il plus douloureux, car personne n'ignore que la douleur produite par le chlorure de zinc est due *principalement* à la destruction de la peau; cette douleur dure au moins six heures, quelquefois vingt-quatre. Dans le procédé de M. Girouard, la peau est détruite en dix ou quinze minutes par la pâte de Vienne, qui ne provoque qu'une douleur très-modérée; la cautérisation des parties profondes se fait avec le chlorure de zinc et dure plusieurs jours; mais, comme ce caustique n'agit jamais sur la peau, son action n'est pas extrêmement douloureuse. Dans le procédé de M. Maisonneuve, c'est le caustique de zinc qui détruit la peau, et il en résulte des douleurs tellement vives pendant la première journée, qu'un malade dont M. Follin a cité l'histoire à la Société de chirurgie, s'enfuit un jour de l'hôpital de M. Maisonneuve « avec des flèches dans le dos. »

Au surplus, le reproche de provoquer une douleur vive et prolongée, est applicable à la plupart des procédés de cautérisation. Ce n'est donc pas un argument qu'on puisse invoquer contre le procédé des flèches. M. Maisonneuve, qui le manie avec beaucoup d'habileté, a réussi à faire tomber sans accidents dans beaucoup de cas des tumeurs volumineuses, situées même dans des régions où, au premier abord, il semble difficile de placer des caustiques avec sécurité; c'est ainsi qu'il a, sans accidents immédiats, fait tomber une tumeur de l'amygdale. Mais il ne faut pas croire que ce procédé soit égal à celui de M. Girouard sous le rapport de la sécurité. M. Girouard suit pas à pas son caustique, et ne cautérise que ce qu'il veut; il ne risque pas de s'égarer. M. Maisonneuve enfonce son caustique du premier coup, avec le bistouri. Il sait bien où s'arrête son bistouri, mais il ne sait pas jusqu'où s'étendra son eschare. Ainsi, une fois le caustique atteignit et détruisit l'artère fémorale, qui ne donna pas d'hémorrhagie, mais que le chirurgien certainement ne se proposait pas de cautériser. Une autre fois, dans un cas de tumeur du sein, une flèche pénétra dans la poitrine et perfora la plèvre, qui fut ouverte à la chute de l'eschare; il est bien certain que M. Maisonneuve n'avait pas directement perforé cette membrane, c'était le caustique qui avait pénétré jusque-là (1). Une autre femme opérée par M. Bauchet de la même manière, mourut au bout de huit jours avec une perforation de la plèvre assez large pour laisser passer le bout du doigt (2). Il est clair par conséquent que le procédé de M. Maisonneuve ne doit être appliqué que dans les cas où la base de la tumeur est très-éloignée de tout organe important; dans toute autre circonstance, le seul procédé de cautérisation circulaire qui offre quelque sécurité est celui de M. Girouard.

Nous n'avons pas besoin de nous occuper de nouveau ici de l'étude des plaies qui résultent de la cautérisation circulaire. Au point de vue des accidents tels que l'hémorrhagie, l'érysipèle, la phlébite, ces plaies sont identiquement les mêmes que celles qui succèdent à la chute de l'eschare dans la cautérisation en nappe. Nous en avons déjà parlé précédemment.

(1) *Bull. de la Soc. de chirurgie*, 18 nov. 1857, t. VIII, p. 170.
(2) *Ibid.*, déc. 1858, t. IX, p. 233.

CHAPITRE XV

PARALLÈLE DES MÉTHODES EMPLOYÉES POUR LA DESTRUCTION OU L'EXTIRPATION DES TUMEURS

Le chapitre du traitement chirurgical des tumeurs n'occupait, il y a quelques années, que très-peu de place dans les traités de chirurgie ; la cautérisation était presque entièrement laissée aux empiriques ; la ligature en masse, quoique généralisée par Mayor, ne s'appliquait qu'à un petit nombre de cas particuliers, et c'était l'instrument tranchant qui faisait presque à lui seul tous les frais de la chirurgie des tumeurs. Aujourd'hui, cette question, si simple pour nos devanciers, est devenue une des plus compliquées et une des plus épineuses de la médecine opératoire. Si l'on songe que l'écrasement linéaire, le galvanocaustique et la cautérisation circulaire ne datent que d'une dizaine d'années, on reconnaîtra manifestement, à ces indices, qu'il se fait actuellement dans la chirurgie une réaction très-prononcée contre le bistouri.

Pour dire jusqu'à quel point cette réaction est légitime, nous comparerons d'abord d'une manière générale l'extirpation sanglante aux autres méthodes rivales : 1° sous le rapport de l'exécution, et 2° sous le rapport des résultats.

Sous le rapport de l'exécution, la méthode sanglante a une supériorité manifeste dans la plupart des cas. D'autres méthodes permettent d'opérer plus ou moins complétement des tumeurs qu'on ne pourrait sans danger attaquer avec le bistouri ; mais, personne n'ayant jamais songé à les bannir de la pratique, tout le monde ayant reconnu, au contraire, qu'il y a des cas où l'instrument tranchant doit céder le pas aux autres moyens, nous devrons laisser de côté ces cas spéciaux, qui seront du reste indiqués plus loin. Il est clair, en effet, qu'un parallèle général ne peut se faire avec des exceptions. Nous considérerons donc seulement les tumeurs ordinaires, celles pour lesquelles le chirurgien peut choisir *librement* entre toutes les méthodes, et nous nous demanderons si alors la méthode sanglante est supérieure ou inférieure aux autres sous le rapport de l'exécution.

La question ainsi posée est résolue. Le but des chirurgiens est d'enlever la tumeur et ses dépendances d'une manière complète, en respectant tout ce qui peut être respecté, afin de produire le moins de mutilation possible. Tout le monde reconnaîtra que la méthode sanglante atteint ce double but beaucoup mieux que les autres méthodes. Le bistouri, dirigé par l'œil et par la main, va où l'on veut, et ne va qu'où l'on veut. On suit les contours de la tumeur, en s'en rapprochant ou en s'en éloignant, suivant les indications tirées de la nature du mal et de sa tendance à la récidive; après l'extirpation de la masse principale, on explore la plaie avec le doigt, on en étudie toutes les parties, on enlève tout ce qui paraît suspect. L'extirpation par le procédé du galvanocautère se rapproche un peu, sous ce rapport, de l'extirpation au bistouri. Dans les deux cas, on peut procéder par voie de dissection, et diriger les manœuvres à volonté; mais, outre que le galvanocautère est très-difficile à manier, à cause du trou manche et des gros cordons conducteurs, métalliques et peu flexibles, qui font corps avec l'instrument, et dont la résistance fatigue beaucoup la main, la plaie du galvanocautère ne se prête pas, après l'extirpation, à cette exploration attentive et minutieuse des tissus divisés qui permet, dans la méthode sanglante, de reconnaître si *tous* les tissus malades ont été complétement enlevés. Les parties qui entourent la plaie sont recouvertes d'une escarre; elles ont perdu leur couleur, leur flexibilité, et l'on ne peut apprécier l'état dans lequel on les laisse.

Quant au second procédé galvanocaustique (l'anse coupante), il partage avec la ligature en masse, avec l'écrasement linéaire, avec la cautérisation linéaire, l'inconvénient d'agir sur les tissus d'une manière aveugle. Le chirurgien place son moyen destructeur au delà des limites où il *suppose* que s'arrête la tumeur, et comme ces limites sont en général impossibles à déterminer d'une manière exacte à travers la peau, il est obligé de les déborder largement, aux dépens des tissus sains. Il sacrifie ainsi non-seulement la tumeur, mais la peau qui la recouvre, tous les tissus qui l'entourent, et une partie notable de ceux sur lesquels elle repose; c'est du moins ce qui a lieu dans les cas heureux; mais, bien souvent, malgré les apparences, la tumeur se prolonge au delà des limites qu'on aperçoit, et, tout en produisant une perte de substance très-considérable, on laisse ces prolongements en place. Quant à la cautérisation en nappe, elle est plus aveugle encore, à moins qu'il ne s'agisse d'un de ces cas particuliers où la production accidentelle est très-superficielle, où par conséquent l'action chimique se passe sous les yeux du chirurgien. Mais nous devons laisser de côté, dans ce parallèle général, les cas spéciaux. Nous pouvons donc conclure en disant que la méthode sanglante est, de toutes les méthodes considérées en général, celle qui remplit le mieux la double indication d'enlever tout ce qu'il faut, et de n'enlever que ce qu'il faut.

Sous le rapport de la *promptitude de l'exécution*, le bistouri est encore sans rival. La galvanocaustique et l'écrasement linéaire divisent les tissus beaucoup plus lentement, car tous leurs avantages dépendent précisément de la lenteur de leur action. Telle tumeur que le bistouri, manié avec toute la prudence désirable, enlèverait en une minute, exigera dix minutes par la galvanocaustique, ou trois quarts d'heure par l'écrasement linéaire. Quant aux autres méthodes, ce n'est plus par quarts d'heure, ni par heures, c'est par journées qu'on compte le temps nécessaire jusqu'à la chute de la tumeur.

Sous le rapport de la *douleur*, il faut distinguer les cas où le siége de la tumeur et l'état du malade permettent l'emploi de l'anesthésie, de ceux où cette précieuse ressource n'est pas applicable. Dans le premier cas, le bistouri ne provoque aucune douleur; la galvanocaustique et l'écrasement linéaire sont dans le même cas, puisque la durée de la séance ne dépasse pas les limites possibles de l'anesthésie chloroformique; toutefois il y a bien quelque utilité à abréger la durée de ce sommeil, qui n'est pas toujours sans danger : l'avantage reste donc encore au bistouri. Les autres méthodes provoquent une douleur *inévitable*, puisqu'on ne peut songer à tenir les malades sous le chloroforme pendant plusieurs heures consécutives, et souvent même pendant vingt-quatre heures. La ligature en masse est peu douloureuse en général, parce qu'on l'applique sur des polypes dont le pédicule ne renferme pas de nerfs; mais la section de ces polypes ne donnerait lieu non plus à aucune douleur. Appliquée sur des parties pourvues de nerfs, comme la langue, la ligature en masse est très-douloureuse au premier moment, et elle le devient davantage encore les jours suivants, lorsqu'on resserre le lien sur des tissus enflammés. La destruction des tissus par les caustiques dure en général plusieurs heures, et comme on est obligé, sous peine d'hémorrhagie, d'employer toujours les caustiques coagulants, dont l'action est très-lente et très-douloureuse, on peut ranger l'opération par les caustiques au nombre de celles qui provoquent le plus de douleur. Il n'y a d'exception que pour les tumeurs très-superficielles et très-peu vasculaires, qu'on peut attaquer avec la pâte de Vienne. La douleur provoquée par ce caustique fluidifiant est légère et de courte durée; il serait facile de l'annuler par l'anesthésie, mais il n'en vaut vraiment pas la peine. En laissant de côté ce cas spécial, on peut dire que, toutes choses égales d'ailleurs, chez les individus qui peuvent supporter le chloroforme, la méthode sanglante est celle qui permet le plus aisément d'agir sans douleur.

Lorsque le chloroforme ne peut pas être employé, l'action du bistouri est certainement, dans un temps donné, la plus douloureuse de toutes; mais elle dure très-peu de temps, et, en résultat général, la quantité de douleur éprouvée par les malades est moindre que dans la plupart des autres méthodes. Il ne faut pas oublier toutefois que beaucoup de malades calculent autrement, préférant souffrir moins à la fois et plus longtemps, dût la douleur totale être plus considérable. Il ne faut pas oublier non plus que la douleur n'est pas une chose absolue, mais une chose relative; on souffre d'autant plus qu'on s'attend à souffrir davantage. C'est même à cause de cela que le bistouri est si douloureux, car on se coupe quelquefois sans en être averti autrement que par l'écoulement de sang. Le malade qu'on opère concentre toute son attention sur la douleur qu'il s'attend à éprouver. Mais nous n'avons pas à faire ici l'analyse physiologique de la douleur. Disons donc que, pour les individus pusillanimes, qui refusent de se soumettre aux opérations sanglantes par crainte de la douleur, les autres méthodes offrent des ressources extrêmement précieuses.

Occupons-nous maintenant de la question de l'*hémorrhagie primitive.* L'instrument tranchant fait toujours couler une certaine quantité de sang; les autres méthodes n'en font pas couler lorsqu'elles réussissent pleinement; c'est ce qui a fait désigner l'extirpation au bistouri sous le nom de méthode sanglante, et c'est ce qui donne à la plupart des malades une prédilection marquée pour les autres opérations. Beaucoup d'entre eux ont même la simplicité de croire que c'est le sang répandu qui constitue une opération; de là le succès des charlatans, qui promettent aux patients de faire tomber leur tumeur *sans opération.* Cette différence essentielle entre la méthode sanglante et ses rivales constitue-t-elle une supériorité en faveur de ces dernières? En aucune façon. Un chirurgien d'une habileté même médiocre peut enlever la plupart des tumeurs sans verser la vingtième partie du sang que le sujet pourrait perdre sans périr, et, avec la précaution de lier les vaisseaux à mesure qu'ils se présentent, précaution utile seulement dans des cas exceptionnels, on peut se mettre en garde contre toute hémorrhagie inquiétante. Il y a, il est vrai, des tumeurs situées dans des régions profondes, où il est difficile d'aller lier les vaisseaux; les chirurgiens les plus habiles peuvent alors éprouver des embarras sérieux pour arrêter le sang; mais ces cas particuliers sont en petit nombre, eu égard au nombre total des tumeurs qu'on est appelé à opérer; il peut en découler cette conséquence qu'il y a des tumeurs pour lesquelles l'instrument tranchant ne donne pas une sécurité suffisante, et que les autres méthodes offrent alors, *quand elles sont applicables*, des ressources précieuses, chose que personne n'a essayé de contester. Ces diverses méthodes permettent d'opérer des tumeurs qu'on hésitait à opérer autrefois. Il n'en est pas moins vrai que, dans la plupart des cas, le bistouri donne, sous le rapport de l'hémorrhagie, une sécurité parfaite lorsqu'il est manié par des mains expérimentées.

Reste une considération qui est de peu de poids aux yeux des véritables chirurgiens. Celle de la difficulté de l'exécution. Sans doute, il est bon, toutes choses égales d'ailleurs, de simplifier la pratique autant que possible; mais c'est la dernière de toutes les indications; elle cède le pas à toutes les autres; c'est au chirurgien d'apprendre son art, afin de choisir, non ce qui lui convient le mieux, mais ce qui est le plus utile à ses malades. Ce n'est donc pas un argument de dire qu'une opération est plus facile qu'une autre, lorsqu'il suffit d'un peu d'habileté pour exécuter convenablement la seconde. Ainsi, quand même l'extirpation sanglante serait d'une exécution plus difficile que les autres méthodes, comme quelques personnes l'ont dit à tort, cette circonstance ne devrait exercer aucune influence sur la détermination du chirurgien. Mais si, au lieu d'examiner les choses à la légère, on les pèse mûrement, on ne tarde pas à reconnaître qu'en réalité le bistouri est plus facile à *bien* manier que les moyens employés dans les autres méthodes. Cela ne peut faire un doute pour la galvanocaustique, ni pour l'écrasement linéaire, car ces deux méthodes sont certainement celles qui exigent de la part du chirurgien le plus d'habileté et de sagacité, sous peine de manquer entièrement leur but. La ligature en masse peut être appliquée par le premier venu sur les tumeurs extérieures pédiculées, mais il y en a bien peu: lorsque la tumeur n'a pas de pédicule et qu'il faut lui en créer un, ou lorsqu'elle est profonde, l'application du fil constricteur constitue une opération très-délicate. La cautérisation linéaire enfin, soit par le procédé de M. Girouard, soit par celui de M. Maisonneuve, exige une connaissance approfondie de la région où on l'applique, des connexions de la tumeur, et des propriétés des caustiques; je n'hésite pas à dire que cette opération est beaucoup plus difficile à pratiquer que l'extirpation sanglante. Il me suffira de rappeler que M. Maisonneuve lui-même a, sans le vouloir et sans le savoir, ouvert la plèvre en opérant une tumeur du sein par le procédé des flèches, et tous ceux qui le connaissent savent bien qu'un pareil accident ne lui serait jamais arrivé avec le bistouri.

Ce n'est pas à ces diverses opérations, c'est à la cautérisation en nappe qu'ont fait allusion ceux qui ont parlé de la difficulté relative de la méthode sanglante. Il est certain en effet que les empiriques les plus ignorants pratiquent tous les jours cette cautérisation. La pratiquent-ils bien? Toute la question est là. Pour inciser les tissus, pour disséquer une tumeur, pour lier des artères, pour réunir la plaie, il ne faut pas être bien habile, mais il faut du moins connaître un peu d'anatomie et de chirurgie; rien de tout cela n'est nécessaire pour étaler sur la peau une couche de caustique; aussi voit-on tous les jours de nombreux chirurgastres, domiciliés ou ambulants, même des curés ou des bonnes femmes, faire tomber des tumeurs ou des morceaux de tumeurs par la cautérisation; tandis que les seuls chirurgiens osent s'armer du bistouri. Mais lorsqu'on veut pratiquer avec la cautérisation une opération méthodique et complète, il faut joindre aux connaissances anatomiques et pathologiques les plus précises, une connaissance spéciale des caustiques, de leur action sur les divers tissus, de l'épaisseur des eschares qu'ils produisent; il faut en outre avoir, par une longue expérience, acquis l'habitude de les manier sur le vivant, et tout cela ne suffit pas, comme on l'a déjà vu, pour remplir exactement toutes les indications opératoires, lorsque les tissus qu'on veut détruire dépassent une certaine épaisseur.

En résumé, pour ce qui concerne l'opération elle-même, la méthode sanglante offre *ordinairement* de grands avantages, que ne compense aucun inconvénient sérieux, exception faite de certains cas particuliers qui ne doivent pas, nous le répétons, figurer dans un parallèle général.

Toutefois le but qu'on se propose n'est pas d'opérer une tumeur, mais de guérir les malades. Nous aurons donc maintenant à comparer les diverses méthodes sous le rapport de leurs résultats immédiats et de leurs résultats définitifs.

Les résultats immédiats sont relatifs aux phénomènes qui se passent jusqu'à la cicatrisation de la plaie; les résultats définitifs sont relatifs à l'état où se trouvent les malades lorsqu'ils sont guéris de l'opération.

Sous le rapport des résultats immédiats, la méthode sanglante possède un certain nombre d'avantages, mais ces avantages sont plus ou moins compensés par des inconvénients auxquels les autres méthodes ne paraissent pas exposer au même degré.

Le grand avantage de la méthode sanglante, c'est qu'elle se prête, et qu'elle se prête seule, à la réunion par première intention. On peut le plus souvent rapprocher et réunir directement les bords de la plaie, et, lorsque l'étendue de la perte de substance s'y oppose, on possède encore, dans beaucoup de cas, la ressource de l'autoplastie. Il en résulte que la méthode sanglante permet d'obtenir des guérisons complètes, sans suppuration et sans le moindre accident, en trois, quatre, ou cinq jours; on sait que ce résultat est la règle dans les opérations pratiquées sur les chairs du visage, et il est loin d'être rare dans les autres parties du corps, surtout lorsqu'on suit les préceptes de Blandin. Lorsque la réunion par première intention ne réussit pas entièrement, elle réussit encore assez souvent dans une partie notable de l'étendue de la plaie; la surface suppurante se trouve ainsi réduite à de petites dimensions, la suppuration est peu abondante, et la guérison est accélérée. Dans les autres méthodes, la plaie ne peut être ni réunie, ni même diminuée par le pansement; elle suppure inévitablement dans toute son étendue, elle ne se referme que par le progrès lent de la cicatrisation à découvert.

La méthode sanglante offre donc la chance de guérir les malades plus promptement que ne le permettent les autres méthodes; et si la réunion par première intention réussissait toujours, ou seulement presque toujours, d'une manière complète, aucune objection ne pourrait s'élever contre le bistouri. Par malheur, exception faite de la région du visage, la réunion par première intention échoue très-souvent en tout ou en partie, et alors les malades se trouvent exposés à des accidents de toute sorte : fièvre inflammatoire, phlegmon diffus, érysipèle, angioleucite, phlébite et infection purulente, pourriture d'hôpital, épuisement par excès de suppuration, infection putride, hémorrhagies consécutives, etc.

Or, il paraît fort probable que la plupart de ces accidents, toutes choses égales d'ailleurs, sont moins fréquents à la suite des opérations non sanglantes qu'à la suite des opérations sanglantes, lorsque celles-ci ne sont pas suivies de réunion par première intention. Nous reviendrons tout à l'heure sur quelques-uns de ces accidents, mais nous devons dire d'abord à quoi paraît due l'immunité plus ou moins prononcée des méthodes non sanglantes. Celles-ci produisent des plaies qui paraissent exposées au contact de l'air, mais qui en réalité ne le sont pas. Une couche particulière, d'épaisseurs, et de nature variable protége les tissus divisés. Cette couche est parfaitement close, et il faut bien qu'elle le soit, puisqu'elle empêche le sang de couler. Elle est constituée, après l'écrasement linéaire, par une lame de tissus tassés et feutrés étroitement, après la galvanocaustie, par une eschare mince et sèche, après la ligature en masse, par une nappe de lymphe plastique, infiltrée dans les fibres des tissus que l'action progressive du fil a divisés. La cautérisation circulaire et la cautérisation en nappe ne donnent de plaies qu'après la chute des eschares, et cette chute est le résultat d'un travail d'élimination qui laisse une couche de bourgeons charnus à la surface de la plaie. Après les opérations sanglantes, au contraire, les tissus fraîchement divisés, mous, flexibles, sans adhérences, viennent s'ouvrir dans la plaie ; ils sont plus ou moins infiltrés de sang dans une petite étendue; une couche de sang existe à leur surface; si l'on tente la réunion par première intention et si elle réussit, il ne résulte de cet état aucun inconvénient; mais nous parlons seulement des cas où la réunion n'est pas essayée, de ceux où elle n'est pas possible, de ceux où elle est imparfaite, et de ceux où elle ne réussit pas. L'action irritante de l'air, que quelques auteurs ont trop exagérée, mais qu'il ne faut pas méconnaître, s'exerce alors directement sur les tissus dans les points où ils ont été récemment divisés. A cette cause, se joint le contact toujours plus ou moins irritant des pièces de pansement. Si la plaie est creuse, si elle est réunie incomplétement, les premières sécrétions inflammatoires s'y accumulent ;elles y subissent promptement un commencement de décomposition à la faveur de la chaleur et de l'oxygène; elles se trouvent en contact avec les tissus avant que la couche protectrice des bourgeons charnus ait eu le temps de s'y organiser; elles les irritent par leur contact; elles y pénètrent par infiltration. Ces phénomènes, suivant les cas, suivant la nature du pansement, sont plus ou moins prononcés; ils ne produisent ni nécessairement, ni même fréquemment des accidents fâcheux; mais ceux-ci sont toujours possibles, et, sans avoir la prétention d'avoir énuméré toutes les différences qui existent entre les plaies sanglantes et les plaies non sanglantes, nous pouvons dire du moins que ces différences sont assez grandes pour qu'on puisse *en théorie*, leur accorder une certaine influence sur les destinées ultérieures de la plaie. Voyons maintenant ce que va nous apprendre *la pratique*.

Nous laisserons de côté les cas où la méthode sanglante est *seule* applicable. Ce sont ceux où la tumeur, d'après son siége et ses connexions, ne peut être enlevée que par une amputation ou une résection. Malgré quelques tentatives faites par MM. Maunoury et Salmon, pour couper les membres avec les caustiques, et par M. Maisonneuve, pour les couper par l'écrasement linéaire, combiné à la *diaclastie* (éclatement des os), il n'est pas encore entré dans la chirurgie régulière de pratiquer les amputations et les résections autrement qu'avec le couteau. La gravité de ces opérations, qui est considérable, ne peut donc pas entrer en ligne de compte, et nous n'aurons à nous occuper que des tumeurs dont l'extirpation se fait sans intéresser le squelette.

Cela posé, la réaction inflammatoire locale, et la fièvre traumatique qui en est la conséquence, prennent rarement des proportions inquiétantes à la suite de la simple extirpation des tumeurs des parties molles par la méthode sanglante, lorsque le traitement de la plaie est convenablement dirigé; mais il importe, pour maintenir cette réaction dans des limites modérées, de panser et de surveiller attentivement la plaie, de tenir le malade au repos, et même au lit, pour peu que la plaie ait quelque étendue. Les autres méthodes exigent certainement moins de soins et moins de surveillance; les malades traités par la cautérisation, pour des tumeurs même volumineuses, peuvent quelquefois, dès que la douleur est dissipée, se lever, se promener, et même reprendre quelques occupations. Ces faits, qui ne sont pas rares, ont fait croire que l'application des caustiques ne provoquait aucune réaction; opinion évidemment erronée pour certains caustiques, car le sublimé corrosif, le nitrate acide de mercure, le chlorure d'antimoine et les caustiques arsenicaux, sont au contraire extrêmement irritants; ils le sont beaucoup plus que le bistouri. Mais les acides nitrique et sulfurique, la pâte de Vienne, et surtout le chlorure de zinc, ont vraiment la propriété très-remarquable de ne provoquer que très-peu de réaction. La méthode galvanocaustique approche de cette innocuité. Cela semble au premier abord en contradiction avec ce qu'on sait de la marche des brûlures profondes. On sait qu'elles provoquent souvent une fièvre très-intense et la formation de phlegmons diffus; mais il n'y a qu'une analogie très-éloignée entre les brûlures ordinaires et la cautérisation galvanique. L'intensité de la réaction est proportionnelle à la quantité de calorique qui a rayonné dans les tissus au delà des limites de l'eschare, et ce rayonnement est proportionnel au volume du corps comburant. Si un membre est plongé dans l'eau bouillante pendant quelques minutes, il en résulte une eschare épaisse, comprenant toutes les parties qui ont supporté une température d'environ soixante degrés centigrades (coagulation de l'albumine); mais, au-dessous de cette couche mortifiée, il y en a une autre, presque aussi épaisse, où la température, à peine inférieure de quelques degrés à celle qui tue les tissus, a fait subir à ces derniers une irritation extrêmement violente, comparable à celle qui, à la peau, constitue ce qu'on appelle le second degré de la brûlure. Les corps métalliques incandescents, incomparablement plus chauds que les liquides bouillants, produisent des brûlures qui peuvent être aussi profondes, et même plus profondes, mais qui sont moins graves cependant, parce que la quantité de calorique émise dans un temps donné dépend de la masse du corps qui rayonne. Le cautère actuel classique, renfermant, sous un volume assez restreint, une très-grande quantité de calorique, tient le milieu, sous ce rapport, entre les agents des brûlures ordinaires, et le cautère galvanique. Celui-ci est de tous les cautères celui dont la masse est la plus petite; c'est celui qui rayonne le moins, qui échauffe et irrite le moins les tissus. Il ne brûle pour ainsi dire que ce qu'il touche, et dès lors il n'est pas étonnant qu'après l'action de ce cautère, la réaction inflammatoire soit beaucoup moindre qu'à la suite des autres brûlures. Je n'ai enlevé qu'un petit nombre de tumeurs par la méthode galvanocaustique, mais j'ai pratiqué un grand nombre d'autres opérations, soit avec le fil, soit avec le galvanocautère; l'inflammation traumatique a toujours été extrêmement modérée, quelquefois presque inappréciable. J'en puis dire autant des plaies qui résultent de l'extirpation des tumeurs par écrasement linéaire, car, si j'ai vu une fois, à la suite de l'ablation d'une tumeur hémorrhoïdale volumineuse, survenir une inflammation assez vive, accompagnée de fièvre traumatique, je dois ajouter que, dans la plupart des cas, la réaction est moindre qu'à la suite des plaies de même étendue, pratiquées par l'instrument tranchant. Ainsi, sous ce rapport, les deux méthodes de cautérisation, celle de la galvanocaustie et celle de l'écrasement linéaire, sont réellement supérieures à la méthode sanglante, lorsque celle-ci n'est pas suivie de réunion par première intention.

Quant à la ligature en masse, dont on a beaucoup trop vanté l'innocuité, elle a des avantages que nous indiquerons bientôt; mais il est très-inexact de dire qu'elle n'expose pas à la réaction inflammatoire. Déjà Desault et Mayor avaient reconnu qu'il était très-désavantageux de l'appliquer sur un pédicule cutané d'un certain volume; c'était pour cela qu'ils avaient adopté, pour les tumeurs extérieures, une méthode mixte, consistant à inciser et à disséquer la peau avec le bistouri, et à n'étreindre avec le fil que les parties profondes. Cette combinaison de la méthode sanglante et de la méthode de la ligature, peut recevoir quelques applications utiles dans l'extirpation de certaines tumeurs du cou; mais, sous le point de vue qui nous occupe, elle réunit les chances d'inflammation des plaies saignantes et non réunies, à celles qui accompagnent l'étranglement d'une masse considérable de tissus. Appliquée sur des surfaces muqueuses, la ligature en masse est moins irritante sans doute que si on l'appliquait sur la peau; mais elle l'est encore à un haut degré. J'ai vu deux fois, dans le service de Blandin, une péritonite mortelle se développer, par propagation, à la suite de la ligature de tumeurs du col utérin. Chez un homme à qui ce chirurgien avait lié un polype de l'arrière-gorge, il survint, dès le troisième jour, une inflammation violente, qui se propagea à tout le pharynx et aux replis aryténo-épiglottiques, si bien que le malade était déjà complétement asphyxié, sans pouls, sans mouvement et sans sensibilité, lorsque la trachéotomie, pratiquée en désespoir de cause, le ressuscita littéralement; les désordres produits par l'inflammation du larynx étaient tels, qu'on ne put jamais débarrasser le malade de sa canule; il resta deux ans dans le service, en qualité d'aide-infirmier; on essaya plusieurs fois de le faire respirer par le larynx; il fallut y renoncer. Tout le monde, enfin, sait que la ligature en masse des tumeurs de la langue a été suivie plusieurs fois de glossite intense, d'angines graves avec menace d'asphyxie; et c'est pour ce motif qu'on a assez généralement renoncé à cette opération. En résumé, la ligature en masse est de toutes les méthodes celle qui expose le plus à une réaction inflammatoire violente.

L'érysipèle, cet accident si fréquent et si sérieux, qui sévit quelquefois d'une manière épidémique sur tous les opérés d'un hôpital, joue un grand rôle dans les préoccupations du chirurgien qui s'arme du bistouri; et une méthode qui mettrait d'une manière certaine à l'abri de cet accident, serait infiniment précieuse. Les partisans des diverses méthodes qui sont aujourd'hui en présence de la méthode sanglante, n'ont pas manqué de faire valoir, contre cette dernière, la chance de l'érysipèle. A part la ligature en masse, qui, sous ce rapport, me paraît au moins aussi dangereuse que le bistouri, je reconnais que les méthodes non sanglantes jouissent d'une certaine immunité à l'endroit de l'érysipèle. Mais cette immunité ne saurait être absolue; les plaies non sanglantes ne diffèrent des plaies sanglantes que pendant les premiers jours. Lorsque les eschares, s'il y en a, sont détachées, lorsque la suppuration est établie, que les bourgeons charnus sont développés, toutes les plaies se ressemblent, et si l'on songe que l'érysipèle peut débuter jusque sur les vieux ulcères de la jambe, on perdra l'espoir de trouver une méthode capable de produire *à la peau* une perte de substance, sans donner prise à l'érysipèle. De toutes les méthodes non sanglantes, la cautérisation, surtout la cautérisation par le chlorure de zinc, est celle qui passe pour diminuer le plus les chances de l'érysipèle; plusieurs auteurs ont même imprimé qu'il n'y avait jamais d'érysipèle à la suite de ces cautérisations; j'ai déjà dit pourtant que, dans les tristes expériences de la Salpêtrière, sur neuf femmes opérées pour des cancers du sein, trois eurent des érysipèles. Cet accident survint également sur une des trois malades qui furent opérées pour des cancroïdes. Voilà pour la cautérisation potentielle. Quant aux deux méthodes de la galvanocaustie et de l'écrasement linéaire, il est impossible de les mettre en parallèle, sous ce rapport, avec l'instrument tranchant, parce qu'elles sont presque toujours appliquées sur des surfaces *muqueuses*, et non sur des surfaces *cutanées*. Or, les opérations dans lesquelles on n'intéresse pas la peau ne produisent pas d'érysipèle. Si on laisse de côté toutes les opérations de ce genre, le nombre des observations qui restent est trop peu considérable pour qu'on puisse en tirer des conclusions un peu rigoureuses. Somme toute cependant, j'admets que les méthodes non sanglantes, excepté la ligature en masse, exposent moins à l'érysipèle que la méthode sanglante.

L'infection purulente est un accident bien autrement formidable que l'érysipèle; les opérés qui en sont atteints succombent presque tous, et il y a des époques où, comme l'érysipèle, elle sévit dans les salles de chirurgie, sous forme épidémique. L'appréciation des chances de l'infection purulente doit donc jouer un rôle important dans le parallèle des méthodes opératoires. Ce n'est pas ici le lieu d'exposer la théorie de l'infection purulente, ni de distinguer cette affection, consécutive à la phlébite suppurative, de la diathèse purulente, qui produit également des suppurations multiples, et qui est indépendante des lésions des veines. Cette distinction, que je crois réelle, n'étant pas encore acceptée dans la pratique, je la laisserai de côté; j'emploierai le mot infection purulente, dans le sens le plus large qui lui ait été donné, et je m'en servirai pour désigner indistinctement tous les cas où un opéré est en proie à un état général, avec formation d'un ou plusieurs abcès sans connexions directes avec la plaie de l'opération. Si les discussions relatives à cette grande question de chirurgie ne sont pas encore terminées, il y a du moins un point sur lequel tout le monde s'est trouvé d'accord : c'est que les opérations dans lesquelles on divise de grosses veines sont celles qui exposent le plus à l'infection purulente. On sait que tous les chirurgiens prudents ont renoncé à opérer par incision ou par excision les varices, les tumeurs hémorrhoïdales, et le varicocèle, à cause précisément de l'éventualité de l'infection purulente. On sait encore que cet accident terrible est tout particulièrement fréquent à la suite des amputations des membres, où il est impossible de ne pas couper en travers des veines importantes. Il est donc certain, et c'est un point qui n'est pas contesté, que l'infection purulente est à redouter toutes les fois qu'une veine coupée en travers vient aboutir à une plaie en suppuration. On croit avoir remarqué que la pratique qui consiste à lier les extrémités des principales veines dans les moignons d'amputation, diminue les chances de l'infection purulente; mais il est bien sûr qu'elle ne les annule pas, puisqu'on a vu cet accident survenir et déterminer la mort à la suite d'une simple ligature de veines variqueuses mises à nu par une incision. Il n'est donc pas nécessaire qu'une veine soit béante dans une plaie, pour que l'infection purulente s'en suive; il suffit qu'elle soit irritée directement, ou entourée d'un foyer de suppuration.

Cela posé, les méthodes non sanglantes exposent-elles moins les opérés à l'infection purulente que la méthode sanglante? Cela me paraît certain, mais je ne saurais admettre qu'elles mettent nécessairement, comme on l'a dit, à l'abri de cet accident. Il ne faut pas oublier que ces méthodes non sanglantes ne sont pas usitées dans les amputations; or, les grandes amputations fournissent à elles seules plus des trois quarts des cas d'infection purulente, quoiqu'elles soient incomparablement moins communes, dans les hôpitaux civils, que les autres opérations sanglantes. Quant aux plaies qui résultent de la simple extirpation des tumeurs, elles sont très-rarement suivies d'infection purulente, depuis qu'on a renoncé à extirper au bistouri les goîtres et les tumeurs hémorrhoïdales. J'ai été interne pendant deux ans (1847-1848) à l'Hôtel-Dieu, dans le service de Blandin, un des plus actifs de la capitale, un de ceux où il se pratiquait le plus d'opérations de tout genre. L'accumulation continuelle d'un grand nombre d'opérés dans la même salle, et la diète exagérée à laquelle Blandin les soumettait, sous l'influence des idées de Broussais, rendaient chez eux l'infection purulente extrêmement commune; les amputés ne mouraient guère autrement, — et ils furent nombreux à la suite des événements de février et de juin 1848. Cet accident existait donc en permanence dans le service, et deux fois je l'ai vu succéder à une simple saignée du bras. Or, pendant ces deux années, j'ai vu extirper, par Blandin, *à l'hôpital,* soixante tumeurs, et deux fois seulement l'infection purulente s'en est suivie; dans les deux cas, il s'agissait de cancers de la mamelle, compliqués de ganglions axillaires volumineux, et l'infection purulente avait eu pour point de départ les veines profondes et volumineuses du creux de l'aisselle. Depuis lors, dans ma pratique, soit à l'hôpital, soit en ville, je n'ai jamais vu survenir l'infection purulente après l'extirpation des tumeurs par la méthode sanglante, sur un nombre de cas que je ne puis préciser d'une manière rigoureuse, mais qui dépasse la centaine. Les chances de l'infection purulente sont donc très-minimes, à la suite des opérations sanglantes que nécessitent les tumeurs accessibles aux méthodes non sanglantes. C'est un point qu'il ne faut pas perdre de vue dans le choix des méthodes. Les seules tumeurs qu'on ne puisse extirper au bistouri, sans courir des chances sérieuses d'infection purulente, sont les tumeurs du corps thyroïde et les tumeurs hémorrhoïdales; pour celles-là, on a depuis longtemps renoncé aux méthodes sanglantes; mais il ne faut pas que certains cas particuliers, parfaitement déterminés, influent sur la détermination qu'on doit prendre dans les autres cas (1).

Ainsi, quand même la méthode sanglante exposerait *seule* les opérés à l'infection purulente, il n'en serait pas moins avéré qu'on peut extirper au bistouri *la plupart* des tumeurs des parties molles, sans se préoccuper beaucoup de cette éventualité. Mais il ne faut pas croire que les méthodes non sanglantes mettent entièrement les malades à l'abri de cet accident. J'ai vu une infection purulente, caractérisée par tous les symptômes généraux et par deux abcès de l'avant-bras, se développer chez un homme à qui j'avais enlevé une grosse tumeur hémorrhoïdale par l'*écrasement linéaire;* il ne mourut pas, mais il flotta plus de huit jours entre la vie et la mort; il dut probablement son salut à l'alcoolature d'aconit, administrée à la dose de deux grammes par jour, à partir du premier frisson. La *cautérisation* des tumeurs n'a pas été suivie d'infection purulente dans les cas que j'ai eu l'occasion d'observer; mais on sait qu'un malade à qui Aug. Bérard avait cautérisé des varices, mourut promptement avec des abcès multiples; d'autres faits de ce genre s'étant produits à la suite de la même opération, on avait presque entièrement renoncé à la cure radicale des varices, au moins à Paris, lorsque la

(1) Je n'ai jamais vu survenir l'infection purulente à la suite de l'amputation de la verge; je n'ignore pas que cet accident a été observé par plusieurs chirurgiens. Mais je crois devoir attendre de nouveaux faits avant de donner ici, avec M. Middeldorpf, la préférence à la galvanocaustie. (Voyez p. 577.)

méthode des injections coagulantes vint offrir aux chirurgiens une ressource moins périlleuse. Je ne connais aucun exemple d'infection purulente consécutive à l'ablation d'une tumeur par la *ligature en masse;* mais la ligature en masse, pratiquée dans un autre but, a plusieurs fois produit cet accident et fait périr les opérés. C'est ce qu'on a vu à la suite des procédés qui ont pour but de pratiquer par striction la section des veines du scrotum dans le cas de varicocèle; l'infection purulente mortelle s'est même produite une fois à la suite du procédé de ligature sous-cutanée de M. Ricord, qui permet pourtant de ne pas lier la peau, et de n'étrangler que les veines et le tissu conjonctif. Le mode d'action de la ligature en masse est bien évidemment le même ici que dans l'extirpation des tumeurs; il faut bien savoir par conséquent que cette méthode n'écarte pas nécessairement toutes les chances d'infection purulente. La *galvanocaustie,* enfin, n'a pas encore, à ma connaissance, produit la phlébite; mais elle est trop récente et trop peu répandue pour qu'on soit en droit de la déclarer tout à fait innocente sous ce rapport.

L'hémorrhagie consécutive est un autre accident qu'on reproche à la méthode sanglante, et que les méthodes non sanglantes ont la prétention de conjurer. Je dirai d'abord qu'elles ne le conjurent pas nécessairement, comme on a pu le dire et le croire. J'ai déjà dit qu'un malade de M. Chassaignac, opéré par l'*écrasement linéaire* pour une tumeur hémorrhoïdale, eut une hémorrhagie consécutive, peu abondante, il est vrai, puisqu'elle ne donna qu'une palette de sang; mais il ne faut pas oublier qu'il n'y a que de très-petites artères dans les tumeurs hémorrhoïdales. La *cautérisation,* même la cautérisation au chlorure de zinc, donne quelquefois lieu à des hémorrhagies, quoique ce caustique coagulant soit un des meilleurs hémostatiques. L'écoulement de sang, dans les deux cas que j'ai observés, s'est produit du huitième au dixième jour, à une époque où l'eschare, déjà en partie détachée, était encore adhérente dans une étendue notable. Il est probable que, si la région cautérisée était dans une immobilité absolue, l'élimination des eschares faites par les caustiques *coagulants* aurait lieu sans hémorrhagie. Mais l'immobilité absolue ne peut être obtenue que dans des cas exceptionnels; on ne peut empêcher une femme cautérisée pour une tumeur du sein de se retourner dans son lit; il s'établit alors, dans les points où l'eschare tient encore, des tiraillements qui peuvent déterminer la rupture des vaisseaux. On se souvient qu'une des femmes opérées devant la commission, dans les expériences de la Salpêtrière, eut une hémorrhagie le huitième jour; elle en eut une seconde la nuit suivante, et on en vint à bout avec le perchlorure de fer. Chez une autre femme, que j'avais cautérisée moi-même avec la pâte de Canquoin (chlorure de zinc), le sang partit dans la matinée du dixième jour. Il fut heureux que cet accident survînt à l'heure de la visite, car l'hémorrhagie était abondante; elle provenait d'une source inconnue, située sous une eschare épaisse et adhérente dans la plus grande partie de son étendue; et il fallut pousser en tous sens, sous cette eschare, des injections de perchlorure de fer. Malgré tout, l'hémorrhagie dura une demi-heure, et je fus sur le point d'enlever l'eschare au bistouri, pour aller à la recherche de l'artère ulcérée. En regard de ces deux faits, je dirai que je n'ai jamais vu d'hémorrhagie consécutive à la suite de l'extirpation sanglante des tumeurs du sein et de l'aisselle. La *galvanocaustie* met-elle à l'abri de l'hémorrhagie consécutive? On a pu l'espérer. Voici pourtant un fait dont il est bon de tenir compte. J'ai déjà dit qu'un jour, en pratiquant l'amputation de la langue, au moyen de l'anse coupante, le fil, chauffé à blanc, c'est-à-dire trop fortement chauffé, coupa une artère qui fournit une hémorrhagie primitive; j'achevai rapidement l'opération, puis, la tumeur enlevée, je cautérisai, avec le galvanocautère, le vaisseau qui fournissait le sang. L'hémorrhagie s'arrêta. Mais le huitième jour, dans la soirée, le malade eut une discussion avec son infirmier, qui voulait l'empêcher de se lever. Il s'emporta, fit des efforts pour parler, et le sang partit aussitôt; les internes ne purent arrêter cette hémorrhagie, et une heure après, lorsque j'arrivai auprès du malade, il était dans un état de syncope dont il ne se releva pas. Il y a à dire contre cette observation que, si l'opération eût été conduite avec plus de lenteur, l'artère divisée n'aurait pas fourni d'hémorrhagie primitive; mais cette artère fut immédiatement cautérisée avec le galvanocautère; elle se trouva donc dans les mêmes conditions que si l'action du fil avait été plus lente et plus régulière. Il y a à dire encore que l'hémorrhagie consécutive a été provoquée par l'imprudence du malade : c'est vrai; mais la même imprudence aurait-elle produit le même résultat, si l'artère eût été entourée d'un fil à ligature, à la suite d'une opération sanglante? Il est permis d'en douter. J'avoue que depuis cette triste expérience, j'ai renoncé à enlever par la galvanocaustie les tumeurs qui renferment dans leur pédicule des artères volumineuses. Une autre observation, que j'ai recueillie en septembre 1859, m'a prouvé que cette résolution était sage. On me présenta à Sainte-Foy un petit idiot de cinq ans, atteint d'ankyloglosse complet. La langue était entièrement soudée au plancher de la bouche; l'enfant ne parlait pas, ce qui pouvait tenir à son peu de connaissance; mais ce qu'il y avait de plus fâcheux, c'est qu'il ne pouvait avaler aucun aliment solide; on le nourrissait uniquement en lui penchant la tête en arrière, et en lui faisant couler des bouillies claires dans le fond de la bouche. Il ne pouvait même pas avaler sa salive, qui coulait continuellement à l'extérieur. Il était dans un état de débilité excessive qui ne permettait pas de l'opérer par la méthode sanglante; la moindre hémorrhagie primitive aurait pu compromettre sa vie. Je résolus donc de détacher la langue au moyen du galvanocautère. L'enfant fut chloroformé; la langue fut disséquée dans une étendue de trois centimètres, sans aucune perte de sang; il y eut peu de réaction, et tout alla bien jusqu'au neuvième jour; l'enfant, nourri abondamment, avait déjà repris des forces; mais ce jour-là, les eschares, en se détachant, laissèrent couler une quantité considérable de sang. La cicatrisation ensuite marcha régulièrement. J'ajoute que depuis lors la cicatrice s'est rétractée; toutefois, la partie libre de la langue conserve encore près de deux centimètres de longueur; l'enfant mâche et avale parfaitement ses aliments; il peut tirer la langue de plus d'un centimètre; il a acquis des forces, de l'embonpoint, et a pris une croissance rapide; mais en septembre 1862, trois ans après l'opération, il ne pouvait encore prononcer que quelques mots. Il est vrai qu'il est idiot, que ses parents sont de pauvres paysans, et le laissent seul presque toute la journée, sans s'occuper beaucoup de lui apprendre à parler. Quoi qu'il en soit, voilà un second cas où la méthode galvanocaustique a donné lieu à une hémorrhagie consécutive. De toutes les méthodes non sanglantes, la *ligature en masse* est la seule qui n'ait jamais été (à ma connaissance) suivie de cet accident; mais je dirai bientôt pourquoi.

On trouve peut-être qu'ici, comme à l'occasion de l'infection purulente, je m'attache à réunir des faits rares, au détriment des méthodes non sanglantes, et qu'en réalité, ces méthodes exposent très-peu les opérés à l'hémorrhagie consécutive. Mais c'est de la même manière, c'est en rassemblant des faits plus ou moins exceptionnels, qu'on a dressé un réquisitoire contre la méthode sanglante. On a commis ici, d'ailleurs, une confusion que commettent continuellement les adversaires du bistouri. On n'a pas distingué les cas où la méthode sanglante est seule applicable, de ceux où l'on a le droit de choisir entre plusieurs méthodes. L'hémorrhagie consécutive est commune dans les services de chirurgie; mais est-ce à la suite de la simple extirpation des tumeurs des parties molles? Non, c'est à la suite des grandes amputations où l'on coupe inévitablement des artères considérables. Divise-t-on jamais par l'écrasement linéaire, par la galvanocaustie, par la ligature en masse, des artères aussi grosses que la fémorale ou l'humérale? Il est arrivé deux ou trois fois qu'un caustique coagulant, le chlorure de zinc, a détruit impunément l'artère fémorale, et même dans un cas de Bonnet, de Lyon, l'artère sous-clavière (il s'agissait d'un anévrysme de ce vaisseau). Mais croit-on que si l'on cautérisait ces grosses artères aussi souvent qu'on les coupe ou qu'on les lie au fond d'une plaie, la méthode de la cautérisation ne fournirait pas aussi un large contingent d'hémorrhagies consécutives? Il ne faut comparer que ce qui est comparable. — Qui nie que l'amputation de la cuisse ne soit plus grave que l'extirpation d'une tumeur du sein par une méthode quelconque? Voilà ce qu'on a perdu de vue lorsqu'on a accusé la méthode sanglante de produire plus d'hémorrhagies consécutives que ses rivales. Je crois pour ma part qu'elle en produit aussi peu; et si je m'en rapportais à mon expérience, je dirais qu'elle en produit moins, car, je le répète, je n'ai *jamais* vu survenir l'hémorrhagie consécutive après l'extirpation sanglante d'une tumeur des parties molles. La considération des hémorrhagies consécutives ne modifie en rien les indications que nous avons établies en parlant des hémorrhagies primitives. L'instrument tranchant donne une sécurité parfaite à cet égard, toutes les fois que la tumeur est extérieure, toutes les fois que ses parties les plus profondes sont accessibles à l'œil et à la main. Ce sont de beaucoup les cas les plus nombreux, et ce sont aussi les seuls pour lesquels le bistouri réclame la préférence. Tous les chirurgiens s'accordent à préférer les autres méthodes, dans les cas où une tumeur s'implante, par un pédicule très-vasculaire, au fond d'une cavité profonde et difficilement accessible.

Quant aux autres accidents des plaies, nous n'en dirons que peu de mots. L'infection putride et l'épuisement par excès de suppuration dépendent de la situation et de l'étendue des plaies, bien plus que de leur nature. La pourriture d'hôpital peut s'inoculer et se développer sur toutes les surfaces suppurantes, même sur les vieux ulcères, comme j'en ai vu un exemple à l'Hôtel-Dieu, dans une épidémie plus sérieuse par le nombre des cas que par leur gravité. Le tétanos traumatique, qui a presque toujours, — peut-être toujours, — son point de départ dans une lésion des nerfs, est d'autant moins à craindre que ceux-ci sont plus nettement divisés. Ce serait donc un motif pour préférer la méthode sanglante, si l'ablation d'une tumeur ne pouvait se faire sans atteindre des cordons nerveux de quelque volume.

En résumé, sous le rapport des suites immédiates de l'opération, la méthode sanglante, comparée à ses rivales, offre quelques avantages précieux, et des inconvénients qu'on a eu tort d'exagérer, mais qu'on aurait tort de méconnaître. Elle permet seule d'obtenir une réunion par première intention, c'est-à-dire une guérison complète en quatre ou cinq jours; mais cette réunion est incertaine, et lorsqu'elle échoue, la réaction inflammatoire est ordinairement plus intense qu'elle ne l'est après plusieurs autres méthodes. Celles-ci paraissent en outre diminuer les chances de l'érysipèle; elles diminuent certainement celles de l'infection purulente; mais il ne faut pas perdre de vue que ce dernier accident est excessivement rare à la suite des opérations sanglantes pratiquées pour enlever les tumeurs des parties molles, exception faite de celles dont la base repose sur un lacis veineux très-développé; la supériorité des méthodes non sanglantes ne se manifeste donc, sous ce rapport, que dans quelques cas particuliers parfaitement déterminés. Enfin, sous le rapport de l'hémorrhagie consécutive, la méthode sanglante n'est inférieure à aucune autre.

L'étude des *résultats définitifs* donne un avantage marqué à la méthode sanglante, soit que l'on considère le rétablissement des formes et des fonctions de la région opérée, soit que l'on considère l'éventualité des récidives.

La méthode sanglante permet de conserver les téguments qui recouvrent un grand nombre de tumeurs, et de respecter autant que possible les organes adjacents. Si l'on est obligé de sacrifier une partie de la peau, on peut encore, le plus souvent, rapprocher les bords de la plaie; et quand la perte de substance est plus étendue, on possède presque toujours la ressource de l'autoplastie. Que la réunion par première intention réussisse, ou qu'elle échoue, on obtient le plus souvent, par la réunion secondaire, une cicatrice étroite, flexible, et presque linéaire. Le tissu de ces cicatrices ne possède qu'une faible tendance à la rétraction. Enfin, le chirurgien peut donner à ses incisions une direction calculée de manière à rendre la cicatrice aussi peu gênante et aussi peu apparente que possible. Ces avantages ne se retrouvent pas dans les méthodes non sanglantes. Celles-ci produisent une mutilation plus étendue, laissent une plaie plate et large qu'on ne peut réunir ni en totalité ni en partie; la cicatrice a dans l'origine la même largeur que la plaie; plus tard, elle tend à se rétrécir par la rétraction de son tissu; mais cette rétraction, souvent irrégulière, que le chirurgien ne peut ni modérer ni diriger, donne quelquefois lieu à des infirmités et à des difformités très-fâcheuses.

Ainsi, l'ablation des tumeurs hémorrhoïdales par l'écrasement linéaire a été suivie plus d'une fois de rétrécissement du rectum. La destruction des tumeurs de la face par les caustiques dévie fréquemment les commissures labiales, les ailes du nez, et surtout les paupières inférieures; c'est une cause bien connue d'ectropion, et on sait que cette déviation n'est pas une simple difformité, qu'elle expose les opérés à une ophthalmie chronique et à la perte de l'œil, qu'enfin on n'y peut remédier que par une opération autoplastique. C'est un argument très-puissant contre la cautérisation des épithéliômes de la joue et des paupières, lorsque ces tumeurs ont une certaine étendue, à moins qu'elles ne soient tout à fait superficielles. La plupart des inconvénients consécutifs que nous signalons disparaissent lorsque les tumeurs existent dans des cavités muqueuses, comme les tumeurs de la langue, du pharynx, du col utérin, et il se trouve, par une coïncidence heureuse, que la plupart de ces tumeurs sont précisément celles qui se prêtent le mieux, sous les autres rapports, à l'application des méthodes non sanglantes.

Un mot enfin sur l'éventualité des récidives. Les récidives par répullulation, dépendant d'une diathèse générale ou d'une diathèse partielle, doivent évidemment être mises de côté. Aucune méthode opératoire ne peut avoir la prétention d'exercer sur elles la moindre influence; c'est par ignorance, et surtout par mauvaise foi, que certains empiriques ont pu raconter que leur caustique favori empêchait les récidives. Mais il est clair que les récidives par continuation, étant dues à une cause purement locale, n'auraient jamais lieu si l'on enlevait ou si l'on détruisait complétement la tumeur primitive et ses dépendances. Le choix de la méthode opératoire est donc ici de la plus haute importance; la meilleure est bien évidemment celle qui permet le plus certainement d'enlever ou de détruire le mal dans toute son étendue. Or, on ne peut contester que la méthode sanglante offre à cet égard une sécurité aussi grande que possible, parce qu'elle agit sur des tissus qu'on voit et qu'on touche directement, tandis que le résultat des méthodes non sanglantes dépend entièrement de l'idée plus ou moins exacte que le chirurgien a pu se faire des limites du mal avant l'opération. Le chasseur qui ajuste directement sa proie n'a-t-il pas plus de certitude que celui qui tire dans un fourré, d'après le mouvement des branches? C'est une différence analogue qui existe entre la méthode sanglante et ses rivales, et comme la question des récidives est une de celles qui préoccupent le plus le chirurgien, on peut adopter ce précepte, que les tumeurs sujettes à récidive et dont les limites ne sont pas parfaitement évidentes, doivent, toutes les fois que cela est possible sans un danger tout spécial, être opérées par l'instrument tranchant.

Il résulte de cette longue exposition, que l'instrument tranchant, employé presque exclusivement par les chirurgiens il y a une dizaine d'années, a perdu tout récemment une partie de son domaine; mais il n'en a perdu que la plus petite partie. Malgré tous les efforts, d'ailleurs si utiles, qu'on a faits pour le déposséder, il reste encore, comme auparavant, la ressource principale de la chirurgie des tumeurs. Il constitue toujours la méthode la plus générale, mais il y a des cas où il doit céder le pas aux autres méthodes, et ce sont ces cas qu'il s'agit maintenant de déterminer.

La *ligature en masse*, si utile avant la découverte de l'écrasement linéaire et de l'anse coupante galvanocaustique, est aujourd'hui presque sans application. Ces deux dernières méthodes l'ont supplantée; car, tout en remplissant les mêmes indications, elles ont l'avantage de provoquer beaucoup moins d'irritation, et de ne pas laisser en place une tumeur condamnée à la gangrène. On n'emploie guère la ligature en masse que chez les malades très-timorés, qui reculent devant tout appareil instrumental, et qui s'imaginent que l'application d'un fil n'est pas une opération. Toutefois, cette méthode offre quelques avantages dans le traitement des tumeurs érectiles saillantes, superficielles et peu volumineuses, qu'on peut lier aisément sous deux épingles en croix. En outre, elle offre une ressource précieuse pour terminer l'extirpation de certaines tumeurs qui envoient des prolongements profonds dans des régions dangereuses.

L'*écrasement linéaire* et la *galvanocaustie* sont deux méthodes très-comparables par leurs résultats, et par les indications qu'elles remplissent. La première exige un appareil beaucoup moins compliqué, et me paraît offrir plus de sécurité à l'endroit de l'hémorrhagie, soit primitive, soit consécutive; elle a en outre l'avantage de ne pas exiger de l'opérateur les connaissances et l'expérience spéciales sans lesquelles le maniement de l'anse coupante peut devenir dangereux. L'inconvénient de rendre l'opération plus longue ne compense pas ces avantages. Je donne donc la préférence, dans presque tous les cas, à l'écrasement linéaire. C'est cette méthode que je recommande spécialement pour les tumeurs de la langue, pour les tumeurs du col utérin, pour les corps fibreux pédiculés, et pour les polypes de l'utérus. L'anse coupante galvanocaustique est préférable, cependant, dans les cas où la situation du pédicule ne se prête pas aisément à l'application de la chaîne, à cause de la profondeur et de l'étroitesse des voies qu'il faut parcourir. Un mince et flexible fil de platine peut entourer des tumeurs qu'une chaîne articulée n'atteindrait pas facilement. C'est ainsi que M. Middeldorpf a pu, par les voies naturelles, détacher, au moyen de l'anse coupante, plusieurs polypes naso-pharyngiens, implantés, comme on sait, sur la face inférieure de l'apophyse occipitale basilaire; il a même opéré avec le plus grand succès un polype du larynx. Les polypes de l'extrémité supérieure de l'œsophage me paraissent constituer une autre indication de la galvanocaustie. Pour les polypes naso-pharyngiens, l'anse coupante est à mes yeux la meilleure des opérations non sanglantes; et c'est par là, je pense, qu'il est convenable de commencer le traitement. Mais il ne faut pas ignorer que ces tumeurs ont très-souvent une tendance opiniâtre à récidiver sur place; lorsque l'événement a prouvé que cette tendance existe, et avant que la tumeur nouvelle ait pris un grand accroissement, il faut se décider à appliquer la méthode sanglante qui consiste à mettre à nu le siége du mal, soit à travers le voile et la voûte palatine, soit en reséquant le maxillaire supérieur, de manière à voir l'implantation du polype, qu'on détache de l'os avec un couteau-rugine monté sur un manche spécial.

Nous venons d'examiner les cas où l'indication d'employer l'une ou l'autre de ces deux méthodes non sanglantes découle du siége particulier de la tumeur, du danger qu'il y aurait à l'attaquer avec l'instrument tranchant, à cause de l'hémorrhagie, ou de la gravité des opérations préliminaires qu'il faudrait exécuter pour faire passage au bistouri, et pour le manier avec sécurité. Il y a un second groupe de tumeurs qui réclament l'emploi de ces deux méthodes. Ce sont celles dont l'extirpation sanglante serait facile, mais accompagnée de chances sérieuses d'infection purulente; ce sont celles, en un mot, qui renferment à leur base des veines nombreuses et importantes. On avait à peu près renoncé à l'extirpation de plusieurs de ces tumeurs, avant la découverte des méthodes modernes. Nous citerons en première ligne les tumeurs hémorrhoïdales. L'extirpation de ces tumeurs, si dangereuse autrefois, s'effectue aujourd'hui presque sans aucun péril. Les deux méthodes modernes sont également efficaces et également inoffensives; je les ai employées l'une et l'autre, mais je me sers plus volontiers de l'écrasement linéaire, qui est d'une application plus simple et plus commode. Il y a cependant une circonstance, encore incertaine, qui pourrait un jour faire prévaloir la galvanocaustie; c'est l'éventualité des rétrécissements du rectum. Cette éventualité n'existe que lorsque les tumeurs forment autour de l'anus un anneau complet; j'ai l'habitude, en pareil cas, de ne pas enlever tout l'anneau, d'enlever seulement en une ou deux fois les tumeurs les plus saillantes, et de laisser en place les autres, que j'ai toujours vues diminuer ensuite de volume, se flétrir, et cesser d'incommoder les malades. En agissant ainsi, je n'ai pas eu de rétrécissement consécutif; mais il est clair qu'il vaudrait mieux pouvoir enlever en une seule fois tout l'anneau hémorrhoïdal. Or, on annonce que la galvanocaustie expose moins au rétrécissement consécutif que l'écrasement linéaire. C'est une question encore à l'étude, et difficile à résoudre aujourd'hui ; je ne connais aucun cas de rétrécissement après la galvanocaustie; mais cette méthode a été appliquée beaucoup plus rarement que sa rivale. Si l'opinion précédente venait à être démontrée, il en résulterait l'indication de donner la préférence à la galvanocaustie dans les cas où les masses hémorrhoïdales font tout le tour de l'anus.

Voilà donc un premier ordre de tumeurs pour lesquelles l'instrument tranchant, quoique plus facile et même beaucoup plus facile à appliquer, doit céder le pas à l'écrasement linéaire ou à la galvanocaustie. J'ajoute que l'extirpation des tumeurs cancéreuses ou cancroïdales de l'extrémité inférieure du rectum, lorsque ces tumeurs sont bien circonscrites, paraît moins grave par l'écrasement linéaire que par l'instrument tranchant. C'est donc une seconde exception à faire en faveur de l'écrasement linéaire.

L'amputation de la verge est-elle dans le même cas? Il est certain que la section du corps caverneux ouvre un grand nombre de cavités tapissées par la membrane des veines, et c'est ce qui a fait naître la crainte de l'infection purulente. Mais ces craintes ont été exagérées. J'ai recueilli pendant mon internat cinq observations d'amputation de la verge au bistouri; j'en ai eu depuis lors trois dans ma pratique (l'un de ces malades, avait été amputé par une femme jalouse, le second s'était mutilé lui-même dans un accès de folie, j'ai amputé le troisième à deux reprises pour un épithéliôme) ; en tout huit et même neuf observations, toutes suivies de guérison sans aucun accident. Cette série heureuse m'a peut-être donné une idée trop favorable des suites de l'amputation du pénis; mais dans la discussion de la Société de Chirurgie (24 décembre 1856), j'ai remarqué que personne, excepté M. Cloquet, qui parlait d'après des souvenirs éloignés, n'a dit avoir vu les amputés de la verge mourir d'infection purulente. On s'est accordé à reconnaître que la cause principale de la mort des opérés était le chagrin d'avoir subi une mutilation aussi triste; cet effet moral est indépendant de la méthode opératoire. Je ne vois donc pas jusqu'ici de raison suffisante pour renoncer à la méthode sanglante dans l'amputation de la verge.

Il n'en est pas de même des tumeurs du corps thyroïde. On sait que les veines thyroïdiennes sont naturellement très-volumineuses ; elles deviennent énormes lorsqu'une tumeur se développe dans la glande, et les résultats de l'opération sanglante, eu égard surtout à la fréquence de l'infection purulente, sont tellement déplorables, que tous les chirurgiens prudents y ont sagement renoncé. Je pense, pour ma part, que les hypertrophies simples du corps thyroïde, que les goîtres ordinaires, ne doivent être extirpés par aucune méthode; mais lorsque cette glande est le siége d'une tumeur cancéreuse, ou de toute autre tumeur de mauvaise nature, ou encore lorsqu'une tumeur hypertrophique circonscrite affecte la forme *rentrante*, comprime la trachée ou l'œsophage, et que la ligature des artères afférentes, la section sous-cutanée du sterno-cléïdo-mastoïdien n'ont pas suffi à rétablir la liberté de ces canaux, le chirurgien ne se résigne pas sans regret à attendre, sans intervenir, la fin prochaine du malade. Quelque pressante que soit l'indication d'enlever ces tumeurs, il n'y faudrait pas songer si l'on ne connaissait que la méthode sanglante. Cette méthode est jugée; elle est trop grave; il vaut mieux laisser mourir un malade que de s'exposer à le tuer presque certainement. On a pu avoir quelques succès en province, et surtout dans les campagnes, mais dans tous les cas où cette opération a été faite à Paris, soit à l'hôpital, soit en ville, la mort s'en est suivie. La méthode sanglante est donc jugée et abandonnée. Ceux qui, dans les cas de ce genre, se croiraient autorisés à agir, — je ne veux ni le leur conseiller ni les en détourner, — devraient donc choisir parmi les méthodes non sanglantes. Ici surgit une nouvelle difficulté : il est rare que la tumeur puisse être soulevée entièrement, et isolée assez pour permettre l'application de la ligature, de l'anse coupante, ou de la chaîne de l'écraseur. La cautérisation, plus aveugle encore que les autres méthodes, exposerait à léser les jugulaires, les carotides, les nerfs pneumo-gastriques; on ne peut donc pas y songer. Mayor avait prévu cette difficulté, et c'était surtout pour les tumeurs du corps thyroïde qu'il avait préconisé son procédé mixte, moitié incision, moitié ligature. Il divisait la peau avec le bistouri, la disséquait, mettait à nu la face superficielle de la tumeur; puis, la saisissant avec des crochets ou des pinces, il l'attirait en avant, la faisait saillir à travers la plaie, et pouvait alors, avec quelque précision, placer sur la base de la tumeur une ligature simple ou composée. Aujourd'hui ce ne serait pas la ligature en masse, ce serait l'écrasement linéaire qui mériterait la préférence, si l'on se décidait à opérer les tumeurs du corps thyroïde, et il faudrait adopter un procédé mixte semblable à celui de Mayor, pour pouvoir placer la chaîne avec sécurité.

Tels sont les cas où l'instrument tranchant peut ou doit être remplacé par l'écrasement linéaire ou par la galvanocaustie.

La *cautérisation circulaire* est encore à l'étude; mais je dois dire que jusqu'ici, elle ne me paraît pas appelée à supplanter les autres méthodes non sanglantes. Avant que l'usage de l'écraseur se fût généralisé, M. Jobert et M. Amussat fils faisaient tomber les tumeurs hémorrhoïdales en pédiculisant ces tumeurs, et en cautérisant circulairement le pédicule, fixé, pendant la durée de la cautérisation, avec des instruments particuliers. Cette méthode, bien préférable à l'extirpation sanglante, me paraît moins bonne que l'écrasement linéaire. Il en est de même pour toutes les tumeurs qui peuvent être aisément pédiculées. Pour les tumeurs à base plus large, surtout pour celles dont les limites ne sont pas nettement circonscrites, la cautérisation circulaire peut réussir sans doute, mais elle est trop aveugle pour mériter confiance. Je ne verrais l'indication d'y avoir recours que pour le traitement de certaines tumeurs érectiles épaisses et à base trop large pour être aisément pédiculée. Je serais embarrassé s'il fallait citer un autre cas où cette méthode soit préférable à toutes les autres méthodes d'extirpation.

La *cautérisation en nappe*, enfin, me paraît devoir être réservée uniquement pour les cas où une tumeur est tout à fait superficielle, et limitée à la peau, tout au plus au tissu conjonctif sous-cutané. Les cancroïdes du dos du nez, ceux du front, certains cancroïdes des membres, peuvent être ainsi aisément détruits en une seule séance par la pâte de Vienne, que j'emploie exclusivement dans ces cas, pour des raisons déjà développées. La même pâte peut servir à détruire les nævi superficiels; mais on ne doit s'en servir que lorsque l'épaisseur de ces tumeurs ne dépasse pas trois millimètres, car il faut pouvoir détruire en une seule fois toute la masse morbide, sous peine d'avoir une hémorrhagie à la chute de l'eschare produite par ce caustique fluidifiant. Les tumeurs érectiles plus épaisses ne pourraient être cautérisées qu'avec un caustique coagulant, comme le chlorure de zinc; mais ces caustiques coagulants ont une action très-lente et très-douloureuse, et il vaut mieux en pareil cas choisir une autre méthode, comme la ligature sur épingles entre-croisées, ou comme la cautérisation circulaire.

On voit que, sans rejeter les caustiques, nous leur faisons une part assez restreinte; moins restreinte pourtant que ne le font beaucoup de chirurgiens. Nous ajouterons que, dans les régions où la rétraction du tissu de cicatrice exposerait à une difformité fâcheuse, la cautérisation circulaire ou en nappe doit être rejetée. Disons enfin que, dans beaucoup de cas, les caustiques coagulants doivent être employés comme palliatifs à la surface de certaines tumeurs ulcérées et inopérables, qui sont devenues le siége d'hémorrhagies fâcheuses.

Nous venons d'indiquer les cas où les diverses méthodes non sanglantes doivent ou peuvent être préférées au bistouri. Ils sont beaucoup moins nombreux que les autres, et la méthode sanglante continue à tenir la première place dans le traitement des tumeurs. Elle est la méthode générale ; les autres sont des méthodes d'exception.

CHAPITRE XVI

INDICATIONS ET CONTRE-INDICATIONS OPÉRATOIRES.

A l'époque où l'on croyait que la plupart des tumeurs, — même les lipômes, — avaient plus ou moins de tendance à dégénérer en cancer, il y avait dans la pratique une régle bien simple, qui consistait à enlever indistinctement toutes les tumeurs solides, les unes parce qu'elles étaient ou qu'on les croyait malignes, les autres parce qu'elles pouvaient le devenir. Les malades pouvaient hésiter, mais les chirurgiens n'hésitaient pas. Après l'opération, si la tumeur paraissait de mauvaise nature, on se félicitait de l'avoir enlevée ; si elle paraissait de bonne nature, on se félicitait bien plus encore d'avoir prévenu la dégénérescence. C'était l'âge d'or de la chirurgie. Aujourd'hui, la position de l'homme qui exerce son art avec conscience est devenue beaucoup plus délicate. Les indications opératoires sont subordonnées au diagnostic, et il faut chaque fois, avant de prendre un parti, mettre en balance d'une part les dangers inhérents à la tumeur si on ne l'opère pas ; et d'une autre part, si on l'opère, les dangers inhérents à l'opération. Il n'est permis de tenter une opération grave que lorsque les jours du malade sont sérieusement menacés dans un avenir plus ou moins prochain, par les progrès naturels de la tumeur, ou lorsque celle-ci, par son siége, son volume et ses complications, entrave des fonctions importantes ou occasionne une gêne insupportable.

Sous le rapport des indications, trois cas peuvent se présenter :

1° Il y a des tumeurs actuellement tout à fait inoffensives, qui paraissent devoir rester stationnaires, qui n'entravent aucune fonction, et qu'on peut laisser en place sans inconvénient. Le nombre de ces tumeurs est assez considérable, et il faut avouer que la plupart des chirurgiens montrent beaucoup trop d'empressement à les enlever. Je ne prétends pas qu'il soit défendu d'y toucher, mais ce sont des *opérations de complaisance*, qu'on ne doit entreprendre qu'à la demande des malades, après les avoir prévenus de l'innocuité de leur tumeur; il faut les en détourner plutôt que les y encourager, et n'accéder à leur désir que si l'opération qu'ils réclament est exempte de dangers. Il y a toutefois de ces tumeurs qui, innocentes par elles-mêmes, donnent lieu, par leur volume et leur situation, à une gêne notable, ou à une difformité choquante. Le chirurgien doit alors se montrer moins réservé; et il peut se permettre de faire courir quelques chances minimes à son malade, en vue de l'utilité réelle qui résulte de l'opération.

2° Après les opérations de complaisance, viennent les *opérations opportunes*. Une tumeur, quoique de bonne nature, est en voie d'accroissement; elle pourra acquérir un grand volume, occasionner plus tard une gêne insupportable, une difformité intolérable; elle pourra se ramollir, s'enflammer, s'ulcérer, entraver telle ou telle fonction, et nécessiter alors une grave opération. Le chirurgien, qui prévoit ces éventualités, doit faire comprendre au malade qu'il est de son intérêt de subir aujourd'hui une opération relativement légère. Ici donc il conseille l'opération, mais sans y insister fortement, parce que ses prévisions peuvent le tromper, que demain peut-être la tumeur deviendra stationnaire pour toute la vie, que d'ailleurs il n'y a pas d'urgence, et que les inconvénients attachés actuellement à la tumeur ne sont pas suffisants pour qu'il doive imposer à son malade une contrainte morale. Enfin il y a pour ces opérations, que nous appelons opportunes, une règle de prudence dont il ne faut jamais s'écarter. Il faut qu'elles aient peu de gravité, car on ne peut se permettre de faire courir un danger sérieux à un de ses semblables que lorsque ses jours sont sérieusement menacés dans un avenir plus ou moins prochain. Il faut même savoir résister à des sollicitations pressantes. Ainsi, on est souvent invité à opérer des goîtres simples; ces tumeurs sont dans la catégorie de celles que nous examinons; elles ne sont pas malignes, mais elles tendent à s'accroître. On sait qu'elles peuvent, dans certains cas, s'accroître indéfiniment et donner même lieu, par exception, à des accidents mortels; mais on sait aussi que cette terminaison est rare, que la plupart des femmes peuvent garder un goître pendant une longue vie sans en souffrir autrement que dans leur coquetterie. De jeunes femmes atteintes de goîtres encore peu volumineux, mais en voie d'accroissement, viennent souvent réclamer avec instance l'opération. Si cette opération n'était pas plus grave que l'extirpation d'une tumeur du sein, on pourrait accéder à leur désir; mais l'expérience a démontré qu'elle est au contraire très-grave; il n'y a aucune compensation à établir entre les chances de mort qu'elle fait courir, et les inconvénients actuels ou ultérieurs de l'expectation. L'opération n'est donc pas opportune; le chirurgien ne doit pas la pratiquer.

3° Il y a une troisième catégorie d'opérations que nous appellerons les *opérations d'urgence*. Il y a urgence lorsque la tumeur, par sa nature connue, ou par son siége spécial, menace directement les jours du malade. Les cancers, les épithéliômes, les tumeurs fibroplastiques, toutes celles qui affectent constamment ou fréquemment une marche maligne, qui tendent à se propager, à s'ulcérer naturellement, à envahir les ganglions, à infecter l'économie, doivent être opérées le plus tôt possible, parce que chaque jour de retard expose à une complication nouvelle, parce que la gravité de l'opération croîtra avec l'étendue du mal, que les chances favorables iront en diminuant, et qu'il arrivera même un moment où ces tumeurs auront cessé d'être opérables. Ici le chirurgien ne doit plus se borner seulement à proposer l'opération, il doit user de toute son influence pour y décider le malade, et la pratiquer le plus tôt possible, quand même elle entraînerait après elle quelque danger. La hardiesse que l'opérateur peut se permettre en pareil cas n'est pourtant pas sans limite, et le moment est venu d'étudier ce qu'on appelle les contre-indications.

Parlons d'abord des cancers. Beaucoup de praticiens éminents, découragés par la fréquence excessive des récidives, ont renoncé, après une longue série de déceptions, à opérer les cancers. Aujourd'hui que l'anatomie pathologique a permis d'épurer le groupe des tumeurs cancéreuses, la fréquence des récidives est devenue plus affligeante encore; pour ma part, j'ai vu récidiver au bout d'un laps de temps variable depuis quelques jours jusqu'à cinq ans, toutes les tumeurs dans lesquelles j'ai *constaté au microscope* la présence des éléments cancéreux, à l'exception d'un squirrhe de la mamelle, que j'ai enlevé au mois d'avril 1855, chez une dame de Cognac, et qui aujourd'hui, après huit ans n'a pas encore récidivé. Je ne nie pas la *possibilité* d'une guérison radicale; j'admets, *en théorie*, que la diathèse inconnue qui détermine les récidives peut se dissiper spontanément après l'extirpation de la tumeur primitive; mais par moi-même je n'en connais pas d'exemple définitivement concluant; et les faits, d'ailleurs très-exceptionnels, qui ont été invoqués ne me paraissent pas absolument sans réplique. Il importe assez peu, au surplus, pour la question actuelle, que le cancer ne guérisse jamais, ou qu'il guérisse dans des cas dont les chirurgiens les plus optimistes confessent l'excessive rareté. Cette question a été envisagée par eux sous un point de vue très-peu philosophique.

Ils ont cru que l'indication de l'opération était subordonnée exclusivement à la possibilité d'une guérison radicale, et qu'il suffisait de démontrer cette possibilité pour démontrer la nécessité de l'opération. Or, la discussion, établie sur de semblables bases, tournerait inévitablement contre eux. Accordons-leur que le *véritable* cancer, extirpé à temps, guérisse sans récidive une fois sur cent; ils ne prétendent pas davantage. Est-ce en vue de ce centième malade que le traitement doit être institué? Évidemment non, car si les quatre-vingt-dix-neuf autres devaient y perdre, s'ils devaient affronter des chances opératoires quelquefois très-sérieuses, pour n'en retirer aucun bénéfice, leur vie aurait servi d'enjeu dans une loterie follement aventureuse. En d'autres termes, si l'opération du cancer n'était faite que dans le but de guérir radicalement les malades, si elle devait être inutile (c'est-à-dire nuisible), à tous ceux qui ne sont pas radicalement guéris, il n'y aurait pas lieu de l'entreprendre, et cette conclusion persisterait encore quand même le nombre des guérisons s'élèverait à 1 sur 50, quand même il s'élèverait à 1 sur 20; car une opération grave qui manque son but 19 fois sur 20 doit être bannie de la pratique. Mais si, au lieu de courir après une guérison radicale, on se propose simplement d'améliorer la position des malades et de prolonger leur vie, la question change entièrement de face, et le nombre des cas où les malades retirent ainsi un bénéfice réel de l'opération est assez considérable pour permettre d'établir en principe que le cancer doit être opéré.

On a cherché à établir par des statistiques plus ou moins générales l'influence de l'opération sur la durée totale de la vie des cancéreux, à partir de la première apparition de leur mal. Mais avant de tirer des conclusions des statistiques de ce genre, il faudrait d'abord qu'on sût à quoi s'en tenir sur la durée moyenne de la vie des cancéreux non opérés. Or, sur ce point, les données les plus contradictoires existent dans la science. Ainsi, MM. Herrick et Pope ont trouvé que cette durée moyenne a été seulement de 17 mois 14/100; M. Walshe est arrivé à la moyenne de 38 mois 15/100, et Leroy d'Étiolles à la moyenne de 63 mois (1). Ces contradictions ne doivent pas nous surprendre, parce que la durée de la vie des cancéreux varie considérablement, suivant le siége de la tumeur, suivant qu'elle est squirrheuse, encéphaloïde ou colloïde, et parce que les statistiques précédentes, portant indistinctement sur tous les cas de cancer que le hasard a réunis, renferment des éléments qui ne sont pas comparables. Il y a

(1) Walshe, *On Nature and Treatment of Cancer*. Lond., 1846, in-8, p. 138.

en outre une objection capitale à faire contre le relevé de Leroy d'Étiolles. Ce chirurgien s'est adressé par voie de circulaire à tous les praticiens de la ville et de la province; il a enregistré leurs réponses sans avoir aucun moyen de contrôler leurs diagnostics, et cela en 1843, à une époque où presque toutes les tumeurs passaient pour des cancers, aux yeux surtout des praticiens vulgaires. Cette statistique est absolument sans valeur. Les deux autres, faites par des hommes éminents, avec des faits qui leur sont propres, ont une tout autre portée, et si elles sont si différentes dans leurs résultats, c'est parce que MM. Herrick et Pope ont étudié presque exclusivement des cancers internes, tandis que M. Walshe a observé surtout des cancers externes ou chirurgicaux. On ne peut donc pas partir d'une donnée générale. Il faut en toutes choses comparer des faits de même ordre. C'est ce qu'a fait M. Paget; sa statistique porte exclusivement sur les *cancers squirrheux du sein.* Il a donné dans deux tableaux distincts la durée de la vie de 61 femmes atteintes de cette affection et non opérées, puis de 41 femmes atteintes de la même affection et opérées (1). En réduisant tout en centièmes et en resserrant les tableaux pour plus de simplicité, je trouve que les résultats de l'expectation et ceux de l'opération sont les suivants :

La durée totale de la vie à partir du debut du cancer	Sur 100 non opérées.		Sur 100 opérées.	
a été de 6 mois à 2 ans chez	36,05	non opérées et chez	24,37	opérées.
de 2 ans à 3 ans chez	19,67	— et chez	19,51	—
de 3 ans à 6 ans chez	29,50	— et chez	46,34	—
de 6 ans à 10 ans chez	6,55	— et chez	7,30	—
de 10 ans à 20 ans chez	8,18	— et chez	2,43	—
TOTAL.	99,95 = 100	TOTAL.	99,95 = 100	

On voit que le nombre des femmes non opérées qui ont succombé avant la fin de la seconde année est supérieur d'*un tiers* au nombre des femmes opérées qui ont vécu moins de deux ans après le début du cancer. D'un autre côté, les tableaux de M. Paget nous apprennent que, sur 41 femmes opérées, il y en a eu 23, c'est-à-dire un peu plus de 56 sur 100, qui ont vécu en tout plus de trois ans; tandis que, sur 61 femmes non opérées, il y en a eu 32, c'est-à-dire plus de 52 pour 100, qui sont mortes avant la fin du trentième mois. La durée moyenne de la vie a donc été de plus de trois ans dans le premier cas, de moins de trente mois dans le second, et on ne peut contester que le résultat de l'opération a été d'augmenter *de plus de six mois* la durée moyenne de la vie. Mais, pour apprécier exactement les

(1) Paget, *Lectures on Tumours.* Lond., 1853, in-8, pp. 345 et 346.

bienfaits de l'opération, il ne suffit pas de comparer les six mois de bénéfice obtenus, à la durée totale du temps qui s'est écoulé en moyenne depuis le début du mal jusqu'à la mort. Un supplément de vie de 6 mois sur 30 serait déjà bien digne de considération. Mais les femmes qui se présentent pour être opérées n'ont pas en moyenne 30 mois à vivre. En général, ou plutôt en moyenne, la tumeur a déjà, au moment de l'opération, une année d'existence; ce ne sont donc plus 30 mois, mais seulement 18 mois de vie moyenne qui resteraient aux femmes, si elles ne se faisaient pas opérer; par l'opération, cette durée moyenne est accrue de 6 mois, c'est-à-dire d'*un tiers*... Telle est la conclusion qui découle des relevés de M. Paget. Les chances de l'opération du cancer du sein valent-elles six mois de vie? Toute la question est là. En calculant, d'après les données précédentes, les chances de vie et de mort, on trouve que la perte serait égale au gain, si l'opération faisait mourir une malade sur quatre. Or, l'extirpation des cancers du sein, même avec quelques ganglions axillaires, est au nombre des opérations les plus inoffensives. Dans les hôpitaux de Paris, elle n'est pas mortelle plus d'une fois sur dix; en ville, et surtout en province, elle n'est suivie de mort que dans des cas tout à fait exceptionnels. L'avantage reste donc du côté de l'opération. Ainsi, un chirurgien qui opérerait indistinctement tous les cancers du sein pourrait se dire, en toute confiance, que le résultat général de sa pratique est utile à la majorité de ses malades. Mais cette utilité s'accroît notablement si, au lieu d'adopter une règle invariable, on admet des exceptions à cette règle. Quelles sont ces exceptions? Elles sont au nombre de deux : 1° Lorsque l'engorgement ganglionnaire remonte assez haut dans l'aisselle pour réclamer une opération très-grave, les chances de mort compensant ou dépassant les avantages qu'on attend de l'opération, celle-ci ne doit pas être conseillée par le chirurgien, et il faut des conditions extrinsèques toutes spéciales et très-exceptionnelles pour qu'on soit autorisé à les pratiquer à la vive sollicitation des malades; 2° lorsque la tumeur, petite et ancienne, ne fait aucun progrès depuis cinq ou six ans, qu'elle est indolente, et qu'elle ne s'accompagne d'aucun accident local ou général, il vaut mieux la laisser en place, parce que, d'une part, l'expérience a démontré que ces sortes de squirrhes peuvent laisser vivre les malades dix ou quinze ans et même davantage, et que, d'une autre part, on a remarqué plusieurs fois que les récidives, plus ou moins tardives, marchaient plus rapidement que la tumeur primitive. Cette contre-indication, relative aux cancers squirrheux très-anciens et à peu près stationnaires, est loin d'être acceptée par tout le monde. Il y a même des chirurgiens qui, en thèse générale, sont opposés à l'opération du cancer, et qui cependant admettent une exception dans ce cas, c'est-à-dire qu'ils opèrent précisément les cancers auxquels nous conseillons de ne pas toucher.

Cette manière de voir repose sur l'interprétation inexacte d'un fait parfaitement positif; savoir, qu'en général plus le cancer est ancien, et plus les malades survivent longtemps à l'opération. Il n'en peut être autrement; les cancers anciens n'existent que chez les sujets atteints d'une diathèse peu intense; si la diathèse eût été plus grave, le cancer aurait marché rapidement et déterminé la mort en deux ou trois ans, ou même plus promptement encore. Il est donc naturel que le nombre des cas où les malades survivent *longtemps* soit moins considérable, lorsqu'on opère les cancers récents, que lorsqu'on opère les cancers anciens ; et si le chirurgien ne cherchait que sa propre satisfaction, il opérerait ces derniers de préférence. Mais ce n'est pas cela qu'il doit chercher ; il doit se préoccuper exclusivement de l'intérêt réel de ses malades. Il ne s'agit donc pas de savoir si ceux-ci survivront longtemps à l'opération, mais de savoir si l'opération prolongera leur existence, et c'est ce qui est au moins douteux. Si le lecteur veut reporter les yeux sur le tableau que j'ai dressé d'après les relevés de M. Paget, il verra que le nombre des femmes opérées qui ont vécu plus de dix ans, à partir du début de leur cancer, a été moins considérable que celui des femmes qui *sans opération* ont vécu le même laps de temps ; et en rapprochant ce résultat de ceux qui sont exprimés dans les trois premières lignes du tableau, on est conduit à penser que l'opération n'est pas favorable aux femmes chez lesquelles le cancer affecte une marche très-lente. Faut-il en conclure, comme quelques chirurgiens l'ont fait, qu'il ne faut pas opérer les cancers encore jeunes, sous prétexte que dans le nombre il y en a qui pourraient durer plus de dix ans ? Certes, si l'on pouvait reconnaître ces derniers à leur début, il ne faudrait pas y toucher; mais on ne peut pas lire dans l'avenir; c'est le temps seul qui apprend si un cancer doit se comporter avec une bénignité si exceptionnelle, et si on attendait l'épreuve du temps, on laisserait mourir plus des neuf dixièmes des femmes sans les faire profiter des ressources réelles, quoique restreintes, que leur offre la chirurgie. Nous répéterons ici ce que nous avons objecté à ceux qui ne voient d'autre argument en faveur de l'opération que la chance très-problématique d'une guérison radicale et définitive : ce n'est pas en vue d'une exception très-rare qu'on doit établir des préceptes généraux.

Les remarques précédentes reposent sur les résultats de l'observation des cancers squirrheux de la mamelle. Nous avons pris cet exemple parce qu'il nous paraissait bon de faire reposer notre argumentation sur des faits bien déterminés et *parfaitement comparables*. Mais les conclusions qui en découlent nous paraissent applicables à tous les cancers, soit de la mamelle, soit de tout autre organe accessible à la chirurgie; car la maladie cancéreuse est *une*, quel qu'en soit le siége, et quelle que soit la dureté ou la mollesse des tumeurs primitives ou consécutives. Néanmoins, comme toutes les autres affections, diathésiques ou autres, elle a plus ou moins d'intensité, suivant l'idiosyncrasie des malades; plus ou moins de gravité, suivant la nature des organes atteints par ses manifestations. Or, la forme que revêtent ces manifestations dépend en grande partie du degré d'intensité de la diathèse. L'encéphaloïde est le prototype du cancer; il est presque exclusivement composé d'éléments autogènes, tandis que le squirrhe renferme une quantité très-considérable d'éléments fibreux adventices. La première forme est donc en général l'indice d'une diathèse plus intense que la seconde, et personne n'ignore effectivement que la marche de l'encéphaloïde est ordinairement plus rapide que celle du squirrhe. Il est donc naturel que l'opération de l'encéphaloïde donne en moyenne des résultats plus imparfaits, qu'elle soit suivie, dans la majorité des cas, de récidives plus promptes; et il est même probable que la durée moyenne de la vie est moindre chez les femmes atteintes d'encéphaloïde, et traitées par l'opération, que chez les femmes atteintes de squirrhe et non opérées. Mais ceux qui concluraient de là qu'il ne faut pas opérer les cancers encéphaloïdes commettraient une grave erreur de raisonnement, puisqu'ils compareraient des choses qui ne sont pas comparables. Les relevés généraux qu'on a voulu faire pour élucider cette question si grave de pratique chirurgicale n'ont fait que l'embrouiller et l'obscurcir. Toutes les incertitudes de la science viennent de là. La grande statistique hétérogène de Leroy d'Étiolles n'a absolument aucune signification, tandis que la statistique restreinte, mais homogène, de M. Paget, faite pour un seul organe et pour une seule variété de cancer, a une valeur parfaitement positive. Elle prouve que l'opération prolonge notablement la vie des femmes atteintes de squirrhe de la mamelle. Pour les autres cas, nous manquons de statistiques spéciales; et jusqu'à ce que ces statistiques soient faites, nous ne pouvons nous guider que d'après l'analogie, et d'après les raisons doctrinales. La cause naturelle de la mort des cancéreux est l'infection particulière dont la tumeur est le point de départ. Enlevez la tumeur, et la source de l'infection est tarie jusqu'à la récidive; le temps qui s'écoule depuis le jour de l'opération jusqu'au moment où la tumeur récidivée a acquis un certain volume est donc du temps gagné pour la vie. Voilà ce que dit la théorie, et elle est parfaitement d'accord avec le fait expérimental qui ressort des relevés de M. Paget. Mais cette théorie est applicable à tous les cancers opérables. Toutes les données doctrinales ou expérimentales concourent donc à faire admettre que l'opération du cancer en général doit avoir pour résultat de prolonger la vie des malades.

L'existence d'un engorgement ganglionnaire ne constitue pas *en soi* une contre-indication. Cet engorgement, comme on l'a vu, fait partie de l'évolution locale de la tumeur. C'est une dépendance directe de cette dernière, et quand on peut, sans aggraver considérablement l'opération, enlever entièrement, en même temps que la tumeur, tous les ganglions engorgés, l'opération doit être pratiquée; mais lorsque l'ablation totale des ganglions engorgés ne peut se faire qu'au moyen d'une opération très-grave, le chirurgien doit se dispenser d'intervenir. Cette contre-indication, comme on le voit, n'a rien de spécial; elle rentre dans la contre-indication générale que nous avons établie, savoir : que le traitement chirurgical des véritables cancers ne comporte que des opérations d'une gravité moyenne.

Une contre-indication beaucoup plus absolue résulte de l'état général des malades. Toutes les fois que l'infection cancéreuse existe à un degré quelconque, il faut se borner à un traitement palliatif. A quoi pourrait servir alors l'opération, puisqu'elle n'a pour but que de retarder l'apparition de l'infection générale? Si celle-ci existe, l'opération est évidemment inutile; mais elle n'est pas seulement inutile, elle est très-nuisible, car l'expérience a démontré que les cancéreux en proie à l'infection supportent très-difficilement des opérations même légères en elles-mêmes.

Il y a toutefois des cas où le chirurgien est obligé d'intervenir en dépit des contre-indications précédentes : c'est lorsque la tumeur, par elle-même ou par ses complications, menace directement et immédiatement la vie. On peut être obligé alors de pratiquer certaines opérations palliatives, comme une cautérisation actuelle ou potentielle, ou même une ablation partielle, soit par l'instrument tranchant, soit par toute autre méthode. C'est ainsi que, lorsqu'une femme atteinte de cancer inopérable du col de l'utérus est en proie à une hémorrhagie abondante et continuelle, on est autorisé à détruire ou à enlever la partie de la tumeur qui fait saillie dans le vagin, et qui fournit l'hémorrhagie. On peut ainsi prolonger de plusieurs mois la vie des malades, surtout si l'on sait à propos prévenir les hémorrhagies ultérieures, en cautérisant la surface ulcérée à mesure qu'elle se recouvre de végétations saignantes. On s'est demandé si c'était rendre un véritable service aux malades que de prolonger une vie de souffrance et de désespoir; mais c'est là une question que le chirurgien ne doit pas se poser. Il n'est pas chargé de raisonner sur la vie, mais de lutter avec la mort.

Faut-il opérer les cancers en état de récidive? Il est certain que, le plus souvent, la seconde récidive est plus prompte que la première, la troisième que la seconde. Toutefois, il y a d'assez nombreuses exceptions à cette règle. C'est donc une raison pour ne pas reculer devant l'ablation des tumeurs récidivées. Il y a des malades qui ont pu ainsi, d'opération en opération, vivre jusqu'à huit, dix ans, et même davantage; j'en pourrais citer plusieurs exemples, et tous les chirurgiens en connaissent. Non-seulement il faut opérer les récidives, mais encore il faut les opérer le plus tôt possible, parce qu'on en vient à bout, alors, par des opérations presque insignifiantes; mais il est bien entendu que toutes les contre-indications que nous avons établies pour les tumeurs primitives existent à plus forte raison pour les tumeurs récidivées. Ici, le bénéfice qu'on attend est un peu moindre que dans le premier cas; par conséquent, la hardiesse du chirurgien doit se maintenir dans des limites plus étroites, eu égard à la gravité des opérations nécessaires pour l'ablation totale du mal. Il n'y a d'ailleurs aucune limite au nombre des opérations successives que l'on peut pratiquer pour des récidives... Tant que le mal ne se reproduit que sur place ou dans la région de la cicatrice, ou dans des ganglions aisément accessibles, le chirurgien doit persévérer; mais il doit renoncer à l'opération lorsque la récidive se fait par répullulation dans un organe éloigné, parce que l'expérience a montré qu'il n'y a plus alors aucun bénéfice à attendre de la chirurgie.

Occupons-nous maintenant des tumeurs qui, sans être réellement cancéreuses, revêtent quelques-uns des caractères de la malignité, et qui pour cela ont été longtemps confondues avec les cancers; tels sont les épithéliômes, les fibroïdes, les adénômes multiglandulaires ulcérés, les fibrômes et les chondrômes en voie d'accroissement et de propagation, etc. La récidive de ces tumeurs est encore à craindre, sans doute, mais ce n'est plus, comme dans le cas de cancer, un événement à peu près inévitable. Quand même elle serait infaillible, l'opération devrait encore être faite, puisqu'elle aurait du moins, comme dans le cancer, l'avantage de prolonger la vie; mais de plus cette opération, surtout lorsqu'on la pratique de bonne heure, donne debonnes chances de guérison radicale. Elle est donc indiquée, et le chirurgien doit s'efforcer d'y décider les malades le plus tôt possible. Lorsque le mal a déjà fait de grands progrès, il arrive un moment où le mal ne peut être enlevé que par une opération sérieuse. Mais ici les indications opératoires s'étendent plus loin que dans le cas de cancer; les chances de guérison sont suffisantes pour qu'on doive se proposer non-seulement de prolonger la vie, mais encore de guérir radicalement les malades; et avec cette légitime espérance, on peut et on doit se permettre des opérations plus graves que si on se trouvait en présence d'un cancer. Telle tumeur qu'on ne devrait pas attaquer, si elle était cancéreuse, devra être enlevée, au contraire, si l'on sait qu'elle est fibreuse ou épithéliale. Toutefois, il y a une limite que les chirurgiens prudents ne doivent pas dépasser, quelle que soit la nature de la tumeur. Toute opération qui ne présenterait pas des chances raisonnables de succès immédiat doit être rejetée. Ainsi, par exemple, on n'opérera pas les tumeurs dont l'ablation nécessiterait l'ouverture des grandes cavités splanchniques. Quelques chirurgiens ont voulu faire une exception à cette règle pour les tumeurs abdominales; ils n'ont pas reculé devant l'ouverture du péritoine, et ils ont obtenu quelques succès qui ont été publiés avec empressement. Mais je ne crains pas de dire que la plupart des revers ont été passés sous silence.

Ce que nous avons dit relativement à l'opération des cancers récidivés est à plus forte raison applicable aux récidives des tumeurs non cancéreuses. Ces dernières tumeurs, comme on l'a vu plus haut, peuvent quelquefois donner lieu à une infection générale de l'économie. Il est bien entendu que cette infection constitue une contre-indication aussi absolue ici que dans le cas où la tumeur est un véritable cancer. Mais j'ai dit ailleurs qu'elle diffère de l'infection cancéreuse en ce qu'elle n'est le plus ordinairement révélée par aucun symptôme avant l'époque de la généralisation (1). Les tumeurs généralisées elles-mêmes, occupant presque toujours des organes profonds, ne peuvent être reconnues que lorsqu'elles ont acquis un certain volume. Les plus habiles chirurgiens sont donc exposés à pratiquer l'ablation des tumeurs non cancéreuses dejà en voie de généralisation.

(1) Voy. plus haut p. 295 et suiv.

Nous n'en dirons pas davantage sur la question des indications et des contre-indications opératoires. Le siége de la tumeur, sa nature, ses complications, peuvent donner lieu, dans les cas particuliers, à des indications spéciales qu'il est impossible de discuter dans un article général. Nous nous bornerons à rappeler ce principe, qui doit servir de règle universelle au chirurgien dans le traitement de toutes les maladies : avant d'entreprendre une opération, mettre en balance, d'une part, le bénéfice qu'on espère en retirer ; d'une autre part, les dangers qu'elle fera courir au malade.

BIBLIOTHÈQUE IMPÉRIALE IMPR.

FIN DE LA PREMIÈRE PARTIE.

TABLE DES MATIÈRES

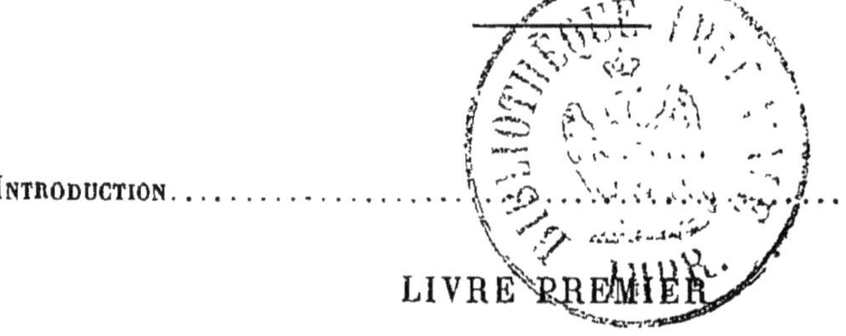

LIVRE PREMIER

PATHOLOGIE DES TUMEURS EN GÉNÉRAL.

LIVRE SECOND

TRAITEMENT DES TUMEURS EN GÉNÉRAL.

FIN DE LA TABLE DES MATIÈRES.

ERRATA

Page 24, ligne 9, *au lieu de :* Walsh, *lisez :* Walshe.
Page 127, ligne 22, *au lieu de :* propriété, *lisez :* proportion.
Page 100, ligne 28, *au lieu de :* polyglandulaires, *lisez :* multiglandulaires.
Page 374, ligne 5, en rem., *au lieu de :* moins, *lisez :* mieux.

Ouvrages qui se trouvent chez le même Libraire.

DES ANÉVRYSMES & DE LEUR TRAITEMENT

Par le docteur PAUL BROCA, professeur agrégé à la Faculté de médecine de Paris, et chirurgien des hôpitaux.

1 très-fort vol. in-8 de plus de 900 pages, avec des figures intercalées dans le texte. 1855. — Prix : 9 fr.

DE L'ÉTRANGLEMENT DANS LES HERNIES ABDOMINALES ET DES AFFECTIONS QUI PEUVENT LE SIMULER, par le docteur Paul BROCA. 2e édition. 1857. 1 vol. in-8, *à la librairie Victor Masson et fils*.................................... 5 fr.

NOUVEAU DICTIONNAIRE LEXICOGRAPHIQUE ET DESCRIPTIF

DES

SCIENCES MÉDICALES ET VÉTÉRINAIRES

Comprenant l'Anatomie, la Physiologie, la Pathologie générale, la Pathologie spéciale, l'Hygiène, la Thérapeutique, la Pharmacologie, l'Obstétrique, les Opérations chirurgicales, la Médecine légale, la Toxicologie, la Chimie, la Physique, la Botanique et la Zoologie; par MM. RAIGE-DELORME, Ch. DAREMBERG, H. BOULEY, J. MIGNON, Ch. LAMY. 1 très-fort vol. grand in-8 de plus de 1,500 pages à deux colonnes, texte compacte, avec figures intercalées, et contenant la matière de 10 vol. in-8. 1863. — Prix, rendu *franc de port* dans toute la France : broché, 18 fr.; — cartonné à l'anglaise, 19 fr. 50; — relié dos en maroquin, 20 fr. 50.

NOTICES SUR LA CHIRURGIE DES ENFANTS

Par M. P. GUERSANT, chirurgien honoraire de l'hôpital des Enfants malades, membre honoraire de la Société de Chirurgie.

Cinq fascicules ont paru, ils contiennent :

Premier : MÉDECINE OPÉRATOIRE. — ADÉNITES CERVICALES. — PHIMOSIS. — FRACTURES. — TRACHÉOTOMIE DANS LE CROUP.

Deuxième : DE L'HYPERTROPHIE DES AMYGDALES. — DES POLYPES DU RECTUM. — TUMEURS ET TACHES VASCULAIRES DES OS ET NŒVI-MATERNI. — DES KYSTES ET DES TUMEURS ENKYSTÉES. — DES CALCULS VÉSICAUX, DE LA TAILLE ET DE LA LITHOTRITIE. — D· L'HYDROCÈLE. — DE LA CHUTE DU RECTUM. In-8.

Troisième : DES ARTHRITES CHRONIQUES ET DE LEUR TRAITEMENT. — QUELQUES RÉFLEXIONS SUR LES BRULURES. — TRAITEMENT DU BEC DE LIÈVRE. — DE LA COXALGIE ET DE SON TRAITEMENT.

Quatrième : DE LA VULVITE CHEZ LES PETITES FILLES. — MOYENS PROMPTS ET INOFFENSIFS POUR EXTRAIRE LES CORPS ÉTRANGERS DU CONDUIT AUDITIF EXTERNE. — DE LA CATARACTE. — DES HERNIES ABDOMINALES — DE LA LEUCORRHÉE. — DU TORTICOLIS. — DES VICES DE CONFORMATION DES DOIGTS ET DES ORTEILS. — DE LA CARIE VERTÉBRALE.

Cinquième : DES IMPERFORATIONS CONGÉNITALES DE L'ANUS ET DES INTESTINS. — DEUX CAS DE LUXATION TRAUMATIQUE DU FÉMUR. — DES CORPS ÉTRANGERS DANS LES VOIES AÉRIENNES. — DE L'OPHTHALMIE PURULENTE DES NOUVEAU-NÉS. — DE L'INCONTINENCE D'URINE. — DU CANCER DE L'ŒIL. — DES PIEDS-BOTS.

Prix de chaque fascicule : 1 fr.

CORBEIL. — TYP. ET STER. DE CRETÉ.

www.ingramcontent.com/pod-product-compliance
Ingram Content Group UK Ltd.
Pitfield, Milton Keynes, MK11 3LW, UK
UKHW020149250726
13967UKWH00002B/949